Génétique médicale

formelle, chromosomique, moléculaire, clinique

GÉNÉTIQUE MÉDICALE

formelle, chromosomique, moléculaire, clinique

Par le CNEPGM

Collège National des Enseignants et Praticiens de Génétique Médicale

Coordonné par :

Marc JEANPIERRE

Philippe JONVEAUX

Didier LACOMBE

Nathalie LEPORRIER

Stanislas LYONNET

Claude MORAINE

Préface de :

Arnold MUNNICH

MASSON

ISBN : 2-294-00812-X

MASSON S.A.S. - 21, rue Camille Desmoulins, 92789 Issy-les-Moulineaux cedex 9

Liste des auteurs

Ségolène Aymé, directeur de recherche INSERM, INSERM SC11, Paris.

Dominique Bonneau, professeur des universités – praticien hospitalier, service de génétique médicale, CHU d'Angers, Angers.

Damien Bonnet, professeur des universités – praticien hospitalier, service de cardiopédiatrie, hôpital Necker-Enfants malades, Paris.

Marie-Louise Briard, professeur des universités, Allogènes et département de génétique, hôpital Necker-Enfants Malades, Paris.

Alexis Brice, professeur des universités – praticien hospitalier, département de génétique, de cytogénétique et d'embryologie, INSERM U. 289, hôpital de la Pitié-Salpêtrière, Paris.

Catherine Caillaud, maître de conférences des universités – praticien hospitalier, laboratoire de biochimie génétique, groupe hospitalier Cochin, Paris.

Olivier Cohen, professeur des universités – praticien hospitalier, laboratoire TIMC, UMR 5525, CNRS/université Joseph-Fourier, faculté de médecine de Grenoble, La Tronche.

Valérie Cormier-Daire, praticien hospitalier, département de génétique et INSERM U. 393, hôpital Necker-Enfants Malades, Paris.

Michel David, professeur des universités – praticien hospitalier, service de pédiatrie, centre hospitalier Lyon-Sud, Lyon.

Bruno Delobel, maître de conférences des universités – praticien hospitalier, Centre de génétique, hôpital Saint-Antoine, Lille.

Alexandra Dürr, praticien hospitalier, département de génétique, cytogénétique et embryologie, INSERM U. 289, hôpital de la Pitié-Salpêtrière, Paris.

Patrick Edery, professeur des universités – praticien hospitalier, unité de génétique, hôpital Debrousse, Lyon.

François Eisinger, praticien hospitalier, département d'oncologie génétique, INSERM EPI 9939, Institut Paoli-Calmettes, Marseille.

Josué Feingold, directeur de recherches, unité INSERM U.393, hôpital Necker-Enfants malades, Paris.

Maguelone G. Forest, praticien hospitalier, laboratoire de biochimie endocrinienne et moléculaire, hôpital Debrousse, Lyon.

Thierry Frébourg, professeur des universités – praticien hospitalier, laboratoire de génétique moléculaire, INSERM EMI 9906, service de génétique, CHU de Rouen, Rouen.

Sylvie Girard-Orgeolet, maître de conférences des universités – praticien hospitalier, Laboratoire de cytogénétique, hôpital saint-Vincent-de-Paul, Paris.

Cyril Goizet, chef de clinique-assistant, service de génétique médicale, hôpital Pellegrin, Bordeaux.

Marie Gonzales, praticien hospitalier, laboratoire d'embryologie pathologique et de cytogénétique, unité de fœtopathologie, hôpital Saint-Antoine, Paris.

Agnès Guichet, praticien hospitalier, service de génétique, CHU d'Angers, Angers.

Marc Jeanpierre, maître de conférences des universités – praticien hospitalier, service de biochimie génétique, Hôpital Cochin, Paris.

Philippe Jonveaux, professeur des universités – praticien hospitalier, laboratoire de génétique médicale et EA 3441, CHU Nancy-Brabois, Vandœuvre-lès-Nancy.

Josseline Kaplan, directeur de recherches, département de génétique et Unité INSERM U. 393, hôpital Necker-Enfants Malades, Paris.

Didier Lacombe, professeur des universités – praticien hospitalier, service de génétique médicale, hôpital Pellegrin-Enfants, université de Bordeaux II, Bordeaux.

Éric Leguern, praticien hospitalier, département de génétique, de cytogénétique et d'embryologie, INSERM U. 289, hôpital Pitié-Salpêtrière, Paris.

Martine Le Merrer, directeur de recherches, département de génétique et Unité INSERM U. 393, hôpital Necker-Enfants Malades, Paris.

Nathalie Leporrier, maître de conférences des universités – praticien hospitalier, département de génétique et reproduction, CHU de Caen, Caen.

Pascale de Lonlay, praticien hospitalier universitaire, service de métabolisme et Unité INSERM U. 393, hôpital Necker-Enfants Malades, Paris.

Stanislas Lyonnet, professeur des universités – praticien hospitalier, département de génétique et Unité INSERM U. 393, hôpital Necker-Enfants Malades, Paris.

Marie-Isabelle Malauzat, maître de conférences des universités, faculté de droit, Marseille.

Delphine Mallet, praticien hospitalier, laboratoire de biochimie endocrinienne et moléculaire, hôpital Debrousse, Lyon.

Perrine Malzac, praticien hospitalier, département de génétique médicale, INSERM U. 491, hôpital d'enfants de la Timone, Marseille.

Jean-François Mattéi, professeur des universités – praticien hospitalier, Espace Éthique méditerranéen – département de génétique médicale, hôpital d'Enfants de la Timone, Marseille.

Marie-Geneviève Mattéi, directeur de recherches, département de génétique médicale, INSERM U. 491, hôpital d'enfants de la Timone, Marseille.

Laurence Michel-Calemard, praticien hospitalier, laboratoire de biochimie endocrinienne et moléculaire, hôpital Debrousse, Lyon.

Chantal Missirian, praticien hospitalier, département de génétique médicale, INSERM U. 491, hôpital d'enfants de la Timone, Marseille.

Anne Moncla, professeur des universités – praticien hospitalier, département de génétique médicale, INSERM U. 491, hôpital d'enfants de la Timone, Marseille.

Claude Moraine, professeur des universités – praticien hospitalier, service de génétique, CHU de Bretonneau, Tours.

Yves Morel, professeur des universités – praticien hospitalier, laboratoire de biochimie endocrinienne et moléculaire, hôpital Debrousse, Lyon.

Arnold Munnich, professeur des universités – praticien hospitalier, département de génétique et INSERM U.393, hôpital Necker-Enfants malades, Paris.

Nicole Philip, professeur des universités – praticien hospitalier, département de génétique médicale, INSERM U. 491, hôpital d'enfants de la Timone, Marseille.

Marguerite Prieur, maître de conférences des universités – praticien hospitalier, département de génétique, hôpital Necker-Enfants Malades, Paris.

Daniel Rabier, maître de conférence des universités – praticien hospitalier, service de Biochimie B, hôpital Necker-Enfants Malades, Paris.

Carmen Rauch, praticien hospitalier, Espace Éthique méditerranéen – département de génétique médicale, hôpital d'Enfants de la Timone, Marseille.

Agnès Rötig, directeur de recherches, Unité INSERM U. 393, Hôpital Necker-Enfants Malades, Paris.

Joëlle Roume, praticien hospitalier, service d'histo-embryologie, de cytogénétique et de médecine de la reproduction, CHI Poissy/Saint-Germain-en-Laye, Poissy.

Pierre Rustin, directeur de recherches, Unité INSERM U. 393, Hôpital Necker-Enfants Malades, Paris.

Jean-Marie Saudubray, professeur des universités – praticien hospitalier, service de métabolisme, hôpital Necker-Enfants Malades, Paris.

Pascale Saugier-Veber, maître de conférences des universités – praticien hospitalier, laboratoire de génétique moléculaire, INSERM EMI 9906, service de génétique, CHU de Rouen, Rouen.

Jean-Bernard Savary, maître de conférences des universités – praticien hospitalier, laboratoire de génétique médicale, CHU de Lille, hôpital Jeanne de Flandre, Lille.

Hagay Sobol, praticien hospitalier, département d'oncologie génétique, INSERM EPI 9939, Institut Paoli-Calmettes, Marseille.

Claude Stoll, professeur des universités – praticien hospitalier, service de génétique, Strasbourg.

Jean-Louis Taillemite, professeur des universités – praticien hospitalier, laboratoire de cytogénétique, hôpital Saint-Antoine, Paris.

Véronique Tardy, praticien hospitalier, laboratoire de biochimie endocrinienne et moléculaire, hôpital Debrousse, Lyon.

Claude Turc-Carel, professeur des universités – praticien hospitalier, laboratoire de génétique chromosomique des tumeurs, CNRS/UNSA UMR 6549, faculté de médecine, Nice.

Catherine Turleau, directeur de recherche, département de génétique, hôpital Necker-Enfants Malades, Paris.

Pierre Vabres, praticien hospitalier, service de dermatologie, CHU de Poitiers, Poitiers.

Jacqueline Van den Akker, maître de conférences des universités – praticien hospitalier, Laboratoire de cytogénétique, hôpital Saint-Antoine, Paris.

Préface

Nous fédérer. Enfin !

Nous constituer en Collège d'enseignants de la Génétique Médicale. À l'image de l'American College of Medical Genetics, nous donner pour objectif d'offrir à chaque étudiant un égal accès à l'enseignement des meilleurs spécialistes de chaque domaine de notre discipline, et ce quelle que soit sa faculté ou son université d'origine. Un projet exaltant qui nous tenait à cœur depuis longtemps. Ce livre est l'éclatante concrétisation de cette dynamique collégiale. Bravo et merci à ses artisans...

Temps fort de la vie de notre jeune spécialité, la parution de ce livre revêt aussi une dimension symbolique dont on ne saurait minorer l'impact. Publier ce livre ensemble signifie qu'il nous a été possible d'atteindre un consensus, une position commune dans le domaine si sensible pour la société qu'est la Génétique Médicale. À ce titre aussi, ce livre fera date.

Mais l'originalité essentielle de cet ouvrage est sans doute encore ailleurs... Il n'est pas la traduction française d'un livre anglais ou américain. Il a été pensé, mûri, écrit en français par des praticiens dont le français est la langue maternelle. Rien de moins anodin qu'une langue lorsqu'il s'agit d'exprimer la sensibilité d'une nation, ses certitudes et ses doutes, les inquiétudes de ses citoyens, en un mot la spécificité culturelle, cultuelle et historique complexe de la France.

Ciment d'une nation, une langue vecte – à notre insu – un mode de penser, une manière de se représenter, de dire les choses et de communiquer avec les patients. Par un réseau complexe de liens linguistiques inconscients, une langue vecte aussi, j'en suis convaincu, une éthique et une pratique qui nous est propre.

À propos du diagnostic génétique préimplantatoire, un député du Bundestag en charge de la si sensible législation sur la bioéthique en Allemagne faisait récemment allusion au « Modèle Français » (die franzosich Model) de la Génétique Médicale. Simple curiosité de nos voisins d'Europe du Nord pour nos positionnements éthiques ou intérêt réel pour la réflexion que nous menons depuis quelques années ? Je ne sais pas.

Ce dont je suis convaincu, par contre, c'est de l'impatience avec laquelle la voix de la Génétique Médicale française est attendue dans les pays d'Europe du Sud, de langue latine, aux convictions religieuses profondément ancrées. Sans oublier tous les étudiants du Maghreb, de l'Afrique Noire et de l'Europe francophone, nourris comme nous au lait de la langue française et qui comprennent mal que nous nous fondions purement et simplement dans une génétique médicale mondialisée, plus ou moins insipide, coupée de toutes références linguistiques et donc culturelles et spirituelles spécifiques.

Héritiers du siècle du chaos, les généticiens du siècle qui commence seront les architectes d'un monde en devenir qui aurait bien tort de se priver de ce qui lui reste de diversité. Pour faire entendre la voix de la Génétique Médicale française, il fallait un livre pensé et écrit en français. Le voici.

Arnold MUNNICH

Table des matières

I

GÉNÉTIQUE FORMELLE

III

GÉNÉTIQUE MOLÉCULAIRE BASES MOLÉCULAIRES DES MUTATIONS

V

PRÉVENTION, DÉPISTAGE, ACCOMPAGNEMENT

I

GÉNÉTIQUE FORMELLE

1

Génétique et santé publique

- Forte implication de la génétique dans de nombreuses pathologies
- Constance séculaire des taux de mutation
- Nécessité d'un diagnostic étiologique avant tout conseil génétique
- Qualités techniques et de prévention : exigence absolue pour tous dépistages systématiques
- Le médecin généraliste est nécessairement impliqué dans la démarche de conseil génétique

En ce début de siècle, la recherche sur le génome humain a produit une quantité impressionnante de résultats. Grâce à des avancées technologiques spectaculaires et à des investissements financiers massifs, la séquence totale du génome humain est grossièrement connue. La connaissance de la fonction de tous les gènes et, particulièrement, de ceux impliqués dans des maladies humaines aura un impact révolutionnaire sur la société et sur le système de soins. C'est du moins ce que croient les chercheurs. D'autres pensent que tout va trop vite et que la société n'a pas le temps de s'adapter à toutes les innovations produites, que l'argent investi dans ce secteur serait bien plus utile dans d'autres secteurs « plus sociaux ». Que faut-il en penser ? Où sont les vrais débats ? De quoi faut-il s'inquiéter ou se réjouir ? Utilise-t-on au mieux les avancées de la science ? Les professionnels doivent avoir réponse à ces questions. Il est donc indispensable d'avoir un regard de santé publique sur les avancées de la génétique.

DÉFINITIONS

Définition de la santé publique

La santé publique est la discipline qui identifie et étudie les déterminants de la santé à l'échelon des populations et qui évalue les actions mises en œuvre pour l'améliorer. Dans le champ de la génétique, la santé publique s'intéresse donc à la contribution des anomalies génétiques à la mortalité et à la morbidité, à l'identification des actions qui peuvent être entreprises pour minimiser l'impact de ces anomalies sur la santé des populations, et à l'évaluation de ces actions en situation expérimentale puis réelle.

La santé publique diffère de la médecine individuelle en ce qu'elle s'attache au bénéfice collectif et non au bénéfice individuel. Fort heureusement, le bénéfice collectif est le plus souvent la somme de bénéfices individuels. Cependant, ce n'est pas toujours le cas.

Dans l'esprit de beaucoup, le concept de santé publique est étroitement attaché à celui de prévention, bien que le champ de la Santé Publique soit beaucoup plus large que celui de la prévention. Or, la notion de prévention des maladies génétiques est elle-même souvent associée aux concepts d'eugénisme, de discrimination, de stigmatisation, d'interruption de grossesse ou de manipulations génétiques. C'est probablement pourquoi il a fallu attendre très longtemps avant que de véritables travaux de santé publique soient consacrés à la génétique. Il est alors né une nouvelle discipline : la *génétique communautaire* [1, 2] qui n'a vraiment été développée, jusqu'à présent, qu'en Grande-Bretagne, au Canada, aux Pays-Bas et en Finlande.

Concept de prévention en génétique

En médecine, il y a théoriquement trois types de prévention : les préventions primaire, secondaire et tertiaire.

La prévention primaire se définit comme l'évitement de la cause même de la maladie. Dans le cas des maladies génétiques, cela n'est pas envisageable car les mutations du matériel génétique sont liées soit à des facteurs environnementaux incontrôlables tels que les radiations d'origine cosmique et celles d'origine tellurique (radioactivité des roches), soit aux aléas naturels du processus de réplication de l'ADN. La pression de mutation est constante ; elle a des taux stables et connus. Au cours des siècles, les taux de mutation resteront stables ou bien augmenteront du fait du vieillissement de l'âge moyen à la maternité/paternité, et du fait de l'exposition croissante à des facteurs mutagènes disséminés dans l'environnement. La seule prévention primaire serait la thérapie génique. Il est peu probable qu'elle se développe pour beaucoup de maladies. En revanche, ce qui peut être envisagé, c'est de prévenir le développement d'embryons porteurs d'une mutation très délétère *a priori* : c'est ce qu'on appelle le diagnostic préimplantatoire qui est maintenant disponible en France, pour quelques maladies.

La prévention secondaire se définit comme la prévention des conséquences physiques et des complications de la maladie. Dans le cas des maladies génétiques, la prévention secondaire peut se concevoir par une intervention *in utero* ou en période néonatale, voire plus tard, selon la nature du déficit primaire. Actuellement, des interventions *in utero* sont parfois réalisées pour sauver en urgence la vie du fœtus mais aussi pour traiter le fœtus : transfusions *in utero* en raison d'anomalies de l'hémoglobine sévères, traitement par la dexaméthasone de l'hyperplasie congénitale des surrénales. Un traitement néonatal peut être institué dès lors que les conséquences de la maladie ne sont pas encore irréversibles à ce stade. C'est le cas, par exemple, de la phénylcétonurie : dans cette maladie génétique, l'absence de l'enzyme n'est préjudiciable pour l'enfant que dès lors qu'il absorbe des protéines contenant une quantité notable de phénylalanine ; un régime alimentaire approprié, administré tôt, permet d'éviter l'apparition postnatale du retard mental. Des traitements médicamenteux ou des régimes se révèlent très efficaces dans plus de deux cents maladies génétiques. Des innovations dans ce domaine vont arriver.

Un traitement plus tardif ou un retrait de tout facteur d'exposition déclenchant peut également s'envisager plus tard dans la vie si l'expression naturelle de la maladie est elle-même tardive : il en ira ainsi lorsque nous serons capables de déterminer l'ensemble des facteurs de susceptibilité aux cancers. Les individus « à risque élevé » auront l'option de ne pas s'exposer à des facteurs connus comme inducteurs directs de tel ou tel type de cancer.

La prévention tertiaire consiste à prévenir le handicap social et les complications telles, par exemple, que les déformations posturales dans la myopathie. C'est la prévention qui a été la plus largement mise en place ces dernières années, car elle correspond à la pratique médico-sociale standard. Malheureusement, elle ne modifie l'évolution de la maladie que dans 50 % environ des pathologies génétiques connues à ce jour.

Le diagnostic prénatal n'est pas une forme de prévention. Il faut rappeler que le diagnostic prénatal a pour but de réduire le niveau d'anxiété des couples à risque en leur permettant d'avoir cependant des enfants et en leur offrant la possibilité d'interrompre la grossesse en cas d'anomalie sévère chez l'enfant à naître ou d'assurer une prise en charge optimale de l'enfant. Cette distinction entre prévention et diagnostic prénatal n'est pas purement sémantique. En définissant un but qui n'est pas la prévention, cela implique une pratique non directive du diagnostic prénatal et autorise l'offre de diagnostic prénatal à des couples indépendamment de leur souhait ou non d'interrompre la grossesse en cas d'anomalie.

Définition des maladies génétiques

Pour pouvoir présenter les concepts de la génétique communautaire, il faut avoir défini le concept de maladie génétique. Il y a, en effet, plusieurs acceptions à ce terme. Selon nous, une maladie génétique est une maladie entièrement génétiquement déterminée, que la pénétrance soit ou non complète, que cette maladie soit ou non transmissible. Cela inclut donc toutes les pathologies mendéliennes et les anomalies chromosomiques (tableau 1-I). La génétique médicale est la discipline médicale qui est concernée par ces maladies génétiques *stricto sensu*, en particulier dans leur dimension familiale. Le nombre des maladies génétiques connues est souvent surévalué par confusion entre le nombre de gènes impliqués et le nombre de phénotypes ; certains gènes sont à l'origine de plusieurs maladies, certaines maladies mendéliennes sont liées à plusieurs gènes.

À côté de ces « maladies génétiques », il existe de nombreuses pathologies liées à un ou plusieurs gènes de susceptibilité agissant conjointement, mais dont le déterminisme est plus complexe et pour lesquelles l'aspect de récurrence familiale est secondaire : ces maladies posent essentiellement des problèmes de traitement et de prise en charge. Font partie de cette catégorie les maladies dites communes telles que les diabètes, les maladies cardio-vasculaires, les maladies rhumatismales, les cancers, les maladies psychiatriques, ainsi que nombre de malformations congénitales.

Tableau 1-I. Classification des maladies génétiques

Maladies génétiques *stricto sensu*	
Maladies mendéliennes	Gène muté nécessaire et suffisant
Anomalies chromosomiques	Anomalie nécessaire et suffisante
Maladies à composante génétique	
Maladies à gène majeur de susceptibilité	Gène muté nécessaire mais pas suffisant
Maladies polygéniques ou multifactorielles	Gènes mutés ni nécessaires ni suffisants

Il est discutable de les rattacher à la génétique médicale ; en revanche, elles peuvent, comme nous le verrons, concerner la génétique communautaire.

FRÉQUENCE DES PATHOLOGIES GÉNÉTIQUES

Fréquence des maladies mendéliennes

Les maladies mendéliennes ne sont pas encore toutes identifiées ; 4 000 phénotypes mendéliens sont aujourd'hui connus et il en est décrit deux à trois nouveaux par semaine. Le nombre total des maladies mendéliennes n'est pas possible à prédire car il est improbable qu'à chaque gène humain muté corresponde une maladie.

Un nouveau-né vivant sur cent naît potentiellement ou effectivement atteint d'une maladie mendélienne mais toutes les maladies ne s'expriment pas dès la période fœtale, ni même à la naissance, comme on peut le voir sur le tableau 1-II qui présente la répartition des âges de la vie auxquels les phénotypes mendéliens deviennent évidents. En particulier, près de 10 % des maladies mendéliennes sont des maladies de l'adulte. Par ailleurs, un quart des maladies mendéliennes sont létales dans l'enfance et un tiers entraînent une mort prématurée chez l'adulte jeune ; les autres déterminent une espérance de vie normale [3, 4]. Enfin, les maladies mendéliennes sont en réalité plus fréquentes encore que le laisserait croire le chiffre de 1 % évalué pour la prévalence chez l'enfant né vivant : en effet nombre d'entre elles sont létales en période fœtale ; ainsi, près de 4 % des morts fœtales tardives et des mort-nés (mort-nés vrais ou morts postnatales dans les 48 premières heures) s'expliquent par une pathologie mendélienne.

La fréquence des gènes mutés à l'origine de maladies est très variable d'une population à l'autre en fonction de l'effet fondateur et du brassage des gènes. Certaines pathologies mendéliennes ont des prévalences élevées dans certaines populations comme la thalassémie sur le pourtour du bassin méditerranéen ou la maladie de Tay-Sachs chez les Juifs d'origine ashkénaze.

Pour les maladies autosomiques récessives rares, la prévalence de ces maladies dépend beaucoup du taux de consanguinité de la population. Dans les pays développés, le coefficient de consanguinité moyen de la population est très bas mais, dans certains pays et, surtout, parmi certaines cultures, la tradition favorise encore les unions consanguines. Ainsi, au Koweït, le quart des mariages se fait entre cousins germains et la moitié entre apparentés. La consanguinité, bien que ne modifiant pas la fréquence des gènes, modifie la fréquence des génotypes. On sait que, d'après la loi de Hardy-Weinberg, la fréquence des homozygotes récessifs est de q^2, si q est la fréquence d'un gène récessif et p la fréquence de l'allèle normal ($p + q = 1$). Dans une population consanguine, cette fréquence devient $pq + q^2 (1 - p)$ puisque le génotype homozygote récessif peut être obtenu soit d'un gène ancestral commun (pq), soit du fait du hasard ($q^2 (1 - p)$). On voit donc que si un gène muté récessif est très rare, q^2 est très petit et que les cas d'homozygotie observés ont beaucoup plus de chance d'être la conséquence d'une consanguinité que d'une rencontre d'hétérozygotes au hasard.

Tableau 1-II. Maladies mendéliennes chez l'homme : âge de début d'expression du phénotype (d'après [3])

Début d'expression du phénotype	% de l'ensemble des maladies mendéliennes
Fœtus	26 %
Nouveau-né	14 %
Nourrisson	31 %
Enfant	16 %
Adolescent	4 %
Adulte jeune	7 %
Adulte	2 %

Fréquence des maladies à composante génétique

Les maladies « à composante génétique » sont, parmi les affections génétiques, les plus fréquentes en nombre de sujets atteints. On estime que 15 % des individus sont porteurs de mutations sur des gènes majeurs de susceptibilité à une affection commune.

Fréquence des anomalies chromosomiques déséquilibrées

Les anomalies chromosomiques sont les anomalies génétiques dont la prévalence est la mieux connue en raison de l'existence d'un test de diagnostic simple et non ambigu. Leur prévalence parmi les conceptions est comprise entre 10 % et 40 % selon les méthodes d'estimation. En effet, nous ne disposons que de données indirectes : fréquence des anomalies chromosomiques dans le sperme [5], fréquence des anomalies chromosomiques dans les ovocytes fécondés *in vitro* [6], calcul indirect d'après la courbe de survie *in utero* des anomalies chromosomiques [7]. Les anomalies chromosomiques déséquilibrées sont à l'origine de 60 % des fausses couches spontanées détectables au premier trimestre de la grossesse et de 7 % de la mortinatalité. À la naissance, la prévalence des anomalies chromosomiques déséquilibrées est évaluée à 0,62 % d'après les caryotypes faits à titre systématique chez les nouveau-nés. Ces anomalies déséquilibrées se répartissent en 86 % d'anomalies de nombre et 14 % d'anomalies de structure. À elle seule, la trisomie 21 représente la moitié des anomalies chromosomiques déséquilibrées présentes chez les enfants nés vivants ; sa prévalence, comme celle de toutes les anomalies de nombre, dépend de la structure d'âge de la population des femmes procréant, puisque le vieillissement ovulaire maternel est le facteur de risque quasi exclusif : au cours des vingt dernières années, la prévalence de la trisomie 21 n'a cessé d'augmenter du fait de l'augmentation de l'âge moyen à la maternité, malgré le développement du diagnostic anténatal.

Fréquence globale des pathologies génétiques

Au total, c'est au moins 4 % des naissances vivantes qui sont concernées, soit par une maladie mendélienne, soit par une anomalie chromosomique, soit par une malformation congénitale majeure (à composante génétique ou non) qui nécessiteront une prise en charge médico-sociale à vie.

SERVICES RÉPONDANT AUX BESOINS DES PERSONNES MALADES ET À LEUR FAMILLE

Les services à délivrer dans le cadre de la génétique médicale ne sont pas aussi faciles à définir que ceux concernant la médecine non génétique : en effet, les objectifs de la génétique médicale ont à voir avec le caractère transmissible des affections en cause. Le but de la génétique médicale est de permettre aux personnes atteintes d'une maladie génétique ou transmettrices d'un gène muté à effet majeur, de vivre et de procréer aussi normalement que possible.

Pour ce faire, il faut assurer le diagnostic de l'affection en cause, évaluer le risque de transmission de cette maladie, en informer les personnes de façon compréhensible et les accompagner dans leur processus de prise de décision concernant leurs choix de vie en lien avec la maladie.

Par ailleurs, il faut les orienter dans le système de santé pour leur assurer une prise en charge optimale et garder trace des informations recueillies car celles-ci pourront être utiles à d'autres membres de la famille. Cet aspect transgénérationnel de la génétique médicale est spécifique de cette spécialité. L'activité d'information et d'aide à la décision est communément, et improprement, dénommée *conseil génétique*, ce qui est un comble quand on pense que la non-directivité y est la norme. Les services à délivrer comprennent donc le diagnostic et le conseil génétique.

Diagnostic des maladies génétiques

Le diagnostic des maladies génétiques se fait en deux étapes : reconnaître que la maladie est génétique puis reconnaître de quelle maladie génétique il s'agit ou, inversement, reconnaître la maladie et en inférer le mode de transmission. Le diagnostic peut être clinique — c'est souvent le cas aujourd'hui — ou reposer sur des examens biologiques complémentaires.

Les techniques à utiliser pour effectuer le diagnostic clinique des maladies génétiques sont l'analyse phénotypique, pour pouvoir comparer le phénotype à la nosologie, et l'analyse de ségrégation après l'établissement des arbres généalogiques. La reconstitution de l'histoire familiale, activité de base de la génétique clinique, repose sur l'interrogatoire systématique et minutieux des individus ayant en mémoire les événements médicaux d'intérêt, mais aussi sur l'obtention de renseignements complémentaires fournis par les professionnels ayant eu à connaître d'autres membres de la famille et, enfin, la réalisation éventuelle d'examens complémentaires chez les personnes atteintes ou suspectes de l'être. La reconnaissance phénotypique repose sur une analyse fine de la symptomatologie et des bases de connaissance livresques ou électroniques.

Près de sept cents maladies génétiques peuvent être maintenant diagnostiquées par un test biologique spécifique. Une liste des tests disponibles en France est accessible sur internet (www.orpha.net). Cependant, nombre de ces tests ne sont pas standardisés, ne font pas l'objet d'un contrôle de qualité ou sont délivrés par des laboratoires ne disposant pas des ressources nécessaires pour les effectuer dans des conditions optimales. L'offre est trop large pour certaines maladies, inexistante pour d'autres. Une organisation des laboratoires à l'échelon européen serait nécessaire pour beaucoup de maladies rares.

Le diagnostic peut être offert à différentes périodes : selon celles-ci, on parle de diagnostic préimplantatoire, prénatal, présymptomatique... À chacune de ces étapes sont attachés des problèmes spécifiques qui sont discutés ailleurs dans cet ouvrage. L'ensemble de l'offre de service regroupe cependant l'ensemble de ces options, qui sont autant d'aides à la prise de décision responsable pour les personnes concernées par une pathologie génétique sévère. La disponibilité du diagnostic prénatal a un effet « nataliste » puisqu'il permet à des couples à haut risque d'avoir les enfants qu'ils souhaitent : en l'absence de diagnostic prénatal, beaucoup renonceraient à avoir des enfants, comme l'ont montré des études portant en particulier sur la mucoviscidose. Le diagnostic prénatal a également un effet « dysgénique » puis qu'il favorise la naissance de personnes hétérozygotes non malades dans le cas des maladies récessives, contribuant ainsi à augmenter le fardeau génétique de la population. Il présente, en revanche, un effet « préventif » puisqu'il empêche la naissance d'un certain nombre d'enfants atteints de pathologies sévères, même si la prévention n'est pas son but.

Conseil génétique

L'activité de conseil génétique consiste à aider les familles, transmettant ou susceptibles de transmettre une affection génétique, à comprendre son origine, son mode de transmission, le risque de récurrence et les possibilités de dépistage des individus à risque et de diagnostic anténatal. Elle consiste également à discuter, dans un environnement psychologique adapté, les différentes options en matière de choix de vie et de choix de reproduction. Cette activité requiert une formation spécifique, non seulement à la discipline médicale qu'est la génétique et à la médecine des maladies chroniques, mais également à la dimension psychologique. La formation au conseil génétique est formalisée dans plusieurs pays dont le Canada, les États-Unis, la Grande-Bretagne, pays qui ont choisi de former des conseillers génétiques non médecins travaillant auprès des médecins généticiens. C'est en effet la seule stratégie possible si l'on veut assurer un service de qualité, car le nombre de médecins généticiens est bien trop réduit pour que chaque personne souhaitant un conseil génétique puisse recevoir l'attention nécessaire. Une des grandes problématiques de la génétique communautaire est d'organiser les consultations de conseil génétique de telle sorte que les besoins soient satisfaits. Ces consultations devraient être réservées aux personnes à haut risque (réel ou perçu). Il faut donc éduquer les autres professionnels de santé, médecins et non-médecins, ainsi que le public à l'identification des problèmes justifiant un recours aux consultations de conseil génétique.

SERVICES À DÉLIVRER À LA POPULATION GÉNÉRALE

Tous les services que nous avons évoqués jusqu'à présent s'adressaient aux malades et à leur famille. Or, *la proportion de cas familiaux est très faible par rapport aux cas sporadiques*, même pour les maladies mendéliennes. Si l'on veut rendre réellement un service à la population générale, il faudrait, théoriquement, identifier les personnes à haut risque avant qu'elles aient été confrontées à la maladie ou à la survenue d'un cas dans leur famille, et leur proposer une information adaptée. *On parle alors non plus de diagnostic, mais de dépistage*. Le dépistage s'entend de toutes actions visant à identifier une maladie déjà déclarée ou à venir chez des personnes ayant le risque moyen de la population générale et ne se sachant ni malades, ni à risque. On distingue le dépistage individuel, où les personnes dépistées ont expressément recours au test par une initiative individuelle, du dépistage collectif, où le test est proposé à toute la population de façon organisée ; il existe également une autre forme de dépistage, le dépistage en cascade : il s'agit du dépistage systématique chez les apparentés d'une personne malade ou déjà dépistée positivement.

Le développement des tests de diagnostic direct des mutations va rendre possible le dépistage tant des malades ou des futurs malades pour les maladies à révélation tardive, que des sujets porteurs sains (hétérozygotes) pour de nombreuses maladies. C'est déjà le cas pour les hémoglobinoses, la mucoviscidose, l'X fragile, la myopathie de Duchenne, par exemple. La question du bien-fondé d'un dépistage systématique de ces maladies et des sujets à risque susceptibles de les transmettre, se pose pourtant, pour de multiples raisons que nous allons passer en revue.

Le « dépistage », dans un contexte médical, signifie l'identification de malades ou de personnes à risque au sein d'une population. Le « dépistage génétique » consiste à rechercher dans une population les personnes dont le génotype prédispose à une maladie ou prédispose les descendants à une maladie.

Les tests de dépistage, comme les tests de diagnostic, peuvent être réalisés à différentes périodes : tests préimplantatoire, prénatal, néonatal, prémarital, préconceptionnel… Chacune de ces formes de dépistage correspond à une logique spécifique (tableaux 1-III et 1-IV).

Performance d'un dépistage

La performance d'un dépistage, c'est-à-dire sa capacité à identifier les personnes malades ou potentiellement malades, s'évalue à l'aide de plusieurs critères : des critères de performance du test lui-même et des critères d'utilité médicale et de faisabilité.

• Performance du test

Un test doit être évalué (tableau 1-V). Les *vrais positifs* du dépistage sont les cas où l'individu est malade ou porteur de la mutation et le test est positif. Les *faux positifs* du dépistage sont les cas où l'individu est sain ou non porteur de la mutation et le test est positif. Les

Tableau 1-III. Types de stratégie de dépistage des maladies génétiques en fonction des objectifs

Moment du dépistage	Traitement	Choix d'un mode de vie	Décision ou non de procréer	Décision ou non de diagnostic prénatal
Préconceptionnel	–	–	+	+
Prénatal	–	–	–	+
Néonatal	+	–	–	–
Dans l'enfance	+	–	–	–
À l'adolescence	+	+	–	–

Tableau 1-IV. Solutions s'offrant aux hétérozygotes pour une maladie autosomique récessive pour éviter d'avoir un enfant atteint

Moment de découverte du risque	Mesures envisageables	Probabilité pour que les porteurs prennent ces mesures
Dépistage prénuptial	Rester célibataire	Rare
	Éviter de choisir un autre hétérozygote	Très rare
Dépistage préconceptionnel*	Rester sans enfants	Fréquent seulement pour les maladies graves lorsqu'un diagnostic prénatal est impossible
	Prendre le risque	Fréquent pour les maladies moins graves
	Recourir au don de gamète ou à une autre forme de procréation assistée	Rare
	Se séparer et trouver un autre partenaire	Très rare
	Recourir à un diagnostic prénatal	Très fréquent
Dépistage prénatal	Faire un diagnostic prénatal	Très fréquent
	Prendre le risque	rare

* Les solutions qui s'offrent avant la première grossesse s'offrent également lors des grossesses faisant suite à la naissance d'un enfant atteint.

Tableau 1-V. Méthode d'évaluation de la performance d'un test de dépistage

		Individus		
		Malades	Sains	Total
Résultat du test	+	VP	FP	VP + FP
	–	FN	VN	FN + VN
Total		VP + FN	VN + FP	VP + FP + VN + FN

VP : résultat vraiment positif (l'individu est malade et le test est positif).

FP : résultat faussement positif (l'individu est sain et le test est positif).

FN : résultat faussement négatif (l'individu est malade et le test est négatif).

VN : résultat vraiment négatif (l'individu est sain et le test est négatif).

Sensibilité : $\frac{VP}{VP + FN} \times 100$.

Spécificité : $\frac{VN}{VN + FP} \times 100$.

Valeur prédictive positive (VPP) : $\frac{VP}{VP + FP} \times 100$

Valeur prédictive négative (VPN) : $\frac{VN}{VN + FN} \times 100$.

faux négatifs du dépistage sont les cas où l'individu est malade ou porteur de la mutation et le test est négatif. Les *vrais négatifs* du dépistage sont les cas où l'individu est sain ou non porteur de la mutation et le test est négatif.

La *sensibilité* du test représente la proportion de malades que le test est capable de détecter dans la population. C'est l'équivalent d'un taux de détection. La *spécificité* du test indique la proportion de sujets sains confirmés comme tels par le résultat négatif du test. La *valeur prédictive positive* d'un test indique la probabilité d'être malade quand le résultat du test est positif. La *valeur prédictive négative* d'un test indique la probabilité d'être sain quand le résultat du test est négatif.

Sauf dans le cas d'un test parfait, il faut réfléchir à la stratégie d'utilisation du test en évaluant ce qu'il est opportun de « maximiser ». En effet, à taux de détection égal, le taux de faux positifs et la valeur prédictive positive dépendent de la proportion d'individus malades dans la population dépistée. Plus ceux-ci sont rares, plus le taux de faux positifs sera élevé et la valeur prédictive positive basse. *C'est pourquoi, les meilleurs dépistages sont ceux qui s'adressent à des sous-populations à risque.* L'existence de faux positifs nécessite que soit disponible un test de confirmation, dit test diagnostic, pour différencier les faux des vrais positifs.

Lorsque les performances d'un test ont été évaluées en situation expérimentale, il convient de refaire cette évaluation en situation de diffusion du test en routine : en effet, il est habituel que les performances se dégradent dès que les laboratoires impliqués ne sont plus les laboratoires innovants qui ont mis le test au point. On parle de performance théorique et de performance réelle. L'écart est d'autant plus grand que la technique est complexe à mettre en œuvre et que le nombre d'acteurs impliqués est plus grand.

• Validité clinique du dépistage

La validité clinique mesure le lien existant entre ce qui est dépisté et la maladie. Si ce qui est dépisté est une mutation d'un gène mendélien ou d'un gène de susceptibilité majeur, il faut mesurer la probabilité que cette mutation soit associée à un phénotype pathologique, en évaluer la distribution des âges d'apparition ainsi que la distribution des différents éléments du phénotype. Ce n'est qu'ainsi que l'on pourra savoir à quel point la présence de la mutation est prédictive d'un phénotype pathologique, de quel phénotype il peut s'agir, et quand il apparaîtra.

La valeur prédictive des tests génétiques est toujours surévaluée au moment de la mise au point d'un nouveau test. En effet, les recherches sont menées sur des populations à haut risque et il existe généralement un biais de sélection en faveur des phénotypes les plus sévères. Ainsi, le risque moyen de développer un cancer du sein en cas de mutation BRCA1 ou BRCA2 avait été estimé à 85 % initialement, pour être revu à 36 %-56 % maintenant que le dépistage a été réalisé sur des familles non sélectionnées [8].

• Utilité clinique du dépistage

L'utilité clinique mesure la probabilité que le dépistage entraîne une amélioration significative de l'état de santé de la population, en termes de réduction de la mortalité, de réduction de la morbidité ou d'amélioration de la qualité de vie. Le dépistage doit donc être associé à des actions efficaces de prévention, de soin ou de prise en charge. Ces actions doivent être organisées, financées, accessibles et acceptées par les personnes concernées et les personnels de santé. La définition des critères à utiliser pour mesurer l'utilité clinique doit se faire conjointement avec les malades et leur famille chaque fois que cela est possible, en particulier chaque fois qu'il existe une association de malades. En fait, très peu de dépistages font l'objet d'une évaluation de leur utilité clinique : généralement, leur diffusion intervient dès la phase de validation des performances du test, souvent sous la pression des promoteurs du test. D'ores et déjà, *de nombreux tests sans utilité clinique prouvée sont disponibles sur le marché et utilisés :* on peut citer en exemple le facteur V Leiden qui est, il est vrai, un facteur de risque de thrombose indubitable ; en effet, l'utilité des interventions préconisées chez les personnes porteuses de cette mutation n'a jamais été évaluée alors que ces interventions sont elles-mêmes génératrices de risque [9]. Sans une évaluation de l'utilité clinique comme prérequis à la mise sur le marché de tests, la population se verra rapidement offrir une multitude de tests inutiles voire dangereux [10].

Dépistage collectif

Le dépistage collectif ne peut être envisagé, que s'il trouve une justification dans une amélioration de la morbidité et/ou de la mortalité. En effet, il s'adresse à des personnes non demandeuses et son résultat n'est, pour cette raison, pas dénué d'inconvénients ou même de dangers. Le dépistage d'un risque accru pour une maladie est potentiellement source d'angoisse et de stigmatisation, particulièrement s'il s'agit d'une maladie génétique ou de la présence d'un « gène majeur » de susceptibilité facilement confondu avec la maladie elle-même. Il peut interférer avec l'image de soi, les décisions de vie et de reproduction. Il peut avoir un impact sur la vie de couple et les relations familiales. Il peut avoir des conséquences sur la capacité du sujet à s'assurer ou à trouver un emploi. Il faut donc que les avantages soient largement supérieurs aux inconvénients. Les professionnels ont développé des recommandations pour les dépistages en population [11].

Pour qu'un dépistage soit justifié, il faut, d'une part, qu'il y ait un accord sur les bénéfices jugés conjointement du point de vue des professionnels et des malades et, d'autre part, que la maladie dépistée constitue un problème de santé publique par le nombre de personnes concernées et/ou par la gravité de l'affection ; il faut aussi qu'il existe une possibilité d'intervention efficace ou de décision importante dépendant du résultat du test ; il faut que le test soit performant et aussi que le bénéfice escompté s'adresse à la personne dépistée et non à des tiers (employeurs, assureurs, chercheurs, apparenté) ; il faut, enfin, que l'utilité clinique ait été évaluée par une étude pilote incluant une mesure des conséquences psychosociales, de l'encadrement nécessaire du programme et de la formation des intervenants. Des critères économiques seuls ne peuvent justifier un programme de dépistage ; la participation au dépistage doit se faire sur une base volontaire après information complète et intelligible des buts et des conséquences du dépistage ; le promoteur d'un dépistage doit être préférentiellement une agence gouvernementale pour éviter les conflits d'intérêt ; des recommandations doivent être publiées avant le début du programme ; des procédures de contrôle de qualité doivent être en place ; les moyens d'intervention doivent être définis et disponibles.

Très peu de programmes satisfont à tous ces critères. Parmi les dépistages en population actuellement en cours en Europe, seuls remplissent ces critères les dépistages néonatals de la phénylcétonurie et de l'hypothyroïdie.

Dépistage prénatal

En période prénatale, le dépistage des malformations congénitales et celui des anomalies chromosomiques sont effectifs en France depuis plusieurs années [12]. L'échographie obstétricale est la technique de dépistage qui a l'impact le plus élevé. Actuellement, 60 % des interruptions médicales de grossesse se font après dépistage échographique d'une anomalie fœtale. La proportion d'anomalies détectées par rapport aux anomalies détectables dépend de la qualité des échographies, de la formation ou de l'expérience des échographistes, ainsi que des habitudes prises dans les dates de réalisation de ces examens, qui ne coïncident pas toujours avec les dates effectivement optimales pour un diagnostic d'anomalies fœtales.

• Malformations congénitales

Pour ce qui concerne les malformations congénitales non liées à une anomalie chromosomique, le pourcentage de malformations évitées est de 7 % environ. Une étude [13], portant sur des centres dits « de référence », a montré que la sensibilité globale de l'échographie dans le diagnostic des anomalies fœtales majeures décelables à l'échographie est de 75 % ; toutefois seules 28 % des anomalies sont vues avant 22 semaines d'aménorrhée et 14 % ne l'étaient toujours pas à 32 semaines d'aménorrhée. Ces résultats soulignent les potentialités et les limites de l'échographie qui crée des situations où la prise de décision est très conflictuelle en raison du caractère tardif et incertain de nombreux diagnostics [14, 15]. Seul l'impact de ce dépistage sur la prévalence des anomalies a été évalué ; en revanche, il n'y a jamais eu de définition d'une politique de dépistage, ni de recommandations professionnelles sur les pratiques à mettre en œuvre, ni de mise en place de contrôle de qualité : le dépistage s'est progressivement généralisé de fait. La loi, en instituant la validation obligatoire des diagnostics avant interruption médicale de grossesse, a simplement permis de réduire les faux positifs. L'information des femmes avant dépistage n'est pas systématique.

• Anomalies chromosomiques

Le dépistage des anomalies chromosomiques, après avoir longtemps concerné quasi exclusivement les femmes âgées, s'est généralisé avec la possibilité de calculer un risque individuel grâce au dosage de marqueurs sériques du deuxième trimestre. À ce facteur de risque, s'est ensuite ajouté un marqueur échographique du premier trimestre : la mesure de la clarté nucale [16]. Dans des conditions de pratique optimale, le dépistage du groupe à haut risque effectué par la mesure de la clarté nucale serait aussi efficace que celui fondé sur les marqueurs sériques, en étant moins coûteux ; pour être optimales, les conditions de la mesure de la clarté nucale devraient faire l'objet d'un contrôle de qualité de même nature que celui imposé au biologiste qui pratique le dépistage par marqueurs sériques ; les conditions de mesure comprennent un apprentissage spécifique s'ajoutant à la formation initiale, un contrôle initial de la qualité des mesures pratiquées par l'opérateur au début de son inclusion dans un protocole de dépistage et, surtout, l'évaluation continue des résultats du dépistage de chaque opérateur.

Cependant, malgré les performances de la mesure de la clarté nucale obtenues dans des conditions d'application optimale (70 à 80 % de détection pour 5 % de caryotypes fœtaux), le remplacement des marqueurs sériques du deuxième trimestre par l'échographie ne peut actuellement être envisagé facilement, en France, comme base d'une politique nationale de dépistage. En effet, la performance diagnostique de la mesure de clarté nucale, dépendante de la technique de mesure et de la formation spécifique de l'opérateur, ne peut faire aisément l'objet d'un contrôle de qualité. La diffusion de la technique, sans apprentissage spécifique et sans contrôle continu de qualité, risquerait de conduire à un excès de faux positifs, donc à des gestes invasifs induisant des pertes fœtales inutiles. Ceci poserait un problème d'autant plus aigu que le prélèvement pour caryotype serait proposé dès le premier trimestre, période à laquelle la choriocentèse est l'examen de choix pour obtenir des cellules fœtales ; or, ce geste est plus difficile à réaliser et a une courbe d'apprentissage plus longue que l'amniocentèse.

• **Maladies monogéniques**

Le diagnostic anténatal des maladies monogéniques ne contribue que pour 5 % à l'ensemble des interruptions médicales de grossesses. En effet, pour que le diagnostic anténatal d'une maladie mendélienne soit réalisable, il faut qu'aient été franchies les étapes suivantes : le caractère génétique de l'affection doit avoir été établi ; son diagnostic sur des cellules fœtales ou le liquide amniotique doit être possible ; les couples à risque doivent pouvoir être identifiés ; la technique de diagnostic doit avoir été diffusée suffisamment pour être disponible sur tout le territoire ; le principe du diagnostic et la technique doivent être acceptés par les professionnels de santé et par la population générale ; les institutions doivent accepter de supporter les coûts financiers et de mettre en place les structures.

Le caractère monogénique d'une affection est établi initialement lorsque la distribution des individus atteints dans les familles est compatible avec les lois de Mendel, ce qui suppose plusieurs occurrences de la maladie avant qu'une conclusion formelle soit portée. Lorsqu'une maladie est déjà connue comme étant d'origine génétique, elle sera décrétée telle dans une famille où elle survient pour la première fois. En revanche, pour les affections rares, c'est souvent une récurrence au sein de la famille considérée qui attirera l'attention vers le caractère héréditaire potentiel.

Le diagnostic prénatal de l'affection n'est possible que si l'anomalie est exprimée dans les cellules fœtales ou annexielles par une élévation ou une diminution de « quelque chose de mesurable », comme l'activité d'une enzyme, par exemple. Sinon, seule la recherche de la mutation par des techniques de biologie moléculaire peut permettre le diagnostic.

Les couples à risque doivent être identifiés pour qu'il soit possible d'organiser la réalisation des tests appropriés, au bon moment pendant la grossesse, au bon endroit, avec la bonne technique. Il n'est en effet pas envisageable d'offrir cette possibilité à tout le monde, du fait de la limitation des ressources.

Pour les maladies récessives, la prévention de tous les cas ne serait envisageable qu'au prix d'un dépistage systématique des hétérozygotes dans la population générale avant toute grossesse, ou au tout début de la première grossesse : il n'y a pas de politique de dépistage systématique préconceptionnel ou prénatal des hétérozygotes qui soit réalisé en France actuellement.

LA MÉDECINE GÉNÉTIQUE DANS LE SYSTÈME DE SANTÉ

Dans tous les pays industrialisés, le nombre de professionnels de santé spécifiquement formés à la génétique est limité. Il ne saurait être question, pour eux, de gérer les problèmes de diagnostic, traitement, prise en charge et conseil génétique de la totalité des personnes porteuses d'un gène muté majeur ou se percevant à risque. Il faut donc une organisation du système de soins telle que les besoins soient satisfaits au niveau de spécialisation requis. Dans certains pays, les centres de soins primaires, secondaires et tertiaires sont bien identifiés. Ce n'est pas le cas en France [17]. La structuration du réseau de soins ne peut donc se faire que par la formation des acteurs de la santé.

La question de la légitimité des autres spécialistes médicaux, des biologistes, des médecins généralistes et des paramédicaux dans la chaîne de soin et de prise en charge des maladies génétiques ou à composante génétique est très débattue.

En ce qui concerne le diagnostic des *syndromes rares*, les généticiens s'en sont fait une spécialité alors qu'il aurait pu en être autrement. Cependant, ils n'assurent généralement pas le suivi de ces personnes, ni leur prise en charge.

Les généticiens sont incontestablement les mieux formés et les plus expérimentés dans le conseil génétique des affections génétiques. Cela ne veut pas dire pour autant qu'ils doivent être le passage obligé de l'information génétique dans des maladies ou la composante génétique est mineure et n'est qu'un facteur de risque parmi d'autres. Dans ces cas, les médecins de spécialité sont bien formés pour intégrer l'information génétique dans son contexte médical plus général.

Les biologistes pratiquant des tests génétiques compliqués sont les meilleurs informateurs sur les potentialités et limites de ces tests.

Les paramédicaux, infirmières, sages-femmes et psychologues, sont souvent plus proches des malades et mieux placés pour établir un dialogue sur les aspects psychosociaux de la maladie et intervenir comme médiateurs auprès des autres acteurs sociaux.

On voit ainsi que la population ne sera bien servie que s'il existe des *centres multidisciplinaires* de maladies génétiques. Il y en a peu en France, comparativement à d'autres pays de taille et de développement équivalents. Les centres de génétique doivent fournir les experts qui participent aux consultations multidisciplinaires de spécialité. Cela permet le transfert réciproque de connaissances.

Quant aux médecins généralistes, ils doivent intégrer à leur pratique certains éléments de la médecine génétique. Des recommandations dans ce domaine ont été récemment publiées (www.nchpeg.org/cor/core.asp). Ils doivent au minimum être capables d'apprécier les limites de leur expertise en génétique et de cerner les implications sociales et psychologiques des services offerts par les généticiens médicaux ; ils doivent, par ailleurs, savoir quand adresser un de leurs patients à un généticien. Cela passe pour eux par l'apprentissage de l'établissement d'un arbre généalogique, l'identification des personnes à risque, la capacité d'expliquer ce qu'est un risque génétique et d'identifier les services de proximité à leur disposition.

CONCLUSION

La diffusion et la sophistication des méthodes de dépistage et de diagnostic fournissent des informations de plus en plus précises sur les risques potentiels pour un individu de développer une affection et/ou de mettre au monde un enfant souffrant d'incapacités majeures.

Ce développement pose aux parents, aux professionnels, aux décideurs et aux législateurs des questions nouvelles car ces informations ne peuvent, pour l'instant, que rarement être utilisées à des fins thérapeutiques et sont plus souvent utilisées pour éviter des naissances. De ce fait, des voix s'élèvent pour mettre en garde contre le risque de dérive « eugénique ». C'est pourquoi le législateur a fortement encadré les pratiques en France comme cela est dit au chapitre 46.

Il n'en reste pas moins que la culture de santé publique est trop peu développée dans notre pays et qu'il serait nécessaire que les innovations en génétique soient évaluées à l'aulne des critères classiques qui ont fait leurs preuves dans les autres secteurs de la médecine.

RÉFÉRENCES BIBLIOGRAPHIQUES

[1] MODELL B. The need for a science of community genetics. *Birth Defects Orig Artic Ser*, 1992 ; 28 (3) : 131-41.

[2] TEN KATE LP. Community genetics in The Netherlands. *Community Genet*, 2000 ; 3 : 131-133.

[3] COSTA T, SCRIVER C, CHILDS B. The effect of mendelian disease on human health : a measurement. *Am J Med Genet,* 1985 ; 21 : 231-242.

[4] VOGEL F. Impact of complex genetic conditions on public health. *Clin Genet,* 1989 ; 36 : 392-404.

[5] ALMEIDA SANTOS T, DIAS C, BRITO R, HENRIQUES P, ALMEIDA SANTOS A. Analysis of human spermatozoa by fluorescence *in situ* hybridization with preservation of the head morphology is possible by avoiding a decondensation treatment. *J Assist Reprod Genet,* 2002 ; 19 (6) : 291-4.

[6] WELLS D, DELHANTY JD. Comprehensive chromosomal analysis of human preimplantation embryos using whole genome amplification and single cell comparative genomic hybridization. *Mol Hum Reprod*, 2000 ; 6 (11) : 1055-1062.

[7] AYMÉ S, LIPPMAN-HAND A. Maternal age effect in Aneuploïdy : does altered embryonic selection play a role ? *Am J Hum Genet,* 1982 ; 34 : 558-565.

[8] HOPPER JL. Genetic epidemiology of female breast cancer. *Semin Cancer Biol*, 2001 ; 11 (5) : 367-374.

[9] GRODY WW, GRIFFIN JH, TAYLOR AK, KORF BR, HEIT JA. American College of Medical Genetics consensus statement on factor V Leiden mutation testing. *Genet Med*, 2001 ; 3 (2) : 139-148.

[10] KHOURY MJ. Epidemiology and the continuum from genetic research to genetic testing. *Am J Epidemiol*, 2002 ; 156 (4) : 297-299.

[11] European Society of Human Genetics Public and Professional Policy Committee. Population genetic screening programmes : principles, techniques, practices and policies. *http://www.eshg.org*.

[12] AYME S, MORICHON N, GOUJARD J, NISAND I. Prenatal diagnosis in France. *Eur J Hum Genet,* 1997 ; 5 Suppl. 1 : 26-31.

[13] JULIAN C, PHILIP N, SCHEINER C, AURRAN Y, CHABAL F, MARON A, GOMBERT A, AYMÉ S. Impact of prenatal diagnosis by ultrasound on the prevalence of congenital anomalies at birth. *J Epid Comm Health,* 1994 ; 48 : 290-296.

[14] STOLL C, TENCONI R, CLEMENTI M. Detection of Congenital Anomalies by Fetal Ultrasonographic Examination across Europe. *Community Genet,* 2001 ; 4 (4) : 225-232.

[15] DOMMERGUES M, BENACHI A, BENIFLA JL, DES NOETTES R, DUMEZ Y. The reasons for termination of pregnancy in the third trimester. *Br J Obstet Gynaecol*, 1999 ; 106 (4) : 297-303.

[16] DE VIGAN C, VODOVAR V, VERITE V, DEHE S, GOUJARD J. Current French practices for prenatal diagnosis of trisomy 21 : a population-based study in Paris, 1992-97. *Prenat Diagn,* 1999 ; 19 (12) : 1113-1118.

[17] AYMÉ S, BRIARD ML, MATTÉI J-F. Genetic services in France. *Eur J Hum Genet,* 1997 ; 5 Suppl. 2 : 76-80.

2

Éléments de génétique des populations (pathologies monogéniques)

- Prévalence d'une génopathie : constante dans une population donnée
- Génopathies mendéliennes : équilibre entre le flux de nouvelles mutations et le flux de mutations exclues par sélection naturelle
- Effet favorisant de la consanguinité sur la prévalence des génopathies autosomiques récessives
- Intérêt majeur de la loi de Hardy et Weinberg dans toute démarche de génétique des populations, bien que ses conditions ne soient jamais complètement remplies

La génétique des populations se définit comme l'étude de la fréquence des gènes et des génotypes dans les populations étudiées et des facteurs qui peuvent modifier ces fréquences au cours des générations successives. Les plus importants de ces facteurs sont la sélection naturelle, les mutations, la dérive génétique et les migrations. Les différents types de mariages possibles (mariages au hasard ou panmixie, mariage entre sujets apparentés ou mariages consanguins, choix du conjoint selon le phénotype — la ressemblance — ou homogamie) conditionnent la fréquence des génotypes mais ne modifient pas les fréquences géniques, alors que les autres facteurs cités modifient à la fois les fréquences génotypiques et les fréquences géniques.

La loi de Hardy et Weinberg qui permet d'étudier les effets des différents facteurs sur la fréquence des gènes et des génotypes est le fondement de la génétique des populations.

La finalité de la génétique des populations est l'étude de l'évolution. Cependant, son importance est grande en génétique médicale ; en effet :

– elle est utile en consultation de conseil génétique pour calculer les risques de certains mariages pour leur descendance ;

– elle permet de définir et évaluer une politique de prévention à l'échelle d'une population (dépistage à la naissance des hétérozygotes, dépistage des couples hétérozygotes).

Pour analyser les conséquences des pratiques médicales, on peut se poser la question suivante : la médecine est-elle eugénique ou dysgénique ?

ESTIMATION DES FRÉQUENCES GÉNOTYPIQUE ET GÉNIQUE

Cette estimation permet d'étudier la diversité génétique. Elle est facile lorsqu'on peut déduire les génotypes à partir du phénotype, c'est-à-dire lorsque le système étudié est formé de gènes codominants.

À titre d'exemple, on étudiera un locus autosomique, celui qui code le gène de la β-globine de l'hémoglobine. Le gène normal β^A est à l'origine de l'hémoglobine normale A. Le gène β^S est à l'origine de l'hémoglobine S ; à l'état homozygote, il est la cause d'une maladie récessive autosomique, la drépanocytose. L'hémoglobine S résulte d'une substitution en position 6 de l'acide glutamique par la valine dans la chaîne β (mutation E6V). L'électrophorèse de l'hémoglobine permet de différencier les deux types d'hémoglobine. On peut ainsi savoir si un sujet est $\beta^A\beta^A$, $\beta^A\beta^S$

ou $\beta^S\beta^S$. Dans ce cas, on déduit facilement le génotype à partir du phénotype.

Dans une étude de nouveau-nés africains (exemple fictif mais proche de la réalité), on a observé pour les trois génotypes les fréquences respectives suivantes : P = 0,81, H = 0,18, Q = 0,01.

On peut, à partir de ces chiffres, déduire les fréquences p et q des gènes β^A et β^S. Il suffit de noter que les sujets homozygotes possèdent deux fois le même allèle et que les sujets hétérozygotes possèdent deux allèles différents, d'où : p = P + 1/2 H, q = Q + 1/2 H. On a donc :

- pour le gène β^A, p = 0,81 + 1/2 0,18 = 0,90 ;
- pour le gène β^S, q = 0,01 + 1/2 0,18 = 0,10.

Notons que ce calcul ne suppose aucune hypothèse concernant les mariages.

LOI DE HARDY ET WEINBERG

Conditions nécessaires

Pour démontrer cette loi, on suppose :

- que la dimension de la population étudiée est grande et qu'il n'y a pas de migrations ;
- que les mariages s'effectuent au hasard (panmixie) : les conjoints ne sont pas apparentés et les unions sont aléatoires, c'est-à-dire que le choix du conjoint est indépendant du phénotype ;
- qu'il n'y a pas de mutation (nouvelle) des gènes responsables du caractère étudié (ou que le taux de mutations est suffisamment faible pour être négligeable), ni de sélection favorisant ou défavorisant les divers génotypes dont dépendent les différents phénotypes du caractère étudié.

Définition et énoncé

Soit un locus autosomique A qui peut être occupé par l'un ou l'autre des gènes allèles A_1 et A_2. Si l'on considère les deux chromosomes qui portent le locus A, ces deux allèles permettent de définir trois génotypes A_1/A_1, A_1/A_2 et A_2/A_2. La fréquence p de l'allèle $A1$ est la proportion d'allèles A_1 parmi les exemplaires du gène présents dans la population, et q est la fréquence de l'allèle A_2. Alors, on a $p + q = 1$. On peut généraliser cette définition au cas où le locus du gène considéré peut être occupé par plusieurs allèles.

Dans une population panmictique d'effectif illimité sans sélection ni mutation, les fréquences à l'origine, p et q, des allèles A_1 et A_2 se maintiennent de génération en génération. Les fréquences des génotypes A_1/A_1, A_1/A_2 et A_2/A_2 sont fixées à partir de la deuxième génération ; ces fréquences, dites génotypiques, sont respectivement égales à p^2, $2pq$, q^2.

Quand les fréquences géniques — qualifiées aussi d'alléliques — demeurent stables d'une génération à l'autre, la population est dite en équilibre.

Applications

On peut, grâce à l'équilibre défini par la loi de Hardy et Weinberg, montrer que pour de très nombreux caractères mendéliens, c'est-à-dire dépendant d'un seul gène multiallélique, les populations humaines sont panmictiques. C'est le cas, par exemple, des groupes sanguins, des polymorphismes de l'ADN et des mariages des sujets hétérozygotes pour une maladie récessive autosomique.

Une des applications médicales de l'équilibre de Hardy et Weinberg est l'estimation de la fréquence des sujets hétérozygotes pour le gène d'une maladie récessive. En effet, si l'on admet qu'à la naissance la fréquence R d'une maladie récessive autosomique est q^2, q étant la fréquence du gène muté délétère, on a : $q = \sqrt{R}$.

On peut estimer la fréquence des hétérozygotes $H = 2pq$ (p est la fréquence de l'allèle normal) du fait que q est très inférieur à p dans les maladies récessives autosomiques qui sont rares : on a $H \# 2q$.

En effet : si $q = \frac{1}{100}$, $p = 1 - q = \frac{99}{100}$

$$\text{d'où } H = 2 \times \frac{99}{100} \times \frac{1}{100}\left(\frac{99}{100}1\right) \# \frac{2}{100}$$

Trois remarques doivent être faites :

- pour estimer la fréquence des allèles, on ne peut pas utiliser la méthode décrite plus haut pour le locus de la β-globine car les homozygotes normaux et les hétérozygotes ont le même phénotype « normal » ;
- la fréquence des hétérozygotes est relativement élevée même si la maladie récessive est rare : la grande majorité des allèles responsables des maladies récessives se trouvent chez les sujets hétérozygotes (tableau 2-I) ;
- on peut montrer que tout individu est porteur à l'état hétérozygote d'un à plusieurs gènes mutés responsables de maladies récessives.

FRÉQUENCE DES MALADIES HÉRÉDITAIRES

- La fréquence des maladies héréditaires est mal connue. Certaines estimations ont été faites. La fréquence totale des maladies monogéniques est de l'ordre de 10 pour 1 000 naissances vivantes comprenant 7 pour 1 000 maladies autosomiques domi-

Tableau 2-I. Maladies récessives autosomiques

Prévalence à la naissance du génotype délétère*, fréquence de l'allèle délétère, des hétérozygotes, du rapport hétérozygote/homozygotes et de la maladie chez les enfants de cousins germains (l'accroissement du risque ou risque relatif est donné entre parenthèses).

Maladie	Prévalence à la naissance (homozygotes) $R = q^2$	Allèle délétère (q) $q = \sqrt{R}$	Fréquence des hétérozygotes sains (2*pq*), $2q(1-q)$, $2q$ %	Rapport $\frac{2pq}{q^2}$ $\frac{2}{q}$	Parents cousins germains $q^2 + 1/16\,pq$
Mucoviscidose	1/3 000	1/55	3,6	10	3,5/3 000 (× 3,5)
Amyotrophie spinale infantile	1/10 000	1/100	2,0	20	7/10 000 (× 7)
Phénylcétonurie	1/16 000	1/126	1,6	25	8/16 000 (× 8)
Galactosémie	1/40 000	1/200	0,1	40	12/40 000 (× 12)
Ataxie de Friedreich	1/50 000	1/223	0,9	45	15/50 000 (× 15)
Ataxie télangiectasie	1/100 000	1/316	0,6	66	20/100 000 (× 20)

* La maladie clinique se révèle plus ou moins tardivement selon l'affection.

nantes, 2,5 pour 1 000 maladies autosomiques récessives et approximativement 0,4 pour 1 000 maladies liées à l'X (en excluant le daltonisme).

– Parmi les maladies *autosomiques dominantes*, la plus fréquente est l'hypercholestérolémie familiale touchant un sujet sur 500 à l'état hétérozygote. La maladie de Huntington est présente à la fréquence de un sur 10 000 à un sur 20 000, la maladie de Marfan se rencontre chez un sujet sur 20 000 et l'achondroplasie chez un sujet sur 50 000.

La prévalence des maladies autosomiques dominantes peut varier considérablement selon les régions. Par exemple, si l'on considère la maladie de Rendu-Osler-Weber ou télangiectasie hémorragique héréditaire, sa prévalence varie de un pour 40 000 dans le Nord de l'Angleterre à un pour 2 300 dans une vallée du Jura français en passant par un pour 16 500 dans le Vermont aux États-Unis et un pour 5 000 à un pour 8 000 au Japon.

– Parmi les maladies *autosomiques récessives*, la surdité frappe un sujet sur 500 à 1 000, l'hémochromatose génétique, un sur 500 et la mucoviscidose un sur 2 500 dans nos régions. Dans d'autres régions (pourtour méditerranéen, Extrême et Moyen-Orient), les hémoglobinopathies, en particulier les thalassémies, se situent au premier rang. En Afrique noire et aux Antilles, la drépanocytose est la maladie héréditaire la plus fréquente. Les hétérozygotes pour les mutations responsables de ces maladies se comptent par plusieurs centaines de millions et l'incidence annuelle des maladies est estimée autour de 200 000. La fréquence des maladies métaboliques est également variable selon les régions. La phénylcétonurie touche un enfant sur 16 000 dans notre pays alors qu'en Irlande sa fréquence est trois fois moindre.

– Quant aux maladies *liées à l'X*, la plus fréquente est le déficit en glucose-6-phosphate déshydrogénase touchant un sujet de sexe masculin sur dix, dans certaines régions. Parmi les sujets de sexe masculin, le syndrome de l'X fragile caractérisé par un retard mental est présent à la fréquence de un sur 2 000 et l'hémophilie A touche un sujet sur 10 000.

• Le tableau 2-II indique la prévalence des maladies héréditaires les plus fréquentes dans la population générale ou dans certaines populations particulières.

Dans la dernière publication du catalogue de McKusick (1997), on dénombre 8 005 entrées pour les maladies autosomiques, 495 maladies liées à l'X et 60 affections mitochondriales. La précédente publication du catalogue en 1994 faisait état de 4 457 maladies autosomiques dominantes, de 1 730 maladies autosomiques récessives, de 412 maladies liées à l'X et de 53 maladies mitochondriales.

En dehors de la répartition géographique hétérogène des maladies héréditaires, on observe que certaines d'entre elles ont une forte prédominance dans certaines ethnies. La maladie de Tay-Sachs, une maladie lysosomique, est très répandue chez les Juifs ashkénazes. La porphyrie variegata est fréquence chez les Boers d'Afrique du Sud. La tyrosinémie est plus fréquemment rencontrée chez les habitants de la région de Saguenay-Lac Saint-Jean au Québec. La dystrophie musculaire autosomique récessive (LGMD2C), due à une mutation du gène de la ϒ-sarcoglycane et dont le tableau ressemble à la maladie de Duchenne (liée à l'X), est rencontrée fréquemment en Afrique

Tableau 2-II. **Prévalence des maladies héréditaires les plus fréquentes dans la population générale ou dans certaines populations particulières**

Maladies	Prévalence	Population
• *Autosomiques dominantes*		
Maladie de Charcot-Marie-Tooth	1/2.000 à 1/2.200	Européenne
Maladie de Huntington	1/10.000 à 1/20 000	
Dystrophie myotonique de Steinert	1/7.000 à 1/20 000	
Hypercholestérolémie familiale	1/500	
Maladie de Marfan	1/10.000 à 1/20 000	
Neurofibromatose 1	1/3.000 à 1/5.000	
Ostéogenèse imparfaite	1/5.000 à 1/10.000	
Polykystose rénale	1/1 000	
Polypose colique familiale	1/10.000	
Télangiectasie hémorragique héréditaire (maladie de Rendu-Osler-Weber)	1/2.300 à 1/40 000	
Prédisposition au cancer du sein (BRCA1, BRCA2)	1/500 – 1/1 000	
• *Autosomiques récessives*		
Drépanocytose	1/50 à 1/200 1/300 à 1/600	Africaine, à la naissance Africaine (États-Unis, Antilles)
Hémochromatose génétique	1/300 à 1/400	Européenne
Mucoviscidose	1/2.000 à 1/4.000 1/17 000	Européenne, à la naissance Africaines (États-Unis) à la naissance
Phénylcétonurie	1/10.000 à 1/16 000	Européenne, à la naissance
β-Thalassémie	1/100 à 1/1 600	À la naissance (Asie, pays méditerranéens)
Amyotrophie spinale infantile	1/10.000	À la naissance
Maladie de Tay-Sachs	1/100 000 1/3.600	À la naissance À la naissance (Juifs ashkénazes)
Maladie de Gaucher type 1	1/1 600	À la naissance (Juifs ashkénazes)
• *Liées à l'X (sexe masculin)*		
Déficit en glucose-6-phosphate déshydrogénase	1/10 à 1/40	Africains (États-Unis), pays méditerranéens
Dystrophie musculaire de Duchenne et de Becker	1/3.000 1/16 000	À la naissance Population générale
X fragile – FRAXA	1/2.000 à 1/4.000	
Hémophilie A sévère	1/10.000	
Maladie de Fabry	1/40 000	

du Nord, surtout en Tunisie, aussi bien chez les garçons que chez les filles.

La Finlande se caractérise par certaines maladies dites finlandaises car elles sont fréquentes dans ce pays alors qu'elles sont rares ou absentes ailleurs. C'est le cas, par exemple, d'un syndrome néphrotique particulier.

On peut noter que des faits analogues sont observés dans les maladies multifactorielles et en particulier dans les malformations congénitales. Ces dernières sont le plus souvent des maladies multifactorielles touchant près de 3 % des nouveau-nés. Là aussi, on constate que la fréquence de certaines d'entre elles varie selon les régions et les ethnies. Les anomalies de fermeture du tube neural (anencéphalie, spina bifida et encéphalocèle), par exemple, sont présentes à la fréquence de un pour 1 000 en Europe continentale, alors qu'elles frappent un fœtus sur 200 dans certaines régions des îles britanniques. Ces différences peuvent être dues soit à des facteurs de milieu, soit à une fréquence différente des gènes de susceptibilité.

CAUSES DU MAINTIEN DES MALADIES HÉRÉDITAIRES

Toutes les maladies héréditaires sont soumises à la sélection mais elles n'ont pas semble-t-il tendance à disparaître. Dans les grandes populations, deux mécanismes peuvent expliquer ce maintien :

– l'équilibre sélection-mutation ;
– l'avantage sélectif des hétérozygotes.

Nous définirons rapidement la sélection naturelle et le taux de mutation avant de décrire ces deux mécanismes.

Sélection naturelle et taux de mutation

On dit qu'il y a sélection naturelle lorsque différents génotypes ne sont pas également viables et féconds. À chaque génotype, on peut associer un coefficient de sélection s avec $0 < s < 1$. Ce coefficient correspond à la perte de « fécondité » due à la maladie héréditaire. Le coefficient d'adaptation (*fitness* des auteurs anglo-saxons) est égal à $1 - s$; les sujets sains ont un coefficient égal à 1, c'est-à-dire $s = 0$. Dans le tableau 2-III sont résumés les différents modèles de sélection naturelle impliqués dans les maladies héréditaires.

À chaque génération, un certain nombre de gènes mutent. Le taux de mutation est différent d'un gène à l'autre et peut varier, selon le sexe, pour un gène donné. Il est, par exemple, estimé à 10^{-4} pour le gène de la neurofibromatose de type 1 et à 10^{-5} pour l'achondroplasie. Pour la plupart des gènes, ce taux se situe entre 10^{-4} et 10^{-6}. Il faut noter que, pour certains gènes, le taux de mutation augmente avec l'âge des pères et que d'autres gènes mutent très rarement.

Tableau 2-III. Les différents modèles de sélection naturelle dans le domaine des maladies héréditaires
Le coefficient d'adaptation est égal à 1 – le coefficient de sélection.

Type de maladie héréditaire	Modèle de sélection	Génotype	Coefficient d'adaptation
Maladie dominante autosomique	Sélection contre les hétérozygotes <u>et</u> les homozygotes	AA sains	1
		Aa malades	1 – Δ1
		aa malades	1 – Δ2
			Δ2 > Δ1
Maladie récessive autosomique	Sélection contre les homozygotes	*BB* sains	1
		Bb sains	1
		bb malades	1 – Δ
Maladie récessive autosomique	Avantage sélectif des hétérozygotes.	*BB* sains ±	1 – Δ1
	Les sujets *BB* ont une viabilité ou une fécondité plus faible que les Bb.	Bb sains	1
	bb : atteints de la maladie récessive	bb malades	1 – Δ2
			Δ2 > Δ1

Équilibre sélection-mutations

À chaque génération, comme nous l'avons vu, les mutations qui surviennent *de novo* (néomutations) lors de la gamétogenèse vont réintroduire une certaine quantité de mutations morbides qui avaient été éliminées par la sélection naturelle, du fait de l'infécondité des individus atteints par les pathologies correspondantes (létalité, infertilité ou incompatibilité socio-économique avec la procréation). La fréquence d'une maladie qui est maintenue par un tel mécanisme s'équilibre alors à un niveau où le flux de néomutations entrant dans le pool génique de la population est égal au flux de mutations sortant en résultat de la sélection naturelle.

C'est ainsi qu'on a montré qu'un tiers des cas de dystrophie musculaire de Duchenne (maladie létale liée au chromosome X) sont dus à une néomutation.

Sélection naturelle avec avantage des hétérozygotes

La loi de Hardy-Weinberg concerne des caractères neutres. Lorsque les génotypes sont soumis à une sélection, les fréquences alléliques pourront varier d'une génération à l'autre. La sélection positive de génotypes favorables se traduit souvent dans les populations humaines comme l'élimination de mutations responsables de maladies. De nombreux variants géniques sont avantageux dans un contexte particulier et neutres ou défavorables dans un autre environnement (les plus simples à visualiser sont les facteurs de résistance aux infections).

Dans certaines circonstances particulières liées, par exemple, à l'environnement, certains génotypes hétérozygotes porteurs d'une mutation morbide récessive sont avantagés (augmentation de la fertilité). Ces hétérozygotes ont alors en moyenne plus d'enfants et transmettent, par rapport aux autres individus de la population, un excès de gènes, ces derniers étant aussi bien normaux que morbides. La fréquence d'une maladie maintenue par un tel mécanisme — dénommé avantage de l'hétérozygote — s'équilibre alors à un niveau où le surplus de mutations morbides entrant dans le pool génique de la population est égal au flux sortant de mutations résultant de la sélection naturelle. Certaines maladies héréditaires fréquentes dans certaines régions, comme la drépanocytose en Afrique ou la β-thalassémie dans les pays situés autour de la mer Méditerranée, sont très probablement maintenues par un tel avantage des hétérozygotes. Ce mécanisme explique aussi vraisemblablement la fréquence élevée de la mucoviscidose.

Il faut noter que l'équilibre sélection-mutation et l'avantage sélectif des hétérozygotes conduisent à des équilibres stables.

Écarts à la panmixie : étude de la consanguinité

Dans cette section, nous ne traiterons que le problème de la consanguinité.

Un individu est dit consanguin lorsque ses parents sont apparentés. Ce type d'union est qualifié de consanguin, bien que la consanguinité soit une caractéristique de l'individu. Deux sujets sont dits apparentés s'ils ont au moins un ancêtre commun : deux cousins germains, par exemple, ont deux grands-parents maternels ou paternels en commun.

G. Malecot a défini d'une façon simple la mesure de la consanguinité et de la parenté. Le *coefficient f* de consanguinité d'un individu est égal à la probabilité qu'en un locus autosomique donné les deux allèles d'un gène soient identiques par descendance, c'est-à-dire que l'individu reçoive deux copies d'un même gène d'un ancêtre. Lorsqu'un individu a reçu deux allèles identiques, il est évidemment homozygote : on emploie souvent ici le terme d'autozygote. Le coefficient de consanguinité est donc la probabilité qu'en un locus un sujet soit autozygote. Le *coefficient de parenté* de deux sujets est égal au coefficient de consanguinité de leur enfant. On peut évidemment calculer un coefficient de parenté sans que les deux individus aient procréé.

Calcul du coefficient de consanguinité

Le calcul est simple, effectuons-le sur l'arbre généalogique suivant :

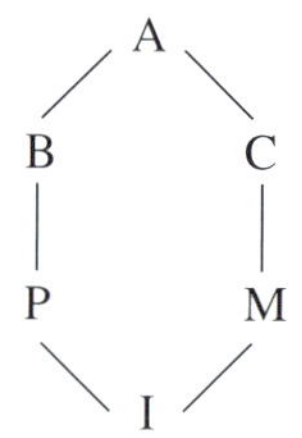

Nous devons calculer la probabilité pour que les deux parents de I, c'est-à-dire P son père et M sa mère, lui transmettent un allèle identique d'un gène. Pour que survienne cet événement, il faut d'abord que l'ancêtre commun A ait transmis le même allèle à ses deux enfants B et C, ce qui se produit avec une probabilité égale à 1/2. En effet, A possède deux gènes homologues G_1 et G_2 et il y a une chance sur deux pour qu'il transmette G_1 à B et une chance sur deux pour qu'il le transmette aussi à C ; donc, au total, une chance sur quatre de le transmettre à la fois à B et à C. Il en va de même pour G_2. La probabilité totale est la somme de ces deux probabilités exclusives l'une de l'autre, soit 1/4 + 1/4 = 1/2.

L'ancêtre A a donc une chance sur deux de transmettre le même allèle à ses deux enfants et une chance sur deux de leur transmettre des allèles différents.

La probabilité pour que B transmette à P l'allèle qu'il a reçu de A est égale à 1/2 et la probabilité pour que P le transmette à I est également de 1/2. Il en va de même pour la branche maternelle de l'arbre généalogique.

La probabilité pour que I reçoive deux allèles identiques est donc :

$$f_I = \left(\frac{1}{2}\right)^2 \times \left(\frac{1}{2}\right)^2 \times \frac{1}{2}$$

et plus généralement :

$$f_I = \left(\frac{1}{2}\right)^p \times \left(\frac{1}{2}\right)^m \times \frac{1}{2}$$

p étant le nombre de chaînons qui relient le père à

l'ancêtre commun et m celui qui réunit la mère à cet ancêtre (dans notre exemple p = 2, m = 2).

Pour ce calcul, on a supposé que l'ancêtre commun n'était pas lui-même consanguin. S'il l'est, soit f_A son coefficient de consanguinité ; on a vu que A a une chance sur deux de transmettre ses gènes homologues à ses deux enfants. Dans ce cas, ces deux gènes ont une probabilité f_A d'être identiques. La probabilité pour que A transmette deux gènes identiques à B et C devient :

$$\frac{1}{2} + \frac{1}{2} f_A$$

Le coefficient de consanguinité de I est :

$$f_I = \left(\frac{1}{2}\right)^{m+P} \frac{1 + f_A}{2}$$

Si le sujet A possède plusieurs ancêtres communs, le coefficient de consanguinité f_I s'obtient en faisant la somme des probabilités calculées pour chaque ancêtre A_I :

$$f_I = \sum_{i=1}^{n} \left(\frac{1}{2}\right)^{m_I + p_I} \frac{1 + f_{AI}}{2}$$

Le calcul de quelques coefficients de consanguinité est indiqué dans la figure 2-1. On peut calculer le coefficient de parenté entre deux germains, il est de 1/4. Il en est de même entre celui d'un parent et d'un enfant.

Consanguinité et fréquence des maladies récessives autosomiques

La consanguinité augmente la fréquence des homozygotes et diminue celle des hétérozygotes. La conséquence de ce fait est que la consanguinité accroît la fréquence des maladies récessives autosomiques.

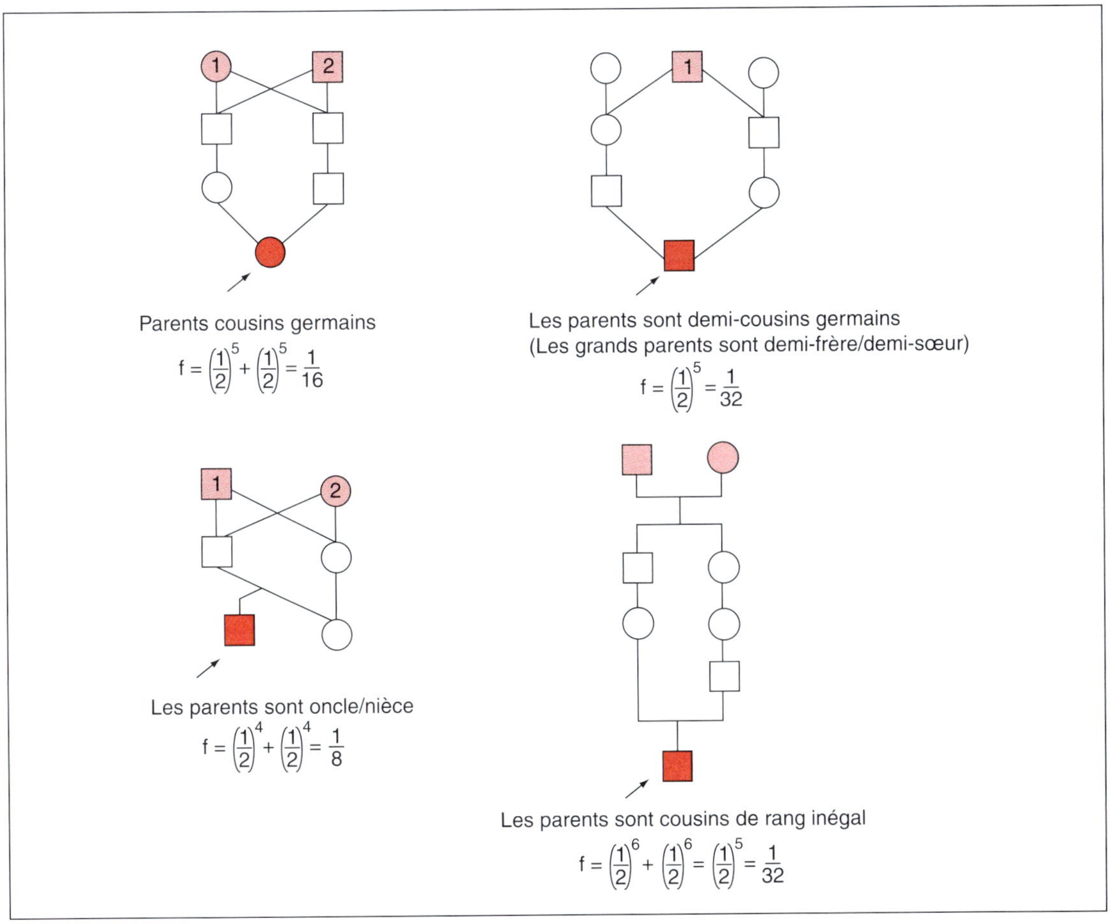

Fig. 2-1. Calcul de quelques coefficients de consanguinité.
Les ancêtres communs sont numérotés et sont supposés être non consanguins. L'individu dont on calcule le coefficient de consanguinité est indiqué par une flèche.

Considérons des individus dont le coefficient de consanguinité est *f*. Si *q* est la fréquence d'un allèle délétère cause d'une maladie récessive, la fréquence de la maladie chez ces individus est :

$$fq + (1 - f)\,q^2 = q^2 + fq\,(1 - q).$$

q^2 représente le risque attaché à l'équilibre de Hardy et Weinberg et $fq\,(1 - q)$ celui dû à la consanguinité. Le tableau 2-I donne, chez les enfants dont les parents sont cousins germains (f = 1/16), le risque pour certaines maladies, ainsi que le risque relatif. Ce dernier est d'autant plus élevé que la maladie est plus rare.

À l'échelon de la population française, la fréquence des unions consanguines est très faible. Elles ont une influence quasi nulle sur l'incidence des maladies récessives. Ce phénomène se rencontre cependant en France dans certaines communautés composées de migrants. En revanche, les unions consanguines sont très fréquentes dans certaines populations du bassin méditerranéen et de l'Inde et sont à l'origine d'une incidence élevée de certaines maladies récessives autosomiques.

Consanguinité et cartographie des gènes, *homozygosity mapping* (cartographie par autozygotie)

Cette stratégie de cartographie concerne les *maladies récessives autosomiques*. Un malade consanguin a une probabilité élevée d'être autozygote. Cette autozygotie concerne également les marqueurs proches du locus qu'on veut localiser. La méthode consiste à rechercher des régions où les marqueurs sont homozygotes.

Cette stratégie a été à l'origine de la localisation de nombreux gènes dans les populations où le taux de mariages consanguins est élevé.

PETITES POPULATIONS, EFFET FONDATEUR ET DÉRIVE GÉNÉTIQUE

Un individu à l'origine d'une telle population peut porter par hasard un allèle délétère d'une maladie. Ce fait, dénommé « effet fondateur », est comparable à une fluctuation d'échantillonnage. Parfois, le phénomène inverse peut être observé : une maladie présente dans la population d'origine est absente dans la nouvelle petite population.

De plus, la fréquence de certains allèles variera fortement d'une génération à la suivante, ce phénomène est dénommé « dérive génétique ». Un tel mécanisme rend compte de la très grande fréquence de certaines maladies rares et graves dans ces populations qui sont de véritables isolats génétiques. Il faut noter que, dans ces populations, lorsque leur taille est réduite, le choix du conjoint est limité, d'où une fréquence élevée de mariages consanguins même si la population est panmictique ! Dans le paragraphe concernant la fréquence des maladies héréditaires, quelques exemples de ce phénomène ont été donnés. Il faut remarquer que la fréquence des allèles n'est pas uniquement en rapport avec un phénomène biologique comme dans les grandes populations, mais est reliée à des fluctuations statistiques dans les petites populations où la sélection et les mutations ont également un rôle important.

CONSÉQUENCES DES PRATIQUES MÉDICALES DANS LE DOMAINE DES MALADIES HÉRÉDITAIRES

Il s'agit d'évaluer les effets des pratiques médicales sur la fréquence des allèles délétères. Il faut noter que la médecine a pour but de modifier les effets de la sélection naturelle ; en revanche, elle n'a aucune influence sur le taux de mutation.

Le traitement d'une maladie a pour but ultime de rendre les sujets ayant un génotype délétère aussi viables et féconds que les sujets non malades ; le dépistage des couples à risque et le diagnostic prénatal ont pour objet d'empêcher un sujet « malade » de naître.

Le *traitement* des maladies héréditaires a pour conséquence d'augmenter la fréquence des allèles délétères car il diminue l'effet de la sélection naturelle, mais il ne change pas le taux de mutation. Cet accroissement de la fréquence des allèles délétères est très lent dans les maladies autosomiques récessives mais peut être relativement rapide pour les maladies dominantes ou récessives liées au chromosome X. Le traitement a donc un effet dysgénique.

Le *diagnostic prénatal* a un effet dysgénique dans les maladies récessives autosomiques car il aboutit à remplacer un fœtus atteint par un enfant normal dans un tiers des cas, et par un enfant hétérozygote dans deux tiers des cas. Il crée donc un très léger avantage des hétérozygotes, d'où un effet dysgénique. En revanche, pour les maladies autosomiques dominantes, le diagnostic prénatal est eugénique : il diminue la fréquence du gène délétère.

Le *dépistage des couples à risque* pour une maladie récessive autosomique a pour conséquence de diminuer la fréquence de la maladie (absence de procréation ou diagnostic prénatal). Il diminue dont l'effet de la sélection naturelle, ce qui a pour conséquence d'augmenter très légèrement la fréquence du gène délétère.

BIBLIOGRAPHIE GÉNÉRALE

SERRE J-L. *Génétique des populations. Modèles de base et applications*. Nathan Université, Paris, 1997.

3

Génétique des maladies multifactorielles

- Déterminisme multifactoriel : fréquemment en cause dans les malformations humaines les plus fréquentes et dans les « maladies communes »
- Étude des jumeaux et des enfants adoptés : très précieuse dans la recherche d'une composante génétique éventuelle pour une pathologie donnée

De nombreuses maladies ont une tendance à être familiales, mais leur répartition ne suit pas les classiques lois de Mendel comme le font l'achondroplasie, la mucoviscidose ou la dystrophie musculaire de Duchenne de Boulogne : ce fait concerne en particulier les maladies communes comme les diabètes, les maladies cardiovasculaires, certains cancers, des affections neurologiques ou psychiatriques et les malformations congénitales.

Depuis environ 40 ans, les généticiens essayent d'expliquer cette répartition familiale en recherchant une composante génétique dans l'étiologie de ces maladies qui seraient dues à la conjonction de facteurs génétiques et de facteurs d'environnement, d'où leur nom de maladies à déterminisme multifactoriel ou maladies multifactorielles.

L'action conjointe de ces deux grands groupes de facteurs, génétiques et d'environnement, se retrouve en fait dans toutes les maladies. Ce qui diffère d'une maladie à l'autre, c'est la part respective de chacun d'eux : toute maladie peut trouver sa place sur un diagramme (fig. 3-1) tel qu'à gauche se situe le pôle génétique G et, à droite, le pôle environnement E. Une maladie donnée sera d'autant plus près du pôle G que la composante héréditaire y sera plus importante. Tout près du pôle G se placent les maladies dont la transmission suit les lois de Mendel. Le milieu peut cependant y jouer un rôle ; en effet, chaque fois qu'une maladie de ce type peut être traitée, c'est toujours actuellement par une intervention portant sur le milieu. À l'extrémité droite du diagramme, se trouvent les maladies infectieuses ; le rôle de la composante héréditaire y est classiquement faible, mais ceci est actuellement remis en question pour certaines de ces maladies, telles que la tuberculose, la lèpre et la bilharziose. En situation intermédiaire, on trouve les maladies communes déjà citées.

Pour étudier ces maladies du point de vue génétique, la recherche comporte trois étapes. Il faut en effet :
- montrer qu'il existe un excès de cas familiaux ;
- montrer que cet excès de cas familiaux est dû à des facteurs génétiques (composante génétique) ;
- analyser cette composante génétique.

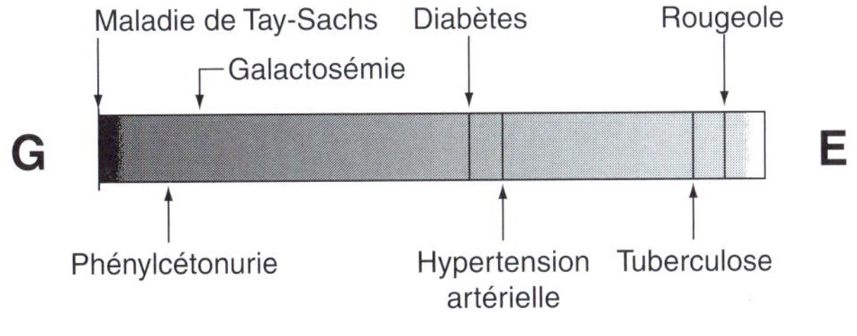

Fig. 3-1. Diagramme des maladies.
Action conjointe des facteurs génétiques (G) et environnementaux (E).

ÉTUDES FAMILIALES

Pour démontrer qu'une maladie est familiale, on peut montrer, par exemple, que chez les apparentés du premier degré des malades, c'est-à-dire leurs parents, leurs frères et sœurs, ou leurs enfants, la maladie est plus fréquente que dans la population générale ou que chez les apparentés du premier degré de témoins sains. Dans le tableau 3-I, quelques exemples sont donnés. Des faits analogues existent dans de nombreux cancers et dans les maladies cardiovasculaires. Il faut pour faire ces comparaisons, tenir compte de l'âge et du sexe, voire de l'ethnie des apparentés des sujets malades ou témoins. Chez les apparentés du deuxième degré (oncles, tantes, grands-parents), voire du troisième degré (cousins germains), la fréquence de la maladie est plus faible mais toujours supérieure à celle observée dans la population générale.

Il faut noter que le fait de démontrer un excès de cas familiaux dans une maladie ne fait que suggérer qu'il faille rechercher une composante génétique. En effet, cette concentration peut être due au milieu familial commun. C'est là, soulignons-le, une des grandes difficultés de la génétique humaine ; un milieu familial (hérédité socioculturelle) peut simuler une hérédité biologique. Ce type d'étude peut cependant prendre en compte un facteur d'environnement dont on connaît le rôle étiologique. C'est ainsi que dans les familles de sujets atteints du cancer du poumon qui est lié au tabac, on a montré qu'il existait chez les apparentés un excès de sujets atteints de ce cancer, même parmi les non-fumeurs, mais qu'il était nettement plus grand chez les apparentés fumeurs. Cette étude montre qu'il existe à côté du tabac un autre facteur étiologique, vraisemblablement génétique.

Tableau 3-I. Fréquence de quelques maladies multifactorielles chez les apparentés du premier degré des malades et des témoins ou dans la population générale. Le risque relatif lr est le rapport entre les deux fréquences

Maladie	Fréquence (%)		Risque relatif λ_r
	Les apparentés des malades	Apparentés des témoins ou population générale.	
Fente labiale ± fente palatine	2-5	0,1	20-50
Spina bifida et/ou anencéphalie	2-5 (germains)	0,1	20-50
Diabète insulinodépendant	5	0,4	12
Sclérose en plaque	1	0,05	20
Autisme	2	0,05	40
Schizophrénie	5-10	1	5-10

RECHERCHE D'UNE COMPOSANTE GÉNÉTIQUE

Quatre types d'études, de réalisation plus ou moins difficile, permettent de mettre en évidence l'existence d'une composante génétique.

Étude des jumeaux

C'est la plus ancienne des méthodes utilisées pour démontrer qu'une composante génétique est à l'origine de certaines maladies. On compare le taux de concordance d'une maladie chez les jumeaux monozygotes (MZ) et les jumeaux dizygotes (DZ). Les jumeaux MZ sont issus d'un même œuf et ont donc le même patrimoine génétique. Toute discordance (un jumeau malade, l'autre sain) est par conséquent d'origine environnementale. Chez les jumeaux DZ qui sont issus de deux œufs différents ayant, comme deux germains, la moitié de leur patrimoine génétique en commun, les discordances sont d'origine génétique et environnementale. La figure 3-2 illustre ces faits. On suppose que les différences d'environnement concer-

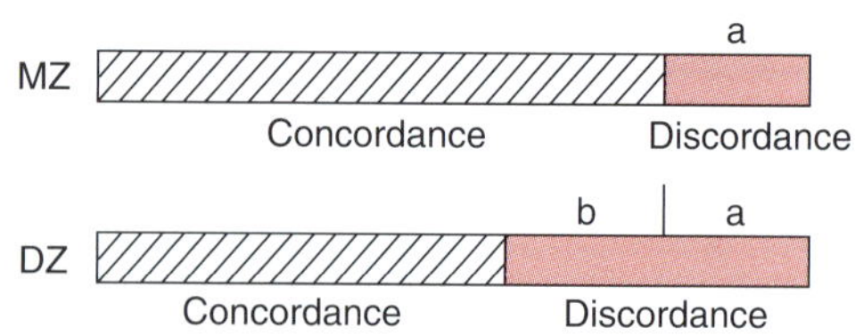

Fig. 3-2. Concordance et discordance chez les jumeaux monozygotes (MZ) et dizygotes (DZ).
Il y a concordance lorsque les deux jumeaux d'une paire sont atteints et discordance lorsqu'un seul est atteint. La case *a* correspond à des différences de milieu, la case *b* tient aux différences de génotypes entre jumeaux DZ.

nant les deux types de jumeaux sont les mêmes, ce qui n'est pas toujours vrai. Les différences de taux de concordance, si elles sont observées, entre les jumeaux MZ et DZ sont donc d'origine génétique. Souvent, on compare les jumeaux MZ aux jumeaux DZ de même sexe car de nombreuses maladies sont plus fréquentes dans l'un des deux sexes. Quelques exemples sont donnés dans le tableau 3-II.

On peut noter que le taux de concordance est toujours plus élevé chez les jumeaux MZ que chez les DZ. Il faut cependant observer que ceci est vrai lorsqu'on considère les cancers au même site (on dira qu'il y a concordance si les deux jumeaux ont un cancer de l'estomac ou du côlon, etc.) ; en revanche, si on considère les cancers en général, les taux de concordance chez les MZ et DZ ne diffèrent pas statistiquement. De cette analyse, on peut conclure qu'il existe pour chaque type de cancer des gènes de susceptibilité ; en revanche, il ne semble pas qu'il y ait des gènes prédisposant à de nombreux cancers, du moins pour les formes multifactorielles de ces maladies.

Tableau 3-II. Taux de concordance en pourcentage chez des jumeaux monozygotes et dizygotes

Maladie	Monozygotes	Dizygotes
Cancer au même site	7	3
Cancer à des sites différents	16	14
Schizophrénie	65	12
Infarctus du myocarde	19	9
Fente labiale	30	5
Diabète insulinodépendant	56	11

Études des enfants adoptés

L'adoption a pour résultat de séparer l'enfant de ses parents biologiques. Elle dissocie donc la composante génétique de la composante environnementale familiale postnatale. Une des enquêtes possibles consiste à comparer la fréquence de la maladie chez les parents biologiques selon que l'enfant adopté est malade ou non. Par exemple, pour la maladie maniaco-dépressive, une enquête a montré que plus de 20 % des parents biologiques d'un sujet atteint étaient également malades contre 2 % des parents biologiques de sujets adoptés sains ; en revanche, la fréquence de la maladie était la même chez les parents qui ont adopté des sujets atteints ou sains.

On peut citer également, à titre d'exemple, l'étude canadienne concernant la tension artérielle qui est une variable quantitative. Elle a été réalisée sur des familles composées d'enfants « biologiques » et d'enfants adoptés. Les corrélations parents-enfants biologiques étaient environ deux fois supérieures aux corrélations parents-adoptés.

Études des populations et des migrants

Les différences de prévalence de certaines maladies multifactorielles entre les populations suggèrent l'existence d'une composante génétique. Cependant, il faut souligner que des différences de milieu peuvent expliquer ces faits. L'étude des migrants permet parfois de suggérer que les différences de prévalence sont d'origine génétique. En effet, si dans la population migrante, la prévalence de la maladie est celle de la population d'origine et non celle de la population hôte, une composante génétique peut être à l'origine de ce fait. Il s'agit d'études difficiles à interpréter car on ne peut affirmer que la population d'origine et celle des migrants ont la même constitution génétique.

Études des associations marqueurs génétiques-maladies

La recherche de telles associations est une des voies possibles pour mettre en évidence la composante génétique des maladies communes. La technique d'étude est relativement simple : on compare la fréquence d'un marqueur génétique, un groupe sanguin particulier par exemple, chez les malades et chez les témoins. Ce type d'étude qui permet également l'analyse de la composante génétique est décrit ci-après.

ANALYSE DE LA COMPOSANTE GÉNÉTIQUE D'UNE PATHOLOGIE

De nombreuses méthodes sont à la disposition du généticien pour analyser la composante génétique d'une pathologie ; il faut souligner leur complémentarité. Le but de toutes ces études est de mettre en évidence des gènes de susceptibilité à une maladie. Il faut noter qu'il ne s'agit pas de gènes délétères tels qu'on les définit dans les maladies monofactorielles, mais d'allèles faisant partie des polymorphismes génétiques non pathologiques. Il s'agit de variants qui, en association avec d'autres facteurs génétiques ou de milieu, accroissent la susceptibilité du sujet porteur à la maladie. Ce sont donc des facteurs de risque. La fréquence de ces allèles est souvent relativement élevée. Il faut noter que certains allèles peuvent augmenter le risque d'une maladie et être un facteur de résistance pour une autre.

Modèles génétiques et analyse de ségrégation

• Modèles

De nombreux modèles ont été décrits pour expliquer les répartitions familiales. Nous décrirons deux de ces modèles, qui sont les plus classiques.

▶ Modèle polygénique ou multifactoriel (fig. 3-3)

On suppose que la susceptibilité à la maladie est sous la dépendance de nombreux gènes (hérédité polygénique) et de facteurs de milieu, dont l'effet individuel est petit. Il en résulte dans la population générale une distribution gaussienne (courbe en forme de cloche) de la susceptibilité. Dès que, pour un individu, elle dépasse un certain seuil, la maladie apparaît. Il s'agit donc d'une hérédité polygénique à seuil qui intègre les facteurs de milieu dans l'étiologie de la maladie. Il faut noter que ces derniers sont de deux types : les uns, qu'on peut qualifier de généraux, touchent les individus d'une façon aléatoire ; les autres, au contraire, sont familiaux et accentuent la ressemblance entre individus apparentés. Ce modèle peut expliquer que, parmi les sujets apparentés à l'individu atteint, on trouve une proportion plus grande de sujets malades ; en effet, ces individus ont une susceptibilité moyenne supérieure à celle de la population générale, d'où un décalage vers la droite de la distribution de leur susceptibilité.

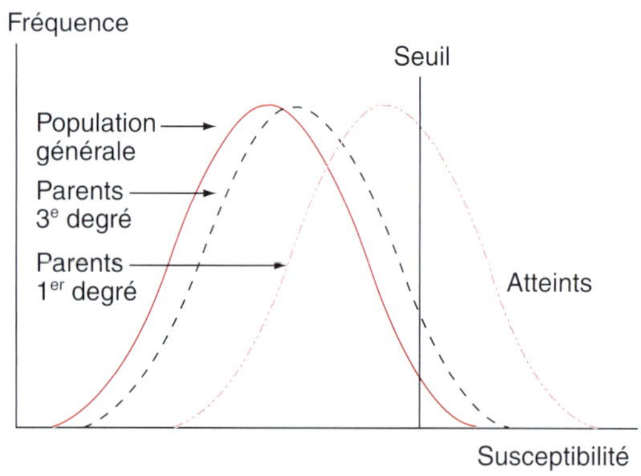

Fig. 3-3. Modèle de l'hérédité polygénique à seuil.
La susceptibilité à la maladie est sous la dépendance de nombreux gènes (hérédité polygénique) et de facteurs de milieu, dont l'effet individuel est petit. Il en résulte dans la population générale une distribution gaussienne (courbe en forme de cloche) de la susceptibilité. Le caractère pathologique apparaît dès que la susceptibilité dépasse un certain seuil.
La courbe de susceptibilité est décalée vers la droite chez les apparentés des malades, d'où une fréquence plus élevée de la maladie que dans la population générale.

Certains critères permettent de reconnaître qu'une maladie se transmet selon une hérédité polygénique à seuil.

- Le risque relatif est d'autant plus grand que la maladie est plus rare (*cf.* tableau 3-I).
- Le risque de récurrence (ou la prévalence) décroît rapidement en fonction du lien de parenté. Ce risque, par exemple, est d'environ 2 à 4 % chez les apparentés du premier degré d'un sujet ayant une fente labiale, mais il n'est que 0,7 % et 0,3 % chez les apparentés respectivement du deuxième et du troisième degré.
- Le risque chez les apparentés augmente en fonction de la gravité de la maladie. C'est ainsi que la prévalence de la fente labiale chez les apparentés du premier degré est d'environ 2 % si le proposant a une fente labiale unilatérale isolée, mais elle est de 6 % en cas de fente labiale bilatérale associée à une fente palatine.
- Le risque augmente également en fonction du nombre de sujets atteints : c'est ainsi que les parents ayant donné naissance à deux enfants porteurs d'un spina bifida ou d'une anencéphalie ont un risque deux à trois fois plus grand d'avoir un troisième enfant atteint que des parents qui n'ont eu qu'un seul enfant malformé. Ces faits s'expliquent par le fait que la proportion de gènes de susceptibilité est plus grande dans ces familles : les parents sont proches du seuil.
- Les sujets atteints ont un taux moyen de consanguinité légèrement augmenté par rapport à celui de la population générale.

Le risque de récurrence chez les apparentés du premier degré est approximativement égal à $\sqrt{P}$, P étant la prévalence de la maladie dans la population.

▶ Modèle mixte (fig. 3-4)

Dans ce cas, la susceptibilité est sous le contrôle d'un gène majeur, mais dont l'action est modulée par un système polygénique et des facteurs de milieu. À la limite, la composante polygénique peut être absente.

• Analyse de ségrégation

Elle a pour but de comparer les différents modèles décrits. On peut ainsi tester par la méthode du maximum de vraisemblance :

- la présence ou l'absence d'un gène majeur ;
- la présence ou l'absence d'une composante polygénique ;
- en cas d'effet d'un gène majeur, le mode de transmission le plus vraisemblable, étape importante en vue de sa localisation chromosomique.

L'analyse de ségrégation s'est révélée souvent décevante dans les maladies multifactorielles car les modèles sont des simplifications de la réalité biologique.

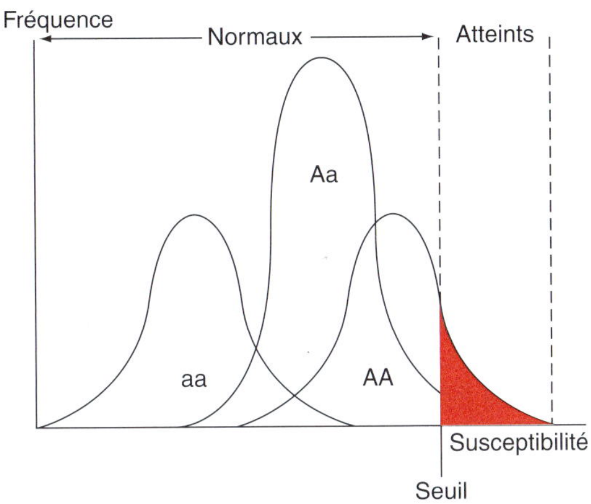

Fig. 3-4. **Modèle mixte dans une population.**
La susceptibilité est sous le contrôle d'un gène majeur dont l'action est modulée par un système multifactoriel.

Cependant, dans un certain nombre de maladies, elle a permis d'identifier des sous-entités à transmission mendélienne (*cf.* infra).

• Étude d'un caractère quantitatif

Au lieu d'étudier le caractère « maladie », il est souvent plus simple d'analyser un caractère quantitatif lié à la maladie. C'est, par exemple, le cas du taux de cholestérol sanguin qui, élevé, est un facteur lié à la survenue d'un infarctus du myocarde. En étudiant la ressemblance entre apparentés pour le taux de cholestérol, l'effet de certains marqueurs génétiques ainsi que les résultats d'autres méthodes d'analyse, on a pu montrer qu'environ 50 % de la variabilité de ce caractère était d'origine génétique. L'environnement joue donc également un rôle important. Parmi les facteurs génétiques, certains ont été identifiés. Il s'agit en particulier des apolipoprotéines B et E qui sont des protéines qui transportent le cholestérol dans le sang — il s'agit des lipoprotéines légères ou LDL. C'est ainsi que l'allèle 4 de l'apolipoprotéine E augmente le taux de cholestérol tandis que l'allèle 3 le fait plutôt baisser.

Localisation chromosomique et identification des gènes de susceptibilité aux maladies multifactorielles

Il faut reconnaître que, dans la majorité des études, on vise à localiser les gènes de susceptibilité sans faire au préalable une analyse de ségrégation. Ces gènes, par leur effet, sont comparables à ceux qui sont associés aux caractères quantitatifs. Il s'agit donc de QTL en utilisant la terminologie anglo-saxonne (*Quantitative Trait Loci*).

Si l'analyse de ségrégation a montré qu'un gène majeur était impliqué, on peut essayer de le localiser par la classique méthode des *lod-scores* qui est largement utilisée avec succès dans l'étude des maladies monofactorielles. Dans ces cas, un tour du génome en utilisant des marqueurs anonymes de l'ADN peut être réalisé.

Cependant, dans la majorité des cas, le mode héréditaire de la maladie est trop imprécis pour utiliser la méthode des *lod-scores*. Les méthodes utilisées alors sont dites non paramétriques car elles ne font aucune hypothèse sur le mode héréditaire de la maladie. Deux méthodes sont très utilisées :

- la méthode des paires de germains atteints qui a pour but de montrer qu'un locus particulier ou une région chromosomique précise est impliquée dans la maladie ;
- les études d'association qui visent à montrer qu'un allèle particulier d'un gène est un facteur de susceptibilité ou de résistance à la maladie.

Ces deux méthodes sont, comme on le voit, complémentaires.

Dans les méthodes non paramétriques, on peut soit étudier des gènes candidats, c'est-à-dire des gènes qui par leur fonction peuvent être impliqués dans la maladie, soit faire un tour du génome en utilisant des marqueurs anonymes. L'étude de régions candidates suggérées par les modèles animaux peut également se révéler utile.

• Méthode « paire de germains atteints » (*affected sib pair analysis*)

La méthode consiste à comparer chez des paires de germains atteints de la même maladie, le nombre d'allèles du marqueur génétique transmis en même temps par le père et la mère. Si le marqueur étudié est proche d'un gène de susceptibilité impliqué dans la maladie, voire intragénique, les paires de germains malades doivent présenter un excès d'allèles du marqueur en commun. En effet, cet excès s'explique par la liaison (*linkage*) existant entre le locus marqueur et celui impliqué dans la maladie. En l'absence de liaison, la probabilité que les deux germains atteints partagent zéro, un ou deux allèles identiques parentaux (IBD des auteurs anglo-saxons, *Identity By Descent*) est 1/4, 1/2, 1/4. Ces proportions sont faciles à estimer si les quatre allèles parentaux sont différents (fig. 3-5).

C'est ainsi que l'étude du système HLA dans la sclérose en plaques a montré la répartition suivante des paires de germains atteints : 50 % ont deux allèles identiques, 36 % un allèle identique et 14 % aucun

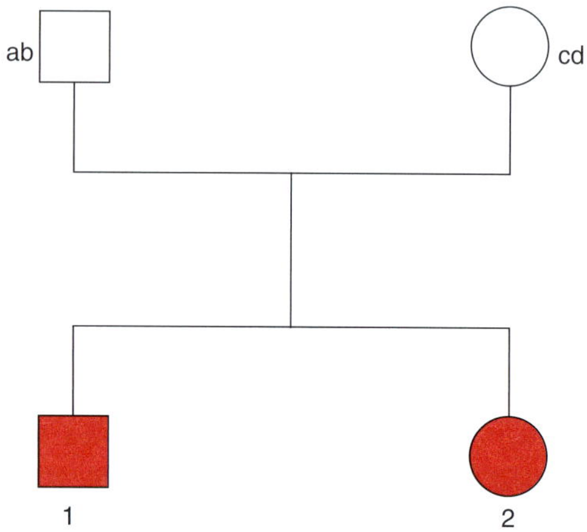

Fig. 3-5. Méthode des paires de germains atteints.
Le génotype des deux parents pour le marqueur est respectivement *ab* et *cd*. Sous l'hypothèse d'une indépendance entre la maladie et le marqueur, chacun des germains atteints 1 et 2 peut présenter pour ce marqueur le génotype *ac*, *ad*, *bc* et *bd* avec la probabilité 1/4. Si 1 est *ac*, par exemple, 2 sera également *ac* dans 1/4 des cas (IBS = 2), portera un seul allèle en commun (*a* ou *c*, selon qu'il est *ad* ou *bc*) dans 1/2 des cas (IBD = 1) et, enfin, ne sera ni *a* ni *c* (génotype *bd*) dans 1/4 des cas (IBD = 0). On retrouve les mêmes proportions d'allèles en commun pour les trois autres génotypes possibles de 1.

allèle partagé, ce qui démontre une liaison entre cette maladie et le système HLA.

Différentes méthodes dérivées ont été décrites pour prendre en compte le fait que les deux parents peuvent partager le même allèle marqueur, ou que l'un des parents soit homozygote, ou que l'un ou les deux parents n'ont pu être étudiés.

• Association entre marqueurs génétiques et maladies

Cette méthode compare la fréquence (phénotypique ou génique) des allèles d'un marqueur génétique chez des malades et des témoins soigneusement appariés (origine géographique, âge, sexe...).

Si, pour un des allèles, on trouve un excès ou un déficit chez les malades, on peut conclure à l'association. Après confirmation par d'autres études, on peut conclure qu'on a identifié un allèle de susceptibilité ou de résistance à la maladie étudiée. Il faut, dans l'analyse statistique des résultats, tenir compte du nombre de comparaisons effectuées.

Un résultat significatif doit être interprété. En effet, soit le marqueur étudié est directement impliqué dans la maladie, il s'agit d'un variant fonctionnel, soit au contraire il est en déséquilibre gamétique (déséquilibre de liaison) avec le gène. Pour éviter les biais dus au groupe témoin, on peut créer un témoin interne fictif. Celui-ci a le génotype constitué par les allèles non transmis par les parents du sujet atteint. Cette méthode oblige donc à étudier le sujet atteint et ses deux parents.

Un test très utilisé proche du précédent est celui de déséquilibre de transmission (TDT, *Transmission Desequilibrium Test*). Comme précédemment, il faut étudier le sujet atteint et ses deux parents. Le test compare la fréquence avec laquelle un allèle particulier est transmis par un parent hétérozygote à l'enfant atteint. Si l'allèle n'est pas associé à la maladie, il est transmis dans 50 % des cas. En revanche, s'il est transmis dans plus de la moitié des cas, on peut conclure à l'association. Ce test étudie en même temps, l'association et la liaison génétique (*linkage*).

Des exemples de gènes de susceptibilité sont donnés dans le tableau 3-III.

Tableau 3-III. Exemples de gènes de susceptibilité à des maladies multifactorielles

Maladie	Locus à risque	Allèle à risque	Risque relatif
Spondylarthrite ankylosante	HLA-B	B27	80
Diabète de type 1	HLA-DR	DR3, DR4	15 (DR3 et/ou DR4)
Sclérose en plaques	Protéine basique de la myéline (MBP), HLA-DQA1	MBP : 1,27 kb, DQA1*0102	MBP : 3,3 HLA : 3,8
Maladie d'Alzheimer (à révélation tardive)	Apolipoprotéine E (APOE)	ε4	2,8 (hétérozygote) 8,0 (homozygote)
Infarctus du myocarde	Enzyme de conversion de l'angiotensine (ACE)	D	2,5 (DD *versus* II)
Hypertension artérielle essentielle	Angiotensinogène (AGT)	M235T	1,6
Ostéoporose	Récepteur de la vitamine D (VDR)	B	4,4 (*BB versus* bb)
Ulcère du duodénum	Groupe sanguin *ABO*	0	1,4 (0 *versus* A)

REMARQUES ET COMMENTAIRES

Quelques faits doivent être soulignés.

- Dans un certain nombre de maladies multifactorielles, on a mis en évidence des sous-groupes qui se transmettent selon un mode mendélien, le plus souvent dominant autosomique. Les gènes impliqués ont été très souvent localisés et identifiés. On peut citer les prédispositions héréditaires au cancer du sein et au cancer du côlon, la sclérose latérale amyotrophique, la maladie de Parkinson, le diabète de type MODY et l'hypercholestérolémie familiale. Pour chacune de ces maladies, les formes héréditaires représentent environ 5 % des cas. Il s'agit de maladies à révélation tardive pour lesquelles se pose le problème du « diagnostic présymptomatique ».
- Malgré de très nombreuses recherches et des outils de plus en plus performants, tant sur le plan des marqueurs génétiques que de l'analyse statistique, le nombre de gènes de susceptibilité identifiés est relativement petit. Dans un grand nombre de cas, les résultats trouvés dans une étude ne sont pas confirmés dans les suivantes. Les raisons de ces échecs sont multiples :

– l'hétérogénéité génétique de ces maladies est probablement importante. À un même phénotype correspondent vraisemblablement plusieurs maladies différentes ;
– la définition clinique de ces affections n'est pas assez fine pour différencier les différentes formes étiologiques ;
– les études ne prennent pas toujours en compte l'évolution de la maladie.

Des méthodes d'analyse dérivées de la génomique permettront peut-être de sortir de l'impasse actuelle.

- Les gènes connus dans les maladies multifactorielles ont dans la très grande majorité des cas une valeur prédictive positive faible. Ils ne permettent pas d'identifier des populations à haut risque. Cependant certains de ces gènes peuvent avoir un intérêt diagnostique. Il faut noter toutefois que l'identification des gènes de susceptibilité permettra la synthèse de médicaments plus efficaces et plus spécifiques.

BIBLIOGRAPHIE GÉNÉRALE

FEINGOLD J, JEUNEMAÎTRE X. Génétique des maladies communes. *In :* J FEINGOLD, M FELLOUS, M SOLIGNAC, *Principes de génétique humaine,* Hermann, Paris, 1998 : 305-320.

4

Évaluation du risque génétique (pathologies monogéniques)

- Risques empiriques
- Prédisposition familiale
- Sensibilité d'un test
- Caractères liés à l'X

L'importance du conseil génétique rend nécessaire une estimation appropriée du risque. Les origines de l'incertitude sont nombreuses (données manquantes et imprévisibilité des mutations) et les investigations complémentaires ne peuvent pas toujours réduire la part du hasard en génétique.
– Le but du calcul est d'ajuster un risque général au problème de chaque consultant. Il n'y a pas de méthode mathématiquement supérieure aux autres : selon les circonstances et l'expérience de chacun, certaines stratégies seront préférées à d'autres.
– Lorsque le problème est complexe et difficile, la logique du calcul consiste à simplifier la question posée en réduisant le nombre d'inconnues pour obtenir des risques partiels qui sont ensuite intégrés dans un risque composite.
– Un calcul de probabilité est toujours une approximation et il est souvent suffisant d'avoir un ordre de grandeur du risque.
– Le résultat d'un calcul de risque doit être présenté dans le cadre de l'incertitude de toute existence et l'impossibilité d'en prévoir tous les aléas. Le calcul de risque n'est donc pas un problème de mathématique mais un problème de génétique, indissociable du contexte humain, et dont la précision du résultat est limitée par des connaissances obligatoirement imparfaites.

INTRODUCTION AU CALCUL DE RISQUE

Comment représenter le risque génétique ?

Alors que le conseil génétique doit souvent gérer des situations incertaines, obtenir une estimation chiffrée du risque, lorsque cela est possible, aide à prendre des décisions. Ce risque est de préférence exprimé par le rapport de deux quantités, comme 1/25, représentant le poids respectif des possibilités. Ce mode d'expression est mieux compris par les intéressés mais aussi par ceux qui les conseillent, qu'un nombre comme 0,04 qui représente exactement le même risque pour un mathématicien.

Certaines personnes ne sont pas rassurées par un risque très faible. Dans ce cas, exprimer le résultat de manière relative, en comparant un risque de maladie ou de malformation avec un risque considéré comme raisonnablement faible par le consultant peut contribuer à les rassurer.

Il arrive souvent que l'on ne puisse être aussi précis qu'on le souhaiterait faute de données d'investigation : il faut pouvoir expliquer aux consultants l'origine de l'incertitude et les possibilités de la réduire. Devant le même risque, les consultants peuvent prendre des décisions très différentes, mais l'irrationalité des choix individuels n'est pas un motif pour ne pas chercher à estimer le risque, car être plus précis c'est souvent aussi être plus compréhensible pour les consultants. Le calcul doit chercher à être objectif même si sa perception est subjective.

La présentation de l'incertitude n'est pas neutre : une probabilité de 0,5 % peut aussi bien être présentée comme un risque de 1/200 d'avoir un enfant atteint comme l'évidence à 199/200 que l'enfant ne sera pas malade. La première expression est plus anxiogène parce qu'elle focalise sur l'événement redouté. Le calcul de risque, répétons-le, n'est donc pas un problème de mathématique mais un problème de génétique, indissociable du contexte humain.

Risque empirique

On n'a pas toujours besoin de calculer un risque individuel lorsqu'on dispose d'une estimation générale du risque associé à une condition donnée (risque empirique). Pour conseiller un couple qui s'inquiète du risque de récurrence d'une malformation (probabilité qu'une malformation observée chez un enfant soit de nouveau retrouvée au cours d'une nouvelle grossesse), des valeurs de risque empirique sont disponibles (par exemple, 4 % de risque de récurrence de *spina bifida* dans la fratrie d'un enfant né avec cette malformation).

Les valeurs des estimations générales du risque ont un intérêt évident pour le conseil génétique mais ont peu de valeur pour comprendre l'origine de la malformation parce que *ce risque général est la somme d'éléments très différents* : formes monogéniques dominantes, récessives ou liées à l'X ; facteurs de prédisposition renforçant la sensibilité à l'environnement. Le risque général sera modifié par la prise en compte des informations sur le malade, comme la présence d'autres anomalies, et sa famille, en particulier s'il y a d'autres personnes atteintes d'une malformation comparable : il y a donc un passage graduel d'un risque général (empirique) à une estimation du risque adaptée à chaque consultant.

• Exemple 1 : sténose du pylore

La sténose du pylore est une malformation congénitale dont le mode de transmission familial est polygénique. La fréquence des malformations est plus élevée chez les garçons que chez les filles ; ceci peut s'expliquer par un seuil différent, les mêmes facteurs génétiques prédisposant à la malformation ayant plus d'effet chez les garçons. En tenir compte modifie le risque.

La sténose du pylore étant plus rare chez les filles que chez les garçons, lorsqu'une fille est atteinte le poids des facteurs génétiques est logiquement plus important : ainsi, le risque pour la fille d'un homme atteint est 1/40 alors que le risque pour le fils d'une femme atteinte est huit fois plus élevé (1/5).

• Exemple 2 : fentes labiales

Lorsque les deux parents présentent la même malformation, le risque de malformation est très élevé : dans le cas des fentes labiales, le risque est de 3 % si un parent est atteint et 34 % si les deux parents ont une fente labiale soit environ 300 fois le risque de la population générale (0,1 %).

Principe de l'ajustement du risque

Un risque adapté à la situation doit être rendu chaque fois que cela est possible. On ne peut pas « par sécurité » surestimer le risque dans l'idée de protéger le consultant d'aléas auquel on n'aurait pas pensé. Ce calcul étant l'un des éléments d'une décision, nous sommes surtout intéressés par le poids relatif de plusieurs possibilités et l'expression la plus simple est le risque relatif obtenu par le rapport des probabilités de deux hypothèses.

Pour illustrer le principe du calcul sans recourir à l'algèbre, considérons le problème suivant : quelle est la probabilité que deux jumeaux soient monozygotes à partir des données de l'échographie ?

Nous savons que, dans la population considérée, il y a deux fois plus de jumeaux dizygotes (DZ) que de jumeaux monozygotes (MZ) : 1) si l'échographie montre que les placentas sont séparés, la probabilité que les jumeaux soient monozygotes est 1/7 (fig. 4-1 A) ; 2) si l'échographie montre que les jumeaux sont deux garçons ou deux filles la probabilité de jumeaux monozygotes est de 1/2 (fig. 4-1 B) ; 3) si l'on prend en considération les deux informations, placentas séparés et fœtus de même sexe, il y a une probabilité de un sur quatre que les jumeaux soient monozygotes (fig. 4-1 C).

Dans cet exemple, le risque relatif obtenu par le *rapport des probabilités de deux hypothèses* est très simple à calculer. La plus simple expression du risque est :

$R_{prior} \times R_{cond} = R_{post}$,

avec :

- R_{prior} = risque de départ (*a priori*), il y a deux fois plus de jumeaux dizygotes, R = 2 ;
- R_{cond} = probabilités conditionnelles. Les risques relatifs d'événements indépendants peuvent être multipliés. Le risque relatif en faveur de l'hypothèse DZ

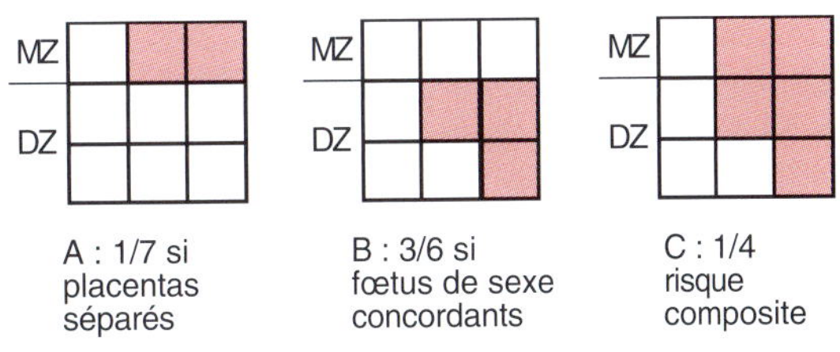

Fig. 4-1. Vrai ou faux jumeaux ?
Si deux jumeaux de même sexe ont des placentas séparés, quelle est la probabilité qu'ils soient monozygotes (MZ) ou dizygotes (DZ) ? La probabilité peut être obtenue par le calcul ou simplement représentée graphiquement : chaque carré représente un événement de même probabilité ; les événements incompatibles avec l'observation (carrés roses) ne sont pas pris en compte. La *probabilité de départ* est de 1/3 contre 2/3 (MZ contre DZ). L'observation de placentas séparés *affaiblit* l'hypothèse MZ car on n'observe deux placentas que dans un tiers seulement des MZ (1A). Si les fœtus sont de même sexe, l'hypothèse MZ est *renforcée* car 50 % seulement des jumeaux DZ sont de même sexe (1B). La *combinaison* des deux informations est représentée graphiquement (1C).

est 1/2 pour l'identité du sexe des fœtus et 3 pour l'information sur le placenta ;
– R_{post} = risque final (*a posteriori*).
Le risque final est le produit des rapports :
$R_{post} = 2 \times 1/2 \times 3 = 3$.
On obtient directement le résultat attendu, 1/4 de monozygotes, à partir du risque relatif,

$$P(MZ) = \frac{1}{1 + \frac{DZ}{MZ}} = \frac{1}{1+3} = \frac{1}{4}$$

Remarque : la probabilité *a priori* que deux jumeaux soient monozygotes dépend de la population concernée. La fréquence des jumeaux MZ est assez constante (0,3 % des naissances) alors que la fréquence des jumeaux DZ dépend de facteurs génétiques et de l'environnement.

Probabilités bayésiennes

L'adjectif bayésien (éponyme de Thomas Bayes, 1702-1761) est associé à toutes les probabilités obtenues à partir d'un risque *a priori* et de facteurs conditionnels. C'est essentiellement un principe, plus qu'un théorème.
Le théorème lui-même :

$$P(AsiH) = \frac{P(HsiA)P(A)}{P(HsiA)P(A) + P(HsiB)P(B)},$$

avec P (B) = 1-P (A), peut être simplement exprimé comme :

$$P(AsiH) = \frac{1}{1 + \frac{P(B)P(HsiB)}{P(A)P(HsiA)}},$$

dans lequel on retrouve le produit d'un rapport de probabilités *a priori* (P (B)/P (A)) et le rapport de probabilités conditionnelles (P (H si B)/P (H si A)) du paragraphe précédent.
Dans la pratique médicale, le calcul ayant pour objectif de peser le poids relatif de plusieurs possibilités, le rapport des probabilités de deux hypothèses est le plus adapté aux problèmes rencontrés dans le conseil génétique.
Si R exprime le rapport (1 – P)/P, alors :

$$P = \frac{1}{1+R} \text{ et } 1 - P = \frac{1}{1 + \frac{1}{R}}$$

Alternativement, si R exprime le rapport P/(1 – P), alors :

$$P = \frac{R}{1+R}$$

Probabilités composées

Il arrive souvent que l'on soit obligé de considérer le risque en fonction de plusieurs hypothèses distinctes. On peut faire la synthèse des risques associés à chaque hypothèse, en utilisant comme facteur de pondération la probabilité de chaque hypothèse. Si H_1 et H_2 sont deux hypothèses complémentaires :

$P = P_{si\ H1} \times P(H_1) + P_{si\ H2} \times P(H_2)$.

Cette règle très simple est parfois mal comprise, certaines personnes utilisant le plus fort risque comme borne supérieure pour le conseil génétique : il faut prendre en considération les éléments positifs comme les éléments négatifs et tenir compte de leur probabilité respective.

Des recettes ou des méthodes ?

Il n'y a pas de méthode intrinsèquement meilleure que d'autres. Le choix d'une stratégie dépend :
– de la complexité du problème : on peut, par exemple, résoudre un problème simple en faisant la liste de toutes les possibilités et en attribuant une probabilité à chacune de ces possibilités ;
– de l'expérience du calculateur : pour les problèmes les plus fréquents des raccourcis peuvent être trouvés ;
– de la précision souhaitée : utiliser une méthode simplifiée lorsque seul l'ordre de grandeur est nécessaire.

Règles de base

Il existe quelques principes généraux qui seront illustrés dans les exemples ci-après :
– *prendre toute l'information en compte*. Lorsqu'on connaît bien un calcul, on peut cependant simplifier une question en regroupant plusieurs éléments. C'est en particulier le cas dans l'hérédité liée à l'X où un arbre complexe peut être simplifié sans perte d'information par une personne expérimentée ;
– *multiplier les probabilités si les événements sont indépendants* ;
– dans un contexte donné, un événement improbable a plus d'importance qu'un événement logiquement attendu. *Le poids d'une information est inversement proportionnel à sa probabilité.*

• Exemple 1

Si une femme potentiellement transmettrice d'une maladie liée à l'X a trois garçons sains, son risque sera diminué d'un facteur 8 parce que la probabilité d'avoir trois garçons sains, si on est transmettrice, est 1/8. Un événement improbable a toujours plus de poids qu'un événement vraisemblable.

• **Exemple 2**

Si une personne qui pourrait être hétérozygote pour une mutation prédisposant à un type de cancer a un enfant qui n'a pas de mutation, son risque n'est diminué que d'un facteur 2 car la probabilité de transmettre une mutation si on est hétérozygote est 1/2.

• **Exemple 3**

Un couple a trois enfants normaux. Cela réduit-il leur risque d'être tous les deux hétérozygotes pour une maladie récessive autosomique ? La probabilité d'avoir trois enfants normaux si les deux parents sont hétérozygotes pour une maladie récessive est $(3/4)^3$ soit 27/64. Le risque est réduit d'un facteur $1/(3/4)^3$ soit 2,4 environ.

Comment intégrer des éléments disparates ?

Dans le cadre du conseil génétique, nous devons intégrer des éléments de nature fort différente comme l'histoire familiale, la présentation clinique, les résultats des investigations biologiques (génotypage et biochimie) et les données d'imagerie (radiologie, échographie). Lorsque ces éléments sont indépendants, nous pouvons simplement multiplier les facteurs de risque.

Si l'on prend comme exemple la probabilité de trisomie 21 d'un fœtus, la probabilité *a priori* est donnée par l'âge de la femme enceinte et les risques conditionnels par les marqueurs sériques (biochimie) et l'échographie (épaisseur de la nuque, par exemple). La probabilité de trisomie 21 est obtenue à partir du produit de ces trois ratios.

Il arrive souvent que l'on doive transformer une distribution continue (comme la distribution d'un dosage enzymatique ou un paramètre d'échographie tel que l'épaisseur de la nuque de l'exemple précédent) en éléments discrets (représentation de la variable en plusieurs classes). Par prudence, on évite souvent les divisions en classes étroites potentiellement dangereuses : si l'on prend l'exemple du dosage de la créatine kinase, susceptible d'être élevé si une femme est porteuse d'une mutation de la dystrophine, l'usage est de ne considérer que trois classes de résultats : normal, incertain ou élevé, respectivement associés aux ratios (non transm.)/(transm.) de 3, 1 et 1/15.

MALADIES GÉNÉTIQUES AUTOSOMIQUES DOMINANTES

Une « maladie dominante » désigne familièrement une maladie dont le mode de transmission est autosomique dominant, la mutation à l'état hétérozygote étant responsable de la maladie. Chaque enfant d'une personne atteinte a un risque de 1/2 d'hériter de la mutation, mais le calcul ne se résume pas à un risque de 50 % : les deux problèmes majeurs qui rendent complexe le conseil génétique dans les maladies dominantes sont liés à la *pénétrance incomplète* (très fréquente) et à l'importance des *mutations récentes* ainsi que des *mutations instables* (le caractère familial peut être absent ou masqué).

Problème des mutations récentes

Lorsqu'une mutation est létale précocement, les mutations observées sont toutes des nouvelles mutations car dans ce cas on ne peut hériter de l'anomalie. Cette sélection ne s'exerce pas sur les mutations qui n'ont pas de conséquences négatives sur la transmission du caractère comme le nombre d'enfants du malade. Nous avons donc une règle très simple : *la proportion de nouvelles mutations est d'autant plus importante que la maladie est sévère.*

Comme il est plus facile de mesurer une proportion de nouvelles mutations qu'une sévérité moyenne (difficile à estimer lorsque les signes cliniques sont variables, comme on l'observe très souvent dans les maladies dominantes), la fréquence des nouvelles mutations est un bon indice de gravité. L'aptitude variable des individus correspond à la notion de *fitness* de Charles Darwin et, comme il n'y pas d'équivalent courant en français, le terme anglais est souvent utilisé.

Dans la pratique médicale, la fréquence des nouvelles mutations pose un problème lorsque des porteurs peuvent être asymptomatiques parce que, devant un cas isolé, on ne pourra pas *a priori* savoir si l'absence de notion familiale s'explique par une mutation *de novo* ou un parent asymptomatique, sans avoir identifié la mutation chez le malade (cette recherche étant souvent longue, difficile et coûteuse).

Lorsque la mutation est une mutation non-sens (arrêtant la traduction de l'ARNm), le caractère pathologique de l'anomalie n'est presque jamais remis en question. En revanche, lorsque la mutation est une mutation faux-sens, remplaçant un acide aminé par un autre, il peut être beaucoup plus difficile de distinguer une mutation causale d'un variant rare, sauf si la mutation est nouvelle car le caractère pathologique ne fait alors pas de doute. L'observation d'une mutation nouvelle est souvent considérée comme une démonstration de son caractère pathologique parce que l'on considère que le taux de mutation du gène en question est très faible.

Nous avons vu que pour les mutations « neutres » qui n'ont pas de conséquences sur le nombre d'enfants, la fréquence des nouvelles mutations est égale à la fréquence de disparition des mutations car sans cet équilibre la fréquence d'une mutation augmenterait indéfiniment. Cela ne signifie pas que le taux de mutation pour les variants neutres est égal à zéro, parce que la disparition d'un variant génétique ne dépend pas seulement de la sélection associée au caractère. La taille limitée des fratries donne un caractère aléatoire à la transmission des caractères qui peuvent disparaître sans sélection. Le même phénomène de variation stochastique explique la disparition de certains patronymes rares dans une population ; cette disparition est d'autant plus rapide que le variant est rare. Il existe donc une relation indirecte entre la rareté d'un variant neutre et son ancienneté (les plus fréquents sont statistiquement les plus anciens).

Mutations en mosaïque

Les nouvelles mutations sont en *mosaïque* lorsqu'elles ne sont observées que dans une partie des cellules de l'individu. Le mosaïcisme s'explique par l'apparition de la mutation au cours de l'embryogenèse : plus la mutation survient tôt dans le développement de l'embryon, plus la proportion de cellules mutées est importante. L'existence de mutations en mosaïque est connue depuis plus de cent ans et toute mutation peut *a priori* être observée en mosaïque.

Le mosaïcisme est cependant beaucoup plus fréquent pour certains gènes (mutations du collagène responsable d'ostéogenèse imparfaite, neurofibromatose, myopathie facio-scapulo-humérale). On distingue le mosaïcisme somatique (la mutation est retrouvée dans plusieurs tissus somatiques) du mosaïcisme germinal (la mutation n'est présente que dans les gonades). Dans le premier type, le risque de récurrence de la mutation est de l'ordre de la proportion observée de cellules mutées (il n'y a pas de problème de calcul), alors que pour le mosaïcisme germinal la probabilité de récurrence ne peut être estimée qu'indirectement et n'est pas simple à calculer.

Problème de la pénétrance incomplète

L'expressivité variable des mutations est si fréquente que cette variabilité est pratiquement une règle dans les troubles génétiques du développement à transmission dominante. Cette variabilité a de multiples causes (action de gènes modificateurs), mais peut aussi s'expliquer par le caractère intrinsèquement aléatoire de l'expression de la mutation (la mutation peut aussi varier d'un individu à l'autre comme dans les mutations instables). La probabilité de transmettre la mutation est bien de 1/2 mais le phénotype associé peut être variable et imprédictible.

Dans le cas des formes familiales de cancer, la pénétrance incomplète s'explique très facilement par le caractère aléatoire de la tumorigenèse (le « second événement », la perte de l'allèle non muté, n'est pas prédictible), ce qui renforce le caractère anxiogène de la prédisposition (vécue comme une épée de Damoclès), car on ne sait pas si et quand la maladie apparaîtra.

Risque d'être malade en fonction de l'âge

La probabilité d'être effectivement malade est une fonction de l'âge, en particulier pour les affections neurologiques dégénératives et la prédisposition au cancer (fig. 4-2).

Le statut d'une personne à risque d'être porteur d'une mutation de la huntingtine, responsable de la maladie de Huntington, peut être déterminé par un test biologique simple mesurant le nombre de triplets CAG (codant la glutamine) dans la région instable du gène. Les allèles de moins de 37 triplets CAG ne sont associés à aucun risque et les porteurs d'allèles supérieurs à ce seuil ont un risque de développer la maladie d'autant plus important que le nombre de triplets est élevé.

Sans recourir à la biologie, on peut souhaiter avoir un ordre de grandeur du risque d'une personne dont le père est décédé de la maladie de Huntington. Les enfants de malades ont une probabilité à la naissance de 1/2 d'être hétérozygotes. Mais un adulte qui n'a pas développé les premiers signes de la maladie a un risque réel inférieur à 50 % (l'âge moyen d'une personne à risque qui veut connaître son statut pour cette maladie

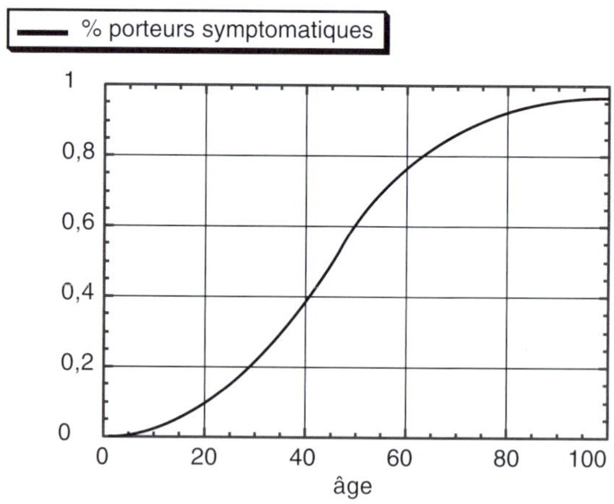

Fig. 4-2. Proportion de porteurs d'une mutation du gène de la huntingtine qui ne sont plus asymptomatiques à un âge donné. Pour de nombreuses maladies dominantes, la proportion de porteurs d'une mutation qui deviennent effectivement malades augmente avec l'âge. Cest le cas des maladies neurologiques dégénératives, des formes familiales de cancer ou de la polykystose rénale. On peut calculer, à partir du graphe la probabilité qu'une personne asymptomatique à un âge donné soit porteuse de la mutation.

est 35 ans). Si l'on part de la pénétrance en fonction de l'âge représentée sur la figure 4-2, la maladie s'est déclarée chez les 4/5 des hétérozygotes à 60 ans et il n'en reste que 1/5 asymptomatiques. Il existe donc cinq fois plus de non-porteurs que de porteurs dans cette population (R = 1/0,20 = 5) et la probabilité d'être hétérozygote si on a atteint 60 ans sans présenter les premiers signes de la maladie est simplement :

$$P(\text{htz}) = \frac{1}{1 + \frac{1}{0,20}} = \frac{1}{6}$$

Cet exemple est une présentation simplifiée du problème. En effet, l'âge des premiers signes dépend de la mutation (nombre de CAG dans l'amplification). L'âge moyen est environ 50 ans pour 40 CAG, 40 ans pour 45 CAG et 30 ans pour 50 CAG. Nous pouvons donc avoir une idée de l'importance de la mutation qu'avait le père décédé de la maladie. Les mutations de la huntingtine sont des mutations instables car le nombre des CAG est susceptible de varier d'une génération à l'autre et, en particulier, d'être amplifié s'ils sont transmis par un homme (en moyenne 3,5 CAG en plus par génération). Le risque réel est donc inférieur à 1/6.

Cet exemple illustre les limites de l'estimation du risque : chaque gène a son propre profil de mutation (l'instabilité peut provenir des pères transmetteurs comme des mères selon la nature du gène et des mutations). La précision n'est souvent pas limitée par la complexité du calcul mais par l'imperfection de nos connaissances.

Calcul de risque et prédisposition familiale au cancer

Il existe des formes familiales de cancer qui s'expliquent par la présence dans la famille d'un « gène de prédisposition » : la mutation est héritée, c'est une mutation germinale par opposition aux mutations somatiques communément à l'origine des tumeurs (cas sporadiques).

Il existe une règle simple : *la responsabilité d'une mutation héritée est d'autant plus probable que le cancer survient jeune* (un cancer du sein chez une femme d'une vingtaine d'années a une probabilité très élevée de survenir chez une porteuse d'une mutation de l'un des gènes majeurs de prédisposition). Mais dans l'ensemble de la population, les cas sporadiques sont toujours beaucoup plus fréquents que les cas associés à une mutation germinale. Ce cancer étant malheureusement fréquent (risque cumulé à 60 ans d'environ 8 % pour le cancer du sein), la présence de plusieurs cas dans une famille ne s'explique pas obligatoirement par la présence d'une mutation transmise (agrégation fortuite de cas sporadiques).

• Malchance ou mutation familiale ?

Prenons le cas simple d'une mère et de sa fille ayant toutes deux un cancer du sein. À partir du seul âge d'apparition de la tumeur, la probabilité qu'il s'agisse d'une forme familiale est de 1/7 pour la mère et 1/12 pour la fille (fig. 4-3). Si la fréquence des formes familiales expliquées par un gène majeur de prédisposition est de 1/100 dans cette population, comment combiner les deux risques ?

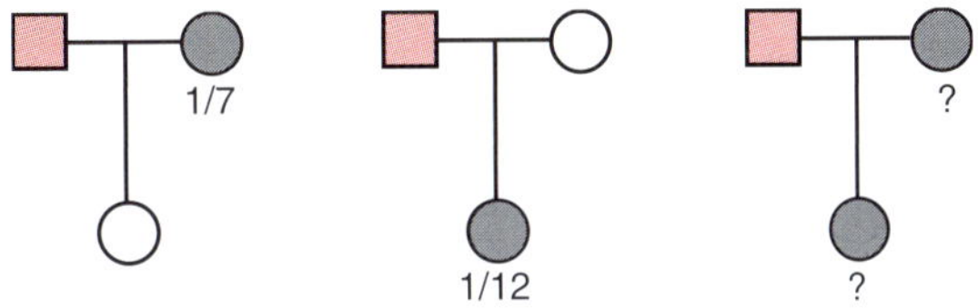

Fig. 4-3. La mère et la fille ont le même cancer : coïncidence ou forme familiale ?
Certains cancers comme le cancer du sein étant fréquents (risque cumulé de 1/10 environ à 70 ans), deux cancers peuvent être observés chez des apparentés au premier degré sans pour autant être expliqués par un gène de prédisposition familiale. Si la probabilité d'avoir une mutation germinale (calculée à partir de l'âge de survenue) est de 1/7 pour la mère et 1/12 pour sa fille, comment combiner les deux risques pour obtenir la probabilité d'une forme familiale ? (Voir texte).

• Logique du calcul

Les risques de la mère et de sa fille ne sont pas indépendants puisque la fille a hérité de la moitié des gènes de sa mère. Si l'on suppose connu le génotype de la fille, la probabilité que sa mère possède une mutation d'un gène majeur de prédisposition au cancer du sein peut être facilement calculée pour chaque génotype possible. La dernière étape consiste à combiner les risques calculés pour chaque possibilité en fonction de leur vraisemblance relative.

• Remarque préalable

La fréquence des formes familiales dans la population est un paramètre essentiel. En effet, la probabilité qu'il s'agisse d'une forme familiale (1/7, par exemple) indique un risque accru par rapport au risque général (1/100 dans la population concernée). Ce sont les risques relatifs qu'il faut comparer : 6 (probabilité de 1/7) et 99 (probabilité de 1/100). Pour la mère le rapport en faveur de la forme familiale est donc de 99/6 soit 16,5, alors que pour la fille ce rapport est de 99/11 soit 9.

• Risques partiels

Supposons que la fille ait hérité d'une mutation. Cette mutation peut venir de son père ou de sa mère ; la probabilité *a priori* que la mère ait une mutation n'est donc plus de 1/100 mais de 1/2. La probabilité que la mère soit elle-même porteuse de la mutation est de 16,5/(1 + 16,5) = 94% si l'on prend en compte l'information sur l'âge d'apparition de la tumeur.

Supposons que la fille n'ait pas de mutation prédisposante. Le risque de la mère est réduit d'un facteur 2 par cette information (parce que si elle était hétérozygote, elle aurait une chance sur deux que sa fille n'ait pas elle-même de mutation prédisposante, *cf. supra* « Règles de base »). La probabilité que la mère ait une mutation germinale, qui était de 1/7, devient alors $1/(1 + (6 \times 2)) = 1/13$.

- **Calcul du risque composite**

Dans la première hypothèse le rapport de risque est de 16,5 en faveur de la mutation et dans la seconde de 12 en faveur du cas sporadique. Le facteur de pondération est le risque symétrique (Rs) que la fille n'ait pas de mutation prédisposante, si l'on suppose que sa mère n'a elle-même pas de mutation (ici, 22).

Le risque relatif est la moyenne pondérée des deux risques partiels :

$$R(mat) = \frac{R_1 + RsR_2}{1 + Rs}$$

si $R_1 = 16{,}5$, $R_2 = 1/12$ et $Rs = 22$:

$$R\left(\frac{mut}{spo}\right) = \frac{16{,}5 + \frac{22}{12}}{1 + 22} = \frac{55}{69}$$

soit une probabilité de 0,44 d'être hétérozygote (55/124).

Le risque de la fille peut être calculé avec le même raisonnement :

$$R\left(\frac{mut}{spo}\right) = \frac{9 + \frac{12}{22}}{1 + 12} = \frac{105}{145},$$

soit une probabilité de 0,42 d'être hétérozygote (105/248), voisine de celle de sa mère.

Alternativement, nous aurions pu calculer la probabilité que la fille soit hétérozygote à partir de la probabilité calculée pour sa mère. Si Pm et Ps représentent respectivement les probabilités que la mère ait ou non la mutation, pour la fille, l'expression des probabilités composées donne :

$$P\ (mut) = P\ (mut\ si\ m) \times Pm + P\ (mut\ si\ s) \times Ps$$

$$P(mut) = \left(\frac{9}{10}\right)\frac{55}{124} + \left(\frac{1}{23}\right)\frac{69}{124} = \frac{99 + 6}{248} = \frac{105}{248} \quad .$$

Cet exemple ne considère qu'un gène majeur dans la prédisposition au cancer du sein (qui pourrait être BRCA1 ou BRCA2) alors que dans les formes familiales l'effet de plusieurs loci mineurs renforce la susceptibilité au cancer. La stratégie de calcul visant à décomposer un problème en sous-problèmes contenant moins de variables inconnues est d'autant plus intéressante que le problème est complexe.

MALADIES AUTOSOMIQUES RÉCESSIVES

Dans une maladie à transmission autosomique récessive, les deux allèles sont mutés. Les deux parents sont hétérozygotes à l'exception, extrêmement rare, de la disomie uniparentale et de rares mutations récentes.

Les problèmes rencontrés sont différents de ceux des affections dominantes : habituellement, il n'y a pas de nouvelles mutations (les mutations existent dans la population depuis plusieurs générations, parfois plusieurs millénaires) ; par ailleurs, le problème de pénétrance incomplète ne se pose pas et la variabilité d'expression est moindre.

Le risque étant lié aux mutations présentes à l'état hétérozygote chez les deux parents, les problèmes liés au mariage vont être au centre des préoccupations du conseil génétique (lien de parenté entre époux, risque en cas de remariage, risque pour un apparenté d'un malade ou d'un hétérozygote d'être hétérozygote pour l'une des mutations du malade).

Parenté et consanguinité

Deux personnes ayant un ancêtre commun proche ont un lien de parenté et les enfants nés de leur union sont consanguins. *Parenté n'est pas synonyme de consanguinité :* la parenté est associée au nombre de gènes en commun (identiques par filiation), alors que la consanguinité est associée à la proportion de gènes homozygotes par filiation (parfois dénommés autozygotes). Deux frères ont la moitié de gènes en commun (parenté au premier degré) alors qu'un enfant issu d'une union entre cousins germains a en moyenne 1/16 de ses gènes à l'état homozygote (coefficient de consanguinité de 1/16, fig. 4-4).

L'homozygotie par filiation favorise l'apparition d'une maladie récessive si le (ou les) ancêtre(s) commun(s) étai(en)t porteur(s) d'une mutation délétère récessive. On peut définir le coefficient de consanguinité *f*, comme étant la probabilité pour un individu d'avoir ses deux locus homologues occupés par des allèles identiques provenant d'un gène que possédait un ancêtre commun à son père et sa mère. Les coefficients les plus utilisés sont ceux des enfants d'une union oncle-nièce (1/8), cousins germains (1/16) et cousins issus de germains, arrière-grand-parent commun (1/64).

S'il n'y a pas de consanguinité, la probabilité d'être homozygote dans l'ensemble de la population est q^2, (*cf.* loi de Hardy-Weinberg, chapitre 2). La probabilité d'un individu d'être homozygote pour une mutation

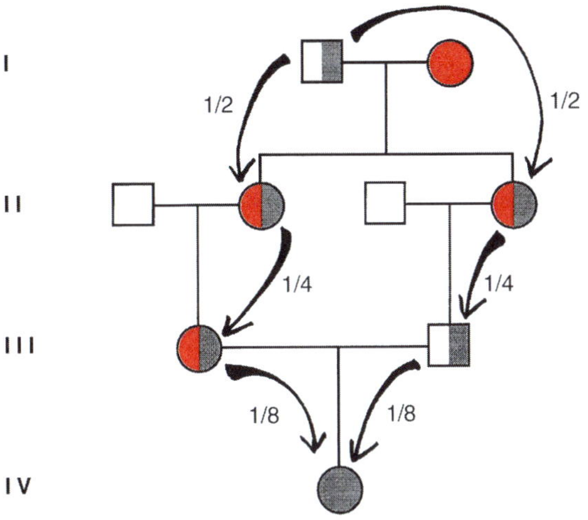

Fig. 4-4. La consanguinité augmente la probabilité d'être homozygote pour une mutation récessive.
Chaque gène d'un grand-parent a une probabilité de 1/64 d'être à l'état homozygote chez la fille (ou le fils) de deux cousins germains. Le risque global que l'un des deux gènes homologues de l'un des deux grands parents soit homozygote est 4/64 soit 1/16 (le coefficient de consanguinité).

d'un gène donné *du fait de sa consanguinité* est fq le produit du coefficient de consanguinité et de la fréquence du gène muté dans la population. La probabilité d'être homozygote dans une population où le coefficient de consanguinité moyen est f est simplement $fq + (1 - f)\, q^2$.

Il existe une règle très simple pour les maladies autosomiques récessives : *plus la maladie est rare, plus la proportion de cas expliqués par la consanguinité est élevée.*

– Lorsque la maladie est fréquente, comme la mucoviscidose, peu de malades sont homozygotes parce qu'issus d'unions consanguines. Si l'on considère, par exemple, une population où une personne sur 22 est hétérozygote pour un gène muté, la fréquence de la mutation par chromosome est 1/43 et le risque pour l'ensemble de la population est $1/43^2 = 1/1\,850$; le risque pour des cousins germains ($f = 1/16$) est $fq = (1/16) \times (1/43) = 1/688$. Si, dans cette population, la fréquence des mariages entre cousins germains est de 1 %, moins de 3 % des cas de mucoviscidose seront expliqués par la consanguinité.

– Pour une maladie très rare (un cas par million de naissances), la fréquence de la mutation par gène est de 1/1 000 et le risque pour des cousins germains est $fq = (1/16) \times (1/1\,000) = 1/16\,000$. Si, dans cette population, la fréquence des mariages entre cousins germains est de 1 %, environ 40 % des cas seront expliqués par la consanguinité, proportion nettement plus élevée que pour la mucoviscidose.

Pour combien de mutations sommes-nous hétérozygotes ?

L'étude de populations où le degré de consanguinité est élevé pour des raisons culturelles (le mariage préférentiel concerne des cousins pour plusieurs centaines de millions de personnes dans le monde) permet d'estimer le nombre moyen de mutations sévères portées à l'état hétérozygote par individu. On estime que chacun d'entre nous est statistiquement hétérozygote pour un peu plus de **un** gène muté. Les maladies génétiques ne sont rares que parce que la probabilité que les deux conjoints soient hétérozygotes pour la même maladie est très faible. Le supplément de risque génétique pour les enfants dont les parents sont apparentés est donc de l'ordre du coefficient de consanguinité soit environ 5 % lorsque les parents sont cousins germains.

Un problème fréquemment rencontré est celui du risque en cas de remariage d'un parent de malade, donc hétérozygote, avec une personne non apparentée : la probabilité que le nouveau conjoint soit hétérozygote est obtenue par la loi de Hardy-Weinberg à partir de la fréquence de la maladie dans la population.

Enfin, notons que la notion de parenté en génétique n'est pas identique à celle du droit civil dont le degré de parenté est simplement le nombre de générations séparant chacun des parents considérés en passant par leurs ancêtres communs (deux sœurs sont apparentées au deuxième degré, les cousins germains au quatrième degré). En France, les mariages oncle-nièce sont interdits (mais une dérogation est possible).

Problème de la sensibilité des méthodes de recherche des mutations

Les méthodes de recherche des mutations ne détectent pas toujours aisément la totalité de ces mutations. Lorsque la sensibilité d'un test n'est pas de 100 %, il subsiste un risque qu'il convient d'estimer. Un exemple simple est celui des mutations du gène *CFTR* qui sont responsables de la mucoviscidose (fig. 4-5) : il existe des mutations majoritaires (ΔF508 est la plus fréquente) qu'un kit de diagnostic permet de mettre rapidement en évidence mais, en région parisienne, 20 % environ des mutations ne sont pas détectées par ce test.

Les parents n'ont pas été testés. La sœur du patient souhaite connaître son risque d'être hétérozygote. Il existe trois possibilités :

– H0 : la mutation est reconnue par le test chez les deux parents ($P = 0{,}8 \times 0{,}8 = 0{,}64$) ;

– H1 : la mutation n'est détectable que chez un seul des deux parents ($P = 2 \times 0{,}2 \times 0{,}8 = 0{,}32$) ;

– H2 : la mutation n'est pas détectable chez les deux parents ($P = 0{,}2 \times 0{,}2 = 0{,}04$).

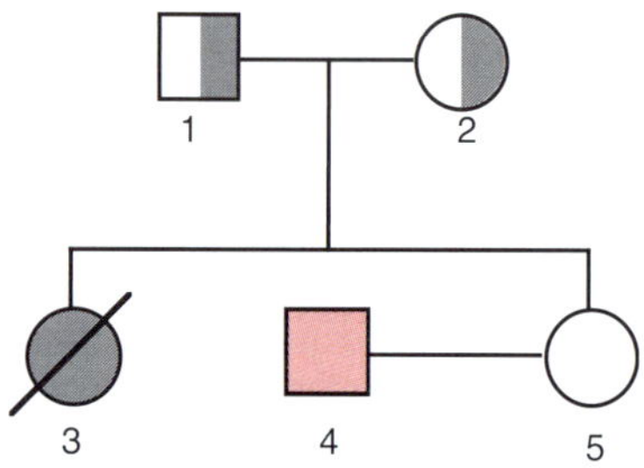

Fig. 4-5. Risque d'être hétérozygote pour la sœur d'un enfant atteint de mucoviscidose.
Dans une fratrie où l'un des enfants est atteint par la mucoviscidose, la sœur a un risque *a priori* de 2/3 d'être hétérozygote. Si un test, dont la sensibilité est de 80 % (proportion de mutations détectées dans la population), ne montre pas de mutation chez elle, quelle est la probabilité résiduelle d'être hétérozygote ? Si l'on n'a pas d'autre information, cette probabilité n'est plus de 2/3 mais de 2/7.

Calculons le rapport P (hétérozygote)/P (non porteur) pour la sœur sans mutation décelée d'un malade décédé en fonction des hypothèses sur les parents :

- H0 : la sœur ne peut pas être hétérozygote puisqu'aucune mutation n'a été détectée et R est égal à zéro ;
- H1 : la sœur a un risque de 1/2 être hétérozygote puisque l'incertitude ne porte que sur l'allèle transmis par le parent dont la mutation n'est pas détectée (R = 1) ;
- H2 : le test ne modifie pas le risque d'origine (2/3 d'hétérozygotes) puisque, quel que soit le génotype de la personne testée, la mutation ne sera pas détectée : R = (2/3)/(1/3) = 2.

Le risque global sera obtenu en pondérant chaque risque par la probabilité des hypothèses faite sur le génotype des parents, ce qui donne :

$R = 0{,}64 \times 0 + 0{,}32 \times 1 + 0{,}04 \times 2 = 0{,}4.$

La probabilité pour la sœur d'être hétérozygote est 0,4/(1 + 0,4) = 2/7 ; avant le test, elle était de 2/3.

Alternativement, la valeur prédictive négative du test (probabilité de ne pas être hétérozygote si aucune mutation n'est détectée) est obtenue en considérant que le résultat négatif réduit le risque d'un facteur 8 suivant la relation :

R = spécificité/(1 – sensibilité) = 1/1 – 0,8) = 5.

La probabilité d'être hétérozygote, qui était de 2/3 avant le test, devient de 2/7 après le test, ce qui permet de retrouver le résultat du précédent calcul :

$$P(htz) = \frac{1}{1+\frac{1}{2}} = \frac{2}{3} \rightarrow P(htz) = \frac{1}{1+\frac{1}{2}5} = \frac{2}{7}$$

Si la proportion de mutation détectées était de 75 %, la probabilité d'être hétérozygote serait seulement diminuée de moitié (1/3 au lieu de 2/3). Paradoxalement, si aucune mutation n'est retrouvée chez les autres frères et sœurs de la fratrie d'un enfant décédé sans avoir été étudié, la probabilité d'être hétérozygote *augmenterait* pour chacun des enfants parce que la possibilité que l'on soit dans le cas de figure où les deux parents n'ont pas de mutation détectable devient d'autant plus vraisemblable que le nombre d'enfants sans mutation est important. Cet exemple montre l'intérêt du calcul lorsque l'intuition peut être prise en défaut.

CARACTÈRES LIÉS AU CHROMOSOME X

Lorsque la mutation concerne un gène responsable d'une maladie situé sur le chromosome X, les garçons sont seuls atteints et les femmes peuvent transmettre une fois sur deux la maladie à leurs fils. Selon le gène considéré, une proportion variable de femmes hétérozygotes pour une mutation seront elles-mêmes malades. Les mères d'enfants atteints ne sont pas obligatoirement transmettrices à cause de la proportion élevée de cas résultant de nouvelles mutations.

Problèmes spécifiques aux caractères liés au chromosome X

Dans les affections liées au chromosome X (comme pour les affections autosomiques dominantes), il n'est pas facile de savoir si la mère d'un enfant atteint est transmettrice lorsqu'il n'existe pas d'autres cas dans la famille. La proportion d'enfants résultant d'une nouvelle mutation est une fonction de la sévérité de la maladie et du rapport entre les taux de mutation homme/femme.

L'un des deux chromosomes X est inactivé chez les femmes et cette inactivation se fait au hasard et au début de l'embryogenèse (l'embryon n'a que dix à vingt cellules). L'asymétrie d'inactivation du chromosome X est fréquente ici comme dans la population générale mais cette asymétrie est rarement la cause d'une maladie, en dehors de quelques pathologies neurologiques. Si les femmes transmettrices n'ont pas de signes cliniques, il existe cependant des tests biologiques capables d'identifier une partie de ces conductrices (baisse du facteur VIII pour l'hémophilie A, augmentation de concentration des enzymes musculaires comme la créatine kinase pour la myopathie de Duchenne…), mais aucun de ces tests ne détecte la totalité des conductrices. La combinaison de ces dosages et des données familiales permet cependant souvent d'abaisser considérablement le risque pour les apparentés des sujets atteints.

Chaque maladie a ses caractères propres : dans l'exemple des mutations du gène de la dystrophine responsables des myopathies de Duchenne (forme grave) et Becker (forme moins sévère), les recombinaisons intragéniques sont fréquentes (5-10 % des méioses) ainsi que les nouvelles mutations en mosaïque.

Nouvelles mutations

Un tiers des mutations observées chez les enfants atteints ne sont pas retrouvées chez leur mère lorsque la maladie est sévère (*fitness* = 0) et le taux de mutation est le même dans les gamètes des deux sexes. Cette valeur ne représente qu'une valeur moyenne : dans certaines familles l'hypothèse d'une mutation récente est la plus probable.

Lorsqu'une mère de myopathe a un ou plusieurs enfants non atteints (fig. 4-6), la probabilité qu'elle soit transmettrice diminue si l'on ne considère pas seulement le risque général (2/3) mais si l'on prend en compte toute l'information disponible : dans les deux exemples suivants, elle est de 1/2 si elle a un garçon sain et 1/5 si elle en a trois.

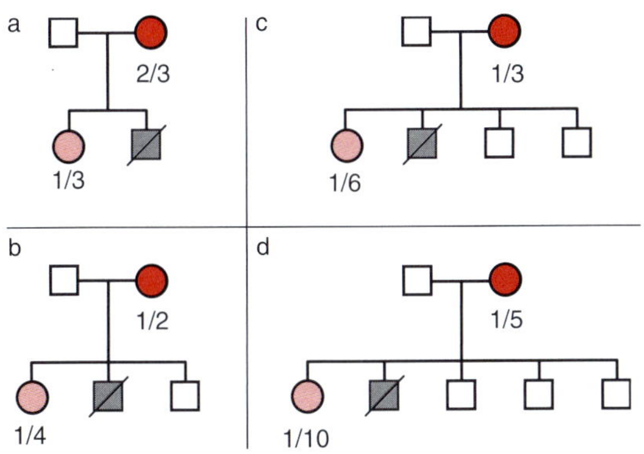

Fig. 4-6. La probabilité d'être porteur d'une mutation dépend de la structure familiale.
Les deux tiers des mères d'enfants atteints par la myopathie de Duchenne sont porteuses de la mutation (un tiers de nouvelles mutations). Cette proportion générale sera plus faible lorsque la femme a aussi un ou des garçon(s) non atteint(s). Si la mère d'un enfant myopathe a aussi 3 garçons sains, le risque d'être hétérozygote n'est plus que de 1/5.

Nous connaissons la probabilité *a priori* d'être conductrice (2/3) et savons qu'une conductrice a une probabilité de 1/8 d'avoir trois garçons sains ; nous pouvons calculer le risque *a posteriori* :

– situation a :

$$P = \frac{1}{1 + \frac{1}{2}} = \frac{2}{3}$$

– situation b :

$$P = \frac{1}{1 + \frac{1}{2}2} = \frac{1}{2}$$

– situation c :

$$P = \frac{1}{1 + \frac{1}{2}2 \cdot 2} = \frac{1}{3}$$

– situation d :

$$P = \frac{1}{1 + \frac{1}{2}2 \cdot 2 \cdot 2} = \frac{1}{5}$$

Les mutations récentes proviennent surtout des pères

Pour les mutations ponctuelles, le taux de mutation est plus élevé chez les hommes que chez les femmes alors que les délétions de grande taille sont plutôt d'origine maternelle (ce qui explique que dans le cas de la dystrophine, où les 2/3 des mutations sont des délétions, le taux de mutation est le même dans les deux sexes). On peut montrer que la proportion de nouvelles mutations est :

$$P(\text{denovo}) = \frac{1-f}{k+2}$$

avec f représentant la *fitness* (au sens génétique du terme) des garçons atteints ($f = 0$ si la maladie est létale, $0 < f < 1$ dans le cas contraire) et k le rapport entre le taux de mutation chez les pères et le taux de mutation chez les mères. Si $f = 0$ et $k = 1$, on retrouve la proportion de 1/3. Le paramètre k est le plus souvent supérieur à 1 : l'estimation de ce paramètre, aussi connu comme α_m en génétique animale, est difficile mais la majorité des estimations montrent que les pères transmettent deux à dix fois plus de mutations que les mères. Si $k = 5$ et $f = 0$, par exemple dans le cas d'une hémophilie A sévère (fig. 4-7A et 4-7B), une nouvelle mutation est observée chez un malade sur sept (environ 15 % des malades).

Si l'on remonte les générations, la proportion de mères de femmes transmettrices qui sont elles-mêmes transmettrices va dépendre de la sévérité de la mutation (c'est le même raisonnement que pour les affections dominantes où les nouvelles mutations sont d'autant plus fréquentes que la maladie est sévère). Cette proportion est :

$$Cm = (1-f)\frac{k+1}{k+1+f}$$

En particulier, si $f = 0$ (seul cas ou l'on peut estimer f de manière fiable), la moitié des mères de transmettrices sont elles-mêmes transmettrices.

En pratique, comme la grand-mère d'un enfant atteint d'une maladie grave a *toujours* un risque inférieur à 50 % d'être conductrice, les tantes maternelles d'un enfant atteint ont en moyenne un risque inférieur à 1/4 de transmettre la maladie et leurs cousines un risque inférieur à 1/16. Mais cette valeur moyenne est pratiquement toujours plus basse quand le malade est le seul de la famille : le risque y est souvent très faible ce qui a un intérêt pour la pratique médicale, parce qu'il

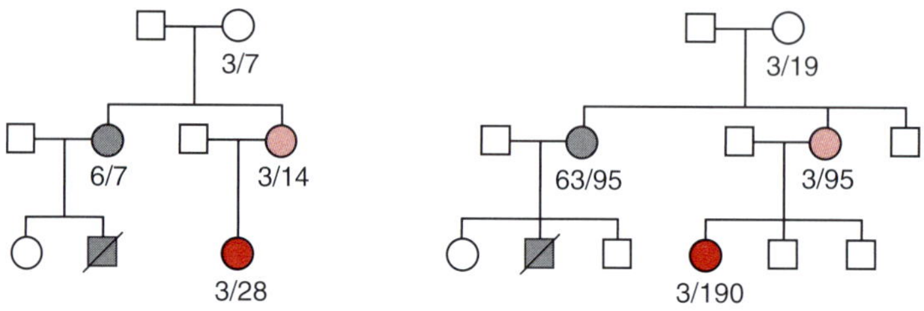

Fig. 4-7. Importance du taux de mutation pour les maladies liées au chromosome X.
Le taux de mutation (mutations ponctuelles) est habituellement plus élevé chez l'homme que chez la femme. Dans le cas de l'hémophilie, la majorité des mères d'enfants atteints sont porteuses de la mutation (6/7 lorsque le ratio *h/f* des mutations est 5). Le risque pour les nièces est *a priori* faible au départ (environ 10 % pour l'arbre de gauche) mais peut être beaucoup plus faible si l'on prend en compte l'ensemble de l'information (moins de 1,6 % dans l'exemple de droite).

est souvent délicat de faire des études génétique familiales à partir des apparentés lointains.

Comment intégrer les résultats des dosages biologiques et les données familiales ?

La probabilité qu'une personne soit porteuse d'un gène muté doit être calculée en prenant en compte l'ensemble des données disponibles. Dans l'exemple suivant qui concerne la myopathie de Duchenne, le risque est calculé en fonction de la généalogie et d'un dosage biologique (celui de la créatine kinase, fig. 4-8) qui est élevé chez les deux tiers des transmettrices. Une valeur normale chez la petite-fille amène à abaisser son risque d'un facteur 3 seulement (*cf. supra* « Comment intégrer des éléments disparates ? »). Mais lorsque l'on prend en compte l'ensemble des données disponibles, son risque est inférieur à 1 % (ici, 1/114).

Cet exemple montre aussi que le calcul de risque n'est pas un problème strictement mathématique car le facteur 3 dépend du *choix* des limites du test.

Le risque de chaque personne dépend de celui des autres. La stratégie et le raisonnement seront les mêmes que ceux qui ont été utilisés. Ainsi dans cet exemple :

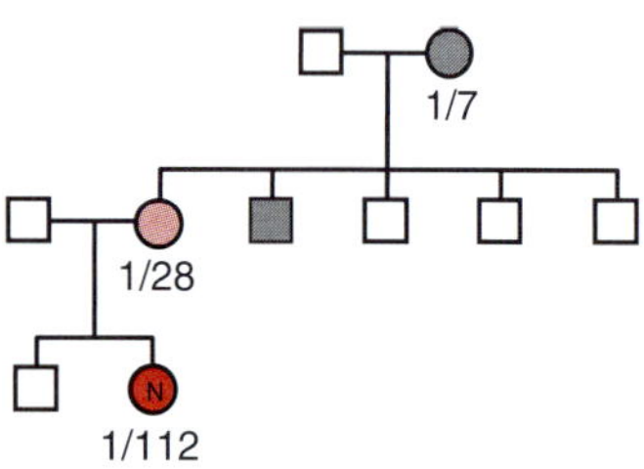

Fig. 4-8. Utilisation du résultat de tests biologiques dans le calcul.
Le dosage des enzymes musculaires dans le sérum est normal (N) pour le tiers des porteuses d'une mutation de la dystrophine (myopathie de Duchenne). Un dosage normal ne peut donc rassurer s'il est considéré isolément, alors que la combinaison de ce résultat avec les données familiales permet d'obtenir un risque faible (moins de 1 % dans l'exemple donné).

$$\text{P (fille T)} = \text{P (mère T)} \times \text{P (fille T si mère T)}$$
$$= 1/7 \times 1/(1 + 3) = 1/28.$$

On peut obtenir facilement l'intégration progressive de l'information en utilisant des expressions conditionnelles du risque qui s'expriment toujours plus simplement.

CONCLUSION

Les questions posées par les maladies dominantes autosomiques et les maladies liées à l'X sont comparables car les mutations récentes y sont fréquentes et la possibilité d'être porteur d'une mutation asymptomatique est à l'origine de nombreux problèmes. En revanche, les mutations nouvelles ne s'observent pas dans la plupart des maladies autosomiques récessives, qui concernent surtout un couple et non une famille. Quel que soit le mode de transmission, la génétique ne peut se réduire à la recherche de mutations, qui ne peuvent être toujours détectées facilement, et dont le rôle causal peut parfois être incertain, à l'exemple des mutations faux-sens.

Dans le contexte médical où se posent les problèmes de génétique, en particulier dans le domaine prénatal, où il n'est envisageable ni de sous-estimer, ni de surestimer le risque, on ne peut pas toujours éliminer par ces examens complémentaires les événements improbables. Il y aura toujours une part du hasard en génétique car il est impossible de tout prévoir, certains caractères ayant une origine intrinsèquement aléatoire (cancer) ou étant très sensibles aux effets de seuil qui amplifient le hasard (développement).

BIBLIOGRAPHIE GÉNÉRALE

Young ID. *Introduction to Risk Calculation in Genetic Counselling*. New York, Oxford : Oxford University Press, 1999.

5

Études de liaison

- Intérêt majeur des études de liaison dans la localisation chromosomique et régionale du gène d'une génopathie mendélienne. Mais ne conduit jamais directement à l'identification du gène
- Études de liaison : implication utile du plus grand nombre possible de sujets atteints et de leurs germains sains dans les situations de pathologies autosomiques dominantes ou liées au sexe. Effectif minimum indispensable, évalué selon le profil de la famille. Nécessité absolue de n'intégrer que des sujets dont le statut génétique est indiscutable
- Hétérogénéité génétique : fréquente, découverte par l'échec apparent d'une étude de liaison regroupant plusieurs familles

Une étude de liaison a pour objectif de localiser, sur le génome, le gène impliqué dans une pathologie mendélienne, alors que la nature et les caractères de la protéine correspondante sont habituellement inconnus. Pour isoler ce gène, on devra faire appel, ensuite, à des stratégies complémentaires.

Le principe général de la méthode consiste à utiliser une batterie de marqueurs polymorphes préalablement localisés les uns par rapport aux autres le long du génome, en tentant de localiser le gène par rapport à eux.

Ces marqueurs, le plus souvent des répétitions de CA — poly (CA) —, sont habituellement étudiés par migration de l'ADN extrait des leucocytes du sang circulant des sujets d'une (ou plusieurs) famille(s), qui est prélevé pour cette étude.

EXEMPLE D'UNE GÉNOPATHIE DOMINANTE AUTOSOMIQUE

Nous prendrons comme exemple initial le cas d'une pathologie autosomique dominante, congénitale, à manifestation régulière. Les sujets atteints sont hétérozygotes *Aa* pour le gène considéré (A, allèle normal ; a, allèle muté). Les sujets sains sont homozygotes *AA*.

Considérons une famille multiplex de sujets atteints de cette pathologie qui leur a été transmise par un ancêtre commun, lui-même atteint *Aa*.

L'étude vise à identifier une paire de chromosomes homologues (parmi les 23) et à délimiter une région de celle-ci dont tous les sujets atteints ont reçu, de cet ancêtre commun, une copie du même exemplaire, alors que tous les sujets indemnes ont reçu une copie de l'autre exemplaire.

Exemple *a posteriori* d'une liaison complète connue

Imaginons une situation (fig. 5-1) où le gène est strictement contigu à un marqueur polymorphe situé sur le même chromosome que lui, et où l'ancêtre commun, hétérozygote *Aa* pour le gène, est, par le fait du hasard, hétérozygote 3-7 pour ce marqueur, de telle sorte que *A*, allèle normal du gène, est contigu à l'allèle 3, et *a*, allèle pathologique, est contigu à l'allèle 7.

En raison de la contiguïté physique qui existe entre le gène et le marqueur, la probabilité de survenue d'un événement de recombinaison méiotique entre eux peut être considérée comme nulle : aussi, lorsque l'ancêtre commun a copié l'allèle *a* du gène lors d'une réplication préméiotique, il a copié simultanément l'allèle 7 du marqueur ; lorsqu'il a copié l'allèle *A* du gène, il a copié simultanément l'allèle 3 du marqueur. Dans la descendance directe du sujet, ainsi que tout au long des générations, on constate que les sujets atteints, et eux seuls, ont tous reçu une copie de *a* et une copie de 7. Cette ségrégation conjointe parfaite (coségrégation) de l'allèle pathologique du gène et d'un allèle précis du marqueur définit une liaison « complète ».

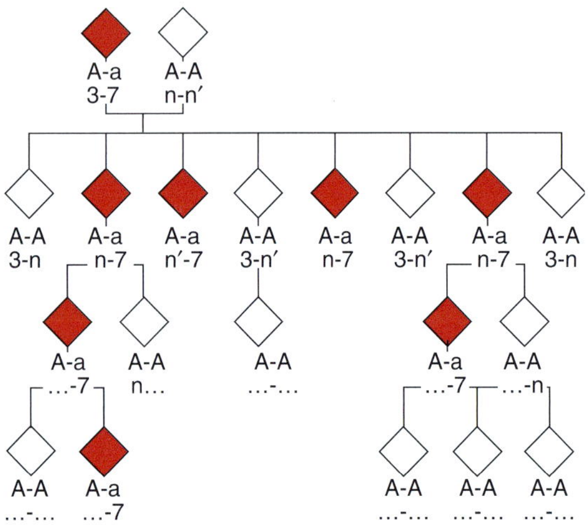

Fig. 5-1. Liaison complète entre un gène de pathologie et un marqueur polymorphe.
L'arbre généalogique représenté est celui d'une famille au sein de laquelle une pathologie est transmise sur quatre générations sur le mode autosomique dominant. Les sujets sains (en blanc) sont homozygotes *AA* pour le gène normal ; les sujets atteints (en rouge) sont hétérozygotes *Aa*. Par ailleurs, 3, 5, n et n′ désignent des allèles d'un marqueur polymorphe qui est totalement lié au locus du gène de la maladie. On constate que tous les sujets atteints, et eux seuls, ont reçu conjointement de leur ancêtre commun une copie de l'allèle 7 du marqueur *et* une copie de l'allèle *a* du gène.

Situations possibles

Il existe différentes situations relatives possibles d'un gène par rapport à un marqueur considéré, à savoir : (1) contiguïté — qui est exceptionnelle —, (2) situation sur un même chromosome mais à une distance « faible » à « modérée », (3) situation sur un même chromosome mais à « grande » distance l'un de l'autre, (4) situation sur deux chromosomes différents.

Pour chaque marqueur qui sera étudié ci-dessous, le raisonnement initial se fonde sur la connaissance supposée (cartes sur table) de la combinaison des allèles du gène et de ceux du marqueur chez les deux parents du sujet dont on considère les méioses (fig. 5-2). Imaginons, comme plus haut que, chez celui-ci, le marqueur choisi est, par le fait du hasard, à l'état hétérozygote, par exemple 3-7, et que *A* et 3 lui ont été transmis par le même parent, et *a* et 7 par son autre parent. Ce sujet, dont on considère le résultat des différentes méioses possibles, transmettra à ses gamètes :

- soit une combinaison dite « parentale » lorsque l'association allèle du gène-allèle du marqueur est identique à celle que l'un de ses parents lui avait transmise par copie (ici, *A*-3 ou *a*-7) ;
- soit une combinaison nouvelle, dite « recombinée », si celle-ci diffère de celles que ses parents lui avaient transmises par copie (ici, *A*-7 ou *a*-3).

Lors des méioses du sujet considéré, les quatre combinaisons gamétiques seront observées avec des fréquences différentes selon la situation relative du gène et du marqueur.

Rappelons que la probabilité de recombinaison entre deux loci situés sur un même chromosome et, notamment, entre un gène et un marqueur, s'accroît avec la distance physique qui existe entre le gène et le marqueur.

- Si le marqueur et le gène sont situés sur un même chromosome et contigus (situation 1), la copie se fait habituellement « en bloc », sans recombinaison : les combinaisons obtenues sont toutes de type « parental ».
- Si le marqueur et le gène sont situés sur des paires chromosomiques différentes (situation 4), la répartition des deux allèles du marqueur et celle des deux allèles du gène se feront au hasard (ségrégation indépendante des centromères), conduisant, *en moyenne*, à 50 % de gamètes « recombinés » et 50 % de gamètes « parentaux ».
- Si le gène et le marqueur sont situés sur une même paire chromosomique mais très éloignés l'un de l'autre (situation 3), une recombinaison se produira au cours de chaque méiose entre l'une des deux chromatides de l'un des chromosomes et l'une des deux

Fig. 5-2. Ségrégation méiotique comparée d'un gène et d'un marqueur polymorphe, selon les rapports physiques (et génétiques) existant entre ceux-ci. (*voir infra*)
Il s'agit d'un schéma de fonctionnement, sans conformité morphologique avec la réalité.
A et *a* désignent respectivement les allèles sain et muté du gène considéré ; 3 et 7 représentent des allèles du marqueur polymorphe. Le matériel chromosomique rose a été transmis par copie au sujet par l'un de ses deux parents ; le matériel rouge lui a été transmis par son autre parent.
Sur la partie haute du schéma, figure le matériel génétique d'un gamétocyte de premier ordre en cours de première division méiotique, représenté dans différentes situations de rapport physique entre le gène et le marqueur considéré. Ce matériel a été représenté répliqué, comme cela est le cas dans cette situation. (Dans un souci de simplification, on a représenté les recombinaisons comme un phénomène post-réplicatif, alors que ces deux phénomènes sont intimement imbriqués.)
Sur la portion basse du schéma, sont représentés les résultats possibles de chacun des types de méioses pour la (ou les) paire(s) chromosomique(s) considérée(s) selon les différentes relations physiques existant entre le gène et le marqueur : sur chaque ligne verticale est représenté le matériel reçu par un gamète pour ce qui concerne le gène et le marqueur considérés (un seul chromosome ou deux).

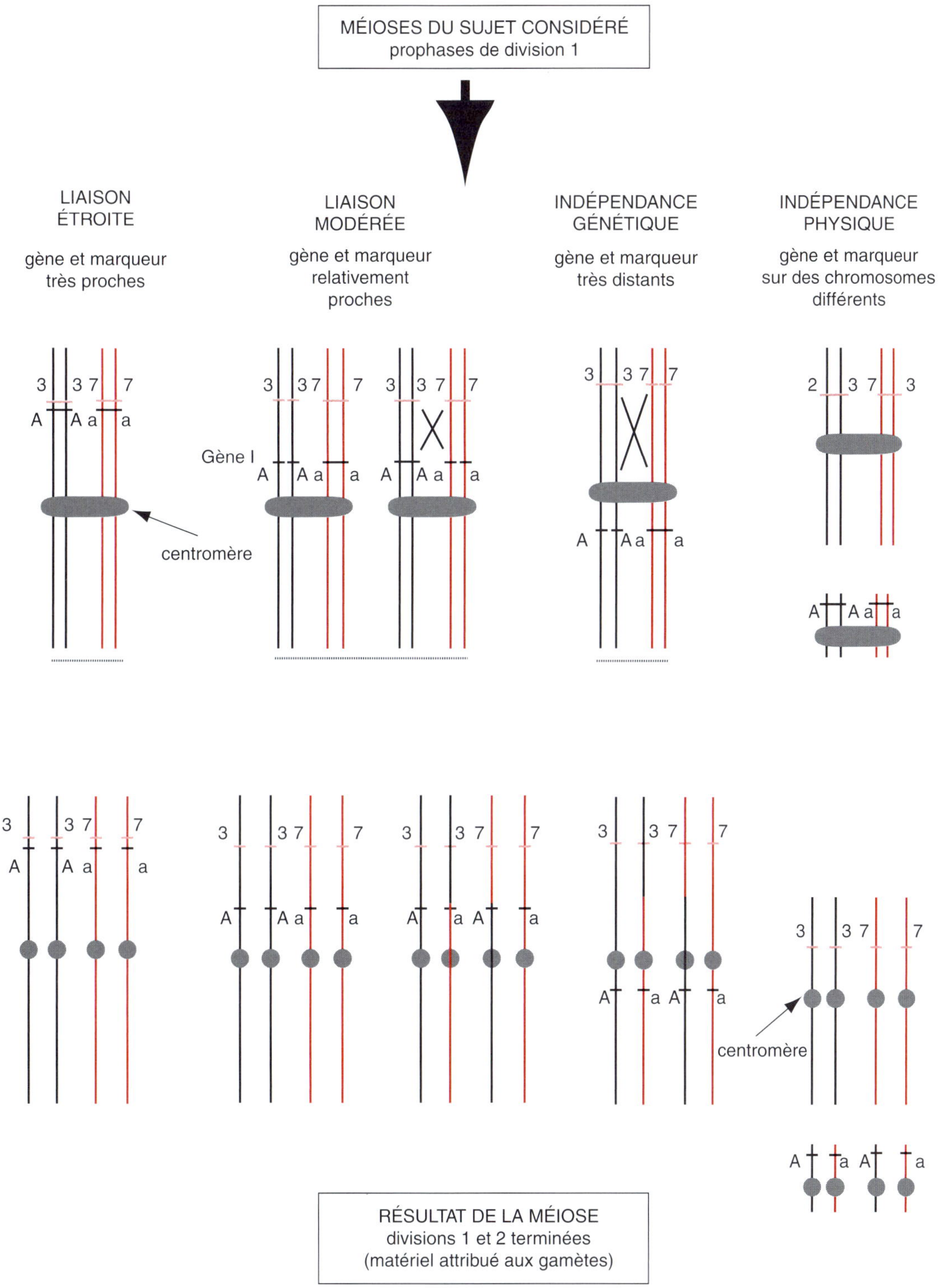
MÉIOSES DU SUJET CONSIDÉRÉ
prophases de division 1
LIAISON
ÉTROITE
gène et marqueur
très proches
LIAISON
MODÉRÉE
gène et marqueur
relativement
proches
INDÉPENDANCE
GÉNÉTIQUE
gène et marqueur
très distants
INDÉPENDANCE
PHYSIQUE
gène et marqueur
sur des chromosomes
différents
Gène I
centromère
centromère
RÉSULTAT DE LA MÉIOSE
divisions 1 et 2 terminées
(matériel attribué aux gamètes)

Fig. 5-2.

chromatides de son homologue : on obtiendra ainsi deux gamètes de type recombiné à partir de ces deux chromatides et deux gamètes de type parental à partir des deux chromatides homologues qui n'ont pas été impliquées dans le phénomène de recombinaison. Ici aussi, on observe, *en moyenne*, 50 % de gamètes parentaux et 50 % de gamètes recombinés.

– Si le gène et le marqueur sont situés sur la même paire chromosomique, mais à une distance « moyenne » (situation 2), une recombinaison se produira entre deux chromatides homologues au cours de certaines méioses mais pas dans toutes : le pourcentage de gamètes recombinés sera ainsi supérieur à 0 % (situation de liaison complète) et inférieur à 50 % (situation du gène et du marqueur placés sur un même chromosome, mais fort éloignés l'un de l'autre).

En pratique, deux ordres de résultats

L'appréciation d'un pourcentage de recombinaison entre un gène et un marqueur suppose que l'on est capable de connaître le génotype des gamètes, cellules haploïdes, qui ont résulté des méioses considérées. Or, dans l'espèce humaine, on ne « travaille » pas sur les gamètes mais sur des sujets diploïdes, atteints ou sains.

Doivent être inclus dans l'étude, et au même titre, tous les sujets atteints, ainsi que tous les descendants directs certainement indemnes des sujets atteints. Certes, l'on ne dispose jamais du résultat complet d'une méiose donnée, étant donné qu'un sujet issu de cette méiose ne représente que l'un des quatre gamètes issus de celle-ci. Toutefois, on est autorisé à supposer que l'ensemble des sujets sains ou atteints observés, s'ils sont assez nombreux, est représentatif de la population des méioses effectivement survenues.

C'est ainsi la répétition des événements méiotiques qui permet d'évaluer avec la meilleure précision possible un pourcentage de gamètes recombinés dans une famille donnée.

– Si les résultats conduisent à observer 50 % de gamètes recombinés entre le gène et le marqueur considéré, on est amené à conclure que le marqueur est situé soit sur un chromosome différent du gène, soit sur le même chromosome que lui mais à distance « élevée ». On décide alors d'abandonner ce marqueur pour la suite de l'étude de liaison.

– Si les résultats conduisent à observer un pourcentage de recombinaison faible, il apparaît *possible* que le marqueur ainsi choisi au hasard soit situé sur le même chromosome que le gène de la pathologie : on parle de liaison partielle *possible* entre le gène et le marqueur (fig. 5-3). Cependant, la probabilité de liaison effective est d'autant plus forte que le nombre de méioses étudiées est plus élevé.

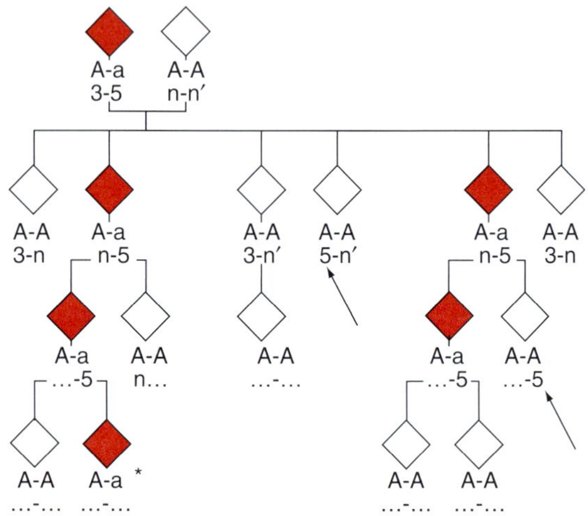

Fig. 5-3. Dilemme : liaison partielle entre un gène et un marqueur polymorphe, ou effet du hasard ?
Il s'agit d'une pathologie autosomique dominante : cinq des six sujets atteints (hétérozygotes *Aa*, en rouge), portent, par filiation, l'allèle 5 du marqueur, alors que la plupart des sujets sains (*AA*, en blanc) issus de sujets atteints ne le portent pas. Cependant, cet allèle 5 est aussi porté par deux sujets sains, issus de l'ancêtre commun atteint (flèches) ; par ailleurs, un sujet atteint ne le porte pas (*).
Ces observations sont compatibles avec une liaison incomplète entre le gène et le marqueur considéré qui sont alors situés sur le même chromosome « à une certaine distance » l'un de l'autre ; mais elles sont aussi compatibles avec un effet du hasard dans une situation d'indépendance physique (gène et marqueur situés sur deux chromosomes différents) ou génétique (gène et marqueur situés sur un même chromosome, mais à une grande distance l'un de l'autre). La disponibilité d'un plus grand nombre de méioses (dans cette famille ou par l'adjonction des résultats d'autres familles) est indispensable pour tenter de conclure.

Batterie de marqueurs

Dans les génopathies autosomiques, pour lesquelles on ne dispose habituellement pas d'orientation vers une paire chromosomique donnée, il est nécessaire non seulement de tester des marqueurs des 22 paires d'autosomes, mais aussi de tester, pour chaque paire, un nombre de marqueurs (régulièrement répartis) d'autant plus grand que le chromosome est plus long : cela permet, en particulier, de parer aux situations d'indépendance génétique que l'on ne saurait, autrement, distinguer d'une indépendance physique. Ainsi, par exemple, on se munira de deux à trois marqueurs pour le chromosome 22, très petit, et de six à huit marqueurs pour le chromosome 1, le plus grand.

L'ordre d'étude successive des différentes paires de chromosomes a, théoriquement, peu d'importance, étant donné l'absence habituelle d'orientation vers l'une ou l'autre : la chance peut ainsi jouer, si le premier chromosome testé révèle un territoire lié au gène cherché.

DIFFICULTÉS PROPRES AUX DIFFÉRENTS MODES DE TRANSMISSION

Pathologies autosomiques dominantes familiales

Dans les pathologies autosomiques dominantes (AD) familiales — prises comme exemple plus haut — les sujets atteints sont hétérozygotes *Aa* et les sujets sains sont homozygotes *AA* : le phénotype renseigne donc directement sur le génotype du gamète qui a conduit à la conception du sujet, tout du moins lorsqu'il s'agit d'affections congénitales viables à manifestations régulières.

En revanche, dans les génopathies AD létales (telles que l'ostéogenèse imparfaite létale), où tous les cas observés sont sporadiques, en rapport avec des erreurs de copie préméiotique récentes, les études de liaison ne permettent pas de localiser le gène en cause.

Pathologies autosomiques récessives

Dans les pathologies autosomiques récessives, où l'on s'adresse à des fratries, seuls les sujets malades sont susceptibles d'être inclus dans l'étude avec confiance, puisqu'ils sont tous homozygotes *aa*, alors qu'un sujet sain peut être soit homozygotes *AA* soit hétérozygotes *Aa*.

Par ailleurs, il n'est possible d'inclure dans une étude de liaison que les fratries qui comportent au moins deux enfants atteints, étant donné que l'on doit comparer les allèles du marqueur étudié entre deux sujets (ou plus) de génotype connu. Or, la proportion des sujets atteints au sein des fratries étant de 25 %, on montre qu'un enfant atteint n'a qu'une fois sur sept un germain atteint lorsque la fratrie comporte deux enfants seulement : les fratries informatives sont donc rares, dans les pays à faible natalité.

Pathologies récessives liées à l'X

Dans les pathologies liées à l'X, le travail est facilité par le fait que l'aspect du pedigree désigne d'emblée le chromosome en cause, ce qui permet de faire l'économie de l'étude des 22 paires d'autosomes.

DIFFICULTÉS COMMUNES À TOUS LES MODES DE TRANSMISSION

Difficultés en rapport avec la structure de la famille ou la pathologie

Quel que soit le mode de transmission de la pathologie, l'étude de liaison rencontre des difficultés pratiques très importantes et fréquentes :

- soit parce que certains sujets, importants par leur place dans l'arbre généalogique, se révèlent *inaccessibles* à l'examen clinique et/ou au prélèvement sanguin, pour des raisons matérielles ou psychologiques ou parce qu'ils sont décédés au moment de l'étude ;
- soit parce que la pathologie manifeste des *variations d'expression* qui compromettent sévèrement l'identification du phénotype donc l'attribution du génotype des sujets susceptibles d'être inclus dans l'étude ;
- soit parce que la pathologie *se manifeste relativement tard*, ce qui exclut la possibilité d'inclure dans l'étude les sujets jeunes dont le statut est impossible à définir.

Défaut d'informativité

Par ailleurs, il est habituel, au cours d'une étude de liaison, qu'un ou plusieurs sujets ne soient pas hétérozygotes pour un ou plusieurs marqueurs (fig. 5-4) : on

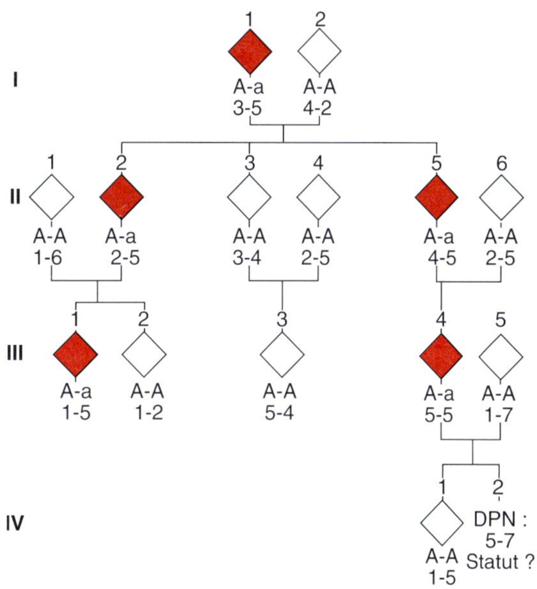

Fig. 5-4. Difficulté d'interprétation d'une étude de liaison : pathologie autosomique dominante.
La pathologie considérée est autosomique dominante : les sujets sains (en blanc) sont homozygotes *AA* ; les sujets atteints (en rouge) sont hétérozygotes *Aa*.
Il existe une liaison complète entre le gène de cette pathologie (allèles *A* et *a*) et le marqueur polymorphe (allèles 3 et 5) : ceci explique que l'ancêtre commun atteint ait transmis à ses enfants atteints et à eux seuls une copie de *a* et de 5.
Cependant, dans la population générale, l'allèle 5 du marqueur est observé chez des sujets sains. Ceci explique que III3, bien que sain, soit hétérozygote 5-4, l'allèle 5 ne provenant pas de la lignée familiale atteinte. Ceci explique aussi que III4, atteint *Aa*, soit homozygote 5-5, l'un des allèles 5 qu'il porte lui ayant été transmis par son parent III5, indemne, non apparenté à la lignée familiale atteinte. Dans cette situation, ce marqueur ne peut être utilisé pour prévoir le statut des descendants de III4 qui est dit « non informatif » pour ce marqueur.

dit que tel marqueur n'est pas informatif pour la personne considérée. Afin d'obtenir une information sur la région considérée, on recourt alors à l'utilisation d'un marqueur proche.

EXPLOITATION MATHÉMATIQUE DES RÉSULTATS

Distance génétique, centimorgans

Entre le gène et chaque marqueur étudié, on est amené à évaluer une « distance génétique » qui est calculée à partir du pourcentage de gamètes recombinés observés entre le gène et le marqueur parmi les différentes méioses étudiées : cette distance est exprimée en centimorgans (cM), un cM représentant 1 % de gamètes recombinés observés.

Rappelons que la valeur de 50 cM, qui exclut le territoire d'un marqueur de la région de localisation, suscite une interprétation ambiguë, puisque l'on peut obtenir 50 % de gamètes recombinés lorsqu'un gène et un marqueur sont situés :

- sur deux chromosomes différents (ségrégation indépendante des centromères) ;
- sur le même chromosome mais à une distance importante ;
- ou même, par le fait du hasard, sur le même chromosome et à distance modeste si le nombre de méioses est faible et/ou la région fortement recombinante.

Territoire de liaison, distance physique et distance génétique

À partir des résultats obtenus pour chacun des marqueurs utilisés dans la (ou les) famille(s) étudiée(s), une étude de liaison conduit à désigner un chromosome et une région de celui-ci au sein de laquelle le gène en cause a une forte probabilité d'être situé.

Cette région est bornée (fig. 5 5), en précisant, pour chacune de ses deux extrémités :

- le premier marqueur connu non lié (au moins une méiose observée avec recombinaison), dit « premier marqueur flanquant » ;
- le dernier marqueur connu dont on ne peut exclure la liaison (aucune recombinaison observée entre ce marqueur et le gène de la maladie), dit « dernier marqueur lié ».

La région de localisation, mesurée en cM, a d'autant plus de chances d'être étroite que le nombre de méioses étudiées — qui accroît les probabilités de recombinaisons entre le gène et les différents marqueurs utilisés — est élevé. Cependant, les dimensions de cette région dépendent aussi de l'« aptitude » de celle-ci à

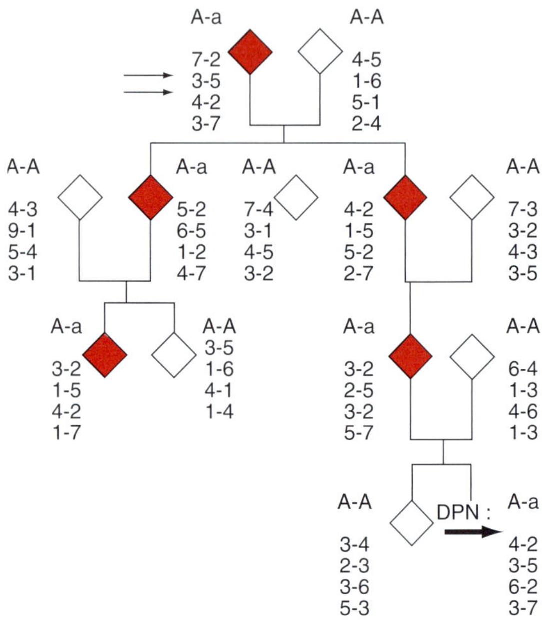

Fig. 5-5. Notion d'haplotypes par marqueurs polymorphes.
L'exemple choisi est celui d'une génopathie mendélienne autosomique dominante : sujets sains homozygotes *AA* (en blanc), sujets atteints hétérozygotes *Aa* (en rouge).
Quatre marqueurs polymorphes, qui « se suivent » sur le chromosome considéré, « coségrègent avec la maladie » : tous les sujets atteints, et eux seuls, portent la combinaison haplotypique 2-5-2-7.
La région considérée est bornée à ses deux extrémités par des marqueurs qui ne coségrègent pas avec la maladie (marqueurs flanquants non représentés) : le gène de la pathologie a une forte probabilité de se trouver dans l'intervalle qui sépare les marqueurs flanquants, soit entre deux des marqueurs liés, soit entre l'un des marqueurs liés extrêmes et le marqueur flanquant correspondant.

recombiner ; rappelons, à ce sujet, que si la distance génétique entre un gène et un marqueur croît avec la distance physique qui les sépare, il n'y a pas de relation linéaire entre elles : il existe, en effet, des *régions hautement recombinantes* (parfois, même, à l'intérieur d'un gène, comme celui de la dystrophine), et d'autres faiblement recombinantes, en particulier les régions péricentromériques.

Notion de *lod-score*

La probabilité de révéler une distance génétique ou physique non nulle entre un gène et un marqueur s'accroît avec le nombre d'événements méiotiques, donc de descendants du parent initial dans la famille.

Ainsi, un même aspect d'arbre généalogique, évoquant, dans une famille de génopathie autosomique, une coségrégation complète, peut résulter :

C'est en effet la *répétition* des événements d'association de l'allèle pathologique du gène à un allèle précis d'un marqueur donné qui confère sa significativité à cette association en diminuant la probabilité qu'elle résulte du hasard.

- de l'existence effective d'une liaison physique étroite entre le gène et le marqueur ;
- d'une situation d'indépendance physique ou génétique, s'il ne s'est produit, dans cette famille, aucune recombinaison (physique ou génétique) entre le gène et le marqueur, que ce soit par :
  - le fait du hasard ;
  - et/ou des particularités « recombinatoires » de la région ;
  - et/ou d'un nombre faible de méioses.

La notion de *lod-score* vise à quantifier la probabilité que les résultats obtenus pour un marqueur et un gène donnés résultent d'une situation de liaison *plutôt que* du hasard : le terme de *lod-score* désigne une évaluation (*score*) du logarithme décimal (*l*) de cette probabilité (*odd*). C'est l'évaluation quantifiée du bien-fondé d'un pari. Un *lod-score* de 2 représente ainsi une probabilité de cent (soit 10^2) contre un que ce pari soit gagné. Habituellement, les calculs correspondants sont effectués par l'utilisation d'outils informatiques.

Cependant, un *lod-score* est nécessairement assorti d'une condition, à savoir la connaissance de la distance génétique qui est supposée séparer le gène et le marqueur testé. Ainsi, lors de l'étude d'un même marqueur dans une famille donnée, on peut obtenir, par exemple, un *lod-score* de 2,8 pour une distance génétique (θ, fraction de recombinaison) de 0,12 (12 cM), et de 1,3 pour une distance de 0,01 (1 cM) : de ces deux distances génétiques, la première est la plus probable car le *lod-score* correspondant est le plus élevé.

La valeur du *lod-score* minimum requis pour affirmer l'existence d'une liaison est de 2 pour une pathologie liée au sexe et de 3 pour une pathologie autosomique. À l'opposé, une liaison peut être exclue pour certaines valeurs du *lod-score*, par exemple lorsqu'il est inférieur ou égal à – 2 dans une pathologie liée au sexe.

Additivité des résultats de plusieurs familles

• Additivité possible

Rappelons que, dans le domaine des études de liaison, on raisonne en méioses et non en individus. Il est ainsi possible de tenir compte de l'ensemble des données obtenues par l'étude séparée de plusieurs familles non apparentées, si les résultats concordent pour désigner une même région « candidate » : on est autorisé à additionner le nombre de méioses concordantes pour un marqueur donné, ainsi que les *lod-scores* correspondants pour une même valeur de θ. Bien entendu, dans ces situations, il ne tiendrait qu'au hasard que la nature de l'allèle d'un marqueur lié à la pathologie soit identique (par exemple, 5) dans les différentes familles étudiées.

• Additivité impossible

À l'opposé, de telles études de liaison réalisées dans le cadre d'une pathologie réputée cliniquement homogène peuvent objectiver une liaison pour des marqueurs qui sont situés en des régions différentes du génome, selon les familles étudiées, révélant ainsi une hétérogénéité génétique.

UTILISATION DES RÉSULTATS

Pour une famille

Lorsque le gène d'une pathologie a pu être localisé sur un territoire précis du génome, par étude de liaison, il est possible de formuler un conseil génétique pour les sujets atteints ou transmetteurs, même si ce gène n'a pas encore été isolé : on cherche à savoir si leur descendant a reçu, pour la région donnée, soit une copie des allèles du groupe de marqueurs successifs qui sont associés au gène muté (haplotype pathologique), soit une copie de ceux qui sont associés au gène sain (haplotype sain) (*cf.* fig. 5-5). Cependant, on ne peut exclure un risque de double recombinaison entre deux des marqueurs utilisés, ce qui entache le résultat d'une *imprécision*, que l'on peut évaluer *a priori*.

Lorsque cela est possible, *cette méthode est aussi utilisée pour le conseil génétique lorsque le gène est identifié*, ce qui permet alors de faire l'économie de la recherche de la mutation propre à la famille, lorsqu'il existe une hétérogénéité mutationnelle, ce qui est fréquent. Ici, on utilise, chaque fois que possible, un (ou des) marqueur(s) intragénique(s), associé(s) à des marqueurs extragéniques flanquants situés aux deux extrémités du gène, afin de parer à tout risque de double recombinaison.

Rappelons que certains grands gènes, dont celui de la dystrophine, sont le lieu de recombinaisons intragéniques, ce qui justifie l'emploi conjoint de plusieurs marqueurs intragéniques, étagés le long du gène considéré.

Pour la caractérisation du gène en cause

Lorsque le gène d'une pathologie monogénique a pu être localisé par étude de liaison sur tel segment de tel chromosome, l'identification de ce gène devra ensuite faire appel à diverses stratégies, comme, par exemple :

- la recherche, chez les sujets atteints, d'une mutation dans un gène localisé dans la région d'intérêt, qu'il s'agisse d'un gène de fonction antérieurement identifié ou d'un nouveau gène dont l'existence est suspectée par l'identification dans la région de séquences « exprimées » ou de séquences évocatrices de bornes intron-exon ;
- l'étude d'un remaniement chromosomique cytogénétiquement équilibré découvert chez un sujet porteur d'une forme sporadique de la maladie, dont on peut présumer qu'elle résulte d'une rupture du gène correspondant au niveau d'un des points de cassure.

BIBLIOGRAPHIE GÉNÉRALE

[1] EMERY AEH. *Methodology in medical genetics.* 2d édition. Churchill Livingstone ed. 1 vol, 1986.

[2] OTT J. *Analysis of human genetic linkage.* Revised edition. The Johns Hopkins University press ed. 1 vol.1991.

6

Hérédité mendélienne

- Génopathie autosomique dominante : transmission père-fils = critère suffisant mais non nécessaire à l'identification de ce mécanisme d'expression. Par ailleurs, le caractère sporadique d'une pathologie n'exclut pas une dominance autosomique (néomutations dans des formes létales ou non)
- Consanguinité : plus fréquemment en cause dans une pathologie autosomique récessive rare que dans une maladie autosomique récessive fréquente
- Génopathies autosomiques dominantes = pathologies d'une famille. Génopathies autosomiques récessives = pathologies d'une fratrie
- Variations d'expression éventuelles : nécessité de les connaître avant tout conseil génétique motivé par une génopathie mendélienne, notamment autosomique dominante
- Mosaïques germinales et hétérogénéité génétique : nécessité d'en tenir compte (consultation de la bibliographie) dans le conseil génétique de toute génopathies mendélienne

On emploie indifféremment les termes d'hérédité monogénique, monofactorielle ou mendélienne pour caractériser la transmission des maladies génétiques dues à une mutation impliquant un seul couple de gènes.

GÉNÉRALITÉS

Notions fondamentales

Le noyau des cellules humaines non sexuelles (somatiques) comporte 46 chromosomes (23 paires). Les *autosomes* sont les 22 paires de chromosomes qui sont identiques dans les deux sexes. Les *gonosomes*, ou chromosomes sexuels, sont les chromosomes X et Y.

Le gène est l'unité d'information génétique. Le site physique d'un gène est situé sur le chromosome et est dénommé locus. Les *allèles* sont les différentes formes que peut prendre un même gène, à un locus donné ; les allèles d'un gène diffèrent entre eux par variation de séquence. *Le terme de variation de séquence n'est cependant pas synonyme de pathologie* ; une variation de séquence peut n'avoir, en effet, aucune conséquence sur le phénotype (« mutation silencieuse » ou « polymorphisme ») ; quand la mutation du gène entraîne une maladie, on parle d'allèle morbide. Un individu qui possède deux allèles identiques à un même locus est dit homozygote. Un individu qui possède deux allèles différents à un locus est dit hétérozygote. Le *génotype* désigne, au sens strict, la constitution génétique de la cellule ou de l'individu. Par simplification, ce terme désigne la configuration des allèles à un locus donné. Le *phénotype* désigne les caractères observés ; il peut s'agir aussi bien d'un caractère non pathologique (par exemple, les groupes sanguins ou les groupes tissulaires HLA) que d'une maladie.

Une maladie *congénitale* est présente à la naissance ; elle peut être génétique ou non (la rubéole contractée au cours de la grossesse peut engendrer des malformations congénitales). À l'inverse, beaucoup de maladies génétiques ne sont pas congénitales et ne s'expriment qu'au cours de la vie ; on estime, par exemple, que 10 % des maladies monogéniques ne sont découvertes qu'à l'âge adulte.

Dominance et récessivité des allèles

Les notions de dominance et de récessivité sont fondamentales pour comprendre l'hérédité monogénique ; elles définissent l'influence relative, sur le phénotype, des deux allèles situés au même locus sur les chromosomes homologues.

- L'allèle *A* est dit *dominant* sur l'allèle *B* si les phénotypes associés respectivement au génotype homozygote *AA* et hétérozygote *AB* sont identiques ; l'allèle *B* est dit alors récessif.
- Si le phénotype d'un sujet *AB* est intermédiaire entre ceux résultant de *AA* et de *BB*, les allèles *A* et *B* sont dits *semi-dominants*.
- Si le sujet *AB* exprime à la fois ce qui est observé pour le génotype *AA* et pour celui *BB*, les deux allèles sont dits *codominants* (c'est le cas des groupes sanguins A et B).

Arbre généalogique

La construction de l'arbre généalogique utilise des symboles internationaux (fig. 6-1).

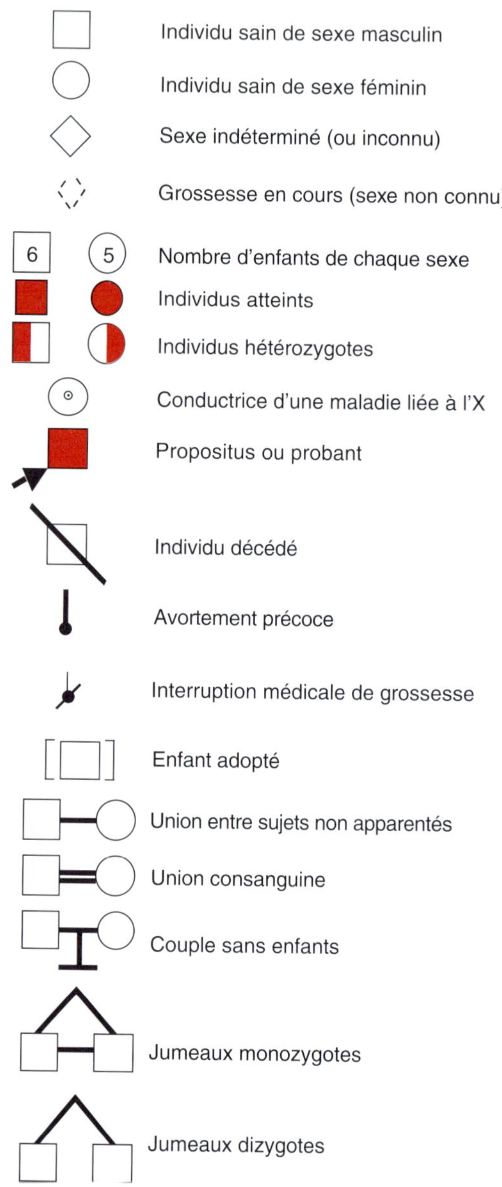

Fig. 6-1. Symboles internationaux utilisés pour la construction d'un arbre généalogique.

HÉRÉDITÉ AUTOSOMIQUE DOMINANTE

Définition

Les gènes dont les mutations sont responsables des maladies transmises sur le mode autosomique dominant (AD) sont localisés sur les autosomes. L'allèle muté responsable de la maladie est dominant sur l'allèle « sauvage » : *la maladie s'exprime chez l'hétérozygote.*

Les situations où l'on observe des homozygotes pour des allèles mutés responsables (à l'état hétérozygote) de maladies dominantes sont rares en pathologie humaine ; cette situation peut conduire à un phénotype identique (chorée de Huntington, par exemple) ou plus sévère (achondroplasie, par exemple) que celui engendré par l'état hétérozygote.

Caractéristiques généalogiques des maladies à transmission autosomique dominante

- Les deux sexes sont atteints avec la même fréquence si le sujet atteint est viable et fécond.
- La transmission de la maladie peut se faire par les deux sexes ; on observe en particulier des transmissions père-fils qui sont caractéristiques de l'hérédité AD.
- Tout sujet porteur d'un allèle morbide AD a un risque de 50 % (1/2) de le transmettre à ses enfants quel que soit leur sexe (fig. 6-2).
- Des sujets atteints peuvent être observés sur plusieurs générations et leur répartition apparaît verticale sur l'arbre généalogique.

Certaines prédispositions pour les cancers se transmettent comme des caractères dominants ; c'est le cas, par exemple, de 5 % des cancers du sein, de certains cancers du côlon, des formes familiales de cancers médullaires de la thyroïde et des formes familiales de rétinoblastome (cancer de la rétine de l'enfant).

Particularités de l'hérédité autosomique dominante propres à certaines pathologies

• Pénétrance incomplète

Pour certaines maladies, les individus connus pour être porteurs de la mutation (soit par leur position sur

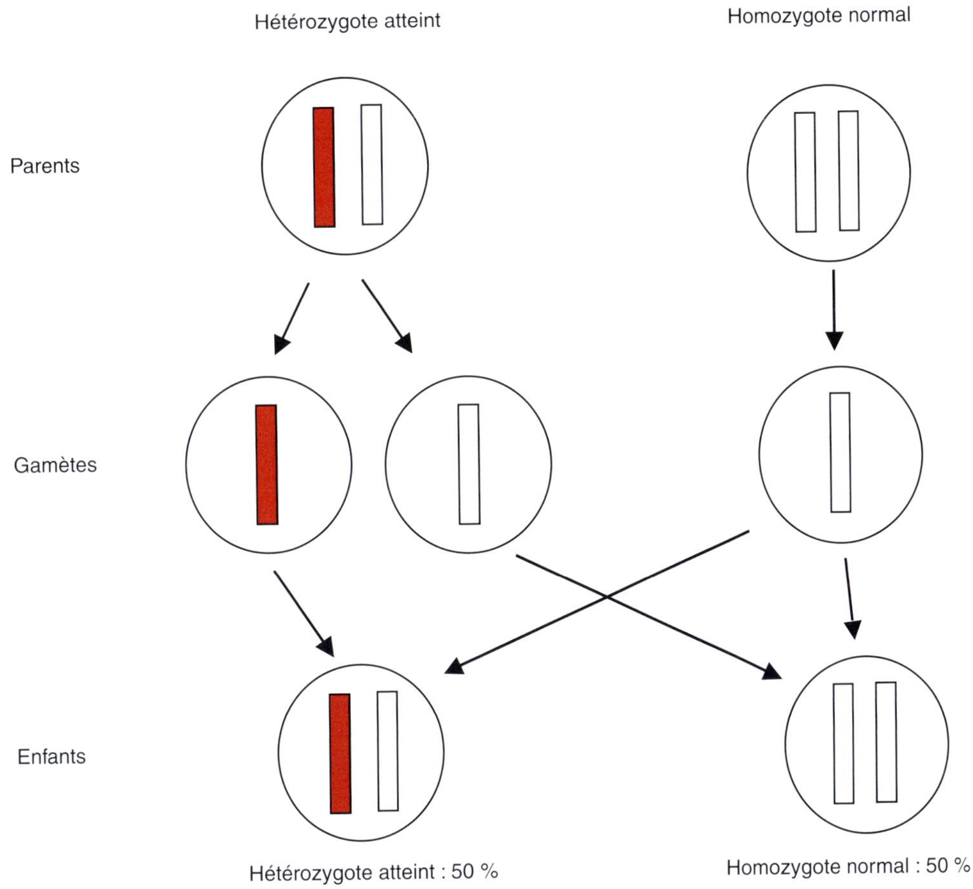

Fig. 6-2. Schéma de transmission d'une maladie autosomique dominante.
Le chromosome portant l'allèle morbide est représenté en rouge.

Exemples de maladies autosomiques dominantes

Hypercholestérolémie familiale : maladie due à une anomalie du gène du récepteur pour le LDL-cholestérol (19p13).

Achondroplasie : nanisme débutant à la naissance dû à une mutation dans le gène *FGFR3* (4p16.3).

Maladie de Marfan : affection touchant notamment le squelette, l'œil, les gros vaisseaux et due le plus souvent à des mutations dans le gène de la fibrilline 1 (15q21).

Chorée de Huntington : maladie neurologique dégénérative (4p16).

Ostéogenèse imparfaite : maladie avec fragilité osseuse due à une anomalie du collagène de type I.

Neurofibromatose de type 1 (NF1) : maladie pouvant associer, de façon très variable, des signes cutanés, des tumeurs nerveuses, des signes osseux et un retard des acquisitions (17q11).

l'arbre généalogique soit par l'analyse moléculaire) peuvent ne présenter aucun signe de l'affection. On parle alors de pénétrance incomplète de l'allèle morbide. Un sujet cliniquement sain peut donc être porteur du gène muté et transmettre la maladie à sa descendance ; ceci donne lieu à un « saut de génération ».

La pénétrance d'un allèle morbide est définie par le rapport : nombre d'hétérozygotes malades/nombre total d'hétérozygotes.

En pratique, une pénétrance de 80 % signifie qu'un sujet porteur de la mutation a 80 % de risque d'être malade. Ce phénomène est expliqué par l'interaction sur l'expression de l'allèle morbide de gènes modificateurs ou de facteurs de l'environnement, ou de variations stochastiques de l'expression du gène muté.

La pénétrance d'un gène peut aussi varier en fonction d'autres paramètres tels que l'âge (par exemple, la pénétrance du gène responsable de la chorée de Huntington est de zéro à la naissance, de 50 % vers 40 ans et de 100 % vers 70 ans), ou le sexe.

• **Expressivité variable**

Un allèle morbide peut s'exprimer par des signes cliniques différents d'un individu à l'autre chez les membres d'une même famille. C'est le cas, par exemple, de la neurofibromatose de type 1 dont les signes peuvent varier en nature et en gravité.

• **Néomutations ou mutations *de novo***

Il arrive qu'un sujet malade naisse de deux parents sains et non porteurs de la mutation. Ce phénomène est expliqué par l'apparition de l'allèle muté dans l'un des gamètes parentaux ; il s'agit d'une mutation *de novo* ou néomutation. Dans la descendance du sujet porteur de cette nouvelle mutation, on retrouve les caractéristiques de transmission de l'hérédité AD. Pour certaines maladies, la proportion de néomutations est très élevée ; c'est le cas, par exemple, pour l'achondroplasie (80 %), pour NF1 (50 %) et pour la maladie de Marfan (50 %) ainsi que pour l'ostéogenèse imparfaite létale (100 %).

• **Mosaïques germinales**

Le mosaïcisme germinal est défini par la présence, dans une gonade, d'une double population de cellules germinales, certaines étant porteuses d'un exemplaire de l'allèle muté, d'autres de deux exemplaires de l'allèle normal du même gène. Le parent porteur de cette mutation germinale en mosaïque peut transmettre l'allèle muté à sa descendance. Si cette mutation est absente des cellules somatiques, la maladie ne s'exprimera pas chez ce parent porteur. Ainsi, un sujet cliniquement sain peut avoir plusieurs enfants atteints et la transmission du trait peut ressembler, dans cette famille, à une hérédité autosomique récessive avec plusieurs enfants malades issus de deux parents sains. Le mosaïcisme germinal a été observé dans de nombreuses affections dominantes (la NF1 ou l'ostéogenèse imparfaite létale, par exemple).

• **Anticipation**

Il y a anticipation quand l'âge d'apparition de la maladie est de plus en plus précoce au cours des générations successives ; c'est le cas, par exemple, de la dystrophie myotonique de Steinert et de la chorée de Huntington.

• **Pléiotropie**

L'expression de certains gènes peut se limiter à un seul organe (les rétinites pigmentaires AD, par exemple, qui comportent uniquement des anomalies ophtalmologiques). D'autres maladies touchent plusieurs organes (la sclérose tubéreuse de Bourneville donne des signes cutanés, neurologiques, rénaux, cardiaques, etc.) ; ce phénomène traduit l'effet pléiotropique du gène.

Mécanismes de la dominance

Le mode d'expression dominant peut être expliqué par plusieurs mécanismes moléculaires d'effet de la mutation.

• **Mutations avec perte de fonction**

Seul l'allèle normal fonctionne mais la quantité de protéine fournie est insuffisante pour assurer une fonction cellulaire normale.

Par exemple, dans l'hypercholestérolémie familiale, la présence de 50 % des récepteurs LDL ne suffit pas pour obtenir un taux circulant normal de LDL-cholestérol.

• **Mutation avec gain de fonction**

Dans ce type de mutation, la protéine issue de l'allèle muté fonctionne différemment de la protéine physiologique. La fonction de la protéine anormale peut être amplifiée, dérégulée, toxique pour la cellule ou encore complètement nouvelle.

• **Mutation dominante négative**

Dans ce type de mutation, le produit de l'allèle muté interfère avec la fonction de la protéine normale. C'est le cas, par exemple, dans l'ostéogenèse imparfaite où le collagène de type I, qui est une protéine multimérique (assemblage de trois molécules), est fragilisé par la présence d'une molécule anormale.

HÉRÉDITÉ AUTOSOMIQUE RÉCESSIVE

Définition

Les gènes impliqués dans les maladies transmises sur le mode autosomique récessif (AR) sont localisés sur les autosomes. L'allèle muté responsable de la maladie est récessif sur l'allèle « sauvage » (normal) ; les hétérozygotes sont sains et *la maladie ne s'exprime que chez l'homozygote.*

Caractéristiques généalogiques des maladies à transmission autosomique récessive

- Les deux sexes sont atteints avec une fréquence égale.
- Les deux parents sont en général sains, et sont le plus souvent hétérozygotes.
- Dans les familles, les sujets atteints se retrouvent le plus souvent dans la même fratrie, donnant une répartition horizontale sur l'arbre généalogique.

Risque de récurrence

Un couple d'hétérozygotes a un risque de 25 % (1/4) d'avoir un enfant atteint à chaque nouvelle conception (fig. 6-3).

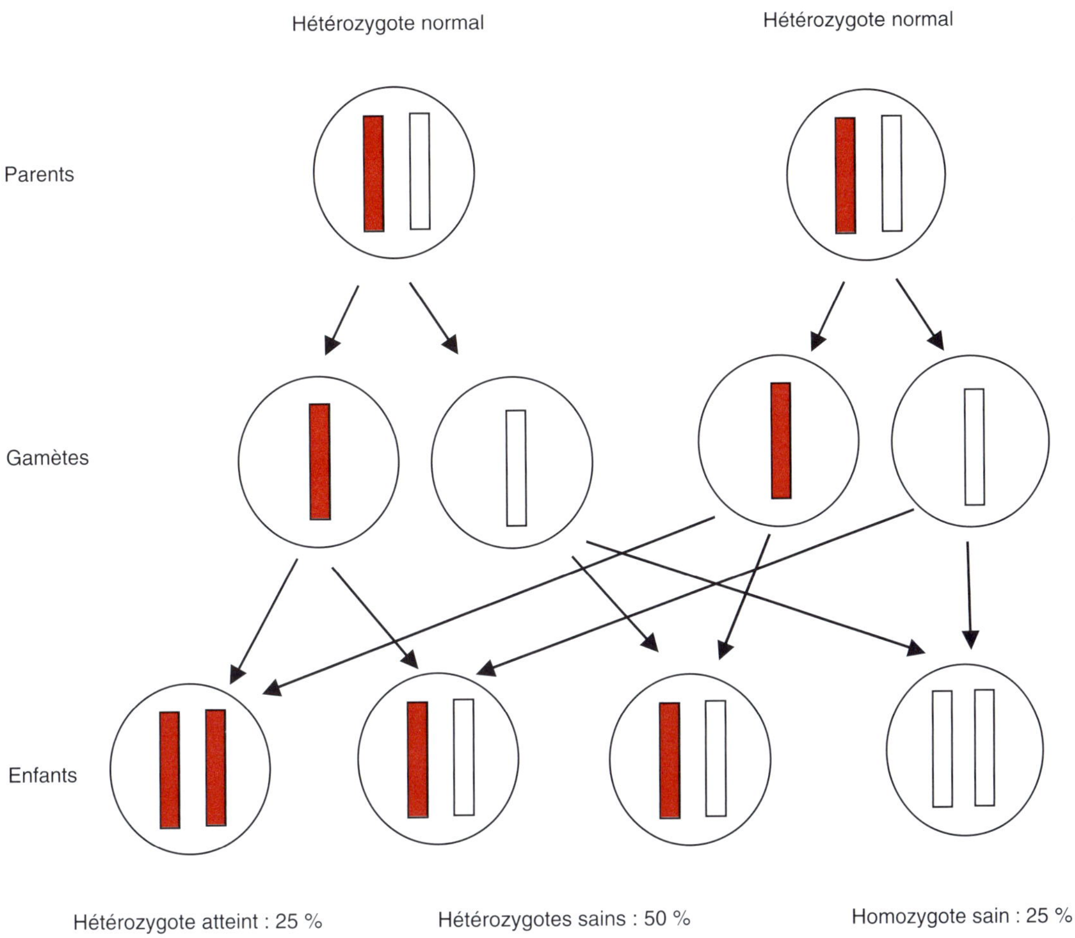

Fig. 6-3. **Schéma de transmission d'une maladie autosomique récessive.**
Les chromosomes portant un allèle morbide sont représentés en rouge.

Exemples de maladies autosomiques récessives

La *mucoviscidose* est la maladie AR la plus fréquente dans nos régions. Elle est due à des mutations dans le gène *CFTR* (7q31).

La *drépanocytose* et les thalassémies sont des pathologies génétiques AR de l'hémoglobine.

La plupart des maladies héréditaires du *métabolisme*, dues à des anomalies enzymatiques, sont AR (la phénylcétonurie (12q24), par exemple).

Particularités de l'hérédité autosomique récessive pour certaines pathologies

• Consanguinité

On parle d'union entre sujets apparentés (et improprement d'union consanguine), quand les deux membres du couple ont au moins un ancêtre commun. Dans cette situation, l'homme et la femme ont un certain risque d'avoir reçu, de leur ancêtre commun, un allèle identique en un locus donné, et, ainsi, de donner naissance à des enfants homozygotes. Le coefficient de consanguinité définit la probabilité que les enfants de cette union reçoivent effectivement deux fois le même allèle.

• Hétérogénéité allélique, hétérogénéité génétique

Ces phénomènes intéressent tous les modes de transmission mais sont particulièrement illustrés par les maladies AR. On distingue :

- l'*hétérogénéité allélique* ou intralocus qui rend compte du fait qu'une maladie peut être due à des mutations différentes (alléliques) dans le même gène (une maladie pour plusieurs allèles morbides). C'est ainsi que l'on connaît plus de 1 000 mutations diffé-

rentes du gène *CFTR* impliqué dans la mucoviscidose. Un individu malade portant deux mutations différentes au même locus est appelé hétérozygote composite ;
- l'*hétérogénéité génétique* ou interlocus se traduit par le fait qu'un phénotype apparemment identique peut être causé par des mutations dans des gènes différents (une maladie pour plusieurs gènes). On a, par exemple, identifié à ce jour plus de 40 gènes impliqués dans les rétinopathies pigmentaires (AD, AR et RLX) qui sont des affections dégénératives de la rétine.

HÉRÉDITÉ LIÉE AU CHROMOSOME X

Les maladies dont le gène est localisé sur le chromosome X se transmettent le plus souvent sur le mode récessif lié à l'X (RLX), mais certaines (beaucoup plus rares) sont transmises sur le mode dominant lié à l'X.

Hérédité récessive liée à l'X

• Définition

Dans ce mode d'hérédité, les femmes hétérozygotes sont cliniquement saines mais peuvent transmettre la maladie ; elles sont dites *conductrices* de la maladie.

La maladie se manifeste chez les sujets de sexe masculin (XY) qui possèdent une seule copie, mutée, du gène (sujets *hémizygotes*).

• Caractéristiques généalogiques des maladies à transmission récessive liée à l'X

Seuls les garçons sont atteints. Dans les formes familiales, les sujets mâles atteints se retrouvent uniquement dans la lignée maternelle. Il n'y a aucun sujet atteint dans la lignée paternelle, et l'on n'observe *jamais de transmission père-fils*.

• Risque de récurrence

Les risques pour la descendance d'une femme conductrice sont les suivants (fig. 6-4) :
- un garçon sur deux est atteint ;
- une fille sur deux est conductrice.

Si un homme atteint se reproduit, aucun de ses enfants n'est malade mais toutes ses filles biologiques sont conductrices.

• Particularités observables de l'hérédité récessive liée à l'X

▸ Inactivation de l'X

Dans chacune des cellules somatiques des femmes, et pour la plupart des gènes de l'X, seuls ceux d'un des deux chromosomes X sont exprimés ; ceux portés par l'autre chromosome X sont pratiquement tous inactivés. L'inactivation de l'un des chromosomes X se fait au hasard, à un stade précoce de l'embryogenèse. Chez une femme hétérozygote, pour une maladie RLX, l'inactivation peut toucher, selon les cellules, soit le chromosome porteur de l'allèle muté soit celui porteur de l'allèle sain. La répartition aléatoire des X actifs dans tous les tissus explique la variabilité d'expression de l'allèle muté ; ceci peut entraîner des anomalies biologiques (voire cliniques) chez les conductrices des formes récessives.

Il existe cependant un certain nombre de gènes de l'X non sensibles à l'inactivation.

▸ Détection des femmes conductrices (hétérozygotes)

Dans une famille touchée par une maladie RLX, le dépistage des conductrices est essentiel en raison du risque de transmission et des possibilités éventuelles de diagnostic prénatal. Cette détection peut se faire :
- en recherchant des signes biologiques mineurs de l'affection en cause (par exemple, dosage sanguin des enzymes musculaires dans la dystrophie musculaire de Duchenne, de l'activité du facteur VIII dans l'hémophilie A). Ce type de détection n'est possible que pour certaines maladies et toutes les conductrices n'expriment pas l'anomalie ;
- par la biologie moléculaire quand le gène ou sa localisation sont connus (nombreux aléas).

▸ Mutations de novo

Comme pour les maladies autosomiques dominantes, une mutation sur le chromosome X peut survenir au cours d'une méiose d'un individu totalement sain et non porteur de la mutation. Une mutation survenue au cours de la méiose masculine peut donner naissance à une fille conductrice ; une mutation survenue au cours de la méiose féminine peut donner soit une fille conductrice soit un garçon atteint.

Exemples de génopathies récessives liées au sexe

Dystrophie musculaire de Duchenne : maladie musculaire débutant vers deux ans et entraînant une atteinte progressive de pratiquement tous les muscles striés (Xp21).

Hémophilie A : maladie due à la diminution d'activité ou à l'absence du facteur VIII de la coagulation (Xq27).

Hémophilie B : diminution ou absence du facteur IX de la coagulation (Xq27).

Daltonisme : anomalie de la vision des couleurs (Xq27).

Déficit en G6PD : déficit enzymatique en glucose-6-phosphate déshydrogénase qui est une enzyme du globule rouge (Xq27).

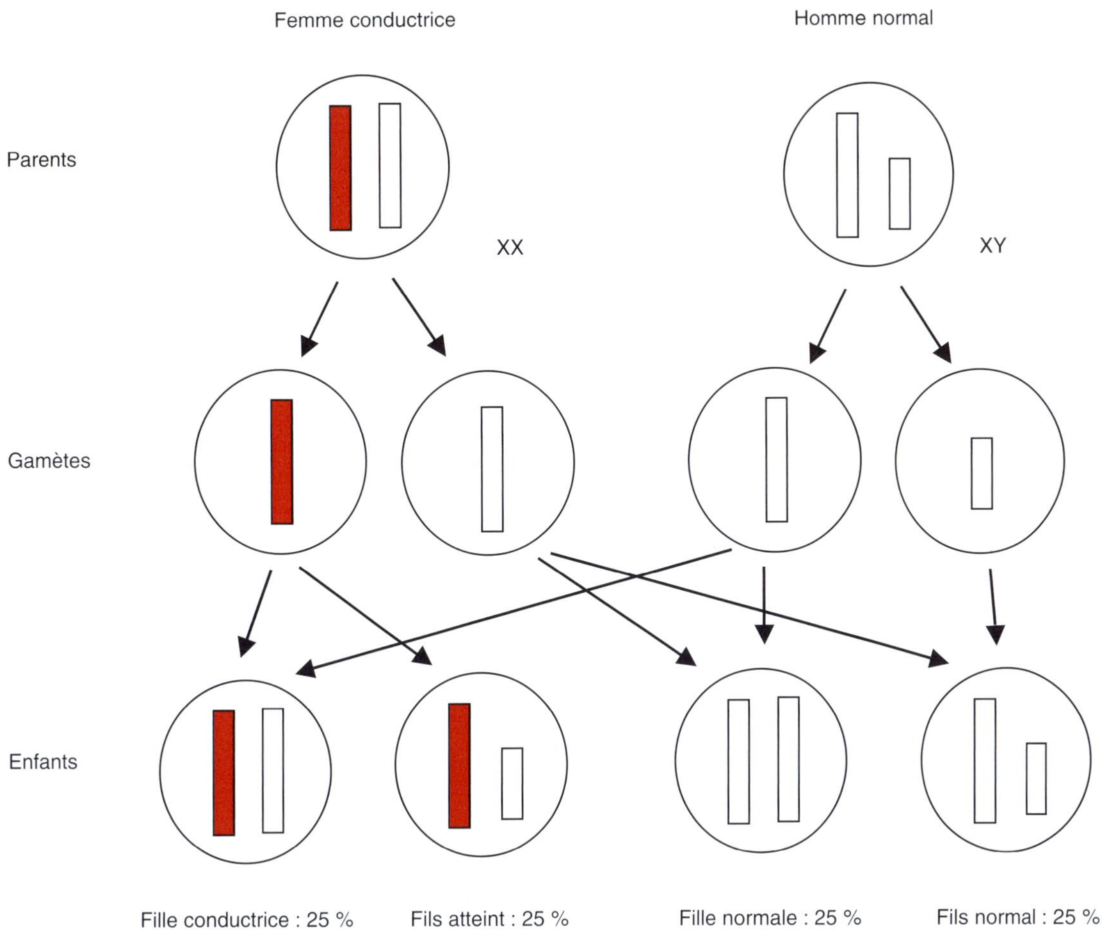

Fig. 6-4. Schéma de transmission d'une maladie récessive liée à l'X.
Le chromosome X porteur de l'allèle morbide est représenté en rouge.

Hérédité dominante liée à l'X

• Définition

Dans la transmission dominante liée à l'X (DLX), l'allèle morbide occasionne un caractère dominant et se manifeste aussi bien chez les garçons hémizygotes que chez les filles hétérozygotes (souvent à un degré de gravité moindre pour celles-ci).

• Caractéristiques des maladies à transmission dominante liée à l'X et risque de récurrence

Les deux sexes peuvent être touchés par la maladie. En général, les filles hétérozygotes sont moins sévèrement malades que les garçons. Les femmes atteintes peuvent transmettre leur maladie aux enfants des deux sexes avec un risque de 1/2 (fig. 6-5). Dans la descendance d'un homme atteint, toutes les filles reçoivent le gène muté ; mais il n'y a jamais de garçon atteint (pas de transmission père-fils). Comme pour l'hérédité AD, la pénétrance peut être incomplète et l'expressivité variable.

Exemples de génopathies dominantes liées à l' X

Syndrome de l'X fragile : cause très fréquente de retard mental dont le gène (*FMR1*, Xq27.3) peut être porteur d'un type particulier de mutation par expansion de trinucléotides (en fait, semi-dominant).

Rachitisme vitamino-résistant hypophosphatémique : anomalie du récepteur de la vitamine D (Xq22).

Déficit en ornithine transcarbamylase (OTC) : déficit enzymatique sur le cycle de l'urée (Xp11).

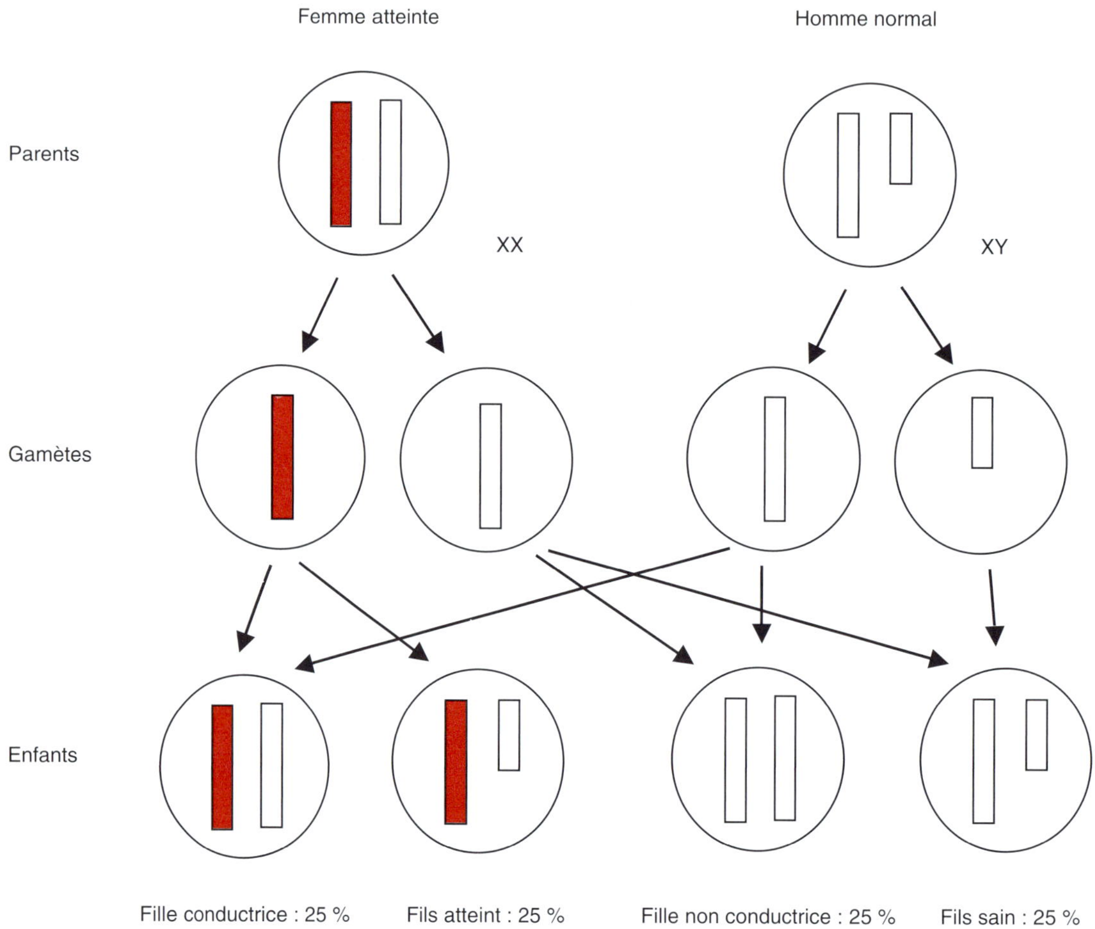

Fig. 6-5. Schéma de transmission d'une maladie dominante liée à l'X.
Le chromosome X porteur de l'allèle morbide est représenté en rouge.

BIBLIOGRAPHIE GÉNÉRALE

[1] FEINGOLD J, FELLOUS M, SOLIGNAC M. *Principes de génétique humaine*. Hermann éditeur, 1998, 586 p.

[2] RIMOIN DL, CONNOR M, PYERITZ RE, KORF BR, EMERY AE. Emery and Rimoin's. *Principles and Practice of Medical Genetics*. 3 volume set, 4th edition, Churchill Livingstone, 2002, 4936 p.

7

Empreinte génomique parentale

- Expression physiologique exclusive d'un seul exemplaire parental de certains gènes humains, soit paternel, soit maternel
- Syndrome de Prader-Willi : résultat de l'absence *ou* de l'inactivation de certains gènes de la région 15q11-q13 du chromosome 15 *paternel*
- Syndrome d'Angelman : résultat de l'absence *ou* de l'inactivation de certains gènes de la région 15q11-q13 du chromosome 15 *maternel*
- Une double participation d'un parent, et une participation nulle de l'autre pour la région chromosomique considérée est l'un des mécanismes observés dans les syndromes d'Angelman, de Prader-Willi, et de Beckwith-Wiedemann
- Dans le syndrome de Prader-Willi comme dans le syndrome d'Angelman : l'utilisation successive de différents outils biologiques est nécessaire pour préciser le mécanisme en cause, et le risque de récurrence est différent selon le mécanisme responsable

L'empreinte génomique parentale est un phénomène physiologique qui concerne quelques dizaines de gènes seulement chez les mammifères et qui conduit, dans des conditions normales, à l'expression d'une seule des deux copies parentales de chacun de ces gènes, soit la copie maternelle, soit la copie paternelle selon le gène considéré. Elle résulte d'une marque épigénétique apposée sur certaines régions du génome des cellules germinales, qui inactive l'expression des gènes situés dans ces régions. Les gènes soumis à empreinte parentale jouent un rôle dans la croissance fœtale et postnatale. Les anomalies de l'empreinte parentale sont à l'origine de divers syndromes « malformatifs », comportant des anomalies de la croissance, et de certaines tumeurs.

Le concept d'empreinte génomique parentale a été découvert chez les mammifères au début des années quatre-vingts à la lumière de deux types d'expériences menées chez la souris. Tout d'abord, la transplantation de noyaux a permis de fabriquer des embryons comportant un génome diploïde totalement monoparental (fig. 7.1). D'autre part, d'autres techniques ont permis de créer des embryons qui avaient hérité de deux copies de certains chromosomes entiers (ou de certaines régions chromosomiques) issu(e)s d'un seul parent (disomie uniparentale, fig. 7.2). Dans les deux cas, on a constaté que certains gènes pouvaient avoir une fonction différente selon qu'ils provenaient du père ou de la mère [1,2]. *L'empreinte génomique parentale est un mécanisme physiologique qui conduit à l'inactivation de l'un des deux allèles parentaux de certains gènes :* certains de ces gènes peuvent être soumis à *empreinte paternelle*, c'est-à-dire physiologiquement *inactifs sur le chromosome d'origine paternelle*, d'autres sont soumis à *empreinte maternelle*, c'est-à-dire *inactifs sur le chromosome d'origine maternelle*.

Au cours des années quatre-vingt-dix, les premiers gènes soumis à empreinte furent découverts et la démonstration de l'implication de gènes soumis à empreinte dans certaines pathologies humaines fut apportée. On démontra également le rôle de la *méthylation de l'ADN* dans le mécanisme de l'empreinte. La méthylation est une marque qui peut être apposée sur l'ADN, différente selon qu'il s'agit de l'ovocyte ou du spermatozoïde. La présence ou l'absence de cette marque épigénétique, qui est transmise de façon clonale aux cellules filles, conditionne l'expression des gènes [3].

Ultérieurement, des progrès importants ont été effectués dans la compréhension des conséquences phénotypiques des anomalies de l'empreinte parentale, en particulier sur la croissance fœtale et sur le comportement après la naissance ; certaines séquences agissant

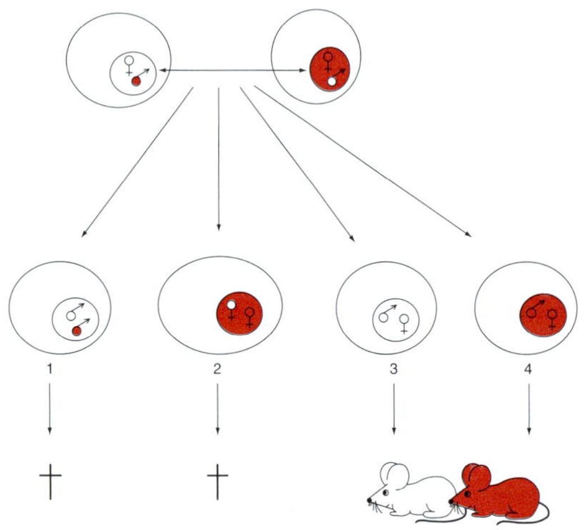

Fig. 7-1. Complémentarité fonctionnelle des génomes parentaux.
Les zygotes de départ sont obtenus à partir d'un croisement de deux lignées murines différentes, l'une représentée en rouge, l'autre en blanc. L'échange du pronoyau femelle d'un œuf fécondé avec le pronoyau mâle d'un autre œuf fécondé permet d'obtenir des embryons diploïdes uniparentaux paternels (embryon androgénote, 1) et maternels (embryon gynogénote, 2). En revanche, si l'on échange entre eux les deux pronoyaux paternels, les embryons ainsi obtenus conservent un génome biparental (3) et (4). Seuls les embryons possédant un génome biparental donnent des nouveau-nés viables.

en *cis* ont été impliquées dans le contrôle de l'expression des gènes correspondants. Par ailleurs, l'étude de l'empreinte génomique parentale a apporté de nouvelles informations sur le rôle des mécanismes épigénétiques dans le développement embryonnaire normal et pathologique. Si les finalités biologiques de l'empreinte génomique sont partiellement comprises, son rôle dans l'évolution reste débattu.

Dans ce chapitre, nous discuterons les effets de quelques gènes soumis à empreinte, les mécanismes de l'apposition et du maintien de l'empreinte et le rôle important des événements qui se produisent dans la lignée germinale. Nous évoquerons les mécanismes de lecture de l'empreinte qui aboutissent à une expression génique différentielle. Nous discuterons les aspects évolutifs de l'empreinte et ses conséquences phénotypiques, physiologiques et pathologiques. Enfin, dans le cadre plus général des modifications épigénétiques, nous évoquerons les conséquences de l'empreinte sur le clonage reproductif, qui fait intervenir la reprogrammation du génome.

GÈNES SOUMIS À EMPREINTE

Chez la souris, les gènes soumis à empreinte ont été identifiés de différentes façons :

- par inactivation ciblée (*knock-out*) conduisant à un phénotype dépendant de l'origine parentale de la mutation ;
- par l'identification de leur position (à proximité d'autres gènes soumis à empreinte parentale ou dans une région chromosomique dont les remaniements engendrent une pathologie attribuée à une anomalie de l'empreinte) ;

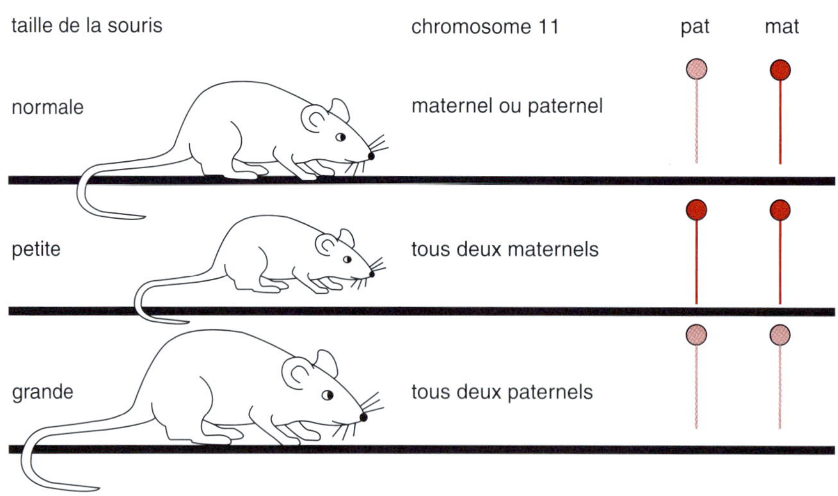

Fig. 7-2. Disomie uniparentale.
Les souris ayant hérité des deux chromosomes 11 maternels sont hypotrophiques ; les souris ayant hérité des deux chromosomes 11 paternels sont hypertrophiques, démontrant que certains gènes situés sur le chromosome 11 n'ont pas le même effet sur la croissance selon le parent transmetteur.

- par l'étude systématique des phénotypes des embryons porteurs de disomies uniparentales pour certains chromosomes ou régions chromosomiques.

Chez la souris, plus de 45 gènes soumis à empreinte ont déjà été identifiés et l'on estime à plus de 100 leur nombre total, ce qui est toutefois faible comparé au nombre total présumé des gènes de l'ensemble du génome (30 000 à 50 000). Pour quelques-uns de ces gènes seulement, l'état de l'empreinte est le même chez les marsupiaux, chez la souris et chez l'homme.

Caractéristiques génétiques et épigénétiques des gènes soumis à empreinte

Les gènes soumis à empreinte sont rarement isolés sur le génome : près de 80 % d'entre eux sont organisés en *clusters* (groupes) de gènes. Cette organisation témoigne de la régulation coordonnée de l'ensemble des gènes d'un domaine chromosomique. Effectivement, des éléments (séquences d'ADN) de *contrôle régional de l'empreinte* ont été découverts dans certains *clusters*. De façon analogue, il existe un centre de contrôle de l'inactivation du chromosome X.

• Caractéristiques des régions des gènes soumis à empreinte

Deux caractéristiques générales des séquences génomiques voisines des gènes soumis à empreinte ont été observées : 1) près de 90 % des gènes soumis à empreinte possèdent des îlots CpG (séquences cytosine-guanine en *cis*), alors que moins de la moitié des gènes en moyenne en possèdent. Ces îlots sont des séquences d'ADN situées en 5' des gènes, s'étendant sur plus de 500 paires de bases et possédant une densité élevée de séquences CpG. 2) De plus, des séquences répétées directes d'ADN sont fréquemment observées à proximité des (ou dans ces) îlots CpG : elles pourraient avoir un rôle dans la survenue ou le maintien d'un état de méthylation différentiel de ces régions [4] (fig. 7.3).

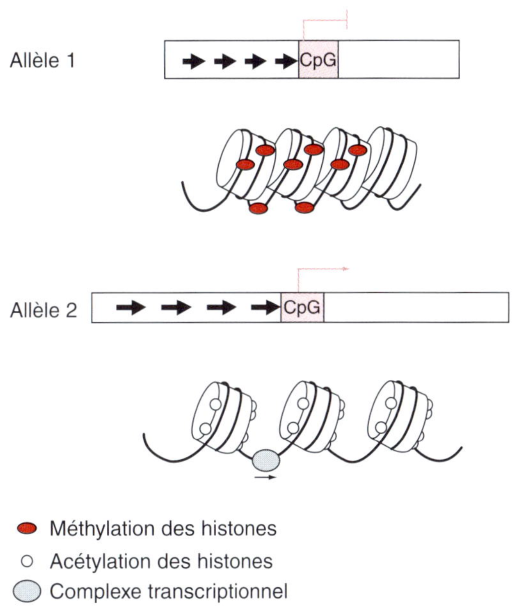

Fig. 7-3. Caractéristiques des gènes soumis à empreinte.
Les deux allèles d'un gène soumis à empreinte sont représentés (1 et 2). Les caractéristiques des gènes soumis à empreinte — îlots CpG et répétitions directes (flèches) — sont indiquées. La région agrandie sous les chromosomes montre les modifications épigénétiques comme la condensation du nucléosome par déacétylation et méthylation des histones (allèle 1 non exprimé) et l'ouverture de la chromatine par acétylation et déméthylation (allèle 2 exprimé). L'activité transcriptionnelle de l'allèle 2 est représentée.

• Méthylation

La grande majorité des gènes connus comme soumis à empreinte présentent une différence de méthylation de l'ADN entre les deux allèles parentaux ; toutefois, ces régions méthylées différentiellement (*RMD*) peuvent avoir des propriétés variables. Par exemple, la méthylation différentielle dans certaines RMD est introduite dans les cellules germinales parentales et maintenue pendant toute la durée du développement et dans *tous les tissus*. Dans d'autres RMD, on observe des modifications de l'état de méthylation de l'ADN au cours du développement et des profils de méthylation *spécifiques des tissus considérés*. Les RMD sont le plus souvent méthylées sur la copie inactive du gène (fig. 7.3), mais d'autres peuvent être méthylées sur la copie active. Les gènes soumis à empreinte peuvent également différer quant à la structure chromatinienne et/ou l'acétylation des histones, par exemple.

• Profils de réplication

L'ADN des régions soumises à empreinte a une réplication asynchrone durant la phase S du cycle cellulaire. Pour la majorité de ces régions, la copie paternelle est répliquée plus précocement que la copie maternelle [5]. Toutefois, des gènes exprimés sur la copie maternelle et des gènes exprimés sur la copie paternelle sont parfois situés dans les mêmes régions.

• Recombinaisons méiotiques

Dans les *clusters* de gènes soumis à empreinte, ou à proximité de ceux-ci, le taux de recombinaison est plus important au cours de la méiose masculine que lors de la méiose féminine.

Nature de l'empreinte génomique

La nature précise de la *marque primaire de l'empreinte* et son devenir pendant le développement restent en partie mystérieux ; toutefois, il est vraisemblable que les caractéristiques des gènes soumis à empreinte et les modifications épigénétiques décrites plus haut sont impliquées dans l'apposition de l'empreinte. À ce sujet, une étude récente des gènes codant des ARN ribosomiques, menée chez la souris, a montré que la méthylation *de novo* de l'ADN et la déacétylation des histones sont des mécanismes simultanés lors de l'apposition de l'empreinte, qui conduisent à l'extinction de l'expression des gènes. De plus, l'importance de la méthylation de l'ADN dans le maintien de l'empreinte est clairement établie [3]. L'expression des gènes soumis à empreinte est le résultat de la lecture de l'empreinte dans les tissus somatiques.

CYCLE DE L'EMPREINTE AU COURS DE LA VIE

L'empreinte génomique se modifie au cours de la vie de l'organisme. L'empreinte est apposée dans la lignée germinale pendant la différenciation des cellules germinales en spermatozoïdes ou en ovocytes. Après la fécondation, l'empreinte est maintenue pendant la réplication et la ségrégation des chromosomes dans l'organisme en développement. Dans les cellules somatiques, l'empreinte est maintenue, mais elle peut être modifiée au cours du développement. L'empreinte est ensuite lue, conduisant à une expression spécifique de l'origine parentale du gène. Dans les cellules germinales du nouvel organisme, l'empreinte est effacée à un stade précoce. La lignée germinale a donc le rôle de remise à zéro des empreintes. Après ce stade, survient l'apposition d'une nouvelle empreinte dans la cellule germinale, de telle façon qu'elle reflète finalement le sexe de cette lignée dans les gamètes matures.

Effacement de l'empreinte

Pendant l'effacement de l'empreinte, on observe dans les cellules germinales une déméthylation marquée, et semble-t-il étendue à tout le génome dans les deux sexes (fig. 7.4). Toutes les empreintes sont effacées à cette étape, ce qui implique en particulier que les empreintes héritées d'un parent du même sexe que l'embryon en développement ont également été effacées.

Apposition de l'empreinte

Après l'effacement de l'empreinte, la méthylation *de novo* débute dans les deux lignées germinales et se poursuit après la naissance (fig. 7.4). La méthylation survient pendant la croissance des ovocytes, qui sont en arrêt méiotique, alors qu'elle survient avant la

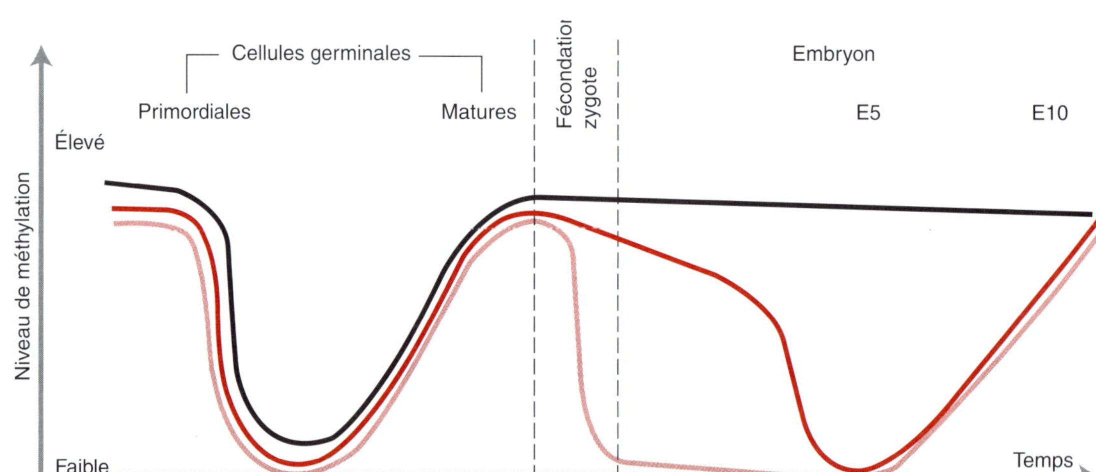

Fig. 7-4. Reprogrammation de la méthylation dans la lignée germinale puis chez l'embryon de souris.
La figure montre le niveau de méthylation, d'une part, des gènes soumis à empreinte méthylés (noir) et non méthylés (trait gris superposé à l'axe du temps) et, d'autre part, des séquences non soumises à empreinte (rouge : maternelles, rose : paternelles), dans les cellules germinales et au cours des premières étapes du développement embryonnaire. Le temps est indiqué en abscisse et le niveau relatif de méthylation est indiqué en ordonnée. Le niveau de méthylation et le temps ne sont pas représentés à l'échelle (E : jours de gestation chez la souris).

méiose durant la spermatogenèse. On connaît partiellement les enzymes responsables de la méthylation *de novo* dans les cellules germinales [6] : Dnmt1, Dnmt3a et Dnmt3b (fig. 7.5).

La chronologie de réplication différentielle en phase S des *clusters* de gènes soumis à empreinte pourrait déjà être acquise dans les cellules germinales et pourrait précéder l'acquisition de la méthylation au moins dans les ovocytes [7]. Il est donc possible qu'une chronologie de réplication différentielle conduise à une accessibilité différente de l'ADN à la méthylation *de novo* et à son maintien.

Maintien de l'empreinte

On pourrait penser qu'une fois la méthylation des RMD effectuée dans les cellules germinales parentales, cette méthylation est simplement maintenue par Dnmt1 après la fécondation. Il n'en est pas ainsi car, après la fécondation, il se produit une nouvelle vague de déméthylation, étendue à presque l'ensemble du génome, qui épargne les RMD (fig. 7.4). Alors que le génome paternel est largement déméthylé par un mécanisme actif quelques heures seulement après la fécondation quand les génomes parentaux sont encore séparés dans les pronoyaux, le génome maternel est largement déméthylé passivement par impossibilité de maintenir la méthylation pendant la réplication de l'ADN. Cette déméthylation post-zygotique est suivie d'une vague de méthylation *de novo* après la nidation, qui épargne également les RMD (*cf.* fig. 7.4).

MÉCANISMES DE LECTURE DE L'EMPREINTE

La lecture est la conversion des empreintes en une expression différentielle. Cette expression différentielle concerne essentiellement la transcription (bien

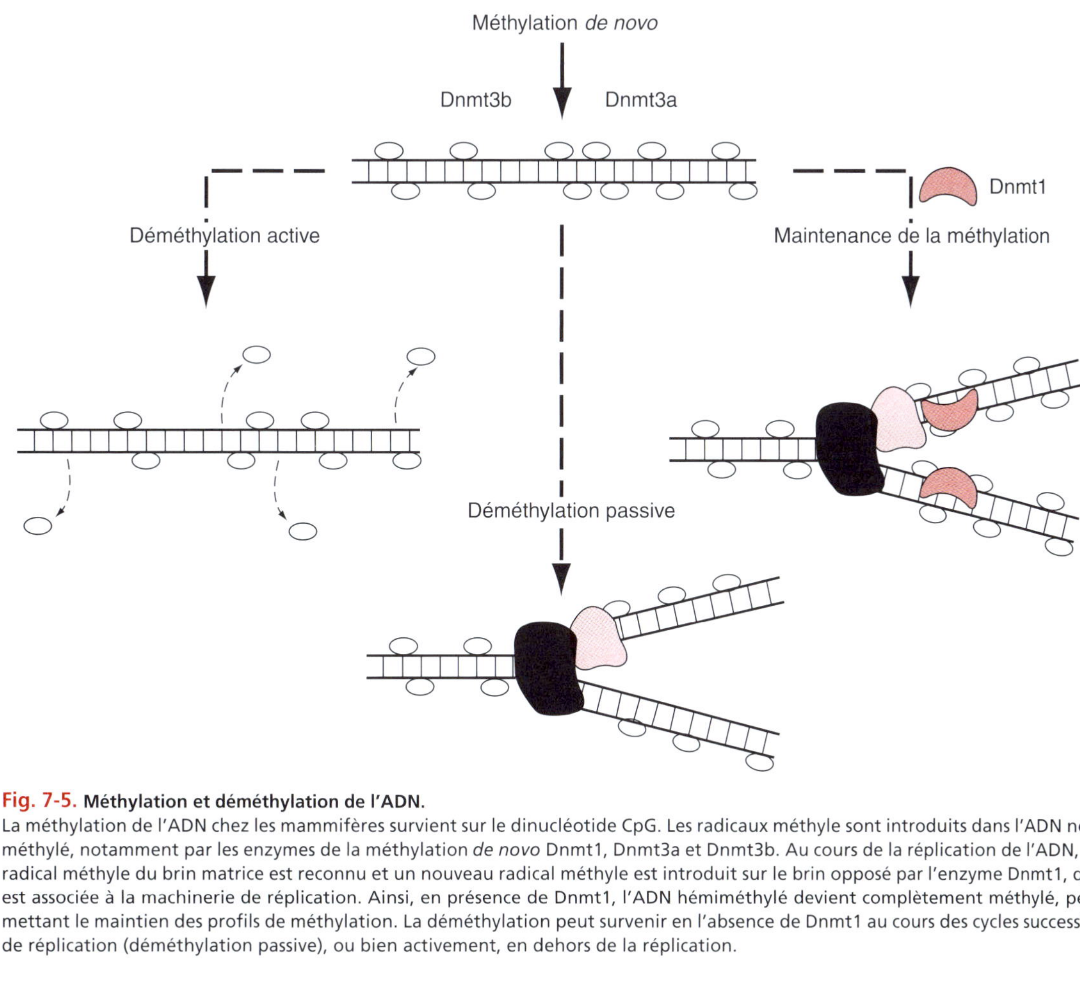

Fig. 7-5. Méthylation et déméthylation de l'ADN.
La méthylation de l'ADN chez les mammifères survient sur le dinucléotide CpG. Les radicaux méthyle sont introduits dans l'ADN non méthylé, notamment par les enzymes de la méthylation *de novo* Dnmt1, Dnmt3a et Dnmt3b. Au cours de la réplication de l'ADN, le radical méthyle du brin matrice est reconnu et un nouveau radical méthyle est introduit sur le brin opposé par l'enzyme Dnmt1, qui est associée à la machinerie de réplication. Ainsi, en présence de Dnmt1, l'ADN hémiméthylé devient complètement méthylé, permettant le maintien des profils de méthylation. La déméthylation peut survenir en l'absence de Dnmt1 au cours des cycles successifs de réplication (déméthylation passive), ou bien activement, en dehors de la réplication.

que des mécanismes post-transcriptionnels puissent également jouer un rôle). Les mécanismes semblent en être complexes. La complexité provient du fait que de nombreux gènes sont groupés en *clusters* et que ces groupements mettent en jeu des interactions entre des gènes voisins et leurs séquences de contrôle. Pour réguler leur expresion, les gènes soumis à empreinte utilisent l'arsenal habituel des mécanismes de contrôle transcriptionnel, dont certains sont dépendants des modifications épigénétiques (*cf. infra*).

Méthylation du promoteur

Dans ce cas, la région promotrice, qui est souvent riche en CpG, est très méthylée sur l'un des allèles (fig. 7.6a). Notons que la RMD est souvent distincte du promoteur, mais elle est nécessaire à la méthylation du promoteur. La méthylation du promoteur s'accompagne vraisemblablement d'une conformation fermée de la chromatine correspondante dans laquelle les facteurs de transcription ne peuvent accéder au promoteur, inhibant ainsi la transcription de l'allèle méthylé.

Transcrits antisens

Plus de 15 % des gènes soumis à empreinte connus sont associés à des transcrits antisens (fig. 7.6b). L'expression du transcrit antisens pourrait interférer avec la transcription du gène sens en altérant la structure chromatinienne ou la méthylation de l'ADN, en excluant le promoteur ou en agissant par des mécanismes propres à l'ARN comme l'ARN-interférence. Cependant, il est possible que les transcrits antisens ne jouent aucun rôle par eux-mêmes mais reflètent simplement l'activité d'autres éléments de régulation comme les séquences frontières ou les *silencers*.

Séquences frontières

L'existence d'*enhancers* (séquences d'ADN stimulant en *cis* la transcription de gènes) partagés entre gènes différents, gènes d'expression paternelle pour les uns et gènes d'expression maternelle pour les autres, suggère l'existence de frontières chromatiniennes (fig. 7.6c). À titre d'exemple, chez la souris, un même *enhancer* spécifique de l'endoderme stimule l'expression paternelle d'*Igf2* et l'expression maternelle d'*H19*. La RMD située entre le gène *Igf2* et le gène *H19* contient la région de méthylation d'empreinte qui conduit à la répression transcriptionnelle du gène *H19* paternel, mais autorise l'expression du gène *Igf2* paternel. Cette RMD est donc une frontière chromatinienne ouverte quand elle est méthylée (allèle 2 de la fig. 7.6c), autorisant la transcription du gène *Igf2* paternel, et fermée quand elle n'est pas méthylée (allèle 1 de la fig. 7.6c), interdisant la transcription du gène *Igf2* maternel. La

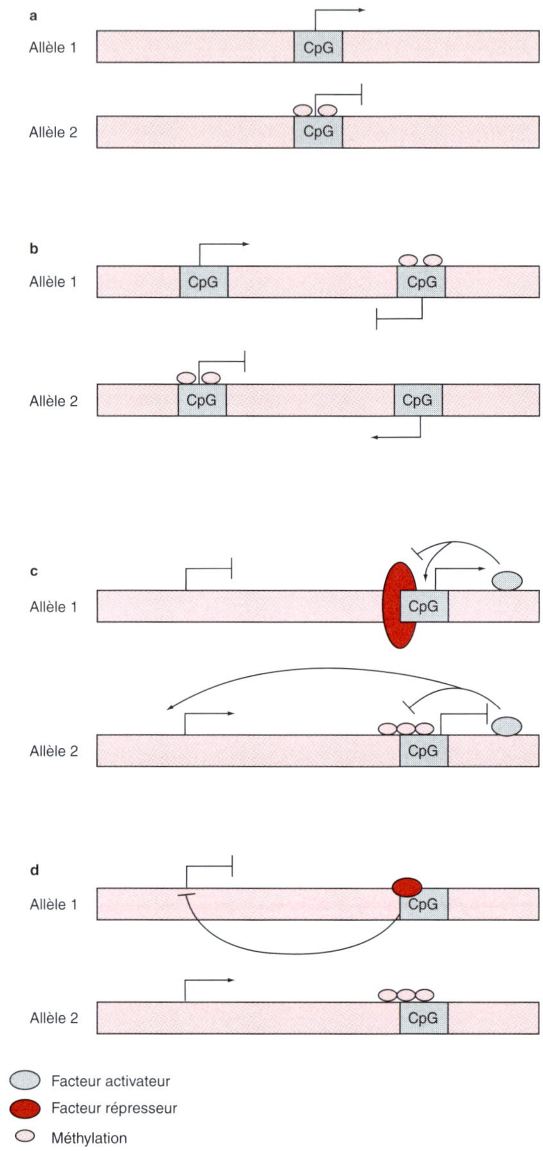

Fig. 7-6. Mécanismes de lecture des gènes soumis à empreinte.

a. Répression transcriptionnelle par la méthylation des îlots CpG ou du promoteur.

b. Régulation conjointe par des transcrits antisens et par la méthylation des îlots CpG ou du promoteur.

c. Régulation spécifique d'allèle de gènes voisins par méthylation différentielle au sein d'un îlot CpG. Sur l'allèle 1, le facteur de liaison à la séquence CCCTC (CTCF, disque rouge) se fixe sur l'allèle non méthylé, ce qui autorise l'expression du gène d'aval et bloque l'accès des facteurs activateurs d'aval (gris) aux séquences promotrices d'amont, conduisant à une répression transcriptionnelle du gène d'amont. L'absence de fixation du facteur CTCF sur l'allèle 2 méthylé autorise l'expression du gène d'amont, alors que le gène d'aval est réprimé.

d. Fixation de facteurs répresseurs (rouge) qui répriment le promoteur en *cis* sur l'allèle 1 non méthylé.

structure chromatinienne de cette RMD est ouverte sur l'allèle maternel non méthylé, ce qui permet à l'élément frontière CTCF (facteur protéique reconnaissant la séquence frontière CCCTC) de se lier à cet allèle maternel, mais pas à l'allèle paternel méthylé [8].

Silencers

Certains gènes soumis à empreinte ont des RMD méthylées sur l'allèle actif. Cette observation a conduit à penser que ces séquences d'ADN contiennent des *silencers* (séquences d'ADN inhibant en *cis* la transcription de gènes), qui sont inactivés lorsqu'ils sont méthylés, peut-être par l'exclusion de facteurs répresseurs (fig. 7.6d).

Les découvertes concernant les transcrits antisens, les séquences frontières et les silencers confortent l'idée que des séquences variées, dont certaines sont sous contrôle épigénétique, interagissent pour réguler l'expression de *clusters* de gènes soumis à empreinte.

ÉVOLUTION ET CONFLIT D'INTÉRÊT REPRODUCTIF

L'existence d'un mécanisme d'empreinte a été prouvée chez les mammifères euthériens (animaux à placenta), les marsupiaux et les plantes à fleurs. En revanche, chez les monotrèmes (mammifères non euthériens ovipares), ainsi que chez les autres vertébrés et les invertébrés, l'étude des embryons monoparentaux ou des gènes connus pour être soumis à empreinte chez d'autres organismes n'est pas à ce jour en faveur de l'existence d'une empreinte génomique parentale.

Physiologiquement, une proportion importante de gènes soumis à empreinte affecte *la croissance fœtale* d'une façon potentiellement antagoniste : *les gènes d'expression paternelle stimulent la croissance fœtale et les gènes d'expression maternelle répriment la croissance fœtale*. Ces observations ont conduit à considérer que le « conflit génétique pour les ressources maternelles » était le moteur de l'évolution de l'empreinte. Les gènes d'expression paternelle seraient sélectionnés pour extraire le maximum des ressources de la mère au bénéfice de la descendance, alors que les gènes d'expression maternelle tendraient à conserver ces ressources pour les répartir entre un plus grand nombre de descendants, ce qui optimiserait les performances reproductives de la mère.

Si certains gènes soumis à empreinte ont eu une évolution rapide dans cette « guerre des sexes », la rapidité d'évolution des protéines codées par les gènes soumis à empreinte n'est pas supérieure à celle des autres gènes. Les caractéristiques de l'empreinte elle-même semblent soumises à une plus grande variation entre les espèces. Bien que le statut de l'empreinte d'un nombre considérable de gènes soit identique chez la souris et chez l'homme, il existe quelques exceptions importantes. Par exemple, le gène *humain IGF2R* présente une expression dépendante de l'empreinte durant le développement embryonnaire précoce seulement, alors que le gène *murin* a une expression soumise à empreinte stable dans les tissus et au cours du développement embryonnaire. Il est donc possible que la régulation des gènes soumis à empreinte évolue rapidement ; ce phénomène pourrait contribuer aux mécanismes de spéciation des mammifères. Une telle évolution pourrait porter sur les modifications épigénétiques, mais également sur les séquences de régulation de la lecture de l'empreinte (*enhancers*, séquences frontières ou *silencers*).

EMPREINTE PARENTALE ET PATHOLOGIES HUMAINES

Parmi les pathologies les mieux caractérisées qui sont secondaires à des anomalies de l'empreinte parentale, nous aborderons le syndrome de Prader-Willi (SPW) et le syndrome d'Angelman (SA) — pour lesquels les anomalies responsables sont situées sur le chromosome 15q11-q13 —, le syndrome de Beckwith-Wiedemann (chromosome 11p15) et certaines tumeurs, de l'enfant et de l'adulte.

Syndrome de Prader-Willi et syndrome d'Angelman

• Phénotypes

Le SPW et le SA sont des affections qui comportent des anomalies du développement, des troubles du comportement et un déficit cognitif. Le *SPW* touche un enfant sur 15 000 environ. Les patients en période néonatale ont une hypotonie majeure, des troubles sévères de la succion et un retard de croissance staturo-pondéral. Après la première année de la vie, on observe une hyperphagie avec obésité sévère, puis un hypogonadisme, une petite taille, des extrémités courtes, un retard mental modéré et des troubles du comportement (fig. 7.7a).

Le *SA* concerne un enfant sur 20 000 environ ; les patients présentent une ataxie, un tremblement, une épilepsie, des troubles du sommeil, un retard moteur et mental sévère avec une absence de langage, une jovialité caractéristique et des accès de rire immotivés (fig. 7.7c).

• Mécanismes génétiques

Le SPW et le SA sont dus à des anomalies de la région 15q11-q13 (fig. 7.8), qui contient plusieurs gènes sou-

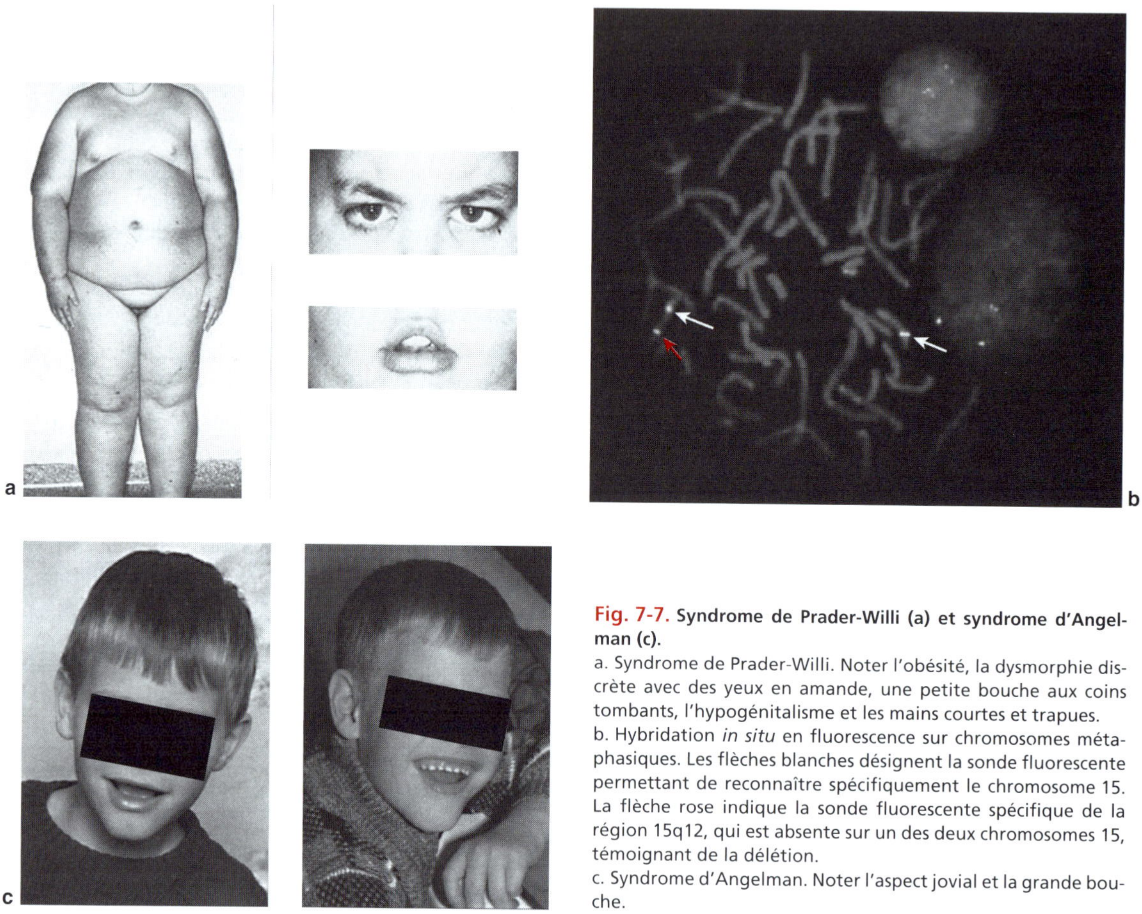

Fig. 7-7. **Syndrome de Prader-Willi (a) et syndrome d'Angelman (c).**
a. Syndrome de Prader-Willi. Noter l'obésité, la dysmorphie discrète avec des yeux en amande, une petite bouche aux coins tombants, l'hypogénitalisme et les mains courtes et trapues.
b. Hybridation *in situ* en fluorescence sur chromosomes métaphasiques. Les flèches blanches désignent la sonde fluorescente permettant de reconnaître spécifiquement le chromosome 15. La flèche rose indique la sonde fluorescente spécifique de la région 15q12, qui est absente sur un des deux chromosomes 15, témoignant de la délétion.
c. Syndrome d'Angelman. Noter l'aspect jovial et la grande bouche.

mis à empreinte parentale. Le SPW est dû à l'abolition de l'expression de certains gènes soumis à empreinte, normalement actifs sur le chromosome 15 d'origine paternelle ; le SA est causé essentiellement par l'abolition de l'expression du gène *UBE3A*, normalement actif sur le chromosome 15 d'origine maternelle.

▶ Grandes délétions chromosomiques

Les anomalies les plus fréquentes sont des grandes délétions de la région chromosomique 15q11-q13, qui intéressent le chromosome 15 d'origine paternelle chez les patients atteints d'un SPW (environ 70 % des cas de SPW) et le chromosome 15 d'origine maternelle dans le SA (environ 70 % des cas de SA).

▶ Disomies uniparentales

Les disomies uniparentales (DUP) maternelles sont fréquentes (25 % des cas) dans le SPW. Les DUP du chromosome 15q11-q13 d'origine paternelle sont rares ; elles conduisent au SA (2 % des cas de SA). *Ainsi, une contribution biparentale du chromosome 15q11-q13 est requise pour un développement normal et l'origine parentale d'une DUP conditionne le phénotype.*

▶ Mutations géniques

Dans le SA, près de 20 % des patients présentent une mutation ponctuelle du gène *UBE3A* d'origine maternelle. En revanche, aucune mutation ponctuelle n'a été observée à ce jour dans le SPW, ce qui suggère que l'absence d'expression de plusieurs gènes pourrait être nécessaire pour conduire au SPW, et/ou que des mutations ponctuelles d'un seul gène de la région correspondante donneraient lieu à des phénotypes non encore reconnus.

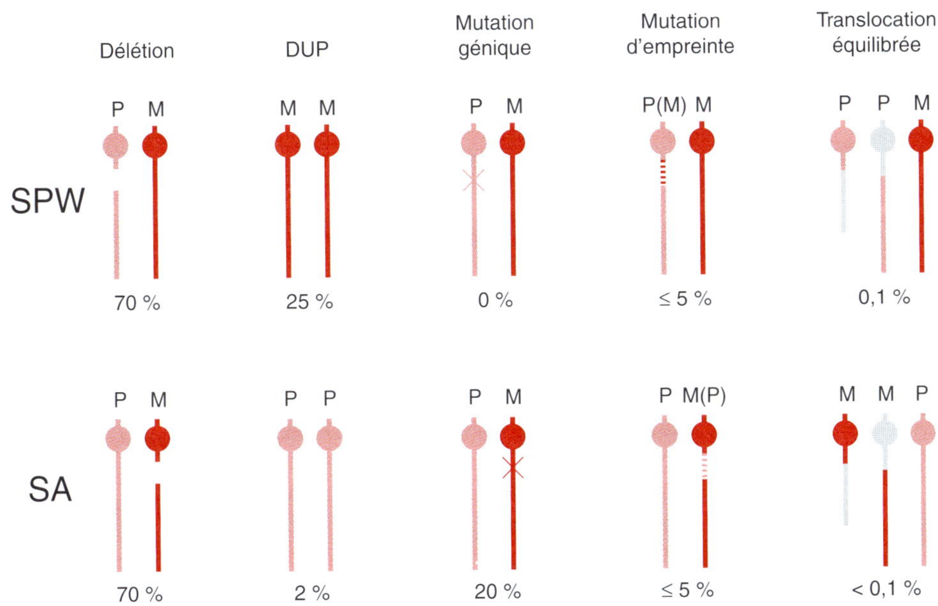

Fig. 7-8. Mécanismes moléculaires responsables du syndrome de Prader-Willi (SPW) et du syndrome d'Angelman (SA).
Les fréquences des délétions d'une part et des mutations d'empreinte d'autre part, sont voisines dans le SPW et dans le SA, alors que la DUP est plus fréquente dans le SPW que dans le SA, en raison du taux plus élevé de non-disjonctions maternelles. Il n'a pas été observé de mutations ponctuelles dans le SPW.
Abréviations : M, maternel (rouge) ; M (P), mutation du centre de l'empreinte conduisant à un épigénotype paternel fixé (absence de *switch* de l'empreinte, lignes roses horizontales) après passage par la lignée maternelle ; P, paternel (rose) ; P (M), mutation du centre de l'empreinte conduisant à un épigénotype maternel fixé (lignes rouges horizontales) après passage dans la lignée paternelle ; DUP, disomie uniparentale. Le chromosome distinct du chromosome 15, impliqué dans de rares translocations équilibrées, est indiqué en gris.

▸ Translocations chromosomiques

Dans le SPW, on observe, très rarement, une translocation apparemment équilibrée de la région 15q11-q13 ; dans ces cas, le mécanisme responsable du SPW pourrait faire intervenir une « disruption » de la structure chromatinienne.

▸ Mutations des centres de l'empreinte

Environ 5 % des patients atteints d'un SPW ou d'un SA ont hérité d'un chromosome 15 entier apparemment normal de chacun de leurs parents, mais ont une anomalie de la méthylation et de l'expression des gènes soumis à empreinte de la région 15q11-q13. Cette observation suggère que ces patients présentent une mutation qui conduit à une anomalie de l'apposition de l'empreinte elle-même (mutation d'empreinte).

Or, effectivement, de petites délétions comprenant soit le premier exon du gène *SNRNP* dans le SPW, soit situées en 5' du premier exon de ce gène dans le SA ont été mises en évidence. Ces microdélétions non chevauchantes définissent respectivement les centres de l'empreinte des SPW et SA. Dans le SPW, ces délétions sont observées sur le chromosome 15 paternel, alors qu'elles sont observées sur le chromosome 15 maternel dans le SA.

Un modèle propose que les délétions de ces centres de l'empreinte bloquent le changement (*switch*) d'« épigénotype » dans la lignée germinale [9]. Dans la lignée germinale paternelle, le chromosome délété d'origine grand-maternelle ne peut pas être déméthylé comme il devrait l'être et reste dans la situation d'un épigénotype maternel malgré le passage par une lignée paternelle, conduisant à un SPW. De façon symétrique, dans la lignée germinale maternelle, le chromosome délété grand-paternel ne peut pas être méthylé et adopte un épigénotype paternel malgré le passage par une lignée maternelle, conduisant à un SA (fig. 7.9).

Syndrome de Beckwith-Wiedemann

Le syndrome de Beckwith-Wiedemann (SBW) est caractérisé par une avance de croissance, une macrosplanchnie, et une prédisposition à la survenue de tumeurs embryonnaires pédiatriques. Ce syndrome est dû à diverses anomalies génétiques ou épigénétiques

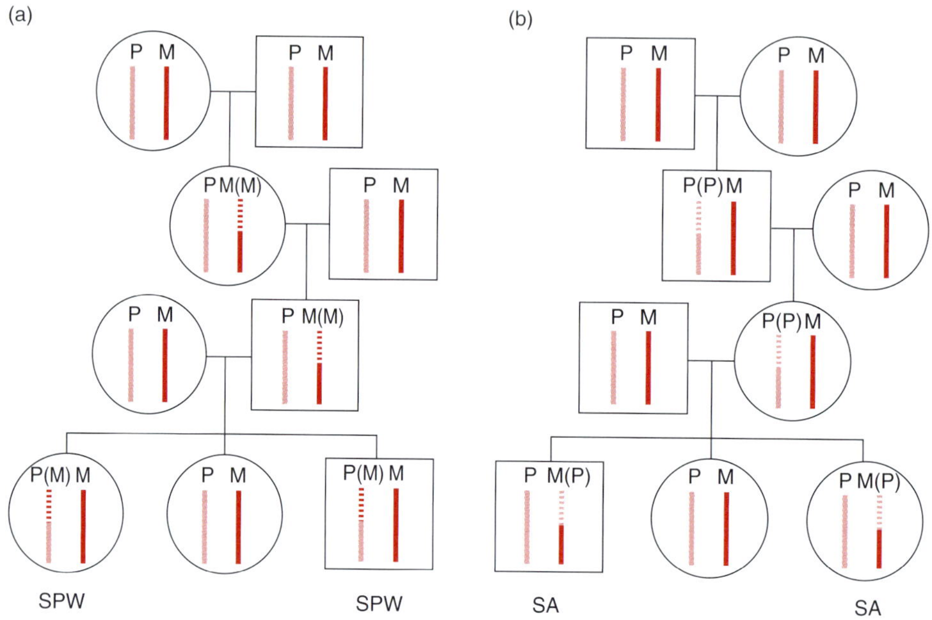

Fig. 7-9. Transmission des mutations d'empreinte : anomalie du *switch* de l'empreinte dans la lignée germinale parentale.
L'empreinte parentale (épigénotype) sur le chromosome 15 dans les cellules somatiques est indiquée dans les cercles (filles) et les carrés (garçons).
a. SPW : si une mutation d'empreinte survient dans la lignée germinale d'un ascendant féminin, elle fixe alors l'épigénotype féminin sur le chromosome (M (M)). La transmission par une mère de l'épigénotype féminin à la génération suivante conduit à un phénotype normal. Cependant, dans la lignée germinale d'un garçon, la mutation bloque l'effacement de l'empreinte maternelle, conduisant à la transmission d'un chromosome paternel avec une empreinte maternelle (P (M)). Par conséquent, 50 % des enfants auront deux chromosomes avec une empreinte maternelle et présenteront un SPW.
b. SA : l'empreinte paternelle fixée sur le chromosome d'un ancêtre masculin (P (P)) est transmise sans conséquence pathologique d'un père à son fils, mais dans la lignée germinale d'une fille, la mutation bloque le *switch* de l'épigénotype paternel. Celle-ci transmettra donc dans 50 % des cas un chromosome maternel ayant un épigénotype paternel (M (P)), conduisant à un SA.

qui touchent un *cluster* de gènes soumis à empreinte, situé dans une région d'environ 1 mégabase du chromosome 11p15. La région 11p15 est organisée en deux domaines qui sont sous le contrôle de centres de l'empreinte distincts.

- **Phénotype**

Le SBW est caractérisé par une avance de croissance pré- et postnatale, une macroglossie et des anomalies de fermeture de la paroi abdominale antérieure. De plus, on peut observer une organomégalie, des épisodes d'hypoglycémie, une hémihypertrophie, des anomalies génito-urinaires et, chez près de 5 % des enfants, des tumeurs embryonnaires (le plus souvent un néphroblastome). *Les cas sporadiques sont les plus fréquents, mais des formes familiales autosomiques dominantes existent (environ 15 % des cas).*

- **Gènes situés dans la région 11 p15**

Les gènes de la région 11p15 soumis à empreinte sont organisés en deux domaines (fig. 7.10) :

- le domaine 1 contient les gènes soumis à empreinte *IGF2* (*insulin-like growth factor 2*) et *H19*, et une région méthylée différentiellement (RMD1). Le gène *H19* est exprimé sur l'allèle maternel et code un ARN non traduit et le gène *IGF2* code un facteur de croissance exprimé sur l'allèle paternel. Une augmentation de l'expression du gène *IGF2* peut être observée en cas de duplication du chromosome 11p15 paternel, de disomie uniparentale paternelle du chromosome 11p15 et d'anomalie de la méthylation de la RMD1 ;
- le domaine 2 comprend six gènes connus comme soumis à empreinte, dont le gène *CDKN1C* (*p57^{KIP2}*), exprimé sur l'allèle maternel, qui code une protéine qui régule négativement la prolifération cellulaire. *TSSC3* (*IPL*), *SLC22A1L* (*IMPT1*) et *KCNQ1* sont également exprimés sur l'allèle maternel. Le gène *KCNQ1* code une protéine qui forme un canal potassium. L'intron 10 du gène *KCNQ1* contient une région méthylée différentiellement (RMD2). L'allèle

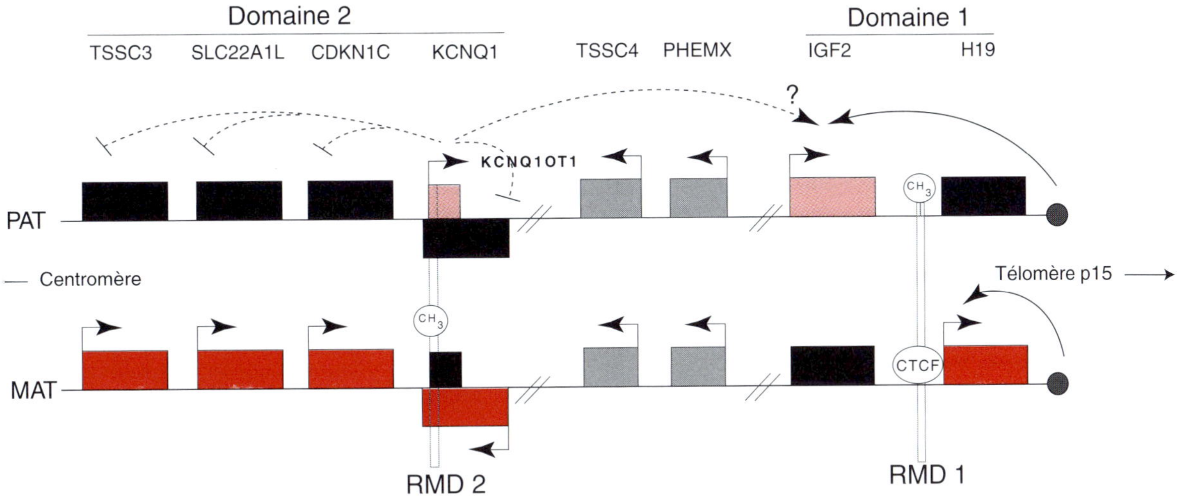

Fig. 7-10. Cluster de gènes soumis à empreinte parentale sur le chromosome 11p15.
Les gènes d'expression maternelle sont indiqués en rouge et les gènes d'expression paternelle sont représentés en rose. Les gènes dessinés en gris ne sont pas soumis à empreinte. Le sens de transcription des gènes est indiqué par des flèches. Les hachures symbolisent des régions non représentées. La méthylation des RMD 1 et 2 est indiquée par un cercle contenant un groupe méthyle (CH_3).

paternel n'est pas méthylé, ce qui permet l'expression paternelle du transcrit antisens *KCNQ1OT1* (*LIT1*). La méthylation maternelle de la RMD2 bloque l'expression de *KCNQ1OT1* et active l'expression des gènes *KCNQ1* et *CDKN1C*.

- **Mécanismes génétiques du SBW**

▶ Remaniements chromosomiques

Des remaniements chromosomiques sont observés dans 2 % des cas ; il s'agit de duplications, inversions ou translocations touchant la région distale du chromosome 11p. Les duplications touchent toujours le chromosome d'origine paternelle et les translocations et inversions concernent invariablement le chromosome d'origine maternelle.

▶ Disomies uniparentales partielles

Dans environ 20 % des cas sporadiques, on met en évidence une isodisomie uniparentale (DUP) paternelle de la région 11p15, toujours en mosaïque (qui résulte d'une recombinaison post-zygotique).

▶ Mutations géniques

Dans les formes familiales de SBW, le risque pour les descendants dépend du sexe du parent transmetteur : la pénétrance de la maladie est en effet beaucoup plus élevée en cas de transmission maternelle. Des mutations germinales du gène *CDKN1C* ont été identifiées chez des patients présentant un SBW familial (40 % des cas) ou sporadique (5 % des cas). Ces mutations pourraient conduire à une perte de l'inhibition du cycle cellulaire. Le gène *CDKN1C* est majoritairement exprimé sur l'allèle d'origine maternelle, ce qui concorde avec le fait que les mutations de ce gène conduisant à un SBW sont essentiellement d'origine maternelle.

▶ Anomalies de l'empreinte de la région 11p15

- L'anomalie épigénétique la plus fréquemment mise en évidence dans le SBW (50 % des cas) est la perte de la méthylation maternelle de la RMD2, associée à la perte de l'empreinte maternelle du gène *KCNQ1OT1*.
- L'expression de l'allèle maternel du gène *IGF2*, normalement silencieux, survient dans plus de 25 % des cas de SBW, mais l'origine de ce phénomène reste inconnue à ce jour.

Dans certains cas de SBW, on peut mettre en évidence une perte de la méthylation d'empreinte maternelle de la RMD2 et du gène *KCNQ1OT1*, mais également du gène *IGF2*, ce qui pourrait suggérer l'existence d'interactions entre les deux domaines de la région 11p15 soumis à empreinte.

Pathologie tumorale

- Les gènes soumis à empreinte étant fonctionnellement haploïdes, l'inactivation de l'exemplaire actif d'un gène suppresseur de tumeur soumis à empreinte peut conduire à un risque élevé de cancer, car l'inactivation de ce seul allèle suffit à entraîner la perte de la fonction suppresseur de tumeur. Or, des anomalies de l'empreinte parentale touchant des régions contenant des gènes suppresseurs de tumeurs ont effectivement été impliquées dans le développement de cancers : le neuroblastome (délétion de la région chromosomique 1p36 d'origine maternelle ou du chromosome 2 d'origine paternelle), la leucémie aiguë myéloblastique (chromosome 7 paternel), le néphroblastome (chromosome 11p15 maternel), l'ostéosarcome (chromosome 13 maternel), les tumeurs du glomus (régions chromosomiques 11q13 et 11q22.3-q23.3 paternelles).

- Dans le SBW, la dérégulation de protéines jouant un rôle dans le cycle cellulaire et de facteurs de croissance semble être fortement associée au risque de survenue de tumeurs embryonnaires. En effet, les enfants SBW qui présentent un néphroblastome ont le plus souvent des altérations épigénétiques du domaine 1 de la région 11p15. Dans le cas des rhabdomyosarcomes et des hépatoblastomes, des anomalies épigénétiques du domaine 2 de la région 11p15 ont été identifiées.

ÉPIMUTATIONS, CLONAGE ET REPROGRAMMATION

Épimutations

Tout comme les mutations géniques altèrent l'ADN, les épimutations altèrent la méthylation de l'ADN ou la conformation chromatinienne. Les épimutations touchant les gènes soumis à empreinte peuvent conduire soit à une expression bi-allélique (relaxation d'empreinte), soit à une absence d'expression. La fréquence de ces épimutations dans la lignée germinale ou durant le développement somatique reste inconnue à ce jour.

Les épimutations observées dans le SBW et dans les SPW/SA surviennent dans la lignée germinale par défaut de l'effacement de l'empreinte grand-parentale ou par défaut d'apposition de l'empreinte parentale. À l'inverse, la méthylation aberrante du gène *H19* maternel, observée dans le néphroblastome isolé, est somatique (accident causal survenu pendant le développement embryonnaire précoce).

Clonage

Le clonage reproductif de divers mammifères a été effectué récemment par l'utilisation du noyau de cellules différenciées de donneur.

- Les profils d'expression des gènes, et probablement aussi les caractéristiques épigénétiques, sont vraisemblablement reprogrammés quand les noyaux des cellules somatiques sont introduits dans les ovocytes énucléés. Le fait que le clonage soit très peu efficace, et que la grande majorité des clones meurent pendant le développement, pourrait indiquer que le procédé de reprogrammation a été, dans ces cas, inefficace.
- De plus, les animaux clonés ont fréquemment des défauts très évocateurs d'une dérégulation des gènes soumis à empreinte, hypertrophie placentaire et fœtale puis mort périnatale, ce qui suggère que les cellules somatiques du donneur pourraient y avoir des profils d'empreinte aberrants ou que la reprogrammation interférerait avec la maintenance correcte de l'empreinte.
- Enfin, l'observation surprenante de la réversibilité par clonage de certains caractères du vieillissement de la cellule conduit à supposer qu'un mécanisme important des processus de vieillissement pourrait être l'acquisition somatique de modifications épigénétiques.

PERSPECTIVES

Il est intéressant de considérer l'empreinte génomique parentale chez les mammifères à partir de plusieurs points de vue, incluant les mécanismes de son apposition, ses conséquences phénotypiques et sa signification en termes d'évolution. Les années à venir verront certainement des développements passionnants dans tous ces domaines.

- Des avancées pourraient être effectuées grâce aux comparaisons de séquences de régions soumises à empreinte chez différentes espèces de mammifères, chez les marsupiaux et chez d'autres vertébrés qui ne possèdent apparemment pas de mécanisme d'empreinte.
- Ceci pourrait apporter des précisions sur l'évolution de l'organisation des *clusters* de gènes soumis à empreinte et pourrait permettre d'identifier des régions conservées ayant un rôle de régulation.
- Leur fonction pourrait alors être étudiée par des expériences d'inactivation ciblée conditionnelle, en fonction des étapes du développement et du tissu considéré. Les fonctions des séquences de régulation pourraient dépendre de complexes protéiques impliquant des facteurs chromatiniens et des méthyltransférases, et de tels complexes pourraient être analysés grâce à des approches protéomiques.
- Quand l'ensemble des gènes soumis à empreinte seront identifiés, des expériences d'inactivation ciblée fourniront des informations importantes, en particulier sur les interactions entre leurs produits dans les voies physiologiques.

Ainsi, si de nombreuses questions sur la biologie de l'empreinte subsistent, certaines d'entre elles trouveront certainement des réponses dans un avenir proche.

RÉFÉRENCES BIBLIOGRAPHIQUES

[1] SURANI MA, BARTON SC, NORRIS ML. Development of reconstituted mouse eggs suggests imprinting of the genome during gametogenesis. *Nature,* 1984 ; 308 : 548-550.

[2] MCGRATH J, SOLTER D. Completion of mouse embryogenesis requires both the maternal and paternal genomes. *Cell,* 1984 ; 37 : 179-183.

[3] LI E, BEARD C, JAENISCH R. Role for DNA methylation in genomic imprinting. *Nature,* 1993 ; 366 : 362-365.

[4] NEUMANN B, KUBICKA P, BARLOW DP. Characteristics of imprinted genes. *Nat Genet,* 1995 ; 9 : 12-13.

[5] KITSBERG D, SELIG S, BRANDEIS M *et al.* Allele-specific replication timing of imprinted gene regions. *Nature,* 1993 ; 364 : 459-463.

[6] OKANO M, BELL DW, HABER DA, LI E. DNA methyltransferases Dnmt3a and Dnmt3b are essential for de novo methylation and mammalian development. *Cell,* 1999 ; 99 : 247-257.

[7] SIMON I, TENZEN T, REUBINOFF BE, HILLMAN D, MCCARREY JR, CEDAR H. Asynchronous replication of imprinted genes is established in the gametes and maintained during development. *Nature,* 1999 ; 401 : 929-932.

[8] SCHOENHERR CJ, LEVORSE JM, TILGHMAN SM. CTCF maintains differential methylation at the Igf2/H19 locus. *Nat Genet,* 2003 ; 33 : 66-69.

[9] BUITING K, SAITOH S, GROSS S, DITTRICH B, SCHWARTZ S, NICHOLLS RD, HORSTHEMKE B. Inherited microdeletions in the Angelman and Prader-Willi syndromes define an imprinting centre on human chromosome 15. *Nat Genet,* 1995 ; 9 : 395-400.

Pour toutes questions concernant ce chapitre, joindre le Pr. Patrick Edery, CHU de Lyon.
E-mail : patrick.edery@chu-lyon.fr

II

GÉNÉTIQUE CHROMOSOMIQUE

8

Types, fréquences et mécanismes de formation des anomalies chromosomiques

- Anomalies chromosomiques
- Anomalies de nombre
- Anomalies de structure

Les anomalies constitutionnelles sont présentes dès la conception ou se forment lors des premières divisions du zygote. On distingue classiquement les anomalies de nombre, qui résultent d'une anomalie de la fécondation ou d'une mauvaise répartition des chromosomes lors d'une division cellulaire, et les anomalies de structure, qui impliquent une ou plusieurs cassures chromosomiques suivies d'un recollement anormal.

Les données dont on dispose pour apprécier la fréquence des anomalies constitutionnelles sont en majorité antérieures à l'apparition des techniques d'identification par bandes des chromosomes et sous-évaluent de ce fait le nombre des anomalies de structure.

L'existence d'une très forte sélection de la conception à la naissance est évidente. Cette sélection porte essentiellement sur les anomalies des autosomes, à l'exception de la monosomie X. Dans les avortements du premier trimestre, qui représentent 15 % des grossesses reconnues, la proportion d'anomalies chromosomiques est de 60 %. Elle n'est plus que de 5 % dans les avortements tardifs et chez les enfants mort-nés. À la naissance 0,6 à 0,9 % des enfants vivants sont porteurs d'une anomalie chromosomique. La nature des anomalies observées est particulière à chacune de ces populations (tableaux 8-I et 8-II). Les anomalies de nombre les plus fréquentes à la naissance sont les caryotypes 47,XXX, 47,XXY et 47,XYY (environ un pour 1 000 naissances du sexe concerné) pour les gonosomes et les trisomies, surtout du 21 (1,4 pour 1 000 dont 1,2 de trisomie 21) pour les autosomes. Les anomalies de structure les plus fréquentes sont les translocations équilibrées robertsoniennes (0,9 pour 1 000) et réciproques (0,9 à 1,4 pour 1 000) ; les anomalies de structure non équilibrées sont relativement peu fréquentes dans la population générale mais sont retrouvées majoritairement chez les enfants polymalformés avec retard mental.

Tableau 8-I. Anomalies chromosomiques observées à la naissance

Le nombre de nouveau-nés étudiés est d'environ 70 000. L'utilisation d'un marquage en bandes de résolution moyenne fait passer cette fréquence à 9 p. 1 000 dont 5 p. 1 000 de remaniements équilibrés.

Anomalie chromosomique	Incidence p. 1 000 nouveau-nés (sans bandes)
Aneuploïdies (y compris mosaïques)	
Chromosomes sexuels	2,03 dont :
sexe masculin	2,53
sexe féminin	1,50
Autosomes	1,45 dont :
tri 21	1,21
Anomalies de structure	
Équilibrées	2,12 dont :
t. robertsoniennes	0,99
t. réciproques	0,91
inversions	0,22
Non équilibrées	0,62 dont :
t. robertsoniennes	0,06
Total	6,22

t : translocation.

Des anomalies acquises, clonales, sont fréquemment observées dans les hémopathies malignes et les tumeurs solides. Les caryotypes observés sont souvent

Tableau 8-II. Anomalies chromosomiques observées dans les avortements spontanés (environ 60 % des avortements du premier trimestre)

Anomalie chromosomique	%
Trisomies	52
45,X	18
Triploïdies	17
Tétraploïdies	6
Autres	7

plus complexes que pour les anomalies constitutionnelles car les facteurs sélectifs ne sont pas les mêmes.

ANOMALIES DE NOMBRE

Par définition, les anomalies de nombre affectent le nombre des chromosomes et non leur structure qui demeure normale. Elles peuvent être homogènes, présentes dans toutes les cellules de l'organisme, ou en mosaïque. Lorsqu'elles sont homogènes elles résultent le plus souvent d'une non-disjonction méiotique et peuvent se traduire par une trisomie (présence d'un chromosome normal surnuméraire) ou une monosomie (perte d'un chromosome). On parle alors d'*aneuploïdie*.

Une *non-disjonction* est définie par le fait que deux chromosomes migrent vers le même pôle lors de l'anaphase et passent ensemble dans la même cellule fille, au lieu de migrer chacun dans une cellule fille. Cette non-disjonction peut se produire lors d'une division méiotique maternelle ou paternelle. Elle peut concerner deux chromosomes homologues, lors de la première division méiotique, ou deux chromatides sœurs. Dans le premier cas, le gamète reçoit un chromosome de chacun des parents (maternel *et* paternel) et dans le second deux exemplaires d'un même chromosome parental (maternel *ou* paternel). Ces deux copies ne seront cependant pas génétiquement identiques du fait des recombinaisons qui se produisent en début de méiose.

L'étude des polymorphismes de l'ADN permet dans la majorité des cas de distinguer entre les différentes possibilités (fig. 8-1 et tableau 8-III) et a montré le rôle majeur des non-disjonctions d'origine maternelle (tableau 8-IV). L'âge maternel est le principal facteur étiologique favorisant les non-disjonctions.

Les trisomies autosomiques les plus susceptibles d'être observées à la naissance sont les trisomies 21, 18 et 13 et la trisomie 8 en mosaïque. Les trisomies des chromosomes sexuels sont très fréquentes, et portent aussi bien sur l'X que sur l'Y : 47,XXX ; 47,XXY ; 47,XYY. On peut également voir des anomalies de nombre plus importantes : 48,XXXX, etc.

Les monosomies autosomiques sont rarement observées à la naissance du fait, sans doute, de leur élimination dès les premiers stades de la vie embryonnaire. Pour ce qui concerne les chromosomes sexuels, la monosomie X est responsable du syndrome de Turner.

Les anomalies de nombre en *mosaïque* sont particulièrement fréquentes dans le cas des chromosomes sexuels. Elles sont caractérisées par la présence d'au moins deux clones différents et résultent d'une non-disjonction post-zygotique. Le zygote d'origine peut être porteur d'une anomalie de nombre. Dans ce cas, la correction d'une monosomie ou d'une trisomie peut être à l'origine d'une disomie uniparentale (fig. 8-2).

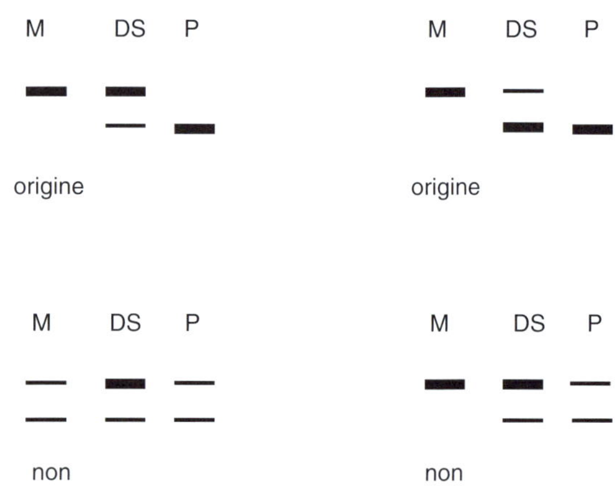

Fig. 8-1. Identification de l'origine parentale pour un marqueur bi-allélique.
M : mère ; P : père ; DS : (Down's syndrome) enfant trisomique.

Tableau 8-III. Identification du moment de survenue de la non-disjonction dans les trisomies
Le statut des marqueurs plus distaux dépend de la survenue de crossing-over.

Marqueur	Parent d'origine	Enfant trisomique	Stade d'origine	Mécanisme
Centromérique	Hétérozygote	Hétérozygote (NR)	MI	Non-disjonction des homologues
Centromérique	Hétérozygote	Homozygote (R)	MII	Non-disjonction des chromatides sœurs

R : réduit à l'homozygotie ; NR : non réduit à l'homozygotie ; MI : 1re division de la méiose ; MII : 2e division de la méiose.

Tableau 8-IV. Origine parentale prédominante dans les anomalies de nombre
La majorité des trisomies autosomiques sont d'origine méiotique maternelle.

	Mat.	MI	MII	Pat.
Trisomie 21	93 %	75 %		
Trisomie 13	88 %			
Trisomie 14	83 %			
Trisomie 15	88 %			
Trisomie 18	93 %		60 %	
Trisomie 16	~100 %	~ 100 %		
47,XXX	90 %	75 %		
47,XXY	53 %			47 %
47,XYY				100 %
45,X				80 %

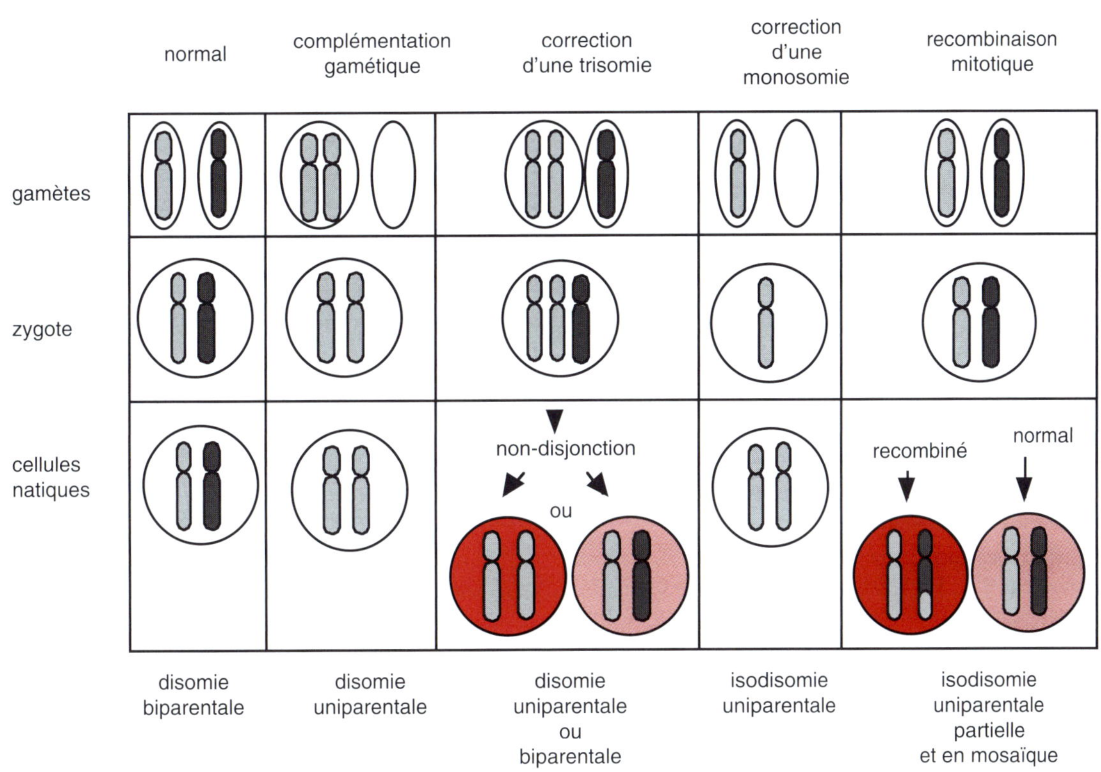

Fig. 8-2. **Mécanismes de formation des disomies uniparentales.**

Les mosaïques dérivent d'un zygote unique alors que les chimères dérivent de deux zygotes et peuvent être dues à des accidents de la fécondation proprement dite, tels que la double fécondation.

Les *polyploïdies* correspondent à un nombre anormal de lots haploïdes entiers. La plus fréquente est la triploïdie, caractérisée par la présence de trois lots haploïdes de chromosomes : 69,XXX ou XXY ou XYY. Les triploïdies sont dues à des accidents de la fécondation.

ANOMALIES DE STRUCTURE

Les anomalies de structure sont la conséquence de cassures chromosomiques suivies par un ou plusieurs recollements anormaux. Par définition, les trisomies et monosomies partielles résultent de remaniements de structure.

Les anomalies de structure peuvent affecter un chromosome ou deux chromosomes, homologues ou non homologues, parfois davantage.

Elles peuvent être équilibrées ou non équilibrées. Les anomalies équilibrées n'entraînent pas de déséquilibre du matériel chromosomique et n'ont habituellement pas d'effet phénotypique. Une situation très particulière est celle où la cassure en interrompant un gène entraîne une maladie génétique correspondante.

Les anomalies équilibrées peuvent entraîner, lors de la méiose, la formation de gamètes déséquilibrés donnant des zygotes anormaux, ce qui se traduira par la survenue d'avortements ou par la naissance d'enfants porteurs d'anomalies congénitales. Les anomalies non équilibrées peuvent survenir *de novo* (délétions, translocations non équilibrées *de novo*, etc.) ou être la conséquence d'un remaniement parental équilibré.

Aberrations portant sur un chromosome

• Délétions (del)

Elles résultent d'une cassure chromosomique avec perte du segment distal (délétion terminale) ou de deux cassures sur un même bras chromosomique avec perte du segment intercalaire (délétion intercalaire) (fig. 8-3a(a)). Les délétions terminales supposent un mécanisme de restitution d'un télomère pour assurer la stabilisation du chromosome.

Les délétions surviennent le plus souvent *de novo*. Une minorité (10 à 15 %) résulte de la malségrégation d'un remaniement parental équilibré ; elles s'accompagnent généralement dans ce cas d'une trisomie pour un autre chromosome (duplication/déficience).

• Chromosomes en anneau (r)

Ils résultent d'une cassure à chaque extrémité d'un chromosome suivie d'un recollement avec perte des segments distaux (fig. 8-3a(b)). Les structures en anneau sont assimilables à une double délétion, mais les échanges mitotiques entre chromatides sœurs engendrent des dérivés complexes avec duplication/déficiences, ce qui complique l'interprétation du phénotype.

• Inversions (inv)

Elles sont dues à deux cassures sur le même chromosome, suivies de recollement après inversion du segment intermédiaire (fig. 8-3a(c)). Elles sont dites péricentriques si le centromère est compris dans le segment intermédiaire. Elles sont dites paracentriques si les deux cassures se sont produites sur le même bras chromosomique.

Ces inversions sont des remaniements équilibrés mais elles entraînent au moment de la méiose des difficultés d'appariement. Il y a le plus souvent formation d'une boucle d'appariement. La survenue d'une recombinaison dans le segment inversé entraîne la formation de gamètes anormaux par duplication/déficience.

Ces duplications/déficiences portent sur les segments distaux par rapport aux points de cassure (fig. 8-4). Plus ces segments sont grands, plus grande est la létalité ; le risque de voir naître un enfant malformé viable est alors très faible. Pour les inversions paracentriques (fig. 8-5), les segments en duplication/déficience incluent le centromère : les chromosomes recombinés seront dicentriques ou monocentriques, et donc peu susceptibles de donner un zygote viable.

• Isochromosomes (i)

Un isochromosome est un chromosome anormal formé de deux bras longs ou de deux bras courts d'un même chromosome avec perte de l'autre bras (fig. 8-3a(d)). Il peut être monocentrique ou dicentrique selon le mécanisme de formation. L'isochromosome le plus souvent rencontré est l'isochromosome pour le bras long de l'X qui constitue une variante cytogénétique du syndrome de Turner.

Un isochromosome peut remplacer un chromosome normal, ou coexister avec les deux chromosomes normaux de la même paire réalisant alors une tétrasomie pour le bras dupliqué.

• Duplications intrachromosomiques (dup)

Ce sont des remaniements rares aboutissant à des trisomies pures. Les duplications chromosomiques peuvent se produire, soit en tandem, soit en miroir (fig. 8-3a(e)). Les duplications en miroir terminales s'accompagnent généralement de la perte de l'extrémité distale du chromosome (duplication/déficience) (fig. 8-3a(f)).

• Petits chromosomes surnuméraires (mar)

Ces petits éléments posent le problème de leur contenu génétique. Leurs conséquences cliniques seront très variables en fonction de celui-ci.

Aberrations portant sur deux chromosomes

Il s'agit essentiellement de translocations. Une translocation est caractérisée par deux cassures sur deux chromosomes différents, le plus souvent non homologues,

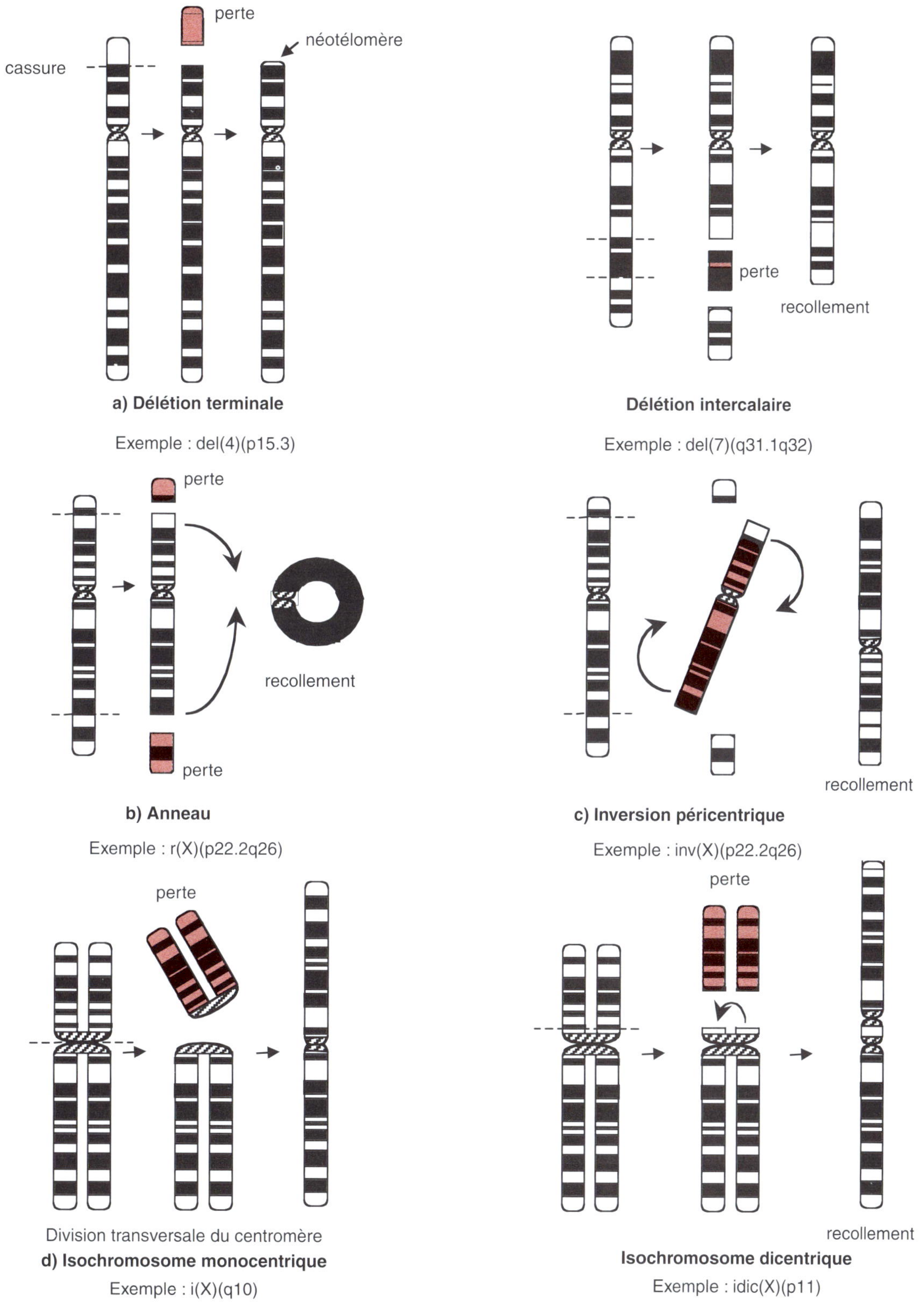

Fig. 8-3a. Principaux mécanismes d'apparition des anomalies de structure.

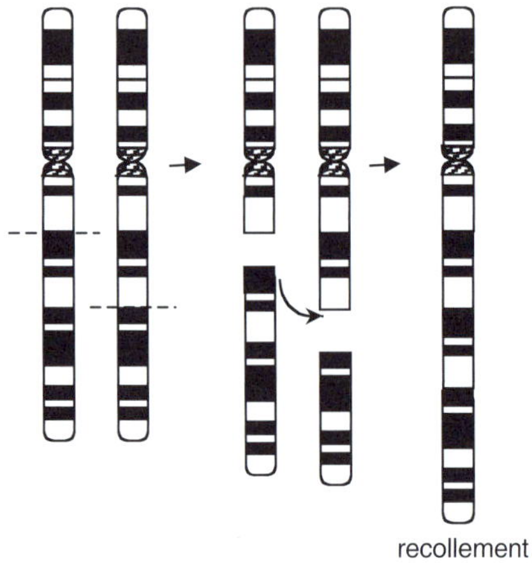

e) Duplication en tandem
Exemple : dup(7)(q21q31)

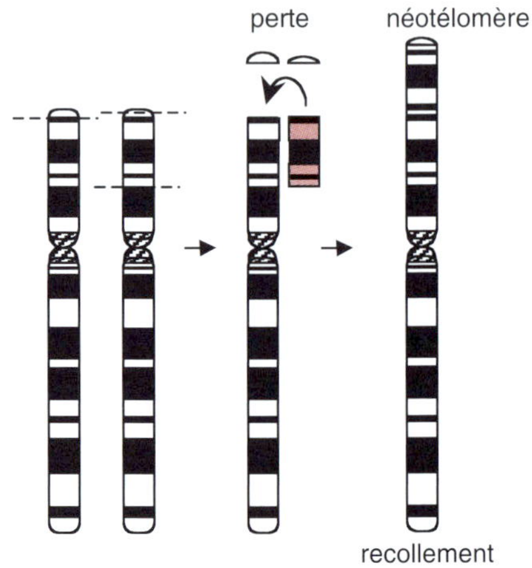

f) Duplication terminale en miroir
Exemple : inv dup(8)(p23p21)

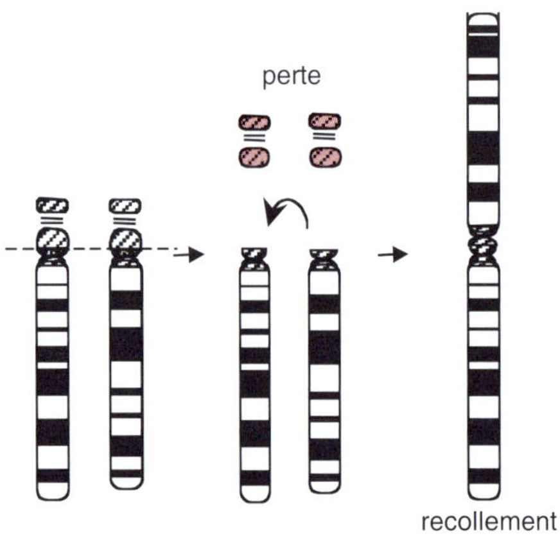

g) Translocation robertsonienne
Exemple :rob(13;14)(q10;q10)

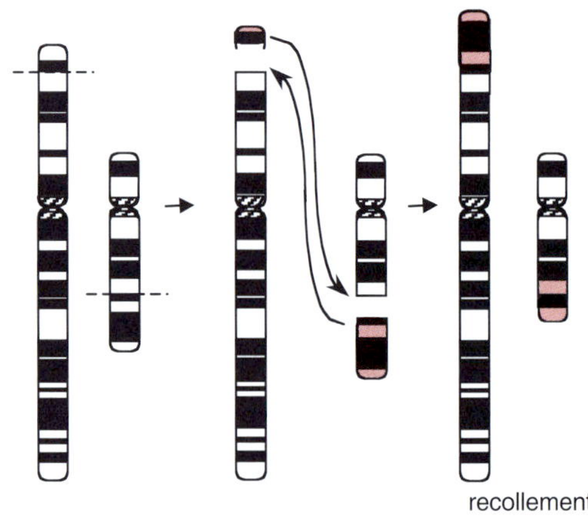

h) Translocation réciproque
Exemple : t(6;18)(p24;q21.2)

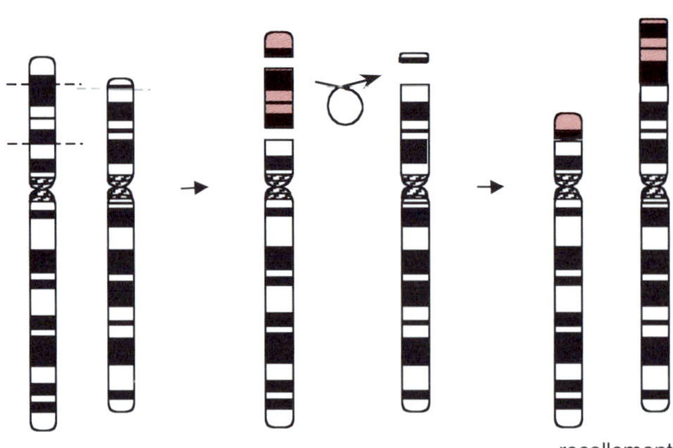

i) Insertion inversée
Exemple : inv ins(8;7)(p23.2;p21p14)

Fig. 8-3b. (suite).

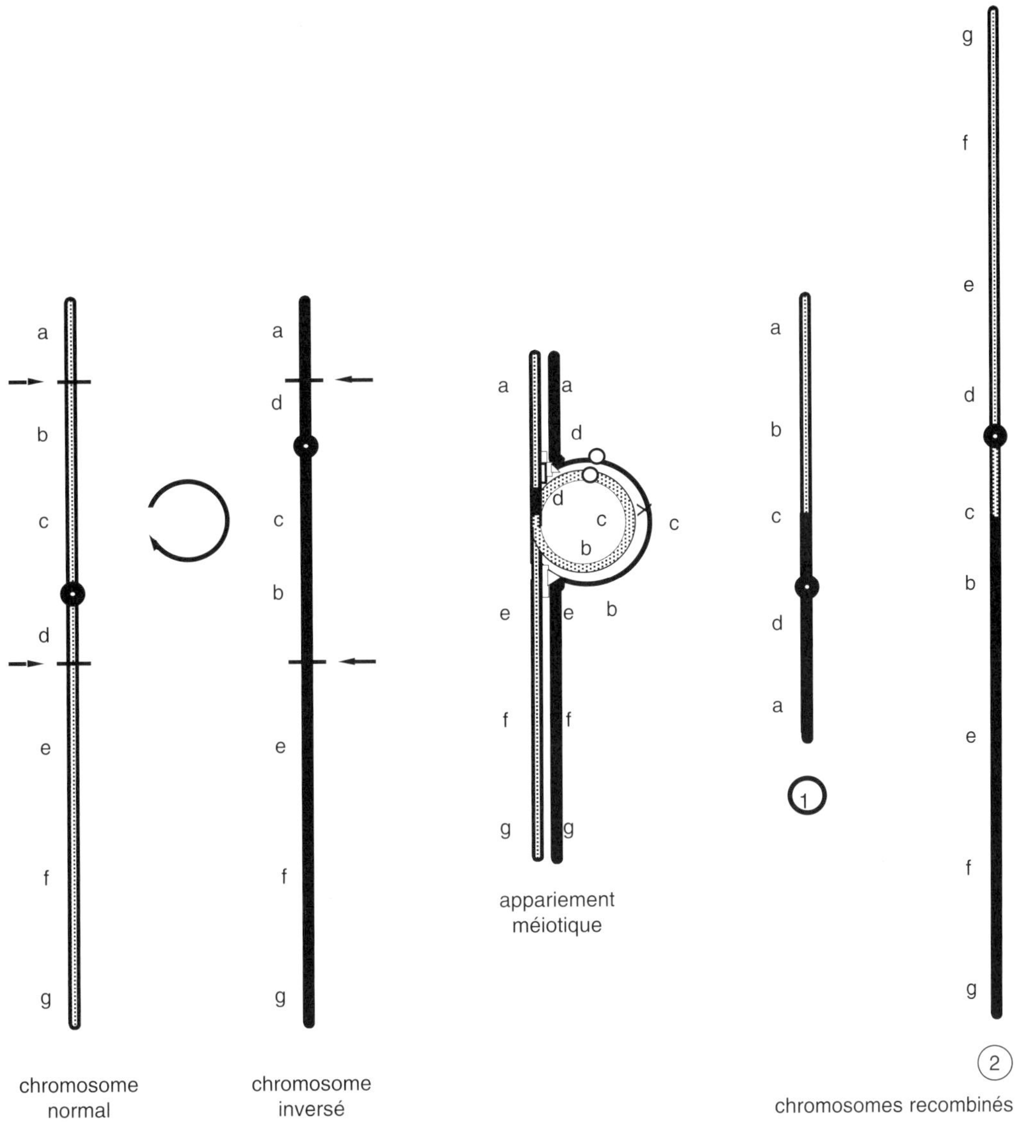

Fig. 8-4. Inversion péricentrique ; exemple : inv (11) (p14q13).
Les chromosomes peuvent être transmis tels quels : normal ou inversé. En cas d'échange dans le segment inversé, deux recombinants sont formés :
1. rec (11) dup (11p) inv (11) (p14q13), [dup (a), del (efg)] ;
2. rec (11) dup (11q) inv (11) (p14q13), [dup (efg), del (a)].

et recollement après échange des segments distaux. On distingue deux formes majeures de translocation : les translocations *robertsoniennes* et les translocations *réciproques*. Ces translocations peuvent être équilibrées ou non équilibrées. Elles peuvent survenir *de novo* ou être transmises.

Les *insertions* sont plus rares. Elles résultent de deux cassures sur un bras chromosomique avec insertion du segment intercalaire au niveau d'un troisième point de cassure en un point quelconque du génome.

• Translocations robertsoniennes (rob)

Elles se produisent entre chromosomes acrocentriques (13, 14, 15, 21 et 22) par fusion centrique ou, le plus souvent, par cassures dans les régions juxtacentromériques (fig. 8-3b(g)). Les translocations robertsoniennes entraînent la perte apparente d'un centromère et donc un caryotype à 45 chromosomes dans leur forme équilibrée. La perte du bras court des chromosomes transloqués n'a pas d'effet phénotypique. Il existe lors de la méiose un risque de formation

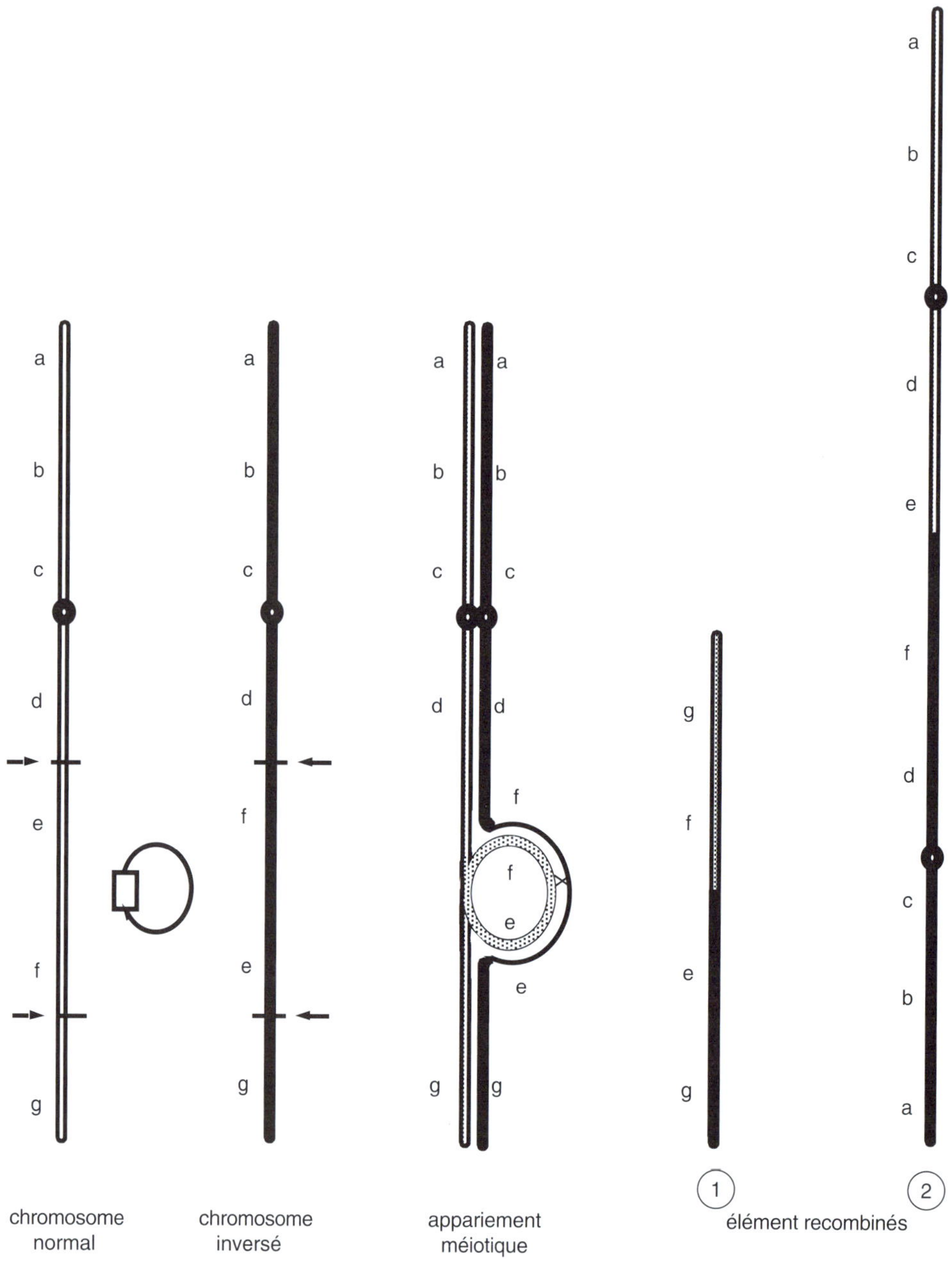

Fig. 8-5. **Inversion paracentrique ; exemple : inv (7) (q21q32).**
Les chromosomes peuvent être transmis tels quels : normal ou inversé. En cas d'échange dans le segment inversé, deux recombinants sont formés :
1. acentrique, [dup (g), del (abcd)] ;
2. dicentrique, [dup (abcd), del (g)].

de gamètes déséquilibrés donnant des zygotes trisomiques ou monosomiques pour la totalité d'un chromosome (fig. 8-6). Les translocations robertsoniennes sont responsables de la majorité des formes familiales de trisomie 21 et 13. Lorsque deux acrocentriques homologues sont impliqués, seuls des gamètes déséquilibrés peuvent être formés ; les polymorphismes de l'ADN montrent qu'il s'agit le plus souvent d'isochromosomes et non de translocations robertsoniennes proprement dites.

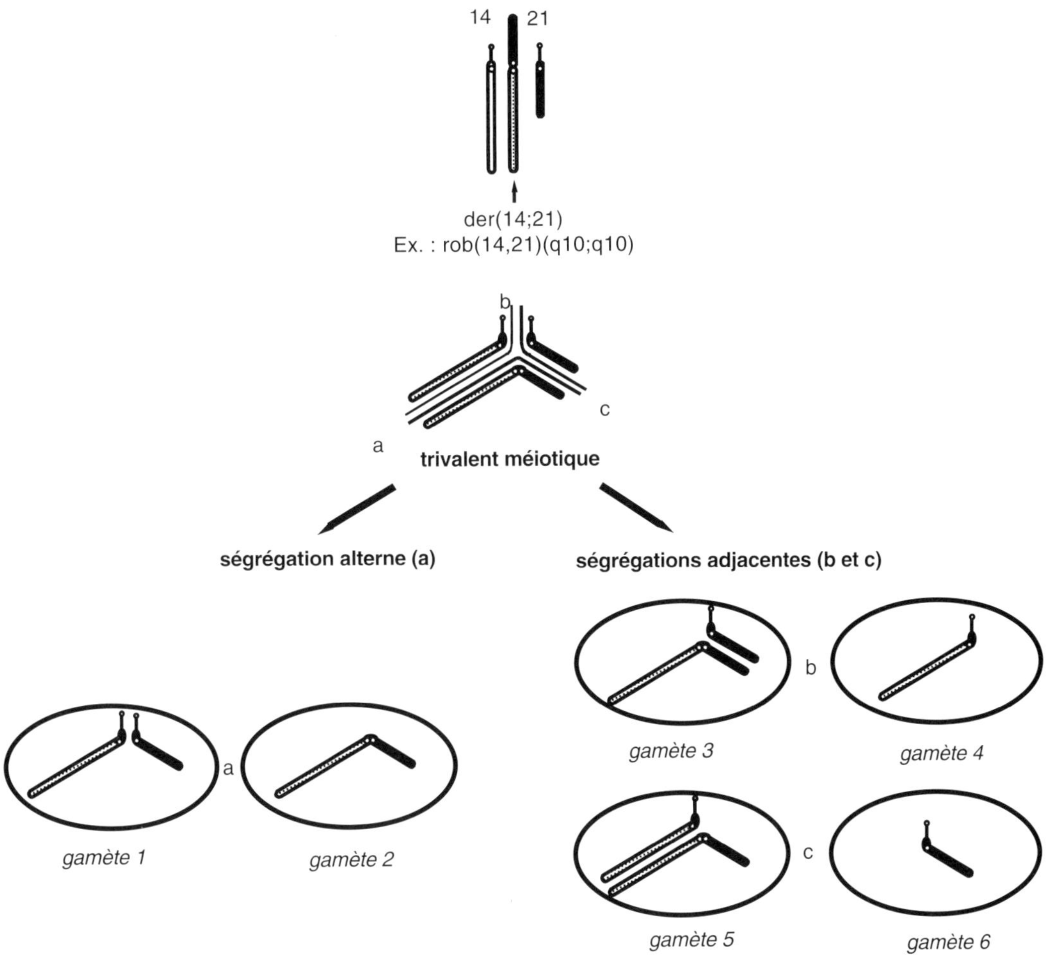

gamètes		**zygote**	**génération suivante**
gamètes 1 :	normal	normal	pas de risque particulier
gamète 2 :	équilibré	équilibré	risques spécifiques
gamète 3 :	disomie 21	trisomie 21	
gamète 4 :	nullosomie 21	monosomie 21 *avortement*	
gamète 5 :	disomie 14	trisomie 14 *avortement*	
gamète 6 :	nullosomie 14	monosomie 14 *avortement*	

Fig. 8-6. Translocation robertsonienne.

• Translocations réciproques (t)

Ces translocations sont dues à des échanges de segments chromosomiques entre deux chromosomes, les points de cassure s'étant produits ailleurs que dans les régions juxtacentromériques des acrocentriques (fig. 8-3b(h)).

Les porteurs d'une translocation réciproque équilibrée peuvent former des gamètes normaux ou équilibrés par ségrégation méiotique de type alterne — qui est la plus fréquente. Des gamètes non équilibrés peuvent résulter d'un des trois types de ségrégation suivants (fig. 8-7 et 8-8) :

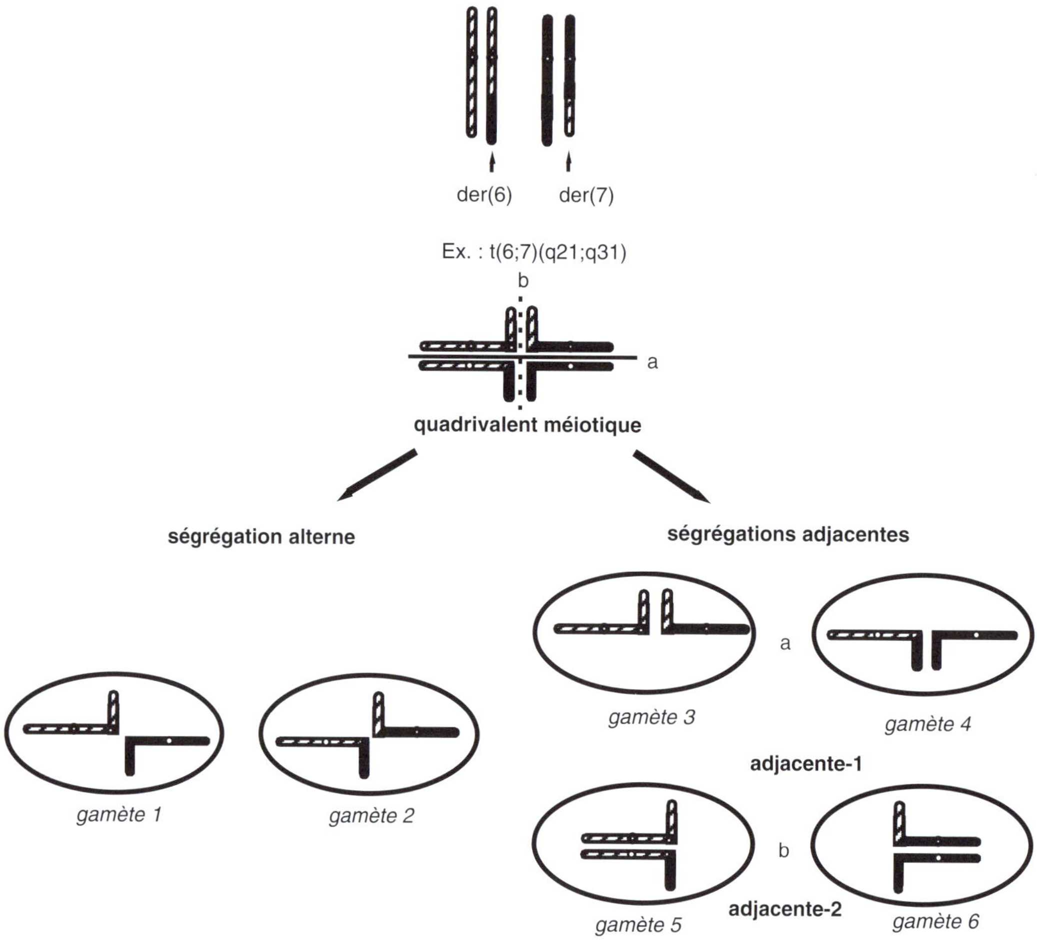

gamètes		**zygote**	**génération suivante**
gamète 1 :	normal	normal	pas de risque particulier
gamète 2 :	équilibré	équilibré	risques spécifiques
gamètes 3 et 4 : non équilibrés duplication-déficience podes segments transloqués		trisomie/monosomie pour les segments transloqués *avortement ou malformations*	
gamètes 5 et 6 : non équilibrés duplication-déficience podes segments centriques		trisomie/monosomie pour les segments centriques *avortement sauf segments centriques très petits*	

Fig. 8-7. **Translocation réciproque. Ségrégation 2:2 (alterne – adjacentes).**

– le type adjacent-1 : l'un des deux chromosomes remaniés est transmis avec l'homologue normal de l'autre chromosome. Il en résulte une duplication de l'un des segments transloqués et une monosomie de l'autre segment. Les deux combinaisons réciproques sont bien entendu possibles ;

– le type adjacent-2 : il est exceptionnel. L'un des deux chromosomes remaniés est transmis avec son propre homologue. Il existe alors une duplication/déficience des segments centriques des chromosomes remaniés, sans déséquilibre des parties transloquées ;

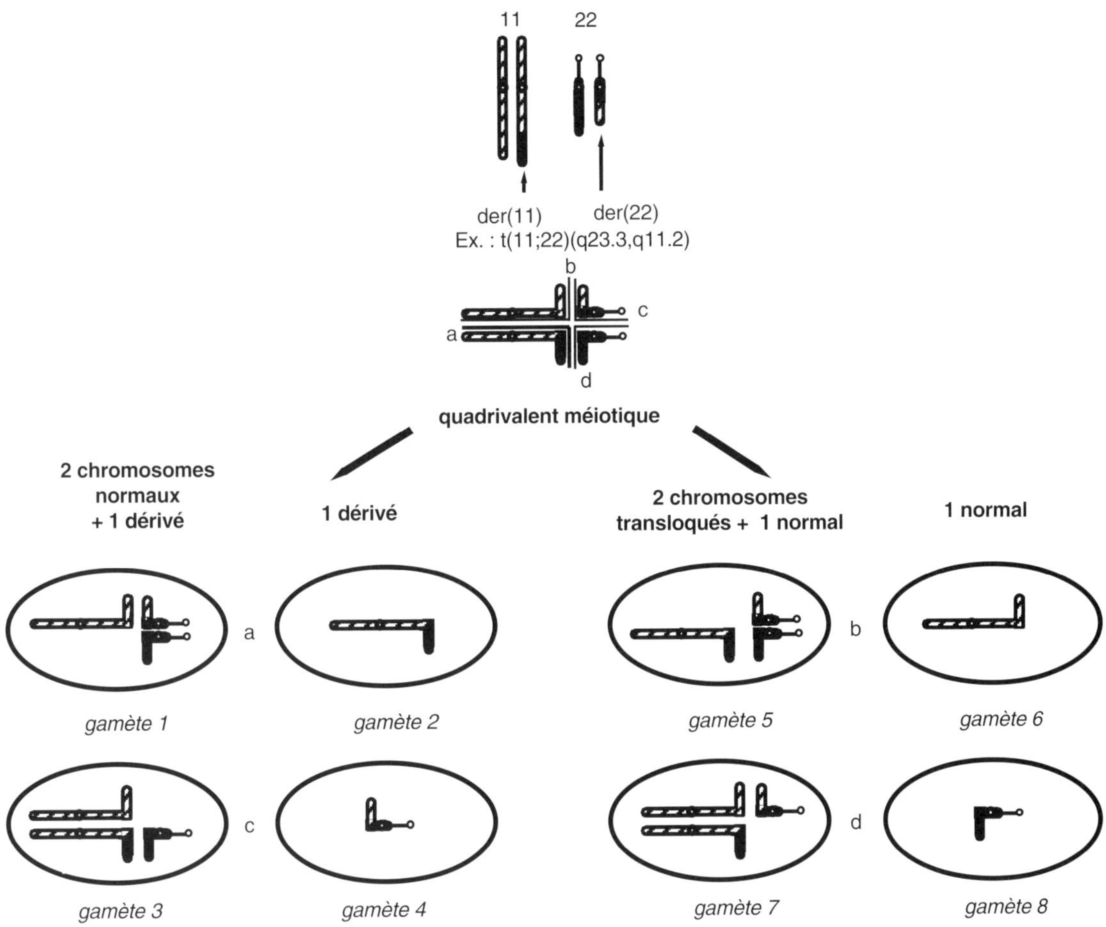

gamètes	**zygote**
gamètes 1 et 3 : disomie partielle des deux chromosomes	trisomie tertiaire *+der(22): viable, +der(11): avortement*
gamètes 2 et 4 : nullosomie partielle des deux chromosomes	monosomie partielle *avortement*
gamètes 5 et 7 : disomie complète et translocation	trisomie avec échange *avortement*
gamètes 6 et 8 : nullosomie complète	monosomie *avortement*

Fig. 8-8. **Translocation réciproque. Ségrégation 3:1.**
Dans cet exemple, seul le déséquilibre correspondant au gamète 1 a été observé à la naissance. Cette translocation est une des rares translocations récurrentes décrites chez l'homme.

ces deux types de ségrégation donnent des zygotes non équilibrés ayant 46 chromosomes ;
- le type 3:1 : il est rare et les zygotes qui en résultent ont 45 ou 47 chromosomes. Les deux chromosomes remaniés peuvent être transmis avec un homologue normal, ou un seul chromosome remanié est transmis avec les deux homologues normaux.

Les facteurs favorisant les non-disjonctions de type adjacent-2 ou de type 3:1 sont : l'implication d'un acrocentrique au moins dans la translocation ; des segments centriques courts ou porteurs d'une constriction secondaire, celle du 9 en particulier ; le fait que le parent porteur de la translocation équilibrée soit la mère.

Les *translocations par échange de bras entiers* sont des cas particuliers de translocation réciproque. Ces translocations peuvent donner à la méiose des gamètes disomiques pour un bras chromosomique et nullisomiques pour l'autre. Les zygotes sont rarement viables. Ce type de translocation s'observe plutôt en cas d'avortements à répétition ou de stérilité.

• Insertions (ins)

Elles se traduisent par le transfert d'un segment intercalaire à l'intérieur d'un autre bras chromosomique (fig. 8-3b(i)). Elles résultent d'un mécanisme à trois cassures, deux sur le chromosome donneur et une sur le chromosome receveur. Les chromosomes donneur et receveur peuvent être un seul et même chromosome (insertion intrachromosomique). Le segment inséré peut conserver son orientation par rapport au centromère ou prendre une orientation inverse.

Lors de la méiose, on peut observer la formation de gamètes monosomiques ou trisomiques pour le segment inséré.

• Chromosomes dicentriques ou pseudodicentriques

Ces chromosomes résultent de la fusion, souvent dans les régions télomériques, de deux chromosomes homologues ou non homologues. Lorsque les deux centromères sont suffisamment éloignés, l'un d'entre eux perd sa fonction, formant un pseudodicentrique.

• Remaniements plus complexes

On peut voir des remaniements intéressant plus de deux chromosomes et réalisant des figures diverses.

Sites fragiles (fra)

On observe chez certains individus une zone de fragilité constitutionnelle localisée sur un autosome donné. Ces zones de fragilité se transmettent comme un caractère dominant et n'ont pas d'effet phénotypique connu.

Les autosomes et les sites le plus souvent observés sont : 2q11, 10q23, 10q25, 11q13, 16p12, 16q22, 17p12, 20p11.

Le cas du chromosome X avec le site en Xq27.3 est très particulier du fait de son effet phénotypique. Il est une des causes majeures de retard mental chez le garçon.

L'expression de ces sites fragiles varie avec les conditions de culture, notamment la teneur du milieu en acide folique.

Syndromes microdélétionnels

Les techniques de haute résolution et la cytogénétique moléculaire ont permis d'ouvrir un nouveau chapitre de la pathologie chromosomique. Il concerne des syndromes cliniques décrits indépendamment de l'anomalie cytogénétique, et pour lesquels des microdélétions spécifiques ont par la suite été mises en évidence. Pour chacun de ces syndromes cliniques, il existe des formes avec et sans microdélétion. La mise en évidence de mutations ponctuelles donnant un tableau clinique complet peut permettre d'identifier un gène localisé au niveau de la délétion comme le gène majeur responsable du phénotype correspondant. Des répétitions d'un type particulier responsables de recombinaisons anormales ont été observées au niveau des points de cassure des délétions récurrentes.

Des sondes commerciales permettant le diagnostic en cytogénétique moléculaire (FISH) sont disponibles pour la majorité des syndromes microdélétionnels. Elles sont devenues le complément indispensable du caryotype lorsque la clinique évoque l'un de ces syndromes.

Les manifestations cliniques sont liées à l'*haplo-insuffisance*, c'est-à-dire à l'absence d'une des deux copies d'un ou plusieurs gènes localisés dans le segment délété. Tous les gènes inclus dans la délétion ne sont pas nécessairement sensibles à cet effet de dosage. Lorsque plusieurs gènes interviennent dans le phénotype, on parle de *syndrome de gènes contigus*.

L'étude des syndromes microdélétionnels, principalement deux d'entre eux, les syndromes de Willi-Prader et d'Angelman, a permis de préciser des mécanismes génétiques très importants : l'*empreinte génomique* et la *disomie uniparentale*.

L'empreinte génomique est un phénomène épigénétique qui ne concerne que certains gènes et qui conduit à une expression monoallélique de ces gènes à partir d'un seul chromosome parental, paternel ou maternel selon le gène concerné. Lorsque la délétion comprend des gènes soumis à empreinte +++, à expression monoallélique, le phénotype dépend de l'origine parentale du chromosome remanié.

Par ailleurs, chaque paire chromosomique est normalement composée d'un chromosome d'origine paternelle et d'un chromosome d'origine maternelle. Exceptionnellement, les deux chromosomes d'une paire peuvent provenir d'un même parent : on parle alors de disomie uniparentale. Selon le mode de formation, les deux chromosomes peuvent être génétiquement identiques (isodisomie) ou différents (hétérodisomie). Du fait des échanges méiotiques, on a souvent un mélange d'iso- et d'hétérodisomie. Une disomie uniparentale peut n'avoir aucune conséquence phénotypique, mais peut aussi révéler une maladie récessive rare (en cas d'isodisomie) ou une pathologie liée au phénomène d'empreinte parentale, comme dans certains cas de syndrome de Willi-Prader ou d'Angelman.

BIBLIOGRAPHIE GÉNÉRALE

DE GROUCHY J, TURLEAU C. *Atlas des maladies chromosomiques.* 2e édition, Paris : Expansion Scientifique Française, 1984.

JALBERT P, SELE B. Factors predisposing to adjacent 2 and 3 : 1 disjunctions : study of 161 human translocations. *J Med Genet*, 1979 ; 16 : 467-478.

GARDNER RJM, SUTHERLAND GR. *Chromosome Abnormalities and Genetic Counseling.* New York, Oxford : Oxford University Press, 1989.

ART D. *The Cytogenetics of Mammalian Autosomal Rearrangements.* New York : éd. Alan R. Liss, Inc., 1988.

9

Caryotype humain. Techniques et indications

- Caryotype humain
- Techniques
- Indications

La cytogénétique, y compris moléculaire, repose sur la bonne connaissance des techniques conventionnelles, de la morphologie et de la classification des chromosomes.
De même, la compréhension du phénomène de l'inactivation de l'X est indispensable à l'interprétation des anomalies des gonosomes.
À la fin de ce chapitre, les principales indications du caryotype constitutionnel après la naissance sont résumées.

TECHNIQUES CONVENTIONNELLES DU CARYOTYPE CONSTITUTIONNEL POSTNATAL

Le caryotype permet l'observation et la classification des chromosomes au stade de la métaphase ou de la prométaphase de la mitose. La résolution de la cytogénétique classique est celle de la microscopie photonique et ne dépasse pas 5.10^6 pb.

Obtenir des cellules en division

Les lymphocytes sanguins sont le plus souvent utilisés : le sang total, recueilli stérilement sur héparine, est incubé 48 à 72 heures dans un milieu de culture contenant une lectine à fort pouvoir mitogène (phytohémagglutinine ou PHA).
Les fibroblastes demandent une culture cellulaire d'une à trois semaines. Tous les tissus riches en fibroblastes, comme la peau, peuvent être utilisés. Le fragment tissulaire est recueilli dans un milieu de culture stérile additionné d'antibiotiques.

Obtenir des métaphases nombreuses et de bonne qualité

Après accumulation des cellules en métaphase ou en prométaphase par synchronisation des cultures et/ou blocage de l'appareil fusorial (colchicine), on procède à la dispersion chromosomique dans le cytoplasme par l'action d'une solution hypotonique puis à une fixation.

Identifier les chromosomes

• Techniques classiques, utilisées en routine

Une simple coloration au Giemsa permet de compter et de classer les chromosomes en fonction de leur taille et de leur indice centromérique.
Les méthodes de marquage révèlent le long des chromosomes une alternance de bandes transversales, faiblement ou fortement colorées, dont la séquence est spécifique de chaque paire chromosomique. Les bandes G (GTG), obtenues par dénaturation enzymatique (fig. 9-1), et les bandes R (RHG), par dénaturation thermique, ont chacune un contenu spécifique en ADN mais un mécanisme de formation non élucidé. Ces deux marquages, en contretype, sont complémentaires ; ils révèlent l'euchromatine, c'est-à-dire les régions chromosomiques où l'ADN est transcrit et permettent de visualiser 300 à 500 bandes par lot haploïde de chromosomes.

• Techniques spécifiques

Quelques colorations sont spécifiques de segments chromosomiques précis : les bandes C pour l'hétérochromatine constitutive (centromères et constrictions secondaires), l'imprégnation argentique pour les orga-

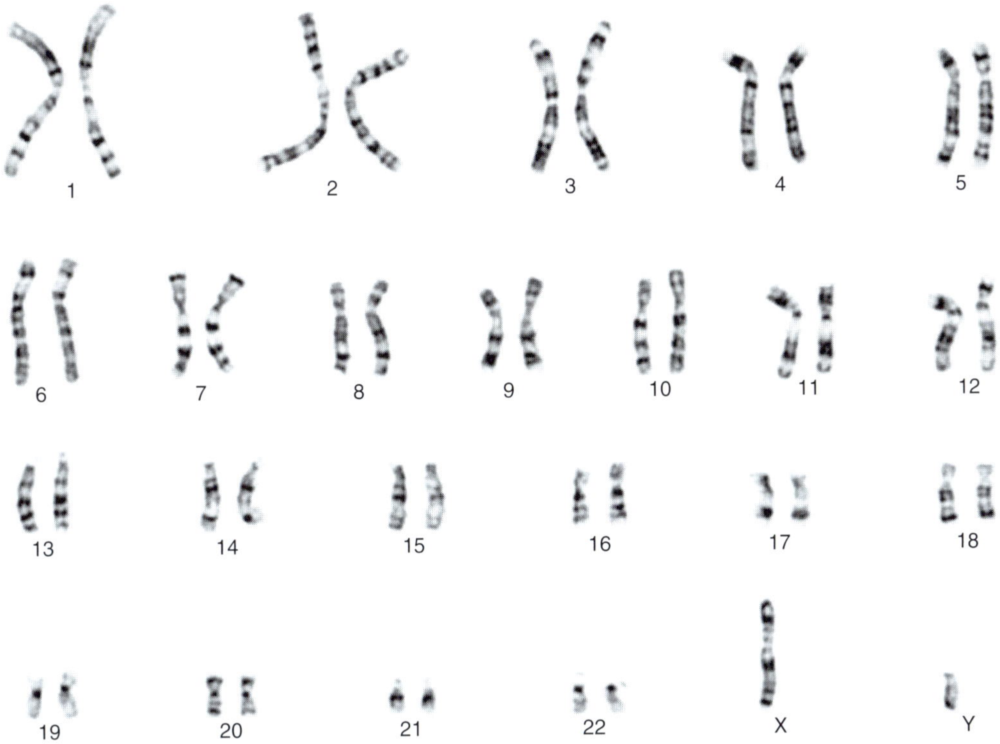

Fig. 9-1. **Caryotype 46,XY en bandes G (résolution 400 bandes).**

nisateurs nucléolaires (régions contenant les gènes des ARN ribosomiques ou NOR). Les bandes Q (QFQ) par coloration à la quinacrine et observation en fluorescence, sont superposables aux bandes G et colorent intensément la partie distale, hétérochromatique, des bras longs de l'Y, certains centromères et certains bras courts des acrocentriques.

- **Techniques dynamiques et de haute résolution**

L'étude des cellules en prométaphase (fin de prophase ou début de métaphase) par synchronisation des cultures associée à l'incorporation d'analogues de bases (bromodésoxyuridine ou BrdU), qui modifient les propriétés tinctoriales des bandes chromosomiques, permet d'améliorer la résolution du caryotype et d'observer 700 à 1 000 bandes par lot haploïde de chromosomes. Des remaniements plus fins de la structure chromosomique peuvent être observés mais l'interprétation est délicate et plus efficace si elle est focalisée sur un chromosome ou une région chromosomique donnés. Pour un nombre croissant de microremaniements, la cytogénétique moléculaire (hybridation *in situ* surtout), utilisée à bon escient et orientée par le tableau clinique, viendra en complément de l'analyse classique.

DESCRIPTION DU CARYOTYPE HUMAIN

Chromosome métaphasique

Il est constitué de deux chromatides sœurs réunies par un centromère dont la position définit les bras courts ou p et les bras longs ou q ; l'indice centromérique, $p/(p + q)$ distingue les chromosomes méta- et submétacentriques des acrocentriques où le centromère est très distal, les bras courts très réduits et surmontés de tiges (organisateurs nucléolaires) porteuses de satellites. Les télomères sont les extrémités distales des chromosomes.

Classification des chromosomes

Le caryotype humain comporte 46 chromosomes, soit 22 paires d'autosomes et une paire de gonosomes : deux chromosomes X dans le sexe féminin et un X et un Y dans le sexe masculin. Le caryotype normal s'écrit : 46,XX ou 46,XY.

Jusqu'au début des années 1970, la morphologie simple est utilisée pour classer très approximativement les chromosomes par taille décroissante de 1 à 22 et selon leur indice centrométrique ou, plus simplement, en groupes de A à G.

Les techniques de marquage identifient chaque paire chromosomique par le motif des bandes claires et sombres. Les bandes sont répertoriées dans une nomenclature internationale (fig. 9-2). Chaque bras chromosomique est divisé, selon sa taille, en une à quatre régions ; chaque région en bandes et sous-bandes numérotées du centromère au télomère. Par exemple, la dénomination 6p21.2 désigne la deuxième sous-bande de la première bande de la région 2 des bras courts du chromosome 6 et se prononce : six-p-deux-un-point-deux.

Polymorphismes chromosomiques

Le nombre et la morphologie générale des chromosomes sont les mêmes pour tous les individus. Les régions d'hétérochromatine peuvent être le site de variations inter-individuelles, sans conséquences phénotypiques et transmises selon le mode dominant. Ces polymorphismes chromosomiques portent souvent sur la longueur de l'hétérochromatine des bras longs de l'Y, des chromosomes 1, 9 et 16 et sur les bras courts des acrocentriques.

INACTIVATION DE L'X

Chez la femme, un mécanisme de compensation génique propre au chromosome X aboutit à l'inactivation aléatoire de l'un des deux chromosomes X dans chacune de ses cellules. C'est Mary Lyon qui, en 1961, formule l'hypothèse d'un tel phénomène appelé aussi lyonisation de l'X.

Les étapes de cette régulation génique (comptage des chromosomes, choix de l'X, déclenchement, établissement et maintien) ne sont que très partiellement comprises. L'inactivation se produit très tôt au cours de l'embryogenèse et entraîne une mosaïque fonctionnelle des gènes de l'X où 50 % des cellules expriment l'X maternel et 50 % l'X paternel. Elle débute au niveau d'un centre d'inactivation (XIC) situé dans la région Xq13, se propage le long du chromosome de façon discontinue (tous les gènes ne sont pas inactivés) et épargne les deux extrémités dénommées régions pseudo-autosomiques, homologues des deux extrémités de l'Y. Le XIC contient le gène *XIST*, exprimé en *cis*, dont le transcrit, un ARN non traduit en protéine, s'accumule le long de l'X inactif. Il serait régulé négativement, sur l'X actif, par un ARN antisens, TSIX. L'inactivation est stable au cours des divisions cellulaires somatiques et la réactivation ne survient que pour les ovocytes. Ce processus de régulation est, pour une part, similaire à celui de l'empreinte génomique parentale.

L'X inactif a toutes les caractéristiques de l'hétérochromatine : hyperméthylation, hypoacétylation des histones, réplication tardive en fin de phase S, condensation dans le noyau interphasique. La « chromatine X », ou corpuscule de Barr, peut ainsi être visualisée sous forme d'une zone condensée, accolée à la face interne de la membrane nucléaire. Dans les cellules diploïdes, un seul X est actif, y compris lorsqu'il existe un ou plusieurs chromosomes X surnuméraires. Ainsi, le nombre de corpuscules de Barr dépend du nombre de chromosomes X de la cellule (n – 1) : absent si le caryotype est 46,XY, en un exemplaire s'il est 46,XX ou de formule 47,XXY, double en cas de trisomie X, triple si le caryotype est 48,XXXX.

On peut visualiser cet X inactif sur les métaphases après incorporation de BrdU.

INDICATIONS DU CARYOTYPE CONSTITUTIONNEL POSTNATAL

Poser l'indication d'un caryotype nécessite un examen clinique précis qui permet souvent de suspecter l'anomalie car la duplication ou la déficience d'un segment chromosomique donné correspond à un syndrome souvent stéréotypé avec une dysmorphie caractéristique. En général, les anomalies des autosomes ont des conséquences graves et diffuses et associent : une dysmorphie craniofaciale, des troubles du tonus, un retard mental, des anomalies des dermatoglyphes et des malformations viscérales, fréquentes mais peu spécifiques. Toutefois, les indications du caryotype sont relativement restreintes : les maladies géniques ne sont pas, en général, explorées par un caryotype et une malformation viscérale isolée s'accompagne rarement d'une anomalie chromosomique. Les principales indications du caryotype sont les suivantes :

- chez l'enfant :
  - phénotype évocateur d'un syndrome chromosomique courant ;
  - hypotonie néonatale/dysmorphie/malformations ;
  - ambiguïté sexuelle ;
  - retard mental/troubles du comportement/dysmorphie/malformations ;
  - troubles du développement sexuel et de la croissance ;
  - phénotype d'un syndrome avec microdélétion/duplication ;
- chez l'adulte :
  - parents/famille d'enfants porteurs d'une anomalie de la structure chromosomique ;
  - couples ayant eu plusieurs fausses couches spontanées ;

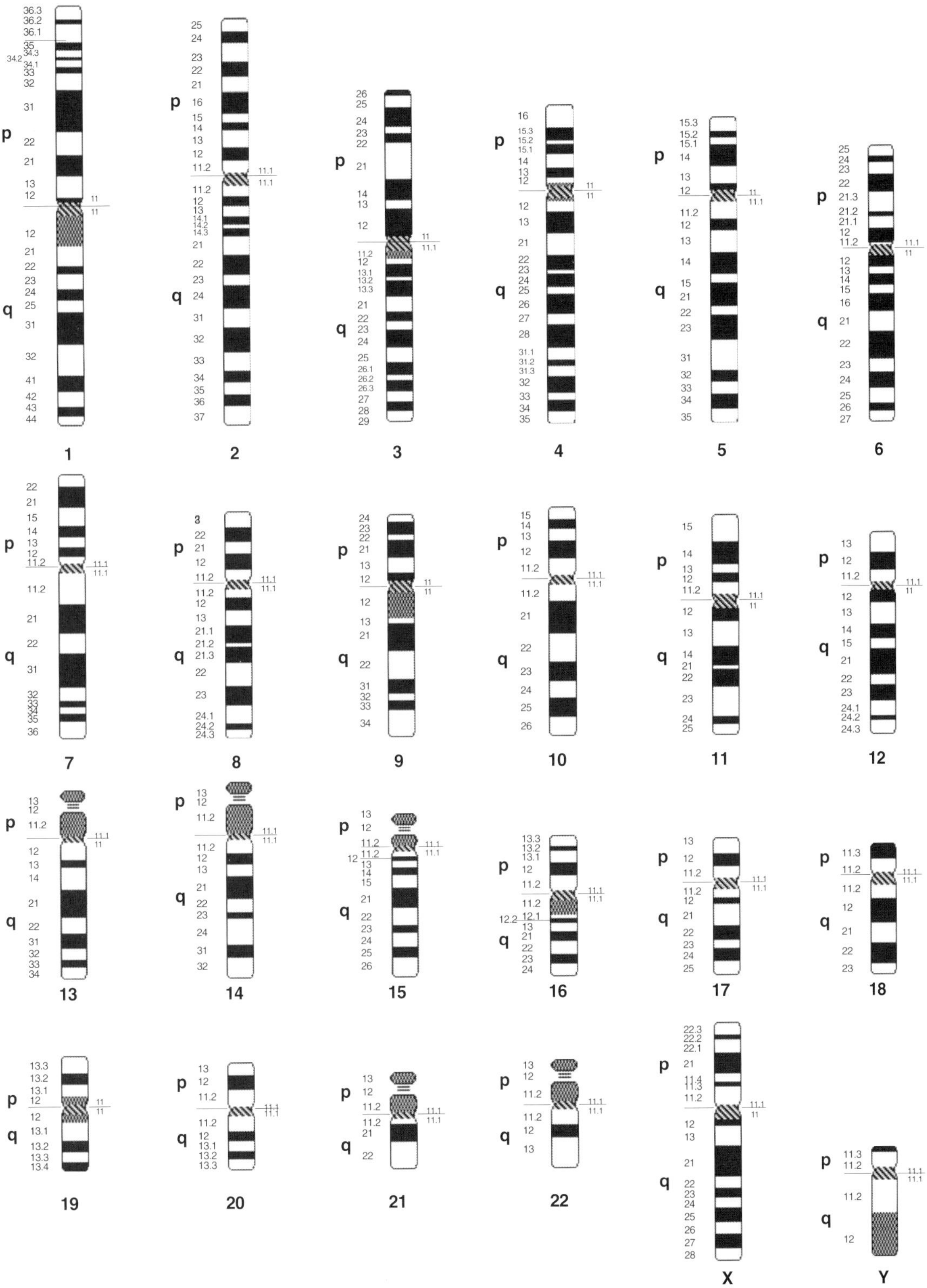

Fig. 9-2. Représentation selon la nomenclature internationale (ISCN, 1981) du profil des bandes G (résolution de 400 bandes).

- antécédents personnels et familiaux de morts fœtales ou de malformations récurrentes ;
- bilan avant assistance médicale à la procréation ;
- aménorrhée/ménopause précoce ;
- azoospermie ou oligospermie sévère.

BIBLIOGRAPHIE GÉNÉRALE

ISCN, An international system for human cytogenetic nomenclature. Felix Mitelman, 1995.

10
Cytogénétique moléculaire

- Hybridation *in situ* en fluorescence
- Syndromes microdélétionnels
- Caractérisation des aberrations chromosomiques fines

La cytogénétique moléculaire est née de la rencontre de la biologie moléculaire et de la cytogénétique conventionnelle, elle se situe à une échelle de résolution intermédiaire entre ces deux disciplines (fig. 10-1). Cet outil a permis de couvrir en partie un champ d'étude inexploité jusque-là en comblant l'intervalle qui existe entre, d'une part, la biologie moléculaire (quelques centaines de kilobases) et, d'autre part, le pouvoir de résolution de la cytogénétique (environ 2 à 5 Mb). La cytogénétique moléculaire d'apparition relativement récente, dont l'outil principal est l'hybridation *in situ* en fluorescence (FISH) sur préparation chromosomique, a révolutionné l'approche traditionnelle de la cytogénétique. Le pouvoir de résolution de la FISH (dans certaines conditions, moins de 1 kb) permet une analyse fine de la structure des chromosomes. Les applications en sont multiples tant en recherche (cartographie physique, hybridation croisée interespèce...) qu'en diagnostic (caractérisation ou détection d'un remaniement chromosomique de petite taille...). Les laboratoires de cytogénétique utilisent actuellement de manière courante ces nouvelles méthodes devenues indispensables en complément de la cytogénétique classique pour les caryotypes constitutionnels (pré- et postnatals) et sur tumeurs pour les anomalies chromosomiques acquises.

HISTORIQUE

L'hybridation *in situ* fut appliquée à l'homme au début des années soixante-dix pour localiser des séquences d'ADN satellite ; jusqu'en 1981, seules les séquences hautement répétées purent être localisées. Le principe consistait à hybrider une sonde d'ADN marquée par un radioisotope sur une préparation chromosomique ; la détection était réalisée par autoradiographie. L'analyse s'effectuait par comptage des grains d'argent sur les chromosomes colorés au Giemsa. Au début des années quatre-vingts, des améliorations techniques permirent la mise en évidence de séquence unique — utilisation de sondes clonées et introduction du sulfate de dextran dans la solution d'hybridation, permettant d'augmenter le signal d'hybridation. Cependant, malgré leurs réelles efficacités, la lourdeur de ces techniques, nécessitant l'utilisation de la radioactivité, en limitait l'exploitation : précautions liées à la manipulation de radio-isotopes, durée des temps d'exposition (2 à 3 semaines), longueur de l'analyse, manque de précision dans la localisation des signaux... L'introduction de marqueurs non radioactifs par modification chimique ou physique des acides nucléiques et le développement de système de détection efficace, notamment la fluorescence, a permis aux laboratoires de diagnostics une utilisation en routine devenue indispensable au cours du début des années quatre-vingt-dix. Les multiples progrès ont permis l'apparition de nouveaux outils spécialisés fondés sur les principes de la FISH. : FISH multicouleurs, CGH (hybridation génomique comparative), biopuces à ADN... Utilisées pour des applications particulières et exploitées par certains centres, l'essor de ces nouvelles techniques peut être pronostiqué dans les années à venir.

PRINCIPE

Le principe général de la FISH est illustré par la figure 10-2. Les techniques d'hybridation *in situ* sont fondées sur la propriété de réassociation spécifique des acides nucléiques. Une sonde dénaturée (ADN simple brin marqué) en solution peut s'hybrider spécifiquement avec sa séquence cible (préparation chromosomique dénaturée) grâce à la complémentarité des bases nucléotidiques. La sonde s'apparie par des liaisons

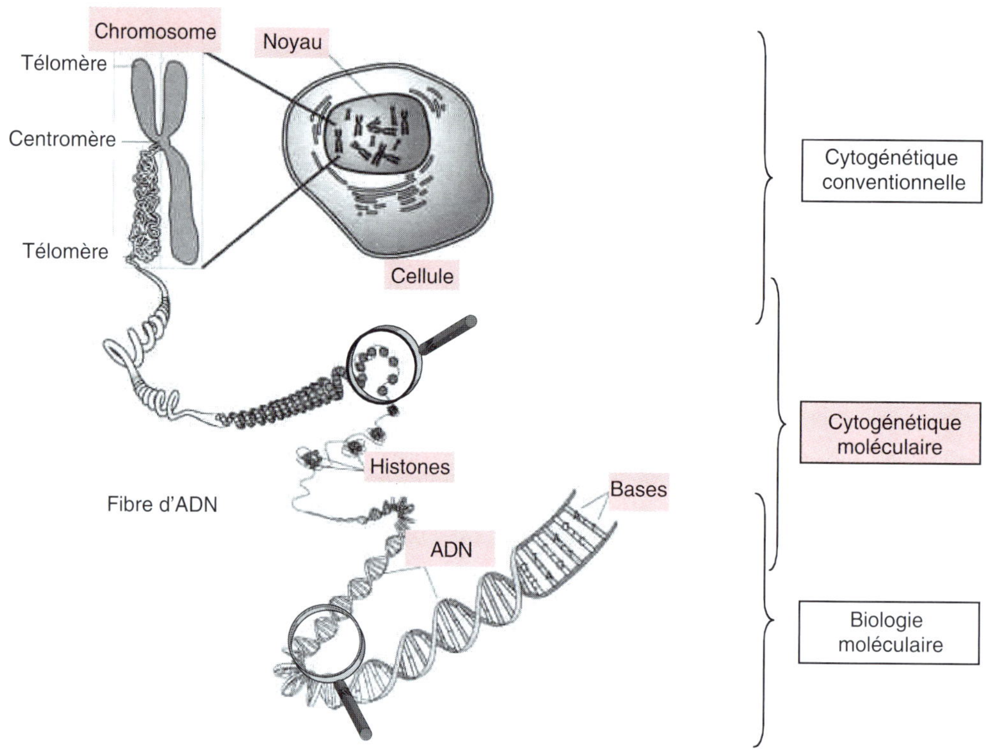

Fig. 10-1. Représentation schématique du génome humain à différentes échelles.
Notez les zones de chevauchement entre les différentes techniques d'études du génome.

hydrogène établies selon les critères de Watson et Crick. Les hybrides infidèles et les molécules de sonde non hybridées sont éliminées par lavages puis les hybrides spécifiques sont révélés, en général par immunodétection, et, enfin, l'observation s'effectue grâce à un microscope à épifluorescence. L'introduction de marqueurs non radioactifs a permis de s'affranchir de la lourdeur des techniques utilisant des radio-isotopes réservés aux laboratoires de recherche. De nombreuses améliorations ont permis d'obtenir une qualité et une reproductibilité remarquable (sondes clonées, amélioration des solutions d'hybridation…). Son utilisation pratique est relativement facile et rapide.

Diversité des sondes

De nombreuses sondes sont actuellement disponibles et commercialisées, elles sont principalement de quatre types :

- peinture chromosomique (spécifique d'un chromosome entier ; planche couleur 1 A et E[1]) ;
- locus spécifique (correspondant à un petit fragment chromosomique ; planche couleur 1 B et F) ;
- télomérique (planche couleur 1 C) ;
- centromérique (planche couleur 1 D).

En dehors d'applications particulières telles que l'CGH, dont la sonde correspond à un génome entier, l'ADN est obtenu après clonage dans un vecteur ou par synthèse *in vitro* (tableau 10-I). Une méthode permet par diverses approches d'obtenir un caryotype « en couleur » grâce à l'utilisation de l'informatique et du traitement d'image : chaque chromosome est repéré par une combinaison spécifique de fluorochromes et donc une couleur qui lui est spécifique (*Multi-FISH*, planche couleur 1 E).

Marquage des sondes

Pour permettre leur détection spécifique, les sondes sont marquées soit par des procédés enzymatiques (fig. 10-3) par introduction d'haptène (biotine, digoxigénine), soit par procédés chimiques. Actuellement, de nombreux fournisseurs proposent des sondes directement marquées par des fluorochromes modifiés.

1. Pour visualiser les planches de 1 à 5, voir p. 93 à 100.

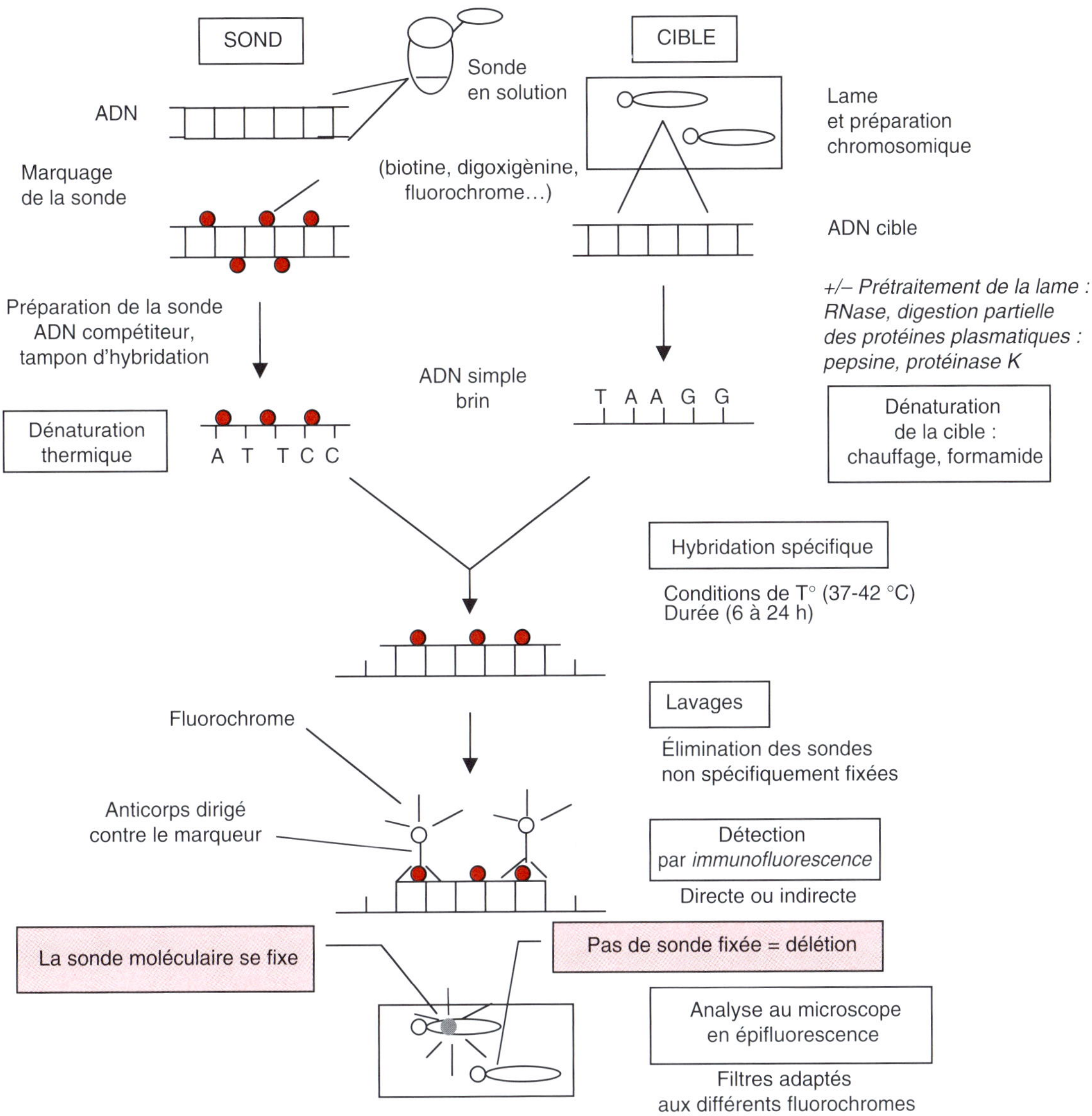

Fig. 10-2. Principe de la FISH.
Les différentes étapes sur préparation chromosomique sont indiquées schématiquement. Exemple d'une sonde spécifique de la région proximale d'un chromosome acrocentrique. Le résultat indique la perte du locus testé sur l'un des chromosomes homologues.

Préparation des cibles

Elle est habituellement identique à la cytogénétique classique : des lames de chromosomes en métaphase ou prométaphase sont préparées. Des préparations spécifiques particulières sont parfois employées : études en interphase, chromatine étirée, peignage moléculaire de l'ADN, coupes tissulaires…

Détection des sondes

• Détection par immunofluorescence

Les sondes marquées par des haptènes sont révélées par immunoréaction grâce à des anticorps spécifiques couplés à des fluorochromes. Le montage peut comporter un seul anticorps (immunodétection directe, *cf.* fig. 10-2) ou plusieurs anticorps superposés pour amplifier le signal (immunodétection indirecte). La difficulté est ici d'obtenir un rapport signal/bruit satisfaisant avec un minimum de bruit de fond.

Tableau 10-I. Différents types de sondes, avec indication des tailles maximales

Types de sondes	Vecteurs, méthodes	Taille de la sonde
ADN cloné dans un vecteur	Plasmides	< 10 Kb
	Bactériophages	< 25 Kb
	Cosmides	< 45 Kb
	BACs*	< 500 Kb
	YACs**	< 1,5 Mb
ADN synthétisé in vitro	Oligonucléotides de synthèse	< 1 Kb
	PCR	< 5 Kb

* *Bacterial Artificial Chromosomes* (chromosomes artificiels de bactérie).
** *Yeast Artificial Chromosomes* (chromosomes artificiels de levure).

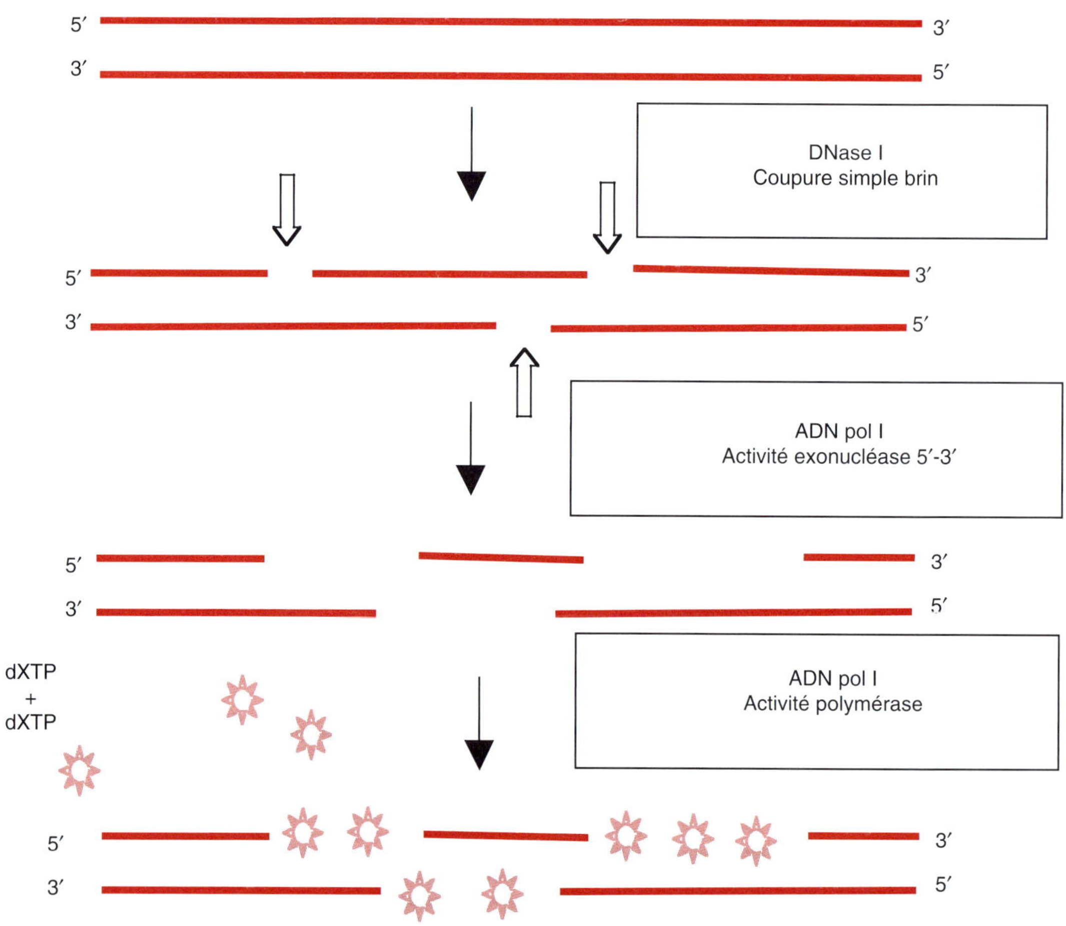

Fig. 10-3. Marquage d'une sonde moléculaire par déplacements de coupures (*nick translation*).
Actions enzymatiques par coupure aléatoire (DNase I) puis, simultanément, activité exonucléasique et polymérasique de l'ADN polymérase I avec introduction de nucléotides marqués (dXTP).

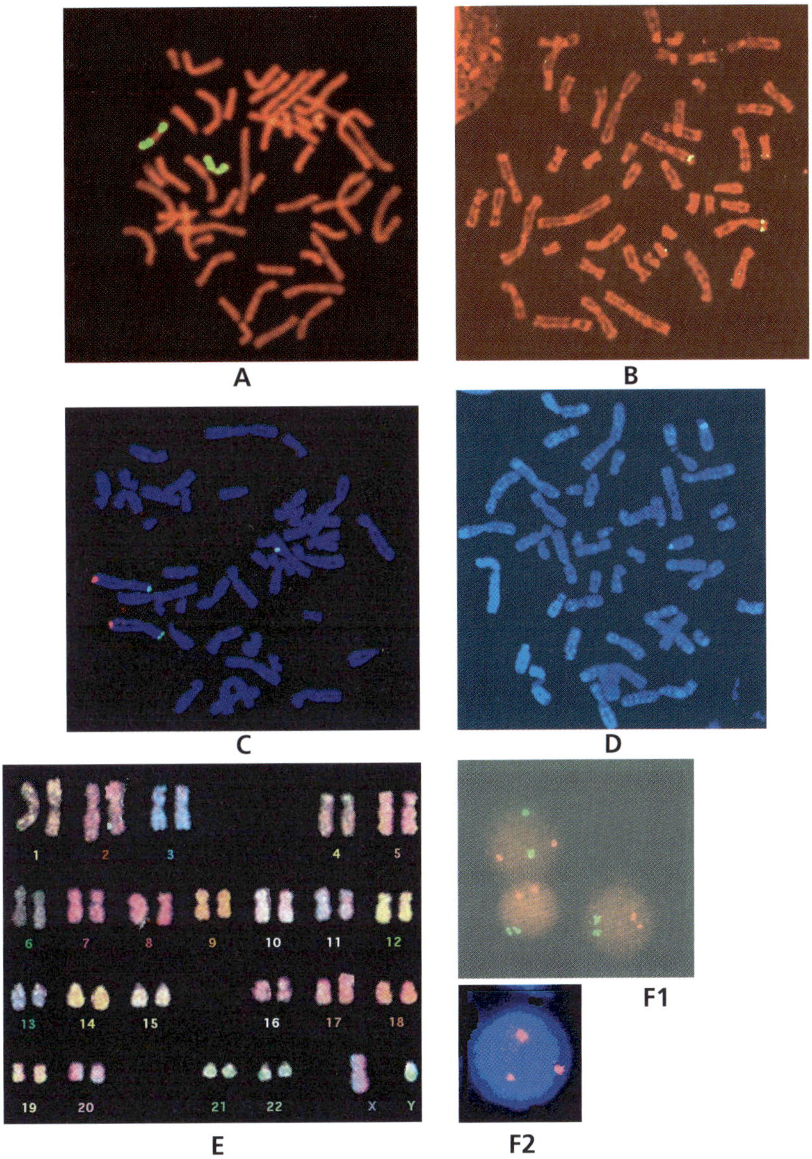

Planche 1. Illustration de l'utilisation de différentes sondes moléculaires utilisées en FISH.

A. Peinture chromosomique sur métaphase normale du chromosome 16 (Biosys), sonde marquée à la biotine détectée par immunofluorescence indirecte par l'isothiocyanate de fluorescéine (FITC), contre-colorant rouge : iodure de propidium (IP). Sur le chromosome indiqué par une flèche la partie centrale n'est pas couverte par la sonde, cette portion correspond à un polymorphisme (variant) de l'hétérochromatine constitutive de ce chromosome sur son bras long.

B. Sonde locus-spécifique de la région 3p25 englobant le gène responsable de la maladie de von Hippel-Lindau. Sonde marquée à la biotine détectée par immunofluorescence indirecte par la FITC, contre-colorant : IP.

C. Sondes subtélomèriques du chromosome 6 (Cytocell), visualisation sur la même métaphase des deux extrémités du chromosome, marquage direct des sondes par FITC pour les bras courts, marquage direct par le rouge *Texas* pour les bras longs.

D. Sonde centromérique (α-satellite) des chromosomes 15 (Vysis) sur une métaphase normale ; marquage direct avec un fluorochrome (FITC) modifié *(Spectrum Sreen)*, contre-colorant bleu : DAPI (4'-6-diamidino-2-phénylindole).

E. Caryotype « en couleur » : *Multi-Fish* (Vysis) permettant, grâce à la combinaison de cinq fluorochromes dans des proportions variées, de visualiser une couleur spécifique pour chaque paire chromosomique.

F. Détection des aneuploïdies par des sondes locus spécifiques (13 et 21) sur préparations de noyaux interphasiques d'amniocytes non cultivés. F1. Visualisation sur trois noyaux des signaux correspondant : en rouge au chromosome 21 en vert au chromosome 13 : disomie 13 et 21. Marquage direct : FITC, rouge *Texas*, (Appligene-Oncor), contre-colorant : IP. F2. Visualisation sur un noyau interphasique de trois signaux correspondant à une sonde spécifique du chromosome 21 : l'analyse d'une cinquantaine de noyaux permet de confirmer la présence d'une trisomie 21 fœtale. Marquage direct d'une sonde localisée en 21q22.2 par *Spectrum Orange* (Vysis), contre colorant : DAPI.

Tous les clichés de cette planche proviennent du centre de génétique de l'hôpital Saint-Antoine, faculté libre de médecine de Lille, B. Delobel.

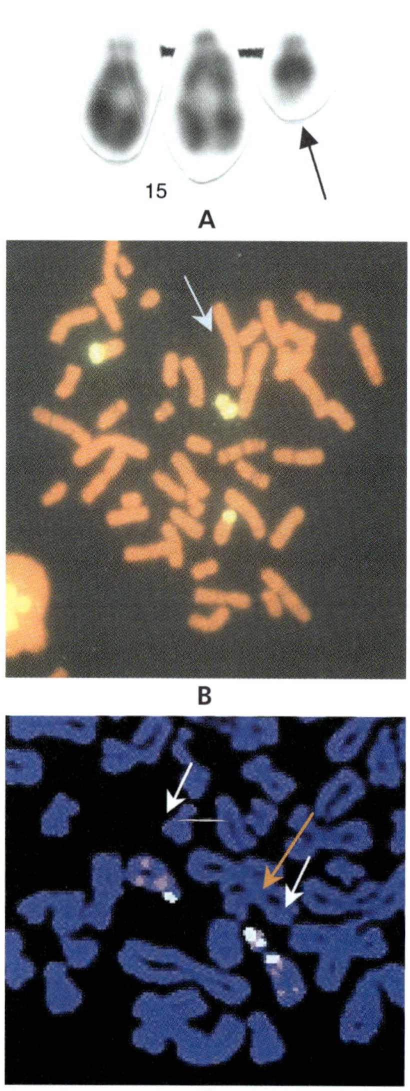

Planche 2. **Utilisation de la FISH pour la caractérisation d'une anomalie de structure.**
Petit chromosome surnuméraire d'origine indéterminée retrouvée chez une adolescente présentant un retard mental profond avec épilepsie sévère et une dysmorphie faciale modérée.
A. Découverte chez cette patiente, sur le caryotype standard, d'un chromosome marqueur de petite taille, bisatellisé (deux bras courts d'acrocentriques de part et d'autre du chromosome). Caryotype partiel montrant le marqueur associé aux deux chromosomes 15 normaux du fait de sa probable origine, qui reste à prouver.
B. FISH avec une sonde α-satellite des centromères du chromosome 15. Marquage de part et d'autre du marqueur, prouvant son origine et son caractère dicentrique : inversion-duplication partielle de la partie proximale des bras longs d'un chromosome 15.
C. FISH avec des sondes utilisées pour la détection des microdélétions en 15q11.2 (syndromes d'Angelman et de Willi-Prader). Centromères en vert, sondes localisées en 15q11 (rouges) indiquées par les flèches. N'apparaît sur le marqueur qu'un seul spot fluorescent correspondant à la région 15q11.2 : il s'agit donc d'une invertion-duplication asymétrique de la partie proximale des bras long d'un chromosome 15.

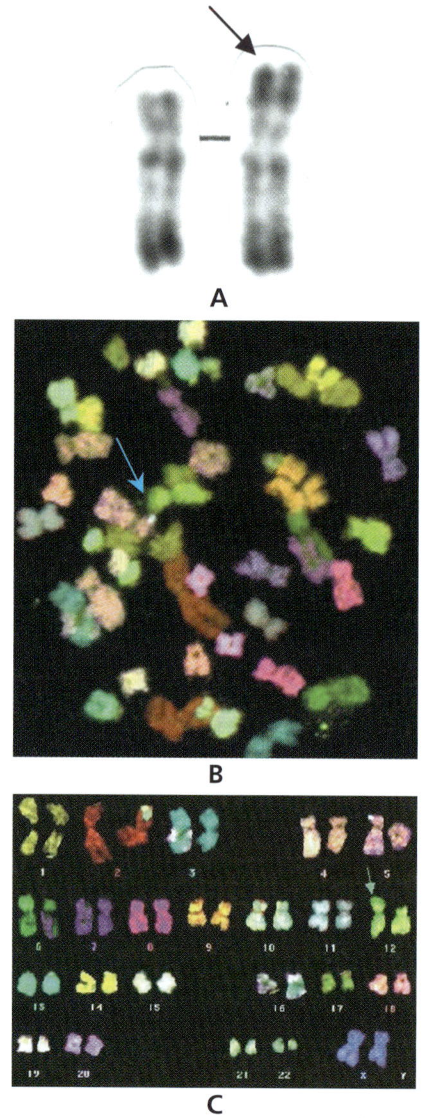

Planche 3. **Utilisation du caryotype « en couleur ».**
Caractérisation d'une anomalie de structure déséquilibrée en mosaïque apparue *de novo* retrouvée uniquement après culture de fibroblaste (biopsie de peau) chez une jeune fille présentant un handicap mental sévère d'origine indéterminée.
A. Caryotype partiel sur fibroblaste montrant les deux chromosomes 12 dont celui de gauche est porteur de matériel chromosomique excédentaire d'origine inconnue à l'extrémité des bras courts (12p +). La cytogénétique conventionnelle ne permet pas de déterminer la nature du deuxième chromosome en cause dans le remaniement.
B. *Multi-FISH* (Vysis®) sur une métaphase après culture de fibroblaste permettant de visualiser malgré quelques difficultés dues à une préparation de qualité moyenne et de la proximité des couleurs, le chromosome 12 remanié (flèche).
C. Visualisation du caryotype correspondant à la métaphase en B, l'étude des couleurs permet de conclure que le matériel chromosomique excédentaire est originaire d'un chromosome 17. Il s'agit donc d'une monosomie 12p partielle associée à une trisomie 17 partielle en mosaïque.

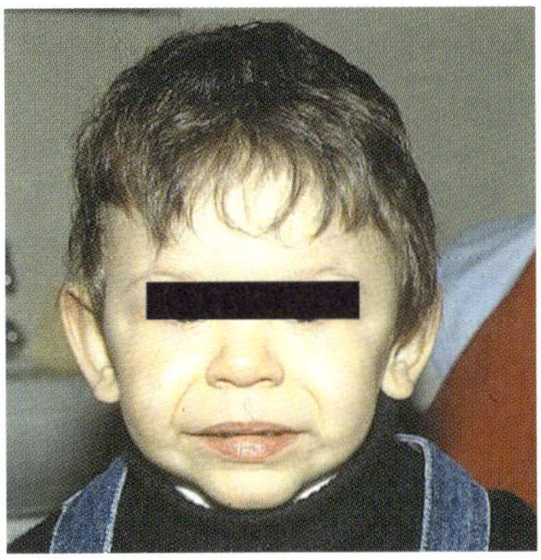

Visage caractéristique : visage « d'elfe »

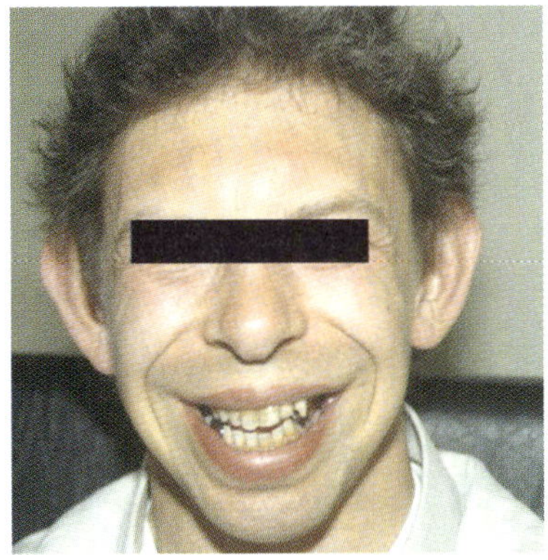

Macrostomie, sillon nasogénien marqué

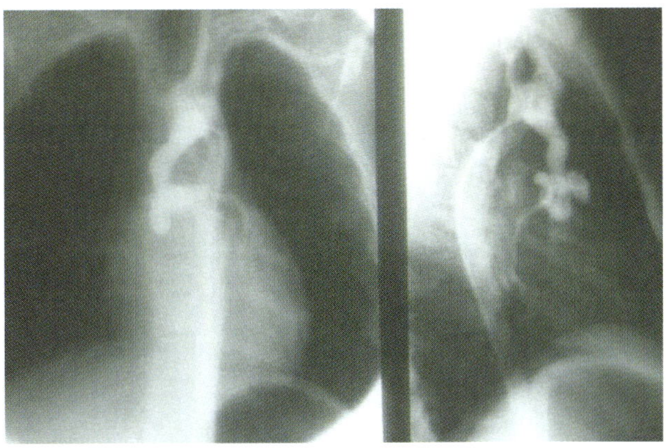

Angiographie :
Sténose aortique supravalvulaire

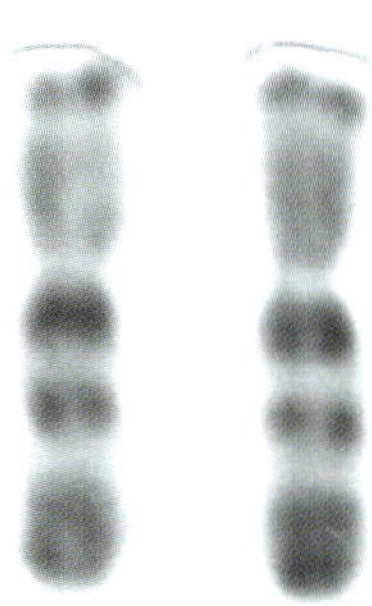

Délétion en 7q11.2 inframicroscopique

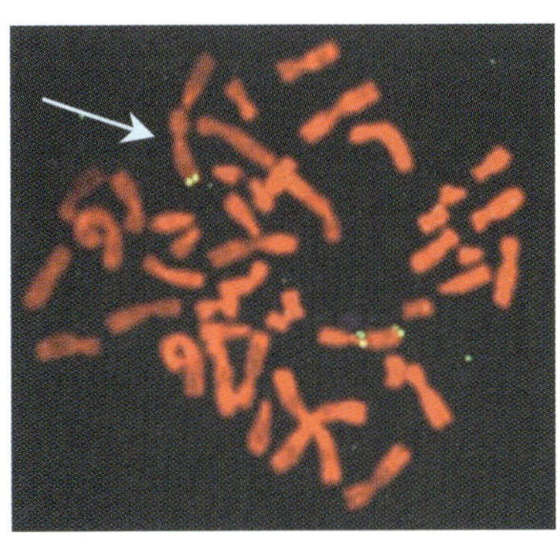

FISH avec délétion visible en 7q11.2
(sonde témoin 7qter)

Planche 4A, B, C. Trois exemples de syndromes microdélétionnels.
4A. Syndrome de Williams.

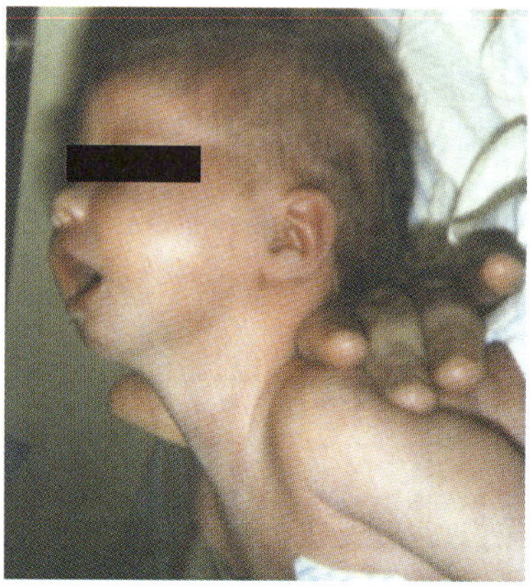

Hypotonie majeure

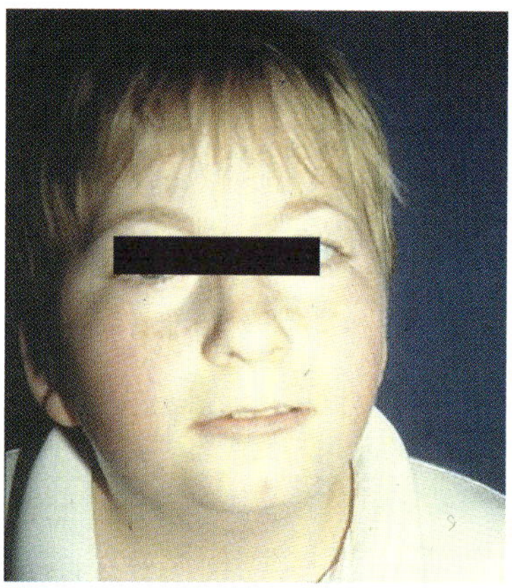

Yeux en amande, rétraction temporale

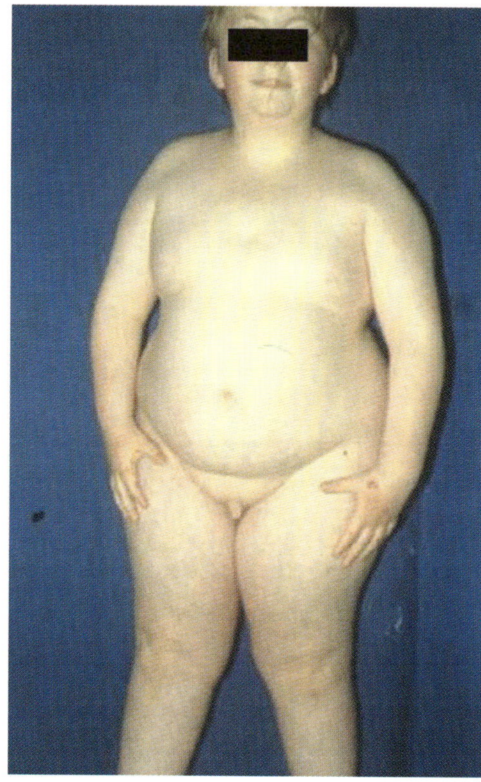

Obésité massive, hypogénitalisme

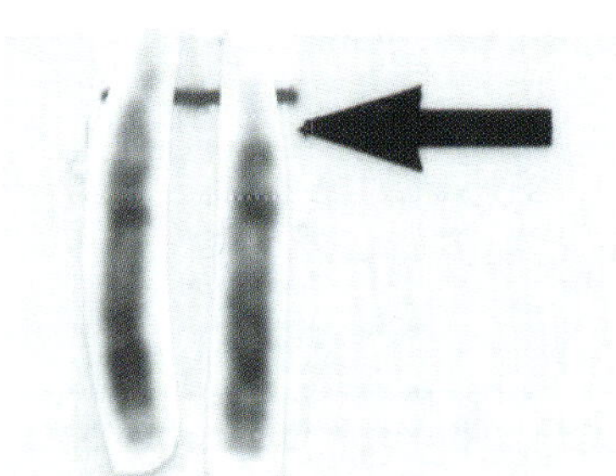

Délétion visible en haute résolution

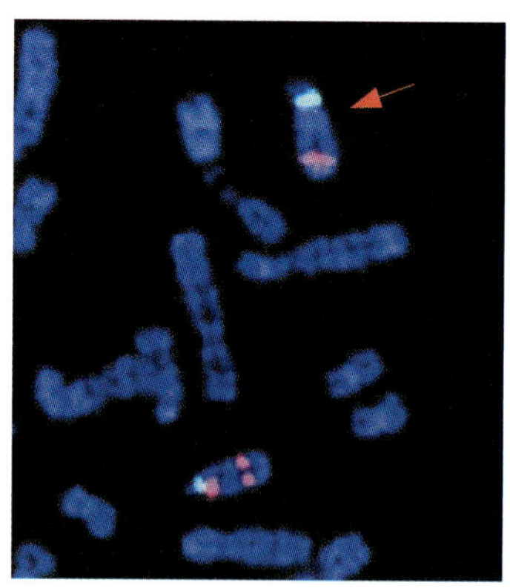

Confirmation par FISH de la délétion 15q11.2

Planche 4B. Syndrome de Willi-Prader.

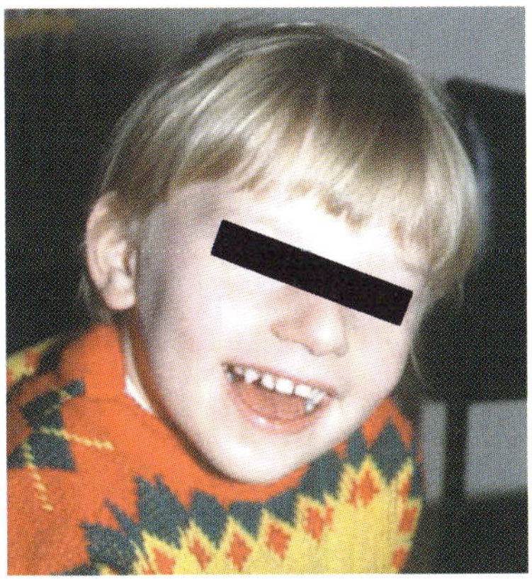

Sourires immotivés

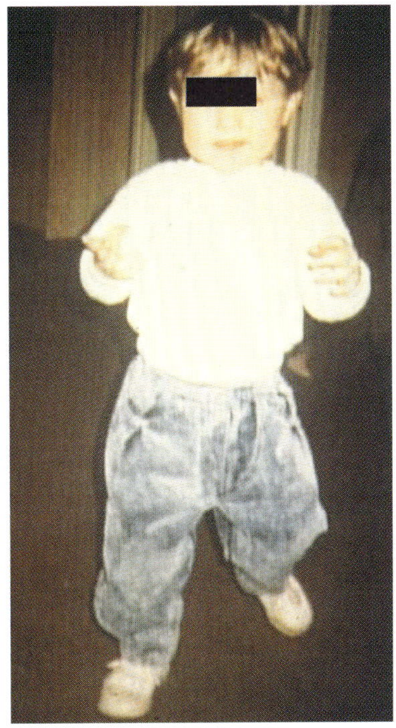

Marche ataxique, bras relevés

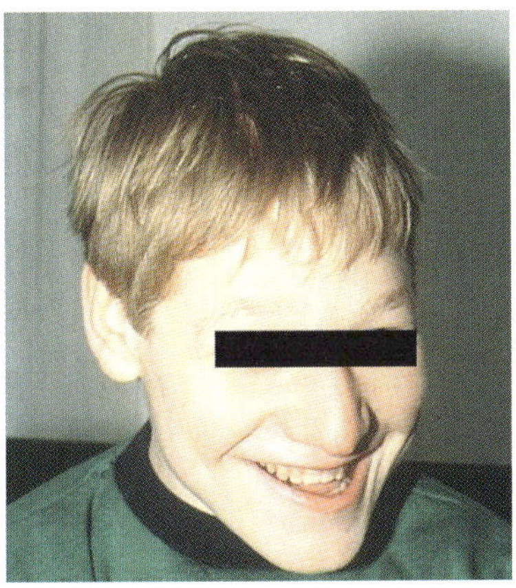

Menton pointu, prognathisme

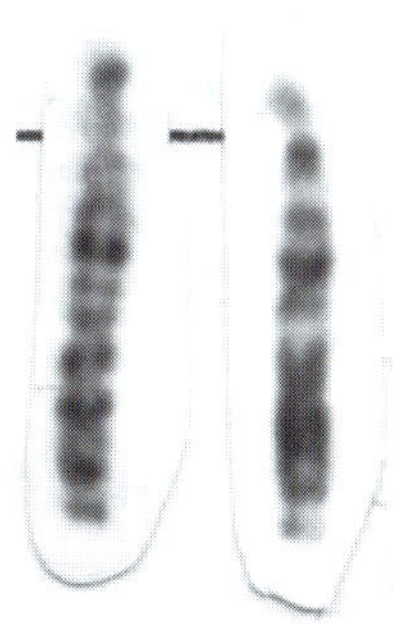

Absence de délétion, disomie uniparentale

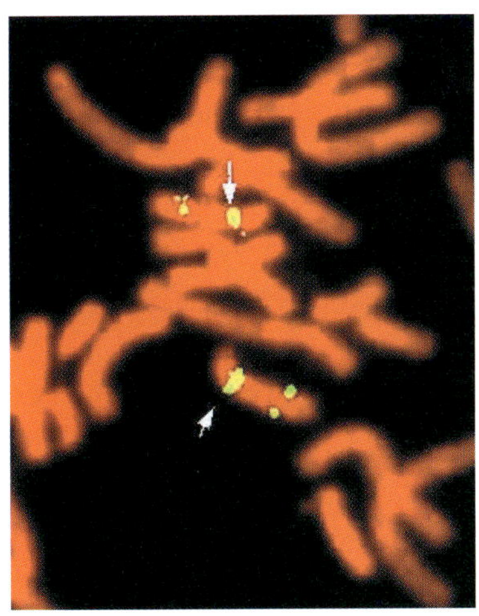

Confirmation de l'absence de délétion par FISH

Planche 4C. Syndrome d'Angelman.

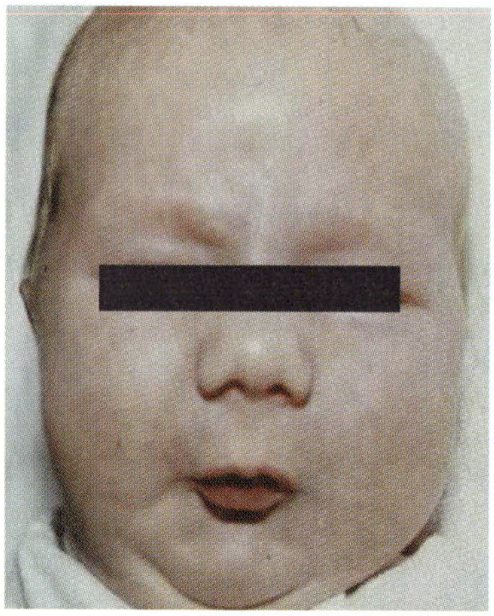

Microstomie, microgénie, hypertélorisme modéré

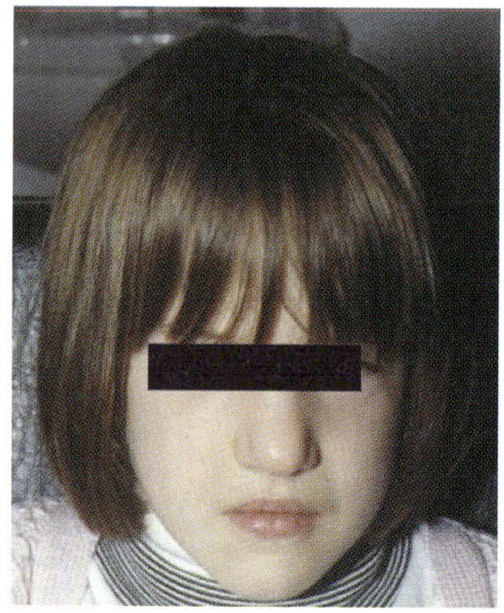

Fentes palpébrales étroites, nez caractéristique

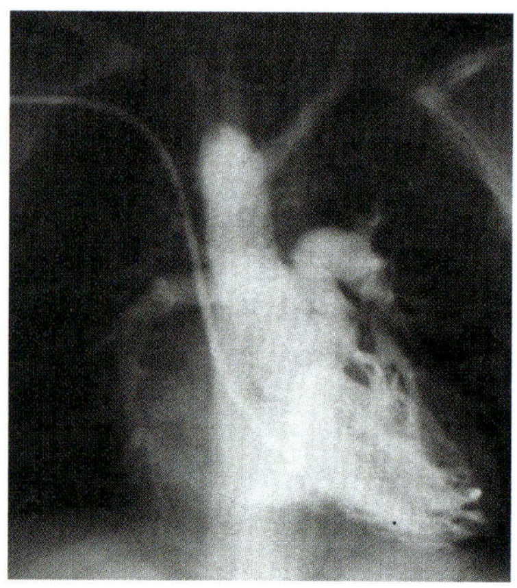

Tétralogie de Fallot
Angiocardiographie

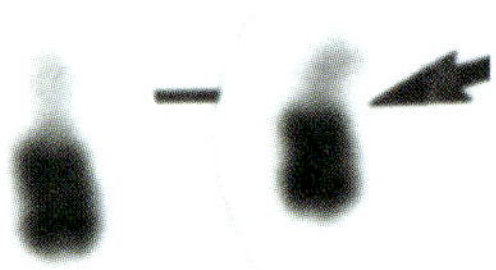

Délétion proximale non visible sur les chromosomes 22 en métaphase

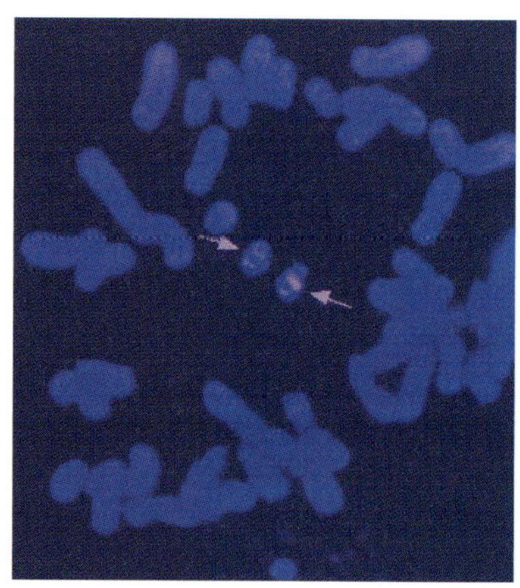

FISH, délétion 22q11.2

Planche 5A, B, C. Trois exemples de syndromes microdélétionnels.
5A. Syndrome de DiGeorge.

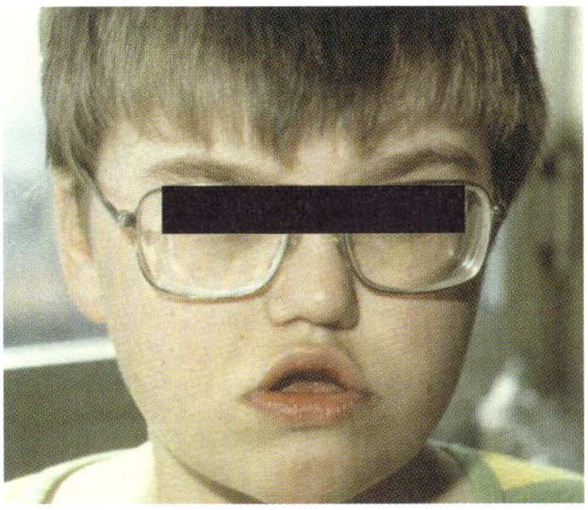

Bouche en « chapeau de gendarme », philtrum court

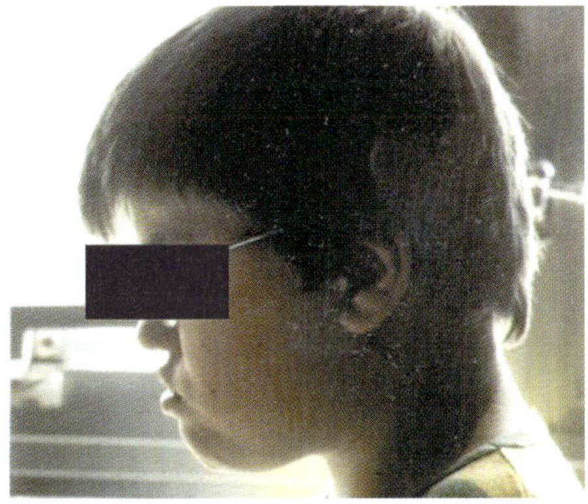

Prognathisme, rétraction de l'étage moyen

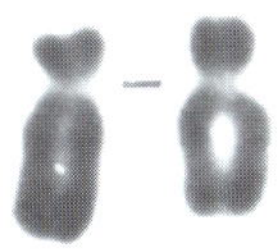

Chromosomes 17 en métaphase, délétion non visible à cette résolution

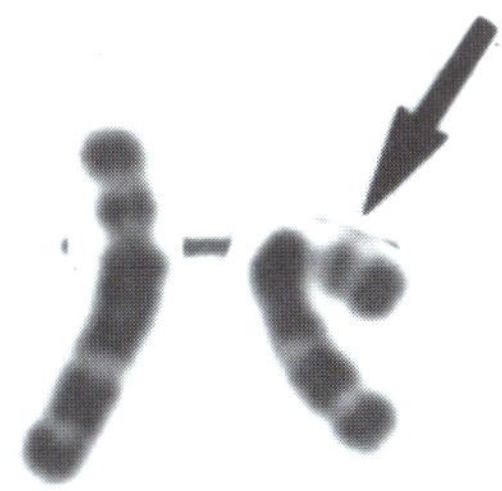

Délétion visible de la bande 17p11.2 en haute résolution

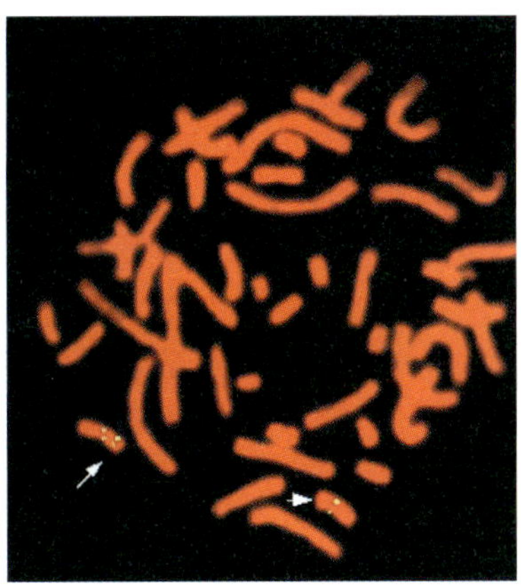

FISH, délétion 17p11.2

Planche 5B. Syndrome de Smith-Magenis.

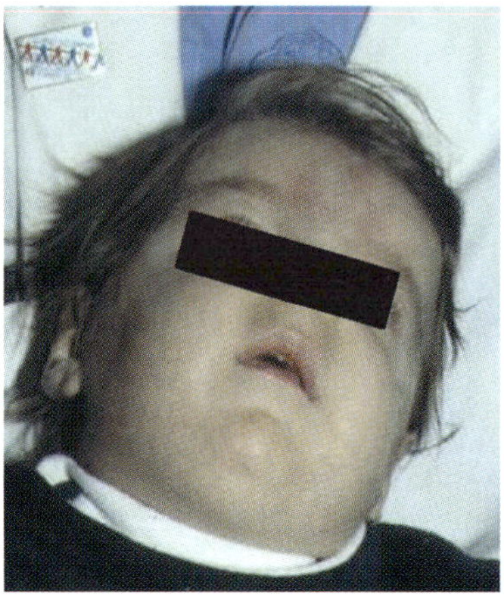

Hypotonie, maxillaire hypoplasique

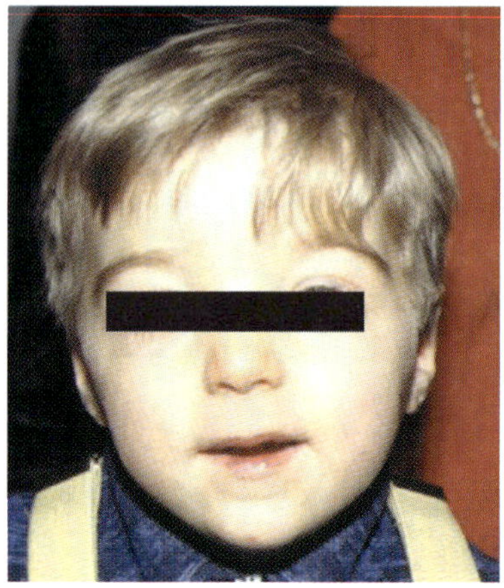

Orientation antimongoloïde des fentes palpébrales

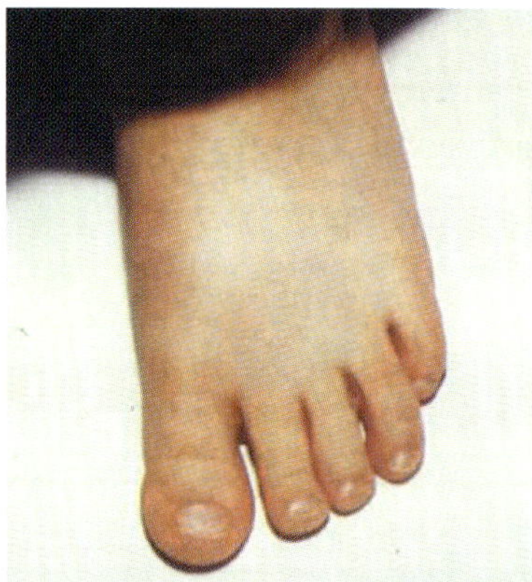

Gros orteil large

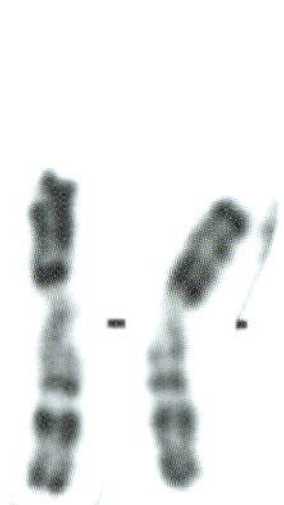

Chromosomes 16 normaux en haute résolution

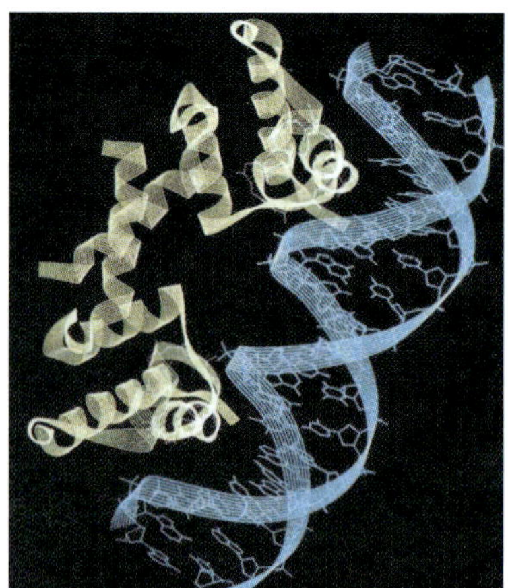

Mutation dans le gène CBP plus fréquent que la microdélétion

Planche 5C. Syndrome de Rubinstein-Taybi.

• Détection directe

Les sondes étant directement fluorescentes, la détection ne nécessite pas d'amplification du signal ; son utilisation en est donc plus facile, plus rapide et moins parasitée par le bruit de fond.

Analyse au microscope

La FISH nécessite un microscope à épifluorescence équipé de filtres appropriés aux nombreux fluorochromes disponibles : isothiocyanate de fluorescéine (vert-jaune), rouge *Texas*, rhodamine (rouge), coumarine (bleu)... Les molécules émettent une lumière lorsqu'elles sont excitées par une longueur d'onde appropriée. Des filtres sont disponibles avec plusieurs bandes passantes permettant de détecter plusieurs couleurs durant la même observation (planche couleur 1 F1, double bande passante ; planche couleur 1 F2 ; triple bande). L'observation de couleurs difficilement perceptibles par l'œil humain (cyanine, rouge sombre) ou la distinction de combinaisons de nombreuses couleurs (*Multi-FISH*, planche couleur 1 E) bénéficient indéniablement de l'avantage des caméras numériques de capture couplées au microscope. Il en est de même des logiciels adaptés au traitement de l'image.

APPLICATION CLINIQUE

La cytogénétique moléculaire intéresse tous les domaines de la cytogénétique classique :
- constitutionnelle : post- et prénatale ainsi que récemment le diagnostic préimplantatoire ;
- analyse des anomalies acquises : onco-hématologie, tumeurs solides (tableau 10-II).

Tableau 10-II. Principales indications de la FISH en cytogénétique*

<table>
<tr><th>Indications</th><th>Prénatal</th><th>Postnatal</th><th>Cancérologie</th></tr>
<tr><td rowspan="2">Orientation cytogénétique</td><td colspan="3">– Confirmation d'aberrations suspectées par la cytogénétique classique
– Caractérisation d'un remaniement de novo et/ou complexe
– Précision des points de cassure des anomalies de structure
– Origines des petits chromosomes surnuméraires (marqueurs)
– Détermination du 2e chromosome d'une translocation de petite taille (semi cryptique)
– Évaluation d'une mosaïque...</td></tr>
<tr><td></td><td></td><td>– Origine des chromosomes minutes, des amplifications</td></tr>
<tr><td>Orientation « clinique »</td><td>– Détection des aneuploïdes
– Détermination du sexe
– Microdélétions sur signes d'appel échographique...</td><td>– Microdélétions syndromiques
– Mosaïques d'aneuploïdies
– Détermination du sexe (mosaïque) : ambiguïté sexuelle, Turner...</td><td>– Détection de translocations récurrentes
– Suivi de greffe de moelle
– Suivi de la persistance d'un clone anormal après traitement...</td></tr>
</table>

* Le diagnostic préimplantatoire n'est pas indiqué.

Devant les différentes possibilités techniques offertes par la cytogénétique, le prescripteur peut être dérouté dans sa démarche diagnostique. Caryotype conventionnel standard ou en haute résolution, sur fibroblastes, recherche de la fragilité de l'X, FISH avec recherche de microdélétion, association d'une étude en biologie moléculaire, *multi-FISH*, étude « pantélomèrique »... sont autant d'analyses disponibles : un minimum de connaissances est nécessaire aux médecins impliqués, notamment, dans le cadre diagnostique du retard mental. Cette connaissance, associée à une réflexion clinique appropriée, permet de prescrire à bon escient en collaboration avec le cytogénéticien les examens adaptés.

Cytogénétique constitutionnelle postnatale

• Caractérisation d'une anomalie (approche par une orientation cytogénétique)

L'étude des anomalies chromosomiques structurales, découvertes de façon fortuite ou orientée, est l'une des applications majeures de la FISH. La caractérisation d'une anomalie de structure chromosomique peut être effectuée le plus souvent grâce à la cytogénétique conventionnelle. C'est le cas notamment des aneusomies de recombinaison dues au déséquilibre d'une aberration chromosomique parentale (malségrégation d'une translocation, remaniement d'une inversion…). Cependant, dans un certain nombre de cas, cette technique n'est pas suffisante. La découverte d'une anomalie apparue *de novo* et/ou complexe nécessite parfois le recours à la cytogénétique moléculaire quand l'observation des bandes chromosomiques n'est pas déterminante pour en connaître avec certitude l'origine (planche couleur 2). Le choix des sondes s'effectue grâce à l'orientation donnée par l'aspect chromosomique obtenu par différentes techniques classiques (bandes G, R, Q…) et, parfois, grâce aux données cliniques évocatrices. Sans aucune orientation, l'application de techniques récentes peut être d'un apport précieux : CGH (hybridation génomique comparative), *multi-FISH* (planche couleur 3), microdissection chromosomique… Mais la mise au point difficile, la lourdeur et le coût de ces dernières doivent les faire réserver à une utilisation de dernier recours. L'origine de certains anneaux, de petits chromosomes surnuméraires, d'un deuxième chromosome impliqué dans une translocation de petite taille, d'une translocation ou d'une insertion apparue *de novo* sont autant d'indications de l'utilisation de la FISH dans ce cadre. La vérification d'une délétion, d'une duplication…, la précision des points de cassures de certains remaniements permettent par ailleurs un affinement du diagnostic.

• Recherche d'un syndrome microdélétionnel connu (approche par une orientation clinique spécifique)

L'apparition des techniques de haute résolution chromosomique dans les années quatre-vingts a permis de mettre en évidence des microremaniements dans des syndromes individualisés dans les années soixante. Les syndromes microdélétionnels ont été définis comme la présence des pertes de fragment chromosomique de petites tailles (moins de 3 Mb), décelable uniquement par l'utilisation des techniques de haute résolution ou de cytogénétique moléculaire. Néanmoins, dans la grande majorité des syndromes, un chromosome candidat avait été identifié grâce aux techniques standards, par la découverte de translocations intéressant la région correspondante. Quand ces nouveaux syndromes sont décrits et reconnus cliniquement, la cytogénétique moléculaire peut remplacer ou compléter la technique de haute résolution, d'autant plus que des délétions inframicroscopiques ont été décrites.

La notion théorique de *syndrome à gènes contigus* a été introduite par Schmickel pour définir l'ensemble de ces syndromes : le phénotype serait attribué à la perte de différents gènes physiquement proches sur la région chromosomique délétée. Cette notion est démontrée pour certains syndromes : le syndrome WAGR (tumeurs de Wilms, Aniridie, anomalies Génitales, Retard mental) et le syndrome de Williams ; elle est partiellement contredite pour les syndromes d'Angelman et de Prader-Willi, et pour le syndrome de DiGeorge, où l'action d'un seul gène semble dominer largement les conséquences phénotypiques.

Une dizaine de syndromes microdélétionnels sont maintenant reconnus et bien décrits, de nombreuses revues et articles ont été consacrés à la description clinique de ces syndromes. Dans ce chapitre ne seront évoquées que brièvement sous forme d'un tableau et d'illustrations, leurs principales caractéristiques (tableau 10-III, fig. 10-4, planches couleur 4 et 5).

De nombreuses entités cliniques bien reconnues peuvent être associées de manière sporadique à une microdélétion. Il s'agit de maladies de transmission autosomique dominante ou liée à l'X, retrouvées isolées ou associées dans le cadre des syndromes à gènes contigus. Le mécanisme dans ces cas est lié à une haploinsuffisance (gènes en simple dose par monosomie accidentelle). C'est le cas du piebaldisme et de la délétion en 4q13, de l'holoprosencéphalie et des délétions en : 2p21, 7q36, 21q22.3… Certains cas ont fourni un formidable raccourci pour la découverte de la localisation et du clonage de gènes impliqués dans des pathologies humaines.

Pour les syndromes les plus fréquemment associés à une microdélétion la bonne connaissance de l'expression phénotypique de ces pathologies est nécessaire pour prescrire à bon escient la recherche spécifique d'un microremaniement.

• Approche sans orientation clinique dans le cadre du retard mental

La recherche de la cause d'un retard mental inexpliqué après épuisement des moyens cliniques et paracliniques classiques peut amener à l'utilisation de techniques spécialisées : étude de l'ensemble des régions subtélomèriques, FISH multicouleurs, CGH, biopuces à ADN… Leurs évaluations et leurs indications sont en cours d'évaluation dans ce domaine.

Cytogénétique constitutionnelle prénatale

En dehors de la caractérisation des aberrations de structure et de la détection de délétions inframicroscopiques sur certains signes d'appel échographique, la FISH, dans le domaine du diagnostic prénatal, permet la détection rapide des principales aneuploïdies (chromosomes 13, 18, 21,X, Y) correspondant à la majorité

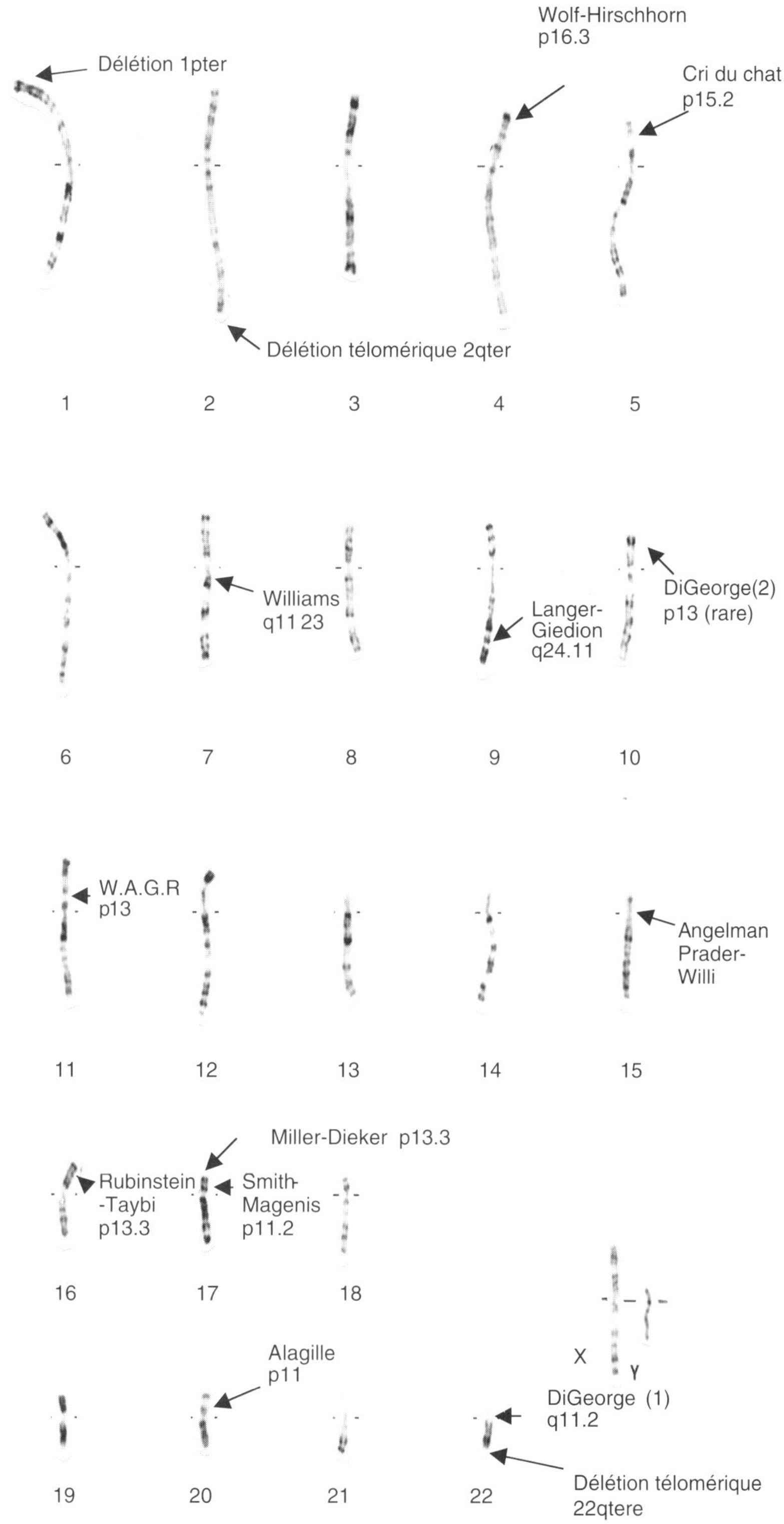

Fig. 10-4. Caryotype humain haploïde haute résolution en bandes R et localisation des principaux syndromes microdélétionnels.

Tableau 10-III. Signes cliniques majeurs des principaux syndromes microdélétionnels connus

Locus	Syndrome Description clinique	Clinique	Remarques
7q11.2	Williams et Beuren	Sténose supravalvulaire, hypercalcémie néonatale, dysmorphie faciale caractéristique, troubles du comportement spécifiques	
8q24.1	Langer-Giedion = trichorhino-phalangien type II	cheveux rares, nez en poire, épithyses en cônes, exostoses multiples, retard mental inconstant	
17p13.3	Miller-Diecker	Lissencéphalie type I (agyrie, pachygyrie), souffrance neurologique néonatale, épilepsie, dysmorphie faciale, déficience psychomotrice sévère	90 % microdélétions, mais risque de microtranslocations parentales
17p11.2	Smith-Magenis	Retard mental modéré, troubles du comportement (colères, auto- et hétéroagressivité), polyembolokoïlomanie, troubles du sommeil, dysmorphie discrète...	
22q11.2	DiGeorge/Vélo-Cardio-Facial	Cardiopathie conotroncale, hypocalcémie par hypoplasie des parathyroïdes, hypoplasie thymique, dysmorphie faciale, fente palatine...	Grande variabilité phénotypique ; 10 à 15 % des parents porteurs de la microdélétion
15q11.q13	Prader-Willi	Hypotonie néonatale, hypogénitalisme, obésité par hyperphagie, retard mental modéré, troubles du comportement, dysmorphie faciale modérée	Microdélétion (70 %) ou disomie uniparentale (30 %). Anomalie de l'empreinte
15q11.q13	Angelman	Retard mental sévère, langage quasi inexistant, rires et sourires immotivés, épilepsie, ataxie, dysmorphie discrète	Microdélétion (60 %) ou disomie uniparentale (4-5 %) ou mutation *UBE3A*
16P13.3	Rubinstein-Taybi	Retard mental sévère, dysmorphie faciale : sourcils épais, fentes palpébrales anti-mongoloïdes, cils longs nez crochu ; anomalies des extrémités avec pouces et orteils larges	20 % délétions. Mutations du gène *CBP*
20p12.1	Alagille	Hypoplasie des canaux biliaires intrahépathiques, choléastase néonatale, sténose périphérique des artères pulmonaires, embryotoxon postérieur, vertèvres en aile de papillon, dysmorphie caractéristique	Microdélétion rare. Mutations du gène *JAG*, transmission dominante

des anomalies découvertes à ce stade d'évolution (*cf.* planche couleur 1, F1 et F2). La *FISH sur noyaux interphasiques* ne nécessite pas de mise en culture (culture de 10 à 15 jours en moyenne pour le liquide amniotique), une réponse peut être donnée en 24 à 48 heures après le prélèvement. Une confirmation reste nécessaire par la cytogénétique conventionnelle après culture pour étude du caryotype complet qui reste la référence. L'indication de cette technique n'est pas actuellement précisée ; elle semble particulièrement intéressante lorsque le risque d'aneuploïdie est important : âge maternel avancé, signes d'appel échographiques évocateurs, taux de risque calculé élevé des marqueurs sériques maternels..., ou en cas d'anomalie du développement détecté en fin de grossesse. De plus la FISH interphasique peut être un complément précieux en cas de faible nombre de métaphases analysables ou d'un examen conventionnel de qualité insuffisante.

Cette même technique de FISH interphasique est exploitée depuis peu dans le cadre du diagnostic préimplantatoire : diagnostic de sexe dans les affections liées à l'X, détection des aneuploïdies, mise en évidence des déséquilibres éventuelles d'un remaniement chromosomique parentale (translocation, insertion...). La mise au point — difficile — de la sélection de cellules fœtales dans le sang maternel permettra peut-être dans l'avenir l'utilisation de la FISH interphasique pour la détection des principales aneuploïdies.

Intérêt de la FISH en cancérologie

La caractérisation des anomalies fait appel aux mêmes techniques que celles évoquées précédemment. L'étude des anomalies chromosomiques acquises sur tumeurs à largement bénéficier du développement de la cytogénétique moléculaire : d'une part, les aberrations sont souvent nombreuses et complexes, d'autre part, les préparations chromosomiques sont parfois de qualités insuffisantes ne permettant pas une analyse complète avec les techniques conventionnelles.

Par ailleurs, les hémopathies malignes et certaines tumeurs solides peuvent se caractériser par un remaniement chromosomique spécifique (translocation, inversion) facilement détectable par la FISH. Les anomalies détectées, notamment dans les leucémies, ont fréquemment un intérêt diagnostique, pronostique et, parfois, dans le suivi du traitement pour en contrôler l'efficacité. La FISH est un complément précieux du fait de sa précision et de sa facilité. Par ailleurs, du point de vue fondamental, le ou les gènes jouant un rôle dans le processus évolutif de la cancérogenèse peuvent être localisés au niveau des points de cassure des remaniements spécifiques ou récurrents d'un type particulier de tumeurs. La FISH peut aider à la caractérisation de ces gènes (oncogènes, gènes suppresseurs de tumeur) par une première approche fine de localisation pour aboutir à leur clonage. Au niveau des tumeurs solides, il existe souvent des remaniements complexes : gains, pertes de chromosomes entiers ou partiellement, délétions ou amplifications chromosomiques.

L'analyse cytogénétique classique est parfois difficile : culture cellulaire aléatoire, qualité médiocre des métaphases obtenues, index mitotique faible, contamination des cellules tumorales par du tissu sain... La FISH permet en partie de limiter les inconvénients de ce type de culture de tumeur notamment par le grand nombre de cellules pouvant être examinées aussi bien en métaphase qu'en interphase pour les sondes centromériques et locus spécifique.

Des applications précises de la FISH interphasique sont connues : pour les leucémies myéloïdes chroniques, la recherche de la translocation spécifique t (9 ; 22) peut se faire grâce à l'utilisation d'un couple de sondes localisées aux points de cassure et révélées par des fluorochromes différents (FISH bicolore) sur noyaux. Par ailleurs, la FISH interphasique peut aider à la surveillance de greffes de moelle avec donneur de sexe différent par recherche de chimérisme XX/XY. La complexité des remaniements chromosomiques rencontrés dans les tumeurs solides et hématopoïétiques, et l'intérêt du point de vue fondamental de ces recherches dans le processus de la cancérogenèse ont amené les cytogénéticiens spécialisés dans ce domaine à utiliser de façon intensive les nouveaux outils fondés sur le principe de la FISH et qui permettent une étude globale du génome étudier : *multi-FISH*, CGH, biopuces à ADN.

CONCLUSION

La FISH rouge, verte, bleue, multicolore... connaît désormais un succès qu'étaient loin d'imaginer les cytogénéticiens dans les années quatre-vingts. De la peinture de chromosomes aux puces à ADN fondées sur le principe de la FISH, l'hybridation *in situ* en fluorescence est actuellement en mesure de répondre à une multitude de besoins, en recherche comme en routine, dans les anomalies constitutionnelles comme dans les anomalies acquises. La méthode est habituellement simple et rapide, quoique parfois délicate. Elle nécessite dans tous les cas une bonne connaissance de la cytogénétique conventionnelle pour une exploitation et une interprétation fiable. La FISH est devenue un test d'analyse chromosomique de complément indispensable dans les laboratoires de cytogénétique et elle jouera dans un avenir proche un rôle probablement prépondérant grâce aux nouvelles applications technologiques qui en sont issues.

BIBLIOGRAPHIE GÉNÉRALE

MULERIS M, RICHARD F, APIOU F, DUTRILLAUX B. *Hybridation in situ en cytogénétique moléculaire (principes et techniques).* Paris, Lavoisier, collection Génie génétique, 1996.

ABDELMOULA NB, PORTNOÏ MF, VIALARD F *et al.* Les techniques de cytogénétique moléculaire : principes et progrès. *Med Sci*, 2000, 12 : 1405-1411.

XU J, CHEN Z. Advances in molecular cytogenetics for the evaluation of mental retardation. *AM J Med Genet*, 2003: 1117C (1) : 15-24.

11

Aspects cliniques des anomalies des autosomes

- Anomalies de nombre – trisomie 21, 18, 13
- Anomalie de structure

Les anomalies chromosomiques constitutionnelles déséquilibrées des autosomes (qu'elles soient de nombre ou de structure) ont toujours un retentissement phénotypique grave associant un retard mental, une dysmorphie faciale et des anomalies somatiques diverses suffisamment caractéristiques de chacune d'elles pour qu'on les suspecte à l'examen clinique. Aujourd'hui, certaines sont dépistées en prénatal sur des signes d'appels échographiques évocateurs (hyperclarté nucale ou hygroma du premier trimestre de la grossesse pour la trisomie 21 notamment).
La trisomie autosomique complète peut exister pour n'importe quel chromosome mais est rarement compatible avec la vie ; les malformations associées conditionnent le pronostic vital. Les anomalies les plus fréquentes à la naissance sont : les trisomies 21, 18 et 13.
La monosomie autosomique complète n'est pas compatible avec la vie, seules les monosomies partielles (ou délétions) sont viables.

ANOMALIES DE NOMBRE

Trisomie 21 (syndrome de Down)

C'est l'anomalie chromosomique la plus fréquente (1,2 pour 1 000 naissances vivantes). Son phénotype, reconnaissable à la naissance, associe une *hypotonie* à une *dysmorphie faciale* caractéristique : face et occiput aplatis, ensellure nasale plate due à l'aplasie des os propres du nez, obliquité des fentes palpébrales en haut et en dehors avec, à l'angle interne, un repli cutané ou épicanthus, hypertélorisme, taches de Brushfield au niveau de l'iris, bouche volontiers ouverte, avec macroglossie et protrusion de la langue, hypersialorrhée, lèvres épaisses, oreilles petites bas implantées. L'abdomen est distendu, les hernies sont fréquentes. Les membres sont courts, les mains sont larges et trapues, avec une brachymésophalangie et une clinodactylie du cinquième doigt, un pli palmaire transverse unique (PPTU) au niveau des paumes, des pieds larges avec un espacement important entre les deux premiers orteils et un sillon profond sur la plante des pieds. Des *malformations viscérales* sont fréquemment associées et conditionnent le pronostic :

- cardiaques (dans 50 % des cas) : canal atrioventriculaire, CIV, CIA, persistance du canal artériel ;
- digestives : sténose duodénale (un tiers des sténoses duodénales s'observent chez les trisomiques 21).

Le retard mental ou retard psychomoteur est constant. Néanmoins, la prise en charge précoce a transformé l'épanouissement individuel et l'insertion sociale des enfants trisomiques 21. Le taux de mortalité est augmenté dans les premiers mois de la vie et est fonction des malformations associées. Il existe une sensibilité aux infections virales et respiratoires, un risque accru de leucémie aiguë (multiplié par 20), une fréquence accrue de cataracte et des signes de vieillissement précoce avec anomalies caractéristiques de la maladie d'Alzheimer. Aucune paternité n'est connue chez les garçons atteints ; en revanche, les filles peuvent être enceintes.

L'anomalie habituelle est la *trisomie 21 libre* (95 % des cas) correspondant au caryotype 47,XY ou XX,+21. Cette anomalie se produit par malségrégation méiotique, le plus souvent au cours de la première division de méiose maternelle. Dans la majorité des cas, le caryotype des parents est normal.

Plus rarement, la trisomie est associée à une translocation : la *trisomie 21 par translocation* (2-3 % des cas). Le sujet trisomique a 46 chromosomes. Il existe deux chromosomes 21 indépendants et le troisième est transloqué sur un autre des acrocentriques (le plus souvent le 14 ; formule : 46,XX ou XY, der(14;21) (q10 ;q10), + 21). Il est impératif de faire le caryotype des parents. Dans la moitié des cas, celui-ci est normal et l'anomalie est survenue *de novo* à la méiose de l'un des parents. Dans l'autre moitié, l'un des parents est porteur de la translocation : il a 45 chromosomes, la translocation est familiale avec un risque de récurrence de trisomie 21 qui dépend du parent porteur (1/50 si c'est le père, 1/10 si c'est la mère).

La *trisomie 21 en mosaïque* (2-3 % des cas) est un accident postzygotique survenu soit sur un zygote trisomique soit sur un zygote normal (les cellules monosomiques ayant été éliminées).

Les *trisomies partielles* sont le plus souvent le fait de ségrégation de translocations réciproques intéressant le 21. Le tableau est celui d'un syndrome de Down si le segment distal du bras long du 21 est présent en triple exemplaire. La région critique pour réaliser le phénotype anormal est la région 21q22.2. Des sondes moléculaires spécifiques de cette région sont disponibles (diagnostic rapide possible par hybridation *in situ* FISH).

Aujourd'hui, toutes indications confondues, le diagnostic prénatal permet de dépister plus de 70 % des trisomies 21.

Trisomie 18 (syndrome d'Edwards) et trisomie 13 (syndrome de Patau)

Décrites en 1960, ce sont toutes deux des anomalies extrêmement sévères dont l'incidence est approximativement de 1 sur 8 000 à 1 sur 10 000 naissances. Ces affections sont létales avant l'âge de 6 mois dans la quasi totalité des cas. Lorsqu'exceptionnellement il existe une survie prolongée, un retard mental sévère est associé. Des malformations cardiaques sont présentes dans 90 % des cas. Leurs phénotypes sont suffisamment caractéristiques pour être reconnus aujourd'hui plus ou moins précocement à l'échographie.

Celui de la trisomie 18 sera évoqué devant un enfant hypotrophique hypertonique avec un crâne petit, aplati transversalement, une saillie de l'occiput (dolichocéphalie « en chignon »), des oreilles bas implantées pointues « faunesques », une bouche petite avec palais ogival, une micrognathie, des anomalies des membres — position de « suppliant » des bras, mains crispées avec doigts en flexion permanente, l'index qui recouvre le troisième doigt, le cinquième recouvrant le quatrième, pieds bots, varus équin et en piolet, syndactylies fréquentes —, un thorax et un bassin étroits, un abdomen hypotonique et des malformations, cardiaques, digestives (omphalocèle, hernie diaphragmatique) et rénales.

Celui de la trisomie 13 est caractérisé par des malformations sévères du système nerveux central (holoprosencéphalie due à un défaut de clivage du prosencéphale) responsables d'anomalies médianes de la face (fente labiale bilatérale avec fente palatine ou « gueule de loup »), des anomalies oculaires graves (hypotélorisme, microphtalmie, anophtalmie, cyclopie), une microcéphalie avec aplasie du vertex (anomalie du cuir chevelu à l'emporte-pièce), des anomalies des membres — hexadactylie uni- ou bilatérale aux pieds ou aux mains —, des malformations cardiaques, digestives et urogénitales.

Habituellement, il s'agit de trisomies libres et homogènes et leur survenue est habituellement en relation avec un âge maternel élevé. Approximativement 10 % des cas sont dus à des mosaïques ou des réarrangements déséquilibrés en particulier des translocations robertsoniennes en cas de syndrome de Patau.

ANOMALIES DE STRUCTURE

Les conséquences phénotypiques dépendent du caractère équilibré ou déséquilibré de l'anomalie. Les anomalies équilibrées n'ont habituellement pas d'effet phénotypique sauf lorsque l'un des points de cassures provoque une mutation d'un gène indispensable à un développement normal (anomalie équilibrée à phénotype anormal), elles peuvent parfois être responsables de stérilité.

Syndromes délétionnels

Des délétions visibles microscopiquement à l'extrémité des chromosomes 4 et 5 sont responsables respectivement du syndrome de Wolf-Hirschhorn (WHS ou 4p–) et du syndrome du « cri du chat » (5p–). Dans les deux cas, le retard mental est sévère souvent associé à un défaut de développement. Le syndrome du « cri du chat » doit son nom au cri caractéristique de ces nourrissons (miaulement plaintif d'un chaton) qui résulte d'une anomalie de développement du larynx. Le WHS associe une hypotrophie à une dysmorphie faciale caractéristique avec un aspect de « casque grec », une microcéphalie et un important hypertélorisme. Ces deux syndromes sont extrêmement rares ; on estime leur incidence à approximativement un pour 50 000 naissances. La délétion est parfois cryptique (difficile à voir en cytogénétique conventionnelle) et nécessite une étude en cytogénétique moléculaire, lorsqu'il existe une forte suspicion clinique (FISH avec sonde spécifique du locus D4S96 localisé en 4p16.3 ou D5S23 localisé en 5p15.2).

La délétion survient *de novo* dans la majorité des cas, mais le caryotype des parents est indispensable afin de vérifier qu'il ne s'agit pas de la malségrégation d'une translocation parentale, ou d'une aneusomie de recombinaison d'une inversion péricentrique (12 % des cas). Il n'existe pas de facteurs de prédisposition connus (le risque de récurrence est faible en cas d'anomalie *de novo*).

Syndromes microdélétionnels

Grâce à la combinaison des caryotypes en haute résolution et de la FISH, un nombre de plus en plus important de syndromes, jusque-là inexpliqués, s'avèrent être dûs à des délétions submicroscopiques ou microdélétions (*cf.* chapitres 8 et 10 et 12).

BIBLIOGRAPHIE GÉNÉRALE

SCHINZEL A. *Catalogue of unbalanced chromosome aberrations in man.* 2nd edition, De Gruyter, 2001.

DE GROUCHY J, TURLEAU C. *Atlas des maladies chromosomiques.* 2e édition, Expansion Scientifique Française, 1982.

BORGAONKAR DS. *Chromosomal variation in man.* 8d edition, John Wiley & Sons publications, 1997.

12
Syndromes microdélétionnels

- Cytogénétique syndromologique
- Syndromes de gènes contigus
- Microdélétions interstitielles
- Microdélétions subtélomériques

L'apparition des techniques de haute résolution chromosomique, dans les années quatre-vingts, a permis une analyse plus fine de la structure des chromosomes. Ces techniques reposent sur un artifice technique, la synchronisation cellulaire, imaginée par Yunis en 1976, qui permet d'obtenir un grand nombre de cellules en prométaphase [1]. Les chromosomes prométaphasiques étant plus déspiralisés que les chromosomes métaphasiques, plus de 1 200 à 2 000 bandes peuvent être observées sur le génome humain total après marquage chromosomique.
Ces techniques, encore dénommées microcytogénétique par Jean de Grouchy, ont permis de mettre en évidence des délétions de taille mineure dans un certain nombre de syndromes décrits cliniquement dans les années soixante, apportant ainsi la preuve de leur origine génétique (tableau 12-I) [2]. Ce sont ces syndromes qui ont été initialement qualifiés de « microdélétionnels ». La notion de syndrome microdélétionnel peut aujourd'hui être élargie à de nombreux syndromes. En effet, les techniques de haute résolution chromosomique ont permis de découvrir des remaniements de petite taille, non décelés jusqu'alors. À l'inverse de la démarche précédemment décrite, l'identification de ces anomalies a conduit à définir de nouveaux syndromes avec des phénotypes suffisamment caractéristiques pour être reconnus cliniquement (syndrome de Smith-Magenis, par exemple) ouvrant un nouveau champ d'étude que l'on pourrait dénommer la « cytogénétique syndromologique ».
Un syndrome microdélétionnel peut donc être défini comme la présence d'une anomalie chromosomique de taille mineure (inférieure à 5 mégabases) ou aneusomie segmentaire.

Tableau 12-I. Les syndromes microdélétionnels

Années soixante : syndromologie Description clinique	Années quatre-vingts : haute résolution chromosomique Microdélétion
1956 : Syndrome de Prader-Willi	15q11-q12
1960 : Syndrome de Miller-Dieker	17p13.3
1963 : Syndrome de Rubinstein-Taybi Syndrome de WAGR (tumeur de Wilms, Aniridie, anomalies Génito-urinaires, Retard mental)	16p13.3 11p13
1965 : Syndrome d'Angelman	15q11-q12
1965 : Syndrome de DiGeorge	22q11.2
1969 : Syndrome de Langer-Giedon	8q23.3-q24.13
1969 : Syndrome d'Alagille	20p11.23-p12.1

DONNÉES FONDAMENTALES

Le développement des techniques de génétique inverse a permis d'aborder l'étude moléculaire des régions génomiques impliquées dans ces syndromes. En 1986, Schmickel avait introduit la notion de « syndromes des gènes contigus » qui permettait de regrouper les syndromes microdélétionnels initialement décrits dans un ensemble cohérent [3]. Cette notion peut être étendue à l'ensemble des syndromes. D'après ce concept théorique, le large spectre clinique qui caractérise ces syndromes est le reflet de la perte de gènes agencés de façon contiguë et aléatoire sur une région chromosomique donnée : la délétion d'un gène est responsable d'un trait phénotypique (fig. 12-1). L'étude moléculaire de ces régions a permis de définir les régions minimales critiques impliquées dans l'apparition du phénotype, notamment grâce à de rares patients présentant des délétions plus petites, et un certain nombre de gènes qu'elles contiennent ont été clonés. Ainsi, si la notion théorique de syndrome des gènes contigus s'est révélée fausse pour quelques syndromes qui se sont avérés être monogéniques, d'autres syndromes sont réellement ou restent potentiellement multigéniques. Le concept de Schmickel est apparu trop réducteur car il ne prenait en compte comme mécanisme d'apparition d'un signe clinique que l'effet direct de l'haplo-insuffisance. Il existe en réalité des phénomènes plus complexes comme la nécessité d'un événement secondaire sur l'allèle homologue pour les gènes suppresseurs de tumeur (par exemple, *WT1* dans la région 11p13) (fig. 12-2) ou la nécessité de la perte de la copie fonctionnelle pour les gènes soumis à empreinte génomique (région 15q11-q12, par exemple). De tels mécanismes peuvent coexister dans une même région génomique [4].

Ces études ont également permis de caractériser la fréquence, l'origine parentale, la taille et le mécanisme d'apparition de chaque microdélétion [4]. Il est apparu que ces réarrangements chromosomiques ne se produisent pas de manière aléatoire dans le génome humain, mais semblent regroupés dans des régions bien particulières. La présence de séquences d'ADN répétées dans ces régions favorise leur apparition du fait de leur rôle important dans différents processus méiotiques comme l'appariement de régions chromosomiques homologues et la recombinaison génétique. Un appariement défectueux de ces séquences entraîne une recombinaison anormale avec comme conséquence l'apparition d'une aneusomie segmentaire.

En pratique

La recherche d'un syndrome microdélétionnel repose aujourd'hui sur l'utilisation de nombreux marqueurs moléculaires (microsatellites, cosmides) localisés dans ces régions, avec les techniques d'hybridation *in situ* ou d'amplification génique. Ces techniques ont pris le relais des techniques de haute résolution. L'hybridation *in situ* est la technique de choix pour rechercher une délétion. L'absence de délétion à un locus donné n'exclut pas de façon formelle le diagnostic clinique et doit faire suspecter une anomalie de taille différente ou l'implication d'un mécanisme différent. Il est donc nécessaire d'avoir, pour un syndrome donné, une connaissance sans cesse actualisée de la cartographie physique de la région concernée et des différentes anomalies à l'origine de ce syndrome. Il est important de souligner que ces recherches demandent à être orientées par un diagnostic clinique certain.

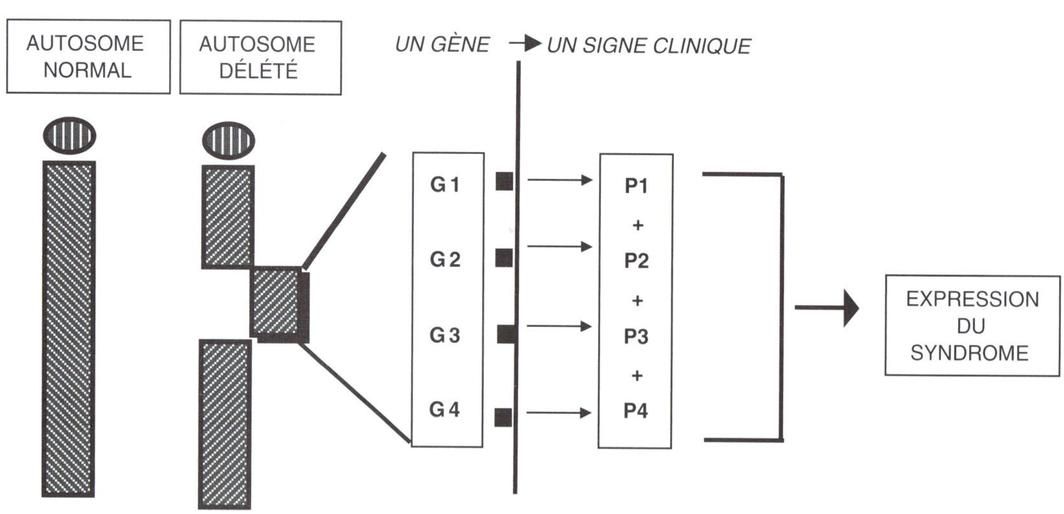

Fig. 12-1. Concept théorique de Schmickel : syndrome des gènes contigus.

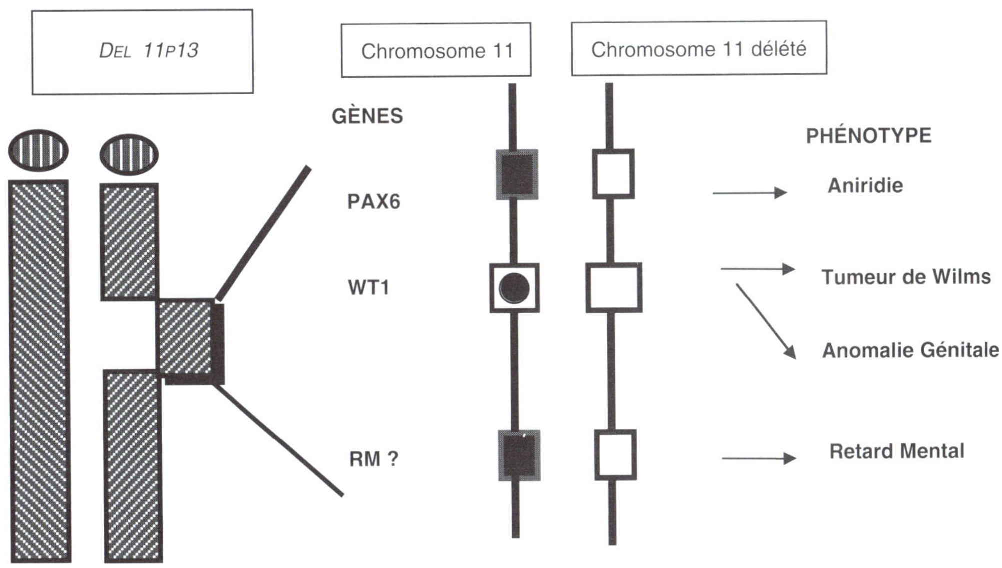

Fig. 12-2. Syndrome des gènes contigus. Modèle : le syndrome WAGR.

Ainsi, les syndromes microdélétionnels peuvent être classés en deux grands groupes :

- les microdélétions interstitielles, parmi lesquelles les microdélétions péricentromériques occupent une place tout à fait essentielle ;
- les microdélétions subtélomériques, qui font actuellement l'objet de nombreux travaux mais restent cependant encore mal définies cliniquement.

Nous décrirons de façon détaillée les syndromes les plus fréquents. Les microdélétions du chromosome X ne font pas l'objet de ce chapitre.

MICRODÉLÉTIONS INTERSTITIELLES

Microdélétions péricentromériques

De façon remarquable, il est apparu que les microdélétions localisées dans les régions proches des centromères étaient d'une taille équivalente chez la grande majorité des patients. L'identification d'une organisation particulière du génome au niveau des points de cassure a permis d'envisager un mécanisme commun de survenue [5]. Ces régions sont constituées de séquences répétées de structure particulière dénommées *Low Copy Repeat* (LCR), ou duplicon [5]. Elles contiennent des gènes avec des copies fonctionnelles et/ou tronquées et des pseudogènes présents en multiples copies. Ainsi, l'existence de ces séquences favorise des échanges inégaux et explique le caractère accidentel et récurrent des aneusomies segmentaires de taille équivalente dans la population. Si le caractère accidentel correspond à la plus grande majorité des cas, il faut retenir que des remaniements chromosomiques parentaux apparemment équilibrés ont été rapportés dans un certain nombre de syndromes microdélétionnels (délétions 15q11-q12 et 17p11.2). Une donnée très récente, dans le syndrome de Williams, montre que certains parents présentent une inversion de la région 7q11.23, facteur favorisant l'apparition de la délétion [6]. Il a également été rapporté des cas de mosaïque germinale, deux dans le syndrome de DiGeorge et un dans le syndrome de Williams.

Ces données imposent sur un plan pratique de réaliser des analyses chromosomiques des parents en vérifiant avec la technique la plus adaptée la structure de la paire chromosomique impliquée. Il est également nécessaire de prendre en compte dans l'évaluation du risque de récurrence, les cas de mosaïques germinales.

L'expression phénotypique de ces syndromes a été étudiée sur de larges populations de patients durant ces dernières années permettant de définir des critères de diagnostic clinique pour la plupart d'entre eux. Les particularités comportementales présentes dans chacun d'entre eux ont permis de définir un profil comportemental caractéristique qui est un signe clinique essentiel au même titre que les signes dysmorphiques ou malformatifs et apporte une aide précieuse pour le diagnostic [7].

• Syndromes de Prader-Willi et d'Angelman, région 15q11-q12

▶ Évolution des connaissances

La description de rares remaniements chromosomiques intéressant la région q11-q12 du chromosome 15 dans le syndrome de Prader-Willi a conduit tout naturellement à étudier cette région avec les techniques de haute résolution chromosomique et la FISH (fig. 12-3). Ces analyses ont permis de mettre en évidence une microdélétion 15q11-q12 dans 50 à 60 % des cas. La description, en 1987, de la même anomalie chromosomique dans le syndrome d'Angelman, cliniquement très différent, va soulever un grand intérêt scientifique.

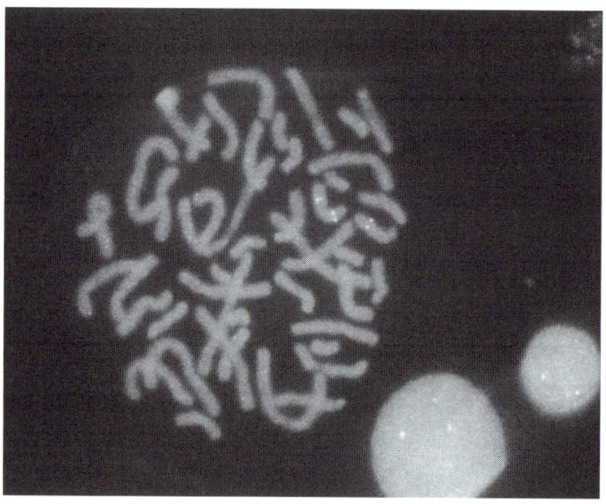

Fig. 12-3. Délétion 15q11-q12 dans le syndrome de Prader-Willi (Technique d'HIS, cosmide SRNPN).

L'étude moléculaire de cette région génomique va permettre de confirmer dans les deux syndromes l'existence de délétions d'origine parentale différente, paternelle dans le syndrome de Prader-Willi, maternelle dans le syndrome d'Angelman, de découvrir un deuxième mécanisme moléculaire à l'origine des deux syndromes, les disomies monoparentales du chromosome 15. Dans le syndrome de Prader-Willi, il s'agit d'hétérodisomies maternelles formées après la fécondation d'un ovocyte disomique pour le chromosome 15 suivie de la perte aléatoire du chromosome 15 paternel. Elles sont expliquées par des accidents de non-disjonction méiotique maternelle favorisés par un âge maternel élevé, comme pour la trisomie 21. Dans le syndrome d'Angelman, ce sont des isodisomies paternelles dont le mécanisme théorique d'apparition est la fécondation d'un ovocyte nullisomique pour le chromosome 15 avec duplication secondaire du chromosome 15 paternel. Ces deux anomalies, délétion et disomie de mécanismes différents, ont une conséquence commune, l'absence de contribution de la région 15q11-q12 d'origine paternelle dans le syndrome de Prader-Willi, et d'origine maternelle dans le syndrome d'Angelman. De telles observations ont démontré l'indispensable contribution des régions 15q11-q12 paternelle et maternelle pour le développement normal d'un individu, et par là même, l'existence d'une empreinte génomique parentale [8].

Les régions critiques des deux syndromes sont apparues différentes. La région critique du syndrome de Prader-Willi (PWSCR) est la plus proche du centromère (fig. 12-4) [9]. Plusieurs gènes et des séquences

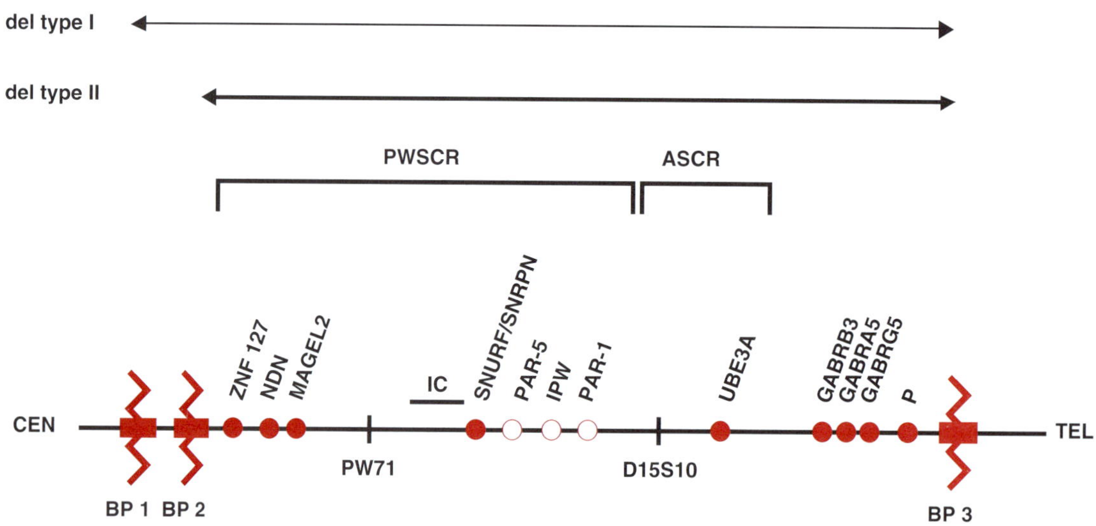

Fig. 12-4. Cartographie simplifiée de la région 15q11-q12.

codantes d'expression exclusivement paternelle ont été identifiés dans cet intervalle : *ZNF127* (*Zing Finger Protein* 127 ou makorin 3), codant une protéine ribonucléaire d'expression ubiquitaire, *ZNF127AS*, l'antisens du gène *ZNF127* présentant deux transcrits exprimés préférentiellement dans le tissu cérébral, *NDN* (NecDiN) codant une protéine nucléaire exprimée dans les neurones postmitotiques et qui aurait un rôle suppresseur de croissance, *MAGEL2* codant une protéine de la famille MAGE. Le gène *SNURF/SNRPN* (*SNRPN Upstream Reading Frame*, *Small Nuclear Ribonucleoparticle-associated Polypeptide N*) est un transcrit bicistronique codant deux protéines nucléaires neuronales dont SNM composant des snRNPs (*small nuclear ribonucleoprotein particles*). Le syndrome de Prader-Willi est considéré comme un syndrome des gènes contigus bien que le locus *SNURF/SNRPN*, semble jouer un rôle important. En revanche, l'existence de cas familiaux dans le syndrome d'Angelman, de transmission dominante avec empreinte, suggérait une origine monogénique de ce syndrome. La région critique correspondante (ASCR), initialement localisée entre le locus *D15S10* et le gène *P*, contenait deux types de gènes, *UBE3A* (*UBiquitin-protein ligase* E3A), qui code la protéine E6-AP intervenant dans l'ubiquitination, et les gènes des sous-unités β_3 (*GABRB3*), α_5 (*GABRA5*) et γ_5 (*GABRG5*) des récepteurs GABBA$_A$. En 1997, la description d'une inversion du chromosome 15 interrompant le gène *UBE3A* et la mise en évidence de mutations intrageniques chez des patients Angelman a apporté la preuve définitive de son implication dans le syndrome. Ce gène est soumis à une empreinte paternelle, spécifique de tissu, uniquement au niveau de certaines régions cérébrales. Un nouveau gène a été cloné dans cet intervalle, le gène *ATP10C* (*Calcium Transporting ATPase*), dont la fonction reste à définir [9].

Une des caractéristiques connues de l'empreinte parentale est la méthylation différentielle des deux allèles parentaux. Une différence de méthylation a été mise en évidence sur plusieurs loci de la région PWCR qui apparaît globalement hypométhylée sur le chromosome 15 d'origine paternelle et, au contraire, hyperméthylée sur le chromosome 15 d'origine maternelle. Une anomalie isolée de la méthylation de cette région ou défaut d'empreinte a été décrite comme pouvant être à l'origine de ces deux syndromes, définissant ainsi une nouvelle classe d'anomalie moléculaire. L'étude de ces patients a conduit à mettre en évidence des délétions de très petite taille localisées entre le locus *PW71* et le gène *SNURF/SNRPN*. Le locus *SNRPN* apparaît extrêmement complexe [10]. Dans sa partie 5', un « centre régulateur de l'empreinte », bipartite, contenant différents exons a été identifié. Sa partie 3' s'étend largement et porte deux fonctions : elle est le site d'accueil, dans ses régions introniques, de multiples gènes *SnoRNA* (*small nucleolar RNA*) dont la fonction est mal comprise mais qui semble importante pour le syndrome de Prader-Willi ; elle est également le site d'accueil du gène antisens d'*UBE3A* régulant l'expression d'*UBE3A*. Certains points restent encore mal connus dans le phénomène complexe de l'empreinte qui caractérise cette région.

▶ Phénotypes cliniques associés à la délétion 15q11-q12

■ *Syndrome de Prader-Willi*

Depuis sa description initiale, ce syndrome a été étudié sur de larges populations d'enfants et d'adultes et des critères cliniques ont été établis, apportant une aide précieuse et simple au diagnostic [11]. Son incidence est de un pour 10 000. Il est caractérisé par une évolution remarquable des symptômes (fig. 12-5). Deux stades cliniques peuvent être distingués.

• Chez le nouveau-né et le nourrisson

La période néonatale est dominée par une hypotonie extrêmement sévère, déjà présente *in utero*, expliquant la diminution des mouvements fœtaux et les difficultés de l'accouchement. Cette hypotonie d'origine centrale régresse spontanément au cours des deux premières années. On observe une progression d'abord lente de la

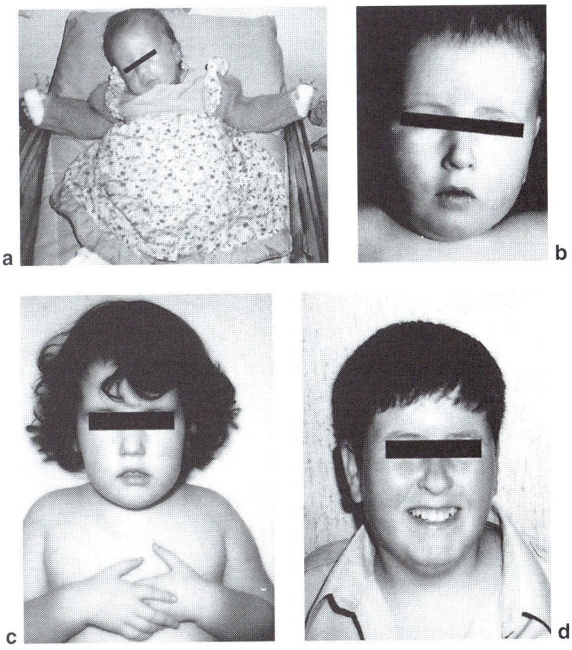

Fig. 12-5. Dysmorhie faciale du syndrome de Prader-Willi.
a. Quelques mois. b. Première année. c. Fillette. d. Douze ans.

courbe de poids (– 1 DS à – 2 DS) et un retard modéré de l'acquisition de la station assise et de la marche. L'hypotonie est associée de façon constante à :

- une dysmorphie faciale discrète mais caractéristique associant un front étroit avec une rétraction temporale, des yeux en amandes, un nez fin, une petite bouche en chapeau de gendarme avec une lèvre supérieure fine ;
- un hypogénitalisme :
  - chez le garçon : micropénis et cryptorchidie avec hypoplasie scrotale ;
  - chez la fille : hypoplasie des petites lèvres et du clitoris, de diagnostic difficile.

L'association de ces trois signes cliniques est caractéristique du syndrome de Prader-Willi. Le diagnostic différentiel se pose avec les hypotonies néonatales sévères comme dans la maladie de Steinert.

• De l'enfance à l'âge adulte

Les signes majeurs sont l'obésité et la déficience mentale. Cette période va être marquée par l'apparition d'une modification du comportement alimentaire de l'enfant vers l'âge de deux ans en moyenne (de un an à six ans). L'enfant présente une hyperphagie permanente, avec pour conséquence une prise de poids rapide et le développement d'une obésité extrêmement importante en l'absence d'une prise en charge précoce.

Le retard mental est modéré dans la majorité des cas, mais le profil comportemental est particulier. Ces enfants ont un caractère coléreux, entêté, obsessionnel avec des persévérations verbales qu'ils manifestent essentiellement autour de l'alimentation ou de sujets favoris. Ils sont dominés par une quête permanente de nourriture conduisant les parents à un contrôle incessant.

L'évolution concerne aussi :

- la dysmorphie faciale qui garde les mêmes caractéristiques mais qui devient plus significative ;
- l'hypogénitalisme qui s'associe à un retard pubertaire dans la majorité des cas ;
- la vitesse de croissance qui montre un ralentissement progressif, constant avec pour conséquence, à l'âge adulte, une petite taille et une acromicrie. L'intérêt du traitement par hormone de croissance reste débattu mais des déficits vrais ont été décrits.

Ces enfants présentent fréquemment des anomalies ophtalmologiques (esotropie, strabisme, myopie), une scoliose débutant à l'adolescence, des épisodes d'apnées nocturnes et une hypopigmentation.

■ *Syndrome d'Angelman*

Décrit en 1965, ce syndrome a été rarement rapporté jusqu'en 1987, année de la découverte de son association avec la microdélétion du chromosome 15. Il se révèle en fait aussi fréquent que le syndrome de Prader-Willi et son incidence est estimée de un pour 10 000 à un pour 20 000 naissances. Un retard mental sévère, une absence de langage, une ataxie, une épilepsie, une microcéphalie postnatale associée à une dysmorphie faciale (fig. 12-6) et des accès de rire facilement provoqués définissent un phénotype particulier [12].

L'ensemble des manifestations neurologiques caractéristiques devient évident entre un et trois ans :

- une microcéphalie d'apparition postnatale reste modérée à – 2 DS. L'examen neurologique montre une hypotonie axiale modérée avec une hypertonie périphérique et des réflexes vifs ;
- il existe une ataxie. La marche est acquise en moyenne vers trois à quatre ans et reste instable. La motricité est saccadée avec, parfois, des accès de « tremblements » ;
- le langage n'apparaît pas, l'expression restera limitée pour les plus performants à quelques mots alors que la compréhension verbale est relativement meilleure ;
- le comportement de ces enfants est très particulier. L'élément le plus marquant est leur sourire pratiquement permanent et les accès de rire qui vont survenir

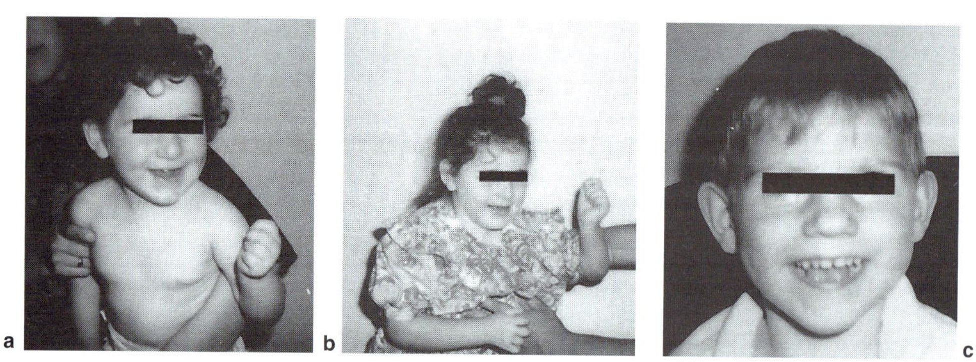

Fig. 12-6. Dysmorhie faciale du syndrome d'Angelman.
a. et b. Évolution de la dysmorphie faciale chez le même enfant. c. Enfant de six ans.

à la moindre stimulation. L'hyperactivité, l'instabilité avec attention brève, l'absence de notion de danger demandent une surveillance constante ;
- l'épilepsie se manifeste dans 90 % des cas environ. Les crises les plus fréquentes sont des crises atoniques, myocloniques et des absences atypiques. Un tracé EEG très évocateur est constamment retrouvé quand il est pratiqué dans les premières années. La gravité de l'épilepsie est très variable mais elle régresse en général à l'adolescence.

Une dysmorphie faciale est toujours présente et comporte une brachycéphalie, une hypoplasie de l'étage moyen de la face, une énophtalmie, une bouche large avec une lèvre supérieure mince, un philtrum court, des incisives supérieures écartées et un prognathisme. Ces enfants présentent fréquemment une scoliose et une hypopigmentation.

▶ Anomalies moléculaires

Les syndromes de Prader-Willi et d'Angelman correspondent à différentes anomalies moléculaires de la région 15q11-q12 (tableaux 12-II et 12-III). Leur recherche repose sur l'association des méthodes de cytogénétique et de biologie moléculaire [13]. Une des stratégies est fondée sur l'étude de l'état de méthylation du locus *SNRPN* localisé dans la région 15q11-q12. La mise en évidence d'une anomalie du profil de méthylation de ce locus peut être le reflet de l'existence d'une délétion, d'une disomie maternelle ou d'un défaut d'empreinte. Si cette anomalie confirme le diagnostic, il est nécessaire de caractériser l'anomalie moléculaire sous-jacente dont la connaissance est indispensable pour le conseil génétique.

Nous attirons tout particulièrement l'attention sur les cas de syndrome d'Angelman sans anomalie du profil de méthylation de la région 15q11-q12. Le diagnostic repose alors sur l'évaluation clinique. Entrent dans ce cadre 25 % des patients Angelman ; le phénotype clinique est en règle générale plus modéré que celui associé à une délétion mais plus sévère que celui associé à une disomie ou un défaut d'empreinte [14]. Un certain nombre de patients présentent une mutation dans le gène *UBE3A* qui est héritée dans la majorité des cas (75 %). Ces mutations se transmettent sur un mode dominant mais le syndrome n'apparaît qu'après transmission par une femme : mode de transmission dominant soumise à empreinte (fig. 12-7).

Tableau 12-II. **Les anomalies moléculaires dans le syndrome de Prader-Willi**

Anomalie	Fréquence	Risque de récurrence
Délétion 15 q11-q12	60 à 65 %	*de novo* : risque < 1 % héritée : risque élevé
Disomie maternelle	25 à 30 %	risque : < 1 %
Défaut d'empreinte	5 %	*de novo* : < 1 % héritée : risque élevé

Tableau 12-III. **Les anomalies moléculaires dans le syndrome d'Angelman**

Anomalie	Fréquence	Risque de récurrence
Délétion 15 q11-q12	60 à 65 %	*de novo* : risque < 1 % héritée : risque élevé
Disomie paternelle	5 %	accidentel : risque < 1 %
Défaut d'empreinte	5 %	*de novo* : risque < 1 % héritée : risque élevé
Mutation du gène *UBE3A*	10 à 20 % ?	*de novo* : risque faible, mais attention aux mosaïques germinales héritée : risque élevé (50 %)
Absence d'anomalie moléculaire	10 à 20 % ?	considéré comme à risque élevé

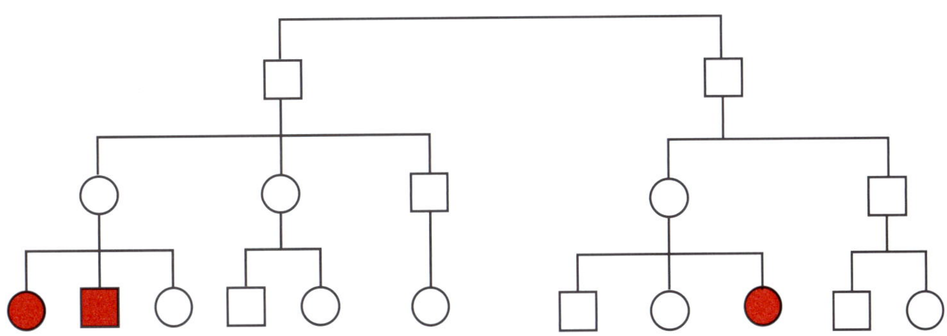

Fig. 12-7. **Arbre généalogique : mutation dominante soumise à l'empreinte.**
Le syndrome apparaît lorsqu'une femme transmet la mutation.

• Délétion 22q11.2 et syndrome de DiGeorge

▶ Évolution des connaissances

Dans les années quatre-vingts, plusieurs observations de translocations ou de microdélétions impliquant la région 22q11 chez des enfants atteints de syndrome de DiGeorge attirent l'attention sur cette région chromosomique. La mise au point des techniques moléculaires a permis de démontrer que la plupart des syndromes de DiGeorge étaient liés à une microdélétion 22q11.2 [15]. Cette délétion a également été rapportée dans le syndrome vélo-cardio-facial (VCF), décrit par Schprintzen en 1978. L'étude moléculaire de la région proximale du chromosome 22 a permis l'identification, par clonage positionnel, de plus d'une vingtaine de gènes dans la région 22q11.2 appelée DGCR (*DiGeorge Critical Region*). Une région minimale critique de 250 kb a été définie (MDGCR, *Minimal DiGeorge Critical Region*). Cependant, la notion de région minimale critique dans ce syndrome reste très incertaine du fait que des réarrangements non chevauchants, voire des délétions en position distale par rapport à la DGCR, sont rapportés chez des patients typiques. Les malformations du syndrome de DiGeorge sont liées à une anomalie du développement des troisième et quatrième arcs branchiaux, embryologiquement dérivés des cellules des crêtes neurales. La démarche actuelle consiste donc à rechercher des gènes exprimés au cours de la migration des crêtes neurales, dont l'haploinsuffisance pourrait être responsable du phénotype observé. Plusieurs gènes isolés dans cette région ont été proposés comme gènes candidats comme le gène *HIRA* ou *TUPPLE* 1 (*HIstone cell cycle Regulation S. cerevisiae homolog A*), facteur de transcription exprimé à la période critique du développement du cœur et des crêtes neurales, *CDC45L* (*Cell Division Cycle 45, S. cerevisiae homolog-like*) codant une protéine impliquée dans la réplication, *UFD1L* (*Ubiquitin Fusion Degradation 1-Like*) codant une protéine qui intervient dans la voie de l'ubiquitination. Le meilleur candidat actuel semble être le gène *TBX1* (*T Box transcription Factor gene*), facteur de transcription dont l'invalidation chez la souris à l'état hétérozygote reproduit de façon remarquable les anomalies malformatives de ce syndrome. Cependant, en l'absence de mutation ponctuelle dans ces gènes chez des patients présentant le phénotype clinique, aucun ne peut être retenu avec certitude comme responsable de tout ou partie du phénotype [16].

▶ Tableau clinique

Il est caractérisé par une extraordinaire variabilité.

▪ *Syndrome de DiGeorge*

Dans sa forme complète, ce syndrome associe une dysmorphie faciale, une cardiopathie conotroncale, une hypoplasie thymique et une hypocalcémie par hypoplasie des parathyroïdes. La dysmorphie faciale est discrète mais caractéristique. Elle associe des fentes palpébrales de petite taille, un télécanthus, des oreilles mal ourlées et bas-implantées, un philtrum court, une petite bouche et une micrognathie. Le diagnostic est en général facile en période néonatale [15]. La quasi-totalité des malformations cardiaques est accessible à la chirurgie. Les déficits immunitaires sévères sont rares et n'entraînent généralement pas de risque pour le pronostic vital. Le pronostic mental reste la question essentielle des familles. Une étude sur plusieurs centaines de patients montre que 62 % ont un développement mental normal ou un retard très modéré avec des difficultés d'apprentissage. Il est important de noter qu'une telle association malformative peut aussi être liée à une délétion de la région 10p13-p14. Cette dernière semble toutefois être beaucoup moins fréquente.

▪ *Syndrome VCF ou vélo-cardio-facial (syndrome de Shprintzen ou syndrome de Takao)*

Ce syndrome, décrit par Shprintzen en 1978, associe une fente palatine avec une insuffisance vélopharyngée, une malformation cardiaque de type conotroncal, une dysmorphie faciale caractéristique, des difficultés d'apprentissage et des troubles psychotiques dans 15 % des cas.

▪ *Variabilité du phénotype clinique*

Il est actuellement admis que ces deux syndromes représentent deux formes d'expression d'une même entité clinique, à différents âges de la vie. Leur définition clinique actuelle se confond avec celle de la microdélétion 22q11.2. Cette anomalie chromosomique est associée à une extraordinaire variabilité phénotypique qu'il n'est pas possible de rattacher à une variation dans l'étendue de la délétion [15]. Sa présentation clinique peut associer une cardiopathie de type conotroncal, une fente palatine et une hypoparathyroïdie isolée. Elle peut parfois être tout à fait inhabituelle avec association de malformations rénales ou des extrémités. Elle peut aussi se résumer à un simple retard de langage chez un enfant présentant un discret syndrome dysmorphique et un nasonnement. L'identification de la délétion chez des individus présentant des tableaux cliniques très partiels ou inhabituels, a permis d'élargir le spectre clinique de l'anomalie moléculaire. Une équipe britannique a proposé l'acronyme CATCH 22 ou CATCH *phenotype* : *Cardiac anomaly, Abnormal facies, Thymic hypoplasia, Cleft palate, Hypocalcemia*. La variabilité phénotypique interfamiliale et, surtout, intrafamiliale de cette anomalie peut poser de difficiles problèmes de conseil génétique. En effet, cette délétion peut être retrouvée chez un parent pauci- ou asymptomatique d'un enfant présentant un tableau clinique typique avec une fréquence évaluée à 5 % des cas [17]. S'il paraît logique de proposer un diagnostic prénatal pour toutes les grossesses ultérieures, la découverte de l'anomalie moléculaire *in utero* ne permet pas de préjuger de la sévérité de l'atteinte clinique.

• Syndrome de Williams et Beuren et délétion 7q11.23

▶ Évolution des connaissances

Décrit en 1961, ce syndrome apparaît le plus souvent sporadique. Mais de rares observations avec une transmission dominante apportaient un argument en faveur de son origine génétique qui fut finalement démontrée de façon originale. En 1993, Morris *et al.* ont rapporté une translocation apparemment équilibrée entre les chromosomes 6 et 7 ségrégant avec une sténose supravalvulaire de l'aorte dans une famille. Le gène de l'élastine, qui avait été précédemment cloné, était précisément localisé au niveau du point de cassure sur le chromosome 7 en q11.23. De par sa fonction, ce gène semblait être le candidat idéal de la cardiopathie. Or, la sténose aortique supravalvulaire est un des signes caractéristiques du syndrome de Williams et Beuren. La recherche d'une délétion de ce gène dans cette famille et dans plusieurs cas typiques de syndrome de Williams et Beuren s'est révélée positive [18]. L'hémizygotie du locus de l'élastine, à laquelle on peut attribuer les anomalies vasculaires et du tissu conjonctif, ne peut rendre compte de tous les traits de l'affection. Ceux-ci sont probablement dus à l'implication d'autres gènes comme le suggère la description récente de deux délétions de plus petite taille, en position télomérique, chez des patients présentant le retard mental et le profil cognitif particulier de ce syndrome [19].

▶ Phénotype clinique

Un retard mental avec un phénotype comportemental particulier, une sténose supravalvulaire de l'aorte ou des artères pulmonaires, une hypercalcémie néonatale et une dysmorphie faciale sont les traits caractéristiques de ce syndrome dont l'incidence est évaluée à un pour 10 000.

À la période néonatale, le diagnostic est possible devant l'association d'une cardiopathie de type sténose supravalvulaire de l'aorte ou des artères pulmonaires, d'une hypercalcémie néonatale et d'une dysmorphie faciale discrète à cet âge. Mais il peut être plus difficile en raison du caractère asymptomatique voire de l'absence de la cardiopathie et l'hypercalcémie.

Dans la petite enfance, le retard mental et la dysmorphie faciale sont des critères majeurs de diagnostic. La dysmorphie est caractéristique avec une hypoplasie malaire, des paupières supérieures et des joues pleines, des yeux souvent clairs, un iris stellaire, un nez aux narines antéversées, un philtrum long, une bouche large avec des lèvres épaisses (fig. 12-8). Le retard mental est généralement modéré. Le profil comportemental particulier, connu depuis les premières descriptions, constitue lui aussi un critère diagnostic très important. Ces enfants sont hyperactifs avec surtout un contact social trop facile et familier. Les études cognitives montrent des dissociations remarquables entre les capacités verbales et cognitives qui en font un modèle d'étude de l'organisation du cerveau. Le langage est préservé en comparaison du niveau intellectuel global. Il est très fluent avec un vocabulaire inhabituel et a été décrit sous le terme de *cocktail party syndrome*. Les capacités visuo-spatiales sont en revanche très altérées reflétant une atteinte de l'hémisphère droit [20].

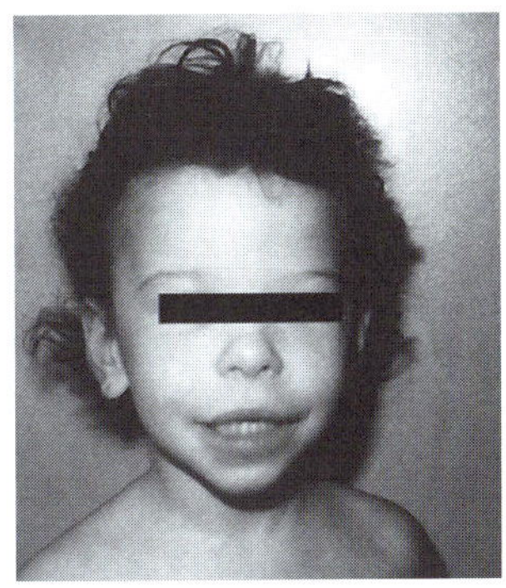

Fig. 12-8. Dysmorhie faciale du syndrome de Williams. Enfant de dix ans.

• Syndrome de Smith-Magenis et délétion 17p11.2

La description d'une microdélétion de la région 17p11.2 (fig. 12-9) chez différents patients a conduit à définir un phénotype clinique particulier, encore méconnu : le syndrome de Smith-Magenis [21]. Là encore, la dissection du phénotype qui a reposé sur l'étude de délétions de plus petite taille associées à des phénotypes caractéristiques a finalement permis récemment de montrer que ce syndrome est en réalité monogénique et lié à l'haploinsuffisance ou des mutations du gène RAI1 (*Retinoic Acid Induced 1*) [22].

▶ Phénotype clinique

Ce syndrome associe trois signes majeurs : un retard mental avec un retard de langage, une dysmorphie faciale et des anomalies des extrémités.

Le retard mental est en règle générale modéré. Les difficultés d'apprentissage du langage sont constantes, de même que les troubles du comportement avec une hyperactivité majeure, des accès de colère intense, des

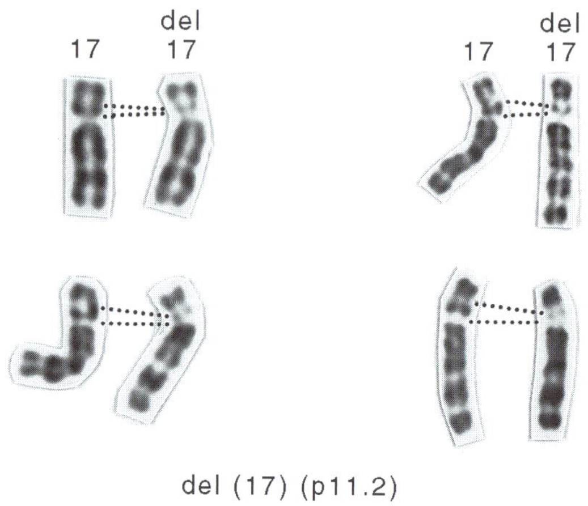

Fig. 12-9. **Délétion 17p11.2 associée au syndrome de Smith-Magenis.**
Technique de haute résolution chromosomique.

manifestations d'autoagressivité, des troubles du sommeil définissant un phénotype comportemental particulier [21].

La dysmorphie faciale est discrète (fig. 12-10) et associe une hypoplasie malaire, une racine du nez large, un nez retroussé, une bouche en chapeau de gendarme. Une myopie relativement sévère est fréquente. Les doigts des mains et des pieds sont courts et carrés.

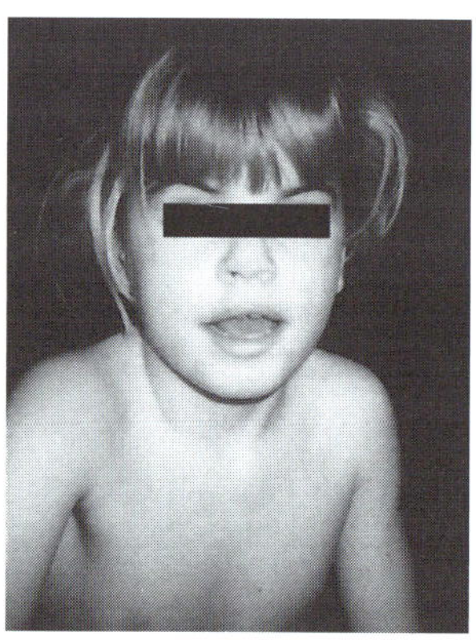

Fig. 12-10. **Dysmorphie faciale du syndrome de Smith-Magenis.**
Enfant de six ans.

Autres microdélétions interstitielles

À côté des microdélétions des régions péricentromériques que nous venons de décrire, sont décrites, de plus en plus nombreuses, des délétions ne portant que sur une bande chromosomique, localisées dans des régions interstitielles, qui ont comme caractéristiques communes une variabilité importante de taille. Certaines correspondent à des syndromes génétiques bien identifiés et d'autres à des tableaux cliniques ne pouvant être rapportés à aucun syndrome connu. Il est important que de telles observations fassent l'objet d'étude chromosomique précise et de descriptions cliniques rigoureuses afin de permettre de les regrouper dans des ensembles syndromiques cohérents. C'est dans cette situation que les techniques de haute résolution gardent leur intérêt. Cette démarche a déjà conduit à définir de nouveaux syndromes associés à des anomalies chromosomiques de taille mineure.

• Syndromes connus et microdélétions interstitielles

▸ Syndrome de WAGR et délétion 11p13

L'acronyme WAGR définit un ensemble de signes cliniques décrit par Miller *et al.* en 1964 et associant *tumeur de Wilms, Aniridie, anomalies Génitales, ou gonadoblastome, et Retard mental.* En 1978, Riccardi *et al.* ont démontré que cette association malformative peu fréquente s'accompagnait d'une délétion du bras court du chromosome 11 dans la région 11p13 [23]. Ce syndrome des gènes contigus a constitué un modèle d'étude des tumeurs embryonnaires. Plusieurs gènes physiquement contigus dans cette région génomique sont aujourd'hui connus [24]. L'haplo-insuffisance du gène *PAX6* est responsable de l'aniridie. Le gène *WT1* (*Wilms Tumor 1*), facteur de transcription, a un effet pléiotropique : son hémizygotie rend probablement compte des anomalies génito-urinaires mais ne suffit pas à expliquer le développement de la tumeur de Wilms, puisque celle ci n'apparaît que lorsqu'une mutation altère le gène porté par l'autosome homologue. La variabilité de taille de la délétion 11p13 explique en partie les phénotypes partiels qui ont été rapportés. Cette délétion apparaît *de novo* dans la majorité des cas mais peut résulter de la transmission déséquilibrée d'une translocation parentale.

▸ Syndrome de Langer-Giedon et délétion 8q24.1

En 1980, Bühler *et al.* décrivent pour la première fois une délétion 8q22-q24 chez un patient présentant un syndrome tricho-rhino-phalangien de type 2 (TRP2) ou syndrome de Langer-Giedon. Ce syndrome peu fréquent se caractérise par l'association : cheveux rares, nez en poire (fig. 12-11), épiphyses en cônes, définissant le syndrome tricho-rhino-phalangien de type 1 (TRP1), signes cliniques auxquels s'ajoutent des exostoses multiples et un retard mental inconstant [23].

Deux gènes sont connus dans cette région, le gène *TRP1* responsable du syndrome tricho-rhino-phalangien de type 1 et le gène *EXT1* responsable de l'exostose [25]. Mais il existe aussi, dans cette région, un

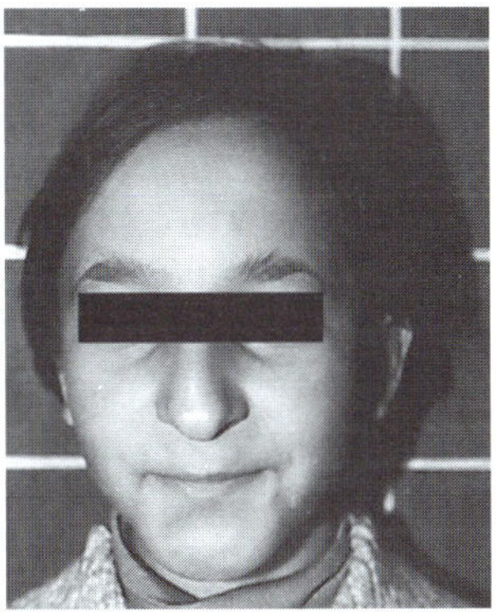

Fig. 12-11. Dysmorhie faciale du syndrome de Langer-Giedon.

certain nombre de gènes impliqués dans le développement du cerveau, dont la délétion détermine le degré de sévérité du retard mental.

▶ Syndrome d'Alagille et délétion 20p11.23

Une délétion de la région 20p11-p12 a été associée au syndrome d'Alagille. Cette délétion est en fait relativement rare [26]. En revanche, les nombreux cas de transmission dominante de ce syndrome rapportés dans la littérature suggéraient une origine monogénique. Celle-ci a été démontrée par l'identification de mutations dans le gène *JAG1* (JAGGED 1) codant une protéine impliquée dans la voie de signalisation Notch [27].

Les signes majeurs de ce syndrome sont une hypoplasie des canaux biliaires intra-hépatiques, responsable d'une cholestase néonatale, une cardiopathie de type sténose périphérique des artères pulmonaires ou tétralogie de Fallot, un embryotoxon postérieur, des vertèbres en ailes de papillons. Il faut y ajouter une dysmorphie faciale associant un front haut, des fentes palpébrales orientées en bas et en dehors, un nez long et un menton proéminent (fig. 12-12). Les mutations du gène *JAG1* rendent compte de la variabilité de

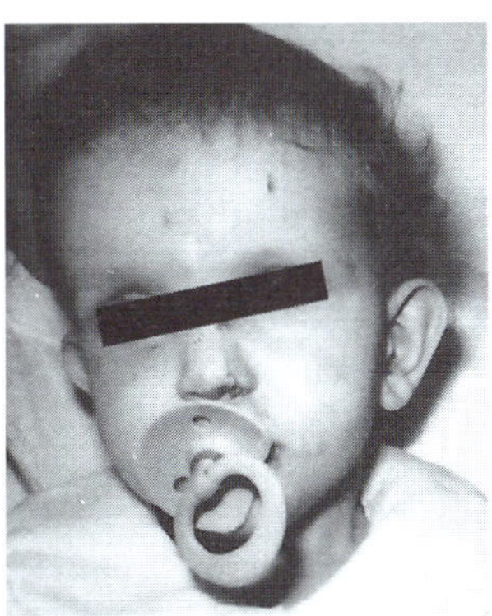

Fig. 12-12. Dysmorhie faciale du syndrome d'Alagille.

l'expression phénotypique de ce syndrome allant de la cardiopathie isolée au phénotype complet.

▶ Syndrome de Rubinstein-Taybi et délétion 16p13.3

Ce syndrome dont l'incidence est probablement encore sous-évaluée (3/100 000) associe un retard mental sévère et un phénotype très caractéristique. La microcéphalie, la dysmorphie faciale (fig. 12-13) associant des sourcils épais, des fentes palpébrales orientées en bas et en dehors, des cils longs, un ptosis, un palais ogival, un nez crochu, des oreilles mal implantées et mal ourlées et les anomalies des extrémités avec des pouces et des orteils larges, avec parfois une duplication de la dernière phalange, sont les signes majeurs [23].

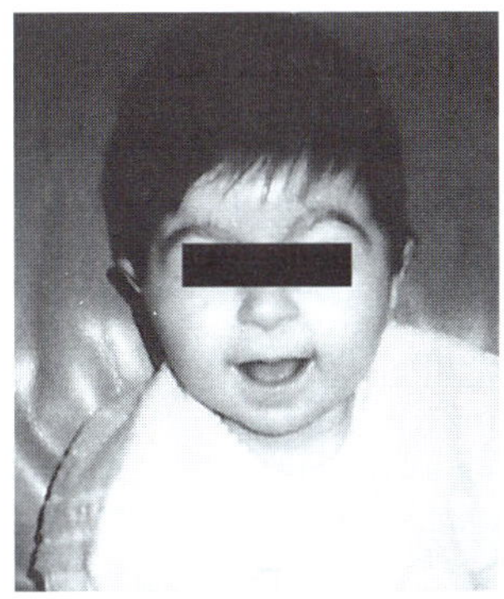

Fig. 12-13. Dysmorhie faciale du syndrome de Rubinstein-Taybi.

De cause inconnue jusqu'en 1993, l'évolution des connaissances sur ce syndrome a ensuite été extrêmement rapide. En 1993, six remaniements chromosomiques apparemment équilibrés, intéressant un chromosome 16, ont été rapportés avec un point de cassure commun : la région chromosomique 16p13.3. Par la suite, des délétions inframicroscopiques de cette région ont été mises en évidence dans seulement 20 % des cas. Finalement, en 1995, les méthodes de génétique inverse ont permis à Petrij *et al.* de cloner un gène dans le point de cassure commun aux remaniements décrits : le gène *CBP*, codant une protéine nucléaire co-activatrice de facteurs de transcription de l'ADN, régulant l'AMP cyclique, à effet pléiotropique [28]. La mise en évidence de mutations ponctuelles chez certains patients a apporté la preuve définitive de sa responsabilité. Ce syndrome monogénique constitue donc une exception au modèle de Schmickel.

• Délétions interstitielles et nouvelles entités syndromiques

Elles sont très nombreuses et nous n'en mentionnerons que deux exemples.

▶ Délétion 8p23.1

Cette anomalie chromosomique, identifiée récemment, est encore peu rapportée et sa fréquence est probablement sous-estimée [29]. La taille de cette délétion est variable et le point de cassure le plus fréquent semble intéresser la bande 8p23.1. Elle apparaît dans la majorité des cas *de novo*. Dans sa forme complète, le tableau clinique associe un retard mental modéré, une microcéphalie associée à une dysmorphie faciale discrète et une cardiopathie le plus fréquemment un défaut septal. La cardiopathie doit faire penser à la recherche de cette anomalie. Cependant, elle n'est pas toujours présente ; dans ce cas, l'association du retard mental avec microcéphalie et des troubles du comportement particuliers peut faire évoquer ce diagnostic. Ces enfants ont une agitation incessante, une attention très réduite, un caractère sociable et affectueux, une intolérance aux frustrations avec des crises de colère. Une hypoplasie du corps calleux a été signalée. La dysmorphie faciale associe une face ronde, des joues pleines, des fentes palpébrales orientées en haut et en dehors, des sourcils très marqués et un nez petit. Les mains et les pieds sont petits.

▶ Délétion 2q22-q23

Cette délétion a initialement été rapportée en 1994 [30]. Depuis, une dizaine de cas ont été décrits. Le tableau clinique est caractérisé par l'association d'un retard mental sévère, une microcéphalie inférieure au troisième percentile, une dysmorphie faciale avec un front large, une énophtalmie, des sourcils épais, une columelle saillante, des oreilles larges et mal ourlées. L'association fréquente d'une maladie d'Hirschsprung a soulevé un intérêt particulier pour cette région chromosomique. Finalement, une patiente présentant ce tableau clinique associé à une translocation dont un des points de cassure était localisé en 2q22, a conduit à l'identification du gène *Smad interacting protein 1* (*SMADIP1*) [31]. Les délétions ou mutations de ce gène rendent compte de l'ensemble des signes cliniques de cette entité syndromique et de sa variabilité. En l'absence de maladie d'Hischsprung, le diagnostic est plus difficile et un syndrome d'Angelman est souvent évoqué compte tenu d'une certaine similitude de la dysmorphie faciale et du retard mental.

MICRODÉLÉTIONS DES RÉGIONS SUBTÉLOMÉRIQUES

Certaines délétions survenant dans les régions subtélomériques sont connues depuis les débuts de la cytogénétique comme la délétion 4p16.3 [32]. Cette anomalie chromosomique est associée à un phénotype particulier appelé le syndrome de Wolf-Hirschhorn. Grâce à des diagnostics suspectés cliniquement, l'existence de cette délétion a été démontrée à l'échelle de la haute résolution chromosomique voire, pour certains patients, à l'échelle moléculaire. Il en est de même pour la microdélétion 17p13.3 et le syndrome de Miller-Dieker. La structure particulière des régions télomériques et leur richesse en séquences répétées permettent de penser qu'elles sont des sites préférentiels de survenue de remaniements chromosomiques. La première étude de l'ensemble des régions subtélomériques sur une population de patients atteints d'un retard mental idiopathique a permis de révéler une fréquence élevée de délétions subtélomériques (6 %), ouvrant un nouveau champ d'étude des retards mentaux [33]. Plusieurs études sont venues corroborer les premiers résultats et ce domaine est actuellement en plein essor. Une telle démarche permet, après analyse clinique rétrospective des patients, de décrire des tableaux suffisamment caractéristiques pour être repérables cliniquement.

Les microdélétions survenant dans les régions subtélomériques présentent un certain nombre de caractéristiques communes. Elles présentent en effet une grande variabilité de taille et de distribution des points de cassure. Elles résultent très fréquemment de la malségrégation d'une translocation cryptique et ont, de ce fait, une récurrence non négligeable. Les translocations parentales cryptiques peuvent « mimer » une hérédité autosomique récessive comme cela avait été initialement suggéré dans le syndrome de Miller et Dieker [34]. L'analyse rétrospective des cas avec récurrence familiale dans ce syndrome, en hybridation *in situ*, a révélé pour la première fois l'existence de ces remaniements équilibrés. Ces caractéristiques reflètent, d'une part, la grande variété de séquences répétées concentrées dans les régions télomériques, d'autre part, le rôle particulier joué par les régions télomériques au cours de la méiose.

Nous avons choisi de rapporter ici les anomalies télomériques les plus fréquentes, à l'exception de la délétion 4p et 5p, et/ou les mieux étudiées.

• Délétion 17p13.3 et syndrome de Miller et Dieker

Le syndrome de Miller et Dieker, longtemps considéré comme récessif, a finalement été rattaché à une délétion de la région subtélomérique du bras court du chromosome 17. La dissection moléculaire de cette région a permis de définir une région minimale critique (MDSMCR) de 400 kb. Dans cet intervalle, un gène *LIS1* ou *PAFAH1B1* (*Platelet Activating Factor Acetylhydrolase Plasma isoform 1b*) a été isolé et code une protéine G impliquée dans le processus de migration neuronale [35]. La délétion et les mutations de ce gène sont responsables d'une malformation cérébrale majeure, la lissencéphalie de type 1 qui, lorsqu'elle est isolée, est appelée « séquence de lissencéphalie isolée ». Cette malformation cérébrale est un signe constant du syndrome de Miller et Dieker. Les autres signes cliniques majeurs de ce syndrome, en particulier le retard mental sévère et la dysmorphie faciale, seraient liés à la délétion de gènes physiquement contigus et localisés en position télomérique par rapport au locus *LIS1* [35].

Le tableau clinique de ce syndrome est remarquable par la constance des signes cliniques. Dès la naissance, un tableau de souffrance neurologique est évident. Au cours des premiers jours ou des premières semaines de vie apparaissent des crises épileptiques qui évoluent fréquemment vers des spasmes infantiles. L'EEG montre des rythmes rapides, diffus, avec une amplitude élevée, très évocateurs d'une lissencéphalie et/ou une hypsarythmie atypique. L'IRM en séquences pondérées T1 est l'examen le plus performant pour faire le diagnostic de lissencéphalie de type 1. La dysmorphie faciale est constante associant une rétraction temporale, des narines antéversées, une micrognathie, une lèvre supérieure longue et fine, des oreilles mal ourlées et d'implantation basse (fig. 12-14). L'évolution se fait vers un polyhandicap majeur avec l'apparition d'une microcéphalie modérée et d'une tétraplégie spastique. Les malformations associées (cardiaques, génitales) sont retrouvées dans les cas présentant une délétion par translocation déséquilibrée.

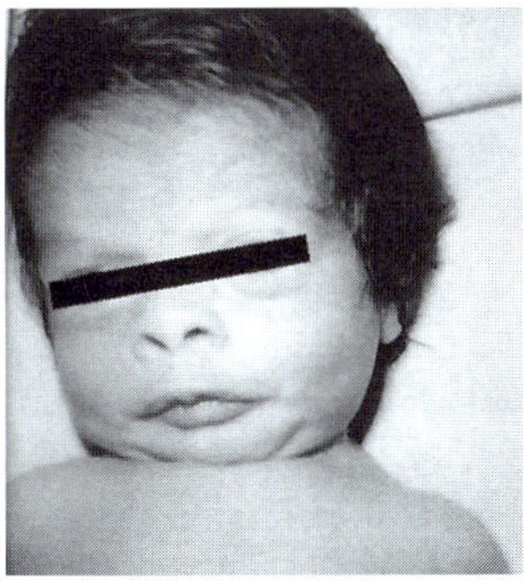

Fig. 12-14. **Dysmorhie faciale du syndrome de Miller et Dieker.** Période néonatale.

• Délétion 16p13.3 et syndrome de retard mental avec α-thalassémie

En 1981, WeatheralL *et al.* rapportent trois patients de familles différentes présentant l'association d'un retard mental et d'une α-thalassémie [36]. L'étude du locus des gènes de l'α-globine montre qu'un seul des parents est porteur d'une mutation à l'état hétérozygote. Les auteurs démontrent que l'α-thalassémie présente chez les sujets retardés mentaux résulte d'un double événement : la transmission de cette mutation et une délétion d'environ 2 Mb, survenue *de novo*, sur le chromosome 16 homologue. Ce syndrome délétionnel a été appelé retard mental avec α-thalassémie (*ATR-16 Mental retardation*). Une dizaine de cas ont été rapportés dans la littérature. Il est facilement repérable grâce à l'anomalie biologique qui le caractérise. Cependant, en l'absence de ce signe, le diagnostic clinique est difficile et la fréquence de ce syndrome est probablement sous-estimée. Le retard mental est variable mais en règle générale modéré. Une microcéphalie est signalée mais non constante. La dysmorphie faciale, très discrète, associe un front haut et large, un hypertélorisme avec des fentes palpébrales orientées en bas et en dehors, un nez large, une bouche avec une lèvre supérieure fine, des incisives larges. Des anomalies des extrémités avec des pieds varus équin sont fréquentes de même que les anomalies génitales chez le garçon.

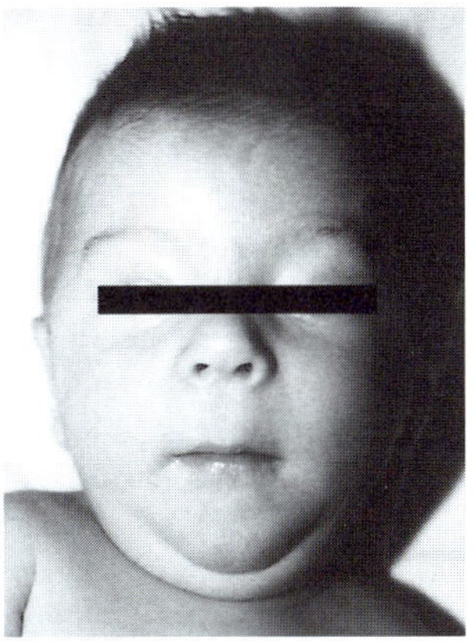

Fig. 12-15. **Dysmorhie faciale de délétion du télomère du 3p.**

• Délétion 2q37.3 et ostéodystrophie héréditaire d'Albright

L'ostéodystrophie héréditaire d'Albright, décrite en 1942, était considérée comme de transmission autosomique dominante, avec de nombreux cas sporadiques. En 1994, Phelan [37] rapporte deux patients présentant un tableau clinique typique du syndrome, associé à une microdélétion du télomère du bras long d'un chromosome 2 (del 2q37.3) identifiée par marquage en haute résolution chromosomique. À la même période, ont été mises en évidence des mutations du gène *GNAS1* (*Guanine Nucleotide-binding protein, Alpha Stimulating activity polypeptide 1*), codant la sous-unité α de la protéine G, dont le taux est diminué chez certains patients. La localisation en 20q13 du gène *GNSA1* confirmait cependant l'hétérogénéité génétique du syndrome, notée de longue date. L'association de l'ostéodystrophie héréditaire d'Albright à une microdélétion 2q37.3 a été confirmée par un nombre croissant d'observations rapportées dans la littérature. L'expression clinique de cette microdélétion associe une petite taille, une obésité, un faciès arrondi et une brachymétacarpie-métatarsie très évocatrice (avec raccourcissement des troisièmes, quatrièmes et cinquièmes métacarpiens et métatarsiens). Le retard mental semble très fréquent. Sur le plan endocrinologique, les patients présentent soit une pseudo-hypoparathyroidie (PPH — hypocalcémie, hyperphosphorémie avec résistance à la PTH et diminution de l'excrétion urinaire d'AMPc), soit une pseudo-pseudo-hypoparathyroidie (PPHP — calcémie et phosphorémie normales, réponse à la PTH normale). Il n'apparaît pas de différence significative dans l'expression clinique des deux anomalies génétiques, à l'exception de la présence des calcifications sous-cutanées et de la diminution de l'activité de la sous-unité α de la protéine G qui oriente vers la recherche de mutation du gène *GNAS1*.

• Délétion 1p36

La délétion de l'extrémité télomérique du bras court du chromosome 1 (bande 1p36), rapportée pour la première fois dans les années quatre-vingts, est reconnue aujourd'hui avec une fréquence croissante [38]. Le phénotype clinique associé est suffisamment caractéristique pour permettre d'évoquer l'anomalie en cause. Les signes majeurs sont une hypotonie, un retard mental sévère avec un langage peu développé, une épilepsie, des anomalies du comportement de type automutilation, une dysmorphie faciale caractéristique associant une fontanelle antérieure large, un front proéminent, une énophtalmie, des fentes palbébrales étroites, une arête nasale aplatie, une hypoplasie malaire, des oreilles en rotation postérieure et asymétriques, un menton proéminent. Un retard de croissance postnatal est très fréquemment rapporté, de même que des anomalies de la puberté suggérant une atteinte de l'axe hypothalamo-hypophysaire. Une atteinte neurosensorielle est fréquente, surdité et/ou anomalies opthalmologiques. Des malformations plus rares sont parfois associées, comme une fente labiopalatine ou une cardiomyopathie.

• Délétion 22q13.3

Plus d'une vingtaine d'observations de délétion de la région subtélomérique du chromosome 22 ont été rapportées [39]. Il est intéressant de noter que le phénotype associé à la délétion 22q13.3 est très similaire à celui qui caractérise les anneaux du chromosome 22, conséquence probable du fait que le bras court du chromosome 22 est hétérochromatique Le retard mental est sévère avec des troubles du comportement de type autistique et une absence de développement du langage. Un retard des acquisitions psychomotrices est présent avec une marche qui reste instable. Il existe souvent une macrocéphalie relative, associée à une dysmorphie très discrète avec une dolichocéphalie, un épicanthus bilatéral et des oreilles mal ourlées. La croissance est normale.

CONCLUSION

L'apparition des techniques de haute résolution et le développement de la microcytogénétique ont permis de combler en partie le fossé qui séparait, il y a quelques années, la pathologie génétique et la pathologie chromosomique. De nombreux syndromes décrits cliniquement ont été rattachés à des microremaniements, alors qu'à l'inverse, la description de nouvelles microdélétions a permis d'identifier de nouveaux tableaux cliniques. Un grand nombre de syndromes, récurrents et le plus souvent sporadiques, restent sans étiologie comme le syndrome de *Kabuki-make up* ou le syndrome de Cornelia de Lange. Il est donc important pour ces syndromes de continuer de façon systématique à réaliser des analyses chromosomiques en haute résolution.

À l'heure actuelle, en dehors des régions télomériques qui peuvent bénéficier d'un criblage global, la recherche de ces microdélétions justifie le recours à des marqueurs spécifiques de chaque région avec une technique adaptée. Il est donc indispensable d'avoir une orientation clinique préalable, facilitée par l'amélioration des connaissances de l'expression phénotypique de ces syndromes, étudiés sur de larges cohortes de patients et à différents âges de vie. La découverte des mécanismes d'apparition des microdélétions laisse supposer qu'il existe autant de microduplications de ces régions. Celles-ci sont cependant exceptionnellement rapportées probablement en raison de leur moindre influence sur le phénotype et de la difficulté de les mettre en évidence avec les techniques actuelles.

Le développement récent de l'hydridation génomique comparative sur puce à ADN ou *microarrays* CGH permet d'envisager une approche « génome entier » pour la recherche des remaniements chromosomiques. Cette technique permet théoriquement la détection de déséquilibres génomiques de séquences spécifiques au seuil d'une copie avec une résolution d'une mégabase pour les puces à haute résolution chromosomique [40]. Elle permet donc la détection avec la même sensibilité d'une délétion ou d'une duplication. Il est fort probable que l'application médicale de cette nouvelle technique va entraîner un bouleversement important du domaine.

RÉFÉRENCES BIBLIOGRAPHIQUES

[1] YUNIS JJ. High Resolution of Human chromosome. *Science*, 1976 ; 191 : 1268-1270.

[2] TURLEAU C, DE GROUCHY J. *Microcytogénétique*, 1988. Entités morbides mendéliennes liées à des microdélétions, duplications, translocations. *Ann Pédiatr*, 1988 ; 35, n° 10 : 711-718.

[3] SCHMICKEL RD. Contiguous gene syndromes : a component of recognizable syndromes. *J Pediatr*, 1986 ; 109 : 231-241.

[4] SHAPIRA SK. An update on chromosome deletion and microdeletion syndromes. *Curr Opin Pediatr*, 1998 ; 10 : 622-627.

[5] STANKIEWICZ P, LUPSKI JR. Molecular evolutionary mechanisms for genomic disorders. *Curr Opin Genet*, 2002 ; 12 : 312-319.

[6] OSBORNE LR, LI M, POBER B *et al.* A 1.5 million-base pair inversion polymorphism in families with Williams-Beuren syndrome. *Nat Genet,* 2002 ; 29 : 321-325.

[7] LIVET MO, MONCLA A, COURNELLE MA *et al.* Notion de phénotype comportemental : Apport au diagnostic et à la prise en charge des syndromes génétiques. *Ann Pédiatr*, 1997 ; 44 : 48-53.

[8] HALL JG. Genomic imprinting : review and relevance to human diseases. *Am J Hum Genet*, 1990 ; 46 : 857-873.

[9] MANN MRV, BARTOLOMEI MS. Towards a molecular understanding of Prader-Willi and Angelman syndromes. *Hum Mol Genet*, 1999 ; 8 : 1867-1873.

[10] GALLAGHER RC, PILS B, ALBALWI M *et al.* Evidence for a role of PWCR1/HBII-85C/D Box small nucleolar RNAs in Prader-Willi Syndrome. *Am J Hum Genet*, 2002 ; 71 : 669-678.

[11] GUNAY-AYGUN M, SCHWARTZ S, HEEGER S *et al.* The changing purpose of Prader Willi Syndrome clinical diagnostic criteria and proposed of revised criteria. Pediatrics, 2001 ; 108 ; 5 : 1-5.

[12] WILLIAMS CA, ANGELMAN H, CLAYTON-SMITH *et al.* Angelman syndrome : Consensus for diagnostic criteria. *Am J Med Genet*, 1995 ; 56 : 237-238.

[13] American Society of Human Genetics/American College of Medical Genetics Test and Technology Transfer Committee. Diagnostic testing for Prader-Willi and Angelman syndromes. *Am J Hum Genet*, 1996 ; 58 : 1085-1088.

[14] MONCLA A, MALZAC P, VOELCKEL MA *et al.* Phenotype-Genotype correlation in 20 deletion and 20 non-deletion Angelman syndrome patients. *Eur J Med Genet*, 1999 ; 7 : 131-139.

[15] CUNEO BF. 22q11.2 deletion syndrome : DiGeorge, velocardiofacial, and conotroncal anomaly face syndrome. *Curr Opin Pediat*, 2001, 13 (5) : 465-472.

[16] MCDERMID H, MORROW B. Genomic disorders on 22q11. *Am J Hum Genet*, 2002 ; 70 : 1077-1088.

[17] LEVY-MOZICONACCI A, LACOMBE D, LEHEUP B *et al.* La microdélétion du chromosome 22q11.2 : à propos d'une série de 49 patients. *Arch Pediatr*, 1996 ; 3 : 761-768.

[18] EWART AK, MORRIS CA, ATKINSON D *et al.* Hemizygoty at the elastin locus in a developmental disorder, Williams syndrome. *Nat Genet*, 1993 ; 5 : 11-16.

[19] BOTTA A, NOVELLI G, MARI A *et al.* Detection of an atypical 7 q11.23 deletion in Williams syndrome patients which does not include the STX1A and FZD3 genes. *J Med Genet*, 1999 ; 36 : 478-480.

[20] BELLUGI U, LICHTENBERGER L, MILLS D *et al.* Bridging cognition, the brain and molecular genetics : evidence from Williams syndrome. *TINS*, 1999 ; 22-5.

[21] SMITH ACM, MCGAVRAN L, ROBINSON J *et al.* Interstitial deletion of (17) (p11.2p11.2) in nine patients. *Am J Med Genet*, 1986 ; 24 : 393-414.

[22] SLAGER RE, NEWTON TL, VLANGOS CN *et al.* Mutation in RAI1 associated with Smith-Magenis syndrome. *Nat Genet*, 2003,Apr 33 (4) 466-468.

[23] BUYSE ML. *Birth defects Encyclopedia.* Dover. Center for birth defects informations services, Inc Cambridge, Blakwell Scientific Publications, 1990.

[24] GAWIN B, KLAMT B, KÖNIG A *et al.* An integrated YAC clone contig for the WAGR region on human chromosome 11p13-p14.1. *Genomics*, 1995 ; 30 : 37-45.

[25] LÜDECKE HJ, WAGNER MJ, NARDMANN J *et al.* Molecular dissection of contiguous gene syndrome : localization of the genes involved in the Langer-Giedion syndrome. *Hum Mol Genet*, 1995 ; 4 : 31-36.

[26] KRANTZ ID, RAND EB, GENIN A *et al.* Deletions of 20p12 in Alagille syndrome : frequency and molecular characterization. *Am J Med Genet*, 1997 ; 70 : 80-86.

[27] LINDSELL CE, SHAWBER CJ, BOULTER J *et al.* Jagged : a mammalian ligand that activates Notch1. *Cell*, 1995 ; 80 : 909-917.

[28] PETRIJ F, DAUWERSE GH, SARIS JJ. Rubinstein-Taybi syndrome caused by mutations in the transcriptional co-activator CBP. *Nature*, 1995 ; 376 : 348-351.

[29] HUTCHINSON R, WILSON M, VOULLAIRE L. Distal 8p deletion (8p23.1-8pter) : a common deletion ? *J Med Genet*, 1992 ; 29 : 407-411.

[30] MOWAT DR, CROAKER GDH, CASS DT *et al.* Hirschsprung disease, microcephaly, mental retardation, and characteristic facial features : delineation of a new syndrome and identification of a locus at chromosome 2q22-2q23. *J Med Genet*, 1998 ; 35 : 617-623.

[31] WAKAMATSU N, YAMADA Y, YAMADA K *et al.* Mutations in SIP1, encoding Smad interacting protein-1,

cause a form of Hirschsprung disease. *Nat Genet,* 2001 ; 27 : 369-370.

[32] ALTHERR MR, BENGTSSON U, ELDER FFB *et al.* Molecular confirmation of Wolf-Hirschhorn syndrome with a subtle translocation of chromosome 4. *Am J Hum Genet,* 1991 ; 49 : 1235-1242.

[33] FLINT J, WILKIE AO, BUCKLE VJ *et al.* The detection of subtelomeric chromosomal rearrangements in idiopathic mental retardation. *Nat Genet,* 1995 ; 9 : 132-140.

[34] LEDBETTER DH. Minireview : Cryptic translocations and telomere integrity. *Am J Hum Genet,* 1992 ; 51 : 451-452.

[35] CARDOSO C, LEVENTER RJ, DOWLING JJ *et al.* Clinical and molecular basis of Classical lissencephaly : Mutations in the LIS1 Gene (PAFAH1B1). *Hum Mut* 2002 ; 19 : 4-15.

[36] WILKIE AO, BUCKLE VJ, HARRIS PC *et al.* Clinical features and molecular analysis of the α thalassemia/mental retardation syndromes : Cases due to deletions involving chromosome band 16p13.3. *Am J Hum Genet,* 1990 ; 46 : 1112-1126.

[37] PHELAN MC, CURTIS ROGERS R, CLARKSON KB *et al.* Albright Hereditary Osteodystrophy and del (2) (q37.3) in four unrelated individuals. *Am J Med Genet,* 1995 ; 58 : 1-7.

[38] SLAVOTINEK A, SHAFFER LG, SHAPIRA SK. Monosomy 1p36 : review. *J Med Genet,* 1999 ; 36 : 657-663.

[39] NESSLINGER NJ, GORSKI JL, KURCZYNSKI TW *et al.* Clinical, cytogenetic and molecular characterization of severe patients with deletions of chromosome 22q13.3. *Am J Hum Genet,* 1994 ; 54 : 464-472.

[40] PINKEL D, SEGRAVES R, SUDAR D *et al.* High resolution analysis of DNA copy number variation using comparative genomic hybridization to microarrays. *Nat Genet,* 1998 ; 20 ; 2 : 207-211.

13 Dysgonosomies

- 45,X, monosomie X, syndrome de Turner
- Syndrome de Klinefelter
- Trisomie X
- Double Y
- Homme XX
- Femme XY

Les anomalies chromosomiques constitutionnelles déséquilibrées des gonosomes (chromosomes sexuels), qu'elles soient de nombre ou de structure, n'ont pas toujours de retentissement phénotypique grave.

45,X

La monosomie X, ou syndrome de Turner, se caractérise sur le plan cytogénétique, chez un peu plus de la moitié des sujets, par la formule chromosomique 45,X, dans les autres cas on observe une formule en mosaïque et/ou une anomalie de structure d'un des deux chromosomes X. Il existe une forte sélection in utero contre les embryons 45,X (fausses couches ou morts fœtales *in utero*), ce qui explique la fréquence faible à la naissance de un pour 2 500 filles. Le syndrome de Turner se caractérise par un phénotype féminin avec dysgénésie gonadique, aménorrhée primaire et stérilité. Dans les cas typiques, il est associé à une petite taille (moins de 1,50 m) et à des anomalies somatiques diverses. Aujourd'hui, le diagnostic est évoqué en situation prénatale sur l'aspect d'un hygroma colli, une anasarque, voire des malformations cardiaques ou rénales. À la naissance, une petite taille associée à un lymphœdème des mains et des pieds sont aussi très évocateurs. On peut noter également un cou palmé, une implantation basse des cheveux, des oreilles basses, un palais ogival, une micrognathie, des anomalies mineures : une brachymétacarpie du IV, une déformation des ongles, un cubitus valgus, un thorax élargi en bouclier avec des mamelons écartés et de multiples nævi. Parfois, des malformations viscérales sont présentes : coarctation de l'aorte, anomalies réno-urinaires (reins en fer à cheval).

Ces femmes n'ont pas de retard mental, le QI moyen est dans les limites de la normale. Cependant, on observe une diminution du QI de 23 points par rapport à une population contrôle, avec un QI des performances inférieur au QI verbal. En revanche, certaines anomalies de structure du chromosome X peuvent donner un retard mental sévère comme dans la formule 45,X en mosaïque avec la présence d'un anneau de l'X de petite taille, 45,X/46,X,r(X). L'absence de centre d'inactivation sur l'anneau ne permet pas une inactivation de ce chromosome aboutissant alors à une disomie fonctionnelle de l'X délétère.

Les études moléculaires ont permis de préciser que, dans environ 80 % des cas, le chromosome X présent est d'origine maternelle et que l'âge maternel n'influe pas sur la survenue de la monosomie X.

47,XXY

Cette formule correspond au syndrome de Klinefelter.

Jusqu'à l'adolescence, ce sont des garçons phénotypiquement normaux. À la puberté, ils sont plutôt grands et il existe un hypogonadisme hypergonadotrophique avec de petits testicules (dysgénésie testiculaire) ; quelquefois, il peut exister une cryptorchidie, une gynécomastie et une virilisation incomplète avec des caractères sexuels secondaires peu développés. Le seul signe constant dans cette formule chromosomique est la stérilité qui est la cause principale de demande de caryotype et de découverte de cette formule chromosomique après la naissance. Dans les études prospectives, les performances intellectuelles sont diminuées de 21 points par rapport à une population témoin mais elles restent dans les limites d'un QI normal. Elles touchent plus le QI verbal que le QI des performances. Ainsi, l'apprentissage du langage et de la lecture peut être difficile et nécessiter un soutien scolaire.

47,XXX OU TRISOMIE X

Cette formule chromosomique s'observe chez des femmes plutôt grandes, avec une puberté normale et une fertilité le plus souvent normale. Le retard mental n'est pas caractéristique de la découverte d'une formule chromosomique 47,XXX et la plupart des femmes ont un QI normal. Les études prospectives portant sur un nombre limité de jeunes filles 47,XXX ont permis de mettre en évidence une diminution des performances intellectuelles de 26 points par rapport à une population témoin constituée de la fratrie. Ces difficultés concernent plus particulièrement les facultés d'abstraction et la lecture. Il semble que pour ces petites filles le soutien scolaire soit particulièrement nécessaire et certains auteurs préconisent l'anticipation de ces difficultés scolaires.

Une étude rétrospective des laboratoires de cytogénétique français sur la trisomie X réalisée en 1993, montre que le nombre d'observations obtenu est étonnamment faible comparé à l'incidence observée. Notre étude, comme d'autres équipes, semble montrer que la plupart des femmes avec une trisomie X n'ont pas de phénotype particulier qui motiverait la réalisation d'un caryotype.

47,XYY

Il s'agit d'hommes phénotypiquement normaux sans anomalie somatique particulière. Ils sont plutôt grands (> 95 p), sans l'existence d'une dysgénésie gonadique ou d'une infertilité.

CONDUITE À TENIR DEVANT LA DÉCOUVERTE D'UNE DYSGONOSOMIE EN PÉRIODE PRÉNATALE

Ces dysgonosomies (XXX, XXY, XYY) découvertes en période prénatale posent de délicats problèmes de conseil génétique concernant le développement des fonctions intellectuelles. Ce conseil génétique est difficile car les informations obtenues à partir des études rétrospectives (années soixante) et celles obtenues à partir des études prospectives (année quatre-vingts) diffèrent très sensiblement.

En effet, les études rétrospectives sont très péjoratives car elles sont faites sur une population recrutée en milieu institutionnalisé ou carcéral et qui mettent en évidence un nombre élevé de patients porteurs d'une dysgonosomie avec retard mental (4 à 5 fois plus élevé que celui de la population générale). Mais il ne faut pas oublier que ces études concernent moins de 1 % des patients porteurs d'une dysgonosomie et ne donnent aucune information sur les 99 % restants.

Les études prospectives sont très intéressantes car elles concernent des enfants porteurs d'une dysgonosomie diagnostiqués de manière systématique à la naissance, donc sans biais de recrutement. Ces études montrent qu'il existe des difficultés dans l'apprentissage de la lecture et du langage mais qu'avec un soutien scolaire et familial, la grande majorité de ces patients n'a pas de retard mental. Le soutien scolaire, nécessaire chez 50 % à 74 % des patients porteurs d'une dysgonosomie, permet d'améliorer le QI final. Certains le réalisent d'emblée avant l'apparition des troubles de l'apprentissage scolaire. Toutefois, le nombre très limité des patients inclus dans ces études prospectives empêche, s'il existe, de définir et de quantifier un risque de trouble du développement psychique et moteur chez les sujets porteurs d'une dysgonosomie. On ne peut qu'insister sur la variabilité phénotypique de chaque groupe de sujets et mentionner encore l'importance de la prise en charge éducationnelle de ces enfants par le milieu socio-éducatif environnant avec, en premier lieu, implication des parents. Le diagnostic d'une dysgonosomie en période prénatale devrait permettre, grâce à l'information donnée aux parents, une prise en charge personnalisée des éventuelles difficultés rencontrées chez leur enfant dès qu'elles sont observées et, ainsi, améliorer leur devenir intellectuel. Plusieurs auteurs ont démontré une différence dans le développement psychomoteur de ces sujets en faveur de ceux diagnostiqués avant la naissance plutôt que ceux diagnostiqués après la naissance.

À côté de ces dysgonosomies, on peut être amené à observer une inversion de sexe chez des sujets à formule chromosomique considérée normale.

MÂLES XX

Ce sont des hommes phénotypiquement normaux, avec une formule chromosomique comportant deux chromosomes X, non différenciables sur un caryotype standard de ceux d'une femme normale.

Ces hommes XX ont des organes génitaux masculins sans ambiguïté avec, toutefois, des petits testicules et une histologie proche de celle observée chez les hommes atteints d'un syndrome de Klinefelter. Il existe un hypogonadisme et une stérilité. Il n'existe pas de retard mental ni de diminution des performances intellectuelles.

La plupart des mâles XX portent le gène *SRY*, gène majeur du déterminisme du sexe masculin, à l'extrémité d'un chromosome X, par *crossing-over* inégal, lors de l'appariement X-Y à la méiose mâle entre les deux régions pseudo-autosomiques du chromosome X et du chromosome Y. Cependant, dans une minorité de cas (10 %), ces hommes XX n'ont pas de gène *SRY* mis en évidence par les techniques moléculaires et l'étiologie reste inexpliquée. Il semble donc qu'il existe d'autre(s) gène(s) responsable(s) du déterminisme du sexe masculin porté(s) soit par des autosomes soit par le chromosome X et que nous ne connaissons pas à l'heure actuelle.

FEMMES XY

Ce sont des femmes avec dysgénésie gonadique pure (caractère rudimentaire, non différencié des gonades) chez un sujet d'apparence féminine normale sans ambiguïté sexuelle avec des structures mullériennes (utérus et trompes) normales. Ces femmes ont une aménorrhée primaire et une taille plutôt supérieure à la normale.

Quinze à 20 % d'entre elles ont une mutation ponctuelle dans le gène *SRY* responsable de l'arrêt du développement testiculaire. Dans la majorité des cas, on ne retrouve pas de mutation dans ce gène majeur du déterminisme masculin, il est probable que d'autres gènes, intervenant en aval de *SRY* dans la détermination sexuelle, soient impliqués.

Le syndrome d'insensibilité complète aux androgènes est observé chez des femmes aux organes génitaux externes féminins normaux mais avec une aménorrhée primaire, un vagin court, une absence de col utérin et un caryotype 46,XY et, souvent, une histoire familiale évocatrice — avec une sœur, une tante ou une cousine maternelle similaire. Ces femmes sont porteuses d'une mutation dans le gène codant le récepteur aux androgènes (dihydrotestostérone), localisé en Xq11-q12, indispensable à la virilisation du sinus urogénital.

BIBLIOGRAPHIE GÉNÉRALE

BENDER BG, LINDEN MG, HARMON RJ. Neuropsychological and functional cognitive skills of 35 unselected adults with sex chromosome abnormalities. *Am J Hum Genet*, 2001 ; 102 : 309-313.

ROBINSON A, LINDEN MG, BENDER BG. Prenatal diagnosis of sex chromosome abdnormalities. *In :* MILUNSKY A, *Genetic disorders and the fetus*. 4th ed, New York, Plenum Press, 1998 : 249.

GUICHET A, BRIAULT S, MORAINE CL, TURLEAU C. Trisomy X : ACLF (Association des cytogénéticiens de langue française) Retrospective study. *Ann Genet*, 1996 ; 39 : 119-122.

ROBINSON A, BENDER BG, LINDEN MG. Prognosis of prenatally diagnosed children with sex chromosome aneuploidy. *Am J Med Genet*, 1992 ; 44 : 365-368.

Chromosomal abnormality syndrome. *In : Smith's recognizable patterns of human malformation*. 5th ed, W.B. Saunders Company, 1997 : 70.

JONVEAUX P. Anomalies des gonosomes et conseil génétique. *Médecine fœtale et échographie et gynécologie*. 2002 ; 52 : 18-21.

14

Syndromes d'instabilité chromosomique

- Cassures chromosomiques
- Prédisposition au cancer
- Agents génotoxiques

Les syndromes d'instabilité chromosomique sont des maladies génétiques de transmission récessive autosomique qui prédisposent au cancer et pour lesquelles l'exploration cytogénétique est un élement clé du diagnostic.

INSTABILITÉ CHROMOSOMIQUE

L'instabilité chromosomique correspond à la présence, dans une proportion importante de cellules examinées, d'anomalies chromosomiques non systématisées. L'accident élémentaire est la cassure dont vont dériver des aberrations plus complexes telles que des délétions, des translocations, des fragments acentriques, des chromosomes en anneaux et des figures d'échanges quadriradiale et triradiale. Une augmentation des échanges de chromatides sœurs est observée dans certains cas. Fait important, la fragilité chromosomique peut être exacerbée par l'exposition des cellules à certains produits génotoxiques chimiques ou physiques.

MALADIES GÉNÉTIQUES ET INSTABILITÉ CHROMOSOMIQUE

L'instabilité chromosomique s'observe au cours de maladies génétiques rares transmises selon un mode récessif autosomique. La caractérisation des gènes responsables de ces affections devrait améliorer nos connaissances sur le contrôle de la stabilité du génome qui fait appel à différents systèmes enzymatiques impliqués dans la réplication de l'ADN, la reconnaissance des lésions de l'ADN et leur réparation, les phénomènes de recombinaison et de ségrégation des chromosomes.

Sur le plan clinique, ces syndromes partagent des points communs : retard de croissance, déficit immunitaire, prédisposition au cancer et vieillissement prématuré. En outre, certaines de ces maladies s'accompagnent de manifestations cytogénétiques spécifiques, marqueurs biologiques indispensables pour le diagnostic positif et le conseil génétique.

ANÉMIE DE FANCONI

L'anémie de Fanconi associe une hypoplasie médullaire (anémie, thrombopénie) à une microphtalmie et de façon inconstante des anomalies cutanées, des malformations congénitales (rayon radial, urogénitale, cardiaque) et une prédisposition aux leucémies. Le diagnostic est confirmé par la présence de cassures chromosomiques exacerbées spécifiquement par des agents alkylants (diépoxybutane, mitomycine C, chlorméthine). Il existe une hétérogénéité génétique avec au moins 8 gènes actuellement identifiés.

ATAXIE TÉLANGIECTASIE

L'ataxie télangiectasie prédispose à la survenue d'hémopathies lymphoïdes des enfants qui présentent un tableau d'ataxie cérébelleuse, des télangiectasies et un déficit immunitaire responsable d'infections respiratoires répétées. L'étude cytogénétique, outre les cassures exacerbées par les rayons X, révèle dans 10 % des mitoses des remaniements des chromosomes 7 et 14 (translocation, inversion) avec des points de cassure dans les régions codant les gènes de la famille des immunoglobulines et des TCR (récepteurs aux antigènes des cellules T). Le gène responsable code la protéine ATM impliquée dans la reconnaissance des cassures double-brin de l'ADN. Il est à noter que les femmes hétérozygotes pour une mutation ATM pourraient être soumises à un risque de développer un cancer du sein un peu plus élevé par rapport à celui la population générale.

SYNDROME DE NIJMEGEN

Ce syndrome, beaucoup plus rare, possède les mêmes caractéristiques cytogénétiques diagnostiques que celles de l'ataxie télangiectasie et, sur le plan clinique, associe une dysmorphie cranio-faciale, un retard de croissance, une prédisposition aux lymphomes et tumeurs cérébrales mais sans ataxie ni télangiectasies. Le gène responsable NBS code la protéine nibrine impliquée également dans la voie de reconnaissance des cassures double-brin de l'ADN.

SYNDROME DE BLOOM

Ce syndrome exceptionnel se caractérise par un retard de croissance pré et postnatal, un érythème héliosensible du visage, un hypogonadisme, un diabète, des infections récurrentes et une prédisposition majeure au cancer avec un large spectre tumoral. L'étude cytogénétique met en évidence des figures quadriradiales symétriques entre chromosomes homologues dans au moins 5 % des cellules et un taux élevé d'échanges entre chromatides sœurs. Le gène BLM code une hélicase impliquée dans la réparation des lésions de l'ADN.

SYNDROME DE WERNER

Le syndrome de Werner est de diagnostic plus tardif chez l'adulte (20 à 30 ans) et regroupe des signes de vieillissement prématuré (cheveux grisonnants, cataracte, diabète, maladie coronarienne) et une prédisposition au cancer du sein, de l'ovaire et de la thyroïde. L'élément cytogénétique spécifique est la présence uniquement sur cellules fibroblastiques d'un mosaïcisme de translocations variées. Le gène responsable WRN code une protéine à domaine hélicase.

DE L'INTÉRÊT D'UNE ANALYSE CYTOGÉNÉTIQUE

Une instabilité chromosomique spontanée s'observe de façon inconstante au cours de certains syndromes dont le syndrome de Zinsser-Cole-Engman (dyskératose congénitale liée à l'X), le syndrome de Rothmund-Thomson, le syndrome de Schwachman et le syndrome de Seckel. L'absence d'anomalie cytogénétique spécifique et de sensibilité anormale aux agents génotoxiques ne permet pas d'utiliser l'approche chromosomique comme outil diagnostique discriminant comme dans les précédentes affections bien qu'il existe des points communs comme un retard de croissance et une certaine prédisposition au cancer.

De même, d'autres maladies génétiques sont associées à une anomalie de la réparation de l'ADN responsable d'une instabilité essentiellement génomique sans stigmate cytogénétique. L'analyse chromosomique constitutionnelle n'a alors aucun intérêt diagnostique dans ces affections tels le xeroderma pigmentosum, le syndrome de Cockayne et la trichothiodystrophie.

À l'opposé, il existe des situations cliniques sans prédisposition prouvée au cancer mais pour lesquelles l'étude chromosomique révèle des images spécifiques d'instabilité. Il s'agit du syndrome de Roberts caractérisé par un retard de croissance, une dysmorphie cranio-faciale (fente labio-palatine) et des anomalies réductionnelles des membres supérieurs et inférieurs. La technique de dénaturation en bande C identifie alors l'effet dit « RS » avec une division prématurée des centromères, un gonflement de l'hétérochromatine des régions 1q, 9q, 16q et Yq et dans 10 à 20 % des mitoses des pertes et gains aléatoires.

Ainsi, l'analyse cytogénétique dans des conditions spécifiques (sur un tissu donné, en réponse à un agent génotoxique particulier) pourra le plus souvent confirmer sans ambiguïté le diagnostic de certaines maladies d'instabilité chromosomique. De ce diagnostic dépendra le conseil génétique et la prise en charge du patient, tout particulièrement vis-à-vis de la prédisposition au cancer et des modalités thérapeutiques.

15

Diagnostic prénatal des anomalies chromosomiques

- Caryotype fœtal
- Indications
- Prélèvements

Les anomalies chromosomiques représentent un poids important parmi les conceptions anormales. Elles peuvent être responsables de tableaux bruyants mettant en cause le pronostic vital de l'enfant, soit d'anomalies plus subtiles de manifestations secondaires faisant notamment apparaître un retentissement sur le développement psychomoteur de l'enfant. C'est pourquoi le diagnostic prénatal de ces anomalies s'est développé. Il est fondé sur l'analyse du *caryotype* de l'enfant à naître.
Il se fait toujours en accord avec les parents ou la femme enceinte après une consultation médicale de conseil génétique. Celle-ci permet de confirmer la justification de cette analyse, d'expliquer les risques chromosomiques encourus, de préciser les modalités et les risques des prélèvements fœtaux (risque de fausse couche induit par le prélèvement de cellules fœtales toujours nécessaire pour établir le diagnostic), d'exposer le résultat attendu et ses limites (un caryotype normal ne veut pas dire enfant indemne de toute pathologie), de repérer d'autres risques fœtaux éventuels du fait d'antécédents familiaux, de rappeler que seules les anomalies d'une *particulière gravité* peuvent amener à proposer une interruption médicale de la grossesse et, enfin, d'envisager avec le couple les conséquences éventuelles d'un diagnostic positif d'atteinte fœtale.

INDICATIONS

Le caryotype fœtal est réservé aux couples à risque élevé d'anomalies chromosomiques, que ce risque soit prévisible ou imprévisible avant le début de la grossesse. Les indications en sont donc très précises et prises en charge par l'assurance maladie.

Risque prévisible avant tout début de grossesse

Le caryotype fœtal est indiqué en cas :

- d'*âge maternel* élevé, égal ou supérieur à 38 ans à la date du prélèvement. Le taux d'anomalies observées est de l'ordre de 3 % ;
- d'*anomalie chromosomique de structure* de l'un des parents (translocation réciproque équilibrée, translocation par fusion centrique ou inversion péricentrique) où le risque de déséquilibre chromosomique est important variant de l'ordre de 2 à 15 % ;
- d'*antécédent* pour le couple de grossesse avec caryotype anormal (risque de récurrence estimé à 1 % après une trisomie 21 libre).

Un peu à part, se situe le diagnostic de sexe dans les maladies liées à l'X (lorsque la femme est porteuse d'une mutation responsable d'une maladie liée à l'X grave pour l'enfant). Ici, le risque est à la maladie qui touchera un éventuel garçon et non à une anomalie chromosomique. Certains auteurs pratiquent un diagnostic de sexe fœtal par techniques moléculaires à partir d'un prélèvement de sang maternel, ce qui ne renseigne pas sur le caryotype fœtal.

Risque imprévisible, mais indication au décours de la grossesse

• Signes d'appel échographiques

La découverte fortuite d'anomalie(s) morphologique(s) du fœtus démontrées internes ou externes, d'un retard de croissance intra-utérin avéré ou d'une anomalie de quantité du liquide amniotique implique un caryotype fœtal, élément pronostic indispensable à la médecine fœtale. Plus de 10 % d'anomalies chromosomiques sont observées, c'est-à-dire quatre fois plus que pour l'indication selon l'âge maternel.

Les trisomies 13 et 18 (et autres trisomies plus rares ou trisomies partielles ainsi que certaines délétions chromosomiques), s'accompagnant de malformations viscérales, sont aujourd'hui dépistées par l'examen échographique et confirmées par le caryotype fœtal.

Parfois, la clinique échographique fœtale peut orienter vers un syndrome microdélétionnel et nécessiter des techniques complémentaires d'hybridation *in situ* sur les chromosomes fœtaux. Cependant, sans suspicion clinique particulière, il est impossible d'imaginer détecter tous les microremaniements non observables sur le caryotype standard.

La pratique des échographies précoces a montré la valeur, comme signe d'appel d'une anomalie chromosomique, de la mesure de l'épaisseur de la nuque et de la visualisation d'une clarté nucale fœtale à 12 SA. Des anomalies variées sont retrouvées dans ces situations, dont un certain taux de trisomie 21. La normalité du caryotype incite à poursuivre la surveillance du développement fœtal à la recherche de malformation.

• Signes d'appel biologiques

L'utilisation simultanée de deux ou trois marqueurs sériques maternels au second trimestre de la grossesse (hCG, hormone chorionique gonadotrope ; uE3, estriol non conjugé ; AFP, α-fœtoprotéine), conjointement avec l'âge maternel, permet de déterminer un risque statistique de trisomie 21 fœtale. Si le risque calculé est égal ou supérieur à 1/250, une amniocentèse est proposée au couple. Le taux d'anomalies dépistées est faible, de l'ordre de 1,5 %. Cette méthode permet la détection de 65 % des cas de trisomie 21.

De nouveaux marqueurs sont en cours d'étude. Ainsi, certaines équipes proposent de coupler le dosage sérique de la PAPPA (*Pregnancy-associated Plasma Protein A*) et de la sous-unité ß de l'hCG (sous-unité bêta de hCG) au premier trimestre à l'âge maternel et à la mesure de la nuque fœtale, ce qui permet d'affiner les indications et de réaliser des prélèvements plus précoces.

PRÉLÈVEMENTS

Le choix du type de prélèvement (biopsie de trophoblaste, amniocentèse ou prélèvement de sang au cordon) dépend de l'indication, du moment où celle-ci est portée, et de l'urgence du résultat. Il doit être le plus précoce possible, réalisé stérilement et sous contrôle échographique, après entente préalable et consultation de conseil génétique. L'entente préalable permet la prise en charge du coût du caryotype fœtal, elle doit comporter l'indication de l'examen et être accompagnée du compte rendu d'échographie en cas de caryotype réalisé pour signe d'appel échographique.

• Prélèvement de villosités choriales

Ce prélèvement se pratique dès la 10e semaine de grossesse. Les principaux inconvénients sont un risque de fausse couche un peu plus élevé que celui de l'amniocentèse (1,5 % *versus* 0,7 %) et une plus forte probabilité d'un résultat équivoque. Il existe, en effet, des faux positifs de l'ordre de 10 %, toujours en mosaïque, et, surtout, des faux négatifs de l'ordre de 0,1 %, que l'on évite en pratiquant à la fois une technique directe (le jour du prélèvement) et une culture. Les mosaïques chromosomiques sont caractérisées par la présence de deux, ou plus, clones cellulaires différents. Les mosaïques confinées au placenta (CPM) sont caractérisées par une discordance entre la constitution chromosomique du placenta et celle du fœtus. Les mosaïques sur villosités ou les discordances fœtoplacentaire (entre direct et culture) nécessitent une vérification sur liquide amniotique. Elles posent le problème des disomies uniparentale (UPD) et de l'empreinte parentale (*cf.* chapitre 7).

• Prélèvement de liquide amniotique

L'amniocentèse se pratique dès la 16e semaine de grossesse. Les résultats cytogénétiques sont très fiables. Le principal inconvénient est le terme avancé de la procédure et les résultats tardifs après culture obligatoire.

• Prélèvement de sang au cordon

Il se pratique après 18 semaines. Le risque de fausses couches est de l'ordre de 1,3 % et les résultats cytogénétiques sont obtenus en quelques jours (au minimum 72 heures).

TECHNIQUES

Les techniques de biologie moléculaire ont augmenté les capacités diagnostiques du caryotype fœtal. Habituellement, le caryotype fœtal est obtenu à partir de cellules cultivées avec des techniques de cytogénétique conventionnelle, à moins d'une orientation clinique pour une procédure moléculaire spécifique. Une analyse de caryotype normale peut en effet aisément manquer un syndrome de gènes contigus (causé par une microdélétion), une disomie uniparentale ou une mosaïque faible. L'échographie fœtale orientera, dans certains cas, les recherches spécifiques à effectuer par biologie moléculaire.

Les aneuploïdies autosomiques et la monosomie X, qui représentent une grande majorité des anomalies chromosomiques, peuvent être détectées aujourd'hui par des méthodes couplant les outils de biologie moléculaire (hybridation *in situ* en fluorescence, PCR). Si l'intérêt de ces nouvelles procédures diagnostiques en période prénatale réside dans la rapidité du résultat (moins de deux jours) — avec un impact alors non négligeable pour la prise en charge des grossesses à risque élevé d'aneuploïdie —, elles ne permettent pas de détecter toutes les anomalies chromosomiques, dont certaines sont responsables d'un handicap d'une particulière gravité. Le caryotype fœtal reste ainsi un élément diagnostique incontournable.

RÉSULTATS

Il est transmis à la femme par le médecin qui a prescrit l'examen. Une consultation de génétique est nécessaire en cas d'anomalie du caryotype fœtal.

BIBLIOGRAPHIE GÉNÉRALE

GARDNER RJM, SUTHERLAND GR. *Chromosome abnormalities and genetic counseling.* 2d edition. Oxford Monographs on medical genetics n° 29, 1996.

16

Anomalies chromosomiques des hémopathies malignes

- Réalisation du caryotype dans les pathologies hématologiques malignes
- Généralités sur les anomalies chromosomiques des hémopathies malignes
- Principales hémopathies étudiées
- Anomalies chromosomiques les plus fréquentes

En 1960, donc peu de temps après que la trisomie 21 fut mise en évidence dans un syndrome clinique bien connu, la première anomalie cytogénétique liée à une pathologie hématologique maligne est rapportée. Le chromosome Philadelphie est associé alors à la leucémie myéloïde chronique mais des années seront nécessaires pour que les progrès des techniques cytogénétiques permettent une interprétation morphologique correcte puis précise du remaniement.
Actuellement, des anomalies cytogénétiques sont décrites dans la plupart des leucémies et lymphomes, où il importe de les rechercher de façon systématique. Leurs implications diagnostique, pronostique et thérapeutique en font un élément essentiel, tant au bilan initial que lors du suivi.
La cytogénétique moléculaire, de plus en plus performante, est un complément important de la cytogénétique conventionnelle mais ne peut s'y substituer en première intention dans un examen. Il en est de même pour la biologie moléculaire qui recherche un remaniement ciblé.

RÉALISATION DU CARYOTYPE HÉMATOLOGIQUE

Quand prescrire cet examen ?

• Au bilan initial

Le caryotype hématologique est indiqué quand le patient est vu pour une suspicion de pathologie hématologique maligne évoquée sur signes cliniques, numération-formule sanguine anormale… La technique de cytogénétique hématologique ayant des contraintes de temps et de conditions de mise en culture, un accord doit, si possible, être passé entre clinicien et biologiste pour fixer le moment le plus favorable à la réception du prélèvement.

• Au cours de l'évolution

Le caryotype hématologique sera prescrit de façon non systématique, en fonction des résultats initiaux, de l'inclusion dans un protocole ou de l'intérêt de l'examen pour la décision thérapeutique.

Prélèvements des échantillons

Le tissu à prélever est :
- pour une hémopathie : la moelle ou le sang périphérique si la moelle ne peut être prélevée et que des cellules jeunes sont circulantes en assez grand nombre, ceci après accord du laboratoire ;
- pour un lymphome : un fragment de ganglion, la moelle si elle est envahie par des cellules malignes, exceptionnellement du sang périphérique ;
- dans les deux cas : des liquides d'épanchement (ascite, liquide pleural ou liquide céphalorachidien).

Le prélèvement doit fournir du matériel en quantité suffisante, par exemple environ 1 cm^3 de moelle quand cela est possible. Pour le sang, cela dépendra du pourcentage de blastes circulants et, pour le ganglion, de ce qui aura pu être prélevé en vue de la répartition entre les différents laboratoires.

Les tissus doivent être recueillis sur anticoagulant et stérilement pour une mise en culture. Lorsque le temps de transport sera supérieur à 1 à 2 heures ? il paraît préférable de se servir d'un milieu de transport approprié.

Chaque prélèvement doit être accompagné de renseignements :

- cliniques : diagnostic envisagé, traitements reçus, antécédents.
- biologiques : ceux-ci sont souvent limités à la NFS à ce stade des investigations.

Ce point est très important à respecter pour guider notre stratégie de culture et limiter le risque d'échec pouvant conduire à prélever à nouveau le patient.

Il est généralement possible de dire si un résultat pourra être donné dans les trois jours mais celui-ci ne sera effectivement rendu validé qu'au plus tôt une dizaine de jours après le prélèvement.

Technique

Elle comprend :

- une culture dans un milieu approprié, généralement courte (24-48 heures) ;
- une série de manipulations, classiquement utilisées en cytogénétique, permettant d'obtenir des métaphases observables au microscope. Le recours aux moyens donnant une plus grande définition des chromosomes après marquage en bandes R et/ou G n'est pas systématique.

Les images sont prises au photomicroscope avec un grandissement de 1 000 en moyenne.

Généralement, 20 à 30 métaphases sont photographiées. Toutes les mitoses sont analysées et quatre sont classées en caryotypes soit après découpage manuel des chromosomes, soit par un système informatique semi-automatisé. L'interprétation est faite selon la nomenclature internationale (ISCN, 1995).

Le culot de technique non étalé sur lames est congelé pour d'éventuelles études ultérieures.

Cette cytogénétique conventionnelle peut être complétée par la cytogénétique moléculaire de plus grande sensibilité (*cf.* chapitre 10), utilisant des sondes de chromosomes entiers, des sondes centromériques ou des sondes spécifiques, et dont la cible est aussi bien les métaphases que les noyaux interphasiques. Cette technique est particulièrement utilisée pour la recherche de la maladie résiduelle. La *multi-FISH* (M-FISH) qui permet l'étude par peinture de tous les chromosomes est très performante mais, onéreuse, elle est limitée à quelques situations ciblées. Elle n'est réalisée de routine que dans quelques laboratoires.

Les méthodes PRINS et CGH sont utilisées dans les laboratoires de recherche mais pas en première intention pour les examens des patients.

GÉNÉRALITÉS SUR LES ANOMALIES CHROMOSOMIQUES DES HÉMOPATHIES MALIGNES

Les anomalies chromosomiques sont ici acquises, non aléatoires, clonales, un clone étant défini par l'existence dans l'examen cytogénétique de deux mitoses ayant le même chromosome surnuméraire ou la même anomalie de structure, ou par celle de trois mitoses ayant perdu le même chromosome (les pertes aléatoires étant plus fréquentes que les gains). Elles sont mises en évidence dans le ou les tissus pathologiques.

Si les anomalies sont identiques dans toutes les métaphases analysées, elles sont dites homogènes. Une mosaïque est la coexistence de populations cellulaires ayant un caryotype différent : normal (N)/anormal (A) ou A1/A2. La proportion de mitoses anormales constitue un facteur pronostique.

Il peut s'agir d'anomalies de nombre concernant un ou plusieurs chromosomes, voire des anomalies de la ploïdie allant de la pseudohaploïdie à la tétraploïdie.

Associées ou non aux précédentes, la plupart des anomalies de structures sont détectables. La complexité d'un caryotype est reconnue comme péjorative.

Les anomalies sont plus ou moins spécifiques, retrouvées alors dans diverses pathologies.

Le plus souvent, les anomalies chromosomiques disparaissent lorsque l'évolution clinique et biologique est favorable pour réapparaître identiques ou évolutives en cas de rechute. L'apparition d'anomalies différentes de celles trouvées au diagnostic doit faire évoquer l'hypothèse d'une autre maladie hématologique ou celle du rôle possible d'une radiothérapie ou chimiothérapie antérieure.

Lorsque le clinicien évoque la persistance d'une maladie résiduelle (MR), la cytogénétique conventionnelle n'apporte qu'une réponse de faible sensibilité. Connaissant l'anomalie de nombre ou de structure initiale, le recours aux techniques de FISH s'avère ici un complément essentiel à l'interprétation. Il sera réalisé, selon le cas, sur métaphases ou/et sur noyaux interphasiques, ce qui permet alors d'atteindre une sensibilité de 10^{-2} — ce qui reste encore très éloigné de la sensibilité affichée par la biologie moléculaire. Ainsi, le suivi du chimérisme post-allogreffe sera certainement plus efficace par cette dernière méthode, hormis pour les cas de suspicion de rechute documentés par d'autres examens biologiques.

PRINCIPALES HÉMOPATHIES ÉTUDIÉES

Les hémopathies malignes peuvent être classées selon la ou les lignées hématopoïétiques impliquées, en hémopathies chroniques ou aiguës, et selon le site où se développe la maladie.

Pathologies de la lignée myéloïde

• Formes chroniques

▶ Syndromes myéloprolifératifs (SMP) avec anomalies quantitatives au niveau de la moelle

Ils comprennent : la leucémie myéloïde chronique (LMC), la myélofibrose idiopathique (MF), la polyglobulie vraie (PV), la thrombocytémie essentielle (TE) et certains syndromes myéloprolifératifs inclassables.

▶ Syndromes myélodysplasiques (SMD) avec anomalies qualitatives

Dans les formes *de novo* et selon la nouvelle classification, on distingue les anémies réfractaires (AR), avec sidéroblastes (ARS), les cytopénies réfractaires avec dysplasie multilignées, les anémies réfractaires avec excès de blastes (AREB), les SMD inclassables et celles avec anomalie isolée 5q – (syndrome 5q –).

• Formes aiguës

Dans les leucémies aiguës myéloblastiques (LAM), il existe une accumulation des précurseurs myéloïdes non matures dans la moelle, le sang ou un autre tissu.

Pathologies de la lignée lymphoïde

• Formes chroniques

Les formes chroniques de la lignée lymphoïde B ou T sont des pathologies à évolution lente du sujet de plus de 55 ans. Il en existe plusieurs variantes, dont la plus fréquente est la leucémie lymphoïde chronique. Le plus souvent (90 %), elle est de type immunologique B, les autres fois T.

• Formes aiguës

Les leucémies aiguës lymphoblastiques (LAL) sont dues à une accumulation des cellules lymphoïdes immatures dans la moelle avec plus ou moins passage dans le sang. Un syndrome tumoral et une atteinte du système nerveux central sont fréquents. Il existe deux pics d'âges de révélation de la maladie : enfant de 3 à 5 ans (80 %) et adulte de plus de 40 ans (20 %).

La cytologie différencie les LAL1 et 2 et les LAL3 de type Burkitt.

L'immunophénotypage reconnaît les lignées B et T et définit le degré de maturation de la cellule maligne.

• Lymphomes

Dans les lymphomes, le foyer leucémique est situé dans les ganglions lymphatiques et l'envahissement de la moelle et du sang est secondaire. La cytologie et l'anatomopathologie, la cytogénétique et l'immunologie, permettent de classifier les différentes entités.

ANOMALIES CHROMOSOMIQUES LES PLUS FRÉQUENTES

Dans la pathologie myéloïde

• Formes chroniques

▶ Syndromes myéloprolifératifs

▪ *Leucémie myéloïde chronique*

Le processus malin se met en place dans une cellule pluripotente, ce qui explique l'atteinte de presque toutes les lignées. Dans la moitié des cas, elle est découverte fortuitement. Ailleurs, elle se manifeste par des signes cliniques évocateurs et le diagnostic est aisé sur les signes biologiques. L'évolution se fait classiquement de la phase chronique à l'accélération puis à l'accutisation, le plus souvent en LAM. La médiane de survie à quatre ans donnée dans les années passées est à revoir à la hausse grâce aux thérapeutiques nouvelles (interféron-STI 571 en particulier).

L'anomalie chromosomique retrouvée dans plus de 90 % des cas est le chromosome Philadelphie (Ph) (fig. 16-1).

Il s'agit d'une translocation réciproque équilibrée t(9;22)(q34;q11) visible en cytogénétique conventionnelle. Si une évolution se fait vers une transformation aiguë, des anomalies surnuméraires apparaissent : trisomie 8, duplication du Ph, isochromosome 17…

Sur le plan moléculaire, elle entraîne la fusion du proto-oncogène *ABL* (Abelson) situé en 9q34 avec la partie proximale du gène *BCR* (*Break point Cluster Region*) en 22q11. Le gène hybride *BCR-ABL* code une protéine à activité tyrosine kinase jouant un rôle dans la leucémogenèse.

Il existe des sondes des gènes *BCR-ABL* rendant possible la détection du remaniement par FISH, soit sur métaphases, soit sur noyaux interphasiques. Cette technique complémentaire à celle du caryotype conventionnel est utilisée dans les cas de doute sur la présence d'un Ph, pour une quantification du pourcentage de cellules ayant le remaniement, parfois en cas d'échec de culture.

Plus sensible encore, la biologie moléculaire détecte une cellule sur 10^{-6} contenant le transcrit de fusion BCR-ABL. Une quantification est possible avec la

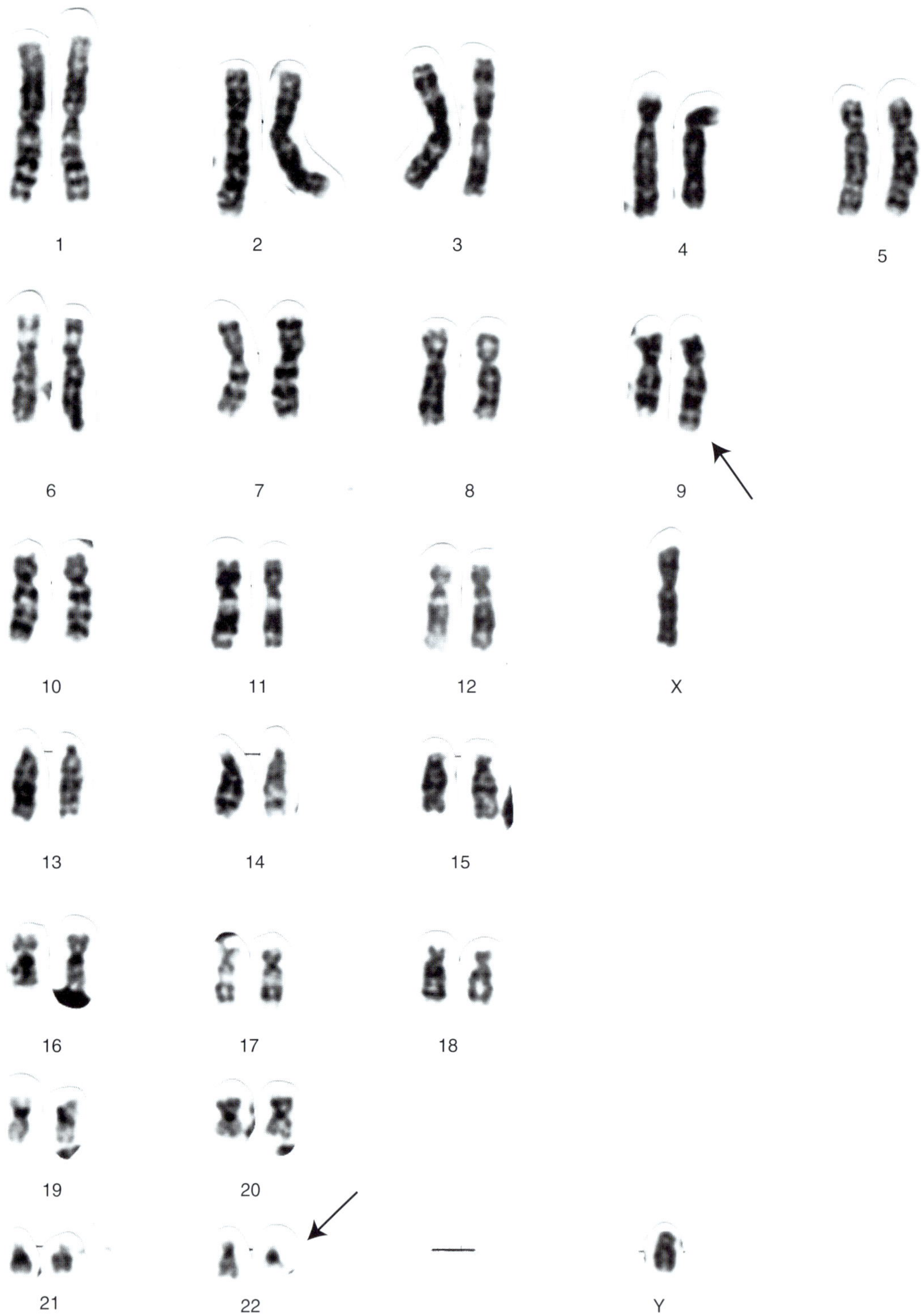

Fig. 16-1. Caryotype en bandes G avec la translocation t(9;22) (q34;q11) ou chromosome Philadelphie (flèches).

technique de PCR en temps réel. Elle permet de mettre en évidence des Ph masqués en cytogénétique conventionnelle mais constitue surtout un outil essentiel du dépistage de la maladie résiduelle.

Autres syndromes myéloprolifératifs

Ils font plus rarement l'objet d'une demande de caryotype hématologique. Les anomalies détectées, si elles confirment la pathologie maligne, sont généralement peu spécifiques.

Dans le cas d'une TE, la recherche par biologie moléculaire du transcrit BCR-ABL permettra de trancher avec le diagnostic différentiel qu'est la LMC à forme thrombocytémique et sera réalisée avant le caryotype.

Syndromes myélodysplasiques

Dans cette pathologie, la myélofibrose est fréquente et peut être la cause d'un prélèvement difficile qui compromet la qualité de la culture.

Les résultats du caryotype sont surtout importants comme éléments pronostiques, qui prendront en compte les chromosomes en cause, la proportion des populations anormales et la complexité des anomalies.

Dans les formes *de novo*, on distingue trois catégories d'aspects cytogénétiques :

- celui de bon pronostic avec absence d'anomalie chromosomique :
  - 5q – (del (5q)) isolé, surtout le syndrome 5q– ; dans la zone délétée se situent des gènes oncogéniques ou nécessaire à la différenciation des précurseurs myéloïdes en phase terminale ;
  - del (20q) ;
- celui de mauvais pronostic avec anomalies complexes (plus de trois anomalies récurrentes) :
  - anomalies du chromosome 7 ;
  - plus rarement, anomalie 17p (gène *P53* suppresseur de tumeur), 3q (gène *EV1*, gène transformant activé) ;
- celui de pronostic intermédiaire où sont classées toutes les autres anomalies.

Les associations d'anomalies de nombre et de structure sont toujours défavorables.

Il existe des formes secondaires aux alkylants, aux dérivés benzéniques, aux inhibiteurs de la topoisomérase II ou à la radiothérapie. Leurs caractères cytogénétiques se rapprochent de ceux des LAM (*cf. infra*).

Forme intermédiaire SMP/SMD

Dans la leucémie myélomonocytaire chronique (LMMC), l'anomalie la plus fréquente est la monosomie 7, surtout chez l'enfant. Le risque évolutif en LAM est élevé.

• Formes aiguës

Les LAM sont des pathologies myéloïdes dont le taux de blastes médullaires est supérieur à 20 %. Les anomalies chromosomiques sont plus fréquentes (75-80 %) chez l'adulte que chez l'enfant. Avant 55 ans, elles constituent un facteur pronostique indépendant.

La nouvelle classification OMS reconnaît quatre groupes selon la morphologie, la cytochimie, l'immunophénotypage, les caractères cytogénétiques et moléculaires :

- les LAM avec translocations récurrentes. Celles-ci sont suspectées dans des syndromes à cytologie spécifique chez des patients possédant des caractères cliniques propres ;
- les LAM avec aspect myélodysplasique majeur ;
- les LAM/SMD secondaires à certaines thérapeutiques ;
- les autres.

Nous envisagerons ici les anomalies les plus fréquentes en fonction de leur pronostic et en utilisant la classification FAB.

Anomalies de pronostic favorable

Elles touchent 20 % des patients (RC = 84 %, survie à 5 ans : 57 %).

inv(16)(p13q22), t(16;16)(p13;q22)

- LAM4 avec éosinophilie médullaire essentiellement.
- Biologie moléculaire (PCR) : détection du gène de fusion CBF (16q)-MYH11 (16p).

t(15;17)(q22;q21)

- Quasi-totalité des LAM3 : anomalie spécifique.
- FISH avec sonde de jonction PML (15q) -RAR ((17q).
- Biologie moléculaire (PCR) : détection du gène de fusion.

t(8;21)(q22;q22), sans del (9q) et sans caryotype complexe (fig. 16-2)

- LAM2 avec éosinophilie et corps d'Auer non exclusivement.
- FISH avec sonde de jonction ETO(8q)-AML1(21q).
- Biologie moléculaire (PCR) : détection du gène de fusion.

Anomalies de pronostic intermédiaire

Elles touchent 46 % des patients (RC = 76 %, survie à 5 ans : 48 %).

Caryotype normal chez un adulte jeune

+ 8, – Y, + 6

- Anomalies non spécifiques décrites dans de nombreuses pathologies hématologiques malignes.

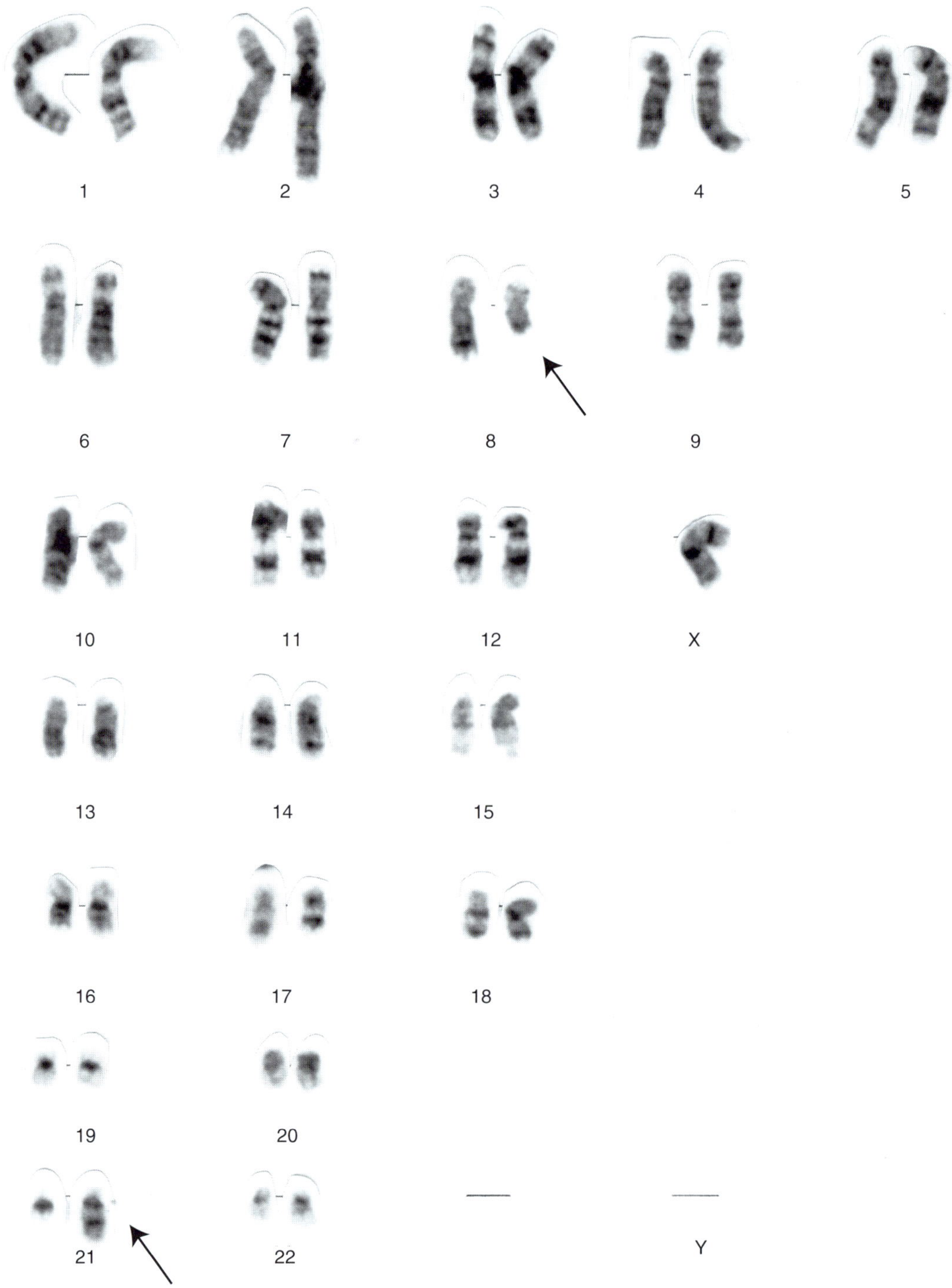

Fig. 16-2. Caryotype en bandes G avec la translocation t(8;21) (q22;q22) (flèches).

▪ *del(12p)*
- Aussi bien dans des pathologies chroniques qu'aiguës *de novo* ou secondaires, myéloïdes ou lymphoïdes.
- FISH : recherche de la perte du gène *TEL* en 12p13.

▶ Anomalies de pronostic défavorable

Elles concernent 30 % des patients (RC = 35 %, survie à 5 ans : 23 %).

▪ *– 5 ou del(5q)*
- Délétion intercalaire avec perte de gènes suppresseurs de tumeur.
- Anomalies non spécifiques décrites dans les LAM *de novo* ou induites par la thérapeutique ainsi que dans les SMD.

▪ *– 7, del(7q)*
- Délétion intercalaire ou terminale avec perte de gènes suppresseurs de tumeur.
- Anomalies non spécifiques décrites notamment dans les LAM *de novo* ou induites par la thérapeutique. Chez l'enfant, anomalie de la leucémie chronique juvénile, pathologie se rapprochant de la LMC.

▪ *inv(3q)*
- LAM1/2/4/6/7 souvent précédée d'un SMD et associée à une dysmégacaryopoïèse. (anomalie associée à – 7 dans 30 % des cas).

▪ *Anomalies (11q23)*
- Dans les LAM4/M5 ou biphénotypiques. LAM *de novo* ou secondaires à la thérapeutique (anti-topoisomérase II).
- En cytogénétique conventionnelle, anomalies détectées chez 8 % des enfants et 5 % des adultes :
  - translocations avec plus de 30 partenaires (les plus fréquents : 4q, 6q, 9p, 10p, 19p) ;
  - duplications, délétions.
- FISH : sonde de *MLL*, gène en 11q23, facteur de régulation transcriptionnel.
- Biologie moléculaire : *MLL* remanié dans plus de 20 % des cas chez l'enfant, 30 % chez l'adulte et davantage dans les LAM secondaires.

▪ *t(6;9)*
- LAM2 ou 4, souvent secondaire à un SMD et avec basophilie médullaire.
- Biologie moléculaire : détection du gène de fusion *DEK* (6p23) et *CAN* (9q34), PCR envisageable.

▪ *t(9;22)(q34;q11)*
- Rare.

▪ *del(20q), del(9q), (17p), anomalies (21q), anomalies non spécifiques*

▪ *Caryotype complexe*

▶ Anomalies de pronostic inconnu

Elles sont trouvées chez 4 % des patients (RC = 54 %).

Dans la pathologie lymphoïde

• Leucémies

▶ Formes chroniques

Le caryotype est réalisé après 72 heures de culture en présence de substances mitogènes. Dans plus de 50 % des examens, des anomalies sont décrites :
- trisomie 12 dans 30 % des analyses par cytogénétique conventionnelle et plus par FISH interphasique avec sonde du chromosome 12. Elle constitue un facteur pronostique indépendant ;
- anomalie 13q14, au niveau du gène du rétinoblastome ;
- anomalies 14q32, au niveau du gène des chaînes lourdes d'immunoglobulines ; par exemple, t(11;14)(q13;q32).

▶ Formes aiguës

Les anomalies chromosomiques sont très fréquentes, jusqu'à concerner 90 % des examens pour certains. Dans cette pathologie, la qualité des métaphases observées peut être moindre.

Ce sont :
- des anomalies de nombre autour de la diploïdie :
  - pseudo-haploïdie de mauvais pronostic ;
  - hyperdiploïdie entre 50 et 55 chromosomes : pronostic intermédiaire ;
  - hyperdiploïdie supérieure à 55 de bon pronostic ;
  - perte (– 7, – Y) ou gain (+ 8, + 21) d'un chromosome ;
- des anomalies de structure très diverses dont quelques exemples suivent.

▪ *Dans les formes B*

• Anomalie de pronostic favorable
- t(12;21)(p13;q22) :
  - la plus fréquente des translocations des LAL1-2B de l'enfant (25-30 %) ;
  - non détectable en cytogénétique conventionnelle car échange de fragments d'aspect identique. Fréquence des anomalies associées portant notamment sur le deuxième 12p ;
  - FISH : étude du remaniement par la sonde *TEL* (12p13)-*AML1* (21q22) ;
  - biologie moléculaire : détection du transcrit de fusion *TEL-AML1*.

• Anomalie de pronostic intermédiaire
- t(8;14)(q24;q32) et formes variantes t(2;8)(p12;q24) ou t(8;22)(q24;q11) :
  - LAL 3 B dites de type Burkitt, hyperleucocytaires.

• Anomalies de pronostic défavorable
- t(1;19)(q23;p13) :

- la plus fréquente des translocations chez l'enfant avec LAL pré-B mais en fait peu spécifique. Risque de rechute élevé ;
- biologie moléculaire : détection du transcrit de fusion *EA2* (19)-*PBX1* (1).

– t(4;11)(q21;q23) :
- chez 60 % des enfants de moins d'un an (formes congénitales possibles) avec LAL pré-B très hyperleucocytaires ;
- chez l'adule 7 % d'anomalie 11q23 avec partenaires multiples ;
- biologie moléculaire : détection du transcrit de fusion *MLL* (11)-*F4* (4).

– t(9;22)(q34;q11) réalisant un chromosome Ph :
- retrouvée dans 5 % des LAL de l'enfant et 20 à 30 % des LAL de l'adulte ;
- LAL1-2 souvent hyperleucocytaires ;
- biologie moléculaire : détection du transcrit de fusion BCR - ABL.

▶ Dans les formes T

Leucémies essentiellement de l'adulte jeune, sont deux fois moins fréquentes que les formes B mais globalement de moins bon pronostic, surtout chez l'enfant.

– En cytogénétique conventionnelle : remaniements intéressant les sites de localisation des récepteurs des cellules T :
- en 14q11 (TCRα et δ) avec partenaires 1p32, 8q24, 10q24, 11p13, 11p15 ou inv(14)(q11q32) ;
- en 7q34 (TCR β) avec partenaires 9q34, 19p13 ;
- anomalies 9p13-23, del(6q), del(11)(q22q24), + 21.

– Biologie moléculaire : recherche de translocations ou délétions impliquant Tal/Sil, délétions Tal (14q11).

• Lymphomes non Hodgkiniens

▶ Lymphomes B

▪ *Risque faible*

– t(14;18)(q32;q21) :
- lymphomes B folliculaires à petites cellules clivées ;
- biologie moléculaire : 13 CL$_{(18)\,-\,\mathrm{IGH}\,(14).}$

– t(11;18)(q21;q21) ou t(1;14)(p22;q32), trisomie 3 ou 8 :
- lymphomes B de la zone marginale (dont lymphome MALT) ;
- biologie moléculaire : *API2* (11)-*MLT* (18) et *BCL10* (1)-*IGH* (14).

▪ *Risque intermédiaire*

– t(11;14)(q13;q32) :
- lymphomes du manteau ;
- biologie moléculaire : PCR sur *PRAD1/BCL1* (11)-*IGH* (14).

▪ *Risque élevé*

– t(8;14)(q24;q31) :
- lymphomes de Burkitt (*cf.* LAL3) = 40 % de tous les lymphomes de l'enfant et 5 % de ceux de l'adulte.

▶ Lymphomes T

– t(2;5)(p23;q35) :
- lymphome anaplasique ;
- biologie moléculaire : détection du gène de fusion *NPM* (5)-*ALK* (2).

• Lymphomes de Hodgkin

En dehors d'anomalies peu spécifiques de la ploïdie, il a été rapporté des remaniements impliquant le chromosome 1 (un tiers des cas), plus rarement un add (14)(q32), des translocations t(11;14), t(14;18) et une délétion del (6q).

En biologie moléculaire, une translocation t(2;5) peut se révéler par la fusion *NPM-ALK* alors qu'elle ne paraissait pas en cytogénétique conventionnelle.

CONCLUSION

Les anomalies chromosomiques pouvant être découvertes par la cytogénétique onco-hématologique sont nombreuses et souvent complexes. Leur interprétation demande une réelle expérience et un temps d'analyse qui limite cette activité aux laboratoires hospitaliers dans la grande majorité des cas.

Leurs implications diagnostique, pronostique et dans l'orientation thérapeutique expliquent l'importance que les cliniciens accordent aux résultats de ces examens.

La cytogénétique conventionnelle doit rester la technique de première intention, permettant d'analyser l'ensemble des chromosomes. La cytogénétique moléculaire, réalisée à partir du culot d'étalement des lames, lui est complémentaire puisque réalisée avec des sondes ciblées sur la recherche d'un événement attendu. Elle est de particulière utilité dans la recherche de la maladie résiduelle. La *multi-FISH* permet d'élargir la recherche d'anomalies à tous les chromosomes, mais avec des sondes de chromosomes entiers non spécifiques de zones remaniées. Enfin, la collaboration avec les équipes de biologie moléculaire s'avère très importante pour conforter, préciser ou donner une quantification pour une anomalie donnée.

BIBLIOGRAPHIE GÉNÉRALE

ISCN, An international system for human cytogenetic nomenclature. Felix Mitelman, 1995.

Cancer cytogenetics. Chromosomal and molecular genetic aberrations of tumor cells. Sverre Heim, Felix Mitelman, 3d edition, 2000.

Atlas of genetics and cytogenetics in oncology and haematology. http://www.infobiogen.fr/services/chromcancer/.

17

Anomalies cytogénétiques dans les tumeurs solides

- Méthodes d'étude
- Les anomalies cytogénétiques dans les tumeurs solides
- Intérêts clinique et nosologique des anomalies cytogénétiques
- Conséquences géniques des altérations cytogénétiques

Alors que des anomalies cytogénétiques caractérisant de façon spécifique les divers types et sous-types d'hémopathies malignes étaient décrites dès 1960, les altérations des chromosomes dans les tumeurs solides humaines, très complexes de prime abord, semblent avoir découragé les investigateurs. Aussi, dans le vaste champ des tumeurs solides, les progrès en termes de caractérisation par des anomalies spécifiques récurrentes furent beaucoup moins spectaculaires. Jusque dans les années quatre-vingts, 80 % des résultats cytogénétiques pertinents concernaient encore seulement les hémopathies malignes. Ce retard est en partie lié à des problèmes techniques et d'interprétation spécifiques à la cytogénétique des tumeurs solides. Néanmoins en 1967, la perte d'un chromosome 22 était reconnue comme caractéristique des méningiomes. Cependant, ce n'est que depuis ces quinze dernières années qu'une intensive et fructueuse recherche dans certains types de tumeurs solides, en particulier les sarcomes des parties molles, tumeurs malignes des tissus mésenchymateux, a démontré que les tumeurs solides pouvaient aussi être définies par des altérations cytogénétiques simples. L'impact de ces observations sur la compréhension des mécanismes moléculaires de la transformation cellulaire maligne a été tout à fait considérable. Parallèlement, il est aussi apparu que certaines de ces altérations pouvaient être utilisées en tant que marqueurs cliniques, diagnostiques en particulier.

MÉTHODES D'ÉTUDE

Préparation de l'échantillon tumoral

Les échantillons à étudier proviennent en général de fragments d'exérèse chirurgicale. Les fragments non fixés et conservés dans une solution saline isotonique stérile, du milieu de culture par exemple, doivent parvenir au laboratoire de cytogénétique dans un délai maximal de trois jours. Après avoir été découpés finement au ciseau, les échantillons sont soumis à une digestion enzymatique par de la collagénase afin d'obtenir une suspension cellulaire. Des cultures à court terme de deux à huit jours en flacons ou sur lames, ou des cultures à plus long terme de plusieurs semaines, sont réalisées en étuve à 37 °C, en atmosphère contenant 5 % de CO_2. L'examen des cultures au microscope inversé permet d'identifier quotidiennement la qualité et le nombre des cellules en mitoses. Les flacons identifiés sont alors traités par la trypsine pour décoller le tapis cellulaire. Ces conditions techniques exigent que le caryotype d'un fragment tumoral soit programmé, et surtout non fixé en formaldéhyde (tableau 17-I).

Tableau 17-I. Conditions requises pour le succès de la cytogénétique conventionnelle

Obtenir des métaphases tumorales cellules tumorales capables de se diviser spécimen frais, non fixé, stérile examen cytogénétique à prévoir à l'avance
Obtenir des métaphases de qualité suffisante

Techniques cytogénétiques

La suspension de cellules obtenue après trypsination est traitée par les moyens habituels appliqués aux cultures de tissu : blocage des mitoses par un poison du fuseau mitotique, choc hypotonique, fixation... Les techniques cytogénétiques conventionnelles de marquage en bandes sont alors appliquées, habituellement les bandes RHG et/ou GTG.

Des problèmes spécifiques aux préparations tumorales sont souvent rencontrés. Des spécimens tumoraux nécrotiques ou infectés ne permettent pas d'obtenir des métaphases. Parfois, c'est un index mitotique bas qui est préjudiciable à l'obtention de mitoses en nombre suffisant. Ajoutés à ces problèmes d'ordre quantitatif, des problèmes d'ordre qualitatif peuvent être rencontrés. Des contours chromatiniens souvent flous diminuent la possibilité d'induire les bandes qui permettent l'identification des chromosomes normaux et anormaux. Dans ces conditions, toute technique de cytogénétique moléculaire peut être utilisée en complément des techniques conventionnelles en fonction de la difficulté rencontrée. Ainsi, sur une culture cellulaire sans mitose, ou pour une étude rétrospective (fragment congelé ou inclus en paraffine donc non cultivable), la technique d'hybridation *in situ* fluorescente (FISH) utilisant, par exemple, des sondes centromériques permet d'identifier des anomalies du nombre chromosomique sur des noyaux en interphase. En fonction des objectifs de l'étude chromosomique, par exemple la recherche de pertes, de gains de chromosomes et d'amplifications segmentaires, la technique d'hybridation génomique comparative (CGH) est utilisée à partir d'échantillons tumoraux frais ou conservés congelés ou inclus en paraffine. Des problèmes d'interprétation sont également rencontrés, en particulier celui de la multiplicité des anomalies. La variété et la multiplicité des anomalies au sein d'une même mitose, l'hétérogénéité du complément chromosomique d'une mitose à une autre ne facilitent pas leur interprétation. L'emploi de la technique *multi-FISH* (MFISH) peut permettre de résoudre ce type de problèmes. Les méthodes de la cytogénétique moléculaire sont une alternative utile et performante à la cytogénétique conventionnelle (tableau 17-II).

Tableau 17-II. Avantages et inconvénients des méthodes de la cytogénétique et de la biologie moléculaire

Cytogénétique conventionnelle	
Avantage	Détection de nouvelles anomalies
Inconvénient	Tissu frais pour métaphases tumorales
	Planification obligatoire
	Diagnostic rétrospectif impossible
Cytogénétique moléculaire (FISH)	
Avantage	Noyaux interphasiques frais sur lames d'apposition ou inclus en paraffine
	Diagnostic rétrospectif possible
Inconvénient	Interprétation non univoque des résultats
Biologie moléculaire (RT-PCR)	
Avantage	Sensibilité
	Tissu tumoral frais ou congelé ou en paraffine
	Diagnostic rétrospectif
Inconvénient	Prérequis : réarrangement moléculaire connu

ANOMALIES CYTOGÉNÉTIQUES DANS LES TUMEURS SOLIDES

Les anomalies cytogénétiques rencontrées dans les tumeurs solides sont des anomalies acquises, identifiées uniquement dans le tissu tumoral.

« *Tout est possible* ». Toutes les anomalies de nombre et de structure sont observables, individuellement et en combinaison, de la presque haploïdie (26-28 chromosomes) à l'hyperploïdie majeure (plus de 300 chromosomes) avec de multiples trisomies ou monosomies et des réarrangements structuraux très variés, des délétions aux inversions, insertions, anneaux, isochromosomes et translocations de tous types.

Cependant, certaines anomalies sont *propres aux cellules tumorales*. Ce sont les réarrangements qui sont le support d'amplifications géniques, c'est-à-dire d'une multiplication du nombre de copies d'un ou plusieurs gènes jusqu'à parfois plus de cent copies. Il n'est pas rare d'observer sur un même marqueur des co-amplifications de gènes de régions non synténiques. On distingue trois types cytogénétiques de support d'amplifications géniques :

- les « *doubles minutes* » (*dmin*), minichromosomes surnuméraires (circulaires ?), apparemment acentriques, d'une extrême hétérogénéité en taille et en nombre à l'intérieur d'une cellule et entre cellules, instables en culture. Il s'agit d'une forme d'amplification extrachromosomique, à l'extérieur du locus original du gène amplifié (fig. 17-1) ;
- les *régions colorées de façon homogène* (*hsr, pour homogeneously staining region*), intercalées dans la distribution normale des bandes à l'intérieur d'un bras chromosomique. Il s'agit d'une forme d'amplification intrachromosomique, stable, *in situ* au locus du gène amplifié ou en dehors du locus original du gène amplifié (fig. 17-2) ;
- les chromosomes en anneau ou de très grande taille présentant un profil de bandes totalement aberrant. Ce sont des amplifications extrachromosomiques, stables, moins classiques que les précédentes, représentatives de certains sarcomes.

Il existe souvent une *hétérogénéité* des profils chromosomiques entre cellules d'une même tumeur et entre tumeurs d'un même type histologique. Cette hétérogénéité est le reflet de l'évolution chromosomique divergente de populations cellulaires issues du clone original « muté » (*évolution clonale*). Au sein de ces populations cellulaires divergentes, il est parfois possible d'identifier une anomalie de structure commune à toutes ces populations, identifiable habituellement sans modification à tous les stades de l'évolution tumorale, dans la tumeur primitive, les récurrences locales après traitement et les métastases, ainsi que dans les lignées cellulaires obtenues *in vitro*. Ces anomalies sont qualifiées d'anomalies *primaires* car associées aux processus précoces de transformation maligne (*cf. infra*). Des anomalies aléatoires s'ajoutent souvent à l'anomalie primaire. Elles sont qualifiées d'anomalies *secondaires*. Elles sont le résultat d'une instabilité génomique intrinsèque en relation avec la progression tumorale, ainsi que de facteurs épigénétiques tels que la thérapeutique antitumorale.

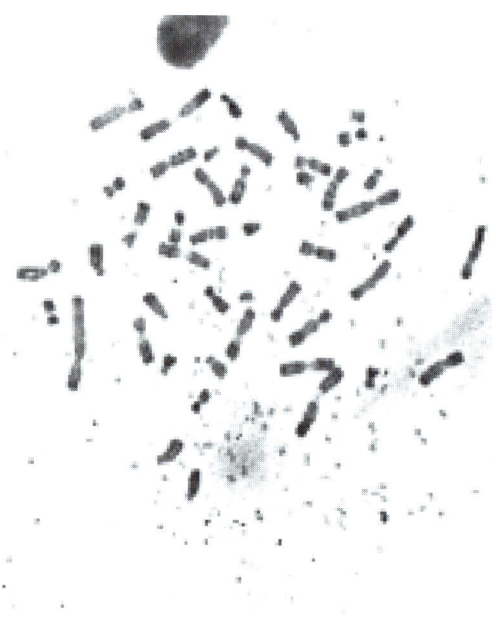

Fig. 17-1. Doubles-minutes.
Dans cette métaphase d'un rhabdomyosarcome, une amplification génique est objectivée par des doubles-minutes observés en grand nombre (têtes de flèches).

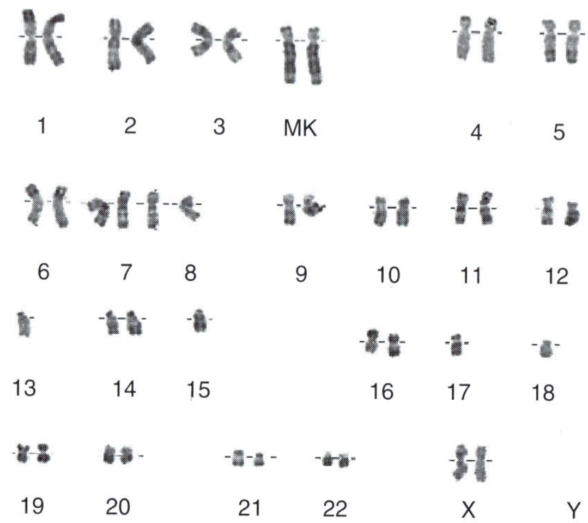

Fig. 17-2. hsr.
Amplification de gènes de la région 11q13 sous forme d'hsr dans une cellule de la lignée MDA-MB 134 établie à partir d'une tumeur du sein.

INTÉRÊTS CLINIQUE ET NOSOLOGIQUE DES ANOMALIES CYTOGÉNÉTIQUES

Intérêt clinique

• Translocations réciproques et diagnostic tumoral

Certaines anomalies simples, le plus souvent des *translocations chromosomiques réciproques*, parfois des délétions, sont associées de façon spécifique à des types ou sous-types histologiques tumoraux. Elles appartiennent à la catégorie des anomalies primaires. Le premier exemple, identifié en 1983, est une translocation chromosomique intéressant les bras longs des chromosomes 11 et 22, résumée dans la formule t(11;22)(q24;q12), identifiée dans les cellules d'une tumeur de l'enfant et de l'adolescent, le sarcome d'Ewing (fig. 17-3). Depuis, un nombre relativement important de translocations réciproques a été observé dans diverses variétés tumorales, en particulier des sarcomes des tissus mous, tumeurs malignes dérivées du tissu mésenchymateux (tableau 17-III). Ces anomalies ne sont pas l'apanage des tumeurs malignes. Le lipome est une tumeur bénigne du tissu adipeux ; dans la moitié des cas inventoriés, il y est identifié une translocation entre les bras longs du chromosome 12 et dans de nombreux cas, le bras court du chromosome 3.

Tableau 17-III. Translocations chromosomiques spécifiques et altérations géniques correspondantes dans les sarcomes : quelques exemples

Tumeures primitives neuroectodermiques périphériques extrasquelettiques (sarcome d'Ewing extraosseux, neuroépithéliome périphérique, tumeur d'Askin)	t(11;22)(q24;q12) fusion des gènes *FLI1* (ou *ERG)/EWS*
Liposarcome myxoïde	t12;16)(q13;p11) fusion des gènes *CHOP/FUS (TLS)*
Rhabdomyosarcome alvéolaire	t(2;13)(q35;q14) fusion des gènes *PAX3/FKHR*
Sarcome synovial	t(X;18)(p11.2;q11.2) fusion des gènes *SSX1* ou *SSX2/SYT*
Mélanome malin des parties molles (sarcome à cellules claires des tendons et des aponévroses)	t(12;22)(q13;q12) fusion des gènes *ATF1/EWS*
Chondrosarcome myxoïde extrasquelettique (sarcome chordoïde)	t(9;22)(q31;q12.2)
Dermatofibrosarcome protuberans (tumeur de Darier et Ferrand)	t(17;22)(q23;q13)
Tumeur intra-abdominale desmoplastique à petites cellules rondes	t(11;22)(p15;q12) fusion des gènes *WT1/EWS*

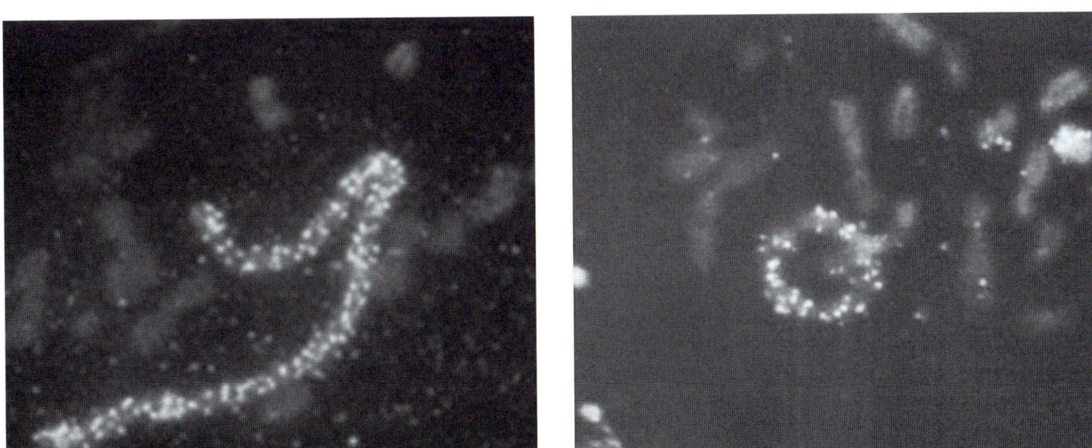

a b

Fig. 17-3. Amplification de *MDM2* dans des liposarcomes.
a. Dans un liposarcome bien différencié, une amplification du gène *MDM2* de la région 12q14-15 est localisée par FISH sur toute la longueur d'un grand marqueur linéaire.
b. Dans un autre liposarcome bien différencié, l'amplification du gène *MDM2* est présente sur un anneau.

La *spécificité d'association* à un type ou un sous-type tumoral et la *fréquence* avec lesquelles cette association est observée ont permis de considérer ces *translocations chromosomiques* comme de nouveaux *marqueurs diagnostiques tumoraux*. Le marqueur chromosomique spécifique est retrouvé à tous les stades de l'évolution clinique de la tumeur : au diagnostic, dans les récidives et les métastases, quel que soit le traitement, ainsi que dans les cellules éventuellement établies *in vitro* en lignées permanentes (tableau 17-IV). L'analyse cytogénétique a donc été proposée et utilisée avec succès pour affirmer ou confirmer le diagnostic clinique et anatomopathologique d'une tumeur. L'illustration la plus convaincante à cet égard est celle des tumeurs « à petites cellules rondes de l'enfant », expression regroupant des entités parfois très difficiles à distinguer les unes des autres par les moyens de l'anatomopathologie. Il s'agit du sarcome d'Ewing (et des tumeurs apparentées), du neuroblastome et du rhabdomyosarcome alvéolaire et embryonnaire. Chacune de ces entités peut être définie par une anomalie cytogénétique spécifique (tableau 17-V).

Tableau 17-IV. Propriétés d'un marqueur chromosomique à valeur diagnostique

Un marqueur chromosomique diagnostique est présent dans toutes les cellules : – de la tumeur primaire – des récurrences locales – des métastases – des lignées cellulaires (*in vitro*, souris *nude*)
La fiabilité d'un marqueur chromosomique diagnostique est en relation directe avec la fréquence et la spécificité de son association avec un type ou sous-type tumoral

- **Marqueurs chromosomiques d'amplifications géniques**

Des marqueurs cytogénétiques d'amplification génique contiennent des amplifications géniques qui sont spécifiques de certains types tumoraux et sont des marqueurs à valeur *pronostique*. Lorsque la nature des gènes amplifiés est connue, un diagnostic est réalisé par FISH sur des chromosomes métaphasiques ou interphasiques, avec une sonde génomique ciblant le gène amplifié suspecté. Ainsi, la présence de doubles-minutes, ou d'hsr, dans une préparation chromosomique réalisée à partir d'un neuroblastome, permet de confirmer l'amplification du gène *MYC-N* et de prendre en compte cette amplification dans le *bilan pronostique*.

Dans un caryotype réalisé à partir d'une tumeur adipocytaire, la présence d'un grand marqueur ou d'un anneau fera rechercher par FISH une amplification du gène *MDM2* qui sera un argument diagnostique de liposarcome du sous-type « bien différencié » (fig. 17-4).

Tableau 17-V. Marqueurs chromosomiques et moléculaires pour le diagnostic différentiel des tumeurs à petites cellules rondes de l'enfant et de l'adolescent

Tumeurs primitives neuroectodermiques périphériques (PNET) (sarcome d'Ewing, neuroépithéliome périphérique, tumeur d'Askin, PNET osseux)		Translocation t(11;22)(q24;q12) Fusion des gènes *FLI1/EWS* ou *autres membres de gènes ETS/EWS* Amplification de *MYC*
Neuroblastome		Délétion du bras court du chromosome 1 hsr, dmin Amplification de *MYC-N* Perte d'hétérozygotie en 1p36.1-36.3
Rhabdomyosarcome	embryonnaire	Anomalies du chromosome 3 perte d'hétérozygotie en 11p
	alvéolaire	t(2;13)(q35;q13) *fusion des gènes* PAX3/FKHR

Intérêt nosologique

Il est bien connu que la classification nosologique d'une tumeur donnée n'est pas toujours facile. Dans ce contexte, tout nouveau marqueur tumoral est d'un intérêt majeur pour des regroupements histologiques. Un exemple est, une nouvelle fois, fourni par le sarcome d'Ewing. Le sarcome d'Ewing, qui est une tumeur très indifférenciée, très monotone, sans structuration histologique, a longtemps été considéré comme une tumeur d'origine mésenchymateuse, d'où le terme de sarcome. Dans le cadre d'études cytogénétiques de tumeurs qualifiées d'« apparentées au neuroblastome » en raison d'une différenciation de type neuroectodermique périphérique proche du neuroblastome, certaines tumeurs considérées comme des neu-

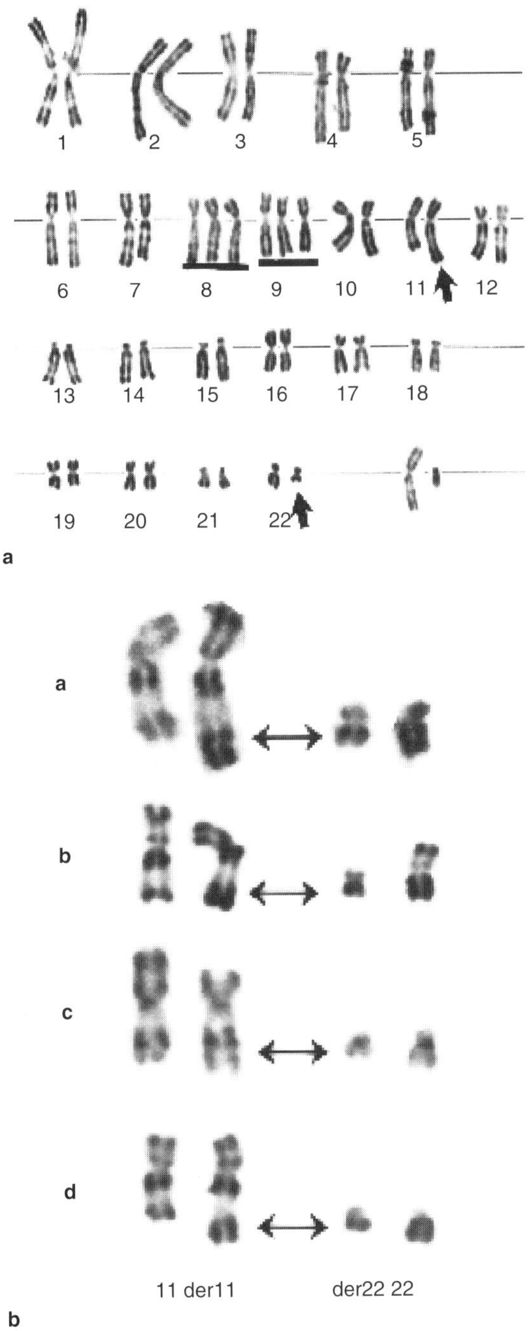

Fig. 17-4. **Sarcomes d'Ewing et t(11;22).**
A. Caryotype représentatif d'un sarcome d'Ewing montrant la translocation spécifique t(11;22)(q24;12) : échange réciproque de segments entre les bras longs des chromosomes 11 et 22 (flèches), associé à d'autres anomalies +8, +9.
B. Illustration du caractère récurrent de la translocation t(11;22) dans le sarcome d'Ewing : caryotypes partiels des chromosomes 11 et 22, dans quatre tumeurs issues de patients non apparentés.

roblastomes atypiques ont été caractérisées par la translocation t (11;22)(q24;q12). Cette observation a eu deux conséquences : l'une de rapprocher le sarcome d'Ewing des neuroblastomes atypiques — le sarcome d'Ewing est actuellement considéré comme une tumeur neuroectodermique périphérique, la plus indifférenciée du groupe ; l'autre de rapprocher les neuroblastomes atypiques du sarcome d'Ewing en raison de leur identité moléculaire. Ces tumeurs ont ainsi été regroupées sous divers vocables : tumeurs neurectodermiques périphériques (PNET), tumeurs apparentées au sarcome d'Ewing ou tumeurs de la famille du sarcome d'Ewing.

CONSÉQUENCES GÉNIQUES DES ALTÉRATIONS CYTOGÉNÉTIQUES

Les délétions chromosomiques peuvent avoir pour conséquence l'expression d'allèles mutés récessifs onco-suppresseurs du fait de la perte de l'allèle normal. Ces pertes d'allèles pourront être détecté par l'étude de perte d'hétérozygotie (LOH, *Loss Of Heterozygoty*).

Dans les hsr, les dmin et les autres formes moins classiques d'amplification génique, l'augmentation du nombre de copies a pour conséquence la surexpression d'un gène qui lui confère des propriétés oncogéniques.

Les translocations réciproques (et les inversions) spécifiques sont à l'origine de nouveaux gènes, des *gènes de fusion*, gènes hybrides résultats d'une recombinaison entre deux gènes localisés aux points de cassure de la translocation. Ces gènes hybrides sont transcrits en un ARN messager chimérique dont la traduction est une nouvelle protéine (hybride) douée de propriété oncogénique. Un grand nombre de translocations génèrent des réarrangements impliquant de façon préférentielle des facteurs de transcription nucléaires (*cf.* tableau 17-III).

Dans le sarcome d'Ewing et les tumeurs apparentées, les points de cassure de la translocation t (11 ; 22) (q24 ; q12) ont été clonés et caractérisés. Le résultat de la translocation est une fusion de deux gènes appartenant à des familles de gènes dont l'implication dans la carcinogenèse n'était alors pas encore connue chez l'homme : un gène dénommé *FLI-1* sur le chromosome 11, homologue humain d'un gène murin *Fli-1*, appartenant à une famille de gènes codant des protéines avec un domaine de liaison à l'ADN, la famille de gènes *ETS* assimilés à des facteurs de la transcription. Sur le chromosome 22, était identifié un nouveau gène, le gène *EWS*, appartenant à une famille de gènes codant des protéines avec un domaine de liaison à l'ARN. Plus tard, d'autres membres de la famille de gènes *ETS* ont été identifiés comme partenaires alternatifs du gène *EWS*. Cependant la fusion *EWS/FLI1* est majoritaire. Le gène *EWS* est également impliqué dans des gènes de fusion par translocation dans d'autres types tumoraux tel que certains sarcomes des tissus mous bien distincts du sarcome d'Ewing du point de vue histologique et ne faisant pas partie du groupe nosologique des tumeurs neuroectodermiques auxquelles appartient le sarcome d'Ewing (*cf.* tableau 17-V).

Lorsque les anomalies moléculaires générées par les translocations chromosomiques sont identifiées, elles peuvent être utilisées en tant que marqueurs moléculaires au degré de spécificité tout aussi précieux que celui des marqueurs chromosomiques. Dans de nombreux cas, le marqueur moléculaire est alors utilisé à des fins diagnostiques. Il est plus performant que le marqueur cytogénétique en termes de sensibilité car il peut détecter des anomalies cytogénétiques cryptiques. Le diagnostic rétrospectif sur fragments tumoraux congelés ou inclus en paraffine est un autre avantage (*cf.* tableau 17-II).

CONCLUSION

La recherche d'anomalies cytogénétiques et de leurs contre-parties moléculaires est actuellement très active, en particulier en France avec le Groupe français de cytogénétique oncologique (GFCO). À l'instar des sarcomes, de nombreuses variétés de types tumoraux sont aussi caractérisées par des anomalies cytogénétiques récurrentes. Ainsi, exemple parmi d'autres, il est décrit dans les carcinomes thyroïdiens du type papillaire et du type folliculaire, des translocations et inversions récurrentes et spécifiques de chaque type s'accompagnant de gènes de fusion. Il est à prévoir que l'utilisation plus systématique de technologies cytogénétiques nouvelles, telles que la technologie *multi-FISH*, permettra de « disséquer » avec précision les anomalies complexes et multiples qui sont l'apanage de nombreuses tumeurs et ainsi détecter des réarrangements moléculaires « simples » masqués par la complexité morphologique.

BIBLIOGRAPHIE GÉNÉRALE

BERNHEIM A, VAGNER-CAPODANO AM, COUTURIER J et le Groupe français de cytogénétique oncologique. De la cytogénétique à la cytogénomique oncologique. *Médecine/sciences*, 2000 ; 16 : 528-539.

FLETCHER JA, KOZAKEWICH HP, HOFFER FA *et al.* Diagnostic relevance of clonal cytogenetic aberrations in malignant soft-tissue tumors. *N Engl J Med*, 1991 ; 324 : 436-442.

SANDBERG A, TURC-CAREL C. The cytogenetics of solid tumors. Relation to diagnosis, classification and pathology. *Cancer*, 1987 ; 59 : 387-395.

III

GÉNÉTIQUE MOLÉCULAIRE
BASES MOLÉCULAIRES DES MUTATIONS

18
Généralités

- Mutations anciennes et mutations *de novo*
- Mutations somatiques
- Mutations favorables ou défavorables selon l'environnement

Chaque enfant qui naît hérite de nouvelles mutations. Plusieurs voies de réparation de l'ADN permettent de corriger la majorité des agressions physiques ou chimiques de l'ADN ainsi que les erreurs de réplication. L'importance pour l'individu de ces différentes voies de réparation de l'ADN est illustrée par l'augmentation spectaculaire de proliférations cancéreuses lorsque l'une des principales enzymes est déficiente.

La transmission des maladies causées par un gène réduisant ou supprimant le produit d'un gène est le plus souvent récessive. Les mutations dominantes peuvent être associées à l'apparition d'une propriété nouvelle que l'on appelle gain de fonction ou induisent une désorganisation de la cellule que le produit de l'allèle sain ne peut compenser.

La fréquence élevée de certaines mutations dans la population s'explique le plus souvent par l'avantage qu'elles donnaient à chaque individu dans l'environnement ancestral. Ces mêmes mutations peuvent maintenant être défavorables dans l'environnement actuel et apparaître comme des facteurs de prédisposition aux maladies communes.

Il n'est pas rare qu'une nouvelle mutation survienne au cours du développement d'un individu. Ces mutations somatiques peuvent être à l'origine de proliférations cellulaires et de tumeurs lorsqu'elles modifient les caractéristiques de la cellule. La probabilité de mutation d'un gène est très variable. Certaines séquences dites instables peuvent avoir un taux de mutation supérieur à 1 % par gamète et par génération. En dehors de ces régions instables, la probabilité de mutation d'une séquence d'ADN est toujours très faible. Chacun d'entre nous n'est en moyenne hétérozygote que pour une à deux mutations récessives létales ou très sévères.

Le mot mutation a deux sens. Dans le langage courant mutation désigne la variation de l'ADN, parfois très ancienne, responsable d'une maladie génétique. Les périphrases telles que « variation de séquence à l'origine de la maladie » étant trop longues pour être utilisables, l'usage habituel du mot mutation est établi et, pour éviter la confusion avec le deuxième sens, celui de l'événement conduisant à l'apparition d'une nouvelle variation de la séquence d'ADN, le caractère récent de la mutation est précisé à chaque fois que le contexte l'exige. Mutation *de novo* et néomutation sont des expressions équivalentes. En règle générale, les mutations des maladies dominantes et liées au chromosome X sont récentes et les mutations des maladies récessives sont toutes anciennes.

Les mutations sont habituellement vues par leurs conséquences négatives, mais nous ne pourrions vivre sans certaines mutations somatiques, en particulier celles qui apparaissent dans les régions variables des gènes d'immunoglobuline : ces mutations somatiques permettent d'augmenter la spécificité des anticorps.

19
Nature des mutations

- Mutations ponctuelles
- Délétions, duplications et inversions
- Les répétitions homogènes de séquences répétées sont instables
- Transposons et éléments mobiles

On distingue plusieurs types de mutations selon la nature de la variation apparue dans la séquence d'ADN. Les plus simples consistent dans le remplacement d'une base par une autre ou la délétion d'une base de la séquence. Il existe plusieurs grandes filières de réparation de l'ADN qui limitent le taux de mutations induites par les agents physiques (UV, par exemple) ou chimiques (substances mutagènes). Les mutations que l'on observe correspondent aux erreurs qui n'ont pas été réparées avec succès.

Des mutations ponctuelles sont à l'origine de 95 % des mutations responsables de maladies génétiques (variations de séquence d'une ou de quelques bases par remplacement d'une base par une autre, petite délétion ou insertion) et seulement 5 % sont des lésions de grande taille (délétions et insertions importantes, inversions).

Cette répartition statistique entre mutations ponctuelles et remaniement de grande taille ne s'applique pas à tous les gènes. Les exceptions se rencontrent, en particulier sur les gènes du chromosome X : des délétions d'au moins un exon représentent deux tiers des mutations de la dystrophine et la moitié des hémophilies A sont expliquées par l'inversion d'une partie du gène du facteur VIII. Chaque gène a donc un profil de mutation particulier.

Les mutations ponctuelles sont divisées en deux catégories : la substitution (remplacement) d'une base par une autre et les petites insertions et délétions.

MUTATIONS PONCTUELLES

Substitutions

On distingue les *transitions* (remplacement d'une base purique par une autre base purique ou d'une base pyrimidique par une autre base pyrimidique) et les *transversions* (remplacement d'une base purique par une base pyrimidique ou l'inverse). Les transitions sont deux fois plus fréquentes que les transversions.

Les deux principales conséquences possibles d'une substitution sont :

- la modification ou l'arrêt de la séquence peptidique traduite ;
- l'altération de l'épissage de l'ARN messager, en particulier lorsque la mutation porte sur l'une des bases « invariantes » qui ne peuvent être mutées sans empêcher l'épissage normal. Ces séquences critiques sont la séquence GT suivant immédiatement la fin d'un exon (site donneur) et AG à la fin de l'intron, immédiatement avant l'exon suivant (site accepteur) (*cf.* fig. 24-1).

• Nomenclature

Au niveau de la séquence d'ADN, le remplacement d'une adénine par une guanine en position 1555 d'une séquence est une transition notée A1555G. Lorsque la mutation est dans un intron, les premières bases sont couramment identifiées par leur position, la première base étant notée +1 (par exemple, IVS8 + 1G $\rightarrow$ A pour une substitution G $\rightarrow$ A sur la première base de l'intron 8) et les dernières par un nombre négatif (par exemple, IVS8–1G $\rightarrow$ C pour une substitution G $\rightarrow$ C sur la dernière base de l'intron 8 et IVS8–2A $\rightarrow$ G pour une substitution A $\rightarrow$ G sur l'avant-dernière base).

Lorsqu'une une mutation conduit à un changement simple d'acide aminé dans une protéine, par exemple le remplacement d'une cystéine par une tyrosine en position 282, on utilisera de préférence la variation de la séquence protéique C282Y. De même, G551D sera préféré à G1784A pour désigner la même mutation parce que la notation peptidique est plus simple, moins ambiguë (le début d'une séquence d'ADN est arbitraire alors que la séquence d'un peptide débute logiquement au codon d'initiation de la traduction) et représente mieux les conséquences de la mutation.

- **Cytosines méthylées, points chauds de mutation**

Parmi les transitions, celles qui concernent la séquence CG vers TG ou CA représentent environ 40 % de toutes les mutations ponctuelles responsables d'une maladie génétique. La séquence CG, usuellement dénommée dinucléotide CpG, est donc un *point chaud de mutation*.

Les cytosines sont susceptibles d'être facilement désaminées ce qui les transforme en uracile qui est une base de l'ARN mais qui ne peut se rencontrer dans l'ADN. Cet uracile est excisé par un complexe enzymatique (uracile-ADN-glycosylase) pour être remplacé par la base d'origine (cytosine). Ce mécanisme de réparation très efficace ne peut être utilisé lorsque la cytosine est méthylée car, dans ce cas, la désamination transforme la cytosine en thymine qui est un composant normal de l'ADN. Les cytosines des séquences CG sont les seules cytosines méthylables comme support de l'information épigénétique. Les mutations survenant sur les cytosines méthylées du dinucléotide CpG sont donc des points chauds de mutation ; par exemple : CGA (arginine) →TGA (stop).

Certaines mutations touchant les CpG ont une fréquence particulièrement élevée comme la mutation G1138A du gène *FGFR3* (récepteur 3 pour le FGF) responsable de la plus fréquente des formes de nanisme, l'achondroplasie (un pour 25 000 par génération). Cette mutation conduit au remplacement d'un résidu glycine par une arginine dans la protéine (G380R). S'il ne fait aucun doute que la désamination des cytosines méthylées est une source majeure de mutation, qui explique la relative rareté des séquences CpG en dehors des régions déméthylées dans la lignée germinale, il existe cependant de grandes variations locales dans le taux de mutation de chaque CpG.

Petites insertions et délétions (indel)

Les petites délétions (ou insertions) de quelques bases sont souvent dénommées *indel*. Les délétions sont quatre fois plus fréquentes que les insertions. Les indel représentent 8 % des variations neutres de séquence (polymorphismes) et environ un quart des mutations responsables de maladie.

- **Nomenclature**

▶ **Délétions**

Les petites délétions sont désignées par la position dans la séquence suivie du suffixe *del*. Deux notations sont utilisées : la séquence des bases délétées comme 413delAG, ou le nombre de bases délétées comme 1706del17 qui désigne une délétion de 17 bases à partir de la position 1706 ; 1706-1722del est une notation équivalente pour la même délétion.

▶ **Insertions**

Les petites insertions sont désignées par leur position dans la séquence suivie du suffixe *ins*, comme 121-122insT qui désigne l'insertion d'un T entre les nucléotides 121 et 122, ou 146ins4 qui désigne l'insertion de quatre bases en position 146. Les insertions sont le plus souvent des duplications telles que CTGAG → CTGATGAG qui peut être décrite comme une insertion de trois bases (4-5insTGA) ou une duplication (dup2-4). Exemple : dup1751 → 61 pour une duplication des bases 1751 à 1761 soit 11 bp.

▶ **Insertion associée à une délétion**

Une mutation complexe associant une délétion des bases CAGG accompagnée de l'insertion de la séquence TGTCCAAT en position 149 sera notée 149delCAGG/insTGTCCAAT.

- **Règle du cadre de lecture**

Les délétions/insertions de la séquence codante qui ne sont pas des multiples de trois bases entraînent un décalage du cadre de lecture (*frame shift*) et conduisent à une protéine incomplète qui est presque toujours rapidement dégradée. La délétion de trois bases (ou d'un multiple de trois bases) est à l'origine de la suppression d'un (ou de plusieurs) résidus acides aminés dans la protéine ; le résidu manquant peut être précédé du préfixe δ ou Δ.

La plus connue des délétions d'un seul résidu est la mutation ΔF508 du gène CFTR, signifiant la perte du résidu phénylalanine — symbole F dans le code à une lettre — en position 508 de la protéine CFTR. Cette délétion peut être aussi décrite comme F508del. C'est la plus fréquente des mutations responsables de la mucoviscidose.

Cette règle du cadre de lecture peut être à l'origine du paradoxe apparent qu'une délétion importante mais respectant le cadre de lecture sera moins grave qu'une petite délétion *frame-shift*. Les délétions du gène de la dystrophine (chapitre 35) illustrent bien cette règle.

Lorsque le même changement au niveau de la protéine (par exemple, G628R) peut être causé par des mutations distinctes (G2014A et G2014C), la modification de la séquence d'ADN peut être indiquée à la suite comme G628R (G → A) et G628R (G → C).

DÉLÉTIONS ET INSERTIONS DE GRANDE TAILLE

Les délétions importantes (d'un exon, d'un gène entier ou de plusieurs gènes) sont rares, excepté dans le cas du chromosome X où les remaniements génomiques sont communs : la proportion de délétions ou de recombinaison importante (inversion) varie de 5 à 95 % selon les gènes du chromosome X. Cette observation, comme beaucoup de celles qui concernent les mutations, n'est pas expliquée.

- **Nomenclature**

Les grandes mutations identifiées dans le cadre du diagnostic ne sont pas connues à une base près ; elles sont habituellement décrites sans référence à une séquence définie (exemple type : délétion des exons 45 à 47 dans le gène de la dystrophine).

On retrouve parfois des séquences moyennement répétées aux extrémités d'un remaniement de grande taille sans que cela soit une règle générale. L'un des meilleurs exemples est la duplication de 1,5 Mb contenant le gène *PMP22* sur le chromosome 17 qui est responsable de l'une des formes de neuropathie de Charcot-Marie-Tooth (*cf.* chapitre 35).

Les délétions du chromosome Y responsables d'infertilités masculines (partielles ou totales) sont exceptionnellement fréquentes (taux de mutation de l'ordre de un pour 1 000) mais n'expliquent qu'une fraction de l'infertilité. Si aucun homme porteur d'une délétion du chromosome Y n'est normospermique, tous les porteurs de délétion de l'Y ne sont pas pour autant strictement infertiles.

MUTATION À DISTANCE DU GÈNE : EFFET DE POSITION

Certaines mutations ne sont pas dans la séquence transcrite mais dans une région régulatrice du gène. Une délétion ou une translocation altérant la structure de la chromatine et l'expression d'un gène est un effet de position.

L'effet de position est une cause rare de mutation d'une maladie monogénique. De nombreux exemples sont des anomalies chromosomiques dont certaines sont bien identifiées comme les aniridies associées à un déficit en *PAX6* et causées par des délétions et translocations en 11p13.

Certains groupes de gènes sont contrôlés par des séquences spécifiques situées à distance de la région transcrite nommées LCR (*Locus Control Région*). C'est en particulier le cas du groupe de gènes de l'hémoglobine. Il y a deux groupes de gènes, l'un pour les gènes α sur le chromosome 16 et l'autre pour les gènes de type β sur le chromosome 11. Le LCR du groupe β-globine est situé 60 kb en amont de la région codant la chaîne β de l'hémoglobine. Sa délétion réduisant la quantité d'ARNm β-globine est une cause peu fréquente de β-thalassémie.

L'importance des mutations situées à distance du gène est probablement sous-estimée car en l'absence d'anomalie cytogénétique dont le rôle causal est indiscutable (comme une translocation équilibrée survenue *de novo*), nous n'avons pas de critères simples permettant de dire qu'une variation de l'ADN — certaines délétions sont parfois à plusieurs centaines de kilobases de la région transcrite — est effectivement la cause de la maladie.

L'effet de position expliquerait la majorité de mutations associées à certaines maladies comme celles de la myopathie facio-scapulo-humérale.

SÉQUENCES INSTABLES

Les séquences les plus instables du génome sont formées par la répétition successive d'une séquence d'ADN. C'est la longueur de la répétition *homogène* (non interrompue par des mutations) de cette séquence d'ADN qui est la base de l'instabilité. Selon la nature de la séquence répétée, on considérera les répétitions de dinucléotides comme (TG) *n*, de trinucléotides comme (CAG) *n*, de tétranucléotides, etc. C'est parmi ces séquences répétées que l'on trouve les taux de mutation les plus élevés, parfois supérieurs à 5 % par génération.

La règle simple selon laquelle l'*instabilité* est la conséquence de la longueur de séquences *homogènes* s'applique autant aux mutations responsables de maladies génétiques qu'aux variations non pathologiques de l'ADN extragénique non codant.

Une répétition homogène de dinucléotides TG, comme TGTGTGTGTG sera d'autant plus polymorphe (présentant de nombreux allèles) que le nombre de répétitions sera élevé. Ainsi, les polymorphismes les plus informatifs (les deux allèles d'un individu ont une probabilité élevée d'être différents) sont aussi les plus instables. Les maladies associées à la mutation d'une séquence instable sont presque toutes des maladies neuromusculaires.

La majorité des maladies liées à des séquences instables concernent les répétitions de triplets (séquences de trois paires de bases). Il existe une maladie, l'épilepsie myoclonique ou maladie d'Unverricht-Lundborg, pour laquelle la majorité des mutations est une amplification (plus de 50 copies au lieu de trois) d'une séquence de douze bases (CCCCGCCCCGCG) en amont du gène ; cette maladie est transmise sur le mode autosomique récessif comme l'est l'ataxie de Friedreich dont la mutation est l'amplification du triplet GAA dans le premier intron (normal : 5-60 triplets ; malades : 200 à plus de 1 000 triplets). La dystrophie myotonique de type 2 est liée à l'expansion d'une séquence de 4 bases (CCTG) dans le premier intron alors que celle de type 1, ou myotonie de Steinert, est la conséquence de l'expansion du triplet CTG dans la région 3' non traduite du ARNm. Ces deux maladies dominantes s'expliquent par un effet toxique de l'ARN transcrit à partir du gène muté.

Lorsque les mutations sont instables, on observe un phénomène d'anticipation : les malades des dernières générations sont souvent, mais pas toujours, plus sévèrement atteints que leurs parents.

Cette instabilité est le plus souvent méiotique (le nombre de répétitions transmises d'une génération à l'autre est variable) mais peut être mitotique pour les plus grandes répétitions de certaines séquences ; dans ce cas, les différentes cellules ayant un nombre différent de répétitions, les mutations sont en mosaïque (chapitre 23).

TRANSPOSONS ET ÉLÉMENTS MOBILES

Le génome de toutes les espèces animales contient des éléments transposables qui sont des séquences d'ADN capables d'être recopiées et insérées à n'importe quel endroit du génome par l'intermédiaire d'un ARN. Ces ARN intermédiaires sont transcrits à partir d'un élément transposable et insérés dans le génome après transformation en ADN grâce à l'enzyme reverse-transcriptase. Cette série d'étapes est appelée rétrotransposition. Chaque séquence nouvellement insérée, si elle n'est pas altérée par mutation, peut elle-même être rétrotransposée.

Dans le génome humain, les deux principales familles sont les séquences L1 (6 200 bases) et les séquences Alu (330 bases) qui représentent une proportion importante du génome : le 1,2 million de séquences Alu constitue ainsi plus de 15 % du génome. On estime à 5 000 séquences Alu et 50 séquences L1 le nombre de transposons « actifs », c'est-à-dire pouvant être effectivement transcrits dans la lignée germinale.

L'insertion d'un élément transposable est, chez l'homme, une cause rare de mutation d'un gène (environ un pour 600 mutations). L'intérêt pour ce type de mutation ne vient pas de leur importance comme cause fréquente de maladie humaine mais de la possibilité offerte par l'étude de ces séquences transposables pour la reconstitution de l'histoire des populations humaines. Chaque nouvelle insertion étant unique toutes les personnes porteuses de la même insertion peuvent être reliées à un même ancêtre chez qui la mutation s'est produite.

Le nombre de séquences réellement actives est réduit et les événements de rétrotransposition sont rares à l'échelle d'une génération mais, du point de vue de l'évolution, l'insertion régulière de tels éléments a eu une influence considérable sur la structure du génome humain. Le génome humain est constitué pour moitié de séquences répétées. On estime que 500 000 copies de séquences L1 se sont accumulées en 150 millions d'années tandis que l'ensemble de 1,2 million de séquences Alu représente l'aboutissement de 65 millions d'années d'évolution. Par ailleurs, l'insertion de chaque nouvelle séquence Alu apporte 17 séquences méthylables (CpG) qui contribuent à contrebalancer la déplétion en séquence CpG dans les régions intergéniques.

BIBLIOGRAPHIE GÉNÉRALE

LEWIN B. *Genes*. Oxford University Press, 2000.

ALBERTS B. *Biologie moléculaire de la cellule*. Paris, Flammarion, 2000.

20

Bases moléculaires du mode de transmission

- Les mutations qui inactivent complètement un gène sont le plus souvent récessives
- Gain de fonction et effet dominant négatif
- Modèle de mutation en deux temps de Knudson

Une maladie sera transmise sur le mode dominant si les conséquences de la mutation de l'une des deux copies du gène ne sont pas compensées par l'expression de l'autre copie du gène. Dans les maladies dominantes, les hétérozygotes sont malades alors que dans les maladies récessives les personnes atteintes ont des mutations sur les deux copies homologues du même gène. Si la même mutation est héritée de chaque parent, le malade est homozygote alors que s'il a hérité de deux mutations différentes, il est appelé hétérozygote composite.

On peut expliquer l'origine de la dominance d'une mutation (l'allèle sain ne peut compenser le déficit de l'allèle muté) par trois mécanismes moléculaires distincts :
- un déséquilibre quantitatif (le plus souvent un déficit, plus rarement un excès de produit du gène) ;
- une propriété nouvelle créée par la mutation ;
- une inactivation en deux étapes du gène (mécanisme de plusieurs formes familiales de cancer mais aussi de plusieurs autres maladies génétiques).

LA MUTATION, NON LE GÈNE, DÉTERMINE LE MODE DE TRANSMISSION

Pour de nombreux gènes, la maladie sera transmise sur le mode dominant ou récessif selon la nature de la mutation.

Considérons par exemple un gène codant l'une des trois chaînes du fibrinogène. Une mutation *non-sens* (stop) à l'état hétérozygote va réduire de moitié la quantité de fibrinogène dans le sang (1 g/litre au lieu de 2 g/litre) parce qu'il n'y a qu'une copie fonctionnelle du gène au lieu de deux. Cette réduction de moitié n'a aucune conséquence négative et la mutation ne sera la cause de maladie à l'état homozygote (afibrinogénémie récessive). Par contraste, une mutation *faux-sens* altérant la capacité du fibrinogène à former un réseau stable de fibrine sera la cause d'une maladie dominante car la copie fonctionnelle du gène ne compense pas l'instabilité créée par la mutation faux-sens (dysfibrinogénémie dominante).

Dans cet exemple, l'allèle nul (délétion du gène ou mutation non-sens ou *frame shift*) est récessif. C'est le cas le plus fréquent mais un allèle nul peut être dominant lorsque la quantité de produit du gène est critique comme dans le cas d'une protéine de la myéline (neuropathie de CMT, *cf.* chapitre 35).

DÉSÉQUILIBRE QUANTITATIF

Haplo-insuffisance

Si l'une des deux copies du gène est inactive, la moitié seulement du produit attendu du gène sera présente dans la cellule. Si le sujet est malade, on parle alors d'*haplo-insuffisance* (fig. 20-1).

Les gènes sensibles à cet aspect quantitatif sont, par exemple, des protéines de la myéline (altération de la capacité de conduction des nerfs périphériques dans certaines formes de neuropathie de Charcot-Marie-Tooth, par exemple), des récepteurs membranaires (comme dans le cas des hypercholestérolémies familiales liées au déficit du récepteur à l'apolipoprotéine

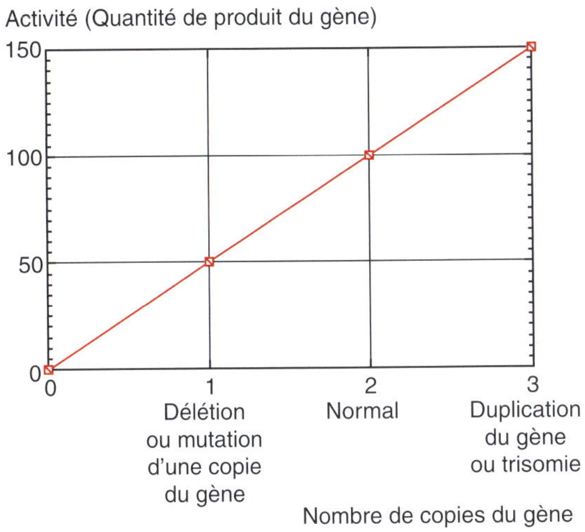

Fig. 20-1. La quantité de protéine produite est proportionnelle au nombre de copies du gène (effet de dosage génique). S'il n'y a qu'une seule copie du gène, la quantité de protéine produite par un gène est réduite de moitié. Si la concentration de cette protéine est limitée, cette réduction peut être à l'origine d'une maladie dominante par haplo-insuffisance.

GAIN DE FONCTION ET EFFET DOMINANT NÉGATIF

La mutation de l'une des deux copies du gène ne l'inactive pas mais introduit un *caractère nouveau* à l'origine de la maladie. Ce caractère nouveau (fig. 20-2) peut être :

- l'activation d'un élément limitant, comme un récepteur cellulaire ;
- la désorganisation du produit du gène normal, comme une fibre de collagène ;
- une propriété nouvelle de la protéine codée par le gène muté.

Le produit du gène muté n'est plus contrôlé (par exemple, un récepteur au FGF est constitutionnellement actif dans les mutations de certaines craniosténoses ou ApoB) ou, exceptionnellement, des enzymes (porphyries, mutations de gènes de la synthèse de l'hème).

Dans le cas des enzymopathies, l'exemplaire du gène normal présent chez les hétérozygotes suffit presque toujours à compenser le déficit du gène muté. Les porphyries constituent donc une exception à la règle selon laquelle un hétérozygote pour une enzymopathie n'est pas malade. Cette exception est habituellement expliquée par la nécessité pour la cellule de maintenir un niveau d'activité juste suffisant à cause de la grande toxicité des métabolites intermédiaires de la synthèse de l'hème. L'haplo-insuffisance sera alors la cause de la maladie.

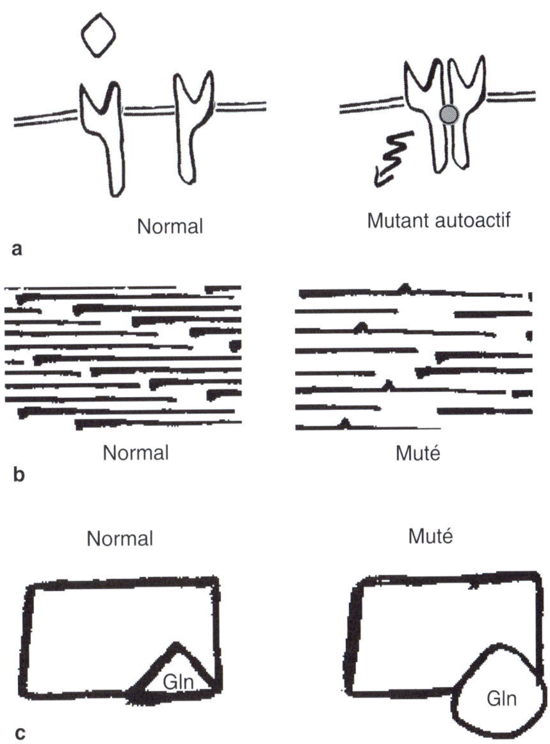

Fig. 20-2. Mécanisme moléculaire des maladies dominantes (gain de fonction et effet dominant négatif). Lorsqu'une mutation est dominante, le produit de l'allèle normal ne compense pas l'effet de l'allèle muté. On l'explique par l'apparition d'un caractère particulier (« gain de fonction ») lorsque par exemple un récepteur cellulaire est activé hors du contexte normal (a). Le produit du gène muté peut empêcher la formation d'un réseau protéique comme dans le cas des mutations faux-sens du collagène (b). Une catégorie particulière de mutation dominante est celle des mutations instables conduisant à une amplification de résidus glutamines modifiant les propriétés de la protéine mutée (agrégation) (c).

Duplication

Plus rarement, la mutation entraîne un excès d'activité ou de la quantité du produit : les protéines composant la myéline doivent, par exemple, être en juste proportion. C'est le plus souvent le cas des duplications du gène entier.

Les conséquences d'une trisomie ou d'une duplication d'un segment chromosomique s'expliquent par un effet de dosage génique : le produit des gènes situés sur le chromosome surnuméraire ou le fragment dupliqué est trop élevé (150 % de la normale).

de l'achondroplasie). Certaines mutations conduisent à la formation de récepteurs autoactifs en l'absence de ligand. Dans l'exemple de la figure 20-2a, le récepteur normal forme habituellement un dimère après fixation de son ligand et permet alors l'activation de la cellule. Certaines mutations conduisent à la formation de récepteurs autoactifs en l'absence de ligand.

Le produit du gène muté altère le produit du gène normal (mutations dominantes négatives). Par exemple, la mutation faux-sens de l'une des chaînes du collagène modifie la structure du réseau de fibres de collagène ; la structure régulière d'un réseau de protéines (sarcomère, collagène...) est perturbée par la mutation faux-sens (fig. 20-2b).

Le produit du gène muté inactive ou modifie des partenaires inhabituels, avec qui il n'est normalement pas associé (fig. 20-2c) ; c'est, par exemple, la conséquence de l'expansion des glutamines dans la chorée de Huntington. On parle de « gain de fonction ». Les propriétés d'une protéine contenant une série de 10 à 20 glutamines ne sont pas les mêmes qu'une protéine contenant plus de 50 glutamines qui peut former des agrégats avec d'autres protéines.

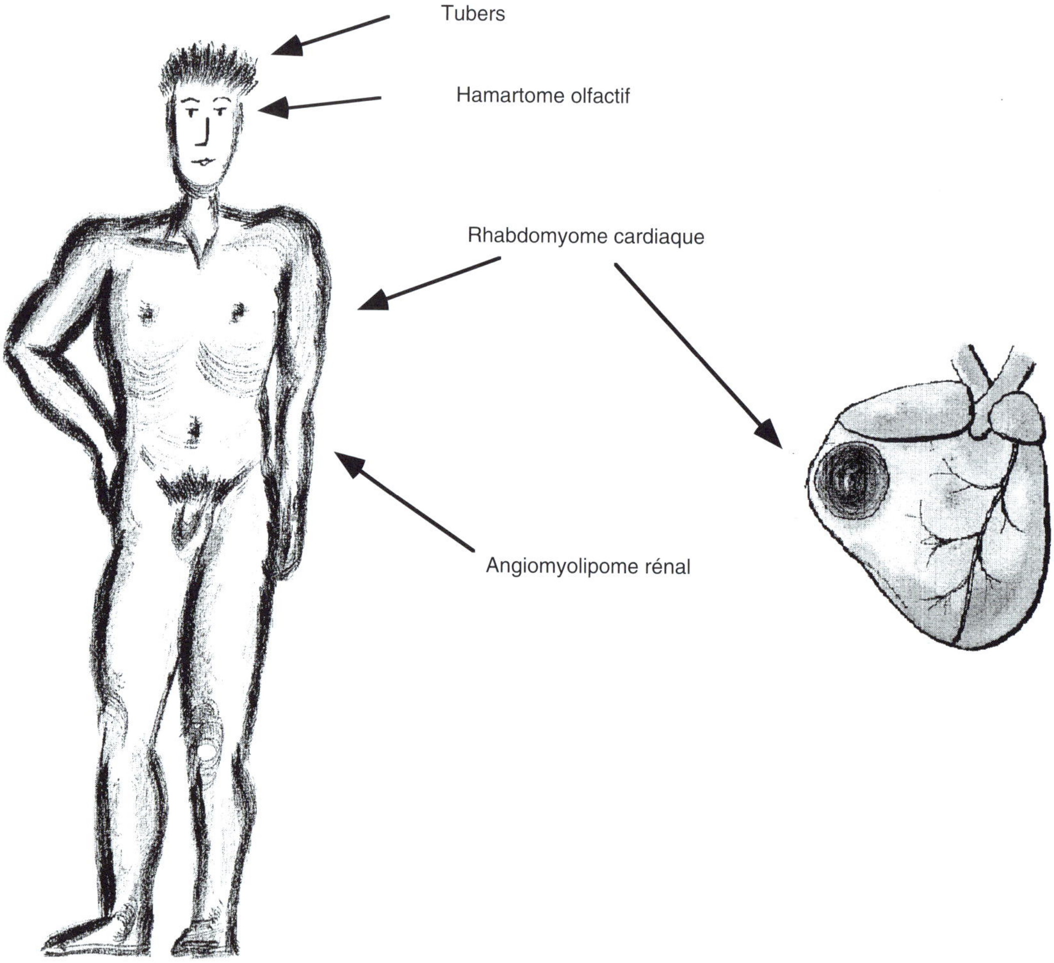

Fig. 20-3. Mécanisme d'inactivation en deux étapes.
La première étape est l'inactivation de l'une des deux copies du gène (les malades sont hétérozygotes). La seconde étape est la perte au niveau d'un tissu sensible du second allèle par délétion ou inactivation épigénétique. Dans les cellules devenues totalement déficientes après la deuxième étape, le contrôle de la division cellulaire est altéré, ce qui entraîne la prolifération des cellules mutées. L'expression variable de la maladie s'explique par le caractère aléatoire de la perte somatique du gène normal.

INACTIVATION EN DEUX TEMPS DE KNUDSON

Dans cette situation, la mutation de l'une des deux copies du gène n'a pas de conséquences directes car la copie normale du gène compense le déficit. En revanche, lorsque dans une cellule le gène normal est perdu ou inactivé, la cellule acquiert des propriétés nouvelles. Ce mécanisme initialement proposé comme hypothèse par Knudson pour expliquer certains cancers d'origine génétique comme le rétinoblastome, est aussi le mécanisme impliqué dans des tumeurs non cancéreuses de certaines phacomatoses (sclérose tubéreuse de Bourneville, par exemple) ou de kyste (polykystose rénale autosomique dominante de l'adulte).

Les deux étapes conduisant à l'inactivation complète d'un gène dans une cellule sont les suivantes :

- une mutation du gène est héritée ou survient *de novo ;*
- dans les cellules contenant une copie mutée du gène, l'allèle normal est perdu ou inactivé par méthylation permettant alors la prolifération de la cellule cancéreuse ou kystique.

La *première mutation* est habituellement une mutation ponctuelle. La *deuxième mutation* (somatique) est dans la moitié des cas une délétion de la région qui contient le gène (perte d'allèle).

La sclérose tubéreuse de Bourneville (fig. 20-3) est un exemple d'inactivation en deux temps d'un gène dans une maladie dominante. Il existe deux gènes (hamartine et la tubérine) dont les mutations conduisent au développement de la même maladie. L'hamartine et la tubérine doivent s'associer pour être actives ; si l'une des deux protéines est absente, le complexe hamartine-tubérine ne se forme pas. Le même type de tumeur peut donc être produit par le déficit de deux gènes différents. La recherche de perte d'allèle dans la tumeur (par exemple, un rhabdomyome cardiaque dans l'exemple choisi) permet de confirmer le diagnostic, de connaître celui des deux gènes qui est muté et de connaître l'origine parentale de la mutation.

L'expression variable de ces mutations s'explique par le caractère *aléatoire* de la perte somatique du gène normal. Les conséquences de cette perte ne seront pas les mêmes dans la peau, le cortex cérébral, le myocarde et les reins, et selon le moment de survenue du deuxième événement.

BIBLIOGRAPHIE GÉNÉRALE

KAPLAN JC, DELPECH M. *Biologie moléculaire et médecine*. Paris, Flammarion, 1993.

STRACHAN T, READ AP. *Human molecular genetics*. Bios Scientific Publishers, 1999.

21
Hétérogénéité génétique

- Les mutations de gènes distincts peuvent être la cause d'une maladie génétique
- La sévérité d'une mutation peut varier au sein d'une famille

Les maladies génétiques sont initialement décrites par l'association de plusieurs caractères permettant d'identifier une maladie particulière par les organes touchés et son évolution. Très souvent une hétérogénéité génétique est révélée par la génétique moléculaire.

Cette hétérogénéité génétique est tout à fait attendue car, lorsqu'un ensemble de gènes concourent au bon fonctionnement d'un organe ou d'une voie métabolique, le déficit de l'un d'entre eux ne va pas nécessairement être associé à un phénotype spécifique. Si on prend l'exemple du muscle, l'inactivation de gènes distincts va être la cause de myopathies dont les évolutions cliniques seront très voisines ou identiques.

Lorsqu'un mécanisme précis permet d'expliquer une maladie de manière cohérente, la définition de la maladie ne sera plus descriptive mais reposera sur la nature du défaut moléculaire. Si on choisit l'exemple du syndrome de Prader-Willy, la description clinique sera considérée comme confirmée par la mise en évidence de l'anomalie moléculaire (méthylation anormale) commune aux trois causes du syndrome (délétion paternelle, unidisomie maternelle ou défaut du centre d'empreinte). La substitution d'une définition clinique de la maladie génétique par une définition moléculaire va souvent changer subtilement la description initiale puisque les différentes présentations atypiques ne seront rattachées à la maladie que si elles sont associées à l'anomalie moléculaire caractéristique. C'est, en particulier, le cas pour les formes atténuées d'une maladie génétique qui ne peuvent pas facilement être caractérisées sur la seule description clinique.

Lorsqu'un gène n'est exprimé que dans un tissu ou un organe, les mutations affectant ce gène seront logiquement la cause d'une maladie spécifique du muscle, du rein, du foie, du pancréas… Il arrive cependant qu'un gène dont les mutations sont responsables d'une pathologie limitée à un type cellulaire soit exprimé dans de nombreux tissus. Dans ce cas la spécificité d'organe peut souvent être expliquée par la redondance partielle de gènes ayant une fonction voisine ou identique. Lorsqu'il existe plusieurs gènes codant des enzymes ayant la même fonction, les différentes formes enzymatiques sont appelées isozymes. Une maladie génétique ne sera révélée que si plusieurs isozymes sont mutées ou si, dans un tissu, un seul gène s'exprime. Par exemple, une haplo-insuffisance pour le gène *MSX1* est responsable d'une forme familiale dominante d'absence de dentition adulte. Le produit du gène responsable *MSX1* est retrouvé dans presque tous les tissus et la spécificité particulière du phénotype ne s'explique que par l'existence d'un autre gène, *MSX2* qui ne s'exprime pas dans les bourgeons de la dentition adulte et ne peut donc compenser dans ces cellules une réduction de *MSX1*. Cet exemple de spécificité phénotypique d'un gène largement exprimé dans tous les tissus peut être rapproché d'une forme familiale dominante d'anodontie restreinte à l'absence isolée de molaires dans la dentition adulte causée par l'haplo-insuffisance pour le gène *PAX9*, largement exprimé dans tout l'endoderme.

BASES MOLÉCULAIRES DE LA VARIABILITÉ INTRAFAMILIALE

Les mutations, en particulier les mutations dominantes, peuvent être associées à un phénotype variable (expressivité variable), même à l'intérieur d'une même famille (variabilité intrafamiliale). Cette variabilité intrafamiliale d'une mutation peut s'expliquer chez certains membres de la famille par la présence de traits génétiques atténuant ou aggravant la maladie. Ainsi, la sévérité d'une drépanocytose (mutation de la chaîne β de l'hémoglobine) est réduite en présence d'un trait α-thalassémique qui abaisse la concentration en hémoglobine et limite la probabilité de formation d'hématies anormales. De nombreux exemples de maladies monogéniques peuvent être interprétés par une hérédité digénique (les mutations de deux gènes distincts concourent au phénotype). Un autre exemple illustrant la variabilité et la complexité d'une mutation est celui des mutations de l'amyotrophie spinale (*cf.* chapitre 35).

Une forme extrême de variabilité intrafamiliale est le cas des mutations nulles observées chez des personnes aymptomatiques. Il s'agit alors le plus souvent de gènes redondants : les malades sont déficients pour tous les gènes assurant une fonction alors que dans la famille les asymptomatiques n'ont qu'un déficit partiel. On observera, par exemple, cette situation dans les cas d'enzymes du catabolisme (comme les enzymes lysosomiales). Du point de vue de la génétique des populations, on observera une discordance entre la fréquence de la maladie calculée à partir de la fréquence des hétérozygotes et la fréquence de la maladie réellement observée.

À côté de ces modificateurs du phénotype, d'autres facteurs génétiques peuvent expliquer la variabilité de la maladie associée à une mutation. Ainsi, les mutations affectant l'épissage d'un ARN peuvent avoir des conséquences différentes selon l'efficacité de l'épissage dans les cellules d'un individu. Un exemple particulier est celui des cytochromes CYP3A qui jouent un rôle majeur dans le métabolisme d'un plus grand nombre de médicaments que tout autre système enzymatique (et donc sur les limites entre dose efficace et dose toxique). Les variations importantes de l'activité CYP3A d'une personne à l'autre sont expliquées par des variations génétiques des séquences régulatrices et de l'efficacité de l'épissage de certains variants communs.

Il est possible de distinguer facilement la variabilité d'origine génétique de la variabilité liée aux effets aléatoires des mécanismes du développement dans le cas de jumeaux monozygotes (MZ) porteurs d'une mutation. S'il n'existe aucune différence entre les deux jumeaux MZ, la variabilité est entièrement d'origine génétique alors qu'une discordance partielle suggère une variabilité non génétique. Une part importante de la variabilité des mutations affectant le développement est simplement liée au hasard : lorsqu'un organe est issu d'un petit nombre de cellules, les variations statistiques sur le nombre de cellules vont être amplifiées par des effets de seuil sur le nombre de cellules (une petite variation sur le nombre de cellules aura un grand effet).

La variabilité intrinsèque des mutations dominantes affectant le développement est quasiment une règle.

BASES MOLÉCULAIRES DES MALADIES COMMUNES

L'intérêt de l'hérédité digénique et de la variabilité associée à une mutation est de fournir des exemples d'hérédité à mi-chemin entre l'hérédité monogénique simple et l'hérédité polygénique. La majorité des maladies communes, importantes par leur fréquence et leur poids économique (diabète de type 2, asthme et atopie, maladies psychiatriques), possède une composante génétique très importante mais répartie sur un grand nombre de facteurs. Il est possible de connaître l'importance de l'ensemble des facteurs génétiques dans la prédisposition à une maladie (par la comparaison des jumeaux monozygotes et dizygotes, par exemple) sans pour autant connaître précisément le nombre de gènes et leurs poids respectifs dans la maladie.

Les variations génétiques dans les séquences codantes ne représentent qu'une partie de la base génétique des facteurs de prédisposition aux maladies, car les variations des séquences régulatrices ont une importance majeure contrairement à la pathologie monogénique où elles sont minoritaires. Ces variations dans les séquences régulatrices sont de deux types : celles qui ont un effet sur la quantité d'ARN transcrit et celles qui modifient la structure du produit du gène par l'intermédiaire d'épissages alternatifs. Il est très difficile d'identifier spécifiquement comme facteur causal une variation génétique dans une région non codante, parce qu'il n'y a pas de tests simples pour les identifier et que le déséquilibre de liaison à l'échelle du gène empêche la cartographie fine des mutations responsables du phénotype.

Les facteurs génétiques associés à la prédisposition à une maladie commune sont le plus souvent des caractères génétiques conférant un avantage dans un environnement donné et, de ce fait, autrefois positivement sélectionnés. Le caractère positif de ces variations génétiques dans un environnement ancestral explique la fréquence actuelle des facteurs de prédisposition dans nos populations. L'exemple de référence de facteurs génétiques avantageux dans un environnement donné et défavorables dans un autre, est celui des facteurs prédisposant au diabète de type 2. Un caractère génétique dit de résistance à l'insuline est favorable en cas de malnutrition ou de famine mais défavorable dans un environnement contemporain associant une alimentation riche à une activité physique réduite. Le même raisonnement permet d'expliquer la pathologie par thésaurisation du fer (hémochromatose) ou du sel (hypertension) par leur intérêt dans un environnement pauvre.

L'augmentation paradoxale et rapide de la fréquence de l'atopie et de l'asthme est directement liée à la réduction des infections dans nos sociétés, déséquilibrant secondairement un système immunitaire adapté à permettre une défense lors d'infections précoces et fréquentes qui ont été les conditions habituelles de vie de nos ancêtres.

MUTATIONS AFFECTANT LA FERTILITÉ

Alors que la plus rigoureuse des sélections des caractères génétiques s'exerce autour de la fertilité, il semble paradoxal que l'infertilité soit relativement fréquente chez l'homme. Il y a en fait deux aspects très différents dans les aspects génétiques de l'infertilité humaine :

- des formes rares de déficit de gènes nécessaires au bon déroulement de la gamétogenèse, de la fécondation et de l'embryogenèse, pour lesquels le déficit s'explique simplement (mutation de récepteurs hormonaux, du gène CFTR...) ;
- des formes communes d'infertilité (masculine ou féminine) pour lesquelles on n'a pas d'explications satisfaisantes. Ces formes ne sont vraisemblablement pas expliquées par de seuls facteurs génétiques car aucun caractère génétique défavorable ne peut atteindre la fréquence observée des infertilités ; ces formes communes d'infertilité ne sont pas plus expliquées facilement par des facteurs liés aux conditions de vie seules car la baisse de la fertilité observée tout au long du XXe siècle a évolué en sens inverse du niveau de vie.

Dans toute espèce animale, une fertilité optimale est toujours plus importante qu'une fertilité maximale : chaque espèce a une fertilité moyenne adaptée au maintien d'une population stable et cette fertilité est, en règle générale, ajustée en fonction des circonstances. Il existe des infertilités physiologiques résultant d'une réponse programmée aux mauvaises conditions de vie dont l'exemple le plus simple est l'aménorrhée induite par la dénutrition ou l'entraînement excessif des sportives de haut niveau. Il est normal que la fertilité naturelle soit réduite lorsque les conditions ne sont pas optimales pour le développement de l'enfant (stress).

Il existe une très forte sélection indirecte des caractères d'adaptation aux aléas de l'environnement par le biais de la fertilité. Cette sélection indirecte s'exerce particulièrement sur tout ce qui touche aux mécanismes de défense face aux agents infectieux, qui restent toujours le principal facteur de sélection génétique. La réduction de la spermatogenèse induite par la fièvre et l'inflammation est un bon exemple de régulation génétiquement programmée de la fertilité. Un mâle en situation d'infection chronique possède *a priori* de mauvais gènes de défense vis-à-vis des agents infectieux.

L'importance de la sélection génétique liée aux agents infectieux n'est pas propre à l'homme. L'un des problèmes de base de la génétique est l'inégalité entre la vitesse de reproduction de l'agent infectieux (par exemple, un parasite ou une bactérie) et la vitesse de reproduction de l'hôte, toujours beaucoup plus faible. Cette inégalité avantage l'agent infectieux qui peut évoluer beaucoup plus vite, ce qui explique l'importance de la sélection autour de la reproduction. L'unique rôle de la méiose est de permettre une recombinaison rapide des facteurs génétiques.

Lorsque la cause d'une maladie est multifactorielle, gènes et environnement ne constituent pas deux entités indépendantes. La maladie est la conséquence de variants génétiques particuliers dans un environnement qui n'est plus obligatoirement celui qui a permis la sélection positive de ces variants.

FRÉQUENCE DES MUTATIONS

Chez les mammifères, les mutations sont en moyenne cinq fois plus fréquentes dans les gamètes mâles que femelles. Chez l'homme, les mutations proviennent plus souvent du père que de la mère avec de grandes variations selon le gène : certaines mutations ont toujours une origine paternelle alors que d'autres peuvent être préférentiellement maternelles.

La probabilité de mutation dépend de la nature de la séquence concernée : dans le cas d'un microsatellite composé de dinucléotides, le taux de mutation par gamète et par génération est de 0,2 % pour un nombre moyen de douze répétitions. Les séquences les plus instables ont un taux de mutation supérieur à 1 % par gamète et par génération. Hors les microsatellites, le taux de mutation est extrêmement faible. Lorsqu'une maladie dominante a une pénétrance élevée, le nombre de nouveaux malades est une fonction du taux de mutation. Dans le cas de l'achondroplasie, qui est l'une des maladies dont le taux de mutation est le plus élevé, la fréquence des nouvelles mutations est d'environ un pour 50 000 par gamète et par génération soit 0,002 %.

Le nombre de gènes étant chez l'homme supérieur à 30 000, à chaque génération apparaissent de nouvelles mutations ce qui crée un paradoxe apparent car le nombre moyen de mutations *récessives* à l'état hétérozygote associées à une maladie sévère n'est que de 1,5 par personne dans la population. L'étude des enfants consanguins permet d'estimer assez simplement le nombre moyen de mutations récessives à l'état hétérozygote pour une personne prise au hasard dans la population. Les mutations dominantes et liée à l'X disparaissent rapidement par sélection naturelle alors que les mutations récessives ne sont la cause d'une maladie que si l'enfant a reçu une mutation de ses deux parents.

S'il y a autant de nouvelles mutations (la comparaison des gènes de primates et de l'homme permet de calculer qu'à chaque génération une nouvelle mutation

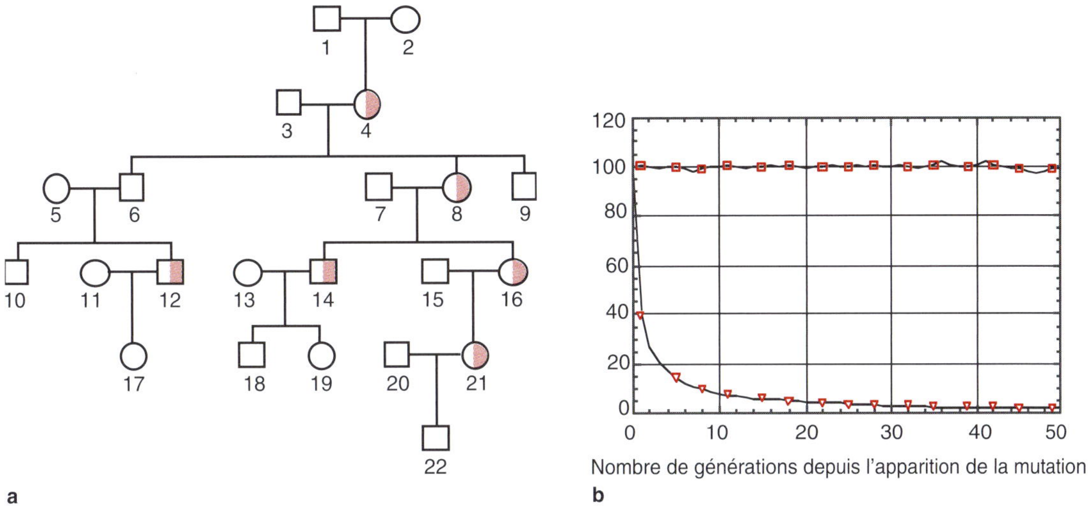

Fig. 21-1. La majorité des mutations disparaît par le hasard des transmissions (variations stochastiques).
a. Une nouvelle mutation qui apparaît (individu 4) est transmise une fois sur deux s'il n'y a pas de sélection directe (mutation neutre ou récessive) mais, par l'effet du hasard des transmissions, cette mutation peut disparaître comme dans cet exemple ou être amplifiée.
b. Dans une population d'effectif constant, le nombre de descendants de 100 mutations est statistiquement invariable (carrés). Cette invariance statistique résulte des effets cumulés du destin de chaque mutation. La probabilité de survie d'une mutation particulière est cependant inversement proportionnelle au nombre de générations depuis son apparition (triangles).

sépare l'homme des primates les plus proches) comment expliquer que les mutations pathologiques ne soient pas plus nombreuses ?

Le paradoxe est expliqué par la génétique des populations car la principale cause de disparition d'une mutation *récessive* n'est pas la sélection naturelle mais provient de la variabilité de transmission d'un caractère au sein de la population en fonction des variations des effectifs et du hasard des transmissions (fig. 21-1).

BIBLIOGRAPHIE GÉNÉRALE

STRACHAN T, READ AP. *Human molecular genetics.* Bios Scientific Publishers, 1999.

22
Réparation de l'ADN

- Différentes voies de réparation des lésions de l'ADN
- Prédisposition au cancer
- Réparation et recombinaison génétique

L'ADN est en permanence soumis à des agressions physiques (comme les ultraviolets du soleil sur la peau) ou chimiques (agents mutagènes). Les lésions de l'ADN sont réparées avec une remarquable efficacité comme le montre, indirectement, l'augmentation spectaculaire des mutations somatiques lorsque l'une des voies de réparation de l'ADN est génétiquement altérée.

RÉPARER OU MOURIR

Les altérations de l'ADN sont détectées par un système de surveillance de la conformation et du bon appariement de l'ADN. Devant une anomalie, la cellule peut suivre deux grandes voies :

- subir l'apoptose (ce qui abolit tout risque de prolifération anormale) ;
- détecter et réparer l'erreur (corriger la séquence mal appariée ou enlever les bases modifiées).

Il existe plusieurs systèmes de surveillance et de correction des erreurs selon la nature de la lésion à réparer et du mécanisme moléculaire de correction. Les principales voies sont :

- la voie de réparation des bases mal appariées, (MMR, *Mismatch Repair*) ;
- la voie de réparation des nucléotides modifiés (NER, *Nucleotide Excision Repair*) ;
- la voie de réparation des bases modifiées (BER, *Base Excision Repair*) ;
- les voies de réparation des cassures des deux brins de l'ADN, (DSB, *Double Strand Break*).

Les grandes lignes des mécanismes correcteurs des erreurs de l'ADN sont retrouvées dans tous les eucaryotes et pour la majorité d'entre eux également chez les procaryotes. Par exemple, les produits des gènes *MSH* de la voie MMR sont homologues de la protéine MutS de la bactérie.

Il existe sept ADN polymérases dans les cellules de mammifères dont certaines (l'ADN polymérase η pour la voie NER, par exemple) ne sont utilisées que pour pouvoir répliquer l'ADN modifié. La ADN polymérase ι (iota) est responsable du taux élevé de mutations des régions variables d'immunoglobulines : dans ce cas, les mutations somatiques sont tolérées par la cellule et augmentent l'affinité de l'anticorps pour l'antigène.

NUCLÉOTIDES MAL APPARIÉS OU MODIFIÉS

Dans le système de réparation des bases mal appariées, (MMR, *Mismatch Repair*) le mauvais appariement (par exemple, T : G) est reconnu puis corrigé (fig. 22-1). C'est la protéine MSH2, associée soit à MSH3 soit à MSH6, qui reconnaît l'appariement incorrect. La protéine MLH1, associée à PMS1 ou PMS2, s'associe alors au premier complexe et l'un des deux brins de l'ADN est coupé, à 1 kb environ des bases mal appariées, et est remplacé par une nouvelle copie jusqu'à la lésion.

Lorsque l'un des composants du système de réparation des mésappariements (les six gènes des protéines cités, mais les mutations des gènes *MSH2* et *MLH1* sont de loin les plus fréquemment observées) est déficient, la cellule accumule les mutations somatiques et, à terme, prolifère en dehors de tout contrôle. Les cancers résultant d'une rupture du système de réparation des mésappariements sont sporadiques (les deux copies d'un des gènes sont mutées ou inactivées par méthylation dans la cellule) ou héréditaires (les individus prédisposés sont hétérozygotes et la copie normale du gène est secondairement altérée).

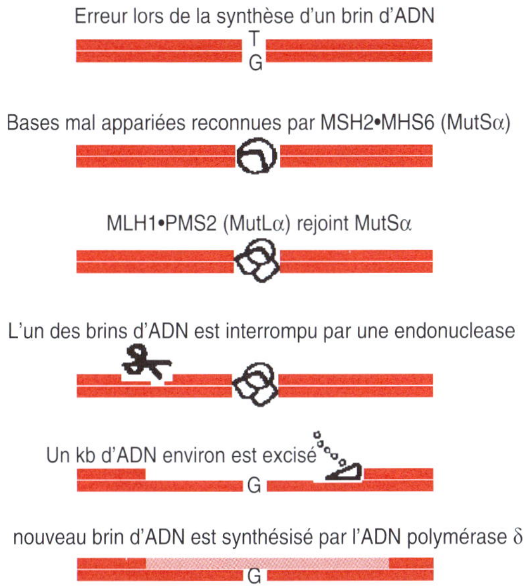

Fig. 22-1. Mécanisme de réparation des bases mal appariées (*mismatch repair*).
L'hetérodimère MSH2-MSH6 (MutSα) et MSH2-MSH3 (MutSβ) ont le même rôle ; l'hetérodimère MLH1-PMS2 (MutLα) a la même fonction que MLH1-PMS1 (MutLβ). Le rôle particulier de MSH2 et MLH1 dans la prédisposition au cancer est expliqué par l'absence de gènes homologues pour ces deux protéines qui permettraient de compenser le déficit de MSH2 et MLH1.

Les formes familiales des cancers résultant de ces mutations sont essentiellement des cancers du côlon de type HNPCC (prédisposition familiale au cancer du côlon sans polypose : 10 % des cancers du côlon) alors que les formes sporadiques sont à l'origine de cancers de différents tissus (cancers de l'estomac, de l'endomètre et du côlon). La cancérogenèse dans les cellules déficientes pour la réparation s'explique par la mutation par décalage du cadre de lecture d'une séquence sensible dans un gène important comme celui du récepteur 2 au TGF β ou le gène *BAX*.

Certains gènes de la voie MMR comme *MLH1*, jouent aussi un rôle dans la recombinaison des chromosomes lors de la méiose.

RÉPARATION DES NUCLÉOTIDES ALTÉRÉS

Dans le système de réparation des nucléotides modifiées (NER, *Nucleotide Excision Repair*), le brin d'ADN contenant la lésion est interrompu de part et d'autre de la base modifiée (les deux coupures sont à 27-29 bases l'une de l'autre) et remplacé par une séquence complémentaire du brin non modifié. Certaines modifications covalentes de l'ADN (en particulier l'oxydation de certaines bases) peuvent être réparées par la voie NER comme MMR.

Les mutations de l'un des gènes codant un composant de ce système sont responsables de trois syndromes : xeroderma pigmentosum (XP), syndrome de Cokayne (CS) et trichothiodystrophie (TTD). La sensibilité au rayonnement ultraviolet et l'absence de réparation des lésions de l'ADN expliquent l'accumulation de cancers cutanés observée chez les malades atteints de xeroderma pigmentosum.

Les hétérozygotes pour une anomalie du système de réparation des mésappariements (MMR) sont prédisposés au cancer, alors que seuls les homozygotes pour une anomalie du système de réparation des nucléotides modifiées sont malades (NER). Comment expliquer que, dans le premier cas, la transmission est dominante alors qu'elle est récessive dans le second ? Dans le cas des mutations des gènes de la voie MMR, la perte accidentelle de la copie normale dans une cellule somatique entraîne l'apparition de tumeurs parce que les erreurs à corriger sont si fréquentes que les cellules peuvent acquérir rapidement un avantage prolifératif conduisant au cancer, alors que dans le deuxième cas la perte accidentelle de la copie normale n'entraîne d'anomalie qu'en présence d'un éventuel agent chimique ou physique, ce qui ne permet pas une sélection positive rapide des cellules mutées.

RÉPARATION DES BASES MODIFIÉES

Le système de réparation des bases modifiées (BER, *Base Excision Repair*), joue un rôle majeur dans la réparation des modifications covalentes induites par l'oxygène dans le métabolisme aérobie. C'est, en particulier, le cas des produits d'oxydation des guanines qui sont la cause de transversions G : C → T : A. La base oxydée est excisée par une enzyme OGG1, homologue de l'enzyme bactérienne MutM. L'adénine incorporée par erreur à la réplication sur l'autre brin est retirée par MYH, homologue de MutY. Des mutations de l'enzyme MYH sont observées dans des formes familiales d'adénomes et de cancer colique. La transmission de la prédisposition au cancer est récessive dans le cas de la voie BER. Les mutations de la voie MMR responsables de cancer du côlon ne sont pas associées à une prolifération adénomateuse (HNPCC, *Hereditary Non-Polyposis Colon Cancer*).

RÉPARATION DES CASSURES DE L'ADN

Les cassures des deux brins de l'ADN sont immédiatement réparées par l'un des deux mécanismes que sont la réparation simple et la recombinaison homologue. Si cette réparation ne peut avoir lieu, l'apoptose de la cellule est activée conduisant à la destruction de la cellule déficiente.

La première possibilité de réparation d'une cassure des deux brins d'ADN est une réparation dite « simple » ou « non homologue », où les extrémités libres sont simplement remises en contact et liées ; le second est la réparation par recombinaison homologue. Pour ces deux voies de réparation des cassures double-brin, le mécanisme est le même de la bactérie à l'homme.

- **Réparation simple**

Des protéines se fixent aux extrémités libres et la continuité de l'ADN est restaurée par la ligase IV. Ce sont les mêmes protéines qui sont utilisées dans ce type de recombinaison et que lors de la recombinaison physiologique (et nécessaire) V (D) J des gènes d'immunoglobulines.

- **Réparation homologue**

Les séquences proches de la cassure s'apparient avec la copie intacte du gène situé sur le chromosome homologue et un brin complémentaire de ce gène est synthétisé. À la suite de cette réparation, la séquence du gène intact aura été copiée à l'emplacement du gène cassé (conversion génique). Les produits des gènes *BRCA1* et *BRCA2* (mutés dans les formes familiales de cancer du sein) sont associés à la protéine Rad51 nécessaire à la recombinaison homologue. Les mutations des gènes de la voie de réparation des cassures double brin sont responsables de plusieurs maladies génétiques. *BRCA2* est l'une des causes de prédispositions familiales de cancer du sein à l'état hétérozygote et le gène d'une forme d'anémie de Fanconi (groupe de complémentation D1) à l'état homozygote. Les mutations du gène *ATM* sont à l'origine de l'ataxie télangiectasie.

CONCLUSION

Plusieurs millions de divisions cellulaires par seconde sont nécessaires pour maintenir l'intégrité d'un être humain (3 millions de divisions cellulaires par secondes demandent la synthèse de plus de 500 millions de kilomètres d'ADN par jour, plus que la distance de la terre au soleil). Les systèmes enzymatiques permettant de maintenir la continuité de l'ADN sont nécessaires :

- pour réparer les modifications chimiques ou les erreurs de réplication, l'importance de cette activité étant illustré par l'augmentation spectaculaire (jusqu'à plus de 1 000 fois) des mutations en cas de déficit ;
- pour permettre les recombinaisons au sein des gènes d'immunoglobulines, qui sont des mutations physiologiquement contrôlées, ainsi que l'augmentation de la fréquence des mutations somatiques à l'aide de polymérases à fort taux d'erreur ;
- pour permettre les recombinaisons lors de la méiose dont le mécanisme moléculaire comprend les mêmes enzymes que celles qui sont nécessaires à la réparation.

BIBLIOGRAPHIE GÉNÉRALE

LEWIN B. *Genes*. Oxford University Press, 2000.

ALBERTS B. *Biologie moléculaire de la cellule*. Paris, Flammarion, 2000.

23 Mosaïques germinales et somatiques

- Mosaïques génétiques ou épigénétiques
- Les mutations somatiques suivent les lignes de Blaschko
- Risque d'erreurs et difficultés de diagnostic

Une mutation est en *mosaïque* lorsqu'elle n'est observée que dans une partie des cellules d'un individu. Le mosaïcisme s'explique par l'apparition de la mutation au cours du développement : plus la mutation survient tôt dans le développement de l'embryon, plus la proportion de cellules mutées est importante. Selon le moment de survenue de la mutation, on parlera de mosaïque *somatique* (origine au début de l'embryogenèse) ou de mosaïque *germinale* (mutation apparue au cours du développement des gonades).

Une mosaïque germinale apparaît comme la récurrence de la même mutation dominante ou liée au chromosome X chez deux enfants alors qu'aucun des deux parents ne semble porteur de cette mutation après génotypage. L'absence de mutation apparente chez les parents s'explique par l'origine leucocytaire de l'ADN utilisée pour la recherche des mutations.

La mosaïque se distingue de la chimère par l'origine de l'hétérogénéité : mutation survenue au cours du développement dans la mosaïque et fusion de deux embryons dans la chimère. Les embryons chimériques sont beaucoup plus rares que les mutations en mosaïque.

L'inactivation de l'un des deux chromosomes X d'une fille est à l'origine d'un mosaïcisme cellulaire si l'individu est hétérozygote pour une mutation du chromosome X car on observera deux types de cellules selon le chromosome X qui a été inactivé. Ce mosaïcisme est épigénétique par opposition au mosaïcisme génétique associées à l'apparition d'une mutation. Le *mosaïcisme fonctionnel* créé par l'inactivation de l'X chez une femme hétérozygote peut être vu lorsque la mutation a un phénotype particulier. Dans le cas de l'albinisme oculaire, on observera au fond d'œil la présence de groupes de cellules pigmentées et dépigmentées selon que le chromosome X inactivé est ou non porteur de la mutation. C'est l'observation de l'albinisme oculaire, décrit vingt ans auparavant, qui a permis à Mary Lyon de proposer l'hypothèse de l'inactivation aléatoire du chromosome X en 1962.

QUAND SURVIENNENT LES MUTATIONS ?

Dès le début de la génétique et de l'étude de l'apparition de mutations nouvelles dans des élevages de rongeurs ou de drosophile, on avait observé qu'une nouvelle mutation pouvait n'être transmise qu'à une fraction minoritaire de descendants, proportionnelle à la proportion de cellules mutées dans les gonades. Une fraction importante (10-50 %) des nouvelles mutations était en mosaïque mais, parfois, avec une très faible proportion de cellules mutées. Ainsi, pour une souris chez qui une nouvelle mutation avait été observée, la mutation nouvelle n'était retrouvée que dans 6 des 131 descendants de cette souris.

L'étude de mutations spontanées demandant une grande patience et la mutagenèse induite par les agents génotoxiques et les radiations ionisantes étant très efficace, ces travaux du début du XXe siècle n'ont pas été poursuivis, mais deux points importants avaient été établis :

- les mutations peuvent survenir à n'importe quel moment du développement d'un individu ;
- la proportion de cellules mutées reflète le moment de survenue de la mutation (mutation au début de l'embryogenèse : grande proportion de cellules mutées ; mutation tardive : peu de cellules mutées).

Chez l'homme, la taille limitée des fratries ne permet, dans la pratique, d'observer des cas de mosaïque germinale que lorsque la proportion de cellules mutées est élevée, lorsque la mutation est précoce. La probabilité d'observer une mosaïque germinale est plus élevée dans les grandes fratries mais la proportion moyenne de cellules mutées sera plus faible dans ces grandes familles : cet effet constitue ce qu'on appelle un biais de recensement.

La fréquence des mutations en mosaïque dépend étroitement de la nature du gène étudié : les délétions de la dystrophine (myopathie de Duchenne) et les mutations ponctuelles du facteur VIII (hémophile A) sont deux exemples de mutations qui surviennent fréquemment au cours du développement et que l'on peut n'observer que dans une partie des cellules d'un parent transmetteur. Les variations de fréquence des mutations en mosaïque selon le gène montrent que le moment de survenue des mutations n'est pas le même pour tous les gènes, certains d'entre eux ayant une fragilité apparente au début de l'embryogenèse. Un cas particulier est celui des mutations instables comme celles de la mutation de l'X fragile. Les mutations « complètes » du gène *FMR* se présentent comme des mosaïques somatiques attestant l'origine précoce des variations de longueur de la mutation.

MOSAÏQUE SOMATIQUE ET LIGNES DE BLASCHKO

Lorsqu'une mutation en mosaïque est associée à une pigmentation particulière au niveau de la peau, les taches colorées suivent un tracé particulier remarquablement reproductible d'un malade à l'autre et indépendant de la cause de la maladie (différentes mutations sont à l'origine de taches de même forme). Cette répartition particulière, connue comme lignes de Blaschko du nom du dermatologue allemand qui a décrit le premier cette distribution en 1901, reproduit le trajet des cellules pigmentées au cours du développement du derme (fig. 23-1). En 1977, l'hypothèse d'une origine embryonnaire des lignes de Blaschko a été confirmée par Rudolf Happle lors de l'étude d'une mutation d'un gène du chromosome X modifiant la pigmentation. Il est maintenant bien établi que toutes les dermatoses qui suivent les lignes de Blaschko s'expliquent par un mosaïcisme somatique, quelle qu'en soit la cause génétique (inactivation du chromosome X chez une hétérozygote, mutation ou anomalie chromosomique en mosaïque).

Un grand nombre de mutations létales précocement ne sont connues que sous forme de mosaïques somatiques (souvent regroupées par le terme d'hypomélanose d'Ito). La moitié environ de ces mutations létales sont des anomalies chromosomiques (trisomies, chromosomes en anneau...).

Il existe de rares formes *familiales* d'anomalies de pigmentation suivant les lignes de Blaschko, que l'on explique le plus souvent par un effet de position variable selon les cellules (comparable à l'effet de variégation observé chez l'animal). Ce mécanisme épigénétique n'est pas éloigné de celui de l'inactivation du chromosome X.

VARIABILITÉ PHÉNOTYPIQUE DES MUTATIONS EN MOSAÏQUE

Les mutations létales qui ne s'observent que sous forme de mosaïques somatiques seront à l'origine d'une grande variabilité phénotypique à la mesure de la variabilité du tissu atteint et de la proportion de cellules en mosaïque.

Le phénotype atténué d'une mutation en mosaïque peut être un piège conduisant à sous-estimer la gravité de cette mutation. Un exemple bien connu est celui des mutations du collagène responsables d'ostéogenèse imparfaite létales à l'état hétérozygote mais dont le phénotype est atténué lorsque la mutation est en mosaïque. Dans ce cas, la probabilité de fracture osseuse et son asymétrie est une fonction de la fraction de cellules porteuses de la mutation du collagène responsable de la maladie. Le phénotype atténué n'est souvent interprété correctement qu'après la naissance d'un enfant avec la mutation à l'état hétérozygote dans toutes les cellules.

Les observations de jumeaux monozygotes discordants pour un caractère s'expliquent si la mutation est survenue au cours du développement. Le mosaïcisme confiné au placenta concerne essentiellement les mosaïques chromosomiques (*cf.* partie II).

Les mutations instables de grande taille sont parfois en mosaïque. C'est le cas en particulier des mutations du syndrome de l'X-fragile ou de celles des dystrophies myotoniques où le mosaïcisme somatique est la règle lorque l'amplification est importante.

PROPORTION DE CELLULES MUTÉES

Une mutation en mosaïque est difficile à détecter parce qu'elle est diluée par les gènes normaux des cellules non mutées. Ceci explique que la fréquence des mosaïques est fréquemment sous-estimée.

Le risque d'avoir un deuxième enfant atteint, alors que l'enfant malade apparaît être une nouvelle mutation, est le produit de la fréquence des mutations en mosaïque par la proportion de cellules porteuses de la muta-

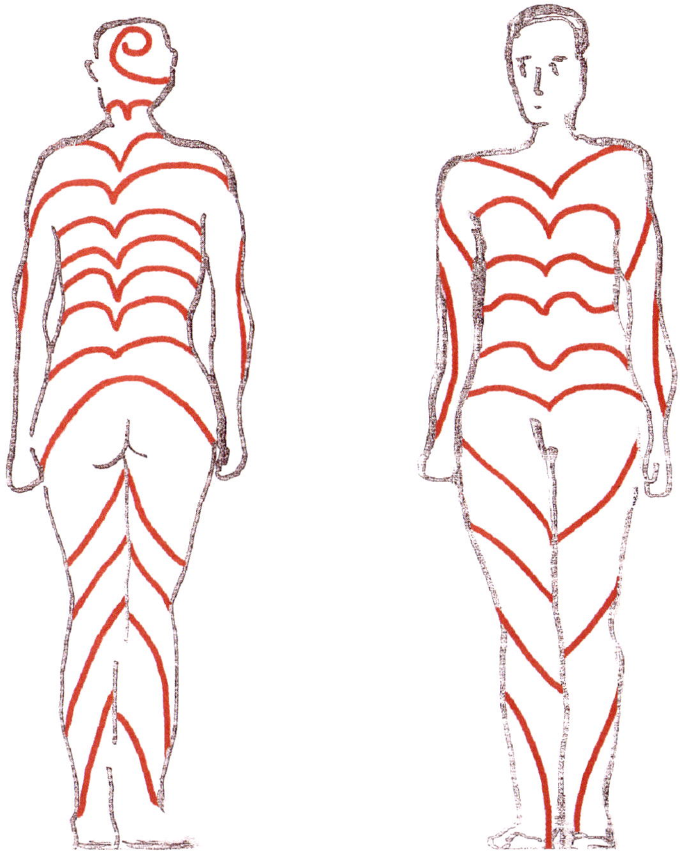

Fig. 23-1. Les mutations en mosaïque suivent les lignes de Blaschko.
Lorsqu'une mutation survient au cours du développement, l'individu est formé de deux populations cellulaires distinctes. Ces cellules n'ont parfois pas les mêmes caractères pigmentaires, ce qui permet de visualiser les migrations des cellules porteuses de la mutation au cours du développement. Les régions contenant les cellules mutées ont un aspect bien particulier connu comme les lignes de Blaschko depuis leur description en 1901. Un malade présentant une anomalie de pigmentation suivant les lignes de Blaschko est en mosaïque soit somatique (par mutation ou anomalie cytogénétique), soit fonctionnelle (le plus souvent par le biais de l'inactivation du chromosome X – *cf. incontinentia pigmenti*, Chapitre 36). Les anomalies de pigmentation des malades sont souvent regroupées sous le terme d'hypomélanose de Ito qui n'est pas une entité homogène car regroupant l'ensemble des mosaïques somatiques avec troubles de la pigmentation.

tion. La fréquence des mosaïques est donc toujours plus importante que le nombre de familles où une mutation *de novo*a été observée deux fois ou plus (*cf.* exemple de la dystrophie, fig. 38-2)

La mesure directe de la proportion de cellules mutées est en principe possible pour les mosaïques somatiques ou germinales mâles mais apporte peu au principal risque rencontré (mosaïques germinales). On observe plus fréquemment les mosaïques germinales chez les mères d'enfants atteints que chez leur père, ce qui s'explique par la nature fort différente du développement des gonades, en particulier au cours de l'embryogenèse.

On ne peut pas connaître avec précision chez l'homme la distribution de la proportion de cellules mutées à cause de la petite taille des fratries, même en corrigeant les biais de recensement (plus de mosaïques observées mais avec un risque plus faible dans les grandes fratries), mais on n'a pas besoin de connaître avec précision cette distribution pour pouvoir calculer le risque de récurrence dans une famille à risque.

BIBLIOGRAPHIE GÉNÉRALE

Young ID. *Introduction to Risk Calculation in Genetic Counselling*. New York, Oxford : Oxford University Press, 1999.

24 Diagnostic moléculaire des maladies génétiques

- Recherche ciblée d'une mutation connue
- Séquence directe ou criblage préalable ?
- Dosage génique
- Diagnostic indirect

L'analyse de l'ADN permet d'identifier les mutations responsables d'une maladie génétique. Connaître la mutation permet d'identifier dans une famille à risque les personnes susceptibles de développer une maladie grave à révélation tardive et ainsi, lorsque cela est possible de proposer une surveillance adaptée. Dans les maladies liées au chromosome X et certaines maladies dominantes, la connaissance des mutations permet d'identifier les personnes à risque d'avoir des enfants sévèrement atteints alors qu'eux-mêmes ne sont pas malades. Pour de nombreuses maladies génétiques, une confirmation moléculaire de cause de la maladie est indispensable pour pouvoir donner aux parents une estimation du risque adaptée : dans le cas du syndrome de Prader-Willi, si la cause de la maladie est une délétion ou une unidisomie du chromosome 15, le risque d'avoir un deuxième enfant atteint est négligeable alors qu'il est de 50 % dans l'hypothèse rare où la mutation affecte le centre d'empreinte de la région. Même lorsque la mutation n'est pas connue, l'analyse de l'ADN d'une famille peut souvent contribuer au conseil génétique (diagnostic indirect).

Les méthodes d'analyse moléculaire de l'ADN n'ont cessé d'évoluer depuis plus de 20 ans et les stratégies de diagnostic suivent les innovations technologiques. Les principaux critères retenus pour préférer une méthode à une autre seront l'efficacité, le coût, la rapidité et la possibilité d'automatisation. Selon la nature du gène étudié, l'origine des malades et les contraintes techniques, les stratégies de diagnostic moléculaire peuvent être classées des plus directes aux plus indirectes :

- recherche ciblée d'une mutation fréquente et connue ;
- séquence de l'ensemble des exons d'un gène à la recherche d'une mutation inconnue ;
- criblage préalable des exons et séquence ciblée des exons présentant une variation de séquence ;
- diagnostic indirect.

Ces stratégies de diagnostic reposent sur un nombre limité de techniques telles que la PCR (amplification spécifique d'un fragment d'ADN), l'électrophorèse (séparation de l'ADN selon la longueur des fragments dans un champ électrique) et la chromatographie dénaturante. Quelle que soit la démarche suivie, il faut préalablement isoler l'ADN des personnes étudiées, le plus souvent à partir d'un prélèvement sanguin. Cette étape d'extraction de l'ADN reste difficile à automatiser à cause des propriétés physico-chimiques de ces acides nucléiques : très grande taille et forte charge électrostatique négative. Les variations épigénétiques (méthylation) de l'ADN ne sont analysées que dans le cas des maladies de l'empreinte parentale.

RECHERCHE DIRECTE D'UNE MUTATION FRÉQUENTE

Lorsqu'une mutation est particulièrement fréquente, il est opportun de commencer les investigations moléculaires par la recherche de cette mutation.

Cette situation est retrouvée dans les circonstances suivantes :

- taux de mutation élevé (exemple type : mutation G380R du gène FGFR3 responsable de l'achondroplasie) ;
- effet fondateur dans une population particulière, soit par migration (Québec, Afrique du sud…), soit par sélection de mutations avec avantage aux hétérozygotes. Les mutations de l'hémoglobine sont responsables des thalassémies et dans chaque popula-

tion, une à trois mutations représentent plus de 90 % des mutations. Cette faible diversité mutationnelle s'explique par la sélection naturelle des hétérozygotes dans les régions où le paludisme était endémique (chapitre 2). L'origine des malades détermine donc le choix des mutations qui seront recherchées ;
- amplification de séquences répétées, le plus souvent formées de la répétition de trois triplets (fig. 24-1).

Les amplifications de petite taille peuvent être identifiées par PCR (maladie de Huntington par exemple) car la longueur du fragment d'ADN amplifié par PCR est directement proportionnelle au nombre de triplets. Les amplifications de plusieurs kb doivent être identifiées par la technique de *Southern blot* (syndrome de X-fragile, dystrophies myotoniques, ataxie de Friedreich). Bien que la technique du *Southern blot* soit longue et difficile elle reste nécessaire pour résoudre certains problèmes. C'est la plus ancienne technique d'étude moléculaire des gènes : électrophorèse de l'ADN fragmenté par une enzyme de restriction, transfert sur une membrane et hybridation de cette membrane avec un ADN complémentaire pour révéler une séquence particulière.

Pour les mutations ponctuelles simples, le segment d'ADN contenant la région étudiée est amplifié par PCR et la mutation est recherchée par l'une des méthodes disponibles. La mise en évidence d'une séquence particulière est obtenue en mettant à profit la spécificité de l'hybridation entre molécules complémentaires et en utilisation des enzymes telles que les DNA polymérases qui n'allongent que des brins d'ADN correctement appariés. Une enzyme de restriction qui reconnaît une séquence d'ADN peut aussi être utilisée pour mettre en évidence une séquence particulière dans un fragment d'ADN amplifié. Pour les mutations du gène CFTR responsables de la mucoviscidose, on dispose de méthodes spécifiques utilisant une série d'oligonucléotides permettant de détecter les 30 mutations les plus fréquentes du gène CFTR. Les contraintes de chaque problème de diagnostic guideront le choix des méthodes de mise évidence de mutations connues : dans le cas de l'analyse des tumeurs, l'ADN étudié est le plus souvent un mélange de cellules cancéreuses et de cellules mutées et la possibilité de quantification d'un allèle muté est alors un point essentiel.

Toutes les méthodes qui se prêtent à l'automatisation et qui évitent donc de recourir à l'électrophorèse de l'ADN ont un avenir certain et l'un des objectifs est d'utiliser les techniques intégrées permettant de détecter simultanément de nombreuses mutations (« puces à ADN »).

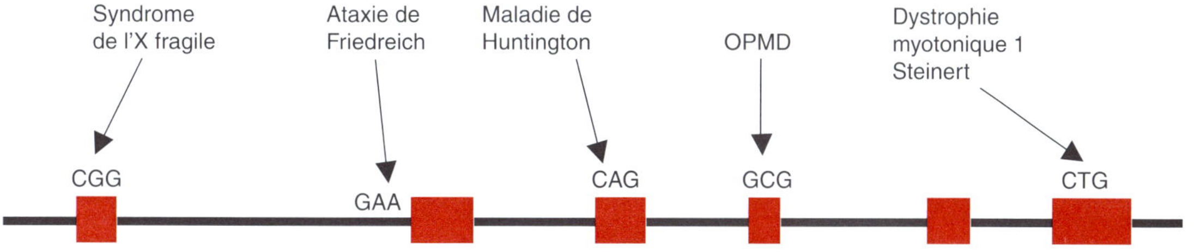

Fig. 24-1. Maladies par amplification de séquences répétées.
Les différentes catégories de mutation par amplification de séquences répétées sont illustrées par un exemple représentatif : *X-fragile* : amplification (CGG) en amont du gène supprimant l'expression du gène FMR (lié X) ; *ataxie de Fiedreich* : amplification (GAA) dans un intron altérant l'expression du gène (récessif) ; *maladie de Huntington* : amplification (GAG) d'une série de glutanine (dominant) ; *OPMD : myopathie oculopharyngée* : amplification (GCG) d'alanine (dominant ou récessif) ; *myotonie de Steinert* : amplification (CTG) en aval du gène (dominant). Ces maladies permettent une recherche directe de la mutation responsable.

RECHERCHE D'UNE MUTATION INCONNUE

Lorsque nous ne connaissons pas la mutation responsable de la maladie observée dans une famille particulière, celle-ci doit être recherchée sur le gène *a priori* coupable en fonction des données cliniques du (ou des) malade(s) de cette famille (fig. 24-2).

Deux grandes stratégies de recherche d'une mutation inconnue sont en compétition : séquence directe de l'ensemble des exons du gène et séquence ciblée après criblage préalable des exons contenant des variations de séquence. Il est beaucoup plus difficile de détecter des mutations à l'état hétérozygote que les mutations homozygotes (ou hémizygotes chez les garçons dans les maladies liées à l'X) parce qu'elles peuvent être partiellement masquées par l'autre allèle. Cette difficulté est un problème quotidien, car si les mutations sont toujours à l'état hétérozygote lorsque la maladie est dominante, elles le sont aussi lorsque la maladie est récessive en l'absence de consanguinité, la mutation n'étant pas la même sur chacune des copies mutées (le malade est un hétérozygote composite).

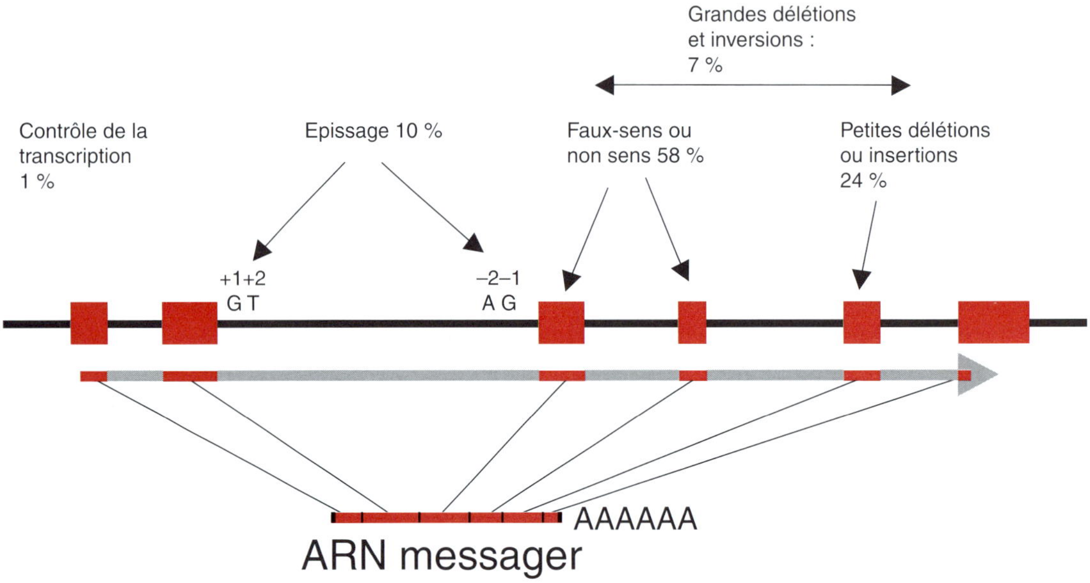

Fig. 24-2. Un gène humain et sa pathologie.
Statistiquement, il y a 10 gènes par million de paires de bases ; chaque gène occupe de 30 à 50 kb et contient de 5 à 10 exons de 50 à 200 bases représentés par un ARN messager de 2 à 3 kb. Les fréquences de chaque type de mutation représentées au-dessus du diagramme du gène sont des valeurs moyennes pour l'ensemble du génome.

Cribler les différents exons à la recherche de variations de séquence puis ne séquencer que les exons où des variations de séquence ont été détectées par un criblage préalable est particulièrement utile pour les grands gènes parce que l'analyse des données est simplifiée. Le principe de la chromatographie DHPLC est d'obtenir des profils d'élution différents entre homoduplex (deux brins exactement complémentaires) et hétéroduplex (deux brins contenant au moins un mésappariement) par chromatographie à une température limitée de la dénaturation en simple brin, calculée pour chaque domaine de fusion. L'élution de produits PCR par chromatographie DHPLC ne permet de mettre en évidence des variations de séquence qu'à l'état hétérozygote. Lorsqu'un gène contient de nombreuses variations neutres, le criblage préalable perdra une partie de son intérêt, car la méthode ne détecte que la présence d'une variation de séquence qu'elle qu'en soit l'origine, simple polymorphisme ou mutation responsable d'une maladie.

La stratégie consistant à rechercher directement la mutation sur la séquence de l'ADN est *a priori* plus simple et rapide, mais elle est aussi plus onéreuse et un peu moins sensible lorsque la mutation est à l'état hétérozygote. Elle est particulièrement utile à la recherche de mutations pour les maladies liées au chromosome X car les garçons sont hémizygotes (n'ont que la copie mutée du gène).

Il n'est pas toujours possible de retrouver la totalité des mutations, car certaines d'entre elles peuvent être au milieu d'un intron ou à distance du gène (*cf.* chapitre 19, nature des mutations). Pour pouvoir étudier l'ARN messager par l'intermédiaire d'un cDNA (copie ADN d'un ARN obtenue *in vitro*), il est nécessaire de disposer d'un échantillon de tissu du malade où ce gène s'exprime, ce qui est difficile et contraignant (l'ARN est fragile) et souvent impossible. L'étude du cDNA peut mettre en évidence des anomalies d'épissage : exons sautés ou neo-exons pathologiques par activation d'un site potentiel d'épissage intronique. Certaines mutations silencieuses (portant sur la troisième base d'un codon et ne modifiant pas l'acide aminé) perturbent cependant l'épissage et sont responsables de la maladie génétique. L'analyse moléculaire des ARNm qui permettrait d'identifier les erreurs d'épissage par l'étude des cDNA est beaucoup plus repandue dans les laboratoires de recherche que les laboratoires de diagnostic moléculaire. Les mutations qui réduisent la stabilité de l'ARN messager sont très difficiles à identifier.

DOSAGE GÉNIQUE

Les anomalies délétions ou duplications de gènes sont moins fréquentes que les variations limitées de séquences. Elles doivent être recherchées par des méthodes spécifiques permettant de connaître le nombre de copies d'une séquence d'ADN. La technique du *Southern blot* a été longtemps la seule méthode permettant un dosage génique fiable. L'amplification d'ADN par PCR peut servir à déterminer le nombre de copies d'un gène lorsque les conditions de la réaction sont bien contrôlées. Ces méthodes sont illustrées (chapitre 44) dans le cadre du diagnostic moléculaire de l'amyotrophie spinale infantile.

Une délétion de grande taille peut être détectée soit par la cytogénétique, aidée de l'hybridation *in situ* si nécessaire, ou par une méthode de génétique moléculaire.

Les techniques existantes servent à mettre en évidence un déséquilibre quantitatif dans une région particulière du génome choisie en fonction du problème médical à résoudre. Le généticien médical est cependant parfois confronté à la nécessité de rechercher chez un malade une délétion ou une duplication sans connaissance *a priori* d'une région prioritaire. Ce sera en particulier le cas lorsqu'aucune anomalie cytogénétique n'a été observée par les méthodes habituelles alors que l'association de malformations multiples et de retard mental est en faveur d'un déséquilibre segmentaire. Les méthodes permettant le criblage du génome sont restreintes aux laboratoires de recherche (CGH-*array*) mais devraient pouvoir être développées dans les prochaines années en raison de leur intérêt dans un contexte prénatal lorsqu'un fœtus apparaît présenter plusieurs anomalies inexpliquées.

DIAGNOSTIC INDIRECT ET UTILISATION DE MARQUEURS GÉNÉTIQUES

Le diagnostic indirect utilise les marqueurs génétiques neutres (polymorphismes) de la région d'un gène étudié pour suivre indirectement la transmission d'une mutation chez les individus à risque d'une famille. Cette stratégie de diagnostic est utilisée par défaut lorsqu'on ne peut pas avoir la mutation ou par choix principalement pour réduire le nombre de gènes à étudier en cas d'hétérogénéité génétique.

Il n'est pas toujours possible de connaître les mutations responsables d'une maladie dans une famille comme cela a été exposé dans la section du chapitre consacrée à la détection de mutations. La recherche de mutation demande du temps parce que de nombreux gènes d'intérêt médical sont de grande taille (parfois plus de 100 exons). Lorsque le temps est limité (conseil génétique à une femme enceinte), une méthode rapide n'est pas inutile. Au-delà des problèmes techniques, la mutation ne peut être recherchée lorsque le malade est décédé, ou refuse d'être prélevé. Le diagnostic indirect induit des contraintes et a des limites que l'on ne rencontre pas lorsqu'on connaît la mutation. Les principales contraintes sont la nécessité d'étudier plusieurs individus d'une famille pour suivre la transmission des caractères génétiques et la nécessité d'utiliser plusieurs marqueurs génétiques pour supprimer le risque de recombinaison génétique entre la mutation et le marqueur et se prévenir d'éventuels problèmes de filiations. Cette stratégie de diagnostic permet rarement de distinguer les nouvelles mutations des mutations héritées d'un ascendant asymptomatique (et plus difficilement encore les mosaïques germinales) et suppose que la maladie génétique justifiant les investigations a été correctement identifiée chez le ou les malades de la famille. Le principal risque d'erreur provient des conséquences d'un diagnostic clinique erroné porté rétrospectivement chez un malade décédé car le gène suivi n'est alors pas le gène responsable de la maladie dans la famille. En génétique comme dans le reste de la médecine, la certitude est souhaitable, mais pas toujours possible.

En dehors de l'utilisation du diagnostic par défaut, parce que l'on n'a pas, ou pas encore, la mutation, le diagnostic indirect peut être choisi pour réduire rapidement et simplement le nombre de gènes à étudier lorsque l'hétérogénéité génétique est un problème (fig. 24-3).

Dans le cas des maladies dominantes avec inactivation en deux temps de Knudson (*cf.* chapitres 20 et 28), l'utilisation de marqueurs génétiques permet aussi de connaître le gène responsable et le parent transmetteur lorsque les tissus atteints sont accessibles à l'analyse moléculaire, grâce aux réductions de l'hétérozygotie observées dans certains tissus ou tumeurs (« perte d'allèle »). Les marqueurs génétiques neutres sont aussi utilisés en médecine pour mettre en évidence les unidisomie, déterminer la zygosité de jumeaux ou identifier les personnes dans le contexte de la médecine légale. Les premiers marqueurs étaient des RFLP (*Restriction Fragment Length Polymorphisms*) qui sont des variations de séquence révélées à l'aide d'enzymes de restriction spécifiques (1975). Les microsatellites (répétitions de di-, tri- ou tétranucléotides) ont remplacé les RFLP car ils sont très nombreux, faciles à utiliser après PCR et multialléliques ce qui permet facilement de distinguer les deux copies d'un gène. La troisième génération de marqueurs génétiques est les SNP (*single nucleotide polymorphisms*) aussi appelés Snips par euphonie qui peuvent être typés automatiquement sans électrophorèse. Ce sont des caractères binaires (bialléliques) qui compensent leur plus faible informativité par leur grand nombre (plus d'un million) et leur répartition sur l'ensemble du génome.

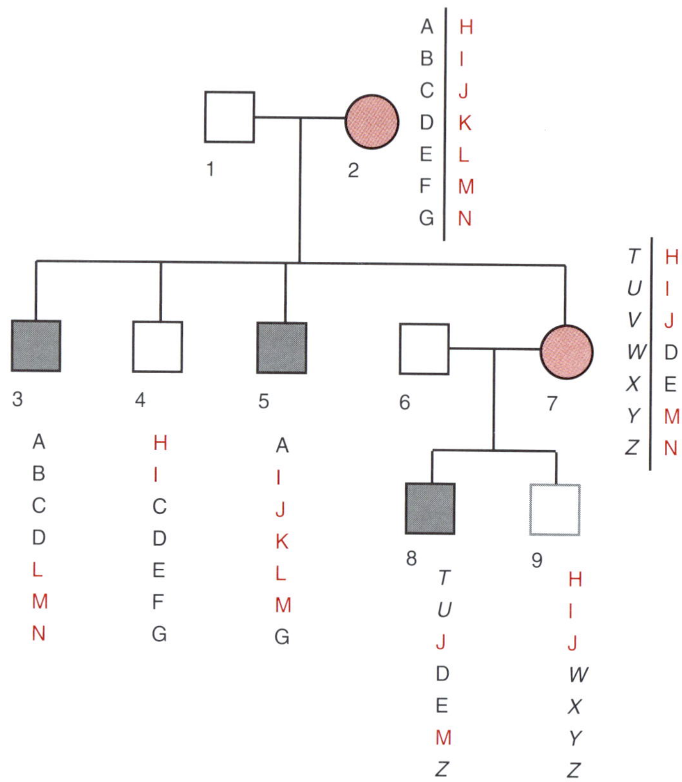

Fig. 24-3. **Diagnostic indirect dans une maladie liée à l'X.**
Il est possible d'estimer le risque d'être porteur d'une maladie dont le gène est sur le chromosome X sans connaître la nature de la mutation, ni même parfois le gène en cause lorsque plusieurs gènes sont potentiellement responsables. Les lettres représentent les différents allèles de sept marqueurs répartis le long du chromosome. Le segment M contient probablement la mutation et n'est pas observé chez l'enfant à naître (individu 9). Un nombre plus élevé de marqueurs serait nécessaire pour rassurer la famille. À chaque méiose, un ou plus souvent deux *cross-over* permettent la recombinaison des chromosomes X.

PRINCIPALES DIFFICULTÉS

L'innovation et de l'optimisation des techniques d'analyse de l'ADN sont prises en charge par l'industrie des biotechnologies qui met à la disposition des laboratoires un matériel performant mais complexe et onéreux. L'analyse n'est que partiellement automatisée, en particulier l'étape initiale de purification de l'ADN, même si cette automatisation est un objectif à terme parce qu'elle permettrait l'analyse simultanée d'un grand nombre de gènes ou de gènes difficiles d'intérêt médical.

Alors même que les difficultés associées aux méthodes d'analyse se réduisent, les problèmes d'interprétation croissent. Il est souvent difficile de distinguer une mutation causale d'une variation neutre de la séquence d'ADN (polymorphisme) même si l'on peut être aidé de quelques règles simples :

- les mutations non-sens entraînent un arrêt prématuré de la traduction et l'absence du produit du gène, car les protéines tronquées sont instables ;
- les conséquences des mutations faux-sens dépendent de la nature de l'acide aminé remplacé par un autre et leur position dans la protéine : certaines mutations sont des variations neutres (polymorphismes), d'autres inactivent partiellement ou totalement le produit du gène. Lorsqu'un gène est essentiel, on n'observe que des mutations hypomorphes (qui réduisent mais ne suppriment pas l'activité du produit du gène) ;
- les mutations affectant l'épissage sont simples à interpréter lorsqu'elles touchent les bases invariantes (GT et AG, fig. 24-1). Les mutations introniques sont difficiles à repérer et interpréter, car la majorité d'entre elles sont de simples variations neutres alors que quelques-unes activent un site potentiel d'épis-

sage. Certaines mutations non-sens ou faux-sens altèrent aussi la maturation de l'ARN messager (inactivation de séquences importantes ou création intempestive de nouveaux sites d'épissage) ce qui peut renforcer la gravité de la maladie ou, dans des cas rares, l'atténuer (exon *skipping* de mutation non-sens) ;

- la fréquence des mutations affectant la transcription et stabilité de l'ARN messager est probablement sous-estimée, car le rôle causal de ces variations est difficile à mettre en évidence. Les mutations extragéniques affectant la régulation de la chromatine n'ont d'effet que dans des conditions particulières (hérédité multifactorielle).

La recherche de mutations dans les formes familiales de prédisposition au cancer a une spécificité propre, car les investigations moléculaires sont justifiées par l'occurrence de plusieurs cas dans une famille, souvent à un âge plus précoce qu'attendu, mais qu'il n'existe pas toujours de mutations expliquant les formes familiales. Une recherche de mutation négative peut ainsi s'expliquer soit par une sensibilité incomplète des tests, soit par l'absence de mutation : l'observation de plusieurs cas relève alors de la malchance et non d'une prédisposition. Lorsque la recherche de mutation est négative, le risque *a priori* d'une forme familiale (chapitre 4) doit être combiné à la sensibilité incomplète des tests pour estimer ce risque de prédisposition.

BIBLIOGRAPHIE GÉNÉRALE

KAPLAN JC, DELPECH M. *Biologie moléculaire et médecine*. Paris, Flammarion, 1993.

STRACHAN T, READ AP. *Human molecular genetics*. Bios Scientific Publishers, 1999.

IV

GÉNÉTIQUE CLINIQUE

25

Génétique médicale et informatique

- Bases de données
- Bio-informatique
- Projet génome
- Réseaux et systèmes experts

Durant ces trente dernières années, nous avons assisté à une avancée considérable dans la connaissance du génome, conduisant en particulier à la première cartographie du génome humain. La quantité de données à gérer est vite devenue énorme, très rapidement évolutive grâce aux avancées de la recherche ; le support papier est parfois devenu insuffisant, ce qui a conduit au développement de ressources électroniques qui ont ainsi pris toute leur place.

Parallèlement, l'essor de l'informatique a conduit à une diffusion des micro-ordinateurs dans nos environnements de travail, alors que de nouveaux composants et langages ont permis une augmentation des volumes de stockage et de la vitesse de traitement de l'information. Ces avancées technologiques ont permis la gestion d'une grande quantité de données et répondaient aux nouveaux besoins de la génétique.

Le déploiement de réseaux, en particulier Internet, a permis d'apporter un support technologique aux besoins de communications en génétique médicale, particulièrement important pour accéder à des expertises distribuées.

L'informatique offrait ainsi toutes ses potentialités dans l'organisation et la présentation des connaissances, parmi lesquelles on distingue de façon complémentaire :

– la connaissance encyclopédique qui apporte une description exhaustive et théorique ;
– la connaissance statistique qui résulte des observations individuelles ;
– la connaissance d'experts qui s'acquiert avec l'usage.

GÉNÉTIQUE MÉDICALE

Dans le cadre de ses rapports avec l'informatique médicale, la génétique médicale présente de nombreuses spécificités à prendre en compte.

Une dimension familiale

Par définition, chaque maladie est relative à une famille et non à un individu. La découverte d'un sujet atteint de maladie génétique signifie que d'autres personnes de la même famille peuvent avoir un risque pour eux-mêmes ou pour leur descendance, parfois sans même le savoir. Cette dimension familiale est d'autant plus importante à prendre en compte, que l'expression phénotypique d'une maladie peut varier d'une génération à l'autre chez des sujets atteints d'une même mutation, au sein d'une même famille. S'il apparaît évident de devoir structurer l'information dans sa dimension familiale, son concept informatique est innovant par rapport à la structuration « classique » de l'informatique médicale, centrée sur l'individu.

Trois composantes complémentaires

Les maladies génétiques sont définies à l'aide des différents moyens d'investigation du matériel génétique. C'est ainsi que le diagnostic génétique repose classiquement sur trois types de données complémentaires résultant des examens clinique, chromosomique et moléculaire. Ces trois approches sont complémentaires, indissociables et doivent obligatoirement composer l'information caractérisant une maladie génétique.

Caractère transversal et nécessité du travail coopératif

La génétique médicale est une discipline transversale. De nombreuses maladies à composante génétique sont abordées par les spécialités dites d'organes. La coordination entre les spécialités est alors particulièrement importante et fructueuse. Cela a été illustré par l'essor de la neurogénétique.

De plus, la génétique médicale est caractérisée par une très grande diversité de maladies rares, ce qui rend nécessaire la création d'un espace de communication et de travail en réseau pour faciliter le recours à des expertises distribuées et permettre la fédération de données médicales. Tout en respectant la confidentialité et la protection des patients, l'extraction d'une connaissance statistique utilisable dans la prise en charge des patients, devient ainsi possible.

Le besoin de communication et de concertation est donc particulièrement important à différents niveaux : entre patient et famille, entre patients et médecins, entre les différents médecins généralistes et spécialistes prenant en charge chaque famille, mais également entre les différents centres de génétique.

NAISSANCE DE LA BIO-INFORMATIQUE

À l'interface entre la biologie et l'informatique, la bio-informatique est constituée de l'ensemble de concepts et des techniques nécessaires à l'acquisition, à la structuration et à l'interprétation de l'information génétique. Elle permet, à partir des données brutes issues des laboratoires de recherche, de prédire si une séquence d'ADN ou protéique est déjà connue, de déduire les gènes qui y sont contenus, de prédire la nature et la conformation de protéines associées, ainsi que leurs fonctions et la localisation d'éventuelles cibles thérapeutiques.

Des algorithmes du génome ont été élaborés pour extraire à partir des données brutes des hypothèses biologiques qui guideront de façon plus ciblée la recherche biologique, qui viendra ensuite infirmer ou confirmer ces hypothèses.

L'apparition de supercalculateurs permet de gérer une très grande quantité de données, et une combinatoire encore bien plus gigantesque. À titre d'illustration, en 2000, IBM construit le premier superordinateur qui dépasse les 10 téraflops (dix mille milliards d'opérations par seconde) !

Les données produites dans le cadre d'initiatives internationales nécessitent leur intégration, ce qui soulève des contraintes majeures de réseau et de base de données. Il s'agit de mettre en commun des données et assurer que leur organisation, conservation et accessibilité pourront les rendre disponibles à la communauté. C'est ainsi que le développement des réseaux a pris toute sa valeur.

Structuration de l'information

La structuration des données est un temps important visant à organiser l'information en la décomposant en entités, et à définir leurs interrelations. Il s'agit d'un temps capital qui conditionne la qualité des connaissances qui pourront être extraites.

Stockage de l'information

Il s'agit de pouvoir enregistrer des données tout en les maintenant en permanence disponible pour pouvoir être recherchées, modifiées ou supprimées. À l'ère des fichiers ont succédé des bases de données, qui ont permis d'éviter la redondance de mises à jour de fichiers distincts, et ainsi, d'accroître la cohérence des données.

Des systèmes ont été conçus pour gérer les gisements de données ainsi organisés :

- dans les années soixante, les bases de données hiérarchiques ;
- dans les années soixante-dix, les bases de données relationnelles, répondant aux besoins de performance accrue ;
- dans les années quatre-vingt-dix, les bases de données objets, répondant aux besoins de stocker des données volumineuses issues de nouvelles applications (Web, multimédia…).

DIFFÉRENTS TYPES DE RESSOURCES

Sites de connaissances encyclopédiques et d'experts

Ils offrent une grande facilité d'accès à l'information par Internet, à l'aide du protocole http. De tels sites sont très nombreux et concernent des sujets très divers.

- **Évaluation**

Ils doivent cependant faire l'objet d'une évaluation afin de pouvoir attribuer à l'information sa véritable valeur. L'information doit être :

- exacte et exhaustive : il s'agit de présenter l'information nécessaire et suffisante dans un secteur spécifique en rapport avec des connaissances fondamentales ;
- actuelle : il s'agit d'assurer une mise à jour rapide des données qui sont présentées, tout en appréciant leur stabilité dans le temps. Les dates de mises à jour doivent figurer pour aider l'évaluation de l'utilisateur ;

– pertinente : l'information présentée doit être en adéquation avec l'objectif du site qui doit indiquer la nature du public concerné ;
– fiable et indépendante : l'information doit comporter des éléments objectifs. Les références des informations présentées doivent être précisées.

• Exemples

Il est impossible de tous les citer dans le cadre de ce chapitre, tant ils sont nombreux (des centaines). Des moteurs de recherche (Yahoo, Google...) permettent de les trouver à l'aide de mots clés. Une liste de sites figure sur le site Infobiogen (http://www.infobiogen.fr/services/deambulum/fr/). Parmi les centres de référence nous pouvons citer quelques exemples concernant le génome humain :
– Généthon (http://www.genethon.fr) ;
– Genatlas (http://www.dsi.univ-paris5.fr/genatlas) ;
– NCBI à la *National Library Of Medicine* (http://www.ncbi.nih.gov) ;
– Whitehead Institute (http://www.genome.mit.edu) ;
– Genome database (http://www.gdb.org) ;
– NORD (http://www.rarediseases.org) ;
– et orphanet (http://www.orpha.net).

Sites de connaissance statistique

Ces sites proposent, à partir de données primaires, une connaissance statistique extraite de modèles mathématiques et statistiques. Les domaines d'application sont nombreux et concernent, à titre d'exemples :
– la reconnaissance de gènes ou la comparaison de séquences, à partir de séquences d'ADN ;
– la prédiction de la structure tridimensionnelle d'une protéine, à partir de séquences protéiques ;
– la prédiction d'un risque génétique à partir d'une anomalie du génome.

Site de recueil de cas cliniques

• Contraintes technologiques

Les contraintes technologiques sont radicalement différentes des sites de consultation et beaucoup plus spécialisées. Il s'agit de véritables systèmes d'information, et un tel site doit prendre en compte un très haut niveau de sécurité pour assurer la protection des patients. Ils sont accessibles par un protocole https, les données transmises étant codées. Il doit également être basé sur une structuration de l'information adaptée et performante pour assurer un retour sur investissement en temps et en moyens.

De tels systèmes d'informations favorisent le travail coopératif et un enrichissement progressif et respectif des données informatiques et biologiques.

Ceux-ci doivent s'inscrire dans le cadre législatif et être structurés autour d'une charte interne, d'un comité de validation diagnostique et d'un comité de suivi. Ils permettent d'effectuer des diagnostics de façon collégiale et une exploitation des prélèvements biologiques selon des protocoles spécifiques, choisis en fonction des données cliniques. La validation de ces protocoles permet, à terme, le passage de la recherche génétique à la clinique.

Cependant, les données relatives aux maladies rares sont souvent identifiantes, même si elles ne sont pas nominales. Une solution informatique passe donc par un cadre législatif *très stricte*, même si la base de données n'est pas connectée au réseau.

• Quatre composantes de la sécurité

■ *Authentification*

Elle passe par une authentification des utilisateurs, qui peut se faire par mot de passe, selon les recommandations de la CNIL ou, mieux, par carte professionnelle de santé. En effet, ce type de carte permet une authentification par l'intermédiaire d'une requête dans un annuaire électronique central.

■ *Confidentialité*

Il s'agit d'assurer la protection des données contre des accès non autorisés. Elle doit s'envisager dès l'architecture d'un serveur, avec un encryptage des données, à un degré suffisant (minimun 56 bits, maximum 128 bits) lors des communications. Les échanges via Internet se font donc par un protocole https. Dans tous les cas, aucun envoi de données directement ou indirectement identifiantes ne doit se faire par messagerie non sécurisée. Des profils d'utilisateurs permettent de réguler les accès aux données, en fonction de la profession des utilisateurs.

■ *Intégrité des données*

Il s'agit d'assurer qu'une information n'est modifiée que par les utilisateurs habituels dans les conditions normalement prévues. Elle a pour but de permettre l'accès à des données valides, à tout moment. L'historisation des données permet de garantir une traçabilité des données et de leurs modifications. L'intégrité des données est menacée par des pertes de données accidentelles ou délictueuses. Elle est assurée par les règles de confidentialité, une authentification de l'utilisateur (de préférence par carte professionnelle de santé) et une protection antivirale avec mise à jour des définitions virales fréquente et régulière.

■ *Sûreté*

Le matériel informatique doit être regroupé dans des salles protégées (sous onduleur). Des sauvegardes doivent être régulières, conservées dans un coffre ignifugé délocalisé. Il doit s'agir de plate-formes hautement sécurisées, dédiées à la génétique médicale. L'information doit y être structurée autour de la généalogie et des nomenclatures internationales de génétique. Les données transmises doivent être hautement codées (certifié à 128 bits) et les utilisateurs, authentifiés par une carte à puce (carte de professionnels de santé). Ce niveau de sécurité permet de stocker des informations de patients dans un espace totalement privatif. Un partage est possible au sein d'un réseau thématique de travail coopératif certains dossiers avec des utilisateurs, médecins et chercheurs choisis. La base *HC Forum*, qui établit un lien entre données biocliniques et prélèvements biologiques, conservés dans des centres de bioressources comme c'est le cas avec le Généthon, en est un exemple (https://HCForum.imag.fr).

DES DÉMARCHES PLURIDISCIPLINAIRES

Juridique

Toute solution informatique doit s'inscrire dans un cadre législatif fourni : recommandations de la CNIL, code de déontologie et secret médical. Elle doit respecter également le droit à la vie privée, les lois bioéthiques et la protection des personnes se livrant à des recherches biomédicales. Les droits du patient sont multiples : droits d'information sur l'existence d'une collecte d'informations, d'opposition (sauf concernant des traitements de l'information désignés dans l'acte réglementaire), d'accès aux données, de contestation/rectification et droit à la sécurité.

Cette réglementation s'applique qu'il s'agisse d'une base de données connectée au réseau ou non, impliquée dans des échanges au sein de notre hexagone ou avec des pays étrangers.

Un cadre législatif précis est également un facteur important en délimitant le champ d'actions potentielles à l'interface entre le domaine médical (qui dépend du code de déontologie), la recherche (qui dépend des comités consultatifs de protection des personnes se prêtant à des recherches biomédicales) et les patients.

Éthique

Toute solution informatique doit s'inscrire également dans un cadre éthique. Elle doit être fondée sur les procédures de fonctionnement et être encadrée par une charte de fonctionnement fixant notamment les conditions de fonctionnement en réseau. Le mode d'exploitation des résultats y sera détaillé (auteurs sur les publications, valorisation, nature d'éventuelles relations avec les industries pharmaceutiques et les compagnies d'assurances).

Au sein d'un réseau, l'existence d'un comité de validation diagnostique et d'un comité de suivi correspond à des réels besoins. Une charte précisant leurs rôles respectifs est d'autant plus importante dans cet environnement de travail coopératif.

La fondation *Health on net* (http://www.hon.ch) émet à la demande des auteurs un avis sur le respect de principes éthiques essentiels qu'un site offrant de l'information médicale doit respecter.

PERSPECTIVES

C'est ainsi que la bio-informatique a ouvert le champ de la génomique, de la protéomique et, au-delà, les perspectives de la pharmacogénétique et de la pharmacogénomique. Il s'agit d'étudier les mécanismes génétiques des variations individuelles de la réponse aux médicaments par l'étude, respectivement, de l'expression des gènes ou des gènes eux-mêmes.

De nouvelles méthodes d'exploration du message génétique

De nombreux systèmes d'analyse d'images se sont développés pour réaliser un classement semi-automatique puis automatique des chromosomes, pour effectuer ensuite un traitement d'images visant à améliorer les images obtenues par FISH. Des systèmes de quantification de fluorochromes ont permis le diagnostic de microremaniements par CGH et, bientôt, avec une résolution encore accrue avec la CGH-*array*.

Grâce à la puissance d'analyse de l'informatique, de nouvelles approches du message génétique génèrent de nouvelles données. C'est ainsi que les biopuces permettent l'analyse simultanée d'un très grand nombre de gènes, afin d'évaluer leur niveau d'expression ou de rechercher des mutations.

Les potentialités de ces nouvelles démarches sont considérables et ouvriront de nouvelles recherches sur les réseaux de régulation intergéniques.

Vers de nouvelles thérapeutiques

La génomique est un domaine en plein essor qui concerne l'étude exhaustive du génome et, en particulier, de l'ensemble des gènes, de leur disposition sur les chromosomes, de leur séquence et de leurs fonctions.

De façon analogue le terme de protéomique a été introduit pour l'étude des protéines.

Le décodage du génome humain constitue une étape décisive. Il ouvre le champ de l'identification des cibles des médicaments.

À titre d'illustration, on estime qu'en cent ans d'existence, l'industrie pharmaceutique a identifié environ

400 sites. On estime que la génomique permettra d'en découvrir entre 2 000 et 3 000, autant de cibles pour de futurs médicaments. C'est ainsi que la génomique va conduire au développement de la pharmacogénomique. Il s'agit de déterminer « le bon médicament, pour la bonne personne, au bon moment », en identifiant au préalable le profil génique de chaque personne qui va conditionner la susceptibilité individuelle de réponse à un médicament. La publication d'une prochaine carte d'haplotypes du génome humain apportera une contribution significative dans ce sens.

CONCLUSION

Le mariage entre génétique et informatique était largement favorisé par l'existence de nomenclatures internationales qui ont constitué une base potentielle de codage de l'information.

Le développement des systèmes de gestion de base de données a permis la structuration de l'information puis l'extraction de connaissances statistiques. Des modèles statistiques ont permis de faire face à la très grande diversité des anomalies chromosomiques et de proposer des aides au conseil génétique, particulièrement difficile en cytogénétique.

Plus récemment, le développement des technologies des réseaux et la véritable explosion d'Internet ont rendu possible la recherche d'informations, quelles que soient leurs localisations géographiques.

Le développement de la société de l'information a donné naissance à une multitude de sites Web, sans que l'on puisse préjuger de la qualité de l'information proposée. Une démarche qualité apparaît sur Internet, particulièrement dans le domaine de la santé. La télémédecine se met en place autour de systèmes d'informations hautement sécurisés. Elle permet d'établir un lien entre médecins et laboratoires de recherche et, peut-être bientôt, entre le patient et son dossier médical.

Une bonne gestion des données permet le passage des données à la connaissance encyclopédique, puis à la connaissance statistique. Aujourd'hui, le partage des données et de ces connaissances est possible grâce aux réseaux informatiques, qui deviennent indissociables des réseaux de soins.

Particulièrement en génétique, la clinique et la recherche sont indissociables, compte tenu de l'avancée de cette discipline. Elles s'enrichissent respectivement en un véritable « fondu enchaîné ».

Aujourd'hui le partage des données et de ces connaissances est possible grâce aux réseaux informatiques, qui deviennent indissociables des réseaux de soins. Les perspectives sont considérables en favorisant la communication entre patients, médecins et chercheurs, et en constituant une formidable économie d'échelle pour l'ensemble de la médecine et de la recherche.

BIBLIOGRAPHIE GÉNÉRALE

DEGOULET P, FIESCHI M. *Informatique médicale*, 3e édition, Masson, 1998.

DARDEL F, KÉPÈS F. *Bioinformatique : génomique et post-génomique*. Éditions de l'école polytechnique, 2002.

BAXEVANIS AD, OUELLETTE BFF. *Bioinformatics. A practical guide to the analysis of genes and proteins*. John Wiley & Sons publications, 1998.

26
Cytopathies mitochondriales

- Chaîne respiratoire mitochondriale
- Production d'ATP et déficits énergétiques
- ADN mitochondrial
- Génome nucléaire
- Hérédité maternelle
- Hétéroplasmie

Les cytopathies mitochondriales sont les maladies métaboliques les plus fréquentes. Elles sont liées à un déficit de la chaîne respiratoire mitochondriale qui a pour rôle essentiel la synthèse d'ATP nécessaire à toutes les cellules de l'organisme [1].

Un déficit de la chaîne respiratoire peut théoriquement donner lieu à n'importe quel symptôme dans n'importe quel tissu ou organe [2]. Il doit être évoqué chez les patients présentant une atteinte inexpliquée d'organes, neuromusculaires ou non neuromusculaires, apparemment sans relation, et d'évolution rapidement progressive [3]. Une atteinte isolée d'organe (myocardiopathie, insuffisance hépatique, atteinte rénale...) peut également être observée.

Les symptômes peuvent être rapportés, d'une part, à la carence en ATP nécessaire à toutes les cellules de l'organisme, insuffisamment compensée par la production énergétique de la glycolyse anaérobie, d'autre part, à la formation de radicaux libres ou, enfin, à l'accumulation de substrats en amont du blocage métabolique, responsables de l'acidose. Les radicaux libres ont une toxicité sur les membranes lipidiques et une action mutagène sur l'ADN mitochondrial.

La variabilité clinique des cytopathies mitochondriales est expliquée par la présence des mitochondries dans l'ensemble des cellules de l'organisme, ainsi que par la double origine génétique des protéines de la chaîne respiratoire mitochondriale : génome nucléaire et ADN mitochondrial (ADNmt). Tous les modes d'hérédité peuvent être observés : hérédité maternelle pour les mutations de l'ADN mitochondrial et tous les modes d'hérédité mendélienne pour les mutations sur le génome nucléaire [4].

La suspicion de cytopathie mitochondriale doit faire mesurer les taux de lactate, pyruvate, corps cétoniques et leurs rapports dans le plasma, ainsi que les intermédiaires du cycle de Krebs dans les urines. Une hyperlactacidémie (> 2,5 mM) avec des rapports lactate/pyruvate supérieurs à 15-20 et des rapports de corps cétoniques supérieurs à 2 sont évocateurs d'un déficit de la chaîne respiratoire [5]. Un bilan métabolique normal n'exclut cependant pas le diagnostic.

Les études polarographiques sur tissus frais et les études spectrophotométriques sur tissus frais ou congelés à – 80 °C permettent d'identifier le déficit en cause par les mesures respectives de la consommation d'oxygène sur mitochondries isolées en présence de différents substrats et la mesure des activités des complexes de la chaîne respiratoire seuls ou par groupe [6].

Le diagnostic anténatal est difficile car les bases moléculaires des patients sont le plus souvent inconnues et l'étude biochimique ne permet pas d'orienter vers l'ADN mitochondrial ou l'ADN nucléaire. Il repose alors sur l'étude enzymologique sur villosités choriales et cellules amniotiques, seulement si le déficit enzymatique s'exprime dans les fibroblastes du premier enfant atteint. Les fibroblastes doivent être cultivés en présence d'uridine (200 µm) et de pyruvate de sodium (2,5 mM).

Il n'y a pas de traitement spécifique des déficits de la chaîne respiratoire en dehors de deux déficits secondaires traitables en partie par l'apport de quinones : déficit de synthèse des quinones et ataxie de Friedreich.

PRÉSENTATIONS CLINIQUES

Extrême variabilité

Le diagnostic de cytopathie mitochondriale était évoqué initialement pour des maladies neurologiques ou dans des syndromes variés, le plus souvent à expression neuromusculaire : syndrome de Leigh, maladie d'Alpers, *Myoclonus-Epilepsy-Ragged-Red Fibers* (MERRF), *Mitochondrial-Encephalopathy-Lactic Acidosis-Stroke Like Episodes* (MELAS), syndrome de Kearns-Sayre, *Chronic-Progressive-External Ophtalmoplegia* (CPEO). Elles étaient alors connues sous le nom de myopathies mitochondriales. Très vite, ce diagnostic a été évoqué devant des atteintes multiviscérales, associant des organes apparemment sans relation (association illégitime de symptômes), ce qui a amené à parler de cytopathies mitochondriales. Actuellement, ce diagnostic est également évoqué devant des atteintes d'organe isolées telles qu'une myocardiopathie ou une insuffisance hépatique [3]. Les manifestations peuvent être anténatales. Le symptôme anténatal le plus fréquent touche la croissance intra-utérine, avec un retard de croissance intra-utérin identifié dans 20 % des cytopathies mitochondriales.

Les atteintes cliniques sont résumées dans les tableaux 26-I et 26-II. Le tableau 26-I décrit les manifestations cliniques observées en fonction de l'âge d'apparition des premiers symptômes. Le tableau 26-II décrit les syndromes rapportés à un réarrangement de l'ADNmt, caractéristiques par leur présentation clinique. Le tableau 26-III rapporte les présentations cliniques des patients chez lesquels une mutation sur le génome nucléaire a été récemment décrite.

Ces atteintes sont le plus souvent d'évolution rapidement dramatique. Cependant, dans de rares cas, des patients ont vu leurs symptômes régresser, voire guérir. L'évolution de la maladie est donc imprévisible mais, le plus souvent, de mauvais pronostic. Bien que la maladie puisse commencer à n'importe quel âge et qu'il existe des présentations de l'adulte, les débuts sont le plus souvent précoces, avant l'âge d'un an.

Tableau 26-I. Récapitulatif des différentes présentations cliniques des cytopathies mitochondriales en fonction de l'âge d'apparition des premiers symptômes

Période néonatale	Hypotonie et grande acidose lactique avec décès dans les premiers jours de vie ou évolution favorable puis dégradation entre 6 et 12 mois de vie
	Insuffisance hépatique dans les premières heures de vie, décès
	Myocardiopathie hypertrophique + syndrome de Leigh
	Myocardiopathie hypertrophique et neutropénie chez les garçons (syndrome de Barth)
	Myopathie, myoglobinurie
	Tubulopathie proximale (syndrome de Toni-Debré-Fanconi)
Enfance (1 mois à 2 ans)	Syndrome de Leigh évoluant par poussées
	Régression psychomotrice, ataxie cérébelleuse, myoclonies, atteinte de la substance blanche, pseudo-accidents vasculaires
	Myopathie, myoglobinuries récurrentes, myalgies
	Cassure staturo-pondérale à 6 mois, vomissements, diarrhées, atrophie villositaire Nanisme, autres manifestations
	Hépatomégalie, dysfonctionnement hépatocellulaire, syndrome d'Alpers, hypoglycémies
	Myocardiopathie hypertrophique
	Tubulopathie proximale (syndrome de Toni-Debré-Fanconi) Néphropathie tubulo-interstitielle plus rarement (et encéphalopathie)
	Anémie sidéroblastique, neutropénie, thrombopénie, le plus souvent associées à une insuffisance pancréatique externe (syndrome de Pearson)
	Ophtalmoplégie externe, rétinite pigmentaire, ptosis de la paupière, myopathie (syndrome de Kearns-Sayre)
	Diabète insulinodépendant, diabète insipide, atrophie optique et surdité (syndrome de Wolfram)
	Pigmentation anormale des régions exposées au soleil, cheveux secs, trichothidystrophie, associés à d'autres symptômes

Tableau 26-I. *(Suite)*

Adolescence et âge adulte	Myoclonies, ataxie cérébelleuse, retard psychomoteur, leucodystrophie, atrophie corticale, neuropathie, pseudo-accidents vasculaires, migraines
	Myopathie, faiblesse musculaire à l'effort, myoglobinuries récurrentes
	Myocardiopathie hypertrophique ou dilatée, bloc cardiaque
	Diabète insulino- et non insulinodépendant, + surdité
	Surdité neurosensorielle, + diabète
	Ophtalmoplégie externe, rétinite pigmentaire, ptosis de la paupière, myopathie (syndrome de Kearns-Sayre)
	Pseudo-obstruction intestinale avec neuropathie et myopathie (syndrome MNGIE, *Myo-Neuro-Gastro-Intestinal Encephalopathy*)
	Déficit en hormone de croissance, hypoparathyroïdisme, hyperaldostéronisme

Syndromes d'origine mitochondriale

Des délétions de l'ADNmt ont été identifiées dans des syndromes caractéristiques cliniquement (tableau 26-II). Il s'agit :

- du syndrome de Kearns-Sayre, associant une ophtalmoplégie externe et rétinite pigmentaire, éventuellement un bloc auriculoventriculaire, une protéinorachie et une ataxie cérébelleuse [7] ;
- du syndrome de Pearson, associant une insuffisance pancréatique externe et une anémie sidéroblastique néonatale avec neutropénie et parfois thrombopénie [8] ;
- plus rarement du syndrome de Wolfram, associant un diabète insulinodépendant à début précoce, un diabète insipide, une atrophie optique et une surdité ;
- d'une atrophie villositaire et/ou d'une néphropathie tubulo-interstitielle.

On peut également trouver ce type de délétions dans des atteintes multiviscérales. Ces délétions sont de grande taille et emportent des gènes codant des protéines de la chaîne respiratoire, des gènes d'ARNt, mais rarement des gènes d'ARNr. Elles sont toujours hétéroplasmiques et elles se retrouvent en quantité variable selon les tissus, surtout dans les tissus qui sont cliniquement affectés. Elles se retrouvent le plus souvent dans des cas sporadiques. Une même délétion peut donner des tableaux cliniques très variés comme le syndrome de Kearn-Sayre et le syndrome de Pearson. De rares cas de délétions de transmission maternelle et de délétions de transmission autosomique dominante, indiquant l'intervention d'un gène nucléaire, ont été décrits.

Différentes mutations ponctuelles sont aussi à l'origine de syndromes, parfois cliniquement caractéristiques. Ces mutations sont de transmission maternelle et les atteintes cliniques dépendent du nombre de molécules mutées dans chaque tissu. Le phénotype clinique s'exprime en général à partir de 80 % de molécules mutées. Les mutations peuvent toucher soit des gènes d'ARNt, soit des gènes d'ARNr, soit des gènes codant des protéines de la chaîne respiratoire :

- plusieurs mutations ont été rapportées dans l'atrophie optique de Leber [21-24] caractérisée par une perte rapide de la vision centrale par dégénérescence du nerf optique, en moyenne vers 20 ans de vie [9]. Des dysarythmies cardiaques peuvent être associées. L'une de ces mutations est majoritairement observée [21] ;
- le syndrome MERRF est dû à une mutation touchant l'ARNt^{Lys} au nucléotide 8344 ;
- le syndrome MELAS associe une encéphalomyopathie avec acidose lactique et pseudo-accidents vasculaires débutant par des migraines au cours de l'adolescence [10]. La mutation au nucléotide 3243 dans le gène d'ARNt^{Leu} est retrouvée dans 80 % des syndromes MELAS. Cette mutation a également été retrouvée dans des tableaux de diabète et surdité de transmission maternelle ;
- le syndrome NARP (*Neurogenic Ataxia-Retinitis Pigmentosa*) associe une neuropathie, une ataxie, une rétinite pigmentaire, des convulsions et un retard mental ou une démence. Il est lié à une mutation ponctuelle au nucléotide 8993 dans le gène de l'ATPase 6. Cette mutation a également été décrite dans des syndromes de Leigh ;
- deux mutations de l'ADNmt ont été décrites dans des tableaux de myocardiopathie.

Des déplétions de l'ADNmt, correspondant à une réduction majeure du nombre de molécules d'ADNmt, ont été décrites dans des tableaux de défaillance multiviscérale néonatale avec acidose lactique et des tableaux d'insuffisance hépatocellulaire. Ces déplétions sont parfois de transmission autosomique réces-

Tableau 26-II. Cytopathies mitochondriales dues à un réarrangement de l'ADN mitochondrial

Syndrome	Anomalie mitochondriale	Phénotype clinique
Syndrome de Kearns-Sayre	Délétion, sporadique	ptosis, ophtalmoplégie, myopathie, rétinite pigmentaire, trouble de la conduction cardiaque
Syndrome de Pearson	Délétion, sporadique	Anémie sidéroblastique avec vacuolisation des précurseurs, neutropénie, thrombopénie, insuffisance pancréatique externe
Atrophie optique de Leber (LHON, *Leber Hereditary Optic Neuropathy*)	Mutation ponctuelle, transmission maternelle	Autour de 25 ans, perte brutale de la vision évoluant vers une atrophie optique
Syndrome de MERRF (*Myoclonus Epilepsy-Ragged Red Fibers*)	Mutation ponctuelle, transmission maternelle	Encéphalomyopathie avec myoclonies, ataxie, surdité et faiblesse musculaire
Syndrome de MELAS (*Mitochondrial Encephalomyopathy-Lactic Acidosis-Stroke-like Episodes*)	Mutation ponctuelle, transmission maternelle	Début dans l'adolescence, migraines récurrentes, vomissements, faiblesse musculaire, pseudo-accidents vasculaires cérébraux, acidose lactique
Syndrome de NARP (*Neurogenic Ataxia-Retinitis Pigmentosa*)	Mutation ponctuelle, transmission maternelle	Faiblesse musculaire neurogène, ataxie, rétinite pigmentaire et neuropathie sensorielle, convulsion, encéphalopathie
Diabète-surdité	Mutation ponctuelle de transmission maternelle, ou délétion	Diabète-surdité
Déplétion de l'ADNmt	Réduction de l'ADNmt induisant un déficit + combiné des complexes I, III et IV, probable anomalie nucléaire d'un gène intervenant dans la réplication de l'ADNmt	Myopathie ou insuffisance hépatique
Délétions multiples	Délétions multiples de l'ADNmt, transmission autosomique dominante	Myopathie, ophtalmoplégie externe, surdité de perception, ataxie cérébelleuse, neuropathie
Délétions multiples	Mutations autosomiques récessives du gène thymidine phosphorylase, 22q13-32	Syndrome MNGIE : pseudo-obstruction intestinale avec neuropathie et myopathie (*Myo-Neuro-Gastro Intestinal Encephalopathy*)

sive, indiquant l'implication de gènes nucléaires intervenant dans la réplication de l'ADNmt. Des déplétions sont également décrites dans des myopathies mitochondriales induites par l'AZT chez les malades atteints du sida. Enfin, une acidose lactique a été rapportée chez des nouveau-nés de mères traitées par l'AZT [11].

Manifestations cliniques rapportées au génome nucléaire

La plupart des gènes codant les différentes sous-unités de la chaîne respiratoire sont connus. Cependant, des mutations de ces gènes ont été rapportées à ce jour uniquement dans les déficits en complexes I, II et III de la chaîne respiratoire. D'autre part, des mutations de gènes d'assemblage du complexe IV et du complexe III viennent d'être identifiées (tableau 26-III). Il est probable que bien d'autres gènes nucléaires sont impliqués dans des déficits de la chaîne respiratoire, qu'il s'agisse de gènes codant des protéines impliquées dans l'assemblage et la biogenèse de la chaîne respiratoire, dans le métabolisme de l'ADNmt ou dans de nombreuses autres fonctions mitochondriales.

Le premier gène nucléaire retrouvé muté dans un déficit de la chaîne respiratoire est le gène codant la succinate déshydrogénase, sous-unité catalytique du complexe II, chez deux sœurs nées de parents consanguins et présentant un syndrome de Leigh [12]. Des mutations sur des gènes nucléaires codant des sous-unités du complexe I ont également été identifiées récemment et rendent compte environ de 20 % des déficits en complexe I [13, 14]. Les présentations cliniques sont neurologiques, le plus souvent avec un syndrome de Leigh, ou cardiologiques (myocardiopathie).

Tableau 26-III. Cytopathies mitochondriales liées à des mutations de gènes nucléaires

Complexe déficitaire		Nom du gène, localisation et fonction	Présentation clinique et nombre de patients mutés
Complexe I		*NDUFV1*, gène de structure du complexe I	Encéphalopathie + syndrome de Leigh, 5 patients
		NDUFS4, gène de structure	Syndrome de Leigh, 2 patients
		NDUFS8, gène de structure	Syndrome de Leigh, myocardiopathie, leucodystrophie, 1 patient
		NDUFS1, gène de structure	Syndrome de Leigh + leucodystrophie, 3 patients
		NDUFS7, gène de structure	Syndrome de Leigh, 2 patients
		NDUFS2, gène de structure	Myocardiopathie néonatale
		NDUFV2, gène de structure	Myocardiopathie néonatale
Complexe IV	Leigh	*SURF1*, gène d'assemblage du complexe IV	Syndrome de Leigh : > 50 patients Atrophie villositaire : 1 patient
	Autres	*SCO2*, gène d'assemblage	Myocardiopathie néonatale et syndrome de Leigh, 3 patients
		COX10, gène d'assemblage	Tubulopathie et leucodystrophie, 1 famille
		SCO1, gène d'assemblage	Acidose lactique néonatale et insuffisance hépatique, 1 famille
Complexe II		Flavoprotéine, protéine catalytique SDHb, c, d, protéines de structure	Syndrome de Leigh, 1 famille Paragangliome et autres tumeurs
Complexe III		*BCS1*, gène d'assembalge	Tubulopathie, atteinte hépatique, encéphalopathie, plusieurs familles
*Autres gènes nucléaires**			
Dystonie-surdité		DDP1 (TIM8), protéine d'import	*Human Deafness Dystonia* : progressive surdité, cécité corticale, retard psychomoteur, dystonie, dysphagie, paranoia, 1 famille
MNGIE		Thymidine phosphorylase	Syndrome MNGIE (*cf.* tableau 26-I), délétions multiples de l'ADNmt
Barth		Tafazzin	Myocardiopathie et neutropénie chez les garçons
Paraplégie		HSP60	Paraplégies spastiques
Paraplégie		Paraplégine	Paraplégie spastique de transmission autosomique autosomique récessive
POLG		Polymérase G	Infertilité masculine Ophtalmoplégie externe
Twinkle		Hélicase mitochondriale	Ophtalmoplégie externe
ANT1		*Adenine nucleotide translocator*	Ophtalmoplégie externe, délétions multiples
DGUOK		Déoxyguanosine kinase	Insuffisance hépatique par déplétion de l'ADNmt Retard mental
TK2		Thymidine kinase 2	Myopathie par déplétion de l'ADNmt
OPA1		*Dynamin-related* GTPase	Atrophie optique dominante

* La liste des gènes nucléaires impliqués dans des déficits de la chaîne respiratoire sera vite incomplète.

Des mutations sur quatre gènes d'assemblage du complexe IV ont été identifiées : *SURF1* [15], *COX10* [16], *SCO2* [17] et *SCO1* [18]. Le gène *SURF1* serait muté dans près de 50 % des syndromes de Leigh liés à un déficit en complexe IV. Le gène *COX10*, impliqué dans la farnésylation de l'hème, a été retrouvé muté dans une famille consanguine. La présentation clinique était celle d'un rachitisme vitamino-dépendant par tubulopathie dans la première année de vie puis d'une régression psychomotrice avec atteinte sévère de la substance blanche. Le gène *SCO2* a été retrouvé muté dans plusieurs familles non apparentées. Les patients présentaient tous une myocardiopathie précoce et un syndrome de Leigh. Enfin, le gène *SCO1* a été retrouvé muté chez quatre enfants d'une même famille présentant une insuffisance hépatocellulaire néonatale. Seule l'étude systématique de ces gènes dans tous les déficits en complexe IV, sans préjuger des présentations cliniques, pourra préciser l'éventuelle homogénéité clinique des cytopathies mitochondriales liées à un même gène. Cependant, des mutations du gène *SURF1* ont été retrouvées (rarement) pour d'autres présentations cliniques que le syndrome de Leigh.

Des mutations sur les gènes codant les protéines du complexe II ont été décrites dans des familles de paragangliomes de transmission autosomique dominante et d'autres tumeurs sporadiques ou de transmission dominante [19]. C'est la première fois qu'un déficit de la chaîne respiratoire est aussi directement impliqué dans une pathologie tumorale.

Des mutations sur le gène *BCS1L*, gène d'assemblage, ont été décrites chez des patients avec une présentation néonatale de tubulopathie proximale, cytolyse hépatique ou insuffisance hépatiqueet atteinte neurologique, rapportée à un déficit en C III.

D'autres gènes ont été décrits dans des déficits de la chaîne respiratoire et sont détaillés dans le tableau 26-III.

Maladies et déficits secondaires de la chaîne respiratoire mitochondriale

Enfin, il apparaît de plus en plus d'exemples montrant l'implication de la chaîne respiratoire dans certaines maladies génétiques. L'exemple le plus frappant est celui de l'ataxie de Friedreich, maladie autosomique récessive dont le gène a été identifié par clonage positionnel et qui code une protéine, la frataxine, dont la fonction était incomprise. Des travaux entrepris chez la levure et dans des homogénats de cœurs humains ont permis de montrer que la frataxine aurait un rôle dans le métabolisme du fer mitochondrial et que son absence conduit à un déficit de la chaîne respiratoire mitochondriale [20]. L'autre exemple est celui des déficits de synthèse des quinones entraînant un déficit de la chaîne respiratoire [21]. Ces deux déficits sont traitables par l'apport de quinones.

Corrélations génotype-phénotype ?

Aucune corrélation entre la clinique et les données moléculaires n'est possible. En effet, une même délétion de l'ADNmt peut donner des tableaux cliniques très différents (comme le syndrome de Kearns-Sayre et le syndrome de Pearson), ou bien un même tableau clinique peut être dû à plusieurs anomalies moléculaires. C'est le cas du syndrome de Leigh qui peut être rapporté à une mutation de l'ADNmt ou à une mutation de plusieurs gènes nucléaires (*SURF1*, *SDH*...), ou des associations diabète-surdité (mutations MELAS, délétion de l'ADNmt ou mutation de gènes nucléaires).

SIGNES BIOLOGIQUES

Les signes biologiques observés dans une cytopathie mitochondriale peuvent traduire l'atteinte d'un organe liée au déficit de la chaîne respiratoire mitochondriale, comme une tubulopathie ou une insuffisance hépatocellulaire. Aussi, lorsqu'une cytopathie mitochondriale est suspectée devant une ou plusieurs atteintes d'organe, le bilan d'investigation doit comporter l'exploration systématique des autres organes à la recherche d'une atteinte multiviscérale.

Le bilan biologique va également rechercher une acidose métabolique et une accumulation de substrats en amont de la chaîne respiratoire, tels que les intermédiaires du cycle de Krebs. L'acidose est due à l'accumulation d'équivalents réduits comme le NADH qui pousse à la transformation de l'acétoacétate en 3-hydroxybutyrate entraînant une élévation du rapport 3-hydroxybutyrate/acétoacétate dans la mitochondrie. De la même façon, dans le cytoplasme, la transformation du pyruvate en lactate est favorisée et le rapport lactate/pyruvate s'élève. Ceci est particulièrement vrai en période postprandiale quand l'oxydation des substrats glycolytiques conduit à une production accrue de pyruvate. On fait ainsi un dosage plasmatique des points redox (lactate, pyruvate, corps cétoniques, glycémie) avant et après plusieurs repas.

De façon similaire, le cycle de Krebs en amont de la chaîne respiratoire a une activité diminuée, conduisant à une accumulation des corps cétoniques après les repas alors que ceux-ci devraient normalement diminuer en période postprandiale sous l'action de l'insuline. On parle de cétogenèse paradoxale. Ces perturbations biochimiques qui doivent conduire à l'étude de la chaîne respiratoire mitochondriale peuvent cependant manquer et leur absence n'élimine en rien le diagnostic de cytopathie mitochondriale.

En l'absence de perturbation des points redox dans le plasma, on recherchera une hyperlactatorrachie, en particulier devant un tableau neurologique.

DIAGNOSTIC

L'investigation des maladies mitochondriales se fait à trois niveaux, métabolique, biochimique et génétique. L'investigation métabolique apporte des arguments en faveur ou non d'une cytopathie mitochondriale. Seules les investigations enzymatiques et moléculaires affirment le diagnostic.

Investigation enzymologique

Cette étude consiste à mesurer l'activité des cinq complexes multi-enzymatiques localisés dans la membrane interne de la mitochondrie : le complexe I (NADH-CoQ réductase), le complexe II (succinate-CoQ réductase), le complexe III (ubiquinone-cytochrome c réductase) et le complexe IV (cytochrome c oxydase), qui font intervenir des réactions d'oxydation qui aboutissent à une consommation d'oxygène, et le complexe V, ou ATPase, qui assure la synthèse de l'ATP à partir de l'ADP et du phosphate inorganique dans la matrice mitochondriale (fig. 26-1). Le diagnostic de cytopathie mitochondriale repose sur l'étude enzymatique des différents complexes de la chaîne respiratoire à partir de mitochondries isolées du ou des tissus atteints [6]. L'étude de la chaîne respiratoire mitochondriale se fait par des techniques de polarographie et de spectrophotométrie, à partir de mitochondries isolées de muscle, de lymphocytes entiers et de fibroblastes. Grâce à une miniaturisation poussée des techniques d'analyse, l'étude spectrophotométrique est également possible à partir de microbiopsies de tissus myocardique, hépatique, rénal et intestinal.

Polarographie

Les études polarographiques permettent de mesurer la consommation d'oxygène par des fractions enrichies en mitochondries à l'aide d'une électrode de Clark en présence de différents substrats (malate + pyruvate, malate + glutamate, succinate, palmitate...). Un déficit du complexe I se traduira par une oxydation diminuée du NADH, tandis que l'oxydation de substrats produisant du $FADH_2$ (succinate) sera normale. La situation opposée s'observera dans le cas d'un déficit du complexe II, alors qu'un déficit du complexe III ou du complexe IV affectera l'oxydation de tous les substrats. De façon similaire, dans le cas d'un déficit du complexe V, l'oxydation de tous les substrats, en présence d'ADP, sera déficitaire. Cependant, dans ce dernier cas, l'addition d'un agent découplant, tel que le cyanure de carbonyle m-chlorophénylhydrazone (m-Cl-CCP), stimulera fortement les oxydations, indiquant que la phosphorylation de l'ADP en ATP est l'étape limitante.

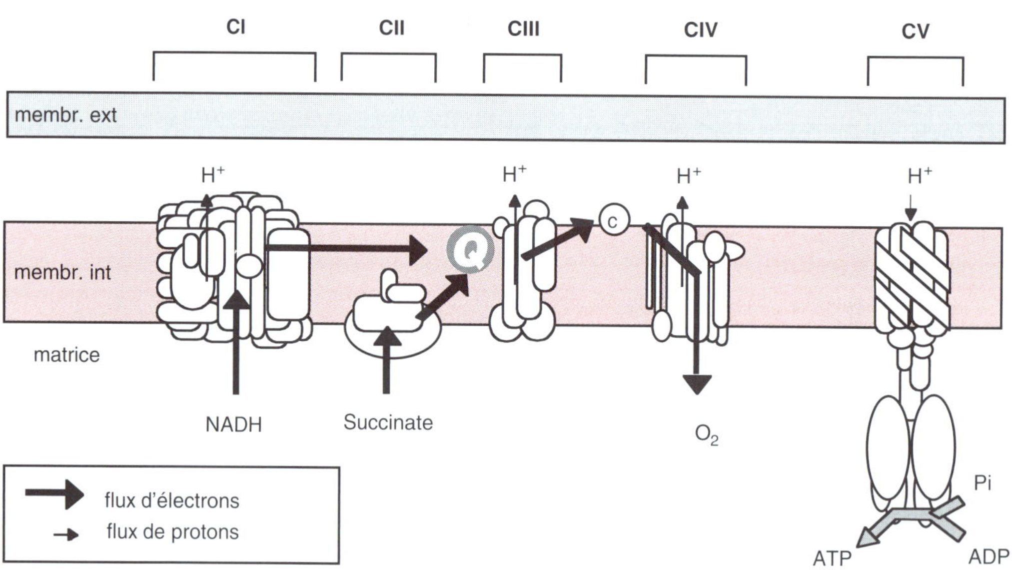

Fig. 26-1. La chaîne respiratoire mitochondriale.
CI, CII, CIII, CIV, CV : complexes I, II, III, IV et V. Q : ubiquinone.

Les études polarographiques permettent de détecter non seulement des déficits de la phosphorylation oxydative, mais aussi des déficits en pyruvate déshydrogénase, en enzymes du cycle de Krebs, des défauts des transporteurs, de cofacteurs d'oxydation (coenzyme A, NAD^+), puisque toutes ces anomalies conduisent également à une diminution de la production des équivalents réduits utilisés par la mitochondrie.

Une limite importante de cette méthode est la nécessité d'avoir du matériel frais (muscle, lymphocytes, fibroblastes), car les études polarographiques sont impossibles sur tissu congelé.

Spectrophotométrie

Les études spectrophotométriques permettent de mesurer les activités des complexes de la chaîne respiratoire seuls ou par groupe, en utilisant des donneurs ou des accepteurs d'électrons spécifiques. Dans ce cas, il n'est pas nécessaire d'isoler des mitochondries. En conséquence, la quantité de matériel nécessaire est beaucoup moins importante (10-20 mg) et peut être obtenue par biopsie à l'aiguille (foie, rein) ou même par biopsie endomyocardique [58]. Il est cependant indispensable que les prélèvements soient immédiatement congelés et maintenus en permanence dans l'azote liquide (ou, au pire, à – 80 °C), les enzymes de la chaîne respiratoire étant très rapidement dégradées au cours d'une mauvaise conservation.

L'expression des déficits de la chaîne respiratoire dans des cellules en culture est instable et les fibroblastes doivent être cultivés en présence d'uridine (200 µm) et de pyruvate de sodium (2,5 mM) [22].

Choix du tissu à étudier

Pour chaque malade, la question se pose de savoir quel tissu doit être étudié. *A priori*, il s'agit du tissu cliniquement atteint. Ainsi, si le tissu atteint est le muscle squelettique, l'étude enzymologique se fera sur une microbiopsie de deltoïde. Dans le cas où c'est le système hématopoïétique qui est affecté (syndrome de Pearson), la chaîne respiratoire sera étudiée sur les lymphocytes circulants. Des atteintes s'exprimant de façon prédominante dans le foie ou le cœur pourront être étudiées sur des biopsies hépatiques à l'aiguille ou des biopsies endomyocardiques. Cependant, quand des organes d'accès difficile sont touchés (cerveau, rétine, système endocrinien, muscle lisse), les investigations ne pourront se faire que sur des tissus périphériques (muscle squelettique, lymphocytes, fibroblastes en culture). Quel que soit l'organe atteint, il est essentiel de prélever une biopsie de peau des patients (même en *post mortem* immédiat) pour de futures investigations enzymologiques ou moléculaires sur fibroblastes en culture. En effet, de cette étude sur fibroblastes en culture dépendra la possibilité d'un futur diagnostic prénatal pour les grossesses suivantes. Il faut cependant rappeler que seulement la moitié des déficits s'expriment dans les fibroblastes.

Études histopathologiques et immunohistochimiques

La caractéristique histologique des myopathies mitochondriales est la présence de fibres rouges déchiquetées (*Ragged Red Fibers* ou RRF), mises en évidence par coloration au trichrome de Gomori qui montre l'accumulation de mitochondries anormales à la périphérie des fibres musculaires. Cependant, l'absence de RRF n'élimine pas le diagnostic. Par ailleurs, des études histoenzymologiques du tissu atteint au moyen d'anticorps contre des sous-unités de la succinate déshydrogénase ou de la cytochrome oxydase constituent un critère diagnostique de cytopathie mitochondriale plus fiable que la présence de RRF.

Imagerie par spectroscopie de résonance magnétique du muscle et du cerveau

La spectroscopie de résonance magnétique permet d'étudier *in vivo* le métabolisme énergétique dans le muscle et le cerveau. Le phosphate inorganique (Pi), la phosphacréatine (Pcr), l'adénosine mono-, di- ou triphosphate et le pH intracellulaire peuvent être suivis. Le rapport Pi/Pcr, le plus utilisé, est augmenté chez les patients. Ces anomalies deviennent un outil diagnostique et de suivi de l'évolution de la maladie mais ne sont pas spécifiques des déficits de la chaîne respiratoire [17].

ORIGINE GÉNÉTIQUE ET ÉTUDE MOLÉCULAIRE

Les différentes protéines de la chaîne respiratoire mitochondriale sont codées en partie par le génome mitochondrial et en partie par des gènes nucléaires ; un déficit de la phosphorylation oxydative peut avoir une origine soit mitochondriale [23] soit le plus souvent nucléaire [24].

Dans la plupart des cas, malheureusement, les études enzymologiques ne permettent pas de définir la sous-unité déficitaire dans ces grands complexes multiprotéiques et il est donc impossible de connaître l'origine génétique des déficits observés chez les malades.

La molécule d'ADNmt est circulaire, bicaténaire, très compacte, et elle possède son propre code génétique. Les gènes qui la composent sont sans intron : 13 gènes codant des protéines de la chaîne respiratoire, 22 gènes d'ARN de transfert et 2 gènes d'ARN ribosomaux. Avec le recul du temps, il apparaît que les mutations de l'ADNmt ne rendent compte que d'une fraction minoritaire des mitochondriopathies : pas plus de 20 % en moyenne. Lorsqu'une cytopathie mitochondriale est due à une mutation de l'ADNmt, la variabilité clinique est en partie liée au pourcentage de mitochondries anormales. En effet, chaque cellule humaine possédant de plusieurs dizaines à plusieurs milliers de mitochondries et chaque mitochondrie plusieurs copies d'ADNmt, une même cellule peut contenir à la fois des molécules normales et des molécules mutées : on parlera d'hétéroplasmie. Au cours des divisions cellulaires, les molécules mutées et normales sont distribuées au hasard dans les cellules filles et leur proportion peut être très variable d'une cellule à l'autre, d'un organe à l'autre, et peut varier également au cours du temps au sein d'un même organe : c'est la ségrégation mitotique. Le génotype d'une cytopathie mitochondriale liée à un défaut de l'ADNmt se définit, d'une part, par la présence de la mutation, d'autre part, par le pourcentage de molécules mutées dans un tissu. Ce pourcentage variant d'un tissu à l'autre et au cours du temps, l'hétéroplasmie est à la base de l'hétérogénéité clinique observée chez ces patients.

En pratique, seule la recherche des grandes délétions et des mutations les plus fréquentes de l'ADNmt, ainsi que l'étude de quelques gènes nucléaires déjà incriminés chez des patients (en fonction du déficit enzymatique) sont mises en œuvre dans les laboratoires de référence.

La recherche de mutations sur le génome nucléaire reste le plus souvent très difficile car on estime à environ 500 à 800 le nombre de gènes nucléaires impliqués dans le fonctionnement de la chaîne respiratoire mitochondriale. Cette recherche utilise les études de liaison génétique pour les rares familles informatives, et des études de complémentation fonctionnelle sur des cellules en culture.

TRAITEMENT

Il n'y a aucun traitement spécifique des déficits de la chaîne respiratoire à l'exception de l'ataxie de Friedreich et de déficits en quinone. Dans l'ataxie de Friedreich, l'administration d'idebenone (analogue des quinones) agit efficacement sur l'atteinte myocardique. Son action semble liée essentiellement au caractère antioxydant des quinones. Dans le déficit en quinone, l'administration orale de quinones constitue un traitement substitutif du déficit.

En dehors de ces deux cas, les traitements sont symptomatiques et ne modifient que très peu l'évolution de la maladie. Le traitement symptomatique consiste surtout à éviter certains médicaments connus pour avoir un effet délétère : valproate de sodium et barbituriques qui inhibent la chaîne respiratoire et ont entraîné une insuffisance hépatocellulaire dans certains déficits [66], les tétracyclines et le chloramphénicol qui inhibent la synthèse protéique mitochondriale. Les autres traitements symptomatiques comprennent l'administration de bicarbonate de sodium au cours des accès d'acidose lactique et, au long cours, si le taux plasmatique de bicarbonate est inférieur à 18 mmol/L, l'administration d'extraits pancréatiques, dans le cas d'insuffisance pancréatique externe, et des transfusions répétées, dans les cas d'anémie sévère et de thrombopénie.

Conseil génétique et diagnostic anténatal

La transmission de la maladie est maternelle dans les cas de mutations de l'ADNmt, le plus souvent sporadique dans les cas de délétion de l'ADNmt, ou mendélienne avec tous les modes de transmission (récessive le plus souvent, mais aussi dominante et liée à l'X) lorsque l'origine génétique est nucléaire.

La possibilité d'un diagnostic prénatal se présente uniquement pour des familles dans lesquelles le diagnostic de cytopathie mitochondriale a été formellement établi chez le cas-index, soit par mise en évidence d'un déficit enzymatique, soit par identification de la mutation en cause. Il reste cependant difficile, tant sur le plan biochimique que sur le plan moléculaire. La mesure des activités de la chaîne respiratoire se fait sur villosités choriales entre 9 à 11 SA et sur amniocytes en culture à 16 SA. Cependant, ces analyses ne sont faisables que dans la mesure où les fibroblastes du proposant expriment le déficit, ce qui est loin d'être toujours le cas. Un résultat positif révèle une récidive de la maladie. En revanche, un résultat normal n'exclut en aucun cas la possibilité d'une expression ultérieure du déficit au cours de la grossesse ou même en période postnatale. En effet, l'expression des gènes de la chaîne respiratoire et la demande énergétique au cours du développement fœtal sont encore inconnues. Un résultat normal ne peut être complètement rassurant et demande impérativement un contrôle ultérieur sur amniocytes.

Le diagnostic anténatal moléculaire concernait jusque-là les mutations de l'ADNmt puisque les mutations de gènes nucléaires étaient rares. Les remaniements de grande taille de l'ADNmt, délétions ou duplications partielles, sont le plus souvent sporadiques. Le conseil génétique peut donc être *a priori* rassurant, surtout si la mère n'a pas de remaniement de l'ADNmt. Il est cependant possible, essentiellement dans le but de rassurer la famille, de rechercher ce remaniement dans les villosités choriales du prochain fœtus. Les cas de transmissions maternelles ou autosomiques dominantes de délétions de l'ADNmt sont extrêmement rares mais possibles. En revanche, les mutations ponctuelles de l'ADNmt, transmises selon un mode maternel et, dans la grande majorité des cas, retrouvées chez les mères, sont presque toujours à l'état hétéroplasmique. Il est ainsi difficile de se prononcer dans ce type de diagnostic prénatal. En effet, la proportion de molécules d'ADNmt mutées dans les villosités choriales ne permet pas d'estimer sa proportion dans d'autres tissus fœtaux, ni son évolution au cours du développement embryonnaire. La présence de moins de 20 % ou la présence de plus de 80 % de molécules mutées chez le fœtus sont, respectivement, de bon et de mauvais pronostic. Des résultats intermédiaires sont extrêmement difficiles à interpréter.

Ce n'est que dans les cas où une mutation d'un gène nucléaire a été identifiée qu'il est possible de proposer un diagnostic prénatal moléculaire fiable, qui ne repose pas uniquement sur l'investigation enzymologique mal connue chez le fœtus, et qui n'est pas soumis à l'incertitude de l'hétéroplasmie comme c'est le cas pour les mutations de l'ADNmt.

RÉFÉRENCES BIBLIOGRAPHIQUES

[1] HATEFI Y. The mitochondrial electron transport and oxidative phosphorylation system. *Ann Rev Biochem*, 1985 ; 54 : 1015-1069.

[2] HAMMANS SR, MORGAN-HUGHES JA. Mitochondrial myopathies : clinical features, investigation, treatment and genetic counselling. *In :* SCHAPIRA AHV, DIMAURO S, eds. *Mitochondrial disorders in neurology*, 1994: 49-74.

[3] MUNNICH A, RUSTIN P Clinical spectrum and diagnosis of mitochondrial disorders. *Am J Med Genet*, 2001 ; 106 : 4-17.

[4] LARSSON NG, CLAYTON DA. Molecular genetic aspects of human mitochondrial disorders. *Annu Rev Genet*, 1995 ; 29 : 151-178.

[5] ROBINSON BH. Lactic acidemia. *In* : SCRIVER CR. *The metabolic bases of inherited disease*. New York, McGraw-Hill Inc, 1989 : 869-888.

[6] RUSTIN P, CHRETIEN D, BOURGERON T *et al.* Biochemical and molecular investigations in respiratory chain deficiencies. *Clin Chim Acta*, 1994 ; 228 : 35-51.

[7] PETERSON PL, MARTENS ME, LEE CP *et al.* Is Kearns-Sayre syndrome due to an enzyme deficiency of the mitochondrial respiratory chain ? *Neurology*, 1985 ; 35 : 96-99.

[8] ROTIG A, CORMIER V, BLANCHE S *et al.* Pearson's marrow-pancreas syndrome : a multisystem mitochondrial disorder in infancy. *J Clin Invest*, 1990 ; 86 : 1601-1608.

[9] WALLACE DC, SINGH G, LOTT MT *et al.* Mitochondrial DNA mutation associated with Leber's hereditary optic neuropathy. *Science*, 1988 ; 242 : 1427-1430.

[10] GOTO Y, NONAKA I, HORAI S. A mutation in the $tRNA^{Leu\ (UUR)}$ gene associated with the MELAS subgroup of mitochondrial encephalomyopathies. *Nature*, 1990 ; 348 : 651-653.

[11] BLANCHE S, TARDIEU M, RUSTIN P *et al.* Persistent mitochondrial dysfunction and perinatal exposure to antiretroviral nucleoside analogues. *Lancet*, 1999 ; 354 : 1084-1089.

[12] BOURGERON T, RUSTIN P, CHRETIEN D *et al.* Mutation of a nuclear succinate dehydrogenase gene results in mitochondrial respiratory chain deficiency. *Nat Genet*, 1995 ; 11 : 144-149.

[13] SCHUELKE M, SMEITINK J, MARIMAN E *et al.* Mutant NDUFV1 subunit of mitochondrial complex I causes leukodystrophy and myoclonic epilepsy. *Nat Genet*, 1999 ; 21 : 260-261.

[14] LOEFFEN J, SMEITINK J, TRIEPELS R *et al.* The first nuclear-encoded complex I mutation in a patient with Leigh syndrome. *Am J Hum Genet*, 1998 ; 63 : 1598-1608.

[15] TIRANTI V, HOERTNAGEL K, CARROZZO R *et al.* Mutations of SURF-1 in Leigh disease associated with cytochrome c oxidase deficiency. *Am J Hum Genet*, 1998 ; 63 : 1609-1621.

[16] VALNOT I, VON KLEIST-RETZOW JC, BARRIENTOS A *et al.* A mutation in the human heme A : farnesyltransferase gene (COX10) causes cytochrome c oxidase deficiency. *Hum Mol Genet*, 2000 ; 9 : 1245-1249.

[17] PAPADOPOULOU LC, SUE CM, DAVIDSON MM *et al.* Fatal cardioencephalomyopathy with COX deficiency and mutations in SCO2, a COX assembly gene. *Nat Genet*, 1999 ; 23 : 333-337.

[18] VALNOT I, OSMOND S, GIGAREL N *et al.* Mutations of the SCO1 Gene in mitochondrial cytochrome c oxidase deficiency with neonatal-onset hepatic failure and encephalopathy. *Am J Hum Genet*, 2000 ; 67 : 1104-1109.

[19] BAYSAL BE, FERRELL RE, WILLETT-BROZICK JE *et al.* Mutations in SDHD, a mitochondrial complex II gene, in hereditary paraganglioma. *Science*, 2000 ; 287 : 848-851.

[20] ROTIG A, DE LONLAY P, CHRETIEN D *et al.* Frataxin expansion causes aconitase and mitochondrial iron-sulfur protein deficiency in Friedreich ataxia. *Nat Genet*, 1997 ; 17 : 215-217.

[21] ROTIG A, APPELKVIST EL, GEROMEL V *et al.* Quinone-responsive multiple respiratory-chain dysfunction due to widespread coenzyme Q10 deficiency. *Lancet*, 2000 ; 356 : 391-395.

[22] GERARD B, BOURGERON T, CHRÉTIEN D *et al.* Uridine preserves the expression of respiratory enzyme deficiencies in cultured fibroblasts. *Eur J Pediatr*, 1992 ; 152 : 270.

[23] WALLACE DC. Diseases of the mitochondrial DNA. *Ann Rev Biochem*, 1992 ; 61 : 1175-1212.

[24] VON KLEIST-RETZOW JC, CORMIER-DAIRE V, DE LONLAY P *et al.* A high rate of parental consanguinity (20-30 %) in cytochrome oxidase deficiency. *Am J Hum Genet*, 1998 ; 63 : 428-435.

27

Déficience mentale : explorations visant au conseil génétique

- Épidémiologie, examen clinique et explorations dans les déficiences mentales
- Anomalies chromosomiques et déficience mentale
- Dysgonomies
- Phénomène d'empreinte génomique parentale
- Déficiences mentales héréditaires
- Fragilité du chromosome X
- Phénotypes comportementaux

L'exploration à visée étiologique d'une déficience mentale (DM retard mental) permet aussi d'en évaluer le pronostic, d'en adapter la prise en charge et de formuler le conseil génétique. Dans cette perspective, l'enquête anamnestique généalogique et l'examen clinique sont un passage obligé pour guider le choix des explorations complémentaires éventuelles.

DÉFINITIONS

La DM est définie par un déficit associé des aptitudes intellectuelles et des capacités d'adaptation.

Les aptitudes intellectuelles sont évaluées, chez l'enfant, sous la forme du quotient de développement ou QD : c'est le rapport entre l'âge d'un enfant normal manifestant les mêmes aptitudes et l'âge chronologique du sujet. Chez l'adulte, on a étendu la notion de QD sous forme de QI. Le QI moyen de la population est de 100. En admettant que la répartition des QI est continue et gaussienne (fig. 27-1), la déviation standard est de 15 points. On évoque ainsi une DM à partir de – 2 DS, donc en deçà d'un QI de 70. Une DM peut être profonde (QI < 25), sévère (QI = 25-40), moyenne ou modérée (QI = 40-55) ou légère (QI = 55-70) (fig. 27-2).

La prévalence de la DM est de l'ordre de 2 à 3 %.

À partir de trois ans, le QI est souvent évalué par les échelles de Wechsler. On doit distinguer le QI verbal, le QI de performances et le QI global. Quant aux facultés d'adaptation, (degré d'autonomie), elles sont plus efficacement évaluées dans le milieu environnant habituel, notamment par l'échelle de Vineland.

ÉPIDÉMIOLOGIE DES DÉFICIENCES MENTALES

La cause d'une DM est retrouvée dans 50 % des cas, environ, des formes modérées à profondes et dans 20 à 25 % des formes légères (tableau 27-I).

Tableau 27-I. Évaluation de la représentation en % des différents groupes de causes connues de déficience mentale dans une population de sujets institutionnalisés (population de QI < 50, Caroline du Sud, 1996)

Causes	< 20 ans	> 20 ans
Tri 21 et autres anomalies chromosomiques	10,5	15,1
Monogénique	09,6	06,3
Syndromes	02,6	01,5
Autres causes génétiques	00,9	01,2
Multifactoriel	03,0	00,9
Culturofamilial	05,4	02,9
Ischémie pré-, péri- ou postnatale	08,4	06,6
Infection pré-, péri- ou postnatale	07,2	07,6
Chimie pré-, péri- ou postnatale	02,4	01,2
Prématurité	09,4	02,4
Autres environnements	00,8	00,3
Inconnu	39,7	54,2

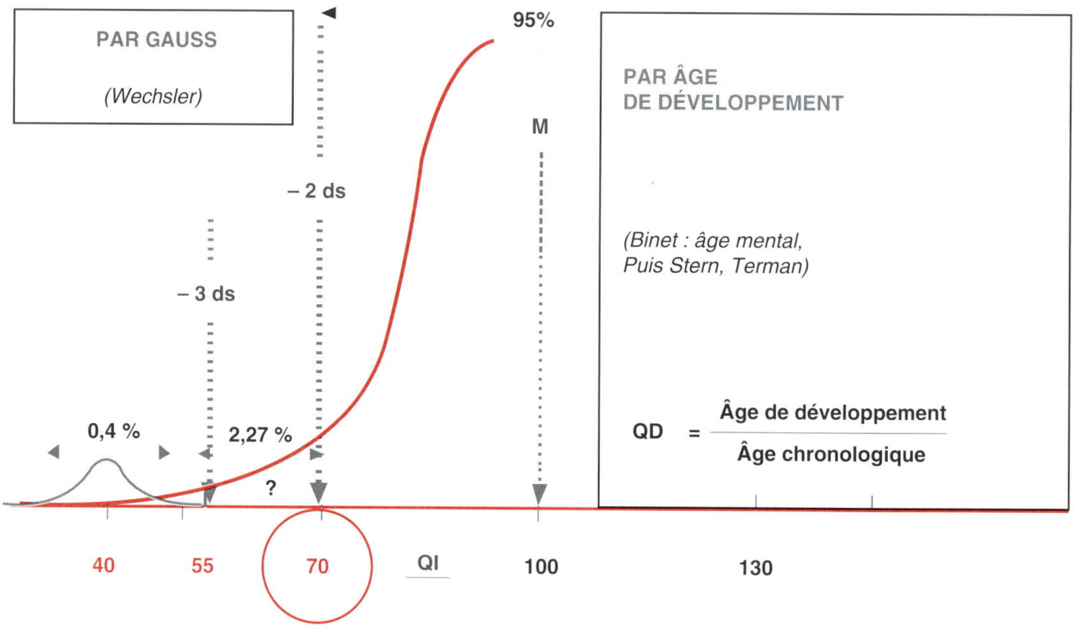

Fig. 27-1. Notions de QI et QD, correspondance avec une représentation gaussienne du QI.

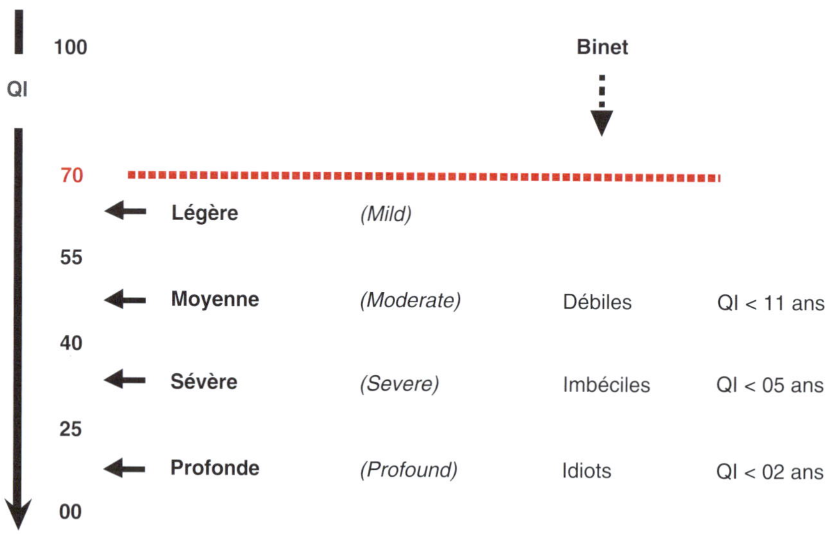

Fig. 27-2. Échelles de sévérité d'une déficience mentale. Correspondance avec l'évaluation du QI.

DM de cause environnementale

Parmi les causes *anténatales* de DM, les fœtopathies médicamenteuses sont rares et la liste des produits incriminés est restreinte. Toutefois, une DM avec microcéphalie peut être induite par l'existence, chez la mère, soit d'une épilepsie traitée (par la dépakine, en particulier), soit d'un éthylisme chronique, soit d'une phénylcétonurie (traitée puis oubliée, ou asymptomatique et méconnue) ; ces situations sont récurrentes dans 100 % des cas. Quant aux infections intra-utérines, elles semblent être actuellement responsables de 3 à 8 % des DM (toxoplasmose, CMV, rubéole, VIH).

Les causes *périnatales*, d'origine ischémique (souffrance fœtale), sont encore actuellement responsables de 5 % des DM, souvent dans un contexte de retard de croissance intra-utérin et/ou de prématurité.

Les causes *postnatales*, sont responsables de 3 à 15 % des DM, dont la moitié par traumatisme et un tiers par infection. Un environnement culturel défavorable est rarement la cause exclusive d'une DM.

Part de la génétique dans les causes des DM

La part de la génétique dans les causes de la DM est estimée à 30-40 % des DM de cause connue et à 10 % (7-15 %) de l'ensemble des DM.

- **Anomalies chromosomiques** (tableau 27-II)

▶ Anomalies chromosomiques autosomiques

La trisomie 21 (un enfant sur 700) est la plus fréquente des causes génétiques de DM (4-12 % des causes de DM et 22 % des causes connues) ; elle est responsable d'une DM moyenne-profonde à sévère (*cf.* chapitre 11). Elle est sporadique dans 98 % des cas.

Tableau 27-II. Anomalies chromosomiques responsables de déficience mentale dans une population de sujets institutionnalisés (Caroline du Sud, 1996) : répartition en pourcentage des différents types d'anomalies

Anomalies		%
de nombre	Trisomie 21	76
	Mosaïques de chromosomes surnuméraires	01
	Dysgonosomies	04
de structure	Délétions et microdélétions	08
	Duplications	02
	Translocations déséquilibrées	03
	Translocations et inversions équilibrées	03
	Autres	01
	Télomères	Pas étudié

Les autres trisomies autosomiques libres et complètes sont exceptionnellement viables, et il s'agit toujours de mosaïques (8, 13, 18) avec un clone pathologique faiblement représenté dans les leucocytes. Quant aux marqueurs surnuméraires, certains sont plus fréquents que d'autres tels que la tétrasomie 22q, la tétrasomie 18 p ou la tétrasomie 12p qui ne s'observe que dans les fibroblastes cutanés ; ils sont habituellement sporadiques. D'autres marqueurs, transmis de parent à enfant, ne sont pas pathogènes.

Quant aux anomalies déséquilibrées de la structure des autosomes, qui engendrent une trisomie et/ou une monosomie partielle(s) et qui ne représentent qu'une faible part des causes de DM, elles ont globalement un risque élevé de récurrence puisqu'elles résultent une fois sur deux d'un remaniement équilibré parental.

▶ Microremaniements chromosomiques

Les techniques cytogénétiques de haute résolution et la FISH permettent de confirmer des diagnostics cliniques que la cytogénétique classique ne corroborait pas, comme la délétion 4p– (syndrome de Wolf-Hirschhorn), par exemple. Elles permettent aussi le diagnostic de certaines pathologies syndromiques où le caryotype classique est toujours normal, comme le syndrome de Williams, par exemple.

Le tableau clinique du *syndrome de Williams* comporte :

- une déficience mentale cognitive de sévérité prononcée dont le diagnostic est souvent retardé par la bonne qualité des performances verbales et l'aisance sociale paradoxale ;
- une dysmorphie du visage, très évocatrice, mais plus franche entre un an et demi et huit ans.

Le diagnostic est souvent porté par les cardiologues devant une sténose aortique ou supra-valvulaire, ou une réduction de calibre des branches de l'artère pulmonaire. L'hypercalcémie et la raucité de la voix sont plus contingentes. Le diagnostic est confirmé par la mise en évidence par FISH d'une microdélétion moléculaire du bras long du chromosome 7. Le territoire correspondant contient le gène de l'élastine dont l'haplo-insuffisance pourrait expliquer certains aspects de la dysmorphie et les manifestations cardiovasculaires. Cette pathologie est presque toujours sporadique. Il n'a pas été décrit de translocations chez les parents.

Enfin, on objective entre 10 et 30 % de microremaniements subtélomériques dans des séries de DM inexpliquées qui sont toutefois souvent associées à une dysmorphie du visage et/ou des extrémités. Certaines extrémités chromosomiques semblent plus souvent impliquées (1q, 1p, 2q).

▶ Dysgonosomies

La part des dysgonosomies dans l'ensemble des causes des DM est vraisemblablement faible (*cf.* chapitre 13) mais elle n'est pas nulle.

• Pathologies liées à l'empreinte parentale, exemple des syndromes de Prader-Willi et d'Angelman

▶ Mécanisme

Du territoire impliqué dans le syndrome de Prader-Willi, le plus centromérique, le sujet sain n'exprime que l'exemplaire copié sur le 15 paternel, l'autre étant inactivé. Un syndrome de Prader-Willi se produit s'il n'existe aucun exemplaire paternel des gènes correspondants. Ceci résulte le plus souvent :

- d'une délétion régionale de l'exemplaire paternel ;
- ou de l'existence exclusive de deux exemplaires maternels (disomie uniparentale maternelle), identiques ou différents, sans exemplaire paternel.

Les situations de récurrence familiale sont très rares et résultent habituellement d'une translocation parentale.

Du territoire impliqué dans le syndrome d'Angelman, le plus télomérique, le sujet sain n'exprime que l'exemplaire copié d'un 15 maternel, l'autre étant inactivé. Un syndrome d'Angelman se produit s'il n'existe aucun exemplaire maternel du gène correspondant, ce qui résulte le plus souvent :

- d'une délétion régionale de l'exemplaire maternel ;
- ou de l'existence exclusive de deux exemplaires paternels (disomie uniparentale paternelle), identiques ou différents, sans exemplaire maternel ;
- plus rarement, d'une mutation ponctuelle du gène *UBE3A* ; cette dernière situation est responsable de formes moins sévères, plus difficiles à diagnostiquer et susceptibles de récurrence intrafratrie.

Dans certains territoires du génome, l'allèle provenant d'un parent précis (père ou mère, selon la région considérée) est constamment méthylé et inactivé, et seul l'allèle provenant de l'autre parent est exprimé : l'absence ou l'inactivation de ce dernier allèle occasionnent un tableau clinique sévère comportant une DM. Une faible proportion de ces situations est héréditaire.

Les deux territoires génétiques qui sont respectivement en cause dans ces deux pathologies sont contigus et situés sur la région proximale du bras long du chromosome 15 (15q11q12). Celle-ci est soumise à empreinte parentale : à l'état normal, c'est l'exemplaire maternel du « territoire Angelman » qui est exprimé, et c'est l'exemplaire paternel pour le « territoire Prader-Willi ». D'autres territoires du génome sont soumis à l'empreinte parentale (*cf.* chapitre 7) et leurs anomalies expliquent d'autres situations de DM.

▶ Clinique

Le syndrome de Prader-Willi évolue en deux temps et c'est l'histoire naturelle qui en fait le diagnostic. Une première phase est responsable d'une hypoactivité intra-utérine et d'un hydramnios (par défaut de succion-déglutition fœtale), puis d'une grande hypotonie néonatale et de difficultés alimentaires sévères, qui nécessitent souvent un gavage pendant plusieurs mois. Vers le début de la deuxième année, apparaît une infiltration élastique des tissus sous-cutanés qui évolue vers une obésité progressive souvent très sévère associée à une boulimie très difficile à contrôler. Il y a un hypogénitalisme chez les garçons et une hypoplasie des grandes lèvres chez les filles. La croissance staturale est insuffisante et les extrémités sont souvent petites. L'intelligence est souvent diminuée (légèrement à modérément). Assez fréquemment, les cheveux sont blonds et les yeux et la peau assez clairs. L'aspect du visage est reconnaissable.

Le syndrome d'Angelman est caractérisé par l'association très évocatrice d'un retard des acquisitions souvent sévère avec une relative indifférence au monde extérieur, de sourires ou de rires immotivés et paradoxaux, et d'une ataxie lentement progressive et très préoccupante. La dyspraxie buccofaciale et la propulsion répétée de la langue sur les dents expliquent la constitution différée d'un prognathisme. La peau, la rétine et l'iris sont souvent clairs. L'EEG est caractéristique.

• Génopathies

▶ Génopathies récessives autosomiques

Un grand nombre de tableaux cliniques syndromiques sont en rapport avec des génopathies autosomiques récessives. Malgré la relative rareté individuelle de chaque syndrome, leur grand nombre (la liste s'accroît chaque semaine) et leur risque de récurrence élevé (25 %) font de leur recherche une obligation pour le conseil génétique d'une DM.

La récessivité autosomique est aussi le mode d'expression de certaines microcéphalies sévères (microcéphalies vera) ainsi que de nombreuses maladies héréditaires du métabolisme des lysosomes (mucopolysaccharidoses, oligosaccharidoses, gangliosidoses), de la plupart des aminoacidopathies (phénylcétonurie), des maladies des peroxysomes, des leucodystrophies et de diverses pathologies dégénératives du système nerveux central de l'enfant.

En revanche, les DM isolées correspondent rarement à des génopathies autosomiques récessives.

▶ Génopathies autosomiques dominantes

L'existence d'une DM associée peut retarder le diagnostic de certaines génopathies autosomiques dominantes où elle est inconstante, comme la dystrophie musculaire myotonique de Steinert, l'holoprosencéphalie ou la sclérose tubéreuse de Bourneville.

D'autre part, il existe des situations de DM autosomiques dominantes isolées ou associées à une microcéphalie modérée de – 2 à – 5 DS.

▶ Génopathies liées au sexe

Les DM liées au sexe sont les plus fréquentes des causes héréditaires de DM. Elles sont responsables de DM de garçons mais aussi de filles.

Garçons atteints de DM liée au sexe

Les DM liées au sexe touchent un garçon sur 700 environ, soit autant que la trisomie 21 (fig. 27-3). C'est ce qui explique que la DM soit de 25 % à 40 % plus fréquente chez les garçons.

Le syndrome de l'X fragile (FRAXA) est la plus connue des formes de DM liées au sexe. Elle a une prévalence de un pour 3 500 garçons. Elle est nommée « X fragile » parce que la portion terminale du bras long du chromosome X des sujets atteints se détache sur 10 à 40 % des métaphases lors de l'étude du caryotype : c'est le site fragile FRAXA du chromosome X qui est situé en Xq27.3 ; la rupture est favorisée par la culture préalable des cellules en milieu appauvri en acide folique. Le tableau physique est peu spécifique lors des premières années : toutefois, le diagnostic peut être déjà évoqué devant la grande pauvreté du langage parlé contrastant avec la bonne qualité de la communication gestuelle, l'écholalie et les répétitions de syllabes, la jovialité et l'hyperactivité. Ce n'est qu'au cours de la deuxième enfance et de l'adolescence que se dessine progressivement le visage allongé au menton long et marqué, la macrocéphalie (inconstante) et l'aspect de pavillons auriculaires longs et décollés. À la puberté apparaît la macro-orchidie caractéristique qui confirme le diagnostic. La croissance en taille est volontiers un peu excessive.

À côté du syndrome de l'X fragile il existe d'autres formes de DM liées au sexe qui sont, comme lui, dites « spécifiques » en raison des signes morphologiques ou neurologiques qui sont associés à la DM. On en a décrit près de 60 types différents — tous très rares — parmi lesquels 19 gènes seulement ont été isolés à ce jour (fig. 27-4) ; il a été décrit plusieurs situations d'allélisme.

Enfin, et surtout, il existe des DM liées à l'X « non spécifiques » qui sont nommées ainsi parce que la DM y est cliniquement isolée. Elles sont les plus fréquentes et pourraient être à l'origine de deux tiers des cas de DM liée au sexe. Cette fréquence élevée, la forte hétérogénéité génétique de ce groupe, le caractère non spécifique de la DM qui empêche actuellement de les distinguer entre elles, et l'hétérogénéité clinique intrafamiliale habituelle font de cet ensemble pathologique un sujet de préoccupation médico-sociale important. Il existe vraisemblablement entre 10 et 30 gènes différents ; les six qui ont été isolés à ce jour ne sont peut-être pas le plus souvent en cause (fig. 27-5).

Filles atteintes de DM liée au sexe

Chez les femmes, une DM peut être l'expression d'un état de conductrice pour une DM liée au sexe : ces

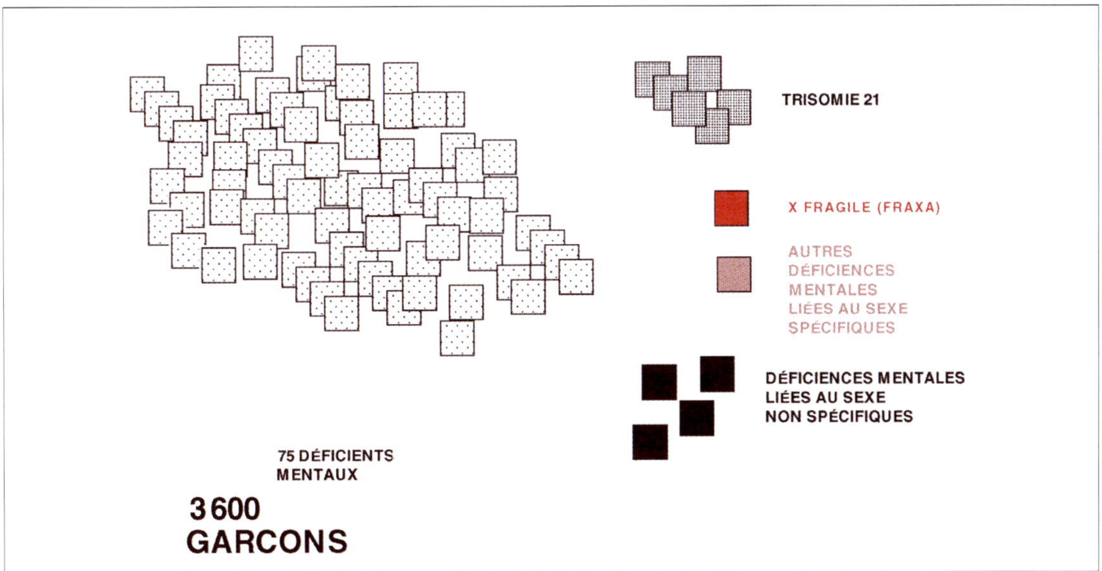

Fig. 27-3. **Les déficiences mentales des garçons : place des déficiences mentales liées au sexe, non spécifiques et spécifiques.** Chaque carré représente un garçon retardé issu d'une population de 3 600 garçons.

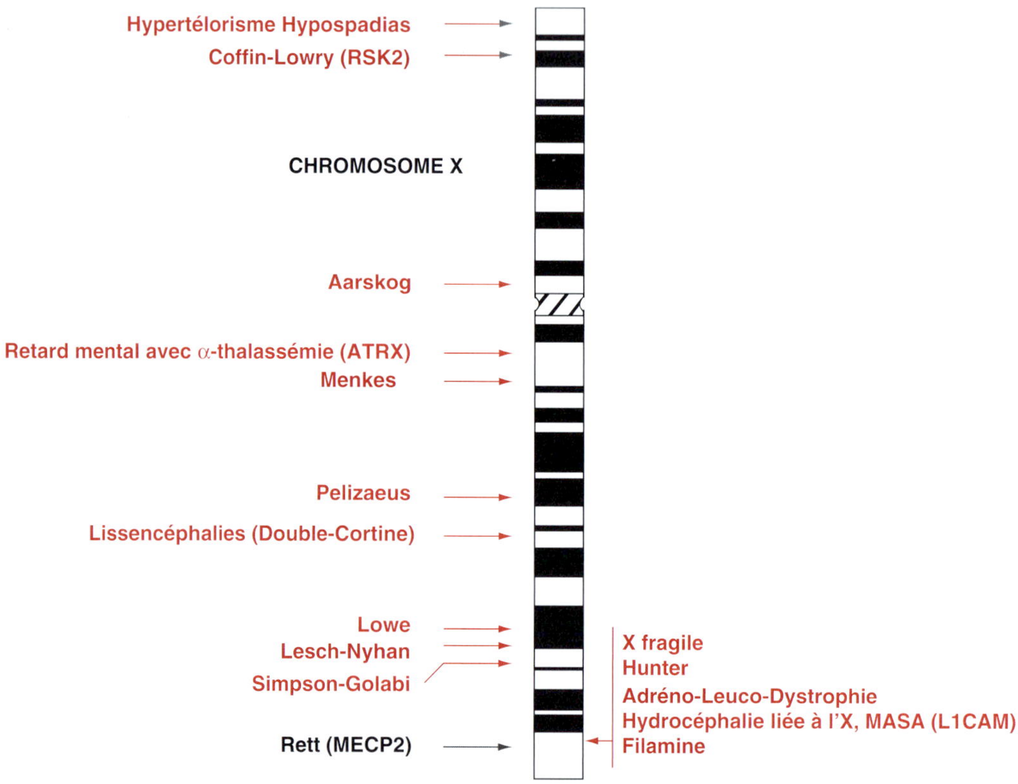

Fig. 27-4. Déficiences mentales liées au sexe spécifiques : localisation des gènes identifiés.
Plusieurs gènes de déficience mentale spécifique liée au sexe ont pu être localisés grâce au caractère spécifique lui-même, qui a permis l'adjonction des données de plusieurs familles dans une même étude de liaison. Ensuite, les gènes correspondants ont pu être isolés grâce à l'observation de (très rares) sujets transloqués équilibrés, porteurs du phénotype.

pathologies participent de l'étiologie de la DM chez les filles (fig. 27-6).

C'est le cas pour 50 % des conductrices de FRAXA porteuses d'une mutation complète méthylée. C'est aussi le cas pour certaines pathologies spécifiques dont toutes les conductrices sont retardées et pour d'autres pathologies dont seulement certaines conductrices sont retardées : ce phénomène peut résulter de variations aléatoires de l'inactivation ou de particularités de celle-ci induites par l'existence de la mutation. Notons qu'à l'opposé, les conductrices du syndrome ATRX ne sont jamais retardées et expriment exclusivement l'X sain.

■ *Dominance liée a l'X*

Les exemples du syndrome de Rett et de l'incontinentia pigmenti de type 2 sont résumés dans la figure 27-7.

■ *Déterminisme multifactoriel*

Dans certaines familles, un déterminisme multifactoriel est en cause, résultant, par exemple, de l'union d'une conductrice symptomatique de DM liée au sexe et d'un homme porteur d'une DM autosomique dominante. Ces situations sont loin d'être exceptionnelles et s'aggravent avec les générations successives.

Mécanismes impliqués dans les retards mentaux d'origine génétique

Les retards mentaux d'origine génétique résultent de mécanismes très divers (tableau 27-III).

Aucun des gènes connus à ce jour n'est à proprement parler un gène de l'intelligence ; certains d'entre eux n'ont même pas d'expression cérébrale élective (FRAXA). D'autres ne sont pas exprimés du tout dans le cerveau (*PCU*).

Déficiences mentales orphelines

Parmi les 30-40 % de retards mentaux non expliqués (fig. 27-8), certains tableaux cliniques font présumer très fortement une origine génétique, malgré l'absence de récurrence familiale et le résultat normal des explorations complémentaires. Ce sont les candidats à des études télomériques, par exemple.

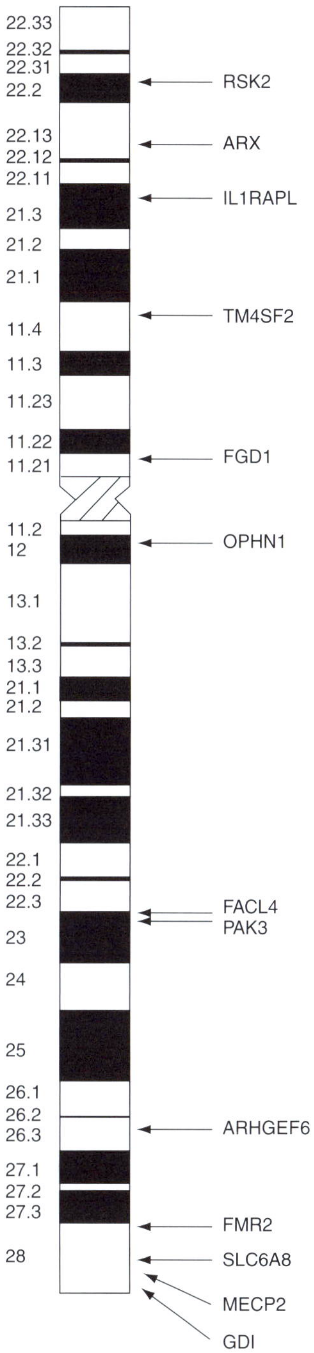

Fig. 27-5. Déficiences mentales liées au sexe non spécifiques : localisation des gènes identifiés.
Les déficiences mentales non spécifiques liées au sexe sont beaucoup plus souvent en cause que les formes spécifiques. Ce caractère non spécifique empêche l'adjonction des données de plusieurs familles dans une même étude de liaison. Quatorze gènes ont été identifiés à ce jour ; cependant, des mutations dans ces gènes n'expliquent pas plus de 20 % des situations de récurrence familiale observées : il subsiste donc plusieurs gènes à découvrir.

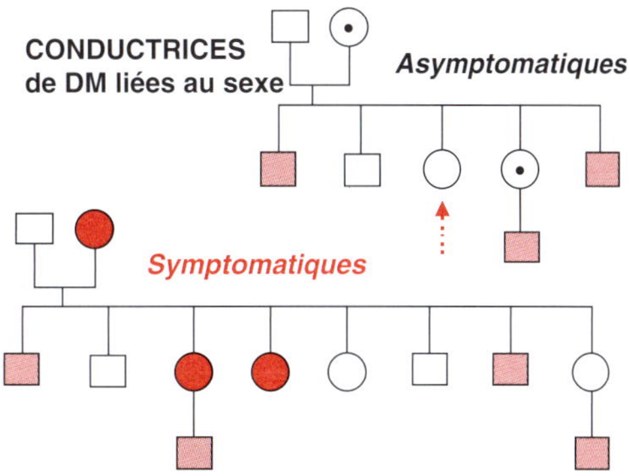

Fig. 27-6. Déficiences mentales liées au sexe : conductrices symptomatiques et asymptomatiques.
Selon les familles (et le gène en cause), une déficience mentale légère à modérée peut être observée chez toutes les conductrices, seulement certaines d'entre elles, ou chez aucune.
Une déficience mentale légère chez la mère d'un garçon retardé et non dysmorphique doit faire suspecter la responsabilité d'une déficience mentale liée au sexe dont cette femme serait conductrice.

Tableau 27-III. Exemples de mécanismes de déficiences mentales d'origine génétique

Prénatal	
Multiplication cellulaire insuffisante	Microcéphalie récessive
Migration neuronale anormale : Troubles de la gyration	
Adhésion cellulaire anormale	Gène *L1*
Anomalie de la différenciation cellulaire	
Myélinisation imparfaite	
Malformation	Holoprosencéphalie
Anomalie d'un transporteur de cofacteur	M. de Menkes
Accumulation de produits, de déchets	Surcharge/maladies lysosomales
Finition des protéines insuffisante	*CDG*
Communication interneuronale anormale	*MAOA*
Filaments d'actine	
Postnatal	
Intoxication	Phénylcétonurie

Beaucoup d'autres situations, cependant, correspondent à des retards mentaux non spécifiques et sans histoire évocatrice ni récurrence familiale. Ils sont plus fréquents chez les garçons. Il n'est pas exclu que des

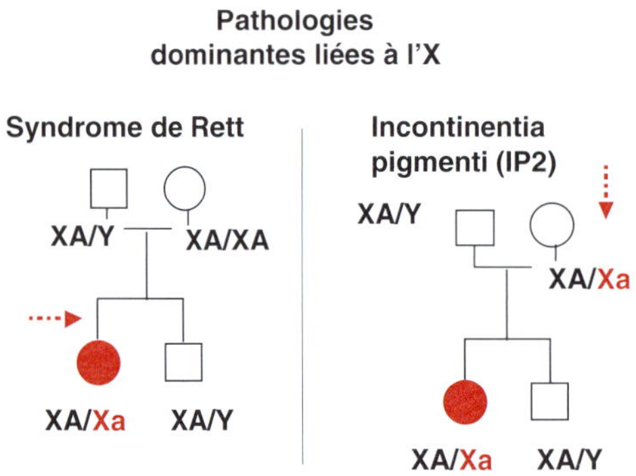

Fig. 27-7. Pathologies dominantes liées à l'X génératrices de déficience mentale chez des sujets de sexe féminin.
Exemple du syndrome de Rett (mutation nouvelle) et de l'incontinentia pigmenti de type 2 (mutation héritée).

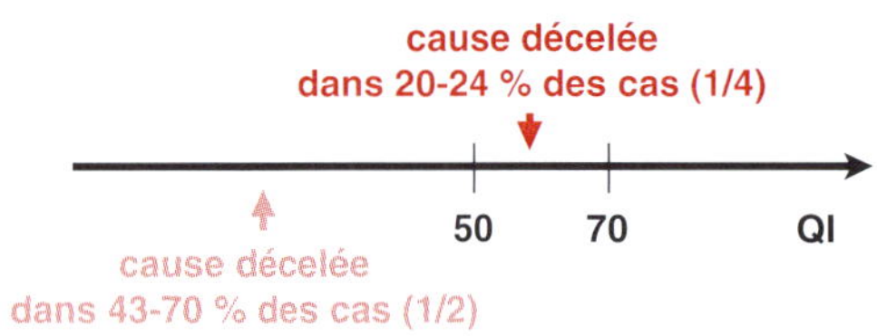

Fig. 27-8. Déficiences mentales : pourcentage de causes décelées selon l'intensité du handicap.
Dans les déficiences mentales moyennes à sévères, la cause est décelée une fois sur deux ; dans les formes légères, les plus fréquentes, elle ne l'est qu'une fois sur quatre.

mutations de gènes de DM liées au sexe soient en cause, soit survenues *de novo*, soit transmises mais sans récurrence familiale déclarée (mère première conductrice ou familles de faible effectif) (fig. 27-9).

EXPLORATION D'UNE DÉFICIENCE MENTALE EN VUE DU CONSEIL GÉNÉTIQUE

Enquête portant sur l'histoire naturelle prénatale

• Début prénatal

Le début prénatal de la pathologie est évoqué rétrospectivement :

- soit sur l'historique (notion d'un hydramnios par défaut de succion-déglutition du liquide amniotique, de mouvements actifs fœtaux faibles et rares, d'une épaisseur exagérée de la peau de la nuque à l'échographie) ;
- soit en raison de la coexistence de malformations, ou d'une dysmorphie, d'un tableau neurologique néonatal sévère non expliqué par les circonstances de l'accouchement, d'une microcéphalie, d'un retard de croissance intra-utérin ou de signes physiques directement suggestifs d'une pathologie génétique (*cf. supra* et *infra*). Une grande proportion des DM d'origine génétique ont une histoire ou des stigmates de pathologie anténatale.

• Chez la mère

Il faut chercher une épilepsie traitée et un éthylisme chronique, et doser la phénylalanine sur un buvard de dépistage néonatal si l'enfant a une microcéphalie non expliquée.

• Dans l'histoire de la grossesse et de la naissance

Il convient de ne retenir la responsabilité d'une ischémie cérébrale pré- ou périnatale pour expliquer une DM qu'à partir d'arguments de certitude : histoire indiscutable, signes cliniques « lésionnels », imagerie convaincante. D'autre part, une souffrance fœtale inexpliquée doit faire suspecter une vulnérabilité cérébrale préexistante qui peut être d'origine génétique.

Enquête portant sur l'histoire naturelle postnatale

• Hypotonie néonatale

Elle est toujours suspecte d'être de nature génétique, si elle n'est pas pharmacologique.

• Comitialité

La comitialité non lésionnelle, surtout si elle est réfractaire, est fréquemment d'origine génétique : 4-7 % des DM légères, 20-32 % des DM sévères. *Cf.* ARX et Hypsarythmie, anneau du chromosome 20 (20r).

• Progressivité

Une évolution progressive est évocatrice d'un mécanisme dégénératif qui est presque toujours d'origine génétique : elle peut être suspectée devant une perte d'acquisitions et/ou devant l'apparition différée de signes neurologiques objectifs, d'une comitialité, d'une cécité, d'une surdité ou d'une micro- ou macrocéphalie. Dans ce groupe, une mucopolysaccharidose est évoquée devant diverses associations de : macrocéphalie, épaississement cutané, limitation des jeux articulaires, macroglossie, macrosplanchnie, alourdissement des traits, déformations métaphyso-épiphysaires.

• Comportement

Un comportement particulier caractérise certaines DM d'origine génétique (habituellement non récurrentes) (tableau 27-IV).

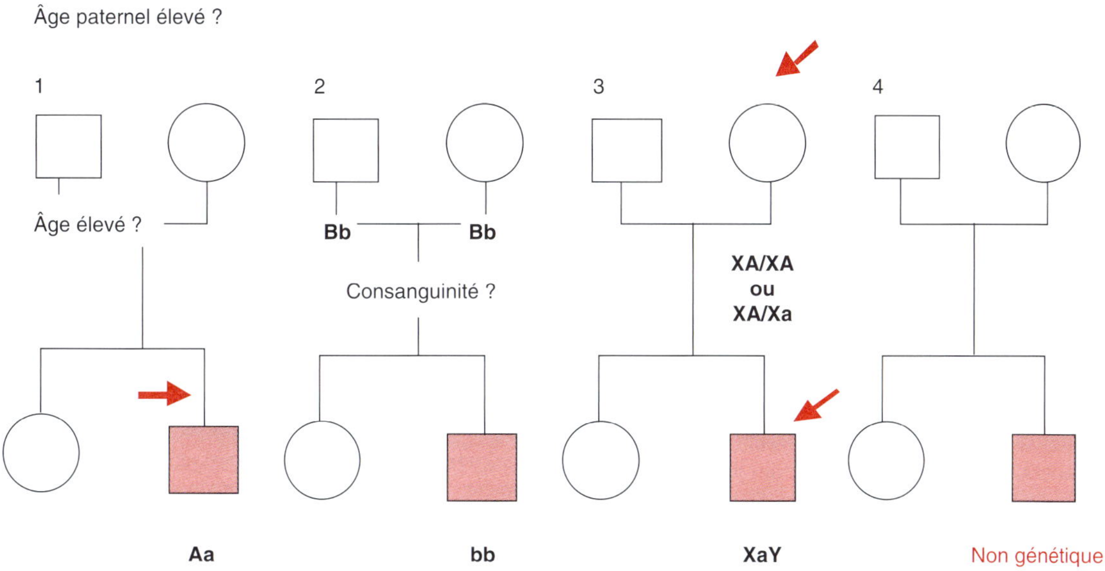

Fig. 27-9. **Déficience mentale sporadique chez un garçon à caryotype normal : causes possibles.**
Une déficience mentale non expliquée d'un garçon au caryotype normal peut traduire : (1) une mutation dominante (éventuellement favorisée par un âge paternel élevé), sans risque de récurrence pour la grossesse suivante ; (2) un état homozygote pour une génopathie autosomique récessive (éventuellement favorisée par une consanguinité parentale), avec un risque de récurrence de 25 % pour la grossesse suivante ; (3) un état hémizygote pour une génopathie liée au sexe, la mère pouvant être non conductrice ou conductrice (cette dernière situation pouvant être favorisée par un âge grand-paternel élevé) ; (4) une cause non génétique. À ce jour, il est très fréquent de ne pas pouvoir trancher entre ces quatre mécanismes dont on ne connaît pas les proportions respectives, ce qui rend le conseil génétique presque impossible.

Tableau 27-IV. **Exemples de symptômes comportementaux associés à une déficience mentale qui orientent vers une cause précise**

Symptôme comportemental	Pathologie
Boulimie secondaire	Syndrome de Prader et Willi (15q11.2)
Rires immotivés et ataxie	Syndrome d'Angelman (15q11.2)
Langage pauvre et jovialité chez un garçon	X fragile FRAXA (Xq27.3)
Perte de l'usage des mains chez une fille	Syndrome de Rett
Troubles du sommeil et agressivité	Syndrome de Smith-Magenis (del17p)
Aisance sociale paradoxale	Syndrome de Williams (del7q11.2)

• Troubles de la communication

Ces troubles sont observés dans 5-20 % des DM. En revanche, le symptôme « autisme », qui est très fréquemment associé à une DM, ne constitue pas, à ce jour, une piste étiologique en lui-même.

Signes cliniques associés à la déficience mentale

Un examen clinique complet très soigneux de tous les appareils est indispensable. Il est indispensable d'examiner soi-même le (le cas échéant, les) sujet(s) atteint(s).

• Signes physiques

La mise en évidence d'un tableau physique particulier constitue assez fréquemment le seul moyen de diagnostiquer une génopathie autosomique récessive ou de poser l'indication d'une étude en FISH d'un territoire chromosomique précis.

Par exemple, une DM peut révéler certaines génopathies autosomiques dominantes transmissibles dont les manifestations cutanées sont mieux connues : taches café au lait et/ou neurofibromes cutanés dans la maladie de Recklinghausen, taches cutanées achromiques et/ou nodules de Koenen ou pseudo-acnée dans la sclérose tubéreuse de Bourneville.

D'autres anomalies cutanéo-phanériennes sont très spécifiques, mais de pathologies plus rares : capiton des paumes et des plantes dans la trisomie 8, hypochromie cutanée et irienne dans le syndrome d'Angelman, anomalies morphologiques dentaires et cataracte congénitale dans le syndrome de Nance-Horan, petits ongles et cheveux rares dans le syndrome de Coffin-Siris.

Outre la mesure systématique du périmètre crânien, l'examen neurologique doit chercher une aphasie, une diminution de la force musculaire, des rétractions musculotendineuses et, surtout, des signes neurologiques focaux — en particuliers pyramidaux — évocateurs d'un processus anoxique.

Il faut savoir chercher une dystrophie musculaire de Duchenne derrière une DM d'un jeune garçon (la maladie musculaire s'associe en effet fréquemment à des troubles cognitifs) ou une maladie de Steinert, parfois difficile à objectiver cliniquement chez un adulte dont le QI est limite.

Par ailleurs, une macrocéphalie sans hydrocéphalie est, à elle seule, très suggestive d'une origine génétique (X fragile, neurofibromatose de Recklinghausen, nævomatose basocellulaire, maladies de surcharge, syndrome de Sotos, syndrome de B. Riley).

Une malformation cardiaque conotroncale associée à une DM doit faire chercher une délétion du 22q11.2, même en l'absence de signes de syndrome de DiGeorge ; une sténose d'un gros tronc de la base suggère un syndrome de Williams.

Enfin, même en l'absence d'un diagnostic étiologique précis, certains signes physiques évoquent fortement une pathologie génétique s'ils n'existent que chez le sujet DM et pas chez les apparentés sains. Des exemples en sont donnés dans le tableau 27-V.

Tableau 27-V. Exemples de symptômes physiques qui, associés à une déficience mentale, évoquent très fortement la responsabilité d'une cause génétique

Un retard statural persistant de plus de 3 DS/âge
Un pli palmaire transverse unique (uni- ou bilatéral)
Une microcéphalie importante et/ou progressive
Une anomalie squelettique systématisée d'un ou plusieurs rayons
Une dysmorphie des extrémités ou du visage
Une hyperextensibilité cutanée et/ou une hyperlaxité articulaire
Des taches cutanées, une dysplasie cutanée ou phanérienne

- **Signes d'apparition différée**

Outre les maladies dégénératives ou de surcharge, d'autres causes de déficience mentale font la preuve de leur nature génétique par l'apparition secondaire d'un symptôme caractéristique, ce qui justifie de répéter annuellement les examens cliniques d'un sujet DM sans diagnostic étiologique : C'est le cas, par exemple, de la macro-orchidie péripubertaire du FRAXA, des manifestations cutanées des phacomatoses et, surtout, de la dysmorphie de nombreux syndromes qui n'est souvent évidente que dans une tranche d'âge donnée.

- **Examen comparatif enfant-apparentés**

Une dysmorphie du visage constitue l'élément essentiel — voire exclusif — de très nombreux tableaux syndromiques : sa recherche permet de poser le diagnostic de nombreuses génopathies autosomiques, récurrentes ou non, et d'étayer ainsi le conseil génétique ou d'orienter le choix des études cytogénétiques ou moléculaires.

Certes, on peut reconnaître très vite la dysmorphie caractéristique d'une pathologie donnée si l'on en a une expérience personnelle (air de famille).

À défaut de diagnostic immédiat, la comparaison avec le visage des parents et des germains peut permettre, dans un premier temps, de suggérer ou de valider une impression de « dysmorphie » (intérêt des photos prises au même âge) parce que ce caractère n'est pas familial, ou retrouvé seulement chez les sujets atteints de la famille.

À l'opposé, dans d'autres situations, un certain caractère est retrouvé à la fois chez l'enfant et chez l'un de ses apparentés (petite ou grande taille, micro- ou macrocéphalie, dysmorphie du visage ou des extrémités). Cela peut signifier soit que ce caractère est indépendant de la pathologie, soit que les apparentés qui le portent — jugés sains jusque-là — ont une forme atténuée et ignorée de cette même maladie (souvent, alors, une génopathie autosomique dominante ou liée au sexe).

L'étude des dermatoglyphes peut aider au diagnostic étiologique d'une DM, soit si l'on observe des aspects spécifiques d'une pathologie donnée, soit s'il existe une différence enfant-parents qui suggère une anomalie du développement embryonnaire (syndrome de Kabuki).

Histoire familiale

- **Facteurs épidémiologiques évocateurs**

▸ Consanguinité

La consanguinité est une situation très suggestive — mais absolument pas obligatoire — d'une génopathie autosomique récessive.

▶ Âge des parents

L'âge élevé de la *mère* d'un sujet DM doit faire chercher une trisomie libre et complète (habituellement en mosaïque si le 21 n'est pas impliqué), mais aussi une dysgonosomie 47,XXX ou 47,XXY et une disomie uniparentale maternelle.

L'âge élevé du *père* du sujet DM oriente vers une mutation récente de génopathie autosomique dominante, ou vers une anomalie de la structure chromosomique survenu *de novo*.

L'âge élevé du *grand-père maternel* (fig. 27-10) à la naissance de la mère d'un garçon retardé mental, oriente vers un état de conductrice de cette femme pour une génopathie récessive liée au sexe.

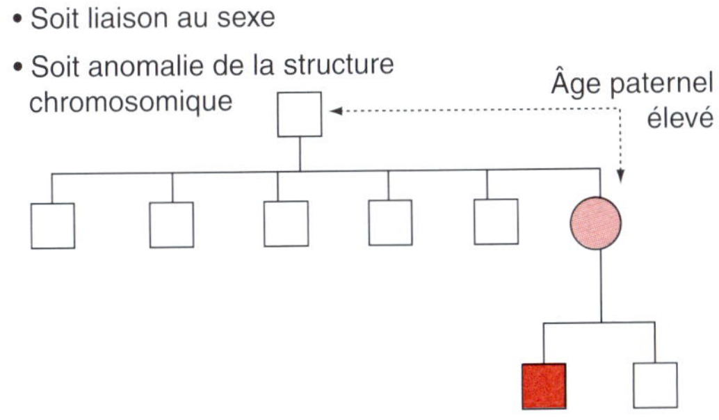

Fig. 27-10. Le grand-père maternel d'un garçon retardé.
La première conductrice d'une déficience mentale liée au sexe est, plus souvent que le voudrait le hasard, une des dernières-nées de sa fratrie : cette observation plaide en faveur d'un effet mutagène de l'âge élevé de son père.

• Antécédents familiaux patents

La reconstitution de la généalogie peut suggérer des situations de récurrence. Cependant, un apparent « deuxième cas familial » de DM peut résulter d'une cause différente du premier. À l'inverse, une DM de sévérité très variable peut être observée chez les différents sujets d'une même famille qui sont atteints d'une même génopathie (liée au sexe, en particulier).

Il en est de même des remaniements déséquilibrés de la structure chromosomique, qui proviennent une fois sur deux d'un remaniement parental : une translocation familiale peut engendrer deux phénotypes différents — voire plus — en relation avec deux remaniements déséquilibrés différents.

Enfin, dans certaines familles, la DM est un caractère endémique. Dans ces situations, une anomalie chromosomique est rarement en cause. Il s'agit habituellement d'un déterminisme multifactoriel, où la responsabilité respective des facteurs génétiques propres aux deux branches est très difficile à débrouiller (fig. 27-11).

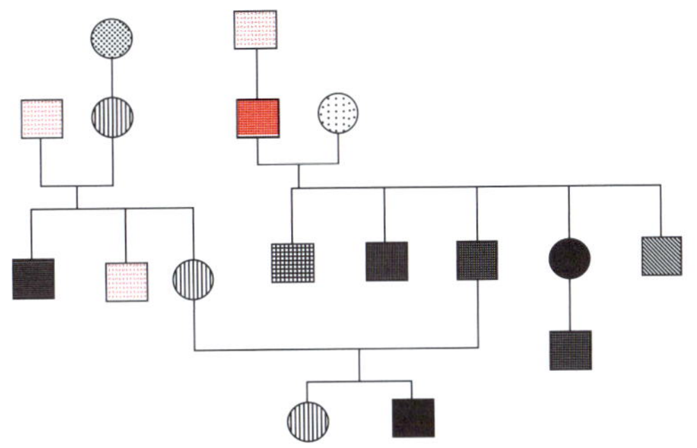

Fig. 27-11. Déficience mentale familiale légère et « choix du conjoint ».
Dans les déficiences mentales légères de déterminisme mendélien, qu'il s'agisse de formes « dominantes autosomiques » ou « semidominantes liées au sexe », on observe que le conjoint d'un sujet retardé est souvent un sujet retardé : les facteurs génétiques qui sont en cause dans l'une des familles (ou les deux) s'ajoutent aux mauvaises conditions socioculturelles qu'engendre la déficience mentale des parents pour conduire à des situations souvent inextricables où de nombreux membres de la famille sont retardés. Il est alors cliniquement impossible de définir l'étiologie du retard de chacun, ce qui empêche toute tentative de conseil génétique.
Symboles noirs pleins : déficience mentale sévère ; autres symboles : grades variés de déficience mentale.

• Absence d'antécédents familiaux

Un cas unique de DM dans une famille peut traduire une génopathie autosomique récessive : le risque de 25 % pour un germain à naître donne toute son importance à un diagnostic étiologique précoce.

Lorsqu'une génopathie autosomique dominante a une expression variable et provient volontiers d'une mutation récente, il faut examiner très attentivement les parents et les germains d'un sujet d'une forme apparemment sporadique, avant de proposer un conseil génétique.

Explorations complémentaires

La clinique et l'interrogatoire de la famille sont les deux outils majeurs de l'approche du diagnostic étiologique des DM ; les explorations complémentaires prescrites à l'aveugle n'y sont habituellement pas rentables.

• Examen ophtalmologique

Cet examen doit être prescrit dans tous les cas, mais orienté : fond d'œil si l'on cherche une maladie de surcharge (neurolipidose) ou un colobome choriorétinien, examen à la lampe à fente s'il existe une microphtalmie ou si l'on souhaite explorer la chambre antérieure ou déceler une cataracte. On demandera un ERG si l'on cherche une pathologie dégénérative ou de surcharge. Les PEV cherchent une participation du tronc cérébral.

• Radiographie du squelette

Corps entier (ou orientée), la radiographie sera nécessaire devant un nanisme (à début prénatal ou postnatal), surtout s'il est dysharmonieux, ainsi que devant des malformations ou dysmorphies des extrémités ou une déformation rachidienne ou une avance staturale. Des clichés des mains et du rachis de profil s'imposent si l'on suspecte une pathologie de surcharge (mucopolysaccharidose).

• Échographie cardiaque

Elle doit être prescrite s'il existe soit des signes fonctionnels ou auscultatoires cardiaques, soit des signes cutanés ou articulaires évocateurs d'une pathologie des tissus de soutien (syndrome de Williams) ou de Noonan, ou FRAXA, par exemple).

• Imagerie cérébrale

L'imagerie cérébrale est justifiée en première intention s'il existe une comitialité, des signes neurologiques focaux et/ou une histoire de pathologie ischémique, une évolution progressive et/ou des pertes d'acquisitions, une microcéphalie ou une macrocéphalie significatives, une dysmorphie du visage, un hypo- ou un hypertélorisme. Cependant, prescrite devant un retard mental nu, l'imagerie montre parfois une malformation cérébrale ou une anomalie de la fosse postérieure ; or des signes IRM d'atteinte cérébelleuse en imagerie et, en particulier une hypoplasie vermienne, sont toujours très suspects de traduire une pathologie génétique (CDG, *Congenital Disorders of Glycosylation*).

• Explorations électriques et neurosensorielles

L'EEG montre parfois des aspects évocateurs d'une pathologie précise : syndrome d'Angelman, certaines pathologies dégénératives... L'EMG et la mesure de la vitesse de conduction recherchent une atteinte du nerf périphérique. L'ERG recherche une atteinte neurosensorielle ; les PEV et PEA, une atteinte des voies de conduction correspondantes.

• Explorations biologiques

▶ Bilan métabolique

Sa pratique est seulement indiquée lorsqu'existent des éléments d'orientation cliniques ou paracliniques.

Le métabolisme oxydatif est étudié s'il existe une atteinte multiorganes, impliquant notamment du tissu musculaire ou la croissance.

Une anomalie de la glycosylation des protéines (CDG) est évoquée plus volontiers devant une atteinte cérébelleuse et/ou du tronc cérébral associée à des anomalies de la répartition des graisses.

Une anomalie peroxysomique engendre souvent une encéphalopathie précoce, une comitialité, une dysmorphie et des foyers d'ossification épiphysaire anormaux.

Une aminoacidopathie génératrice d'un retard mental a habituellement une histoire évocatrice. Une anomalie des lysosomes a une évolution progressive. Outre les mucopolysaccharidoses, les neurolipidoses comportent une atteinte pyramidale et cérébelleuse, une comitialité, une atteinte des neurones périphériques. Le Tay-Sachs comporte une tache rouge cerise au fond d'œil, le Pelizaeus un nystagmus.

▶ Recherche d'une mutation X fragile FRAXA

Cette recherche est particulièrement fructueuse si la clinique est évocatrice et/ou s'il existe une histoire familiale ; rappelons cependant qu'il peut s'agir de la première mutation complète de la famille apparaissant chez un garçon jeune encore paucisymptomatique.

Le gène *FMR1*, qui est en cause dans FRAXA, comporte, à l'état normal, moins de 50 triplets CGG successifs dans son premier exon, non traduit. Chez les garçons atteints, le nombre de triplets CGG est habituellement compris entre 230 et plus de 1 000 : cette mutation « complète » (*cf. infra*) s'accompagne habituellement d'une méthylation des cytosines des CGG qui empêche la transcription du gène et occasionne la maladie.

Dans tous les cas, une « prémutation » s'est créée progressivement dans la famille, par un accroissement de quelques exemplaires par génération du nombre de CGG du motif : cette prémutation est transmise par des hommes ou des femmes asymptomatiques.

Lorsque le nombre de CGG d'un des gènes *FMR1* d'une femme « prémutée » (hétérozygote) est compris entre 60 et 90, et que cette femme transmet à un enfant une copie de ce gène, ce peut être soit sous une forme prémutée (éventuellement accrue de quelques CGG), soit sous la forme d'une mutation complète ; la probabilité de cette deuxième éventualité s'accroît de 5 % quand la mère porte 60 CGG à 100 % quand elle porte 90 CGG.

Un garçon porteur d'une mutation complète est pratiquement toujours retardé quand celle-ci est méthylée ; il peut avoir reçu la mutation soit d'une mère prémutée soit d'une femme porteuse d'une mutation complète. Une femme porteuse d'une mutation complète aura une probabilité de 50 % d'être retardée (évaluation empirique) : on parle de semi-dominance liée à l'X.

On décèle fréquemment des antécédents familiaux quand le diagnostic est posé sur un garçon ; en outre, on peut observer, en amont, la transmission apparemment paradoxale de la maladie, sous forme de prémutation, par des mâles sains. En revanche, une mutation complète n'apparaît jamais dans la descendance directe d'un homme prémuté.

Actuellement, le diagnostic n'est plus fait par la cytogénétique, mais par la mise en évidence de la séquence amplifiée par *Southern blot* à partir de l'ADN. Les mutations « classiques » du gène *FMR1* sont exceptionnelles.

▶ Examens cytogénétiques

Ils doivent être orientés pour se révéler efficaces (tableau 27-VI). Toutefois, un caryotype standard est indiqué si l'on ne dispose d'aucune orientation : il réserve parfois des surprises, telles qu'une anomalie de la structure chromosomique que l'on n'avait pas évoquée chez un sujet très légèrement dysmorphique, ou bien une dysgonosomie chez un enfant jeune porteur d'une DM modérée et nue.

• Explorations histologiques

Des explorations histologiques peuvent se révéler nécessaires pour confirmer le diagnostic de certaines maladies dégénératives : biopsies de nerf, de muscle,

Tableau 27-VI. Exemples de stratégies d'étude génétique de diverses situations

Tableau pathologique/anomalie cherchée	Stratégie/technique(s)
Dysgonosomie	Caryotype « simple », 15 cellules, sur sang circulant (Mais l'existence de mosaïques impose d'étudier 50 à 100 cellules en cas de forte suspicion)
Mosaïque de chromosome surnuméraire (ex. épilepsie et anneau du 20)	Caryotype « simple », 100 cellules, sur sang circulant
Mosaïque chromosomique restreinte aux fibroblastes Hypomélanose de Ito, tétrasomie 12p	Caryotype sur peau : fibroblastes
Anomalie déséquilibrée de la structure chromosomique suspectée, sans orientation vers une paire chromosomique précise et syndrome génique exclu par la clinique	1. Caryotype traditionnel en bandes R et G 2. Puis, si normal mais suspicion persistante, choisir l'ordre de : – haute résolution – CGH – tous télomères/bientôt CGH-array
Anomalie déséquilibrée de la structure chromosomique suspectée, avec orientation vers une paire chromosomique précise. Par exemple, les syndromes : – de DiGeorge (délétion 22q11.2) – de Shprintzen (délétion 22q11.2) – tricho-rhino-phalangien (délétion 8q23-q24) – WAGR (délétion 11p13) – de Rubinstein-Taybi (remaniement de 16p13.3) – de Wolf-Hirschhorn (délétion 4p) – de Williams (délétion 7q11-2)	1. Caryotype traditionnel en bandes R et G 2. Puis, si normal, mais suspicion persistante : choisir l'ordre de : – haute résolution – FISH de la région 3. Puis, si normal, évoquer, pour certains tableaux, un remaniement génique
Anomalies de territoires soumis à empreinte parentale : Syndrome de Prader-Willi	1. Chercher d'abord une anomalie de méthylation de 15q11-q12 + Caryotype 2. Puis, si méthylation anormale et caryotype normal, chercher successivement : – délétion moléculaire 15q11-q12 – disomie uniparentale maternelle de 15q1 – anomalie de l'empreinte
Syndrome d'Angelman	1. Chercher d'abord une anomalie de méthylation de 15q11-q12 + Caryotype 2. Puis, si méthylation anormale et caryotype normal, chercher successivement : – délétion moléculaire 15q11-q12 – disomie uniparentale paternelle de 15q1 – anomalie de l'empreinte 3. En l'absence d'anomalie de la méthylation, chercher une mutation ponctuelle du gène *UBE3A*, en particulier si clinique discrète mais évocatrice.

de conjonctive, ou rectales seront alors indiquées selon les cas.

CONSEIL GÉNÉTIQUE DANS LES DÉFICIENCES MENTALES NON EXPLIQUÉES

En 1999, plus d'une DM sur trois n'est pas expliquée. Or, sans diagnostic étiologique, il n'est pas de conseil génétique possible. La cause est non décelée trois fois sur quatre pour des DM légères (QI = 50-70), et dans 30-57 % des cas pour des DM à QI < 50.

Certaines situations sporadiques associées à une dysmorphie légère correspondent probablement à des microremaniements interstitiels ou, beaucoup plus souvent, télomériques ; la prescription de la FISH télomérique est, désormais, jugée indispensable avant de conclure un dossier. Mais la plupart des tableaux cliniques qui sont susceptibles de correspondre aux monosomies pour chacune des 39 extrémités autosomiques ne sont pas encore décrits : actuellement, cet examen devrait donc s'attaquer simultanément aux 39 télomères d'autosomes !

Rappelons d'autre part qu'un « caryotype normal » associé à une déficience mentale nue sans antécédents familiaux n'exclut pas une cause génétique de DM. Il est probable que certaines de ces DM sporadiques nues représentent (*cf.* fig. 27-9) :

- soit des cas isolés de génopathies autosomiques dominantes pas encore identifiées ;
- soit des DM non spécifiques liées au sexe : ces dernières résulteraient alors soit d'une mutation maternelle récente soit de la copie de l'allèle muté d'une femme première conductrice de la famille.

Pour cette raison, et parce que l'on ne connaît pas encore les gènes de DM liée au sexe non spécifiques le plus souvent en cause, une grande prudence demeure nécessaire dans la pratique du conseil génétique des DM non spécifiques de garçons sans antécédents familiaux, même les mieux explorées. Il est souvent conseillé aux parents qui ont par ailleurs au moins un enfant sain, de s'en tenir là, et aux sœurs d'attendre quelques années encore les progrès de l'épidémiologie génétique de ce domaine.

BIBLIOGRAPHIE GÉNÉRALE

DES PORTES V, LIVET MO, VALLÉE L, et le Groupe de travail de la Société française de neuropédiatrie (SFNP) sur les retards mentaux. Démarche diagnostique devant une déficience mentale de l'enfant en 2002. *Arch Pédiatr*, 2002 ; 7 : 709-725.

CHELLY J, MANDEL JL. Monogenic causes of X-linked mental retardation. *Nat Rev Genet*, 2001 ; 2 : 669-680.

28

Prédispositions génétiques au cancer

- Proto-oncogènes et anti-oncogènes
- Mutations germinales, mutations somatiques
- Gène de prédisposition
- Gène de susceptibilité
- Dépistage de sujets à haut risque

Les progrès récents de la génétique moléculaire ont permis de passer des modèles mathématiques de la cancérogenèse, proposés dans les années cinquante, à une réalité biologique. On sait maintenant que le cancer est une maladie de l'ADN qui résulte de l'accumulation d'événements mutationnels successifs : des mutations germinales ou acquises altèrent le fonctionnement normal de certains gènes. L'étude des cancers héréditaires — dont l'archétype est le rétinoblastome — a permis d'individualiser une nouvelle catégorie de gènes : les gènes suppresseurs de tumeur ou anti-oncogènes, dont l'inactivation représente une étape clé de la cancérogenèse. Ces travaux ont permis, en outre, de montrer — comme cela a été initialement décrit pour le rétinoblastome — que le même gène pouvait être impliqué à la fois dans le cadre d'une prédisposition (mutation germinale du gène *Rb*) et dans la forme sporadique du même cancer (mutation somatique du gène *Rb*). L'existence d'étapes communes au développement des tumeurs héréditaires et à celui des tumeurs sporadiques a fait naître un immense espoir pour la compréhension des mécanismes de la cancérogenèse en général et a ouvert de nouvelles perspectives sur le dépistage et le traitement du cancer.

GÉNÉRALITÉS

Présentations cliniques

Un facteur héréditaire est le plus souvent soupçonné devant une agrégation familiale de cancers. Cette situation ne concerne en fait que les pathologies ayant un mode de transmission mendélien (dominant ou récessif), qui représentent 5 à 10 % des cancers. Il existe, en outre, une fraction non négligeable de sujets ayant seulement une susceptibilité génétique pouvant agir de concert avec l'environnement dans la genèse du cancer : à la différence du groupe précédent, on n'observe pas dans leur famille d'agrégation évidente de tumeurs. Par souci de clarté, la prédisposition génétique au cancer sera subdivisée en quatre groupes de situations :

- *les pathologies héréditaires se transmettant selon les lois de Mendel.* Elles sont rares. Le cancer peut soit être au centre du tableau clinique (rétinoblastome), soit compliquer une maladie héréditaire sous-jacente (neurofibromatose de Recklinghausen, néoplasies endocriniennes multiples de type 1 ou 2, ataxie télangiectasie) ;
- *les agrégations familiales de tumeurs communes.* Les atteintes peuvent être limitées à un seul site anatomique : syndrome du cancer du sein familial, cancers rectocoliques familiaux ou syndrome de Lynch 1. Dans d'autres situations, des tumeurs de localisations différentes sont associées chez un même sujet ou d'un membre à l'autre d'une famille : syndrome du cancer du sein et de l'ovaire (fig. 28-1), syndrome de Li et Fraumeni (cancer du sein, sarcomes, tumeurs cérébrales, corticosurrénalome, princi-

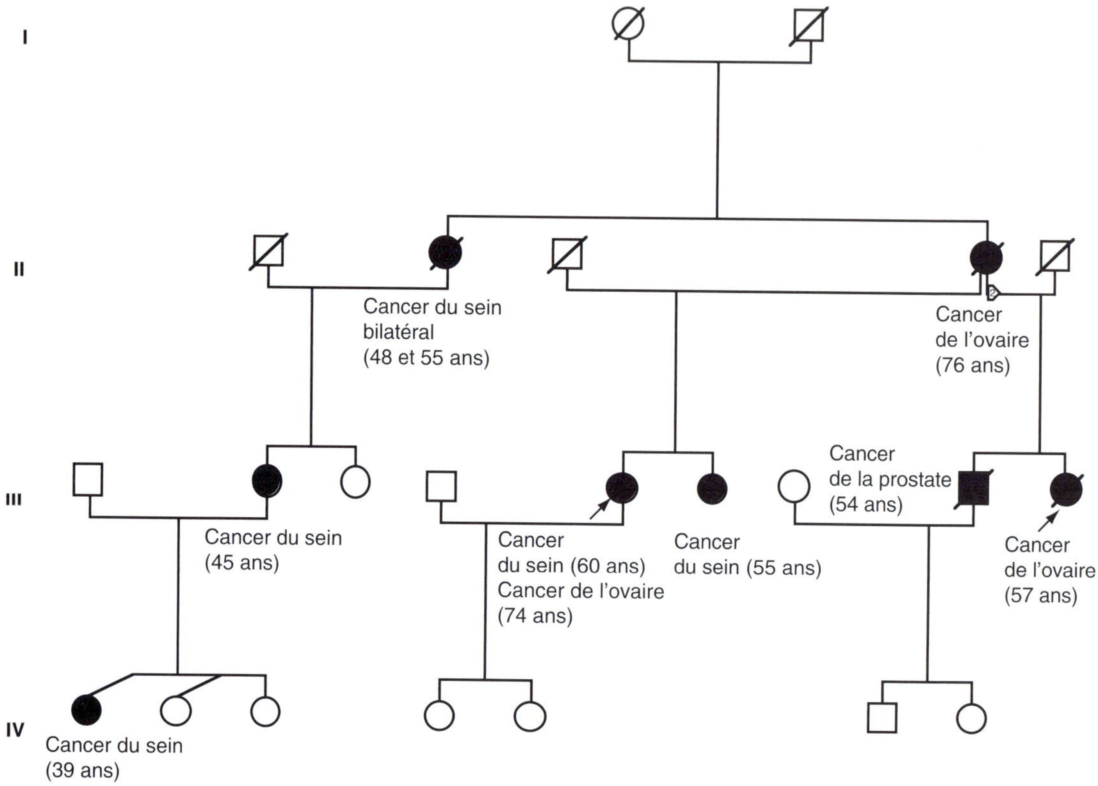

Fig. 28-1. Syndrome du cancer du sein et de l'ovaire.

palement), syndrome de Lynch 2 (cancers rectocoliques, cancer de l'estomac, cancer de l'endomètre, cancer de l'ovaire, tumeurs des voies urinaires, tumeurs des voies biliaires et du pancréas, essentiellement ; fig. 28-2) ;

– *la prédisposition génétique au cancer en l'absence d'agrégation familiale évidente*. Ici, il peut exister une composante héréditaire non perceptible par la généalogie qui interagit avec l'environnement dans la genèse du cancer. Ce serait le cas de certains cancers du poumon où interviendraient certains allèles des systèmes de détoxification des carcinogènes endogènes et exogènes (cytochrome p450). D'autres gènes peuvent non pas prédisposer au cancer, mais influencer l'histoire naturelle de la maladie en favorisant le phénomène métastatique, par exemple, comme cela a été avancé pour certains allèles du gène codant le récepteur de la vitamine D dans les cancers du sein ;

– *les « syndromes génétiques » avec ou sans aberration chromosomique*. Ces situations sont rares. Ici, le cancer peut être soit une complication de la maladie (trisomie 21 et leucémie, syndrome de Klinefelter et cancer du sein), soit faire partie intégrante du tableau clinique (syndrome de WAGR et tumeur de Wilms). Ces présentations cliniques sont importantes à connaître car elles peuvent aider à localiser des gènes de prédisposition au cancer par l'examen cytogénétique et car elles illustrent le concept de morphogène durant la vie embryonnaire et celui de gène de prédisposition tumoral durant la vie adulte.

Gènes et cancers

Après avoir été considéré successivement comme une maladie des « humeurs mélancoliques », puis de la cellule, le cancer est considéré désormais comme une maladie des gènes. Au moins cinq catégories de gènes sont impliquées. Ils interviennent dans le contrôle de la division, de la différenciation cellulaire, de l'apoptose et de la réparation de l'ADN, le phénotype cancéreux résultant le plus souvent de l'action conjointe de plusieurs gènes — c'est le phénomène de coopération.

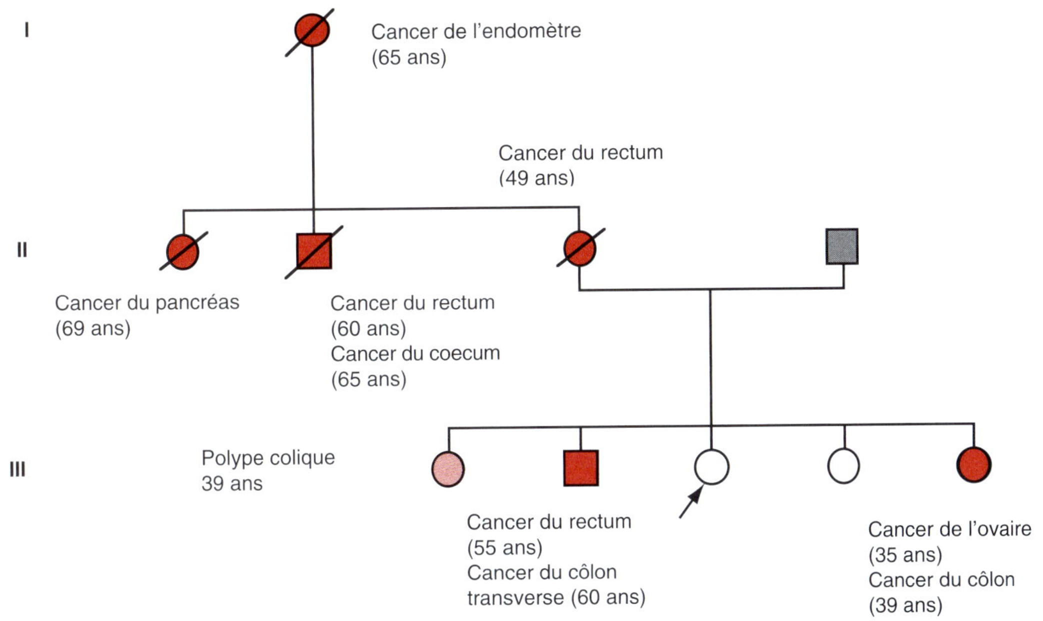

Fig. 28-2. Syndrome HNPCC.

• Proto-oncogènes et oncogènes

Physiologiquement, les proto-oncogènes ont une action stimulatrice sur la division cellulaire, mais leur expression est soumise à une régulation fine durant le cycle cellulaire. Ils sont susceptibles d'être activés en oncogènes lorsqu'ils subissent des altérations somatiques (mutation ponctuelle, translocation ou amplification) ou plus rarement constitutionnelles (les mutations constitutionnelles du gène *RET* prédisposent au cancer médullaire de la thyroïde qui est l'élément clinique central des néoplasies endocriniennes multiples de type 2). Ils échappent alors à leur système de régulation. Leur mode d'action est dominant car il suffit qu'un seul des deux allèles soit muté pour que leur action puisse s'exercer.

• Gènes suppresseurs de tumeurs ou anti-oncogènes

Ces gènes ont été identifiés grâce aux formes héréditaires de cancer. À l'état normal, les gènes suppresseurs se comportent comme des inhibiteurs de la division cellulaire. Leur mode de fonctionnement est récessif au niveau cellulaire : c'est-à-dire que, pour que le cancer apparaisse, les deux allèles d'un même anti-oncogène doivent être inactivés (par mutations ponctuelles, délétions ou une combinaison des deux). C'est la théorie du double événement mutationnel décrit par Knudson à partir du rétinoblastome. Ce dernier a montré que la distribution de l'âge au diagnostic des rétinoblastomes était fonction de la bilatéralité (cas héréditaires) ou de l'unilatéralité (cas fréquemment sporadiques) des atteintes. Dans les cas unilatéraux, on observe une distribution sous la forme d'une courbe impliquant l'intervention de deux mutations acquises (mutations somatiques). En revanche, pour les formes bilatérales, les cas sont distribués suivant une droite, ne relevant que d'une mutation acquise, l'autre événement étant présent dans toutes les cellules de l'organisme (mutation germinale).

Il y a peu de temps encore, on considérait comme une règle l'équivalence suivante : cancer héréditaire = mutation germinale d'un gène suppresseur. Cependant, l'identification récente de gènes tels que *RET*, localisé sur le chromosome 10 et impliqué à la fois dans la carcinogenèse acquise des tumeurs papillaires de la thyroïde (mutation somatique activant le gène *RET)* et dans la prédisposition génétique au cancer médullaire de la thyroïde (mutation germinale) a modifié notre conception des mécanismes de la cancérogenèse.

• Gènes intervenant dans les systèmes de réparation de l'ADN

Il existe dans nos cellules des systèmes permettant de réparer les altérations génétiques soit induites par les carcinogènes, soit survenant lors de la réplication normale de l'ADN (*cf.* chapitre 22). Lorsque ces systèmes sont défectueux, il en résulte une accumulation de mutations pouvant toucher l'ensemble du génome et notamment des gènes intervenant dans le contrôle de la prolifération cellulaire.

Par exemple, les gènes responsables de l'ataxie télangiectasie ou du xeroderma pigmentosum, maladies récessives, appartiennent à ce groupe.

D'autre part, pour les formes héréditaires de cancer du côlon qui se développent en dehors du cadre de la polypose colique familiale (syndrome de Lynch ou HNPCC, *Hereditary Non Polyposis Colon Cancer*), plus de six gènes différents impliqués dans la réparation de l'ADN ont été identifiés. Les deux principaux sont *hMSH2*, *hMLH1*, localisés respectivement en 2p15-p16, 3p21-p23. Ils sont responsables de plus de la moitié des cancers rectocoliques héréditaires. La prédisposition se transmet sur le mode autosomique dominant. Dans les tumeurs coliques des membres de ces familles, on observe une « instabilité » du génome traduisant l'absence de réparation des erreurs survenue durant la réplication de l'ADN.

• Gènes du métabolisme des carcinogènes endogènes et exogènes

Il existe une susceptibilité individuelle, différente de la prédisposition génétique qui est liée à l'action de gènes majeurs comme nous l'avons vu dans les exemples précédents. Cette susceptibilité est sous la dépendance de polymorphismes génétiques (ou formes alléliques) de systèmes enzymatiques impliqués dans la réponse aux agents toxiques et aux mutagènes carcinogènes et non le résultat de mutations délétères. En effet, certains allèles des systèmes géniques de détoxication semblent déterminer une plus grande sensibilité des individus qui les portent à certains carcinogènes et seraient ainsi à l'origine de l'accumulation d'agents mutagènes (par transformation métabolique d'un produit inactif en un composé carcinogène ou par la non-élimination rapide d'un produit toxique), conférant ainsi un risque accru de mutations (oncogènes et gènes suppresseurs, en particulier) et donc de cancers.

• Le « patrimoine génétique »

Sans qu'il soit encore possible de déterminer les systèmes génétiques concernés, le patrimoine génétique d'une cellule, d'un individu, d'une famille ou d'une population intervient vraisemblablement dans le développement ou la résistance au cancer. Par exemple, certains cancers sont rares dans certains groupes ethniques, tels que le sarcome d'Ewing dans les populations africaines et afro-américaines, ce dernier point excluant une participation majeure de l'environnement — dans ce cas, en effet, on observerait une différence d'incidence entre la population native et le groupe migrant qui abandonne son mode de vie initial pour celui de la population d'accueil. Cela a été retrouvé au contraire pour le cancer du sein dont l'incidence augmente considérablement chez les femmes d'origine japonaise ayant émigré aux États-Unis.

Mécanismes de la cancérogenèse

Au regard des avancées récentes en génétique, on peut désormais dégager une vision synthétique des mécanismes moléculaires du cancer. Il s'agit d'un phénomène multiétapes résultant principalement de l'activation d'oncogènes (mutations dominantes acquises essentiellement) et/ou de l'inactivation d'un ou plusieurs gènes suppresseurs (mutations récessives acquises et/ou germinales) physiologiquement impliqués les uns et les autres dans les mécanismes de contrôle de la prolifération cellulaire. En amont de ces systèmes géniques, des situations constitutionnelles ou acquises peuvent léser les processus de réparation de l'ADN ou influencer le métabolisme des agents carcinogènes. Ce faisant s'accumulent sans être réparées ou apparaissent sous l'influence de toxiques des mutations pouvant toucher des oncogènes ou des gènes suppresseurs.

Pour qu'il y ait prédisposition génétique au cancer, il suffit qu'une des étapes, c'est-à-dire une des mutations, se produise au niveau germinal et que cette altération ne soit pas incompatible avec la vie. Le cancer lui-même résultera alors de l'acquisition de mutations supplémentaires successives dans un ou plusieurs clones cellulaires d'un tissu particulier. Plusieurs dizaines de gènes impliqués dans la prédisposition au cancer ont été isolés, et notamment ceux dont les mutations prédisposent aux cancers les plus fréquents tels que le cancer du sein, le cancer du côlon ou le mélanome malin (tableau 28-I).

Ce modèle multiétape du cancer présenté dans les années soixante-dix par Knudson dans sa forme la plus simple ne faisant intervenir que deux événements mutationnels a récemment été actualisé et développé par Kinzler et Vogelstein. Ils généralisent ce système qui n'est plus limité à deux étapes et substituent à la fonction physiologique d'oncogène ou de gène suppresseur la notion générique de *gatekeeper* et de *caretaker*.

EXEMPLE DU CANCER DU SEIN

Afin d'illustrer notre propos, nous avons choisi de développer le cas du cancer du sein héréditaire, la maladie la plus fréquemment rencontrée dans les consultations d'oncogénétique.

Tableau 28-I. Principaux gènes de prédisposition au cancer

Syndrome	Localisation	Gène
Ataxie-telangiectasie	11q	*ATM*
Nævomatose basocellulaire (syndrome de Gorlin)	9q	*PTCH*
Maladies de Cowden	10q	*PTEN*
Syndrome de Lynch ou HNPCC	2p 3p 2q 7q	*MSH2* *MLH1* *PMS1* *PMS2* *MSH6*
Syndrome de Li-Fraumeni	17p	*Tp53*
Polypose colique familiale	5q	*APC*
Mélanome familial	9p 12q 1p	*p16* *CDK4*
Néoplasie endocrinienne multiple de type 1 (NEM 1)	11q	*MEN1*
NEM 2A, NEM 2B, et cancer médullaire de la thyroïde familial	10q	*RET*
Neurofibromatosis type 1 (maladie de Recklinghausen)	17q	*NF1*
Neurofibromatosis type 2 (neurinome bilatéral de l'acoustique)	22q	*NF2*
Cancer du rein familial (carcinome papillaire)	7q	*MET*
Rétinoblastome familial et sarcome	13q	*RB1*
Sclérose tubéreuse de Bourneville de type 2	16p	*TSC2*
Cancers du sein et de l'ovaire familiaux	17q 13q	*BRCA1* *BRCA2*
Syndrome de Reifenstein et cancer du sein chez l'homme	Xq	*AR*
Maladie de von Hippel-Lindau	3p	*VHL*
Syndrome WAGR et tumeur de Wilms	11p	*WT1*

Aspects épidémiologiques

Près de 30 000 nouveaux cas de cancers du sein sont diagnostiqués chaque année en France et une femme sur dix en sera atteinte. Dans le même temps, 3 000 cas de cancer de l'ovaire sont diagnostiqués au niveau national. Le cancer du sein est au premier rang des tumeurs malignes de la femme dans le monde occidental. Cinq à 10 % des cancers du sein se développent dans un contexte de prédisposition génétique et se transmettent sur un mode autosomique dominant. On observe essentiellement deux présentations cliniques : le syndrome du cancer du sein familial et le syndrome du cancer du sein et de l'ovaire.

Il existe une hétérogénéité génétique, c'est-à-dire que des gènes différents sont associés au même phénotype. Ainsi, deux gènes principaux ont été caractérisés, *BRCA1* et *BRCA2* (localisés respectivement sur les chromosomes 17 et 13) qui prédisposent à la majorité des cancers du sein héréditaires. D'autres gènes sont également impliqués avec une moindre fréquence et, parfois, associés à des contextes cliniques différents :

- *BRCAx*. Il existe des arguments forts pour dire qu'en plus de *BRCA1* et de *BRCA2*, au moins un troisième gène prédisposerait au cancer du sein familial. Plusieurs localisations ont été proposées sur le chromosome 8 et 13 ;
- *P53*. Il est, lui aussi comme *BRCA1*, localisé sur le chromosome 17, mais sur le bras court. Une mutation constitutionnelle de ce gène est retrouvée dans plus de la moitié des cas du rare syndrome de Li-Fraumeni (cancer du sein et sarcome) ;
- *PTEN*. Ce gène récemment caractérisé est localisé sur le chromosome 10. Il conférerait un risque de cancer du sein supérieur à la population générale

dans le cadre de l'exceptionnelle maladie de Cowden ou hamartomatose multiple ;

– *ATM*. Enfin, il est généralement admis que les sujets hétérozygotes pour le gène de l'ataxie télangiectasie, *ATM*, et n'ayant donc pas la maladie sont à plus haut risque de développer des cancers du sein que la population générale.

Aspects morphologiques, cliniques et histoire naturelle

Les tumeurs du sein héréditaires et les tumeurs sporadiques ne sont pas des maladies équivalentes. Ainsi, les cancers du sein familiaux liés à *BRCA1*, les plus fréquents, sont des tumeurs volontiers précoces, bilatérales, fortement prolifératives et indifférenciées. En outre, ces cancers ne présentent que très rarement de récepteurs aux œstrogènes et à la progestérone. Malgré ces éléments *a priori* péjoratifs, on ne retrouve pas une diminution majeure de la survie, en comparaison des cas de la population générale, comme on pourrait l'attendre de tumeurs présentant de tels facteurs de mauvais pronostic. Certaines études avancent même une survie augmentée. Allant de ce sens, il a été récemment rapporté qu'à taille égale les cancers du sein liés à *BRCA1* auraient une fréquence moindre de métastases ganglionnaires comparés aux cas sporadiques.

Spectre d'expression tumorale

Dans les familles liées à *BRCA1*, le risque cumulé (à 70 ans) de développer un cancer varie de 56 à 87 % pour le cancer du sein, et de 16 à 60 % pour le cancer de l'ovaire. D'autre part, il existe également un risque relatif accru de cancer de la prostate qui n'atteint cependant pas les proportions mendéliennes.

Pour *BRCA2*, l'incidence des cancers du sein chez l'homme est plus élevée que pour *BRCA1 ;* en revanche les cancers de l'ovaire et les cancers du sein précoces de la femme sont plus rares. Enfin, d'autres localisations tumorales ont une fréquence accrue comparée à la population générale, il s'agit des cancers de la prostate, du pancréas, des voies biliaires, de l'estomac et du mélanome malin.

BRCA1 et BRCA2

BRCA1 et *BRCA2* sont des gènes de très grande taille présentant de grandes similitudes. Ils codent des protéines dont la séquence a été peu conservée durant l'évolution. Il s'agit de gènes suppresseurs exprimés dans de nombreux tissus (sein, ovaire, rate, thymus, testicule). Leur fonction reste encore mal connue. Ils interviendraient dans le contrôle de la prolifération des cellules mammaires sous l'influence de stimulations hormonales. Ils auraient des propriétés d'activation de la transcription d'autres gènes et participeraient à la formation de complexes multiprotéiques. Ils seraient impliqués également dans les phénomènes d'apoptose et surtout de contrôle de l'intégrité du génome.

Bien qu'un spectre très étendu de mutations, réparti sur l'ensemble de la séquence codante, ait été observé à la fois pour *BRCA1* et *BRCA2*, des mutations fréquentes, avec ou sans ancêtre commun, ont été décrites. Ainsi, pour *BRCA1* la mutation 185delAG est retrouvée essentiellement dans la population juive et la mutation 5382insC est présente à la fois dans la population juive ashkénaze ainsi que dans d'autres groupes ethniques ; ces mutations seraient associées à un risque plus faible de cancer que les autres altérations de *BRCA1*. Concernant *BRCA2*, la mutation 999del5 est majoritaire en Islande et la mutation 6174delT est également retrouvée chez les Juifs ashkénazes.

La grande majorité de ces mutations donnent naissance à des protéines tronquées ou modifient un motif protéique considéré comme fonctionnellement important, tel que le domaine *ring-finger*. Par ailleurs, le type et la position des mutations dans le gène conditionneraient, tout au moins pour partie, le phénotype, en termes de pénétrance, d'expressivité de la maladie, de spectre et de prolifération tumoral. Ainsi, les mutations siégeant dans la partie proximale de *BRCA1* (avant l'exon 13) seraient associées à une plus grande incidence de cancers de l'ovaire, celles siégeant dans les régions conservées donneraient le plus souvent naissance à des tumeurs hautement prolifératives, et pour celles impliquant la région distale, on retrouverait une surexpression de p53. Pour *BRCA2*, on observerait une prédominance de cancers de l'ovaire pour les mutations impliquant l'exon 11.

Mécanismes de la cancérogenèse des tumeurs mammaires

Des données préliminaires suggèrent que les mécanismes de la cancérogenèse différeraient en fonction du contexte génétique. Les cas héréditaires, en plus de la mutation initiale prédisposante, semblent suivre une progression tumorale stéréotypée en termes d'altérations génétiques somatiques, alors que chaque tumeur sporadique présente un profil unique de délétions.

REMARQUES PRATIQUES

Contrairement aux tumeurs héréditaires rares (rétinoblastome, cancer médullaire de la thyroïde), les agrégations familiales de tumeurs communes (cancers du sein et du côlon) sont souvent difficiles à interpréter :

en effet, si pour certaines familles de grande taille, il est aisé de retenir une transmission autosomique dominante, dans d'autres cas, l'agrégation observée peut être le fruit du hasard et résulter de l'incidence même de la maladie ou d'un environnement commun aux sujets atteints. À l'opposé, au sein de familles authentiquement prédisposées, des cas sporadiques peuvent coexister à côté de cas héréditaires.

Ainsi, pour aider au diagnostic des formes héréditaires, en l'absence de critères moléculaires (tests long et coûteux ne pouvant être réalisés en population générale) ou d'histoire familiale étendue, on recherche des éléments évocateurs : un âge précoce au diagnostic, la bilatéralité ou la multifocalité des atteintes (cancers du sein bilatéraux) ou le développement de tumeurs primitives multiples (association chez un même individu d'une atteinte mammaire et ovarienne). Toutefois, en pratique quotidienne, ces paramètres sont d'une aide relativement restreinte. Pour pallier aux problèmes posés par les limitations de l'analyse généalogique (fratries de petite taille, anamnèse imprécise, difficulté pour confirmer les diagnostiques rapportés), d'autres paramètres individuels ont été définis tels que les critères morphologiques des tumeurs. Ainsi, en plus de l'âge précoce l'absence de récepteur aux œstrogènes et la faible différentiation des cancers du sein, quelle que soit l'histoire familiale, sont de bons indicateurs de l'existence d'une mutation germinale du gène *BRCA1*.

Un point essentiel est le dépistage des sujets prédisposés et donc à haut risque de cancer. Des recommandations nationales pour la prise en charge des sujets à haut risque de cancer du sein et de l'ovaire héréditaires ont été récemment publiées. Elles sont le résultat d'un travail collectif réalisé à la demande de la Fédération nationale des centres de lutte contre le cancer sous l'égide de l'INSERM. Les experts ont tenu compte des spécificités biologiques et de l'histoire naturelle des cancers du sein héréditaires ainsi que de l'acceptabilité de ces pratiques (imagerie, chirurgie prophylactique) par les patients et les médecins prescripteurs pour déterminer les modalités les plus appropriées à mettre en œuvre dans ce contexte (tableau 28-II).

En pratique

La mammographie est l'examen de choix chez les sujets à haut risque de cancer du sein que l'on recommande à partir de 30 ans et pour un risque d'au moins 20 % de développer la maladie. Par contre, la mastectomie prophylactique n'est jamais recommandée mais peut être proposée à partir de 30 ans et d'un niveau de risque supérieur ou égal à 60 % de développer la maladie. En ce qui concerne l'ovaire, les examens d'imageries sont d'une aide plus limitée (échographie endovaginale avec Doppler pulsé), mais l'ovariectomie prophylactique est proposée pour un risque d'au moins 20 % chez les femmes de 35 ans et plus ayant déjà eu des enfants.

Tableau 28-II. Spécificités biologiques, histoire naturelle des cancers du sein héréditaires, acceptabilité des pratiques, implications médicales pour la prise en charge des cancers du sein héréditaires

Intervention	Acceptabilité	Rationnel	Modalités selon l'Expertise INSERM/FNCLCC
Abstention	Non testée	– Mortalité par cancer importante	Non recommandée
Tests génétiques	Très élevée	+ Suivi différentiel en fonction de la présence ou de l'absence d'une mutation germinale	Recommandée > 25 % de probabilité de trouver une mutation > 18 ans
Dépistage clinique	Non testée	+ Moindre fréquence de l'envahissement ganglionnaire	Examen clinique à partir de 20 ans 2 à 3 fois par an
Marqueurs sériques	Non testée	– faible efficacité	Essais cliniques
Mammographie	Très élevée	+ l'histoire naturelle ne s'oppose pas à la surveillance par imagerie – forte prolifération – Âge précoce	Annuelle à partir de 30 ans
Tamoxifène (Chimioprévention)	Élevée	Efficacité controversée absence de récepteurs aux œstrogènes	Recherche clinique
Mastectomie Prophylactique	Très faible	+ Mortalité importante	Jamais recommandée mais possible > 60 % de risque à partir de 30 ans

BIBLIOGRAPHIE GÉNÉRALE

VOGELSTEIN B, KINZLER K. *The genetic basis of human cancer.* Health profession Division. New York, McGraw-Hill, 1998.

Comité Ad Hoc INSERM/FNCLCC, EISINGER F, ALBY N, BREMOND A, DAUPLAT J *et al. Risques héréditaires du cancer du sein et de l'ovaire : quelle prise en charge* ? Paris, Les éditions INSERM, 1998.

FEISSEL-LEIBOVICI A. *Le gène et son génie : Patients, médecin, psychanalyste face à l'hérédité et au cancer.* Actualité de la Psychanalyse. Eres, Ramonville Saint-Agne, 2001.

EISINGER F, STOPPA-LYONNET D, LONGY M, KERANGUEVEN F *et al.* Germ line mutation at BRCA1 affects the histoprognostic grade in hereditary breast cancer. *Cancer Res*, 1996 ; 56 : 471-474.

JULIAN-REYNIER CM, BOUCHARD LJ, EVANS DG, EISINGER FA *et al.* Women's attitudes toward preventive strategies for hereditary breast or ovarian carcinoma differ from one country to another : differences among English, French, and Canadian women. *Cancer*, 2001 ; 92 (4) : 959-968.

LIDEREAU R, EISINGER F, CHAMPÈME M-H, NOGUÈS C *et al.* Major improvement in the efficacy of BRCA1 mutation screening using morphoclinical features of breast cancer. *Cancer Res*, 2000 ; 60 : 1206-1210.

29
Approche de l'enfant dysmorphique

- Examen dysmorphologique
- Dermatoglyphe
- Importance de l'histoire naturelle de la maladie et de l'interrogatoire familial
- Phénotypes comportementaux
- Bases de données de dysmorphologie
- Importance de documents photographiques
- Analyse collégiale des dossiers
- Conservation de l'ADN

La pathologie malformative est un problème de santé publique qui concerne 3 % des naissances et un tiers des hospitalisations en pédiatrie. Les interrogations des familles confrontées au douloureux problème de l'enfant malformé ou handicapé portent sur deux aspects : Quel est le pronostic ? Existe-t-il un risque de récurrence ? Seul un diagnostic précis permet de répondre à ces deux questions.

Le terme de dysmorphologie a été introduit en 1966 par David Smith [cité dans 1] pour décrire l'étude des malformations congénitales. La dysmorphologie clinique est l'étude du développement humain anormal avec un intérêt particulier pour les syndromes rares s'accompagnant de malformations ou d'anomalies morphologiques. La dysmorphologie connaît actuellement un développement grandissant grâce à l'identification de nombreux gènes du développement impliqués dans le déterminisme de syndromes dysmorphiques [8, 9]. Environ 2 500 syndromes dysmorphiques ou malformatifs sont identifiés. Un grand nombre d'entre eux sont associés à un retard mental, ce qui indique que les gènes impliqués dans le développement physique ont aussi souvent un rôle important dans le développement du système nerveux central [9]. Ces gènes peuvent entraîner de minimes modifications de l'apparence faciale, sans association à des malformations.

Les mécanismes de reconnaissance du visage font appel à des fonctions perceptives que chacun d'entre nous possède à un degré variable, lui permettant de repérer un visage familier parmi une foule d'inconnus. Cependant, si les dysmorphologistes expérimentés peuvent donner une impression de subjectivité, de déjà vu, il faut savoir que l'examen dysmorphologique repose sur une analyse méthodologique très rigoureuse de tous les composants du visage. De plus, les progrès du traitement des données informatiques, de la cytogénétique et de la génétique moléculaire ont considérablement modifié la pratique du diagnostic syndromique au cours des dernières années.

Ce chapitre général reprend un certain nombre de notions développées par ailleurs dans cet ouvrage et nous renvoyons les lecteurs aux chapitres concernés.

DONNÉES ISSUES DE L'INTERROGATOIRE

L'enquête familiale est un élément essentiel du bilan. Elle n'est pas toujours aisée et les barrières linguistiques ou les tabous familiaux peuvent rendre difficile la réalisation de l'interrogatoire généalogique. Cependant, dans un nombre non négligeable de cas, l'établissement de l'arbre généalogique permet d'évoquer un mode d'hérédité précis et, par là même, de restreindre le champ des hypothèses diagnostiques.

Une hérédité horizontale, c'est-à-dire la récurrence du même tableau clinique dans une fratrie est évocatrice d'une hérédité récessive autosomique. Cependant, le dogme « récurrence = récessivité » n'est plus de mise.

En effet, une telle situation peut être liée à une mosaïque germinale parentale d'une mutation dominante ou au déséquilibre d'une anomalie chromosomique parentale. De nombreux syndromes, aujourd'hui reliés à des microdélétions chromosomiques, étaient décrits il y a quelques années comme des syndromes récessifs autosomiques. La consanguinité est évidemment un argument supplémentaire en faveur de la récessivité.

L'existence de plusieurs garçons atteints dans la famille maternelle est évocatrice d'une pathologie liée au chromosome X. Dans certaines circonstances, le pedigree n'est pas évocateur au premier abord d'une pathologie liée à l'X. Dans l'encéphalopathie liée à la fragilité du chromosome X, les schémas classiques sont compliqués par l'existence de transmetteurs sains et par l'atteinte d'individus des deux sexes. À l'inverse, une mutation dominante dans un gène soumis à l'empreinte parentale (gène *UBE3A* dans le syndrome d'Angelman sans délétion ni disomie) peut simuler une hérédité liée au chromosome X.

L'hérédité autosomique dominante se reconnaît aisément dans le schéma classique d'une transmission verticale à pénétrance complète. Le diagnostic est plus difficile en cas d'expressivité variable lorsqu'il n'existe parfois aucun signe commun aux différents individus atteints de la famille. Seul un interrogatoire minutieux, souvent déjà orienté vers une hypothèse diagnostique, permet de retrouver chez les apparentés des signes sans aucun rapport apparent avec ceux présentés par l'enfant. Un certain nombre de syndromes dysmorphiques ou malformatifs qui surviennent toujours de façon sporadique, sont liés à des mutations dominantes *de novo* dans des gènes de développement. La notion d'un âge paternel avancé est un argument en faveur d'une mutation *de novo*.

Les antécédents de fausses couches sont rarement signalés spontanément. Ils constituent cependant un argument précieux en faveur d'une anomalie chromosomique familiale. Lorsque le tableau clinique est compatible avec un déséquilibre chromosomique, il peut être utile de demander une analyse chromosomique parentale.

L'histoire de la grossesse (recherche de la prise d'un agent tératogène, d'un épisode infectieux) et de l'accouchement (recherche d'une souffrance périnatale) doit être détaillée.

L'interrogatoire clinique doit être minutieux et reconstituer l'histoire pédiatrique de l'enfant. Certains événements d'allure banale (eczéma, éruptions cutanées, fièvre récurrente...) ou des troubles fonctionnels (diarrhée) peuvent, par leur répétition, attirer l'attention.

EXAMEN EN DYSMORPHOLOGIE

L'examen clinique en dysmorphologie est essentiellement descriptif et se doit d'être complet, rigoureux et méthodique [2, 3]. L'examen physique est l'élément le plus important de l'évaluation dysmorphologique. Il recherche des critères majeurs (malformations) ou des critères mineurs. Les anomalies mineures sont des variations morphologiques individuelles ou familiales qui peuvent être banales ou apparaître spécifiques dans un contexte syndromique particulier. L'approche doit être systématique par région anatomique mais n'obéit pas obligatoirement à un rituel et chaque clinicien a son style et sa séquence dans son approche. Les mesures standards (poids, taille, périmètre crânien...) sont des éléments indispensables de l'examen dysmorphologique. Les mesures moins courantes peuvent être comparées à des valeurs de référence [7].

Les photographies font partie intégrante de l'examen dysmorphologique [10, 12]. L'évolution du morphotype avec l'âge implique parfois de retrouver des photographies du patient à différents âges. Le consentement des patients (ou des parents) est indispensable en cas de publication scientifique. Compte tenu de la diffusion de ces documents photographiques auprès des collègues ou au cours de réunions scientifiques, il est souhaitable d'obtenir le plus souvent possible une permission signée pour tous ces différents usages [5].

Nous ne détaillerons ici que l'examen de la face et des extrémités.

Crâne

Le crâne est étudié dans ses formes et ses dimensions. L'inspection du crâne est faite de face, de profil et en vue supérieure, afin de juger de sa configuration, de sa symétrie, et de l'impression générale des proportions du crâne par rapport aux repères faciaux. La palpation est particulièrement importante chez les jeunes enfants pour juger des sutures crâniennes et des fontanelles. La mesure des fontanelles peut être intéressante et l'âge de fermeture de la fontanelle antérieure est parfois un élément évolutif important à considérer. Des anomalies de forme du crâne (dolichocéphalie, plagiocéphalie...) pourront définir des anomalies mineures, voire des variantes pseudo-physiologiques (par exemple, crâne volontiers dolichocéphale des enfants prématurés ou déformation crânienne intra-utérine) ou de véritables anomalies morphologiques comme les craniosténoses (scaphocéphalie, brachycéphalie, trigonocéphalie...) dont le diagnostic est aidé par l'examen des sutures crâniennes et confirmé par l'exploration radiologique. La forme de la partie occipitale est notée ; une déformation à type d'occiput plat est volontiers liée à la position en décubitus dorsal du nourrisson et peut être secondaire à une hypotonie plutôt qu'à une véritable synostose coronale unilatérale prématurée. Une discrète asymétrie crânienne est parfois observée chez l'individu normal. Des anomalies focales des os crâniens doivent être notées, comme une hyperostose (bosses frontales ou pariétales).

La mesure crânienne la plus importante est celle du périmètre crânien qui mesure la circonférence occipito-frontale. Cet élément qui estime la croissance cérébrale définit la notion de macrocéphalie, microcéphalie ou normocéphalie.

Aspect général de la face

Chacun d'entre nous est capable de reconnaître un visage familier parmi une foule d'inconnus, mais trouve souvent difficile de décrire les caractéristiques qui permettent cette reconnaissance immédiate. De plus, les proportions de la face varient avec l'âge comme la majorité des critères morphologiques, avec un allongement progressif de la face : chez l'enfant, l'ensemble du craniofaciès (vertex-menton) est divisé en deux par la ligne des sourcils ; chez l'adulte, c'est la ligne intercanthale, qui passe par les quatre canthi, qui remplit cette fonction (fig. 29-1).

L'inspection permet de caractériser l'évaluation générale de l'aspect de la face. Le visage peut avoir une forme allongée, large, étroite, ovale, ronde, triangulaire, plate ou se caractériser par des traits grossiers. Une des considérations les plus importantes est de se demander, particulièrement en cas d'apparence inhabituelle, si l'aspect facial ressemble à celui des autres membres de la famille, et notamment des parents. L'expression du visage doit également être observée durant l'examen à la recherche d'anomalies : aspect figé, inquiet, vieilli, asymétrique... Il faut tenter de juger des processus intrinsèques ou extrinsèques (déformations) qui peuvent entraîner le phénotype observé. Les muscles faciaux aident à modeler les contours faciaux. Une anomalie musculaire pourra s'accompagner d'un faciès myopathique avec un visage allongé et amimique (dystrophie myotonique de Steinert, par exemple).

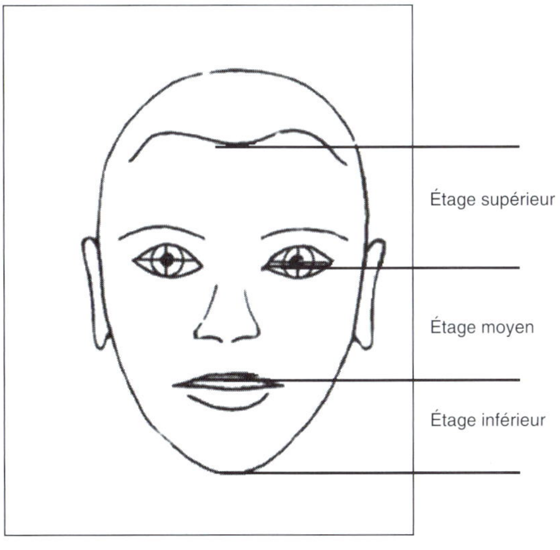

Fig. 29-1. Les axes horizontaux de la face.
Chez l'adulte, ils permettent de définir trois étages de hauteur approximativement égale.

Étage supérieur de la face

L'étude du front participe à définir la morphologie craniofaciale générale, mais peut être détaillée dans sa description : front haut ou bas, large ou étroit (rétraction temporale), bombé ou plat, vertical ou fuyant (microcéphalie), lisse ou ridé (vieillissement prématuré). La hauteur de l'implantation des cheveux sur le front, ainsi que la forme de l'implantation (aspect d'épis frontaux [*widow's peak*] dans le syndrome G d'Opitz, par exemple) doivent être notées.

La région péri-orbitaire contribue grandement à l'apparence faciale. La proéminence ou l'effacement de structures péri-orbitaires est noté (rebord orbitaire, glabelle). Un œdème péri-orbitaire est recherché. L'étude de la région oculaire inclut les fentes palpébrales, les orbites, les globes oculaires et les cils. Les fentes palpébrales sont mesurées (blépharophimosis si étroites), et leur orientation est notée (aspect mongoloïde en haut et en dehors, aspect anti-mongoloïde en bas et en dehors) (fig. 29-2). La mesure entre les canthi internes (DICI, distance inter-canthi internes), entre les canthi externes (DICE, distance inter-canthi externes), et entre les pupilles (DIP, distance inter-pupillaire) permet de définir les notions d'hypertélorisme (DIP > +3 DS) et d'hypotélorisme (fig. 29-3), après comparaison à des courbes de référence selon l'âge [7]. Une appréciation rapide de la normalité peut

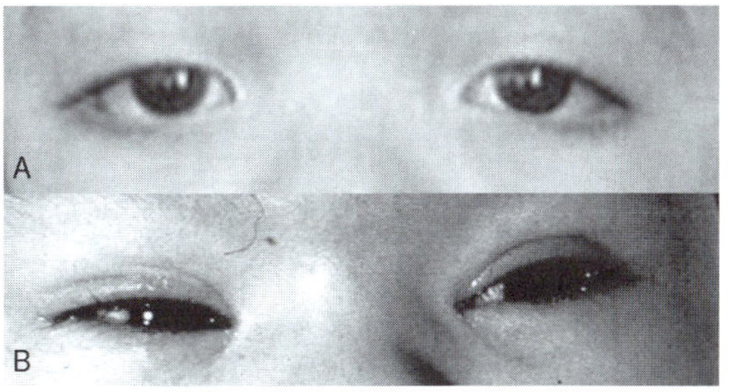

Fig. 29-2. Fentes palpébrales.
A. obliques en bas et en dehors, B. obliques en haut et en dehors.

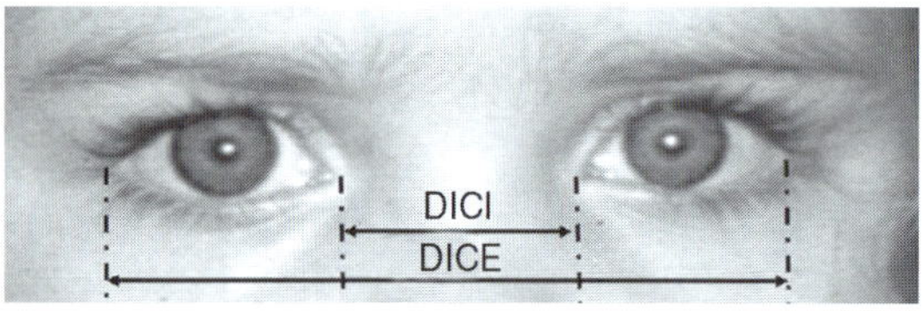

Fig. 29-3. Mesure de la distance intercanthale interne (DICI) et de la distance intercanthale externe (DICE).

être faite sur la base de la distance entre les deux yeux qui doit être égale à un œil. L'écart interorbitaire peut également être estimé sur les radiographies du crâne de face. Un repli épicanthique interne (excès cutané sur le rebord interne de la fente palpébrale donnant l'impression d'une troisième paupière) est fréquent chez le nouveau-né et dans certaines populations asiatiques, mais est inhabituel après l'âge de 18 mois et signe habituellement une croissance lente de l'étage moyen de la face (fig. 29-4A). Des replis épicanthiques bilatéraux donnent une fausse impression d'hypertélorisme (confusion nosologique fréquente). L'aspect des sourcils est précisé : situation (haut ou bas par rapport aux repères oculaires), configuration (synophris comme dans le syndrome de Cornélia de Lange, fig. 29-4B, aspect en arc de cercle...), taille, orientation, épaisseur. Un ptosis (chute de la paupière supérieure) uni- ou bilatéral est recherché (fig. 29-4C). L'étude des globes oculaires recherche des anomalies de taille des globes (microphtalmie, anophtalmie, buphtalmie, mégalocornée), des anomalies de l'iris (anomalies de coloration [hétérochromie du syndrome de Waardenburg, par exemple], de pigmentation [taches de Brushfield dans la trisomie 21, nodules de Lish dans la neurofibromatose type 1] ou des anomalies morphologiques comme un colobome irien, fig. 29-4D), et des anomalies des sclérotiques (aspect bleuté rencontré dans l'ostéogenèse imparfaite, télangiectasies, pigmentation anormale). La pigmentation définitive de l'iris se développe progressivement durant les six à dix premiers mois de la vie postnatale. La coloration des yeux varie graduellement du bleu pâle au noir et reflète généralement la couleur des yeux des parents. Cependant, comme tous les traits physiques polygéniques, certains individus peuvent hériter un gène qui produit un phénotype différent, et deux parents aux yeux bruns peuvent très bien avoir un enfant aux yeux bleus.

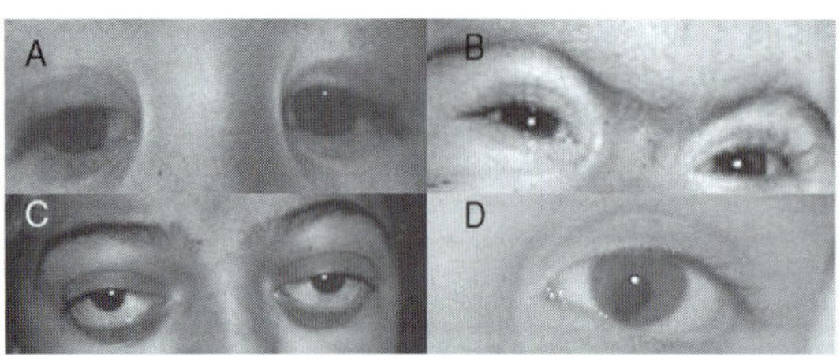

Fig. 29-4. A. épicanthus, B. synophrys, C. ptosis, D. colobome irien.

L'implantation des cils est évaluée à la recherche d'un défaut (agénésie de la partie interne de la rangée inférieure des cils, par exemple, dans la dysostose mandibulo-faciale ou syndrome de Treacher-Collins-Franceschetti). Un problème d'entropion, d'ectropion ou de distichiasis (double rangée de cils) est noté et peut orienter vers un diagnostic spécifique (syndrome lymphœdème-distichiasis, par exemple). Un aspect éversé de la partie externe de la paupière inférieure peut être évocateur d'un syndrome de Kabuki dans un contexte malformatif spécifique. L'aspect normal des points lacrymaux est recherché, à la recherche d'une aplasie ou d'une hypoplasie retrouvée, par exemple, dans le syndrome lacrymo-auriculo-dento-digital (LADD).

Étage moyen de la face

L'étage moyen de la face s'étudie de face et de profil. De face, l'étage moyen correspond en principe au tiers moyen de la face. De profil, une évaluation simple à la recherche d'une rétraction ou d'une protrusion de l'étage moyen consiste à rechercher l'alignement du front, du philtrum et du menton qui en principe se trouvent sur la même ligne verticale. L'étude de l'étage moyen de la face comprend l'analyse du nez, du philtrum, de la bouche, de la cavité orale et des oreilles.

- **Nez**

Il existe une grande variation normale de taille et de forme générale du nez. Là encore, la comparaison aux caractéristiques familiales des parents reste indispensable. La taille du nez est évaluée et sa description morphologique est détaillée (racine, crête nasale, pointe, ailes du nez, narines, columelle, cloison nasale) (fig. 29-5). La perméabilité des choanes peut être testée par le passage d'une sonde fine dans les narines.

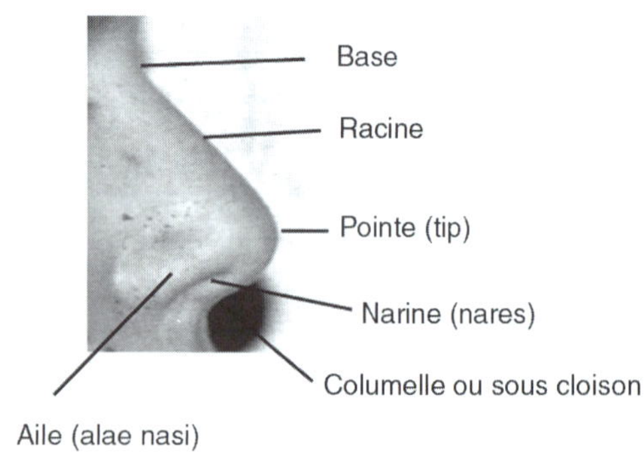

Fig. 29-5. Nez : éléments descriptifs.

La racine du nez peut être aplatie, déprimée (ensellée) (fig. 29-6A), saillante (fig. 29-6B), large ou étroite. Une dépression de la racine du nez est la règle pour les enfants de moins d'un an, car les cartilages nasaux sont incomplètement formés à la naissance et continuent de croître dans l'enfance. Une persistance de ce signe peut traduire une maturation lente du squelette facial. À l'inverse, une racine du nez marquée donne volontiers l'apparence d'un nez prononcé qui peut se voir dans différents syndromes dont ceux qui incluent une synostose prématurée de la base du crâne (par exemple, acrocéphalosyndactylies, maladie de Crouzon).

L'arête nasale peut être étroite ou large, concave ou convexe (aspect en bec d'oiseau, comme dans le syndrome de Seckel). Un aspect bulbaire avec une pointe du nez marquée peut être un simple variant familial ou correspondre à un marqueur d'un syndrome tricho-rhino-phalangien ou d'un syndrome vélo-cardio-facial de Shprintzen lié à une microdélétion du chromosome 22q11, par exemple.

La configuration du nez donne des informations sur les événements embryonnaires qui se sont produits entre la cinquième et la dixième semaine de gestation. Des malformations peuvent se rencontrer par défaut ou excès des tissus primordiaux qui forment le nez. En cas de défaut, un spectre variable d'anomalies peut se rencontrer dans l'holoprosencéphalie avec au maximum un proboscis dans la cyclopie. L'excès tissulaire va entraîner différents degrés de dysplasie fronto-nasale : de l'élargissement de la racine du nez avec hypertélorisme jusqu'à la bifidité nasale avec séparation des narines et des ailes du nez.

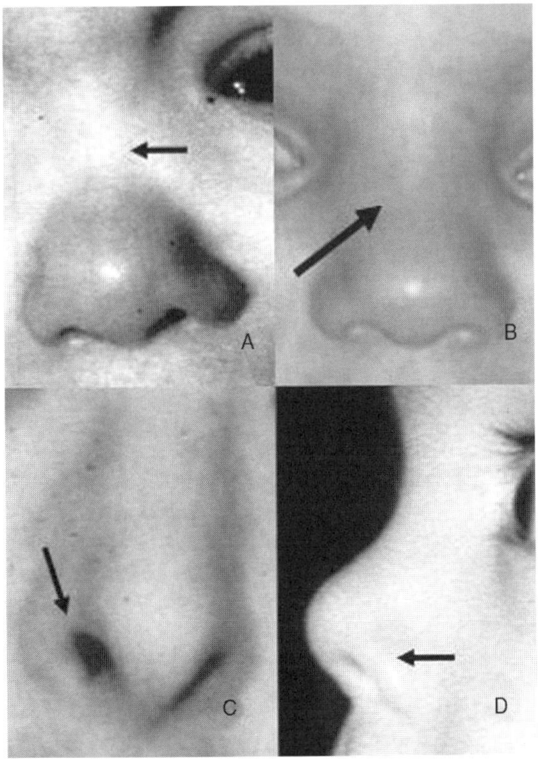

Fig. 29-6. A. ensellure nasale, B. racine du nez saillante, C. hypoplasie des ailes du nez, D. narines antéversées.

La description inclut l'étude de l'extrémité nasale — aplatie, élargie, mince, bifide… —, des ailes du nez — épaisses ou hypoplasiques (fig. 29-6C) — et des narines — étroites, larges, triangulaires, antéversées (fig. 29-6D). Des narines très antéversées donnant un aspect d'aplatissement de l'étage moyen de la face se retrouvent dans le syndrome de Robinow (aspect de face fœtale). L'aspect et la taille de la columelle qui sépare les deux narines sont notés. Une columelle courte déforme les narines et donne un aspect aplati. La position de la columelle par rapport au niveau des ailes du nez est signalée. Une columelle au-dessus du niveau des ailes du nez avec des narines antéversées est le meilleur critère dysmorphique du syndrome α-thalassémie/retard mental lié à l'X (ATR-X) dans un contexte spécifique d'encéphalopathie sévère. Enfin, il est recherché une déviation de la cloison nasale qui se voit particulièrement dans le cadre de déformations par contrainte intra-utérine, et un problème d'hypoplasie ou d'atrésie des choanes qui est un des signes de l'association CHARGE, par exemple.

• Philtrum

Le philtrum est la région du visage entre la base du nez et le vermilion de la lèvre supérieure. La configuration et la taille du philtrum doivent être notées (fig. 29-7). Un philtrum court s'observe dans différents syndromes (Robinow, ATR-X…). Le relief des crêtes philtrales qui forme l'arc de Cupidon peut être proéminent ou effacé comme dans le syndrome d'alcoolisme fœtal.

• Bouche

La taille de la bouche permet de définir une microstomie ou une macrostomie relative en cas d'anomalie. Une appréciation simple peut être réalisée en sachant que les commissures labiales se situent au milieu de lignes verticales tracées à partir des bords latéraux de la base du nez et des pupilles. L'anomalie majeure la plus fréquente est due aux fentes labiales et faciales. Une fente faciale oblique touchant les lèvres réalise une macrostomie vraie.

L'aspect des lèvres peut être fin, épais, rétracté ou éversé. Des lèvres éversées sont fréquentes chez les enfants atteints de retard mental. L'aspect de la bouche avec des lèvres proéminentes est relativement caractéristique dans le syndrome de Williams. La jonction

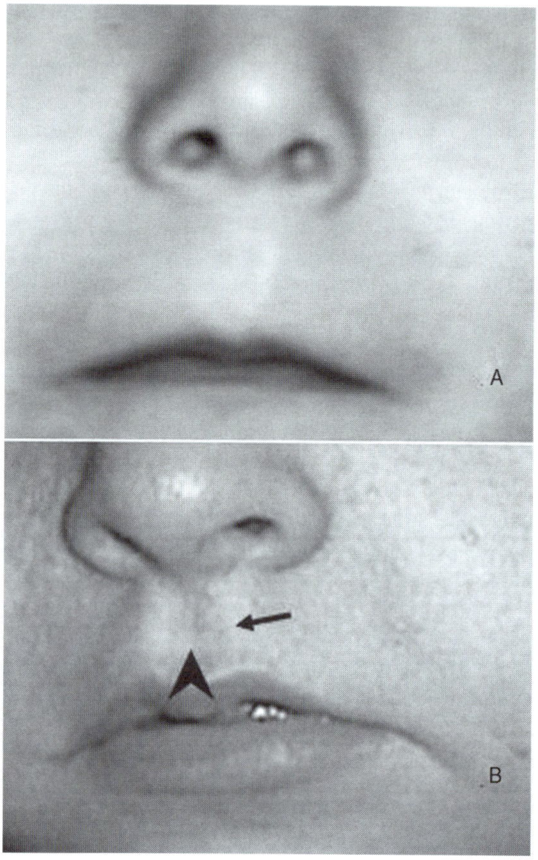

Fig. 29-7. Philtrum.
A. long et effacé, B. bien marqué : gouttière philtrale (pointe de flèche), crêtes philtrales (flèche).

entre le philtrum et la lèvre supérieure donne une indentation qui peut donner à la bouche un aspect en « chapeau de gendarme ». Des sinus ou puits labiaux peuvent s'observer comme les sinus paramédians bilatéraux de la lèvre inférieure dans le syndrome de Van der Woude en association avec une fente labio-palatine.

Les commissures labiales peuvent avoir une orientation vers le haut ou vers le bas. Des commissures labiales tombantes reflètent parfois une croissance excessive de la lèvre supérieure, et définissent une « bouche de carpe » en association avec un philtrum court et une lèvre inférieure fine.

- **Cavité orale**

L'étude de la cavité orale comprend le palais, la luette, la langue, les gencives et les dents. Le palais peut être étroit, large, court, ogival, pseudo-fendu (syndrome C d'Opitz). L'anomalie majeure la plus fréquente est la fente palatine dont la luette bifide représente un équivalent mineur. L'aspect de la proéminence des crêtes muqueuses du palais ainsi que du torus palatin (excroissance muqueuse au milieu du palais) est noté.

La langue peut être le siège d'anomalies : microglossie, aglossie ou macroglossie (dans le syndrome de Beckwith-Wiedemann, par exemple) ; langue proéminente ou glossoptose ; langue lobulée, fendue ou fissurée (aspect scrotal de la langue chez l'enfant trisomique 21). Des nodules linguaux hamartomateux sont parfois révélateurs d'une néoplasie endocrinienne multiple (NEM) et font rechercher un carcinome thyroïdien ou surrénalien. Des fibromes linguaux avec langue lobulée s'observent dans le syndrome oro-facio-digital type II.

Les gencives peuvent être le siège de l'implantation de freins aberrants entraînant des synéchies orales, d'une pigmentation anormale (syndrome de Peutz-Jeghers avec macules pigmentées sur la muqueuse buccale) ou d'une hypertrophie définissant une fibromatose gingivale qui s'observe de façon acquise après prise chronique de diphénylhydantoïne ou dans certains syndromes génétiques dont le plus fréquent est défini par l'association à une hypertrichose, et à une épilepsie et un retard mental de façon inconstante.

L'examen des dents est important en dysmorphologie. L'émail dentaire a une origine ectodermique alors que le reste de la dent est d'origine mésodermique. Les anomalies à rechercher concernent la forme (incisive bigéminée par fusion de deux dents voisines, par exemple), le nombre (oligodontie dans les dysplasies ectodermiques), le positionnement (diastème [espace exagéré] entre les dents), les anomalies de la dentine (dentinogenèse imparfaite) et de l'émail (par exemple, hypoplasie localisée de l'émail, émail mou dans l'amélogenèse imparfaite) des dents déciduales et définitives. Les anomalies de l'éruption dentaire sont également notées.

- **Oreilles**

On recherche au niveau des oreilles des anomalies de taille (macrotie, microtie), d'implantation (haute, basse), d'orientation (rotation postérieure ou antérieure) et de forme (hélix, anthélix, tragus, antitragus, lobule, conque…) (fig. 29-8). L'implantation normale des oreilles est définie par la ligne horizontale qui joint le canthus externe de l'œil à l'occiput et coupe l'oreille au niveau de son tiers supérieur. La racine de l'hélix qui traverse la conque peut être un bon signe en faveur d'une aberration chromosomique. Des petites oreilles avec un repli de l'hélix sont observées dans la trisomie 21.

L'aspect décollé des oreilles est également noté. Des oreilles larges et décollées sont par exemple un bon indice dysmorphique chez les enfants présentant un

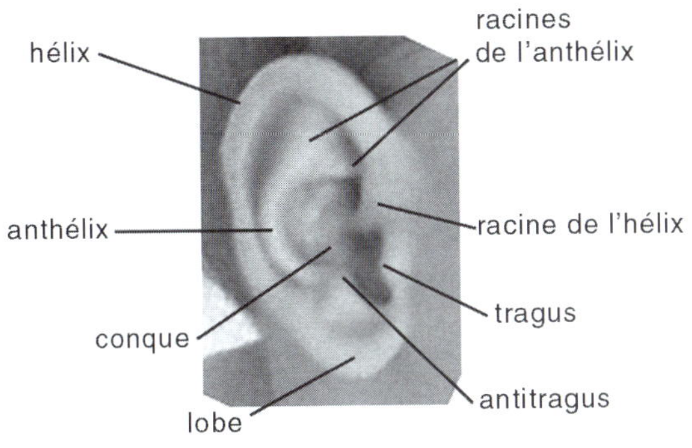

Fig. 29-8. Oreille : éléments descriptifs.

retard mental lié au syndrome de l'X fragile. Des marqueurs pré- ou rétro-auriculaires sont recherchés comme des puits ou pertuis (fig. 29-9A), fréquents dans le syndrome branchio-oto-rénal (BOR) ; des appendices prétragiens (chondromes, condylomes) (fig. 29-9B), retrouvés dans la dysplasie oculo-auriculo-vertébrale (syndrome de Goldenhar) ou des indentations lobaires dans le syndrome de Beckwith-Wiedemann.

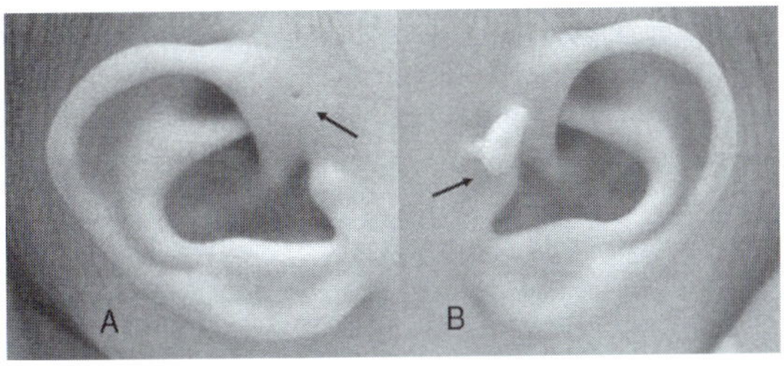

Fig. 29-9. A. fistule de la racine de l'hélix, B. condylome prétragien.

Étage inférieur de la face

L'étude de l'étage inférieur de la face se limite au menton. On recherche une anomalie de position (rétrognathie, prognathie) ou de taille (micrognathie). La normalité de positionnement est définie par la ligne verticale qui passe par trois points : le front, le philtrum et le menton. Une microrétrognathie est un signe quasi constant chez le nouveau-né. Ce critère devient pathologique chez l'enfant plus grand et entraîne une malocclusion dentaire.

Cheveux

L'examen des cheveux est important dans l'évaluation des phanères, et est descriptif au niveau de la quantité et de la qualité des cheveux. L'aspect quantitatif permet de définir des anomalies à type d'hypertrichose, d'hypotrichose ou d'alopécie. Une raréfaction localisée des cheveux peut évoquer des syndromes précis : raréfaction temporale dans le syndrome de Pallister-Killian (tétrasomie 12p en mosaïque).

L'aspect qualitatif des cheveux doit être considéré à la recherche d'anomalies comme des cheveux fins, soyeux, fragiles ou cassants. Une suspicion d'anomalie impose un examen microscopique en lumière polarisée qui peut identifier des anomalies spécifiques : pili torti, monilethrix, trichorrhexis nodosa (ou invaginata). Des cheveux fins avec pili torti et en association à un retard mental sont évocateurs d'une maladie de Menkès par anomalie du métabolisme du cuivre.

Dermatoglyphes

L'étude des dermatoglyphes ne doit pas être négligée et doit être aidée d'une loupe. Elle comprend l'analyse des plis de flexion de la paume de la main et des doigts, et l'examen de l'extrémité pulpaire des doigts. Il existe deux plis de flexion sur le pouce et trois au niveau des autres doigts. On rencontre le plus souvent deux plis de flexion palmaires transverses qui traversent partiellement la paume. Un pli qui traverse complètement la paume de la main est l'équivalent d'un pli palmaire transverse unique qui est classique dans la trisomie 21, mais qui se rencontre également dans 4 % de la population normale. Des plis palmaires marqués et profonds peuvent être évocateurs dans un contexte particulier d'un syndrome de Costello.

L'étude des figures des extrémités pulpaires des doigts permet de distinguer des tourbillons, des arches et des boucles radiales ou cubitales. En principe, on ne retrouve pas plus de six figures de type arches et moins de neuf tourbillons au niveau des extrémités pulpaires. Il n'existe normalement pas de boucles radiales sur les quatrième et cinquième doigts. L'aspect de coussinets pulpaires de type fœtal (*fetal fingertip pads*) se retrouve dans de nombreux syndromes dysmorphogénétiques et, plus spécifiquement, dans le syndrome de Kabuki en association avec un aspect facial caractéristique. La position du triradius axial est normalement basse et peut être déplacée dans certaines anomalies chromosomiques.

L'examen des dermatoglyphes plantaires est moins souvent informatif. Un écart exagéré entre les deux premiers orteils avec un sillon interdigital marqué est commun dans la trisomie 21. Des plis plantaires profonds sont un bon signe d'appel pour une trisomie 8, le plus souvent en mosaïque.

Extrémités

L'analyse des mains et des pieds est un élément important d'information sur l'embryogenèse précoce des membres. L'étude des extrémités s'inscrit dans l'examen de l'ensemble des membres qui peuvent présenter toutes les anomalies possibles au niveau des différents segments de membres (amélie, phocomélie, raccourcissement rhizomélique, mésomélique ou acromélique, dolichostécromélie, défaut transverse ou longitudinal...). Ces anomalies seront analysées au niveau des pièces osseuses sur les radiographies du squelette. Nous détaillerons ici uniquement l'étude des extrémités. Les mains, particulièrement, sont le siège d'anomalies dysmorphiques distinctes de signification diagnostique, et constituent avec la face les éléments les plus informatifs de l'examen dysmorphologique.

L'examen des extrémités comprend l'inspection (proportion générale, longueur relative des doigts, contour des muscles intrinsèques, recherche de syndactylies cutanées), la palpation (texture, extension des doigts à la recherche d'une contracture ou d'une hyperlaxité articulaire) et les mesures globales et des différents segments (longueur totale des doigts = longueur du médius).

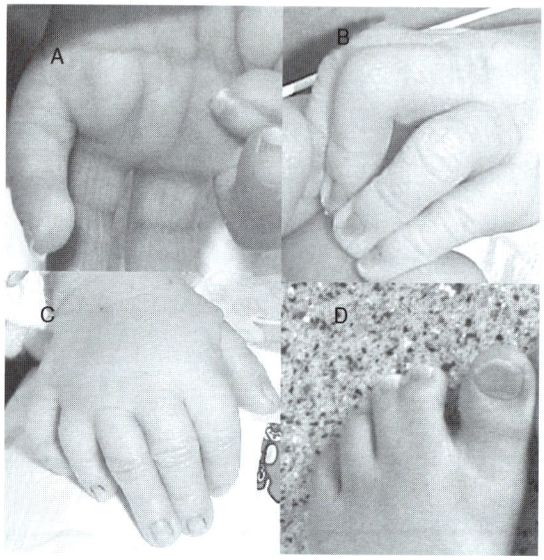

Fig. 29-10. A. clinodactylie du cinquième doigt, B. camptodactylie, C. polydactylie post-axiale, D. syndactylie cutanée 2-3 aux pieds.

• Mains

Des déformations (rares au niveau des mains), des disruptions (amputations de doigts dues aux bandes amniotiques, par exemple), des dysplasies et des malformations sont à l'origine d'anomalies variées des mains. Certaines chondrodysplasies entraînent des dysmorphies, en général un raccourcissement des os longs qui peut toucher tous les métacarpiens et les phalanges. Un quatrième métacarpien court s'observe mieux en faisant fermer le poing (absence de saillie), et est un critère mineur pouvant révéler un syndrome de Turner. Une hypoplasie des phalanges résulte en des formes diverses de brachydactylie. Des doigts longs (arachnodactylie) s'observent dans le syndrome de Marfan et différents syndromes marfanoïdes. Une croissance exagérée des doigts entraîne une macrodactylie, retrouvée dans certaines dysplasies hamartomateuses, comme le syndrome de Protée.

Une limitation de la mobilité des articulations interphalangiennes est responsable d'une arthrogrypose distale dont il existe différents types isolés (type I dominant) ou syndromiques. Une clinodactylie correspond à la flexion d'un doigt liée à l'hypoplasie de la phalange médiane, et touche généralement le cinquième doigt (fig. 29-10A). Une position fixée en flexion partielle de l'articulation interphalangienne proximale définit une camptodactylie (fig. 29-10B) qui peut toucher tous les doigts. Des pouces adductus, fixés en flexion et en adduction sur la paume, se voient généralement chez l'enfant atteint d'une anomalie cérébrale sévère ou dans certains syndromes (par exemple, l'hydrocéphalie liée à l'X ou syndrome MASA). Une fusion des phalanges correspond à un symphalangisme et se met en évidence au mieux par l'absence de plis de flexion des doigts. Une hyperlaxité articulaire s'observe dans des syndromes liés à des anomalies du collagène, comme les syndromes d'Ehlers-Danlos.

Différents types d'aplasie ou d'hypoplasie squelettique peuvent être responsables d'anomalies variées des membres. Des défauts longitudinaux de la différenciation préaxiale peuvent être responsables d'une hypoplasie du pouce, d'un pouce triphalangien ou d'une hypoplasie radiale. Les défauts du rayon central résultent en une ectrodactylie (main fendue ou malformation en pince de homard). Cette anomalie correspond typiquement à une absence du troisième doigt, mais peut varier considérablement, même au niveau des différentes extrémités du même individu. Des défauts transverses peuvent atteindre les différentes structures squelettiques entraînant des anomalies variées (aphalangie, adactylie...).

Des duplications des doigts surviennent lorsqu'un ou plusieurs rayons surnuméraires sont formés durant l'embryogenèse, ou lorsqu'un excès de tissu mésenchymateux résulte dans la bifurcation d'un bourgeon osseux digital. Cela entraîne une polydactylie préaxiale (rayon radial) ou postaxial (rayon cubital) (fig. 29-10C) qui s'intègre le plus souvent dans le cadre d'un syndrome dysmorphique spécifique. Une forme de polydactylie fréquente et non spécifique dans la race noire consiste en un petit doigt accessoire naissant de la première phalange du cinquième doigt.

Une syndactylie est définie par la fusion d'un ou plusieurs doigts. La forme la plus commune est la syndactylie cutanée dont l'expression minime représente un critère mineur banal. Des syndactylies plus sévères entraînant une fusion des doigts au-dessus du niveau de l'articulation interphalangienne distale, peuvent résulter en une fusion totale (dans le syndrome d'Apert, par exemple). La syndactylie cutanée est probablement due à un défaut de mort cellulaire programmée entre les rayons digitaux de la sixième à la huitième semaine de l'embryogenèse. La syndactylie peut être également osseuse par synostose de phalanges de doigts adjacents. Dans certains syndromes, des rayons digitaux surnuméraires peuvent s'ajouter, résultant en une synpolydactylie.

Dans certains syndromes dysmorphiques, une anomalie distincte des extrémités peut être très informative pour le diagnostic. Par exemple, le syndrome de Rubinstein-Taybi associe des pouces et des gros orteils trop larges, parfois avec duplication et déviation radiale ; le syndrome de Coffin-Lowry associe un aspect des phalanges distales en baguette de tambour.

- **Pieds**

Des anomalies similaires à celles décrites au niveau des mains peuvent se retrouver au niveau des pieds. Certains critères mineurs sont fréquents comme des pieds plats, un premier orteil en marteau, ou une syndactylie cutanée entre les deuxième et troisième orteils (fig. 29-10D). Ce dernier signe peut cependant être un critère diagnostique dans un contexte syndromique spécifique (syndrome de Smith-Lemli-Opitz).

Des déformations liées à des contraintes intra-utérines sont plus fréquentes au niveau des pieds que des mains. Le pied-bot varus équin est le plus fréquent. D'autres anomalies classiques sont le *metatarsus varus* (*adductus*), ou la déformation en *calcaneo valgus*. Des pieds en piolet sont fréquents dans la trisomie 18 ou la trisomie 13, par exemple.

Étude quantitative anthropométrique

Si certaines anomalies morphologiques craniofaciales sont qualitatives (présence d'un colobome narinaire, d'une fistule prétragienne), la plupart des traits dymorphiques sont des traits quantitatifs qui doivent tenir compte de l'âge, du sexe, de l'origine ethnique et peuvent être comparés à la population de référence.

Le profil anthropométrique craniofacial consiste à évaluer les variations des mesures craniofaciales en les comparants aux standards d'une population de référence [4, 13]. À l'heure actuelle, il n'existe qu'un seul standard de référence pour les mesures craniofaciales, établi sur une population de plus de 2 000 individus de race caucasienne [6].

Des profils anthropométriques craniofaciaux ont été établis pour la plupart des grands syndromes. Ils permettent d'objectiver la dysmorphie associée à un syndrome et suivre les variations de la morphologie faciale au cours de la croissance dans un syndrome donné.

Cependant, ces méthodes, très utilisées par les orthodontistes et les chirurgiens maxillo-faciaux, le sont moins par les dysmorphologistes dont l'approche est souvent plus qualitative que quantitative.

DÉVELOPPEMENT PSYCHOMOTEUR ET TROUBLES DU COMPORTEMENT

Beaucoup de syndromes dysmorphiques s'accompagnent d'anomalies du développement psychomoteur de gravité variable. Dans certains cas, ces désordres neurologiques, psychomoteurs et comportementaux sont très particuliers et spécifiques. On a pu parler de dysmorphies du comportement. Ces phénotypes comportementaux sont parfois si caractéristiques qu'ils sont autant, si ce n'est plus, utiles au diagnostic que les critères dysmorphiques physiques.

La définition du phénotype comportemental obéit à des critères très stricts et doit répondre aux deux conditions suivantes [14] :

- il s'agit d'un comportement particulier que l'on retrouve dans presque tous les cas du syndrome en cause et rarement dans d'autres conditions ;
- une relation « directe et spécifique » avec l'anomalie génétique à l'origine des manifestations physiques doit être démontrée.

Pour mieux évaluer le fonctionnement psychologique et comportemental, il convient comme pour l'examen somatique d'adopter une approche systématisée. Cette approche ne doit pas se résumer à l'évaluation du niveau intellectuel mais doit aussi tenir compte d'autres aspects :

- allure évolutive (notion de régression) ;
- particularités du langage ;
- déficits de l'attention ;
- comportements spécifiques (stéréotypies, accès de rires ou de pleurs) ;
- comportement social ;
- troubles du sommeil.

L'exemple le plus classique est celui du syndrome de Rett dont le diagnostic clinique repose exclusivement sur l'existence d'un profil comportemental très particulier avec stéréotypies manuelles et d'une évolution typique en plusieurs phases. D'autres syndromes et, en particulier, des syndromes microdélétionnels comme les syndromes d'Angelman, de Williams, de Smith-Magenis, de Prader-Willi ont aussi un phénotype comportemental défini (*cf.* chapitres 11 et 12).

La description de ces phénotypes comportementaux a plusieurs intérêts :

- ils peuvent constituer un critère de diagnostic (Angelman, Prader-Willi, Smith-Magenis...), et orienter la recherche d'une microdélétion ou d'une mutation. Des grilles d'évaluation spécifiques sont déjà disponibles pour certaines pathologies fréquentes (Angelman) ;
- ils permettent d'adapter spécifiquement la prise en charge des enfants ;
- ils constituent des critères pronostiques.

Enfin, au-delà de l'aspect pratique, la définition précise des « dysmorphies » du comportement associées à des mutations particulières permettra, en corrélation avec les études modèles animaux, de mieux comprendre le rôle de ces gènes sur développement et le fonctionnement des structures cérébrales.

EXAMENS PARACLINIQUES

Il faut éviter d'être trop systématique et proscrire les examens inutiles. Outre les raisons économiques évidentes, cette prudence dans les indications doit être guidée par un souci de confort et de respect de l'enfant et de sa famille. Chez l'enfant handicapé, tout examen requérant une immobilité parfaite peut nécessiter une contention traumatisante ou une anesthésie générale. Une première orientation, à la suite de l'examen initial, permet de guider le choix des examens complémentaires. Compte tenu du nombre et de la diversité des syndromes dysmorphiques, les indications doivent se faire au cas par cas. On peut cependant donner quelques règles générales.

Imagerie

Les techniques d'investigation non invasives (échographie, IRM...) rendent maintenant accessibles les malformations des organes internes qui n'ont pas toujours de traduction clinique. Or, certaines variations anatomiques ont autant de valeur qu'un signe dysmorphique.

Les examens échographiques simples et, en particulier, l'échographie rénale doivent être d'indication large car ils permettent non seulement de compléter le bilan malformatif mais parfois de repérer une malformation encore silencieuse.

En revanche, en dehors de circonstances particulières, la demande d'échographie cardiaque doit être orientée par l'examen clinique ou le diagnostic suspecté.

Au niveau de l'imagerie cérébrale, l'échographie transfontanellaire doit être d'indication très large chez un nouveau-né malformé ou dysmorphique. Chez l'enfant plus grand présentant un retard mental d'étiologie inconnue, il est préférable de demander un avis neuropédiatrique avant de prescrire des examens d'imagerie médicale (scanner ou IRM) qui doivent s'intégrer dans le cadre plus large du bilan neurologique. Des explorations neurofonctionnelles (EEG, examen des potentiels évoqués) pourront être utiles. Un avis ophtalmologique est volontiers demandé devant toute suspicion d'anomalie oculaire.

Les radiographies du squelette sont indispensables dès qu'il existe une petite taille ou une suspicion de chondrodysplasie. Elles ne font pas partie du bilan systématique d'un enfant dysmorphique. En revanche, l'analyse des clichés des extrémités est utile. Outre la détermination de l'âge osseux, elle peut permettre une étude du profil métacarpophalangien sur une radiographie des mains de face, utile dans le diagnostic de certains syndromes dysmorphiques.

Examens génétiques

Les indications du caryotype standard doivent être très larges. L'utilisation de techniques plus sophistiquées (déspiralisation, hybridation *in situ*, recherche de microremaniements télomériques...) pour la mise en évidence de microremaniements doit être guidée par une orientation clinique préalable et peut justifier la réalisation d'un nouveau prélèvement.

L'existence d'une asymétrie corporelle ou d'anomalies de la pigmentation doit faire rechercher une anomalie chromosomique en mosaïque sur culture de fibroblastes.

Les explorations moléculaires sont en général demandées par le généticien devant un contexte clinique spécifique, en dehors de la recherche de la mutation responsable du syndrome de l'X fragile, dont l'indication doit être large en raison de sa fréquence.

Explorations métaboliques

Le tableau clinique associé aux maladies de surcharge est bien connu.

Certaines anomalies métaboliques peuvent avoir une présentation anténatale, se manifestant par un syndrome dysmorphique et/ou des malformations.

Le syndrome dysmorphique associé aux anomalies du métabolisme du cholestérol (syndrome de Smith-Lemli-Opitz) est assez caractéristique. Les tableaux cliniques associés aux cytopathies mitochondriales ou à des anomalies de glycosylation des protéines (syndrome CDG, *Congenital Disorders of Glycosylation*) sont plus variés.

Les indications de ces explorations métaboliques en présence d'un enfant malformé sont guidées par les contextes cliniques (retard de croissance intra-utérin, atteinte polyviscérale, difficultés alimentaires, atteinte neurologique évolutive...).

Conservation de matériel génétique

En l'absence de diagnostic précis, et surtout s'il existe un risque vital, il peut être utile de stocker du matériel biologique de l'enfant (ADN, culture de fibroblastes...) en vue d'études ultérieures.

Ces prélèvements et leur conservation doivent être soumis au consentement des parents qui doivent être informés.

UTILISATION DES BASES DE DONNÉES

Le diagnostic syndromologique ne se conçoit pas sans l'utilisation de bases de données d'aide au diagnostic informatisé [11]. Même les dysmorphologistes les plus expérimentés ne peuvent prétendre avoir une connaissance illimitée dans ce domaine, tant le nombre de syndrome est élevé et leur prévalence parfois très faible. Du fait de l'évolution rapide des connaissances, les ouvrages imprimés sont obsolètes au bout de quelques années. Certaines bases de données sont diffusées en ligne, ce qui permet une actualisation permanente de leur contenu [11, 15].

L'efficacité de cet outil informatique dépend cependant :

- de la spécificité du tableau clinique étudié (une recherche syndromique à l'aide des items « hypertélorisme » et « oreilles basses implantées » fournit 135 diagnostics...) ;
- de la pertinence de la description des signes et de l'utilisation d'un vocabulaire adéquat ;
- de l'analyse critique des diagnostics proposés.

ÉTHIQUE ET DYSMORPHOLOGIE

Il est indispensable d'introduire quelques notions d'éthique dans un domaine qui paraît de prime abord extrêmement technique. Il faut plusieurs années à un généticien clinicien pour comprendre que cette approche morphologique de l'individu peut avoir des conséquences délétères. Très souvent, lorsqu'un enfant est adressé en consultation de génétique pour un avis diagnostique, les parents qui s'attendent à la réalisation d'un bilan sanguin, sont mal préparés à cette consultation un peu particulière. La prise de photographies, si elle est indispensable — car elle permet d'étudier un dossier, de le soumettre à d'autres experts —, est souvent vécue comme une agression par la famille. La situation est encore plus difficile lorsqu'il s'agit de jeunes adultes handicapés. Parfois, la description précise de tous les signes dysmorphiques peut entraîner une modification de la perception de l'enfant par ses parents, voire un rejet. À l'inverse, il n'est pas rare d'observer une réaction de défense des parents qui minimisent en retrouvant des ressemblances familiales. Mais il ne faut pas se méprendre, ce qui peut apparaître comme de l'inconscience est souvent, en fait, une construction savante qui a permis à ces parents, devinant que leur enfant n'était pas comme les autres, de réaffirmer à travers ces ressemblances familiales sa filiation et sa normalité.

Après des années de pratique de cette spécialité, on s'aperçoit qu'il est toujours préférable d'observer une prudence verbale. Il n'est pas indispensable de faire partager aux parents, ou à l'individu lui-même, les précisions sémiologiques de cet examen. Il ne viendrait pas à l'idée d'un cardiologue de détailler les données de l'auscultation à son patient. Pourquoi, sous le prétexte qu'il s'agit du visage, imposer aux familles notre propre vision de l'enfant ? L'accompagnement des parents dans cette démarche diagnostique est indispensable.

En conclusion, la dysmorphologie est une spécialité visuelle qui nécessite une grande expérience pour avancer une hypothèse diagnostique. À l'heure actuelle, les bases moléculaires d'un certain nombre de syndromes dysmorphiques ont été identifiées et le diagnostic suspecté cliniquement peut être confirmé par la mise en évidence de l'anomalie cytogénétique ou moléculaire [8]. Cependant, dans beaucoup de cas, le diagnostic reste clinique. De cette reconnaissance dépendent le pronostic et donc la prise en charge des patients, ainsi que le conseil génétique des familles. Il faut rester conscient qu'actuellement les meilleures équipes de dysmorphologie estiment ne pouvoir aboutir à un diagnostic syndromique de certitude que dans 50 % des cas [1]. Il ne faut donc pas vouloir affirmer un diagnostic à tout prix qui, s'il est erroné, risque d'induire de graves erreurs. L'évolution du morphotype avec l'âge et les progrès rapides des connaissances en génétique imposent de revoir régulièrement les enfants sans diagnostic de certitude en consultation de génétique clinique. En l'absence de diagnostic évident, cette démarche doit être expliquée longuement aux parents qui doivent être soutenus. Cette approche doit aider à la prise en charge multidisciplinaire des enfants atteints de syndromes dysmorphiques.

RÉFÉRENCES BIBLIOGRAPHIQUES

[1] AASE JM. *Diagnostic dysmorphology.* Plenum Medical Book Company, New York and London, 1990.

[2] AASE JM. Dysmorphologic diagnosis for the pediatric pratitioner. *Pediatr Clin North Am*, 1992 ; 39 : 1.

[3] BATTIN J, LACOMBE D. La dysmorphologie et la syndromologie : une activité de généticiens pédiatres (Editorial). *Arch Pédiatr*, 1995 ; 2 : 615-618.

[4] BUTLER MG, LEVINE GJ, LE JY, HALL BD, CASSIDY SB. Photoanthropometric study of craniofacial traits of individuals with Prader-Willi syndrome. *Am J Med Genet,* 1995 ; 58 : 38-45.

[5] CUNNIF C, BYRNE J, HUDGINS LM, MOESCHLER JB *et al.* Informed consent for medical photographs. *Genetics in Medecine*, 2000 ; 2 : 353-5.

[6] FARKAS LG. *Anthropometry of the head and face.* 2nd ed. New-York. Raven press.

[7] HALL JG, FROSTER-ISKENIUS UG, ALLANSON JE. *Handbook of normal physical measurements.* Oxford Medical Publication, Oxford, 1989.

[8] LACOMBE D. Clinical dysmorphology beyond developmental genetics : Recent advances in some human developmental genes (Review). *Ann Génét*, 1995 ; 38 : 137-144.

[9] LACOMBE D. Maladies des gènes du développement. *Med Sci*, 2000 ; 16 : 354-362.

[10] OMOTADE OO. Facial measurements in the newborn (towards syndrome delineation). *J Med Genet*, 1990 ; 27 : 358-362.

[11] PELZ J, ARENDT V, KUNZE J. Computer assisted diagnosis of malformation syndromes : an evaluation of three databases (LDDB, POSSUM, and SYNDROC).
Am J Med Genet, 1996 May 3 ; 63 (1) : 257-67.

[12] SAUL RA. The importance of measurements. *In :* STEVENSON RE, HALL JG, GOODMAN RM. *Human malformations and related anomalies.* Oxford University Press, New York and Oxford, 1993.

[13] STENGEL-RUTKOWSKI S, SCHIMANEK P, WERNHEIMER A. Anthropometric definitions of dysmorphic facial signs. *Hum Genet,* 1984 ; 67 : 272-295.

[14] TURK J, HILL P. Behavioural phenotypes in dysmorphic syndromes. *Clin Dysmorphol,* 1995 ; 4 : 105-115.

[15] WINTER RM. Recent molecular advances in dysmorphology (Review). *Hum Mol Genet,* 1995 ; 4 : 1699-1704.

30 Cardiogénétique

- Cardiopathies congénitales (formes syndromiques, hétérotaxies, cardiopathies conotroncales)
- Cardiomyopathies familiales
- Canaux ioniques et troubles du rythme héréditaires

La génétique des maladies cardiovasculaires est devenue une sous-spécialité de la cardiologie depuis le fœtus jusqu'à l'âge adulte. L'origine génétique des cardiopathies congénitales, des cardiomyopathies et des troubles du rythme cardiaque a été confirmée pour beaucoup d'entre elles. Comme dans bien d'autres domaines, les premières découvertes ont stimulé l'enthousiasme de la communauté cardiologique mais aujourd'hui, les cardiologues sont confrontés, comme d'autres spécialistes d'organe, aux mêmes difficultés : l'hétérogénéité génétique, la complexité des mécanismes conduisant d'une mutation au phénotype, la difficulté du conseil génétique. Cependant, des perspectives nouvelles se sont dessinées : les corrélations entre le génotype et le phénotype ou encore le pronostic, l'identification des acteurs de la morphogenèse cardiaque et l'émergence de nouveaux concepts embryologiques, les approches pharmaco-génétiques dans certains troubles du rythme.

CARDIOPATHIES CONGÉNITALES

Les mécanismes embryologiques du développement du cœur de mammifère et leurs perturbations à l'origine des malformations cardiaques restent aujourd'hui mal connus. À partir des travaux de Nora, l'origine multifactorielle des cardiopathies congénitales était communément admise [1]. Cet aspect « multifactoriel » signifiait que la survenue d'une cardiopathie congénitale résultait des effets conjoints d'un ou plusieurs gènes interagissant de façon stochastique et de facteurs de risque liés à l'environnement. Ainsi, seuls les individus réunissant un nombre de facteurs de risque supérieur à un seuil empiriquement déterminé avaient une malformation cardiaque. Les enquêtes épidémiologiques ayant conduit à l'hypothèse d'un tel mode de transmission étaient fondées sur l'observation que la plupart des cardiopathies congénitales étaient sporadiques. Cependant, la mortalité importante des cardiopathies complexes jusqu'à ces quinze dernières années et les imprécisions du diagnostic avant l'ère échographique n'ont pas permis de reconnaître la fréquence de l'hérédité mendélienne de certaines de ces malformations. Aujourd'hui, l'embryologie expérimentale a permis de rassembler en six groupes des cardiopathies procédant d'un même mécanisme d'anomalie de développement embryonnaire. Le meilleur exemple en est l'observation de la contribution des cellules de la crête neurale rhombencéphalique au développement des gros vaisseaux de la base du cœur ; en effet, leur suppression expérimentale conduit à des cardiopathies variées (tétralogie de Fallot, atrésie pulmonaire avec communication interventriculaire, tronc artériel commun…) intéressant la région conotroncale et permet de définir ce groupe comme celui des « cardiopathies conotroncales » correspondant à une anomalie de développement dans un champ embryonnaire. Cette classification proposée en 1986 par Clark [2] permet de définir une récurrence concordante de cardiopathie congénitale dans une famille comme une récurrence concordante en termes de mécanisme embryologique mais éventuellement discordante anatomiquement (tableau 30-I). Cette classification trouve ses limites dans les interactions étroites entre les différents segments du cœur en développement et l'hémodynamique fœtale ; elle contribue cependant à orienter plus efficacement les enquêtes familiales et à identifier un nombre croissant de cardiopathies congénitales supposées d'origine multifactorielle comme des maladies éventuellement monogéniques.

La fréquence des cardiopathies congénitales associées à des anomalies chromosomiques (canal atrioventriculaire et trisomie 21, syndrome de Turner et coarctation de l'aorte) ou héritées sur un mode mendélien était

Tableau 30-I. **Classification mécanistique des cardiopathies congénitales, d'après Clark**

Anomalies de migration des cellules de la crête neurale : Cardiopathies conotroncales
Anomalies de répartition du débit cardiaque fœtal : Syndrome d'hypoplasie du cœur gauche
Défauts ciblés de développement : Retour veineux pulmonaire anormal total
Anomalies de la matrice extracellulaire : Communications interventriculaires
Défauts des bourgeons endocardiaques : Canaux atrioventriculaires
Anomalies de la boucle cardiaque : Hétérotaxies

estimée à 8 % [3, 4]. Ce chiffre est sous-évalué à la lumière des progrès conceptuels mentionnés plus haut et il l'est d'autant plus que la mortalité fœtale des cardiopathies sévères est, elle aussi, sous-évaluée et que les cardiopathies asymptomatiques passent inaperçues. À côté de ces insuffisances de diagnostic, d'authentiques défauts de pénétrance viennent compliquer l'identification des formes familiales. Un modèle canin de tétralogie de Fallot, les lévriers Keeshond, illustre cet inconvénient. En effet, le mode de transmission de la cardiopathie, suspecté sur les pedigrees, était autosomique récessif et c'est l'histologie fine de la région conotroncale chez les chiens apparemment sains qui a démontré la transmission dominante de l'affection. Chez l'homme, la cardiopathie congénitale la plus récurrente est l'hypoplasie du cœur gauche. L'observation de récurrences multiples dans des familles consanguines a suggéré une hérédité autosomique récessive mais quelques observations de parents d'enfant atteint ayant un équivalent mineur de maladie obstructive du cœur gauche (coarctation, membrane sous-aortique, malformation mitrale congénitale...) sont en faveur d'un mode de transmission dominant.

Les avancées récentes ont été obtenues dans l'identification de gènes de malformations cardiaques syndromiques et des anomalies de la latéralité, encore appelées hétérotaxies viscéro-atriales. Enfin, la complexité de la morphogenèse cardiaque faisant appel à la fois à l'identification de gènes de développement, à leurs interactions et à la dynamique des populations cellulaires peut être mise en perspective à travers l'exemple des cardiopathies conotroncales.

Malformations cardiaques et cardiopathies « syndromiques »

Le premier gène de cardiopathie « syndromique » à avoir été identifié est le gène *TBX-5* dans le syndrome cardiosquelettique de Holt-Oram, à transmission autosomique dominante, associant des malformations des membres supérieurs intéressant le segment radial, un bloc auriculoventriculaire du premier degré et une cardiopathie congénitale qui est huit fois sur dix une communication interauriculaire [5]. L'association de cardiopathies congénitales et d'anomalies des membres supérieurs est fréquente. Plusieurs syndromes ont été décrits et ils ont été regroupés sous le vocable de syndrome « cœur-mains ». Ces malformations cardiosquelettiques dans différents syndromes mendéliens suggèrent qu'il existe un champ embryonnaire de développement cardiomélique. L'hétérogénéité génétique de ces syndromes serait en relation avec des mutations dans différents gènes intervenant dans une cascade d'événements moléculaires incluant *Brachyury*, *Sonic Hedgehog*, des *Bone Morphogenetic Proteins*, le récepteur à l'acide rétinoïque et les gènes de la famille du TGFβ. Le profil d'expression de *TBX-5* est cohérent avec le type de cardiopathies du syndrome de Holt-Oram.

Dans les *communications interauriculaires familiales isolées,* plusieurs mutations ont été identifiées dans le gène *NKX2.5* [6]. Si ce gène a été présenté comme un gène de communications interauriculaires avec bloc auriculoventriculaire, des mutations ont été retrouvées dans bien d'autres formes de cardiopathie telles que tétralogie de Fallot, maladie d'Ebstein, etc. Ce gène intervient de façon très précoce dans la spécification cardiaque car son inactivation homozygote chez la drosophile (*Tinman*) conduit à une absence de développement du tube cardiaque primitif et du mésoderme viscéral. L'invalidation du gène murin homologue a confirmé le rôle essentiel de *NKX2.5* à un stade précoce de l'embryogenèse avec un arrêt du développement avant la formation de la boucle cardiaque vers la droite. Cet exemple, pour l'instant unique, montre que, pour des mutations dans un même gène, on peut avoir un spectre de phénotypes cardiaques sans lien embryologique direct *a priori*.

La même stratégie de clonage positionnel a conduit à l'identification de mutations dans un facteur de transcription exprimé dans les cellules de la crête neurale dans le *syndrome CHAR* qui associe un canal artériel persistant, une bicuspidie aortique, une dysmorphie faciale et des anomalies des mains [7]. Le gène responsable du *syndrome autosomique récessif d'Ellis-van Creveld*, associant des membres courts, une polydactylie postaxiale, des anomalies des dents et une forme particulière de canal atrioventriculaire, l'oreillette unique, a été récemment cloné [8]. Ceci ajoute une pierre à la complexité du développement de la jonction atrioventriculaire puisque plusieurs régions du génome contiennent des gènes intervenant dans la formation du canal atrioventriculaire : le chromosome 21, la région 3p25, le chromosome 8.

Des mutations dans *PTPN11*, qui code une tyrosine phosphatase, ont été mises en évidence dans le *syndrome de Noonan* (dysmorphie faciale, cardiomyopathie hypertrophique, sténose pulmonaire) [9].

Hétérotaxies viscéro-atriales

Seul le groupe des hétérotaxies viscéro-atriales ou des défauts de latéralisation a, après la découverte de mutations chez l'homme, une certaine homogénéité. Plusieurs formes familiales ont été décrites : autosomique dominant ou récessif, ou semi-dominant lié à l'X.

Pour la forme liée à l'X, rarissime, le gène *ZIC3* (Xq26.2) a été identifié [10]. Les anomalies de la latéralisation, constantes chez l'homme, sont associées à d'autres anomalies viscérales et à des anomalies de la ligne médiane [11]. Les femmes conductrices du gène muté à l'état hétérozygote ont parfois un *situs inversus* isolé. Aucun gène n'est connu dans la forme autosomique dominante. Pour la forme autosomique récessive, les recherches de mutations dans les gènes candidats ont montré de rares mutations dans les gènes *LEFTY* A (1q42.1), *NODAL* et *ACVRB2* (récepteur 2B de l'activine) [12]. Cependant, ces mutations sont toujours présentes à l'état hétérozygote et sont retrouvées chez un des parents qui est toujours normal. Leur caractère causal n'a donc pas été démontré. L'hypothèse qu'il s'agisse non pas d'une hérédité autosomique récessive mais de bigénisme ou de trigénisme est renforcée par les expériences de double mutant chez la souris. Des doubles mutants nodal/HNF-3b et nodal/Samd2 ont une hétérotaxie mais pas les simples mutants. Chez la souris, deux mutations responsables de défauts de latéralisation sont maintenant connues : la mutation *inv* dans le gène de l'inversine et la mutation *iv* dans un gène de chaîne lourde de dynéine nommé *lrd.*

Cardiopathies conotroncales et microdélétion 22q11.2

Les cardiopathies associées à la microdélétion 22q11.2 sont des cardiopathies conotroncales (fig. 30-1) [13]. Ce type de malformation représente 50 % des cardiopathies diagnostiquées chez le nouveau-né [14]. Les enfants ayant une cardiopathie conotroncale isolée n'ont pas de microdélétion 22q11.2 et aucune corrélation n'a été retrouvée entre la taille de la microdélétion et le phénotype cardiaque. Outre leur association aux autres éléments du syndrome de DiGeorge, les cardiopathies conotroncales de la microdélétion 22q11.2 sont subtilement différentes [15]. La distribution des différents types de cardiopathies conotroncales dans une population de patients ayant la microdélétion est grossièrement uniforme suggérant une randomisation du phénotype dans ce groupe. Cependant, si on compare des patients ayant une cardiopathie conotroncale avec ou sans microdélétion 22q11.2, certaines malformations, telles que l'interruption de la crosse aortique de type B, sont quasi spécifiques de l'anomalie cytogénétique [16]. De plus, pour un même type de malformation conotroncale tel que la tétralogie de Fallot, certains détails morphologiques, collatérales aorto-pulmonaires, anomalies des arcs aortiques, sont l'apanage des enfants ayant la microdélétion [17]. L'hétérogénéité génétique de ces cardiopathies a été démontrée. Le gène *TBX-1* situé dans la délétion joue un rôle majeur dans le développement des arcs aortiques.

CARDIOMYOPATHIES FAMILIALES

Les cardiomyopathies hypertrophiques sont caractérisées par une augmentation de l'épaisseur des parois ventriculaires. Les anomalies histologiques typiques sont l'hypertrophie myocytaire et la désorganisation des fibres. Les troubles du rythme et la mort subite sont les complications les plus craintes. Ce type de cardiomyopathie est familial dans la majorité des cas et transmis sur un mode autosomique dominant. Les études familiales ont permis d'identifier des mutations dans sept gènes différents codant des protéines de l'appareil contractile ou sarcomère : chaîne lourde de β-myosine, chaîne légère de myosine ventriculaire, chaîne légère régulatrice, troponine C, troponine I, α-tropomyosine et protéine C [18]. À côté de cette hétérogénéité génétique, il y a une très grande hétérogénéité allélique car de nombreuses mutations différentes ont été identifiées dans ces gènes. Les modèles animaux, créés récemment, et les analyses *in vitro* ont permis de mieux comprendre les mécanismes à l'origine de l'hypertrophie. On peut schématiquement proposer la cascade d'événements suivante. La mutation produit un polypeptide toxique, incorporé dans le sarcomère, altérant sa fonction ainsi que la structure du myocyte. Certaines mutations conduisent à une hypocontractilité suivie d'hypertrophie compensatrice. D'autres mutations donneraient une hypercontractilité accompagnée d'hypertrophie.

Les cardiomyopathies dilatées sont caractérisées par une augmentation de volume du ventricule et une hypocontraction. Les formes familiales de cardiomyopathie dilatée sont plus rares (20-30 % des cas). Plus d'une dizaine de loci ont été identifiés. Des mutations ont été identifiées dans deux gènes, l'actine cardiaque et la desmine, dans les formes isolées sans troubles de conduction ou myopathie associée [19]. Dans les cardiomyopathies dilatées associées à des troubles de la

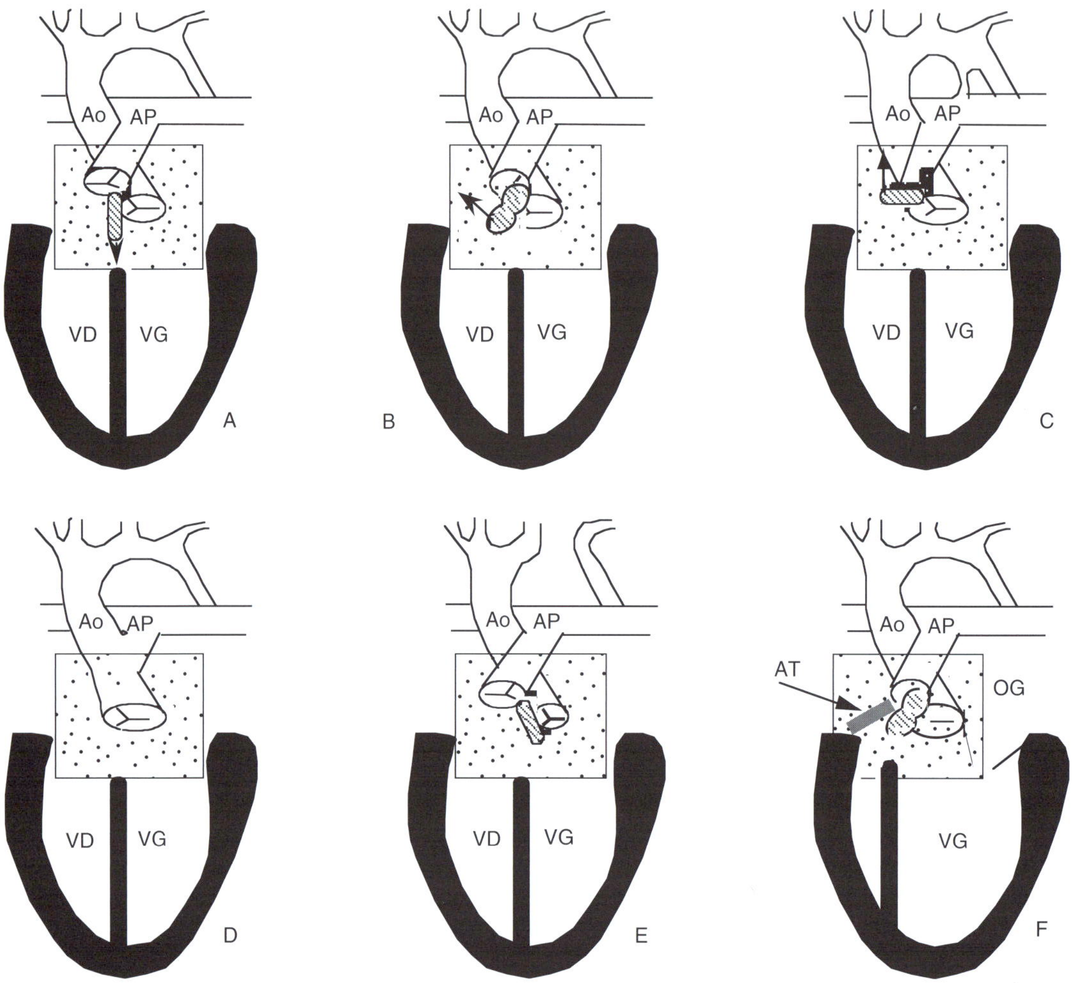

Fig. 30-1. Cardiopathies conotroncales.
Ao, aorte ; AP, artère pulmonaire ; VD, ventricule droit ; VG, ventricule gauche ; AT, atrésie tricuspide. Le septum cônal est en hachuré.
A. Cœur normal. B. Bascule antérieur du septum cônal donnant une tétralogie de Fallot. C. Bascule complète sous l'artère pulmonaire du septum cônal réalisant une atrésie pulmonaire avec communication interventriculaire. D. Absence de septum cônal ou tronc artériel commun. E. Bascule sous-aortique du septum cônal avec interruption de la crosse aortique de type B. F. Atrésie tricuspide.

conduction auriculoventriculaire, des mutations dans le gène de la lamine A/C ont été identifiées [20]. Les mutations dans cette protéine de l'enveloppe nucléaire ont aussi été trouvées dans la myopathie d'Emery-Dreifuss dans une forme rare de lipodystrophie et plus récemment dans le progeria.

TROUBLES DU RYTHME HÉRÉDITAIRES

Le syndrome du QT long congénital est caractérisé par un espace QT anormalement long à l'ECG et par une onde T de morphologie anormale [21]. Le problème posé par ce syndrome est le risque élevé de syncope et de mort subite chez les individus porteurs du gène muté. Cinq localisations chromosomiques ont été identifiées mettant en évidence l'hétérogénéité génétique de cette maladie. Actuellement quatre gènes sont identifiés. Ils codent tous des sous-unités de canaux sodiques ou potassiques :

- la sous-unité α du canal sodique cardiaque, SCN5A pour LQT3 ;
- deux sous-unités α de canaux potassiques, HERG pour LQT2 et KVLQT1 pour LQT1 ;

– une sous-unité régulatrice du canal KvLQT1, KCNE1 pour LQT5.

Des études de relations phénotype/génotype ont montré qu'il existait des facteurs déclenchants particuliers des arythmies en fonction du type de LQT ainsi que des aspects spécifiques de la repolarisation. Ces données sont importantes car elles permettent d'orienter le généticien moléculaire vers un gène précis. Enfin, la recherche de traitement antiarythmiques adaptés au type de canal ionique muté est en cours de développement.

Les troubles de conduction auriculoventriculaire sont aussi des affections hétérogènes longtemps considérées comme dégénératives chez le sujet âgé. Un premier locus a été identifié sur le chromosome 19 dans des familles ayant un bloc de branche droit pouvant évoluer vers le bloc complet. Plus récemment, des mutations dans *SCN5A* ont été retrouvées dans des blocs familiaux dominants [22]. L'intérêt de l'enquête familiale est de conduire éventuellement à un appareillage préventif des sujets porteurs de la mutation avant les accidents syncopaux.

Le syndrome de Wolff-Parkinson-White est fréquemment une pathologie sporadique. Des formes familiales ont cependant été identifiées. Le gène est une sous-unité régulatrice d'une protéine kinase activée par l'AMP cyclique [23].

La fibrillation ventriculaire idiopathique, ou syndrome de Brugada, associe un aspect de bloc de branche droit et une anomalie de la repolarisation caractérisée par une surélévation du segment ST dans les dérivations précordiales droites [24]. Les accidents de mort subite surviennent souvent au repos. Des mutations dans *SCN5A* ont été identifiées. Ce syndrome est probablement hétérogène car une absence de liaison avec *SCN5A* dans une grande famille a été mise en évidence [24].

La dysplasie arythmogène du ventricule droit (DAVD) est une cause fréquente de tachycardie ventriculaire et de mort subite. Le diagnostic est fait sur des données ECG, angiographiques et isotopiques. Il s'agit d'une maladie hétérogène puisque cinq loci de DAVD à transmission autosomique dominante ont été identifiés (chromosomes 14q23-24, 1q42-43, 14q12-22,2q32.1-32.3, 3p23 et 17q21). Il existe une forme récessive associée à des anomalies des cheveux et à une kératose palmoplantaire appelée forme de Naxos (17q21).

RÉFÉRENCES BIBLIOGRAPHIQUES

[1] Nora JJ. Causes of congenital heart diseases : Old and new modes, mechanisms and models. *Am Heart J*, 1993 ; 125 : 1409-1419.

[2] Clark EB. Mechanisms in the pathogenesis of congenital heart defects. *In :* Pierpont ME, Moller JM eds. *The genetics of cardiovascular diseases.* Boston, Martinus-Nijoff, 1986 ; 3-11.

[3] Burn J *et al.* Recurrence risk in offspring of adult with major heart defects : results from first cohort of British collaborative study. *Lancet*, 1998 ; 351 : 311-316.

[4] Dallapiccola B, Marino B, Digilio MC, Mingarelli R, Novelli G, Gianotti A. The mendelian basis of congenital heart defects. *Cardiol Young*, 1996 ; 6 : 264-271.

[5] Li QY *et al.* Holt-Oram syndrome is caused by mutations in *TBX5* a member of the *Brachyury (T)* gene family. *Nat Genet*, 1997 ; 15 : 21-29.

[6] Schott JJ *et al.* Congenital heart disease caused by mutations in the transcription factor NKX2-5. *Science*, 1998 ; 281 : 108-111.

[7] Satoda M *et al.* Mutations in TFAP2B cause CHAR syndrome, a familial form of patent ductus areriosus. *Nat Genet*, 2000 ; 25 : 42-46.

[8] Ruiz-Perez VL *et al.* Mutations in a new gene in Ellis-van Creveld syndrome and Weyers acrodental dysostosis. *Nat Genet*, 2000 ; 24 : 283-286.

[9] Tartaglia M *et al.* Mutations in *PTPN11*, encoding the protein tyrosine phosphatase SHP-2, cause Noonan syndrome. *Nat Genet*, 2001 ; 29 : 465-468.

[10] Gebbia M *et al.* X-linked situs abnormalities result from mutations in ZIC3. *Nat Genet*, 1997 ; 17 : 305-308.

[11] Megarbane A *et al.* X-linked transposition of the great arteries and incomplete penetrance among males with a nonsense mutation in ZIC3. *Eur J Hum Genet*, 2000 ; 8 : 704-708.

[12] Kosaki K *et al.* Characterization and mutation analysis of human LEFTY A and LEFTY B, homologues of murine genes implicated in left-right axis development. *Am J Hum Genet*, 1999 ; 64 : 712-721.

[13] Lindsay EA *et al.* Congenital heart disease in mice deficient for the DiGeorge syndrome region. *Nature*, 1999 ; 401 : 379-383.

[14] Iserin L *et al.* Prevalence of the microdeletion 22q11 in newborn infants with congenital conotruncal cardiac anomalies. *Eur J Ped*, 1998 ; 157 : 881-884.

[15] Marino B *et al.* Associated cardiac anomalies in isolated and syndromic patients with tetralogy of Fallot. *Am J Cardiol*, 1996 ; 77 : 505-508.

[16] Goldmuntz E *et al.* Frequency of 22q11 deletions in patients with conotroncal defects. *J Am Coll Cardiol*, 1998 ; 32 : 492-498.

[17] LEWIN MB, LINDSAY EA, BALDINI A. 22q11 deletions and cardiac disease. *Prog Pediat Cardiol*, 1996 ; 6 : 19-28.

[18] BONNE G, CARRIER L, RICHARD P, HAINQUE B, SCHWARTZ K. Familial hypertrophic cardiomyopathy : from mutations to functional aspects. *Circ Res*, 1998 ; 83 : 580-593.

[19] TESSON F *et al.* Epidemiology of desmin and cardiac actin gene mutations in a european population of dilated cardiomyopathy. *Eur Heart J*, 2000 ; 21 : 1872-1876.

[20] BONNE G *et al.* Mutations in the gene encoding lamin A/C cause autosomal dominant Emery-Dreifuss muscular dystrophy. *Nat Genet*, 1999 ; 21 : 285-288.

[21] LUPOGLAZOFF JM *et al.* Syndrome du QT long congénital. *Presse Med*, 1998 ; 27 : 1029-1033.

[22] SCHOTT JJ *et al.* Cardiac conduction defects associate with mutations in SCN5A. *Nat Genet*, 1999 ; 23 : 20-21.

[23] GOLLOB MH. Identification of a gene responsible for familial Wolff-Parkinson-White syndrome. *N Engl J Med*, 2001 ; 344 : 1823-1831.

[24] CHEN Q *et al.* Genetic basis and molecular mechanism for idiopathic ventricular fibrillation. *Nature*, 1998 ; 392 : 293-295.

31

Maladies osseuses constitutionnelles, vers une classification moléculaire

- Protéines de la matrice osseuse et cartilagineuse
- Erreurs innées du métabolisme du cartilage
- Récepteurs de facteurs de croissance fibroblastique
- Facteurs de transcription
- Variabilité clinique
- Hétérogénéité génétique
- Le diagnostic positif des dysostoses et des chondrodysplasies repose sur l'examen clinique et radiologique

Les maladies osseuses constitutionnelles forment un groupe hétérogène de maladies, souvent responsables d'insuffisance staturale associée ou non à des déformations. L'identification récente d'un grand nombre de gènes à leur origine conduit maintenant à en envisager une classification moléculaire.
Ces gènes sont impliqués soit dans la matrice cartilagineuse ou osseuse, soit dans la prolifération cellulaire, soit dans la différenciation terminale du chondrocyte dans la zone de croissance.
Nous aborderons successivement des exemples d'anomalies de protéines impliquées dans la matrice osseuse et cartilagineuse (collagènes, COMP), dans le métabolisme du cartilage (DTDST...), dans la croissance locale du cartilage. Enfin, l'implication de certains facteurs de transcription sera mentionnée.

PROTÉINES DE LA MATRICE OSSEUSE ET CARTILAGINEUSE : COLLAGÈNES ET COMP (CARTILAGE OLIGOMERIC MATRIX PROTEIN)

Collagène de type I et ostéogenèse imparfaite

L'ostéogenèse imparfaite est une affection transmise sur un mode autosomique dominant qui se caractérise par une fragilité osseuse responsable de fracture à répétition et d'une insuffisance staturale de gravité variable [11]. Plusieurs phénotypes sont décrits en fonction de l'association à des sclérotiques bleutées, à une dentinogenèse imparfaite et de la sévérité de la fragilité : forme létale avec fractures multiples chez le fœtus, aspect de côtes en bambou et absence d'ossification de la base du crâne, forme modérée avec fractures en nombre limité. Le risque de transmission à la descendance pour un individu atteint est de 50 % et il existe en général une homogénéité intrafamiliale. Lorsqu'il s'agit d'un premier cas dans une famille, il s'agit alors d'un événement accidentel survenu chez le cas-index en rapport avec la survenue d'une néomutation. L'observation de mosaïques germinales chez l'un des parents (fréquence d'environ 6 %) impose cependant un conseil génétique prudent.

Le collagène de type I est le constituant essentiel de la matrice osseuse et est codé par deux gènes *COL1A1* et *COL1A2*. Le collagène de type I est un hétérotrimère constitué de deux chaînes α1 et d'une chaîne α2 enroulées en triple hélice et qui résulte du clivage enzymatique des extrémités amino- et carboxyterminales du procollagène. La région carboxyterminale est responsable de l'enroulement de la triple hélice, qui est constituée d'une succession de 333 triplets Gly-X-Y. La glycine occupe le centre de l'hélice et toute substitution la concernant conduira à une déstabilisation de la protéine et à une fragilité de la trame collagène du tissu osseux.

Les gènes *COL1A1* et *COL1A2*, codant respectivement pour les chaînes α1 et α2, sont localisés sur les chromosomes 17 et 7. Plus de cent mutations dans l'un ou l'autre de ces gènes ont déjà été identifiées dans des formes d'ostéogenèse imparfaite. Ces mutations sont réparties tout le long des gènes :

- grands réarrangements conduisant à une dégradation de la triple hélice et responsables de formes létales d'ostéogenèse imparfaite ;
- mutations d'épissage (substitutions ou délétions) dont les conséquences cliniques sont variables en fonction de la proximité de l'extrémité 3' du gène ;
- mutations ponctuelles touchant la glycine.

Les conséquences dépendent de : 1) la position de la mutation dans les chaînes α1, ou α2 ; 2) la nature de l'acide aminé qui substitue la glycine ; 3) la nature de l'environnement en acides aminés qui entoure la glycine. Les mutations situées dans la partie carboxyterminale sont généralement associées à des phénotypes sévères alors que les mutations de la région aminoterminale sont associées à des phénotypes modérés [5].

Chondrodysplasies liées au collagène de type II

Le collagène de type II est un homodimère abondant de la matrice cartilagineuse. Le gène *COL2A1* a été localisé en 12q13 et des mutations à l'état hétérozygote dans ce gène ont été rapportées en association avec des phénotypes variés, transmis sur un mode autosomique dominant [15] :

- l'*achondrogenèse de type II* qui est un nanisme létal caractérisé par des os longs très courts aux métaphyses cupuliformes, un défaut d'ossification des corps vertébraux et du sacrum et des ailes iliaques petites ;
- la *dysplasie spondyloépiphysaire congénitale*, caractérisée par une insuffisance staturale sévère et, radiologiquement, par une platyspondylie modérée avec aspect ovoïde des corps vertébraux, un défaut d'ossification des branches ischiopubiennes et une dysplasie des épiphyses ;
- la *dysplasie de Kniest*, nanisme sévère caractérisé cliniquement par l'existence d'une face plate, d'une fente palatine, d'un élargissement des articulations, d'une myopie et parfois d'une surdité. Les radiographies montrent de grosses épiphyses au niveau des genoux contrastant avec une absence de développement des épiphyses fémorales supérieures [18] ;
- la *dysplasie de Stickler*, ou arthroophtalmopathie, caractérisée par l'association d'un syndrome de Pierre-Robin, d'une hyperlaxité, de grosses articulations souvent enraidies, d'une myopie sévère se compliquant de décollement de rétine (dégénérescence vitréenne). Les lésions radiologiques sont initialement modestes : dysplasie des épiphyses alors que la tête fémorale est plutôt volumineuse, discrète atteinte vertébrale.

Les mutations en cause sont très variées et touchent tous les exons sans qu'il soit possible d'établir des corrélations génotype-phénotype. Cependant, le syndrome de Stickler semble plutôt lié à des mutations entraînant l'apparition d'un codon stop et donc à un raccourcissement de la protéine, alors que dans les autres affections, une mutation faux-sens transformant une glycine en sérine est souvent identifiée. Comme dans l'ostéogenèse imparfaite, la glycine joue un rôle important dans la stabilité de la triple hélice et toute anomalie la concernant rend la protéine fragile.

Chondrodysplasies liées aux autres collagènes

Des mutations dans les collagènes IX, X et XI ont été identifiées dans différents types de chondrodysplasies [17] :

- collagène X (COL10A1) responsable de la dysplasie métaphysaire de Schmid, caractérisée par une insuffisance staturale et une coxa vara et une transmission dominante autosomique ;
- collagène XI (COL11A2) responsables de certaines dysplasies de Stickler. Des mutations à l'état homozygote ont été identifiées dans le syndrome d'OSMED ;
- collagène IX (COL9A2 et COL9A3) responsables des dysplasies polyépiphysaires transmises sur un mode autosomique dominant.

COMP et pseudoachondroplasie

La pseudoachondroplasie est transmise sur un mode autosomique dominant et est caractérisée par une micromélie, une brièveté de la main et une incurvation en varus des membres inférieurs avec, radiologiquement, une dysplasie épiphysaire marquée et des limites métaphysaires irrégulières. Des études de liaison ont permis la localisation de la maladie en 19p12-13.1 puis des mutations dans le gène COMP, codant une protéine avec des domaines *calmoduline-like* et *EGF-like*, ont été identifiées [9].

Des mutations du gène COMP ont également été identifiées dans la dysplasie polyépiphysaire de Fairbanks, caractérisée par un défaut de croissance des épiphyses, des mains courtes et un retard d'ossification de la tête fémorale. L'évolution de cette affection se fait sous la forme d'arthrose précoce.

ERREURS INNÉES DU MÉTABOLISME DU CARTILAGE

DTDST, transporteur de sulfate, le gène de la dysplasie diastrophique

Le nanisme diastrophique est caractérisé par une insuffisance staturale, des pieds bots, une hypoplasie du premier métacarpien, une déformation du poignet et des kystes des pavillons de l'oreille. L'évolution est marquée par une scoliose évolutive, des flessums articulaires et un défaut de croissance de la tête fémorale. En 1990, une localisation en 5q est mise en évidence et, en 1994, un gène codant un transporteur de sulfate est identifié. Des mutations ponctuelles conduisant à des codons stop ou à une mutation d'épissage sont retrouvées chez des patients affectés de dysplasie diastrophique [7]. Des mutations dans ce même gène ont ensuite été identifiées dans deux affections létales très différentes, l'achondrogenèse de type Ib et l'atélostéogenèse de type II [8, 16], mais également dans des dysplasies polyépiphysaires avec ou sans pied bot, relativement bénignes et de transmission récessive autosomique.

Les chondrodysplasies ponctuées, plusieurs maladies métaboliques

La maladie des épiphyses ponctuées est un groupe d'affections cliniquement et biologiquement hétérogènes. On en distingue plusieurs types :

- la *chondrodysplasie ponctuée de type rhizomélique*, de pronostic très sévère, se manifeste dès la naissance par un raccourcissement des humérus et des fémurs, et des calcifications au voisinage des articulations voisines. Elle s'accompagne fréquemment d'une cataracte, d'atteintes cutanées et de retard mental. La chondrodysplasie ponctuée rhizomélique est due à une anomalie peroxysomale et se transmet sur un mode autosomique récessif. Deux formes sont distinguées : l'une touchant à la fois le métabolisme des plasmalogènes et de l'acide phytanique, secondaire à une mutation du gène *PEX7* localisé sur le chromosome 6 [3] ; dans l'autre, seule la synthèse des plasmalogènes est touchée, par un déficit en une acyltransférase (DHAPAT). Il existerait encore une troisième forme due à un déficit en une alkylsynthase (Alkyl-DHAT-synthase) ;
- la *chondrodysplasie ponctuée brachytéléphalangique* se transmet sur le mode récessif lié au sexe : elle associe une dysmorphie faciale analogue à celle de Binder (dysostose maxillo-nasale), une discrète micromélie et une brièveté de la dernière phalange des doigts. Radiologiquement, les calcifications intéressent électivement le tarse postérieur, mais elles peuvent aussi être visibles sur la hanche, le genou et, parfois, le rachis lombosacré. La phalange terminale, à la naissance, est de petite taille et a une forme triangulaire à sommet proximal. Le pronostic de cette forme est favorable. Le gène est situé à l'extrémité du bras court du chromosome X et code une arylsulfatase E ;
- les *chondrodysplasies ponctuées de type Conradi-Hünermann* se traduisent par le raccourcissement asymétrique des os longs mais les calcifications n'épargnent pas le rachis. Une dysmorphie faciale, une cataracte et une ichtyose sont fréquentes. Elles ne constituent pas une entité unique, ni sur le plan clinique et radiologique, ni sur le plan génétique. On citera cependant ici une forme décrite par Happle, liée au sexe, atteignant les filles et sublétale chez le garçon, secondaire à un désordre du métabolisme du cholestérol. Le gène dont les mutations en sont responsables est localisé en Xp11.22p11.23 ; il code une stérol-Δ8 isomérase [4].

RÉCEPTEURS DE FACTEURS DE CROISSANCE FIBROBLASTIQUES

L'achondroplasie est transmise sur un mode autosomique dominant et se caractérise par un nanisme rhizomélique avec hyperlordose lombaire, main courte en trident, arcature des membres inférieurs et par une macrocéphalie avec ensellure nasale marquée. Radiologiquement, les os sont courts, les métaphyses larges, la hauteur du bassin est réduite et les toits du cotyle horizontaux, les distances interpédiculaires des dernières vertèbres lombaires sont réduites responsable d'un canal rachidien étroit [11].

Un âge paternel élevé et le caractère sporadique de l'affection sont en faveur de mutations récentes qui représentent 90 % des cas d'achondroplasie. Une étude de liaison a permis de localiser le gène à l'origine de l'achondroplasie en 4p16 et parmi les gènes de la région, le gène *FGFR3* (*Fibroblast Growth Factor Receptor 3*) paraissait un bon gène candidat en raison de son expression dans les chondrocytes. Une même mutation dans le domaine transmembranaire au codon 380 (transition G→A) conduisant à la substitution d'une glycine en arginine a été identifiée dans la quasi totalité des achondroplases étudiés à ce jour [13]. Quelques rares cas sont liés a des mutations au codon 375.

L'hypochondroplasie est une affection voisine mais caractérisée par une micromélie plus modérée et une taille moins réduite. Il n'y a pas de dysmorphie faciale. Les signes radiologiques sont proches : diaphyses trapues, métacarpiens et phalanges courts, reliefs osseux accentués, diminution des distances interpédiculaires. Une mutation prépondérante dans le domaine tyrosine kinase (codon 540) du FGFR3 a été retrouvée mais d'autres mutations dans le gène sont possibles et même, dans certains cas, une probable hétérogénéité génétique.

Des mutations de *FGFR3* ont également été identifiées dans le nanisme thanatophore, affection létale, caractérisée par une micromélie extrême, une étroitesse du thorax, une macrocéphalie majeure avec parfois un crâne en trèfle et des anomalies cérébrales. Radiologiquement, les os longs sont très courts et parfois incurvés avec des métaphyses larges et cupuliformes, les côtes sont courtes et élargies mais le thorax est long, les corps vertébraux sont plats contrastant avec une augmentation de hauteur des disques intervertébraux. Des mutations dans le domaine extracellulaire, et dans le deuxième domaine tyrosine kinase du gène *FGFR3* ont été identifiées [14].

D'autres mutations du gène *FGFR3* ont été depuis décrites comme responsables de tableaux cliniques variés : une mutation au codon 650 est responsable d'une forme très sévère le nanisme, SADDAM, cliniquement intermédiaire entre une achondroplasie et un nanisme thanatophore, alors que la mutation P250R est toujours retrouvée dans certaines formes de *craniosténoses coronales*. En effet, les craniosténoses sont fréquemment associées à des anomalies des récepteurs de croissance fibroblastiques comme le montrent les mutations dans le gène *FGFR2* (10q26) rapportées dans la maladie de Crouzon, le syndrome de Pfeiffer et d'Apert, alors que les mutations de *FGFR1* (8p11) sont responsables du syndrome de Pfeiffer.

FACTEURS DE TRANSCRIPTION

SHOX, le gène de la dyschondrostéose

La dyschondrostéose est découverte dans la seconde enfance en raison d'une déformation de l'avant-bras ou d'une insuffisance staturale. Cliniquement, la brièveté des membres est modérée et prédomine sur le segment moyen, avant-bras et jambes ; les mains sont normales ainsi que le crâne et la face. Des déformations, dites déformation de Madelung, sont associées à cette brièveté de l'avant-bras et se caractérisent par l'incurvation en dehors du radius, et la luxation postérieure de la tête cubitale réalisant un dos de fourchette. Les mouvements du poignet et, plus particulièrement, l'extension et la prono-supination sont limités.

L'examen radiologique est caractéristique : le radius est incurvé transversalement, la crête interosseuse est élargie et l'extrémité inférieure est oblique en bas et en dehors. L'incurvation du cubitus est sagittale et son extrémité inférieure, parfois hypoplasique, se luxe en arrière. Le carpe est modifié, sa rangée supérieure n'a plus sa courbure normale, mais devient ogivale.

La transmission de la dyschondrostéose est autosomique dominante, mais passe plus facilement inaperçue chez l'homme. Le gène responsable de la dyschondrostéose est le gène *SHOX* (*Short Stature Homeobox Containing Gene*) [1]. Il est situé sur la région pseudo-autosomique du chromosome X et Y et code un facteur de transcription dont le rôle dans la croissance osseuse n'est pas connu. Des mutations à l'état homozygote du gène *SHOX* sont responsables d'un nanisme mésomélique sévère, le *nanisme de Langer*.

Autres facteurs de transcription, autres chondrodysplasies

D'autres facteurs de transcription ont été reconnus comme impliqués dans plusieurs chondrodysplasies :

- le gène *CBFA1*, dont le rôle est essentiel lors de la condensation du mésenchyme et spécifique de la différenciation ostéoblastique. Les mutations sont responsables de la *dysplasie cleïdocranienne, transmise sur un mode autosomique dominant*. Cette affection se manifeste par l'association d'une absence ou une hypoplasie des clavicules, une fontanelle large, un défaut d'ossification des branches ischiopubiennes et un déficit statural modéré ;
- *SOX 9*, autre facteur de transcription, comportant un domaine homologue à SRY, a également une action déterminante pour la condensation des cellules mésenchymateuses et la différenciation et la prolifération des chondrocytes dans les tout premiers stades du développement. Plus de 27 mutations hétérozygotes, responsables d'une haplo-insuffisance ont été décrites dans le *syndrome campomélique*. Ce syndrome est caractérisé par un micrognatisme, une réversion sexuelle et une incurvation des os longs. Radiologiquement, les os sont plutôt grêles, les ailes iliaques sont étroites et il existe une hypoplasie des omoplates.

CONCLUSION

Le tableau 31-I récapitule les gènes identifiés à ce jour dans les ostéochondrodysplasies [10]. La découverte de ces gènes ouvre de nouvelles perspectives dans la compréhension des mécanismes de croissance et de différentiation osseuse, en objectivant l'intervention de protéines de structure, de récepteurs de croissance fibroblastique, de transporteurs de sulfate, d'enzymes ou de facteurs de transcription. Elle illustre aussi l'hétérogénéité génétique et l'hétérogénéité allélique observées dans ces affections. En effet, un même gène peut être associé à des phénotypes très différents (famille des FGFR, gène *DTSDT*, gène *COMP*) et un même phénotype peut être associé à des mutations dans des gènes différents (ostéogenèse imparfaite, Stickler…).

Enfin, il faut souligner que, dans la majorité de ces affections, le diagnostic positif reste clinique et radiologique et que le diagnostic moléculaire ne fait que confirmer un diagnostic déjà fortement suspecté. Seule la mutation responsable de l'achondroplasie peut être recherchée dans le cadre d'une urgence diagnostique puisqu'il s'agit d'une mutation quasiment unique. Cependant, le diagnostic moléculaire peut offrir la possibilité d'un diagnostic prénatal après identification de la mutation chez un cas-index.

Tableau 31-I. **Principales localisations et identifications de gènes dans les maladies osseuses constitutionnelles**

Groupe achondroplasie	4p16	*FGFR3*
Achondroplasie	"	"
Hypochondroplasie	"	"
Nanisme thanathophore	"	"
Groupe dysplasie diastrophique	5q32-q33	*DTDST (transporteur sulfate)*
Dysplasie diastrophique	"	"
Achondrogenèse 1B	"	"
Atelostéogenèse type II	"	"
Collagénopathies type II	12q13	*COL2A1*
Achondrogenèse	"	"
Hypochondrogenèse	"	"
Dysplasie de Kniest	"	"
Dysplasie spondyloépiphysaire (SEDC)	"	"
Dysplasie spondyloépimétaphysaire type Strudwick (SEMD)	"	"
Dysplasie de Stickler	"	"
Collagénopathies type XI		
Dysplasie de Stickler	1p21	*COL11A1*
Dysplasie otospondylomégaépiphysaire	6p21.3	*COL11A2*
Groupe Pseudoachondroplasie	19p12	*COMP*
Pseudoachondroplasie	"	"
Dysplasie épiphysaire multiple	"	"
Dysplasies mésoméliques		
Dyschondrostéose	Xp22.3	*SHOX*
Nanisme de Langer	Xp22.3	*SHOX*
Chondrodysplasies ponctuées		
Rhizomélique	6q22	*PEX7*
Syndrome de Zellweger	7q21	*PEX1*
	6p21.1	*PEX6*
	12p13	*PEX5*
	8q21.1	*PEX2*

Tableau 31-I. *(Suite)*

Conradi-Hunermann	Xp11.23	*CDPX2/EBP (Enamil Binding Protein)*
Brachytéléphalangie	Xp22.32	*ARSE (arysulfatase E)*
Dysplasies métaphysaires		
Type Jansen	3p22-p21.1	*PTHR/PTHRP*
Type Schmid	6q21-22.3	*COL10A*
Type McKusick (cartilage-hair hypoplasia)	9p13	*RMRP*
Déficit en adénosine déaminase	20q13-11	*ADA (adénosine déaminase)*
Dysplasies avec brachydactylies		
Trichorhinophalangeal type I	8q24.12	*TRSP1*
TRP II (Langer-Giedeon)	8q24.1	*TRSP + EXT1*
Dysplasie de Grebe	20q11.2	*CDMP1 (Cartilage-derived Morphogenic Protein 1)*
Dysplasie de Hunter-Thompson	20q11.2	*CDMP1*
Brachydactylie type C	21q11	*CDMP1*
	12q24	
Pseudohypoparathyroïdie	20q13	*GNAS1 (Guanine Nucleooxide Binding Protein α-Subunit)*
Dysplasie cléidocranienne	6p21	*CBFA1 (core binding factor α-subunit)*
Dysplasie campomélique	17q24	*SOX9 (SRY-box 9)*
Dysplasie avec dislocation		
Syndrome de Larsen	3p21.1	
Mucopolyssaccharidoses (MPS)		
MPSI	4p16.3	*IDA (α-1-Iduronidase)*
MPS II	Xq27.3	*IDS (iduronate-2-sulfatase)*
MPS IIIA	17q25.3	*HSS (Heparan Sulfate sulfatase)*
MPS IIIB	17q21	
MPS IIID	12q14	*GNS (N-Ac-glucosamine-6-sulfatase)*
MPS IVA	16q24.3	*GALNS (Galactose-6-sulfatase)*
MPS IVB	3p21	*GLBI (β-galactosidase)*
MPS VI	5q13.3	*ARSB (arylsulfatase B)*
MPS VII	7q21.11	*GUSB (β-glucuronidase)*
Fucosidose	1p34	*FUCA (α-fucosidase)*
a-mannosidose	19p13	*MAN (mannosidase)*
b-mannosidose	4	*MANB*
Aspartylglucosaminurie	4q23-27	*AgA (aspartylglucosaminidase)*
GM1	3p21	*GLB1 (β-galactosidase)*
Sialidose	6p21.3	*NEU (α-neuraminidase)*
Acide sialique	6q14	*SIASD*
Galactosialosidose	20q13.1	*PPGB (β-Galactosidase Protective Protein)*

Tableau 31-I. *(Suite)*

Anomalies de densité osseuse		
Ostéogenése imparfaite	17q21	*COL1A1*
	7q22.1	*COL1A2*
Ostéopétrose	16q13	*TCIRG1*
	11q13	*CLCN7*
	8q22	*CA2 (carbonic anhydrase II)*
Pycnodysostose	1q21	*CTSK (cathepsin K)*
Camurati-Engelmann	19q13	*TGF β1*
Défauts de minéralisation		
Hypophosphatasie	1p36.1	*ALPL (alkaline phosphatase)*
Hypophosphatémie	Xp22.2	*PHEX (X-Linked Hypophosphatémie)*
Hyperparathyroïdie	3q21-24	*CASR (Calcium Sensor)*
	19p13.3	
Croissance osseuse anarchique		
Exostoses	8q23-q24.1	*EXT1 (exostosin)*
	11p12-p11	*EXT2*
	19p	*EXT3*
Dysplasie fibreuse	20q13	*GNAS1 (Guanine Nucleotide Protein)*
Fibrodysplasie ossifiante progressive	4q27	

RÉFÉRENCES BIBLIOGRAPHIQUES

[1] BELIN V, CUSIN V, VIOT G, GIRLICH D *et al.* SHOX mutations in dyschondrosteosis. *Nat Genet,* 1998 ; 19 : 67-69.

[2] BELLUS GA, GAUDENZ K, ZACKAI EH, CLARKE LA *et al.* Identifical mutations in the three different fibroblast growth factor receptor genes in autosomal dominant craniosyostosis syndromes. *Nat Genet,* 1996 ; 14 : 174-176.

[3] BRAVERMAN N, STEEL G, OBIE C, MOSER A *et al.* Human PEX7 encodes the peroxisomal PTS2 receptor and is responsible for rhizomelic chondrodysplasia punctata. *Nat Genet,* 1997 ; 15 : 369-376.

[4] BRAVERMAN N, LIN P, MOEBIUS FF, OBIE C *et al.* Mutation in the gene encoding 3β-hydroxysteroid-Δ8, Δ7-isomerase cause X-linked dominant Conradi-Hünermann syndrome. *Nat Genet,* 1999 ; 22 : 291-294.

[5] BYERS PH, WALLIS GA, WILLING MC. Osteogenesis imperfecta : translation of mutation to phénotype. *J Med Genet,* 1991 ; 28 : 433-442.

[6] FRANCO B, MERONI G, PARENTI G, LEVILLIERS J *et al.* A cluster of sulfatase genes on Xp22.3 : mutations in chondrodysplasia punctata (CDPX) and implications for warfarin embryopathy. *Cell,* 1995 ; 81 : 15-25.

[7] HÄSTBACKA J, DE LA CHAPELLE A, MAHTANI MM, CLINES G *et al.* The diastrophic dysplasia gene encodes a novel sulfate transporter : positional cloning by fine-structure linkage disequilibrium mapping. *Cell,* 1994 ; 78 : 1073-1087.

[8] HÄTSBACKA J, WILCOX WR, SUPERTI-FURGA A, RIMOIN DL *et al.* Atelosteogenesis type II is caused by mutations in the diastrophic dysplasia sulfate transporte gene (DTDST). *Am J Hum Genet,* 1996 ; 58 : 255-262.

[9] HECHT JT, NEELSON L, CROWDER E, WANG Y *et al.* Mutations in exon 17b of cartilage oligomeric matrix protein (COMP) cause pseudoachondroplasia. *Nat Genet,* 1995 ; 10 : 325-329.

[10] International Working Group on Constitutional Diseases of Bone. International nomenclature and classification of the osteochondrodysplasias (2002). *Am J Med Genet,* (sous presse).

[11] MAROTEAUX P. *Les maladies osseuses de l'enfant.* Paris, Flammarion, Médecine-Sciences, 1995.

[12] RIDANPÄÄ M, VAN EENENNAAM H, PELIN K, CHADWICK R *et al.* Mutations in the RNA component of Rnase MRP cause a pleiotropic human disease, cartilage-hair hypoplasia. *Cell,* 2001 ; 104 : 195-203.

[13] ROUSSEAU F, BONAVENTURE J, LEGEAI-MALLET L *et al.* Mutations in the gene encoding fibroblast growth factor receptor 3 in achondroplasia. *Nature,* 1994 ; 371 : 252-254.

[14] ROUSSEAU F, SAUGIER P, LE MERRER M, MUNNICH A *et al.* Stop codon FGFR3 mutations in thanatophoric dysplasia type 1. *Nat Genet,* 1995 ; 10 : 357-359.

[15] SPRANGER J, WINTERPATCHT A, ZABEL B. The type II collagenopathies : a spectrum of chondrodysplasias. *Eur J Pediatr,* 1994 ; 153 : 56-65.

[16] SUPERTI-FURGA A. Defect of sulfation of proteoglycan in achondrogenesis type IB is caused by mutation of DTST gene. *Am J Hum Genet,* 1995 ; 55 : 127-133.

[17] VIKKULA M, MARIMAN E, LUI V, ZHIDKOVA N *et al.* Autosomal dominant and recessive osteochondrodysplasias associated to the COL11A2 locus. *Cell,* 1995 ; 80 : 431-437.

[18] WINTERPACHT A, HILBERT M, SCHWAERZE U, MUNDLOS S *et al.* Kniest and stickler dysplasia phenotypes caused by collagen type II gene (COL2A1) defect. *Nat Genet,* 1993 ; 3 : 323-326.

32
Œil et génétique chez l'enfant

- Anomalies de taille du globe oculaire
- Anomalies de la chambre antérieure de l'œil
- Cataractes congénitales
- Décollements rétiniens congénitaux
- Dystrophies rétiniennes de l'enfant
- Rétinoblastome
- Atrophies optiques
- Troubles de la réfraction
- Albinismes

Une enquête réalisée il y a quelques années dans les instituts de déficients visuels montrait que, dans deux tiers à trois quarts des cas, le déficit visuel relevait de facteurs héréditaires [23].
Les déficits visuels héréditaires du jeune enfant résultent de l'atteinte isolée ou associée des différentes structures oculaires. Les différentes catégories de déficit décrites ici sont présentées dans le tableau 32-I.

ANOMALIES DE TAILLE DU GLOBE OCULAIRE

Ces anomalies sont séparées en deux grandes catégories : les anophtlamies (« absence » d'œil) et les microphtlamies (présence d'un « petit » œil).

Classification

Étymologiquement, le terme « anophtalmie » désigne une absence d'œil, mais une absence apparente d'œil ne signifie pas toujours qu'il n'existe pas et l'anophtalmie répond en fait à une définition histologique : absence complète de tout rudiment neuroectodermique. Trois types d'anophtalmie sont habituellement individualisés :

- l'anophtalmie primaire, exceptionnelle, résultant de l'absence d'induction de la vésicule optique à la troisième semaine de vie intra-utérine. Elle se dépiste toujours par échographie prénatale par la mise en évidence d'une hypoplasie majeure du globe oculaire ;
- l'anophtalmie secondaire, consécutive à l'absence ou à une malformation du cerveau antérieur. Elle est exceptionnellement viable ;
- l'anopthtalmie dégénérative résultant de l'arrêt de développement d'une vésicule optique normalement induite et s'atrophiant secondairement. C'est en fait le premier stade des microphtalmies et l'examen histologique retrouve des éléments ectodermiques, tandis que l'imagerie par résonance magnétique visualise un reliquat de canal optique.

Les microphtalmies sont beaucoup plus fréquentes puisqu'elles concernent environ une naissance sur 6 500 [23]. Elles désignent un « petit œil » et sont également de plusieurs types :

- les microphtalmies avec œil kystique, qui résultent de la non-invagination de la vésicule optique primitive à la quatrième semaine de vie intra-utérine. La taille de l'œil est variable, allant de l'anophtalmie apparente à un globe de petite taille ;
- les microphtalmies colobomateuses, de loin les plus fréquentes, dues à un défaut de fermeture de la fente embryonnaire à la septième semaine de vie intra-utérine. La taille de l'œil est variable, allant de l'anophtalmie apparente au simple colobome irien ou choriorétinien sans réduction de taille, visible par échographie prénatale du globe oculaire ;
- les microphtalmies non colobomateuses, qui se constituent après fermeture de la fente embryonnaire, soit après la septième semaine de vie intra-utérine. Elles peuvent être pures (simple réduction du globe oculaire dont les éléments ne sont pas malformés), com-

Tableau 32-I. Déficits visuels héréditaires du jeune enfant

Catégories de déficits	Maladies
Anomalies de taille du globe oculaire	Anophtalmies Microphtalmies
Anomalies de la chambre antérieure de l'œil	Dystrophies cornéennes Aniridie Glaucomes congénitaux et juvéniles
Cataractes congénitales	
Rétinoblastome	
Décollements rétiniens congénitaux	Décollement par dégénérescence kystique de la rétine (rétinoschisis) Décollement rétinien total : maladie de Norrie
Dystrophies rétiniennes	Amaurose congénitale de Leber Maladie de Stargardt Rétinopathies pigmentaires
Atrophies optiques	Forme dominante autosomique Forme récessive autosomique
Troubles de la réfraction	Myopie forte de l'enfant
Albinismes	Oculocutanés Oculaire pur

pliquées d'autres anomalies oculaires (dystrophies cornéennes, cataracte, persistance de la membrane pupillaire, du vitré primitif, dysplasie rétinienne...) ou bien encore compliquées d'anomalies viscérales diverses, entrant alors dans le cadre des polymalformations.

Déterminisme génétique

Il existe de très nombreux modèles animaux de microphtalmie et d'anophtalmie permettant d'identifier les premiers gènes responsables de ces malformations. Tous sont des gènes homéotiques, c'est-à-dire porteurs de séquence d'ADN très conservée (*homeobox*) et impliqués dans le développement de l'embryon. Ce sont des facteurs de transcription codant des protéines du développement oculaire pur ou du développement oculocérébral (exemple du gène *PAX6*, [7, 9, 17, 24]).

Aucun gène d'anophtalmie humaine n'a pu être identifié, compte tenu de la rareté de cette malformation chez l'homme. En revanche, les différents modes de transmission héréditaire ont été décrits pour les microphtalmies chez l'homme (tableau 32-II) :

- dominant autosomique, de loin le plus fréquent. Il existe une forte hétérogénéité génétique. Deux régions chromosomiques ont d'ores et déjà été repérées : 11p13 et 15q12-q15 ;
- récessif autosomique, plus rare, également hétérogène. Deux régions chromosomiques, 14q32 et 14q24, avec mutations identifiées de l'homéogène *CHX10* (*C. elegans Ceh 10 homeodomain-containing homolog*) ;
- récessif lié à l'X, encore plus rare. Il faut penser au syndrome de Lenz associant une microphtalmie asymétrique et une dysmorphie faciale évocatrice, dont le gène responsable est localisé en Xp22.3.

Tableau 32-II. Atteintes génétiques dans les microphtalmies

Mode de transmission	Localisation chromosomique	Gène
Dominant autosomique	11p 15q12-q15	
Récessif autosomique	14q32 14q24	Mutations de l'homéogène *CHX10*
Récessif lié à l'X (syndrome de Lenz)	Xp22.3	

ANOMALIES DE LA CHAMBRE ANTÉRIEURE DE L'ŒIL

Ces anomalies concernent essentiellement des malformations de la cornée ou de l'iris.

Dystrophies cornéennes

Elles désignent l'apparition d'opacités cornéennes bilatérales, primitives, congénitales ou tardives, stationnaires ou progressives, qui ne s'accompagnent d'aucun phénomène inflammatoire ou vasculaire. De très nombreuses variantes anatomiques ont été décrites, entraînant une grande confusion. Il fallut attendre que Munier, par ses travaux à Lausanne en 1994, clarifie un peu la situation en mettant en évidence un locus unique sur le chromosome 5q31 pour les dystrophies grillagées et granulaires. En 1997, les travaux du même groupe aboutirent à l'identification d'un gène unique (*BIGH3* pour *human transforming growth factor B induced gene*) et à la mise en évidence de mutations spécifiques de la kératoépithéline (protéine produite par BIGH3), avec des corrélations génotype-phénotype très fortes. Ainsi, l'hypermutabilité des zones codant deux acides aminés arginine en position 124 et 555 est à l'origine de la grande majorité des dystrophies liées à BIGH3 : arginine pour cystéine (R124C) ou histidine (R124H) en position 124 dans les dystrophies grillagées et d'Avellino, respectivement, et arginine pour tryptophane (R555W) en position 555 dans les dystrophies granulaires (c'est-à-dire Groenouw type I) et de « Reis-Bücklers » en rayon de miel (c'est-à-dire Thiel-Behnke), respectivement.

Tout récemment, la littérature s'est enrichie de l'identification de nouvelles mutations de *BIGH3* responsables d'autres entités dystrophiques cornéennes : arginine pour leucine (R124L) en position 124 dans la dystrophie de « Reis-Bücklers » géographique, et proline pour thréonine (P501T) dans la dystrophie grillagée type IIIA. Enfin, les phénotypes correspondant aux mutations R124H et R555W à l'état homozygote viennent également d'être décrits.

En élucidant l'étiologie des différentes dystrophies cornéennes, la génétique moléculaire est donc en passe d'en disséquer la physiopathologie et d'en révolutionner le traitement et la prophylaxie. Au-delà des applications en faveur des patients atteints de dystrophies de la cornée, c'est toute la physiologie cornéenne qui va bénéficier de ces découvertes. En attendant, la description des corrélations entre génotype et phénotype fournit une base nosologique solide et une aide au diagnostic, qu'il soit présymptomatique ou non.

Aniridie

Cette dénomination désigne étymologiquement une absence d'iris, presque toujours incomplète, puisqu'on visualise la présence de vestiges iriens à la gonioscopie. L'aniridie résulterait d'un arrêt du développement de la cupule optique vers la 11e-12e semaine de vie intra-utérine. Elle s'associe à une hypoplasie de la fovea, expliquant la mauvaise vision des enfants porteurs de cette malformation, et elle se complique de glaucome (dans plus de 50 % des cas) et de cataracte.

Elle est la plupart du temps isolée, et se transmet toujours comme un caractère dominant autosomique. En dépit de son hétérogénéité clinique, l'aniridie isolée est une affection homogène sur le plan génétique. Il existe un locus unique sur le chromosome 11p13 et, grâce à l'existence de plusieurs modèles animaux, notamment la drosophile *eyeless* et la souris *small eye*, le gène *PAX6* a été identifié à l'origine de l'aniridie humaine [11, 17]. Il s'agit d'un facteur de transcription à homéodomaine, très conservé dans toutes les espèces. De très nombreuses mutations ont été identifiées, autorisant le diagnostic prénatal de l'affection dans les familles à risque.

L'aniridie peut être associée à plusieurs malformations pour constituer le syndrome de WAGR (*Wilms tumor, Aniridia, Genital anomalies, mental Retardation*). Il s'agit d'un syndrome dit « de gènes contigus » dû à une microdélétion chromosomique. Sporadique, le syndrome WAGR est affirmé ou infirmé par hybridation chromosomique, en utilisant une sonde fluorescente du gène *PAX6*. Cette recherche doit être effectuée chez tout nouveau-né porteur d'une aniridie : une délétion de la région *PAX6* imposera en effet une surveillance par échographies rénales répétées à la recherche d'un néphroblastome (tumeur de Wilms).

Glaucomes congénitaux

Les glaucomes congénitaux peuvent être primaires ou secondaires, selon l'anomalie du développement oculaire dont ils résultent.

• Glaucome congénital primaire

Celui-ci résulte d'un arrêt du développement de l'angle iridocornéen à un stade correspondant au sixième mois de la vie intra-utérine, qui s'accompagne d'une persistance, au niveau de l'angle, d'un tissu mésodermique embryonnaire. Le glaucome congénital primaire se transmet comme un caractère récessif autosomique et la consanguinité, fréquente dans les familles où est retrouvée cette malformation peu rare, a depuis longtemps suggéré une forte hétérogénéité génétique. Deux loci ont été récemment identifiés : *GLC3A* sur le chromosome 2p21 et *GLC3B* sur le chromosome 1p36.

GLC3A code la cytochrome oxydase P450 de type 1B1 (CYP1B1). Plusieurs études ont montré que les mutations de ce gène rendaient compte dans deux tiers des cas des glaucomes congénitaux primaires, améliorant grandement le conseil génétique dans les familles à risque et autorisant le diagnostic prénatal de la malformation lorsque les mutations de *CYP1B1* ont été identifiées chez un enfant atteint.

- **Glaucomes secondaires juvéniles**

Trois stades de gravité sont décrits : embryotoxon postérieur, anomalie d'Axenfeld et anomalie de Rieger. Le syndrome de Rieger est hétérogène sur le plan génétique. Deux loci différents ont été identifiés : RIEG1 sur le chromosome 4q25 correspondant au gène *PITX2* codant la solurchin et RIEG2, en 13q14, dont le gène est encore inconnu. Un troisième gène (*FKLH7*) codant une protéine dénommée *Fork Head Homolog-like 7* a été identifié plus récemment (tableau 32-III). Les deux gènes identifiés ne couvrent pas l'ensemble des cas mais, pour les patients chez lesquels une mutation a été retrouvée, ces progrès moléculaires améliorent le conseil génétique et autorisent le diagnostic prénatal.

Tableau 32-III. Gènes en cause dans les glaucomes congénitaux

Type de glaucome	Localisation chromosomique	Locus	Gène	Protéine
Congénital primaire	2p21 1p36	GLC3A GLC3B	*CYP1B1*	
Anomalie de Rieger (secondaire juvénile)	4q25 6p25 13q14	RIEG1 RIEG2	*PITX2* *FKLH7*	*Solurchin* *Forkhead Homolog-like 7*

CATARACTES CONGÉNITALES

Elles sont fréquentes et extrêmement hétérogènes sur le plan clinique et étiologique. Si les cataractes congénitales génétiquement déterminées sont sans aucun doute majoritaires, il n'en faut pas moins négliger toutes les phénocopies, qu'elles soient d'origine toxique (intoxication à la warfarine), anoxique (prématurité, souffrance anté- et néonatale) ou virale (rubéole, toxoplasmose, infection par un cytomégalovirus, varicelle).

Lorsqu'elles sont héréditaires, les cataractes congénitales peuvent être isolées, ou associées à d'autres malformations oculaires ou à des anomalies pluriviscérales et entrer ainsi dans le cadre de très nombreux syndromes polymalformatifs.

S'agissant des cataractes héréditaires isolées, tous les modes de transmission ont été décrits : le plus fréquemment dominant autosomique, extrêmement hétérogène, plus rarement récessif autosomique ou récessif lié à l'X. Dans ce dernier cas, il faut penser au syndrome de Nance-Horan qui associe une cataracte et des anomalies dentaires, lesquelles peuvent passer inaperçues si on ne les recherche pas de manière systématique. Pourtant, la localisation précise du gène responsable en Xp22 facilite grandement le conseil génétique. Pour toutes les autres formes et, notamment, pour les cas sporadiques, la mise en évidence de dix-huit loci différents et l'identification de sept gènes au cours des dernières années [12] ne peuvent constituer une aide pour le conseil génétique. Toutefois, le diagnostic anténatal des cataractes congénitales isolées n'est pratiquement jamais demandé. Il ne serait d'ailleurs pas justifié en raison des progrès thérapeutiques considérables effectués dans le traitement précoce de cette malformation.

DÉCOLLEMENTS RÉTINIENS CONGÉNITAUX

Ne seront abordés que le décollement par dégénérescence kystique de la rétine (rétinoschisis) et le décollement rétinien total (maladie de Norrie), en raison des progrès génétiques réalisés dans l'étude de ces deux affections au cours des dernières années.

Rétinoschisis juvénile lié à l'X

L'hérédité du rétinoschisis juvénile est toujours récessive, liée au chromosome X, atteignant seulement les garçons dans la branche maternelle d'une famille. Les femmes conductrices ne souffrent d'aucun trouble visuel et ont généralement un fond d'œil normal. Néanmoins, des lésions rétiniennes périphériques comparables à celles des garçons atteints sont parfois retrouvées.

Le gène responsable, *RS*, a été localisé en Xp22 et identifié. Il code une protéine dont la fonction est à ce jour encore inconnue [19]. Cependant, ces progrès ont permis une amélioration du conseil génétique en permettant la reconnaissance des femmes conductrices et en autorisant (toutefois assez rarement) le diagnostic prénatal de cette affection.

Maladie de Norrie

Longtemps appelée pseudogliome en raison de la visualisation d'une masse blanche rétrocristallinienne, la maladie de Norrie est une dysplasie rétinienne précoce entraînant fréquemment un décollement rétinien congénital total *in utero*. Cette dysplasie rétinienne est un signe constant et entraîne dans tous les cas une malvoyance profonde ou une cécité précoce ; elle se trouve, de plus, associée dans un tiers des cas à une surdité évolutive et dans deux tiers des cas à un retard mental.

Cette affection est homogène sur le plan génétique, se transmettant, à l'instar du rétinoschisis, comme un caractère récessif lié à l'X. Les femmes conductrices ont un examen ophtalmologique strictement normal. Le gène, localisé de longue date sur la région centromérique du chromosome X, en Xp11.1, est identifié. La protéine NDD a une fonction inconnue [15], mais le gène de petite taille (deux exons codants) a apporté une aide considérable au conseil génétique (reconnaissance des femmes conductrices) et a permis le diagnostic prénatal de cette affection dans les familles à risque.

DYSTROPHIES RÉTINIENNES DE L'ENFANT

Ces affections constituent une des grandes causes de malvoyance de l'enfant (au moins 30 % des enfants scolarisés dans les instituts pour déficients visuels) [5]. Les dystrophies rétiniennes représentent une famille disparate de désordres visuels aux multiples tableaux cliniques, aux degrés de sévérité très variables, mais évoluant tous inéluctablement, plus ou moins lentement, vers une réduction de l'acuité visuelle.

Le déterminisme génétique de ces affections est connu depuis plus d'un siècle. De nombreuses études ont souligné l'hétérogénéité des affections rétiniennes (dans leur symptomatologie, leur évolutivité et leur pronostic) et tous les modes de transmissions ont été décrits. Depuis une trentaine d'années, des classifications cliniques minutieuses ont conduit à la localisation puis l'identification des gènes responsables de ces maladies. Le décryptage de ces lésions génétiques permet progressivement d'identifier les protéines absentes ou altérées et de connaître leur localisation cellulaire fine. Ainsi, le mécanisme réel de survenue de toutes ces affections est de mieux en mieux compris, ce qui ouvre la porte à des protocoles thérapeutiques ciblés et prometteurs. Les affections les plus graves et pour lesquelles des progrès considérables ont été effectués sont décrites ici.

Amaurose congénitale de Leber

Décrite en 1869 par Leber, l'amaurose congénitale de Leber (ACL) est la forme la plus précoce et la plus grave de toutes les dystrophies rétiniennes héréditaires. C'est une maladie récessive ausotomique qui se distingue facilement des autres rétinopathies par son début dès la naissance ou dans les tout premiers mois de vie, et par le tableau clinique d'un nouveau-né ou d'un nourrisson aveugle. L'hétérogénéité génétique de l'ACL a été suspectée depuis longtemps par l'observation d'enfants indemnes nés de deux parents atteints (tableau 32-IV).

En 1995, un premier locus (LCA1) a été localisé sur le bras court du chromosome 17 (17p13.1) et, en 1996, les premières mutations causales ont été identifiées dans le gène *RetGC1* codant une guanylate cyclase spécifique des photorécepteurs. Les mutations sur ce gène rendent compte d'environ 20 % des cas d'ACL [16]. Le produit du gène *RetGC1* permet la conversion de la guanidine triphosphate (GTP) en guanidine monophosphate cyclique (GMPc) dans la rétine, après la phase d'hyperpolarisation membranaire liée à la stimulation lumineuse. Les mutations de *RetGC1* abolissent la production de GMPc dans les photorécepteurs, interdisant leur retour à l'état d'obscurité : ceci conduit à une situation équivalente à celle de photorécepteurs exposés constamment à la lumière.

En 1997, un deuxième locus (LCA2) sur le chromosome 1p31 fut proposé après l'identification de mutations dans le gène *RPE65* chez deux germains atteints d'ACL. Ce gène fut également impliqué dans les dystrophies rétiniennes sévères de l'enfance et il rend compte d'environ 7 % des cas d'ACL [16]. *RPE65* est le premier gène spécifique de l'épithélium pigmentaire identifié, et il a été récemment suggéré qu'il pourrait coder l'isomérase responsable de la conversion de rétinol tout-*trans* en rétinol 11-*cis*, lequel, après oxydation en rétinal 11-*cis*, se liera à l'opsine dans les bâtonnets pour former la rhodopsine. Ces données suggèrent que les mutations du gène *RPE65* pourraient entraîner une production altérée de rhodopsine, conduisant à une situation équivalente à celle de photorécepteurs maintenus constamment à l'obscurité [10].

L'implication de deux gènes différents dans le même désordre visuel a incité à reprendre scrupuleusement l'histoire clinique de tous les patients à la recherche de corrélations génotype-phénotype. Les résultats de cette étude démontrent sans ambiguïté que l'ACL liée à des mutations du gène *RetGC1* peut être reliée à une atteinte gravissime des cônes dès la naissance et repré-

Tableau 32-IV. Hétérogénéité génétique de l'amaurose congénitale de Leber

Année	Localisation chromosomique	Locus	Gène*	Protéine	Conséquences
1995-1996	17p13.1	LCA1	*RetGC1*	Guanylate cyclase	Atteinte congénitale gravissime des cônes, non évolutive
1997	1p31	LCA2	*RPE65*	Isomérase ?	Atteinte sévère précoce des bâtonnets, évolutive
1999			*CRX*	CRX (*Cone rod homeobox*, protéine à homéodomaine)	
2000	17p13.1	LCA4	*AILP1*	*Arylhydrocarbon interacting protein-like 1*	
2001	14q11		*RPGRIP1*	*Retinitis pigmentosa GTPase regulator interacting protein 1*	
2001	1q31		*CRB1*	*Crumbs homolog 1*	
2003	6q21.3	LCA10	*TULP1*	*Tubby-like Protein 1*	

sente, de ce fait, une *cone-rod dystrophy* congénitale et non évolutive. À l'inverse, l'ACL liée à des mutations du gène *RPE65* peut être considérée comme l'extrémité d'un spectre de maladies répondant à la définition des rétinites pigmentaires graves de la première enfance et représente, de ce fait, une *rod-cone dystrophy* précoce, sévère et évolutive (amélioration puis aggravation). Ces corrélations sont d'une grande importance, d'une part pour anticiper le pronostic devant un nouveau-né aveugle et, d'autre part, pour orienter le génotypage des patients plus âgés.

Un troisième gène responsable de cas d'ACL a été identifié en 1999 : le gène *CRX* (*cone-rod homeobox*) code une protéine de 299 acides aminés très similaire aux protéines à homéodomaines OTX (*Orthodenticle Homeobox*) 1 et OTX2. CRX est vraisemblablement un facteur de transcription spécifique des photorécepteurs jouant un rôle crucial dans leur différenciation. Minoritaire, ce gène rendrait compte de moins de 2 % des cas d'ACL [16]. En 2000, un quatrième gène, localisé à proximité très étroite de *RetGC1* sur le chromosome 17p13.1, a été identifié : le gène *AIPL1* codant l'*arylhydrocarbon interacting protein-like 1*. Ce gène rend compte d'environ 7 % des cas d'ACL [16]. Enfin, trois autres gènes viennent d'être identifiés : *RPGRIP1* sur le chromosome 14q11 (6 % des cas environ), *CRB1* sur le chromosome 1q31 (7 % des cas environ) et *TULP1* sur le chromosome 6q21.3. Ces sept gènes représentent 48 % des cas d'ACL [Halein *et al.*, sous presse].

L'hétérogénéité génétique de l'ACL n'est donc plus à démontrer. Le fait le plus remarquable est que les six gènes identifiés codent des protéines impliquées dans des mécanismes physiopathologiques extrêmement différents, ce qui rend nécessaire l'identification des gènes déficients dans cette maladie afin de mieux la comprendre. En outre, un certain nombre de gènes responsables d'ACL semblent également être en cause dans les rétinites pigmentaires moins précoces. L'ACL pourrait alors, dans certains cas, être l'extrémité d'un spectre de gravité des dystrophies rétiniennes, avec en corollaire une porte ouverte sur toutes les thérapeutiques expérimentées pour ces dernières. Il est donc vraisemblable qu'il existera pour cette redoutable cécité néonatale un grand nombre d'abords thérapeutiques dépendant à la fois du mécanisme physiologique incriminé et de la précocité des lésions anatomiques.

Ainsi en est-il d'une expérience de thérapie génique menée tout récemment. Aguirre *et al.* [2] ont identifié l'anomalie génétique à l'origine de la dystrophie rétinienne décrite par Narfstrom en 1989 chez des chiens Briards originaires de Suède : une délétion homozygote de quatre paires de bases dans le gène *RPE65* (impliqué dans 7 % des cas d'amaurose congénitale de Leber chez l'homme) conduit à la troncature de la protéine codée. Tout récemment, Acland *et al.* [1] ont utilisé un adénovirus associé (AAV) contenant l'ADN complémentaire du gène *RPE65* sauvage afin d'évaluer l'efficacité d'une thérapie génique chez les chiens atteints. Ainsi, l'œil droit de quatre chiens âgés de quatre mois a été traité par injection dans l'espace sous-rétinien d'AAV recombinant. Trois mois seulement après l'injection, un comportement compatible avec une vision de l'œil droit était noté chez ces animaux, en accord avec l'amélioration significative de la réponse électrorétinographique (ERG) enregistrée pour cet œil. Aujourd'hui, après neuf mois de traitement, il semble que cette amélioration s'accroisse encore. Ce phénomène pourrait s'expliquer par une intégration lentement progressive de l'adénovirus recombinant dans la rétine. Bien que prometteurs, ces travaux n'en soulèvent pas moins des interrogations auxquelles il faudra répondre avant que ne puissent être engagés les premiers essais cliniques chez l'homme. L'adénovirus recombinant utilisé dans ces expériences ne permet pas, à l'heure actuelle, de restreindre l'expression de *RPE65* aux seules cellules de l'épithélium pigmentaire ; l'injection dans l'espace sous-rétinien conduit à un phénomène de transduction visuelle des photorécepteurs. Qu'en est-il de la dissémination et de l'expression de l'AAV recombinant dans les fluides et les organes après injection sous-rétinienne ? Comment le système immunitaire répondra-t-il ? Il faut également ne pas sous-estimer la possibilité d'une intégration aléatoire de l'AAV recombinant dans le génome, avec risque de survenue d'un processus de carcinogenèse. Néanmoins, en dépit de ces questions importantes à résoudre, cette première expérience réussie de thérapie génique dans un modèle de dystrophie rétinienne suscite un formidable espoir chez les patients et leurs familles.

Au surplus, au cours des cinq dernières années, c'est dans le domaine de la prévention que les progrès génétiques ont été les plus marquants pour l'ACL, puisque plus d'une dizaine de diagnostics prénatals ont été réalisés, permettant, dans plus de trois grossesses sur quatre, la naissance d'un enfant indemne qui, très probablement, n'aurait pas eu lieu sans cette possibilité de dépistage *in utero*.

Maladie de Stargardt

Cette affection décrite par Stargardt au début du XXe siècle est une dystrophie maculaire pure caractérisée par la survenue brutale, entre sept et douze ans, d'une baisse importante de l'acuité visuelle, d'évolution rapide, transformant en quelques mois ces enfants en amblyopes profonds. C'est la cause la plus fréquente de dégénérescence maculaire de l'enfant. Elle correspond à 10 % environ de l'ensemble des dystrophies rétiniennes [14].

La maladie de Stargardt est récessive autosomique dans 99 % des cas. De rares cas en dominance ont été rapportés, mais touchent plutôt l'adulte. À la différence de la majorité des dystrophies rétiniennes, la maladie de Stargardt est homogène sur le plan génétique, mais très hétérogène sur le plan clinique. Le gène unique responsable a été localisé en 1p22.1 et identifié [3]. Il s'agit du gène *ABCR* codant l'*ATP-Binding Cassette Retinal*, appartenant à la grande famille des transporteurs ABC.

Il a été démontré par de nombreuses études de très fortes corrélations entre le génotype et le phénotype : la nature et la place des mutations dans le gène peuvent rendre compte de la maladie de Stargardt de l'enfant, de la forme plus tardive de l'adulte jeune, de certains cas de rétinopathie pigmentaire ou de dystrophie mixte des cônes et des bâtonnets. Le gène *ABCR* est donc un gène majeur dans le fonctionnement rétinien, apportant une compréhension nouvelle de certains désordres visuels héréditaires. La fréquence des sujets hétérozygotes dans la population est de l'ordre de 2 %, expliquant la récurrence de la maladie dans certaines branches collatérales d'une famille à risque.

De nombreux protocoles thérapeutiques sont expérimentés pour les dystrophies rétiniennes reliées au gène *ABCR*, qu'il s'agisse de thérapie génique et cellulaire ou d'approches pharmacologiques nouvelles.

Rétinopathies pigmentaires de l'enfant

Différents modes de transmission sont reconnus pour ce groupe de maladies : autosomique dominant (20 % des cas), autosomique récessif (20 % des cas), récessif lié à l'X voire dominant lié à l'X (15 % des cas) et, plus exceptionnellement, digénique. Dans toutes les séries de patients, environ 45 % des cas restent sporadiques [14]. Sur le plan moléculaire, les rétinopathies pigmentaires constituent un modèle d'hétérogénéité moléculaire indiscutable. En effet, à l'heure actuelle, près d'une centaine de gènes ont été localisés, dont presque 50 % sont identifiés et répertoriés dans différentes banques de données (Genatlas ; *Online mendelian inheritance in man*, OMIM ; *Retinal information network*, Retnet). Les connaissances concernant le déterminisme moléculaire de ces affections sont encore partielles, mais ont indéniablement bénéficié des progrès spectaculaires de la biologie moléculaire. L'hétérogénéité des rétinopathies pigmentaires reflète la complexité du fonctionnement des cellules photoréceptrices et des cellules de l'épithélium pigmentaires, dont de nombreuses protéines assurent le maintien et la fonction de transduction visuelle. Plusieurs gènes codant des protéines de la cascade de la transduction visuelle ou intervenant dans la structure ou le fonctionnement de ce couple cellulaire, ou encore dans le trafic et le transport intracellulaire, sont incriminés dans la physiopathogénie des rétinopathies pigmentaires. Cette complexité génétique et moléculaire complique largement les approches thérapeutiques pour ces affections encore dépourvues de tout traitement, et constitue également un obstacle au conseil génétique. Le diagnostic prénatal de ces rétinopathies de l'enfant, qui sont presque toujours des formes graves, ne peut se concevoir que dans les cas où une localisation du gène en cause ou, mieux, une mutation de ce gène a été préalablement identifiée.

La rétinite pigmentaire peut être transmise sur le mode autosomique dominant (la plus fréquente, d'une considérable hétérogénéité clinique), autosomique récessif ou récessif lié au chromosome X. Cette dernière forme est la plus rare mais la plus grave : son début est précoce, chez l'enfant dès 4-5 ans. C'est souvent lors d'un examen systématique, dans le cadre d'une enquête familiale, qu'est posé le diagnostic. Les femmes conductrices ont des anomalies du fond d'œil et de l'ERG.

RÉTINOBLASTOME

Le rétinoblastome est une tumeur maligne de la rétine résultant de mutations du gène rétinoblastome (*RB1*) et survenant principalement chez le jeune enfant. Le gène *RB1*, situé sur la bande q14 du chromosome 13, est un anti-oncogène. Le rétinoblastome peut être héréditaire ou sporadique. Il apparaît lorsque les deux allèles du gène *RB* d'une même cellule rétinienne sont altérés.

Dans les formes héréditaires (environ 40 % des cas), la mutation du premier allèle est d'origine germinale, elle est présente dès la conception de l'individu et se retrouve dans toutes les cellules de l'organisme, notamment dans celles de la rétine. Cette mutation est transmise par l'un des parents, lui-même porteur (10 % des rétinoblastomes), ou résulte d'un accident lors de la formation des gamètes (mutation germinale *de novo*, 30 % des rétinoblastomes). La mutation du second allèle est d'origine somatique, elle se produit dans une cellule de la rétine. Les rétinoblastomes héréditaires sont généralement bilatéraux.

Dans les rétinoblastomes sporadiques, les deux mutations sont somatiques, donc non transmissibles [20]. Elles se produisent de façon aléatoire dans une même cellule rétinienne. Les rétinoblastomes sporadiques sont toujours unilatéraux.

ATROPHIES OPTIQUES

Elles désignent soit une atrophie primitive de certains ou de tous les faisceaux du nerf optique, soit une atteinte dégénérative des cellules ganglionnaires de la rétine, soit une névrite optique rétrobulbaire. Plusieurs formes génétiquement déterminées sont connues de longue date. L'atrophie optique « de Leber », à transmission mitochondriale, est de loin la plus fréquente. Elle est abordée dans le chapitre 26 et n'est qu'exceptionnellement une maladie de l'enfant.

Atrophies optiques dominantes autosomiques

Elles débutent imperceptiblement au cours de la première enfance. L'atrophie optique n'amène jamais la cécité, le champ visuel périphérique restant toujours normal. La vision centrale est très variable ; à peine touchée dans certains cas, elle peut, dans d'autres cas, se réduire à moins de 1/10e. Il existe un scotome central, paracentral ou cæcocentral, en même temps qu'une dyschromatopsie à axe bleu-jaune [22].

Il existe une variabilité clinique des atrophies optiques dominantes et une hétérogénéité génétique. Deux gènes différents ont déjà été localisés : le premier, *OPA1*, le plus fréquent, a été localisé en 1994 sur le chromosome 3q28 et identifié en 2000 [4] ; il code une protéine *dynamin-like* intervenant dans le fonctionnement mitochondrial. Le second gène, *OPA3*, est beaucoup plus rarement impliqué et localisé en 18q12.2. Il n'est à ce jour pas identifié. *OPA2* est un gène localisé sur le chromosome X. Compte tenu de la grande variabilité clinique de l'affection, ces progrès génétiques, qui permettent d'établir le statut des sujets à risque dans les familles d'intérêt, ont grandement facilité le conseil génétique et permis la réalisation de quelques diagnostics prénatals dans des familles où la maladie était particulièrement sévère.

Atrophies optiques récessives autosomiques

En règle générale, elles sont beaucoup plus précoces et beaucoup plus sévères que les formes dominantes, et sont exceptionnellement isolées. En revanche, on connaît de nombreuses formes associées :

- à un diabète : syndrome de Wolfram [6] ;
- à des troubles neurologiques : syndrome de Behr ;
- à des anomalies du développement et des anomalies cutanées : syndrome GAPO [21] ;
- à une malformation cérébrale : dysplasie septo-optique [13] ;
- et à de nombreux autres syndromes polymalformatifs.

Elle est en général décrite comme extrêmement précoce, débutant avant l'âge de trois ans. Elle est totale, la papille optique étant décolorée dans toute son étendue et souvent excavée. La vision est la plupart du temps très mauvaise, le champ visuel périphérique étant lui-même touché. Il existe souvent un nystagmus et un trouble majeur de la vision des couleurs. La consanguinité parentale est fréquente pour cette affection, suggérant l'existence d'un ou plusieurs gènes de fréquence rare. De ce point de vue, il existe un certain degré de variabilité clinique d'une famille à l'autre, suggérant une hétérogénéité génétique.

En règle générale, elles sont beaucoup plus précoces et beaucoup plus sévères que les formes dominantes. De nombreuses formes associées sont connues. L'atrophie optique récessive autosomique isolée est, quant à elle, extrêmement rare. À ce jour, aucun gène n'a été identifié, mais une localisation chromosomique a été très récemment reconnue sur le chromosome 8q [Barbet et *al.*, sous presse].

TROUBLES DE LA RÉFRACTION

Seule la myopie forte sera envisagée, en raison de l'intérêt qu'elle commence à susciter sur le plan génétique. La myopie forte isolée de l'enfant est une affection acceptée comme multifactorielle, à l'étiopathogénie discutée, mais dans laquelle s'intriquent assurément des facteurs acquis, peu ou mal compris, et des facteurs de prédisposition génétique. Des régions chromosomiques comprenant ces gènes commencent à être individualisées : 18p11 et 12q21 pour des formes dominantes autosomiques, Xq27 pour une myopie récessive liée au chromosome X.

De nombreux syndromes neurologiques associant une myopie forte et d'autres signes associés sont connus et le gène responsable localisé. Ces affections sont présentées dans le tableau 32-V ; tous ces gènes ont été étudiés et exclus dans les myopies fortes isolées de l'enfant.

Tableau 32-V. Caractéristiques génétiques des myopies héréditaires

Catégories	Maladies	Localisation chromosomique	Gène
Myopie isolée	Dominante autosomique Récessive liée à l'X	18p11 ; 12q21 Xq27	? ?
Myopie associée à d'autres symptômes oculaires	Cécité nocturne congénitale stationnaire	Xp11	?
	Anomalie du vitré : syndrome de Wagner	5q31	?
Myopie associée à des signes extraoculaires et généralement à des signes de dysplasie osseuse	Syndrome de Stickler (hétérogène, deux gènes identifiés)	12q13 1p21	COL2A1 COL11A1
	Dysplasie de Kniest		Mutations de *COL2A1*
	Maladie de Marshall		Mutations de *COL11A1*
	Maladie de Kenny-Caffey	22q11	?

COL2A1 : chaîne α 1 du collagène de type 2 ; COL11A1 : chaîne α 1 du collagène de type 11.

ALBINISMES

Ce terme désigne une dépigmentation pouvant s'adresser à l'ensemble des téguments ou rester localisée à l'œil.

Albinismes oculocutanés

Ils sont caractérisés par un trouble de la mélanogenèse lié à l'absence ou l'altération de l'activité de la tyrosinase. Deux grandes formes cliniques sont de ce fait individualisables.

- **Forme tyrosinase négative**

Dans cette forme, aucune activité de la tyrosinase n'est retrouvée dans les mélanocytes. La peau et les cheveux sont très décolorés et l'on note d'un point de vue oculaire :

- des iris très clairs, non pigmentés, hypoplasiques ;
- une absence de pigmentation du fond d'œil, qui prend une teinte orangée : les vaisseaux choroïdiens bien visibles et nettement dessinés, transparaissent à travers la rétine ; ces altérations sont plus marquées au niveau du pôle postérieur ;
- un reflet rouge caractéristique de la pupille, qui s'explique par l'absence de pigments au niveau de l'iris et de la choroïde : les rayons lumineux pénètrent d'une façon diffuse à travers les membranes oculaires jusqu'à la rétine, où ils sont réfléchis pour ressortir par la pupille vers l'œil de l'observateur. Cette absence d'écran pigmentaire explique également la forte photophobie ;
- en outre, il existe souvent un défaut plus grave sous la forme d'une hypoplasie ou d'une aplasie fovéo-

laire expliquant la très mauvaise vision ainsi que le nystagmus.

L'affection, récessive autosomique, est homogène sur le plan génétique et est en rapport avec des anomalies du gène *OCA1 (Oculocutaneous Albinism type 1)*, localisé en 11q13, qui code la tyrosinase. Cette homogénéité génétique permettrait théoriquement le diagnostic prénatal moléculaire qui reste toutefois effectué généralement par biopsie cutanée fœtale.

• Formes tyrosinase positive

Ces formes sont moins sévères que la précédente, puisqu'est retrouvé un reliquat d'activité de la tyrosinase. Ces formes d'albinisme sont extrêmement hétérogènes sur le plan clinique, avec un pronostic visuel variable, mais bien meilleur que dans la forme tyrosinase négative [25].

Deux gènes responsables ont été localisés et identifiés : le premier, *OCA2*, localisé en 15q11 et dénommé gène *P*, code la PEDH (*Pink Eye Dilute Homolog*) ; le second, *OCA3*, localisé en 9p12, code la *tyrosinase-related protein 1* (TYRP1). D'autres gènes devraient encore être identifiés. Il va de soi que cette complexité génétique est un obstacle au diagnostic prénatal qui paraît toutefois difficilement justifiable pour des affections dont le pronostic visuel, certes altéré, est stationnaire.

Albinismes oculaires purs

Ils désignent une atteinte isolée de l'œil, avec dépigmentation irienne et rétinienne, sans décoloration de la peau ni des téguments. Le fond d'œil est dépigmenté et les vaisseaux choroïdiens parfaitement visibles. S'y associent également une hypoplasie ou une aplasie foveolaire avec forte réduction visuelle et nystagmus. Ces formes d'albinisme sont également hétérogènes sur le plan génétique.

• Formes récessives liées au chromosome X

Ces formes sont de très loin les plus fréquentes. Deux gènes sont localisés : *OA1* en Xp22.3, identifié, codant une protéine à fonction inconnue, et *OA2* en Xp11.4, probablement identique au gène mis en cause dans une forme de cécité nocturne stationnaire liée à l'X. Le diagnostic prénatal, bien que réalisable, est très rarement demandé.

• Formes récessives autosomiques

Elles sont très minoritaires et probablement hétérogènes. Un gène, localisé en 6q13-q15, n'est pas encore identifié à ce jour.

CONCLUSION

Les progrès considérables réalisés au cours des deux dernières décennies en matière d'identification des gènes responsables de malvoyance héréditaire ont donné un regain d'intérêt à de nombreuses pathologies « oubliées ». Les avancées de la génétique ophtalmologique trouvent une première justification dans le fait de mieux comprendre la physiopathologie des maladies héréditaires et d'anticiper ainsi leur traitement. Mais c'est surtout dans le domaine de la prévention que les applications médicales de ces progrès ont été les plus marquantes. Il n'est pas nécessaire d'insister sur l'intérêt du diagnostic prénatal qui permet à des couples, éprouvés par la naissance d'un enfant gravement malvoyant, de donner naissance aux enfants sains qu'ils désirent. Le diagnostic prénatal est inséparable de la consultation de génétique, qui associe le clinicien ayant la charge du patient, garantissant l'authenticité et la précision du diagnostic, le généticien clinicien, qui formulera un risque de récurrence, aidera la famille à exprimer sa demande et l'accompagnera tout au long du diagnostic prénatal, jusqu'à une éventuelle interruption de la grossesse et, enfin, le généticien moléculaire sur lequel repose le rendu du résultat. Ces consultations de génétique sont une étape indispensable au transfert des progrès fondamentaux et technologiques vers leur application à la prise en charge du patient et de sa famille.

RÉFÉRENCES BIBLIOGRAPHIQUES

[1] ACLAND GM, AGUIRRE GD, RAY J, ZHANG Q, ALEMAN TS *et al.* Gene therapy restores vision in a canine model of childhood blindness. *Nat Genet,* 2001 ; 28 : 92-95.

[2] AGUIRRE GD, BALDWIN V, PEARCE-KELLING S, NARFSTROM K, RAY K *et al.* Congenital stationary night blindness in the dog : common mutation in the RPE65 gene indicates founder effect. *Mol Vis,* 1998 ; 4 h 23.

[3] ALLIKMETS R, SINGH N, SUN H, SHROYER NF, HUTCHINSON A *et al.* A photoreceptor cell-specific ATP-binding transporter gene (*AB*CR) is mutated in recessive Stargardt macular dystrophy. *Nat Genet,* 1997 ; 15 : 236-246.

[4] DELETTRE C, LENAERS G, GRIFFOIN JM, GIGAREL N, LORENZO C *et al.* Nuclear gene OPA1, encoding a mitochondrial dynamin-related protein, is mutated in dominant optic atrophy. *Nat Genet,* 2000 ; 26 : 207-210.

[5] Feingold J, Briard ML, Kaplan J, Bonaïti C *et al.* Fréquence des affections héréditaires dans les instituts de déficients visuels. *J Genet Hum*, 1976 ; 24 : 85-91.

[6] Fraser FC, Gunn T. Diabetes mellitus, diabetes insipidus and optic atrophy. An autosomal recessive syndrome ? *J Med Genet*, 1997 ; 14 : 190-193.

[7] Freund C, Horsford DJ, McInnes RR. Transcription factor genes and the developing eye : a genetic perspective. *Hum Mol Genet*, 1996 ; 5 : 1471-1488.

[8] Genatlas. *http://www.citi2.fr/geneatlas/*.

[9] Graw J. Genetic aspects of embryonic eye development in vertebrates. *Dev Genet*, 1996 ; 18 : 181-197.

[10] Hamel CP. Des mutations de gènes contrôlant le métabolisme des rétinoïdes 11-cis responsables des dystrophies rétiniennes sévères. *Méd Sci*, 1998 ; 14 : 754-757.

[11] Hanson IM, Seawright A, Hardman K, Hodgson S, Zaletayev D *et al.* PAX6 mutations in aniridia. *Hum Mol Genet*, 1993 ; 2 : 915-920.

[12] Hejtmancik JF. The genetics of cataract : our vision becomes clearer. *Am J Hum Genet*, 1998 ; 62 : 520-525.

[13] Jensen PK, Reske-nielsen E, Hein-sorensen O, Warburg M. The syndrome of opticoacoustic nerve atrophy with dementia. *Am J Med Genet*, 1987 ; 28 : 517-518.

[14] Kaplan J, Bonneau D, Frezal J, Munnich A, Dufier J-L. Clinical and genetic heterogeneity in retinitis pigmentosa. *Hum Genet*, 1990 ; 85 : 635-642.

[15] Meindl A, Berger W, Meitinger T, van de Pol D *et al.* Norrie disease is caused by mutations in an extracellular protein resembling C-terminal globular domain of mucins. *Nat Genet*, 1992 ; 2 : 139-143.

[16] Perrault I, Rozet J-M, Gerber S, Ghazi I *et al.* Leber congenital amaurosis. *Mol Genet Metab*, 1999a, 68 : 200-208.

[17] Prosser J, van Heyningen V. PAX6 mutations reviewed. *Hum Mutat*, 1998 ; 11 : 93-108.

[18] Retinal Information Network (RETNET). *http://www.sph.uth.tmc.edu/Retnet/home.htm*.

[19] Sauer CG, Gehrig A, Warneke-wittstock R, Marquardt A *et al.* Positional cloning of the gene associated with X-linked juvenile retinoschisis. *Nat Genet*, 1997 ; 17 : 164-170.

[20] Sippel KC, Fraioli RE, Smith GD, Schalkoff ME *et al.* Frequency of somatic and germ-line mosaicism in retinoblastoma : implications for genetic counseling. *Am J Hum Genet*, 1998 ; 62 : 610-619.

[21] Tipton RE, Gorlin RJ. Growth retardation, alopecia, pseudo-anodontia, and optic atrophy--the GAPO syndrome : report of a patient and review of the literature. *Am J Med Genet*, 1984 ; 19 : 209-216.

[22] Votruba M, Moore AT, Bhattacharya SS. Clinical features, molecular genetics, and pathophysiology of dominant optic atrophy. *J Med Genet*, 1998 ; 35 : 793-800.

[23] Warburg M. Classification of microphthalmos and coloboma. *J Med Genet*, 1993 ; 30 : 664-669.

[24] Wawersik S, Maas RL. Vertebrate eye development as modeled in Drosophila. *Hum Mol Genet*, 2000 ; 9 : 917-925.

[25] Witkop Cj JR, Nance WE, Rawls RF, White JG. Autosomal recessive oculocutaneous albinism in man. Evidence for genetic heterogeneity. *Am J Hum Genet*, 1970 ; 22 : 55-74.

33

Maladies génétiques graves d'expression anténatale

- Pratiques en fœtopathologie
- Syndromes malformatifs chromosomiques d'expression fœtale
- Syndromes malformatifs géniques d'expression fœtale
- Diagnostics biochimiques et moléculaires en fœtopathologie

Durant les deux premiers mois de la gestation, un grand nombre d'embryons anormaux sont expulsés spontanément, la plupart ont été reconnus porteurs d'aberrations chromosomiques [4]. Il est difficile, à ce stade de développement, de faire la preuve d'autres mécanismes, génétiques ou non, dans ces échecs de grossesse.

À partir du troisième mois, par les différents moyens d'investigation *in utero*, le fœtus est accessible à un examen clinique morphologique (par imagerie), dès 11-12 semaines d'aménorrhée (SA), et physiologique : rythme cardiaque, croissance, qualité des mouvements, succion, déglutition, réactivité aux stimuli, miction, critères du bien-être fœtal. L'étude morphologique peut aussi être réalisée au décours de l'expulsion dans le cas de pertes fœtales spontanées ou induites : cette étude entre dans le domaine spécifique de la fœtopathologie.

Lorsqu'un fœtus est repéré malade, comme tout patient, il sera évalué à l'aide de son anamnèse familiale, personnelle, d'examens cliniques échographiques complétés, selon les cas, par des examens biologiques ou par d'autres techniques d'imagerie : radiographie du contenu utérin, IRM, échographie 3D, scanner.

Un diagnostic pourra parfois être fait, bien souvent seulement évoqué. Un dialogue clair et adapté sera amorcé avec les parents sans retard. Même si un diagnostic de certitude n'a pu être formellement effectué, tous les spécialistes impliqués dans l'évaluation du fœtus, au sein d'une concertation, tenteront d'établir un pronostic. La décision de laisser évoluer ou d'interrompre la grossesse sera finalement prise au sein d'un colloque singulier entre le couple informé et son obstétricien, sans perdre de vue que le seul critère de choix reste la gravité du pronostic.

Quelle que soit l'issue de la grossesse, il va falloir confirmer les données du bilan prénatal. Tout sera mis en œuvre pour tenter d'établir un diagnostic définitif et pour faire la preuve de l'éventuelle origine génétique de l'affection en cause. Le couple est de plus en plus souvent demandeur d'informations précises sur les anomalies que présentait ce fœtus et veut savoir s'il existe un risque de récidive pour les prochaines grossesses.

Tous les acteurs de la médecine fœtale sont impliqués dans la reconnaissance d'une maladie génétique chez un fœtus ou chez un mort-né. Le fœopathologiste, dernier maillon de cette chaîne, va effectuer l'examen du fœtus et de son placenta. Il s'aidera de toutes les données de l'évaluation prénatale, des données actualisées de la littérature et va intervenir, parfois de façon décisive, dans l'élaboration du diagnostic définitif indispensable au conseil génétique au décours d'une perte fœtale [32].

Art. L. 162-12 de la loi n° 94-654 du 29 juillet 1994

« L'interruption volontaire d'une grossesse peut, à toute époque, être pratiquée si deux médecins attestent, après examen et discussion, que la poursuite de la grossesse met en péril grave la santé de la femme ou qu'il existe une forte probabilité que l'enfant à naître soit atteint d'une affection d'une particulière gravité reconnue comme incurable au moment du diagnostic. »

AUTOPSIE FŒTALE

Il faut donner l'assurance aux médecins du fœtus, impliqués dans le diagnostic et le conseil génétique, qu'une vérification de l'unité fœtoplacentaire sera effectuée dans les meilleures conditions.

Cadre légal

Les conditions de déclaration de naissance ne sont plus seulement dépendantes de la vitalité de l'enfant au moment de la déclaration, mais de sa viabilité, depuis la loi du 8 janvier 1993 et la circulaire n° 2001-576 du 30 novembre 2001 (tableau 33-I). En dehors des cas d'un enfant mort-né à moins de 22 SA, qui n'existe pas aux yeux de la loi, cet acte d'état civil va permettre l'inscription d'un fœtus de plus de 22 SA sur le livret de famille donc son appartenance à sa famille et l'ouverture de droits sociaux et civils pour ses parents. Il faut expliquer au couple l'intérêt pour leur avenir procréatif à pratiquer une autopsie. Sa réalisation doit être soumise à leur accord de principe même s'il n'est pas légalement requis avant 22 SA en raison du trop jeune âge du fœtus. De plus, l'assurance qu'une restitution *ad integrum* du corps sera au mieux réalisée doit leur être donnée. Dans le cas d'un fœtus ayant atteint le terme de 22 SA ou un poids de plus de 500 g, une autorisation d'autopsie est obligatoire et la réalisation d'obsèques ou de rites propres à la culture de chacun doit être facilité.

Tableau 33-I. Aspects législatifs des conditions d'enregistrement à l'état civil. Circulaire n° 2001/576 du 30 novembre 2001

Enfant ≥ 22 SA ou > 500 g, déclaré né vivant et viable et DCD à la déclaration	Acte de Naissance + Acte de décès (loi du 8 janvier 1993) (art. 79-1 du code civil)	Autopsie soumise à l'accord parental Obsèques obligatoires (à la charge ou non de la famille)
Enfant mort-né ≥ 22 SA	Acte d'« enfant sans vie » (art. 79-1 du code civil)	Autopsie soumise à l'accord parental Possibilité d'obsèques (à la charge ou non de la famille)
Enfant mort-né < 22 SA	Produit innomé (Registre d'embryons dans certaines communes)	Accord parental non obligatoire pour l'autopsie (possibilité d'obsèques dans certaines communes)

Protocole

C'est un examen spécialisé qui nécessite un protocole spécifique (tableau 33-II). Il s'effectue toujours sans fixation préalable et dans les délais les plus rapides afin de laisser la possibilité de prélèvements complémentaires et d'être le plus performant possible dans son analyse. Il procède à l'étude morphologique des fœtus et de leur placenta entre le début du troisième mois et le terme, recueillis dans deux types de contexte clinique : expulsion soit spontanée soit induite pour raisons médicales ou mort fœtale *in utero* [8, 21].

Tableau 33-II. Examen fœtopathologique : protocole

Fœtus	Morphométries : poids, longueur VC, VT, PC, longueur du pied
	Aspect externe
	Photographies
	Radiographies
	Autopsie : – étude macroscopique – étude histologique
Placenta	Poids, description, configuration
	Longueur du cordon. Nombre de vaisseaux
	Étude histologique
Examens complémentaires	Étude bactériologique, virologique
	Caryotype
Conservation d'ADN	Culture de fibroblastes
	Congélation : tissus sains (poumon, muscle, foie, thymus) et pathologique

VC : vertex-coccyx ; VT, vertex-talon ; PC, périmètre crânien.

• Examen morphologique externe

L'examen morphologique externe du fœtus est un examen clinique (tableau 33-III). Il est identique à celui que l'on aurait mené chez un nouveau-né vivant. Il s'effectue toujours de la même façon et sans négliger aucune de ses étapes :

– *l'examen de l'aspect externe du fœtus* procède de façon systématique à la description précise des segments et en tenant compte de l'âge de développement et des particularités du corps ;
– *l'étude biométrique ;* ses paramètres sont indispensables pour apprécier la croissance par rapport à l'âge gestationnel déclaré à l'aide de la date des dernières règles ou, mieux, par une échographie très précoce. Ces mesures sont rapportées à des courbes de référence et permettent d'affirmer un retard de croissance intra-utérin ou une avance staturo-pondérale ;
– *des photographies de bonne qualité,* corps entier et segmentaires centrées sur les anomalies observées, sont pratiquées : elles seront des documents précieux de référence lors du conseil génétique ;
– *des radiographies du squelette* entier de face et de profil sont systématiques [14] : elles renseignent sur la croissance et la maturation osseuse, rapportées à des tables de normes ainsi que sur la morphologie (malformations) et le degré de minéralisation des différents segments. Elles sont déterminantes pour le diagnostic dans bon nombre de cas.

• Examen des viscères

L'examen des viscères se réalise selon une technique différente de celle pratiquée chez un adulte.

▶ Examen macroscopique

Adaptée à l'examen d'un fœtus chez lequel on va devoir effectuer des prélèvements (à visée bactério-virologique ou moléculaire), repérer des malformations et des défauts de rapport anatomique, la technique s'effectue donc toujours sans fixation préalable et sans éviscération en bloc, sous loupe, à l'aide d'instruments adaptés à la taille du sujet. La spécificité de la technique d'autopsie fœtale s'applique tout particulièrement à l'appareil cardiovasculaire et au cerveau, organes complexes d'évaluation difficile et cibles fréquentes de malformations. Là aussi, pendant cette étape de l'examen, des photographies seront pratiquées devant toute constatation anormale. Les viscères pathologiques seront fixés et leur dissection reprise avant la synthèse du dossier. Chaque organe est pesé, au besoin mesuré : les poids observés sont rapportés sur des tables de référence en écart type des poids attendus en fonction de l'âge gestationnel et du poids fœtal. La constatation d'un défaut ou d'un excès pondéral de certains viscères peuvent aider au diagnostic final.

▶ Examen histologique

Il est indispensable même en cas de lyse tissulaire avancée, même si l'interprétation des lésions observées doit se faire avec prudence dans la mesure où les prélèvements effectués sur tous les organes s'effectuent en *post mortem* et seront plus ou moins riches d'artefacts. L'analyse histologique permet aussi d'apprécier le stade de développement (rein et poumon) rapporté à l'âge gestationnel. Elle peut confirmer, préciser ou découvrir une anomalie du développement.

• Examen du placenta

L'examen du placenta apporte des renseignements précieux dans bon nombre de morts fœtales ou de retards de croissance. Il est nécessaire de l'obtenir non fixé au laboratoire afin de pouvoir, là aussi, réaliser des prélèvements. Son examen est à la fois macroscopique et histologique [3] et indissociable de celui du fœtus [27].

Tableau 33-III. Examen du fœtus : protocole

Peau	Méconium, vernix, lanugo, macération, taches cutanées, pâleur
Face	Yeux, écart interorbitaire, choanes, fente labiale/palatine/luette bifide, langue, oreilles (forme, position), ensellure nasale.
Crâne	Cuir chevelu (défect) fontanelles, sutures, défect osseux, méningocèle
Cou	Hygroma, excès de peau, fistule, palmure
Tronc	Paroi abdominale : distension, défect, anneau ombilical
Organes génitaux externes	Anomalie, ambiguïté sexuelle (classification)
Anus	Perforé ou non, situation
Membres	Position, taille, déformation, incurvation, malposition
Mains, pieds	Position, nombre de doigts, orteils : alignement, syndactylie, brachytéléphalangie, plis palmaires, ongles

Diagnostic final

Un diagnostic final sera proposé après confrontation des données anamnestiques, des résultats du bilan prénatal et des données de l'examen fœtoplacentaire.

Un compte rendu détaillé est rédigé et adressé à tous les intervenants du diagnostic. Dans le contexte de l'évaluation d'un fœtus atteint d'une maladie génétique, cet examen est lourd, long et très minutieux. Sa performance est largement opérateur-dépendante et ne peut plus se concevoir dans des centres non spécialisés. Il requiert pour le pathologiste une connaissance approfondie du développement normal et pathologique, des notions de médecine fœtale et de génétique clinique. Ce corpus de connaissances va fournir au fœtopathologiste, par les réflexes qu'il suscite, des *outils* précieux pour confirmer ou reconnaître ou tenter de faire la preuve de l'origine génétique de l'affection en cause.

OUTILS DU FŒTOPATHOLOGISTE (TABLEAU 33-IV)

Histoire du fœtus

Le fœtus a une histoire :

– *celle de sa famille :* une notion de consanguinité, de pathologie malformative chez les ascendants ou dans sa fratrie, un retard mental léger chez sa mère, des antécédents de fausses couches à répétition ou de mort néonatale seront utiles au fœtopathologiste pour penser à effectuer des prélèvements ciblés à visée de stockage, dans l'éventualité d'une étude familiale ultérieure ;

– *celle de sa grossesse* : prise de toxiques ou de médicaments connus pour leur effet tératogène (alcool, rétinoïdes, antiépileptiques) et la date précise d'exposition, la notion d'un diabète maternel, d'une épilepsie, d'un syndrome grippal ou d'une maladie auto-immune ou toute autre pathologie maternelle. De même, les comptes rendus des échographies doivent être accessibles au fœtopathologiste *avant* qu'il ne débute son examen : des anomalies précoces telles qu'un hygroma cervical ou une hyperclarté nucale ou encore hypomotilité fœtale précoce sont importantes à connaître dans la mesure où ces anomalies sont souvent associées à des maladies génétiques d'expression anténatale [20, 38].

C'est dire l'effort que doit consentir l'équipe obstétricale pour fournir ces renseignements au fœtopathologiste afin d'optimiser son examen.

Appréciation des examens acquis ou en cours

Le fœtopathologiste se tient au courant du résultat des examens déjà rendus et de ceux qui sont en cours ainsi que de l'existence de prélèvements déjà stockés (cellules amniotiques, surnageant ou plasma...). Si le caryotype est en cours, il prendra soin de prélever un fragment de tissu (peau, chorion, poumon, urine fœtale) et de le confier au cytogénéticien pour pallier tout échec de culture.

Tableau 33-IV. Comment le fœtopathologiste peut-il reconnaître l'origine génétique d'une pathologie fœtale ?

Une anamnèse familiale (consanguinité, fausses couches à répétition, antécédent malformatif, mort néonatal, retard mental chez les ascendants ou dans la fratrie).
Une histoire anténatale extrêmement bien documentée.
Une connaissance actualisée : – de la pathologie obstétricale, fœtale – du rôle possible des facteurs environnementaux (toxiques, médicaments) et maternels (diabète, phénylcétonurie, épilepsie) – des modes de présentation des affections génétiques en période périnatale et fœtale aidée de la littérature, des bases de données, de la collaboration avec des dysmorphologistes pédiatres. – des nouveaux outils diagnostiques en virologie, cytogénétique, biochimie, en pathologie moléculaire applicables à chaque type de pathologie
Une grille de lecture étendue : – les mécanismes connus du développement normal et pathologique – la physiologie fœtale – les modes de présentation spécifiques du fœtus : hygroma cervical, hyperclarté nucale, anasarque ascite, immobilité fœtale, hydramnios, retard de croissance, mort *in utero*, etc. – les données de l'examen du placenta – les limites de l'examen +++ (degré de conservation des tissus)
Des réflexes rapides, un esprit d'équipe et un souci permanent du long terme

Analyse des anomalies

Certaines anomalies malformatives ou dysmorphiques sont peu ou pas accessibles à l'échographie mais peuvent être un point clé dans l'élaboration du diagnostic clinique d'un bon nombre d'affections génétiques syndromiques.

• Dysmorphie faciale

Un colobome, une fistule prétragienne, des oreilles dysplasiques, des hamartomes de la langue, une fente vélaire sont des éléments précieux pouvant orienter vers un diagnostic non évoqué dans la phase prénatale du diagnostic. Son appréciation chez le fœtus, encore plus que chez le jeune enfant est un exercice difficile et demande au fœtopathologiste une grande expérience et beaucoup de prudence. Il s'agit d'une face en développement, soumise de surcroît à des contraintes d'environnement (oligoamnios, passage dans la filière pelvienne, lyse tégumentaire) et dont les composantes seront de ce fait différentes de celles exprimées chez un enfant plus âgé [22]. La dysmorphie faciale est cependant un point clé dans l'élaboration du diagnostic clinique d'un bon nombre d'affections génétiques syndromiques telles qu'une association CHARGE (fig. 33-1), un syndrome de Pallister-Killian (fig. 33-2), un syndrome de Cornelia de Lange (fig. 33-3) ou un syndrome de Smith-Lemli-Opitz (fig. 33-4).

• Anomalies des extrémités

Les anomalies des extrémités constituent aussi un excellent indicateur en syndromologie malformative fœtale : polydactylie, syndactylie mais aussi des anomalies plus discrètes mais significatives comme un défaut d'alignement des doigts, une camptodactylie, une implantation haute d'un pouce, une brachytéléphalangie ou une hypoplasie des ongles.

Ces marqueurs phénotypiques essentiels doivent être largement, mais judicieusement utilisés au cours de l'examen fœtal.

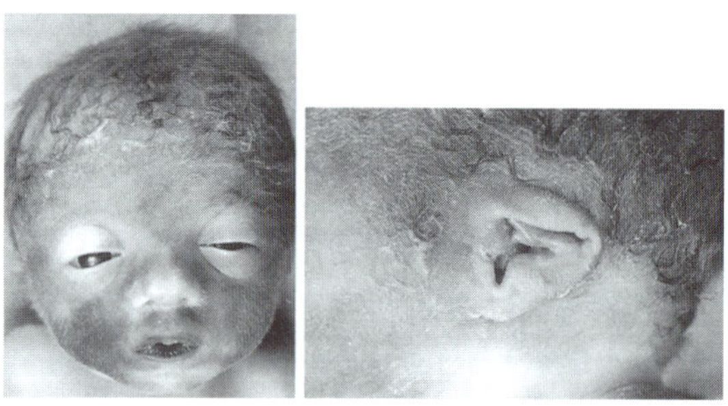

Fig. 33-1. Dysmorphie faciale fœtale : association CHARGE.

• Malformations viscérales

Il en est de même pour certaines malformations viscérales telles que les anomalies vasculaires : une interruption de l'arche aortique — qui doit faire rechercher

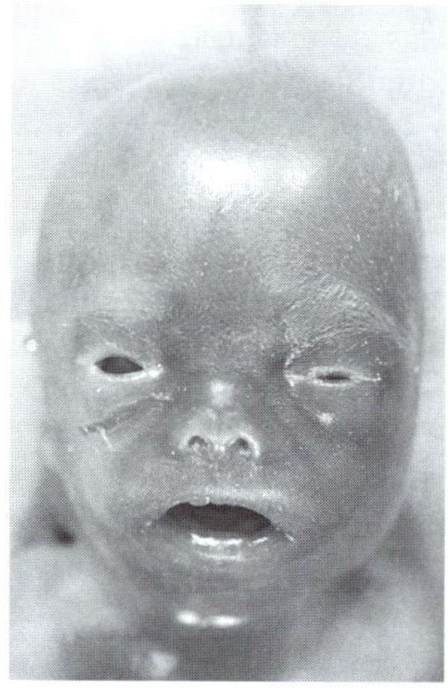

Fig. 33-2. Tétrasomie 12p : syndrome de Pallister-Killian.

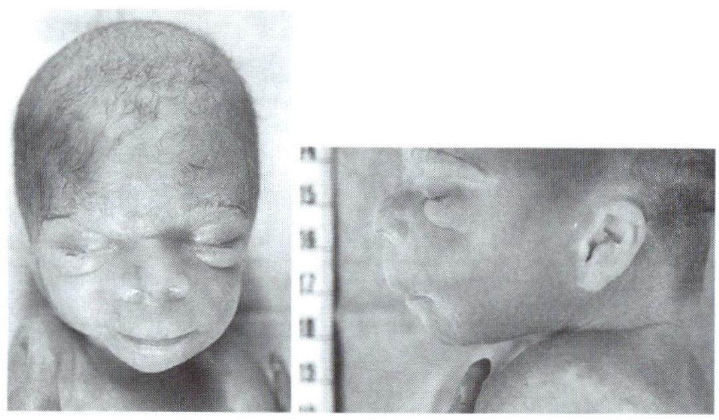

Fig. 33-3. Dysmorphie faciale fœtale : syndrome de Cornelia de Lange.

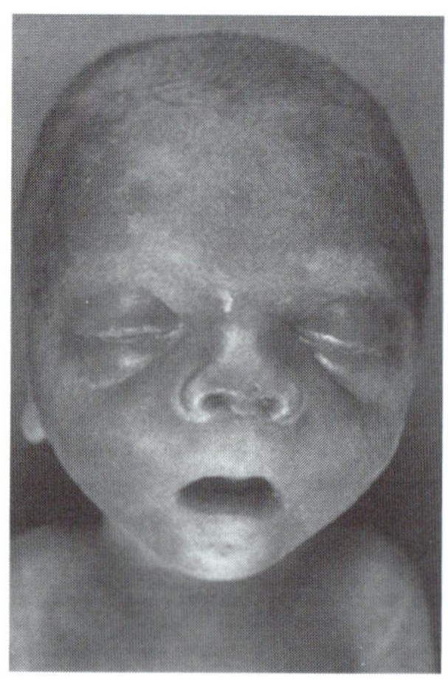

Fig. 33-4. Syndrome de Smith-Lemli-Opitz.

une microdélétion en 22q11.2 —, un retour veineux pulmonaire anormal, une veine cave supérieure gauche ou une artère sous-clavière droite rétroœsophagienne [16]. Les anomalies du situs, anomalies de forme des reins, une imperforation anale, une anomalie utérine sont peu repérables par l'échographie, facilement accessibles au pathologiste attentif et contributives à l'orientation du diagnostic.

• Examen neuropathologique

C'est un appoint indispensable à l'établissement d'un diagnostic. Il a été longtemps négligé par les pathologistes en raison des difficultés de prélèvement et d'analyse macroscopique et histologique de cet organe en développement très rapidement lysé en *post mortem* [13]. Une dilatation ventriculaire même modérée [31] peut être le symptôme d'un bon nombre d'affections génétiques telles qu'une forme fœtale d'une séquence hydrocephalus-sténose de l'aqueduc de Sylvius, récessive liée à l'X [36] ou une dysgénésie cérébrale de type lissencéphalie. Dans ce cadre, on décrit des présentations fœtales précoces du syndrome de Walker-Warburg [9] avec antécédent non typé dans la fratrie repérables sur la triade : lissencéphalie de type II [18], dysplasie cérébelleuse et rétinienne. De même une autre forme létale familiale de lissencéphalie, celle de type III, avec atteinte cérébelleuse, dépopulation neuronale et hypoplasie/aplasie du corps calleux et des faisceaux corticospinaux a pu être isolée dans le cadre d'une séquence d'immobilité fœtale du deuxième trimestre (fig. 33-5) [12].

• Imagerie

Les radiographies du squelette et le scanner, dont les constantes sont adaptées à l'âge du fœtus, sont les seules à pouvoir identifier formellement des anomalies peu accessibles à l'examen échographique qui peuvent être des éléments déterminants du diagnostic :

– les dysostoses spondylocostales ;

– des anomalies de minéralisation ou de modelage ;

– des épiphyses ponctuées [25].

C'est aussi un moyen de typer une ostéochondrodysplasie suspectée en anténatal et non encore caractérisée sur le plan moléculaire. C'est aussi un moyen d'établir des corrélations phénotype-génotype dans les craniosténoses syndromiques (fig. 33-6).

Le fœtopathologiste se doit de fournir aux spécialistes de cette question des documents d'excellente qualité. À cet effet, des films utilisés en pathologie mammaire et des rayons mous donnent de bons résultats chez les très jeunes fœtus (fig. 33-7).

Le scanner trouve des indications en *post mortem* pour confirmer une agénésie des canaux semi-circulaires ou une imperforation choanale, élément diagnostique

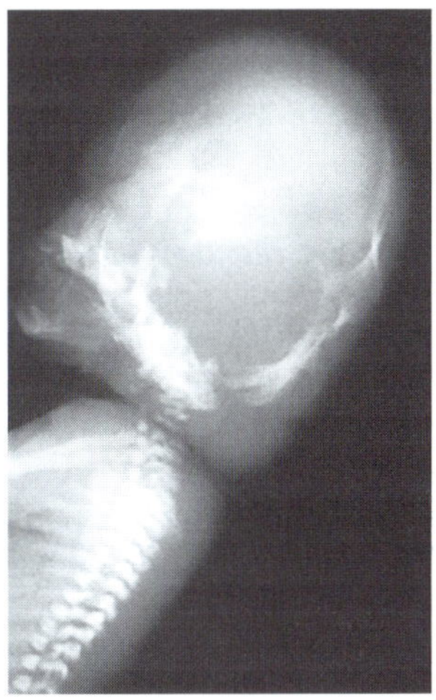

Fig. 33-6. Craniosténose syndromique.

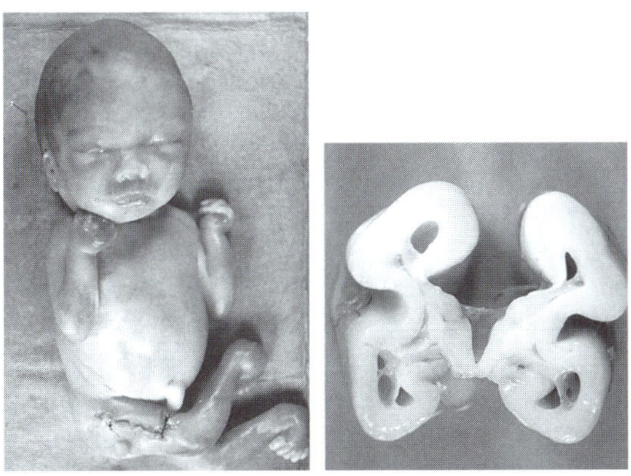

Fig. 33-5. Dysgénésie cérébrale : lissencéphalie de type III dans une séquence d'immobilité fœtale.

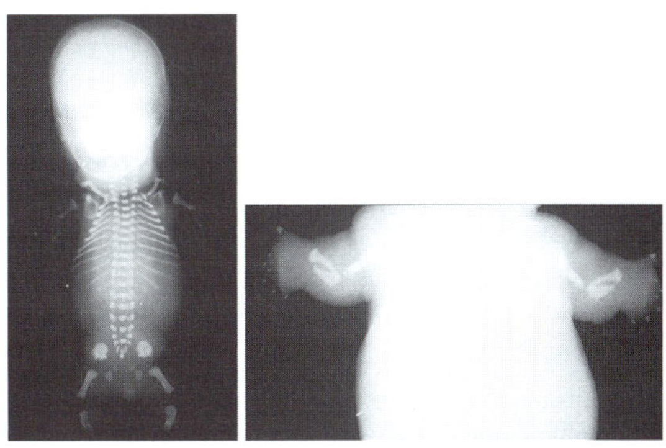

Fig. 33-7. Radiographie du squelette fœtal.
Atélo-ostéogenèse à 21 semaines : clichés sous rayons mous.

déterminant dans l'association CHARGE [1], le scanner 3D, dans l'exploration de région anatomique complexe comme celle du massif facial, dans les dysostoses mandibulaires, par exemple.

• Histopathologie

L'examen histopathologique est parfois déterminant : dans le cadre d'une kystose rénale, par exemple, signalée par l'échographiste, le typage des lésions va orienter parfois vers une polykystose rénale de type infantile, récessive autosomique. L'identification du gène impliqué dans cette pathologie, en raison de la complexité de sa structure [28], n'a pas modifié la stratégie du diagnostic moléculaire anténatal qui repose toujours sur une étude indirecte. C'est dire qu'il est crucial pour le fœtopathologiste, non seulement d'en faire le diagnostic mais aussi de conserver des tissus fœtaux à visée de DNA-thèque. La forme fœtale de polykystose dominante est exceptionnelle mais à ne pas méconnaître car elle peut être révélatrice d'une forme familiale méconnue. La kystose rénale peut également s'intégrer dans un syndrome. Dans un contexte d'oligoanamnios, une dysgénésie tubulaire par agénésie des tubes contournés proximaux [26], affection récessive autosomique, n'est pas repérable par un autre moyen que celui de l'histologie. Il en est de même des foyers de néphroblastomatose ou des rares tumeurs à début anténatal. Dans un autre cadre, celui en particulier de toutes les myopathies à début anténatal, l'histologie spéciale et l'étude ultrastructurale sont précieuses de même que les techniques d'immunohistochimie dont les indications sont actuellement à l'étude.

Des tissus pathologiques seront stockés pour l'étude ultérieure en hybridation *in situ* une fois le(s) gène(s) de la maladie cloné(s).

• Examen histologique du placental

Il pourra mettre en évidence des cellules de surcharge qui orienteront vers le diagnostic d'une maladie métabolique héréditaire [5].

Prélèvements

Les prélèvements *post mortem* à visée d'analyse cytogénétique biochimique ou moléculaire sont effectués par le fœtopathologiste dans deux types de circonstance :

- l'évolution de la grossesse paraissait normale et une maladie génétique est suspectée par le fœtopathologiste ;
- l'arrêt de grossesse spontané est survenu avant que les explorations prévues aient pu être réalisées.

La réalisation post mortem d'un caryotype peut être pratiquée *in utero*, ou à l'arrivée au laboratoire. Le prélèvement sera fœtal si son état de conservation le permet (les meilleurs tissus sont : peau, muscle, poumon, sang, urines, liquide d'hygroma et autres épanchements) ou placentaires (chorion, cordon, amnios, villosités). Ce caryotype doit être large d'indications : malformations, dysmorphie, mort *in utero* précoce, retard de croissance où l'on associera la recherche de mosaïcisme confiné au placenta [24].

Ces prélèvements ont l'intérêt, outre celui d'obtenir un caryotype, de pouvoir stocker des cultures de fibroblastes, utilisables pour d'éventuelles explorations biochimiques ultérieures ou sources d'ADN et d'ARN pour des recherches de mutations [6]. D'autres biopsies de tissu d'intérêt seront utilisables dans le cadre d'une étude gène-candidat [23].

Bases de données

Les bases de données sur les syndromes polymalformatifs sont à utiliser avec prudence. Gendiag, Possum, LDDB et l'avis de syndromologistes compétents sont largement utilisés par le fœtopathologiste, étant donnée la grande difficulté du diagnostic de la plupart des polymalformations qui sont rares. L'inconvénient de ces bases est qu'elles concernent peu l'expression fœtale des maladies génétiques et celles propres au fœtus. Il revient aux spécialistes en génétique fœtale de les enrichir [11].

AFFECTIONS GÉNÉTIQUES GRAVES À EXPRESSION ANTÉNATALE LES PLUS COURANTES

Ces affections sont maintenant bien identifiées dans leur phénotype, leur expressivité, leurs moyens diagnostiques, leur transmission. Elles sont largement dominées par la pathologie malformative.

Syndromes polymalformatifs liés à des anomalies chromosomiques

Les *aneuploïdies,* trisomie 18, trisomie 13, trisomie 21, monosomie X, ont leur phénotype fœtal bien reconnu quel que soit l'âge de développement et largement décrits. Certaines, connues pour donner lieu à des fausses couches précoces, sont parfois retrouvées chez des fœtus du deuxième trimestre repérés sur signes d'appel échographiques : trisomie 22 (fig. 33-8) ou plus souvent triploïdie dont le phénotype varie selon la contribution parentale du lot supplémentaire (fig. 33-9) ou encore tétrasomie 12p ou syndrome de Pallister-Killian (*cf.* fig. 33-2).

Les phénotypes fœtaux entraînés par des *anomalies de structure* dépendent de l'ampleur du matériel dupliqué ou délété. Certains phénotypes sont maintenant bien identifiables pour un dysmorphologiste

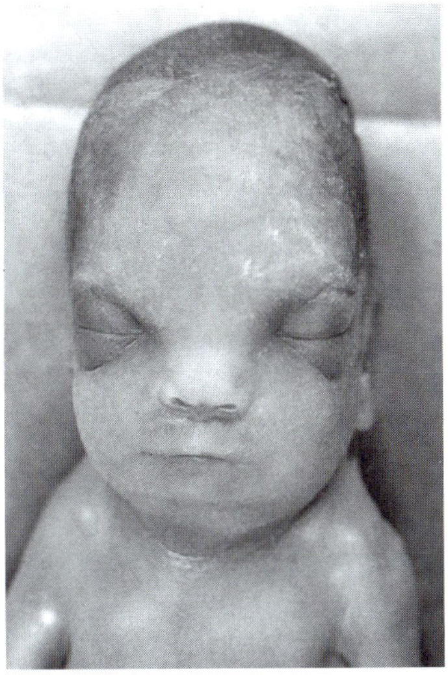

Fig. 33-8. Trisomie 22.

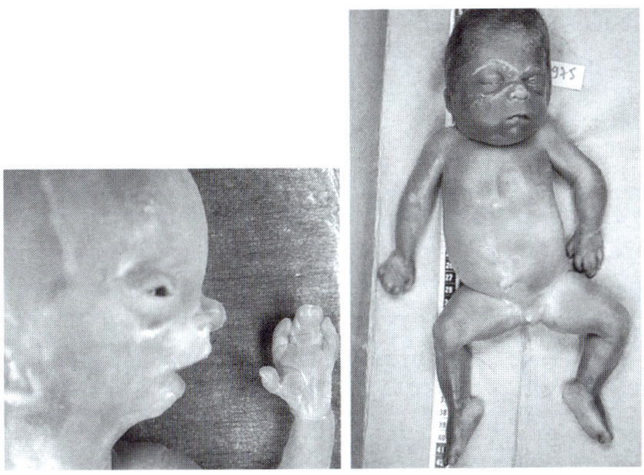

Fig. 33-9. Triploïdie à contribution maternelle ou paternelle du lot supplémentaire.

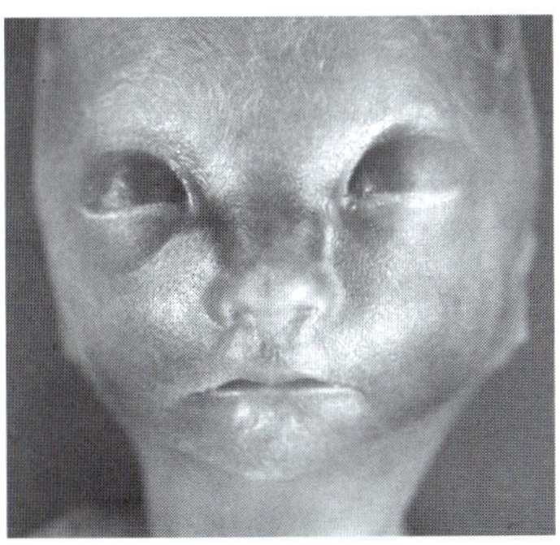

Fig. 33-10. Monosomie 4p.

averti du fœtus : monosomie 4p (fig. 33-10), trisomie 3qter (fig. 33-11), syndrome 3p– (fig. 33-12), etc.

D'autres sont maintenant en cours d'identification, guidé par les observations périnatales, tels le syndrome

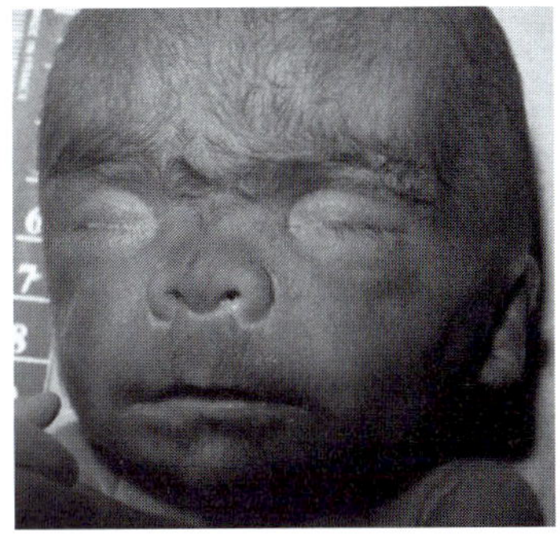

Fig. 33-11. Trisomie 3qter.

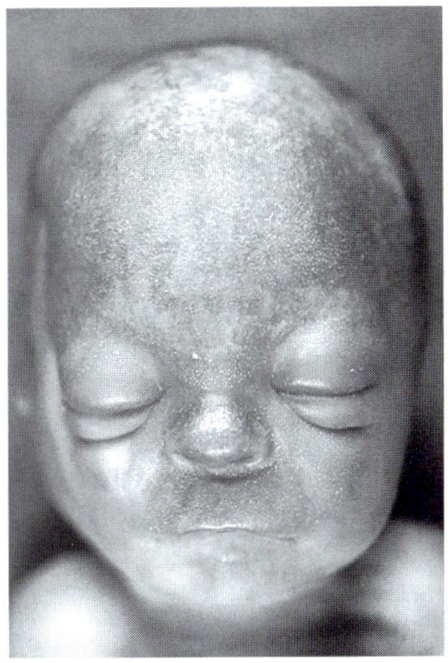

Fig. 33-12. Délétion 3p.

de DiGeorge ou apparenté que le fœtopathologiste observe en raison de cardiopathie grave associée un syndrome de DiGeorge (fig. 33-13). La validation cytogénétique par les techniques classiques, ou par FISH en cas de suspicion de pathologie microdélétionnelle, est obligatoire pour affirmer le diagnostic. Un caryotype des parents est indispensable [29].

Syndromes polymalformatifs létaux d'origine génique à transmission mendélienne

Ils sont le plus souvent récessifs autosomiques (tableau 33-V). Cinq d'entre eux ne sont pas exceptionnels et assez bien repérables par l'échographie :

- *le syndrome de Meckel* (OMIM 249000) [35] (fig. 33-14) est diagnostiqué dès le terme de 12-13 SA dans les familles à risque. Il existe une hétérogénéité clinique intra- et interfamiliale et génétique [33] ; il associe classiquement une triade :

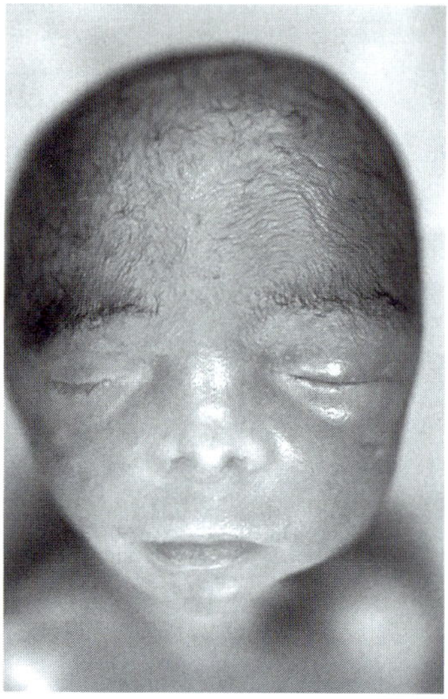

Fig. 33-13. **Délétion 22q11.2.**

- méningo-encéphalocèle occipitale ;
- polykystose hépatorénale ;
- polydactylie postaxiale ;

– *le syndrome de Fryns* (OMIM 229850) [17] dont le phénotype est variable, associant :

- une dysmorphie faciale très particulière (fig. 33-15) ;
- une hernie diaphragmatique ;
- une brachytéléphalangie ;
- des anomalies viscérales ;

– *le syndrome de Fraser* (OMIM 219000) [30] (fig. 33-16) associant :

- une dysmorphie faciale caractéristique avec cryptophtalmie ;
- des syndactylies ;
- des anomalies viscérales : anomalies rénales et urogénitales, atrésie laryngée ;
- des anomalies cérébrales ;

– *le syndrome létal des ptérygiums multiples* (OMIM 253290) [19] (fig. 33-17) relève d'étiologies multiples et lié à une immobilisation embryo-fœtale précoce associant :

- hygroma cervical et anasarque ;
- ptérygiums multiples et arthrogrypose ;
- fente palatine ;
- hypoplasie pulmonaire ;

– *le syndrome de Smith-Lemli-Opitz* (OMIM 270400) [7] (*cf.* fig. 33-4) associant :

- une dysmorphie craniofaciale ;
- une polydactylie postaxiale ;
- syndactylie II-III au niveau des orteils ;
- ambiguïté sexuelle chez le garçon ;
- retard de croissance.

Affections à expression propre au fœtus

Certaines affections génétiques à début anténatal se manifestent derrière une expression propre au fœtus ne préjugeant pas du mécanisme génétique ou épigénétique de la maladie en cause :

– mort fœtale récidivante chez des fœtus de sexe masculin en anasarque [10]. Toute la difficulté sera de dégager la nature de ce mécanisme [37], afin de donner un conseil génétique approprié ;

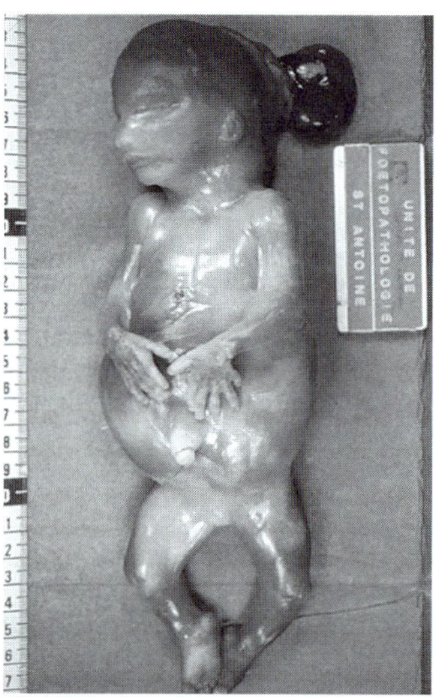

Fig. 33-14. **Syndrome de Meckel.**

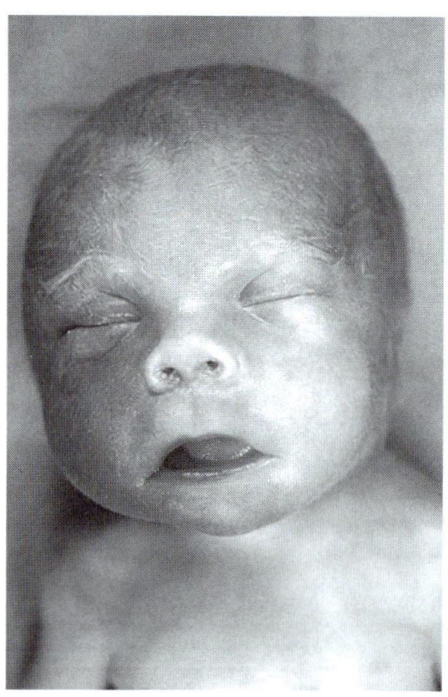

Fig. 33-15. **Syndrome de Fryns.**

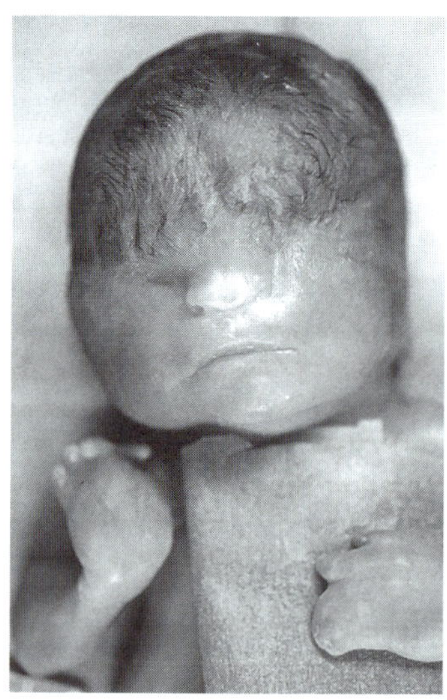

Fig. 33-16. **Syndrome de Fraser.**

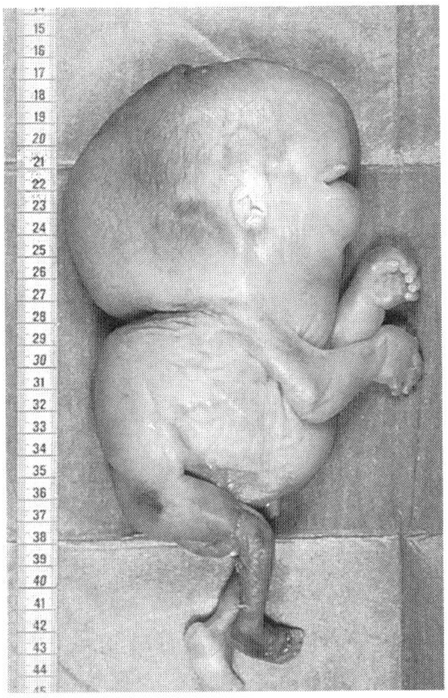

Fig. 33-17. Syndrome létal des ptérygiums multiples.

– séquence d'immobilité fœtale associant :
  • un retard de croissance ;
  • une arthrogrypose plus ou moins sévère ;
  • une hypoplasie pulmonaire ;
  • un cordon court.

Elle recouvre de multiples étiologies touchant un des éléments de l'unité neuromusculaire. La stratégie du diagnostic commence à être bien codifiée [15].

DU BON USAGE DU DIAGNOSTIC BIOCHIMIQUE OU MOLÉCULAIRE

Pour certaines maladies monogéniques à début anténatal, de plus en plus de gènes impliqués sont localisés sur la carte génétique à l'aide d'analyse de liaison, d'autres ont été identifiées soit en faisant l'hypothèse de l'allélisme de ces affections avec une autre déjà typée [34] soit à l'aide de modèles murins [23] et/ou d'anomalies cytogénétiques [2].

Le diagnostic de certaines d'entre elles, telles que l'hypophosphatasie ou certaines maladies peroxisomales, est abordable par le défaut biochimique.

Pour une maladie fœtale grave suspectée, c'est-à-dire rapidement létale, il paraît *peu raisonnable* d'utiliser, pour le moment, de façon systématique un « panel biochimique ou moléculaire » à des fins diagnostiques dès la phase d'exploration anténatale d'un cas-index. Ceci pour deux raisons :

– la première est que le pronostic vital ou la possibilité d'une prise en charge à court ou moyen termes pour ce fœtus est le seul critère décisionnel de la suite à donner à sa gestation. Il sera plus aisément approché à l'aide des données du bilan malformatif et/ou des critères du bien-être fœtal que par le diagnostic exact de la maladie ;
– la deuxième est, qu'en anténatal, les corrélations phénotypes-génotypes sont particulièrement difficiles et d'autant plus risquées que le fœtus est jeune. En effet, le fœtus ne dispose que d'un éventail restreint de symptômes pour nous indiquer l'affection dont il est atteint : un hygroma cervical, un hydramnios ou un anamnios, une séquence d'immobilité fœtale sévère, un hydrops fœtoplacentaire, une hydrocéphalie rapidement évolutive, un nanisme micromélique sévère, un tableau polymalformatif, s'ils sont associés à un caryotype normal, sont en règle peu pathognomoniques d'une affection génétique précise. Certains de ces symptômes peuvent aussi être le fait d'un mécanisme pathologique *acquis* (accident vasculaire, infections) ou relevant d'un effet environnemental (exposition à un agent tératogène, pathologie maternelle, maladie amniotique, etc.) qu'il est tout aussi important de rechercher.

À la suite de la synthèse des données des premières explorations fœtopathologiques, l'adressage ciblé des prélèvements anténatals et *post mortem* à chacun des laboratoires compétents pourra être effectué, et ceci, à un moindre coût humain et financier.

CONSEIL GÉNÉTIQUE

Le conseil génétique dans les affections fœtales graves est particulier : il est suscité par un enfant non né mais qui peut modifier l'avenir procréatif du couple.

L'accompagnement du couple débute à l'instant même de l'annonce de l'anomalie.

Cette annonce est forcément brutale et douloureuse. Passés les moments d'émotion intense qu'il faut bien sûr respecter, une information claire est délivrée sans retard. Elle sera adaptée au niveau de compréhension, à la culture et à l'histoire de ce couple mais exacte, même si tous les éléments du diagnostic ne sont pas encore réunis. Beaucoup de temps doit être consacré à cette annonce car elle ne sera pas d'emblée entendue. Elle doit être répétée et toujours dans les mêmes termes par tous les intervenants. Depuis que les centres multidisciplinaires de diagnostic prénatal ont été installés, il arrive de plus en plus souvent que le couple soit demandeur d'un conseil génétique dès la phase prénatale s'il existe une forte suspicion d'une affection relevant du généticien : anomalie chromosomique gonosomique ou association malformative évocatrice d'un syndrome particulier pour lesquelles des données sur le pronostic peuvent guider le couple dans sa décision.

Tableau 33-V. **Quelques syndromes reconnaissables chez le fœtus**

Létales à la naissance ou dans les premiers mois de vie		OMIM
Entités embryofœtales spécifiques sans équivalent connu chez l'enfant	– Chondrodysplasies léthales	–
	– Syndrome de Meckel	249 000
	– Forme léthale des ptérygiums multiples	275 000
	– Syndrome de Fryns	229 850
	– Syndrome de NeuLaxova	256 520
	– Syndrome de Roberts	268 300
	– Adysplasies rénales héréditaires graves	191 830
	– Dysgénésie tubulaire rénale	267 430
	– Agénésie pulmonaire bilatérale	601 612
	– Syndrome mégavessie-microcôlon	249 210
	– Hypophosphatasie	241 500
	– Icthyose grave (fœtus harlequin)	242 500
	– Dermopathie restrictive	275 210
	– Cutis laxa forme léthale	219 150
	– Incontinentia pigmenti chez le garçon	308 300
	– Hypoplasie congénitale des surrénales	300 200
	– Syndrome hydrolethalus	236 680
	– Lissencéphalie type III	601 160
Formes aggravées d'affections connues chez l'enfant	– Syndrome d'Apert	101 200
	– Syndrome de Walker-Warburg	236 670
	– Syndrome de Fraser	219 000
	– Syndrome de Nager	154 400
	– Syndrome de Noonan	163 950
	– Syndrome de Goltz	305 600
	– Syndrome oro-facio-digital type VI	277 170
	– Syndrome de Pallister-Hall	146 510
	– Syndrome de Schinzel - Giedion	269 150
	– Syndrome de Smith-Lemli-Opitz	270 400
	– Syndrome de DiGeorge	188 400
	– Syndrome de Golabi-Rosen	312 870
	– Association VACTERL	192 350
	– Association CHARGE	214 800
	– Holoprosencéphalies	236 100
	– Hydrocéphalies liées à l'X	307 000
	– Syndrome de Cornelia de Lange	122 470
	– Anasarques métaboliques (MPSVII, MPS IV, Gaucher, Gangliosidose GM1)	–
	– Forme néonatale de Dystrophie Myotonique de Steinert	160 900
Compatibles avec la vie avec prise en charge possible		
	– Ostéochondrodysplasies non léthales à révélation anténatale	–
	– EEC syndrome	129 900
	– Craniosténoses syndromiques	–
	– Syndrome de Goldenhar	312 870
	– Syndrome de Holt-Oram	142 900
	– Syndrome de Beckwith-Wiedemann	130 650

La décision d'interrompre ou de poursuivre la grossesse revient aux seuls parents, correctement éclairés. Elle s'élabore dans un colloque médical singulier avec l'obstétricien auquel le couple s'est confié. Les autres intervenants doivent savoir taire leurs réactions ou leurs opinions en face d'un couple qui souhaiterait, pour des raisons personnelles, poursuivre la grossesse malgré l'annonce d'une pathologie sévère. Les paroles prononcées dans cette période seront gravées dans les mémoires. Elles vont aider ou gêner le couple à initier un travail de deuil de l'enfant qu'ils attendaient. Une fois la décision prise, il faut donner aux parents l'assurance que tout sera mis en œuvre pour confirmer le diagnostic. Au moment de l'interruption médicale de grossesse ou de la naissance puis du décès, il faut leur donner aussi tous les moyens de réaliser la perte de leur enfant en s'adaptant avec tact à leur demande dont la formulation peut ne pas être immédiate. Dès que les premiers éléments du bilan prénatal et *post mortem* reviennent, il faut laisser au couple la possibilité de les obtenir auprès du médecin référant, s'il le souhaite.

Toute cette démarche a pour but :

- d'aider les parents à initier un travail de deuil de cet enfant qui était en devenir et dont ils ont bien souvent choisi la mort en choisissant d'interrompre la grossesse ;
- de permettre que ce travail de deuil se déroule le moins douloureusement possible ;
- d'éviter des processus pathologiques qu'il sera beaucoup plus difficile de contrôler plus tard et qui peuvent, dans de rares cas, retentir gravement sur le couple et les enfants déjà nés ou puînés.

Une consultation de conseil génétique sera proposée au couple dans les deux mois suivant l'issu de la grossesse. Elle a pour but :

- d'écouter ;
- de recueillir des éléments anamnestiques sur la grossesse qui pourraient éclairer ;
- d'expliquer ;
- d'informer ;
- de proposer un compte rendu ou des photos si l'on pressent une demande qui n'est pas toujours clairement formulée d'ailleurs ;
- de donner un diagnostic ;
- de déculpabiliser ;
- d'établir un arbre génétique ;
- de chiffrer un risque de récidive si possible ;
- très rarement, de proposer un traitement ;
- d'expliquer les moyens de la surveillance des grossesses ultérieures ;
- de laisser la possibilité au couple de reprendre contact avec les responsables du diagnostic tant que des questions pourraient encore survenir et de s'assurer que le conseil génétique a été bien entendu.

CONCLUSION

Beaucoup d'affections génétiques graves restent à décrire ou à mieux analyser chez le fœtus, et c'est là certainement l'un des enjeux importants de ce nouveau domaine de la génétique clinique. Y contribueront :

- une étude fœtoplacentaire approfondie, quel que soit le mode d'échec de grossesse ;
- une enquête génétique ;
- la constitution de bases de données de dysmorphologie fœtale ;
- le stockage de prélèvements pour étude de liaison ou de type gène candidat.

RÉFÉRENCES BIBLIOGRAPHIQUES

[1] Amiel J, Attié-Bitach T, Marianowski R, Cormier-Daire V *et al.* Temporal bone anomaly proposed as a major criteria for diagnosis of CHARGE syndrome. *Am J Med Genet*, 2001 ; 99 : 124-127.

[2] Belloni E. Identification of Sonic Hedgehog as a candidate gene responsible for holoprosencephaly. *Nat Genet*, 1996 ; 14 : 353-356.

[3] Benirschke K, Kaufmann P. *Pathology of the human placenta*. Springer Verlag, 1995.

[4] Boué A, Boué J. Cytogenetics of pregnancy wastage. *Ann Rev Genet*, 1985 ; 14 : 1-57.

[5] Bouvier R, Maire I. Diagnosis of lysosomal storages diseasess with fetal presentation. *Annal Pathol*, 1997 ; 17 (4) : 277-280.

[6] Brown LY, Odent, David V, Blayau M *et al.* Holoprosencephaly due to mutations in ZIC2 : alanine tract expansion mutations may be caused by parental somatic recombination. *Hum Mol Genet*, 2001 ; 10 (8) : 791-796.

[7] Cormier-Daire V, Wolf C, Munnich A, Le Merrer M *et al.* Abnormal Cholesterol biosynthesis in the Smith-Lemli Opitz and the lethal acrodysgenital syndromes. *Europ J Pediatr*, 1996 ; 155 (8) : 656-659.

[8] Dimmick JE, Kalousek DK. *Developmental pathology of the Embryo and Fetus*. Ed Lippincott, 1992.

[9] Donnai D, Farndon PA. Walker-Warburg syndrome, HARD ± E syndrome. *J Med Genet*, 1986 ; 23 : 200-203.

[10] DUFKE A, VOLLMER B, KENDZIORRA H, MACKENSEN-HAEN S *et al.* Hydrops fetalis in three male fetuses of a female with incontinentia pigmenti. *Prenat Diagn*, 2001 ; 21 (12) : 1019-1021.

[11] ELLIOT AM, GONZALES M, HOEFFEL JC, LE MERRER M *et al.* Cerebro-osseous digital syndrome : four new cases of a lethal skeletal dysplasia – distinct from Neu – Laxova syndrome. *Am J Med Genet*, 2002 109 (2) : 139-148.

[12] ENCHA-RAZAVI F, LARROCHE JC, ROUME J, GONZALES M *et al.* Lethal familial fetal akinesia sequence (FAS) with distinctive neuropathological pattern : type III lissencephaly syndrome. *Am J Med Genet,* 1996 ; 62 : 16-22.

[13] ENCHA-RAZAVI F. Fetal neuropathology : a new approach. *Ann Pathol*, 1997 ; 17 (4) : 281-286.

[14] EURIN D. *Atlas radiographique du squelette fœtal normal.* Médecine-Sciences Flammarion, 1993.

[15] FALLET C. Diagnosis of fetal akinesia sequence except for oligoamnios *Ann Pathol,* 1997 ; 17 (4) : 288-294.

[16] FREDOUILLE C. Diagnosis of a fetal cardiac malformation. Fetal Heart. *Ann Pathol*, 1997 ; 17 (4) : 300-305.

[17] FRYNS JP, MOERMAN F, GOODDEERIS P, BOSSUYT C, VAN DEN BERGHE H. A new lethal syndrome with cloudy corneae, diaphragmatic defects and distal limb deformities. *Hum Genet* 50 : 65-70.

[18] GELOT A, BILLETTE DE VILLEMEUR T, BORDARIER C. Developmental aspects of type II lissencéphaly. Comparative study of dysplastic lesion in fetal and postnatal brain. *Acta Neuropathol*, 1995 ; 89 : 72-84.

[19] HALL J. The lethal multiple pteryguim syndromes *Am J Med Genet,* 1984 ; 17 : 803-807.

[20] HOSLI IM, TERCANLI S, REHDER H, HOLZGREVE W. Cystic hygroma as an early first-trimester ultrasound marker for recurrent Fryns'syndrome. *Ultrasound Obstet Gynecol,* 1997 ; 10 : 422-424.

[21] IMBERT M-C. L'examen fœto-pathologique. Technique et apport de l'examen du placenta et de l'autopsie périnatale. *Ann Pathol*, 1991 ; 11 : 292-298.

[22] INTERS RMN, BIEBER FR, BARAITSER M. *The Malformed Fetus and Stillbirth : A diagnostic Approach.* John Wiley & Sons, 1998.

[23] JOBERT A-S, ZHANG P, COUVINEAU A, BONAVENTURE J *et al.* Absence of functionnal receptors for parathyroid hormone and parathyroid hormone-related in Blomstrand chondrodysplasia. *J Clin Invest*, 1998 ; 102 (1) : 34-40.

[24] KALOUSEK DK Pathogenesis of chromosomal mosaicism and its effect on early human development. *Am J Med Genet,* 2000 ; 91 : 39-45.

[25] KOZLOWSKI K, GODLONTON J, GARDNER J, BEIGHTON P. Lethal non rhizomelic dysplasia epiphysealis punctata. *Clin Dysmorphol*, 2002 ; 11 (3) : 203-208.

[26] METZMAN R, HUSSON M. Renal tubular dysgenesis : A description of early renal maldevelopmental. *Ped Pathol*, 1993 ; 13 : 239-248.

[27] NESSMANN C. Placental examination and intrauterine growth retardation. *Ann Pathol*, 1997 ; 17 (4) : 266-70.

[28] ONURICH LF, FURU L, NAGASAWA Y, HOU X *et al.* PKHD1, the polycystic kidney and hepatic disease 1 gene, encode a novel large protein containing multiple immunoglobulin – like plexin- transcription-factor domains and parallel beta-helix 1 repeats. *Am J Hum Genet,* 2002 ; 70 (5) : 1305-1317.

[29] PORTNOI MF, JOYE N, GONZALES M, DEMCZUK S *et al.* Prenatal diagnosis by FISH deletion in two families. *J Med Genet*, 1998 ; 35 (2) 165-8.

[30] RAMSING M, REDHER H, HOLZGREVE W *et al.* Fraser syndrome (crytophtalmos with syndactyly) in the fetus and newborn. *Clin Genet*, 1990 ; 37 : 84-96.

[31] ROUME J, LARROCHE JC, RAZAVI-ENCHA F, GONZALES M, MULLIEZ N. Fetal hydrocephalus. Clinical significance of associated anomalies and genetic counselling : A pathologic approach. *Genet Counseling*, 1990 ; 1 : 185-196.

[32] ROUME J, GONZALES M, MULLIEZ N. Role of the Pathologist in prenatal diagnosis and genetic counselling. *Ann Pathol*, 1997 ; 17 (4) : 236-239.

[33] ROUME J, MA HW, LE MERRER M, CORMIER-DAIRE V *et al.* Genetic Heterogeneity of the Meckel syndrome. *J Med Genet*, 1997 ; 34 (12) : 1003-1006.

[34] ROUSSEAU F, SAUGIER P, DELEZOIDE AL *et al.* Stop codon FGFR- 3 mutations in thanatophoric dwarfism type I. *Nat Genet,* 1995 ; 10 : 11-12.

[35] SALONEN R. The Meckel syndrome : clinico pathological findings in 67 patients. *Am J Med Genet,* 1984 ; 18 : 671-689.

[36] SENAT M-V, BERNARD J-P, DELEZOIDE A-L, SAUGIER-VEBER P *et al.* Prenatal diagnosis of Hydrocephalus-stenosis of the aqueduct of Sylvius in the first trimester of pregnancy. Report of two cases. *Prenat Diagn*, 2001 ; 21 (13) : 129-132.

[37] SMAHI A, COURTOIS G, VABRES P, YAMAOKA S *et al.* Genomic rearrangement in NEMO impairs NF-kappa B activation and is a cause of incontinentia pigmenti. The International Incontinentia Pigmenti (IP) Consortium. *Nature,* 2000 ; (6785) : 466-472.

[38] SOUKA AP, SNIDJERS RJM, NOVAKOV A, SOARES W, NICOLAIDES KH. Defects and syndromes in chromosomally normal fetuses with increased nuchal translucency thickness at 10-14 weeks of gestation. *Ultrasound Obstet Gynecol*, 1998 ; 11 : 391-400.

[39] FALLET-BIANCO C Diagnosis of fetal akinesia except for oligoamnios. *Ann Pathol*, 1997 ; 17 (4) : 288-294.

[40] WINTERS RM, BIEBER FR, BARAITSER M. *The Malformed Fetus and Stillbirth : A diagnostic Approach.* John Wiley & Sons, 1988.

34 Erreurs innées du métabolisme

- Bloc enzymatique et intoxication
- Acides aminés et amino-acidopathies
- Acides organiques
- Hépatopathie
- Encéphalopathie
- Coma
- Déficits énergétiques
- Maladies lysosomales
- Maladies de surcharge
- Maladies peroxysomales
- CDG
- Oxydation des acides gras
- Glycogénoses

En 30 ans, les maladies héréditaires du métabolisme ont acquis une place de plus en plus importante dans la pathologie pédiatrique. Leur nombre ne cesse d'augmenter au fur et à mesure de la progression des connaissances en biologie cellulaire et des progrès techniques d'investigation [1, 2].
Les maladies métaboliques résultent d'un déficit enzymatique sur l'une des nombreuses voies métaboliques, dérivées des glucides, protides ou acides gras. Ces voies métaboliques permettent la transformation biochimique d'un composé en un autre et, par conséquent, la dégradation et la synthèse de molécules nécessaires à l'organisme. Un déficit de l'une des enzymes impliquées dans ces voies métaboliques entraîne l'absence d'un composé situé en aval de la voie biochimique bloquée et/ou l'accumulation d'un composé situé en amont du déficit enzymatique. Un déficit enzymatique entraîne donc un désordre cellulaire par carence d'un composé ou toxicité de composés qui s'accumulent.
Si le nombre de ces maladies est très élevé (près de 500 déficits enzymatiques affectant le métabolisme intermédiaire ou le métabolisme des organelles et du trafic intracellulaire), rendant compte d'une fréquence cumulée importante, de l'ordre de un pour 5 000 naissances, leur fréquence individuelle est faible, pour la plupart inférieure à un pour 100 000 naissances. Elles sont cependant encore insuffisamment diagnostiquées, en particulier en pathologie adulte où les déficits enzymatiques partiels peuvent donner des tableaux cliniques très variés, comme des manifestations psychiatriques ou un retard mental.
Certaines de ces maladies sont traitables, en particulier par un traitement diététique supprimant un composé que l'organisme ne peut utiliser, ou par l'apport d'un cofacteur qui ne peut être synthétisé ou qui peut pallier le déficit enzymatique. Ces déficits sont des urgences diagnostiques car le non-diagnostic entraîne le décès du patient ou des séquelles neurologiques graves. Beaucoup d'autres de ces maladies ne sont pas traitables mais leur diagnostic précis est indispensable pour un conseil génétique et un diagnostic anténatal souvent permis.
Les maladies héréditaires du métabolisme, principalement autosomiques récessives, peuvent être classées en quatre groupes par leur physiopathologie : maladies d'intoxication, déficits énergétiques, vitaminopathies et anomalie de synthèse ou de catabolisme des molécules complexes, incluant les

maladies lysosomales, les maladies peroxysomales, le déficit en α_1-antitrypsine, les syndromes d'hypoglycosylation des protéines (CDG), les déficits du métabolisme des neurotransmetteurs et, enfin, les déficits héréditaires de la synthèse endogène du cholestérol.

MALADIES D'INTOXICATION

Ce groupe est constitué des erreurs innées du métabolisme intermédiaire qui donnent lieu à une intoxication aiguë ou rapidement progressive, secondaire à l'accumulation de métabolites toxiques retenus en amont d'un bloc enzymatique [3]. Ce groupe comporte principalement :

- les aminoacidopathies et les aciduries organiques [4], où l'enzyme déficiente intervient sur la voie de dégradation d'un ou plusieurs acides aminés : la leucinose, la tyrosinémie de type I, l'hyperglycinémie sans cétose, le déficit en sulfite oxydase, les acidémies méthylmalonique, propionique et isovalérique, les déficits du cycle de l'urée ;
- les intolérances aux sucres : galactosémie, fructosémie ;
- la phénylcétonurie, maladie métabolique la plus fréquente et bénéficiant d'un dépistage systématique à la naissance, qui donne lieu à une intoxication chronique et non pas aiguë ;
- les anomalies des folates et des cobalamines et l'intolérance aux protéines dibasiques, qui sont inclues dans ce groupe.

Présentations cliniques

Toutes ces affections ont en commun des signes cliniques comportant un intervalle libre entre la naissance et l'apparition des symptômes et des signes d'intoxication aiguë.

La naissance est normale après une grossesse menée à terme et sans particularité, avec un nouveau-né eutrophique et un examen du premier jour constaté normal par le pédiatre. L'intervalle libre observé avant l'apparition des premiers symptômes est lié au temps nécessaire à l'accumulation des composés toxiques. Les organes principalement touchés par l'intoxication sont le système nerveux central pour les déficits touchant la voie des acides aminés, pouvant entraîner des séquelles neurologiques graves à l'issue du coma néonatal révélant la plupart de ces déficits, et le foie pour les déficits touchant les sucres et la tyrosinémie de type I.

• Aminoacidopathies et aciduries organiques : intoxications aiguës neurologiques

Les signes neurologiques se traduisent par un trouble de la conscience d'apparition progressive, toujours après un intervalle libre où l'examen neurologique est noté normal, avec un refus de boire, un enfant de plus en plus somnolent, qui va s'enfoncer progressivement vers un coma profond en l'absence de traitement. Ce coma est différent de tout autre coma car, malgré le trouble de la conscience profond, l'enfant reste hyperstimulable et l'hypotonie centrale majeure contraste avec une hypertonie périphérique. La moindre stimulation entraîne des secousses ou des clonies des quatre membres et des mouvements de pédalage. Les membres restent surélevés par rapport au plan du lit. Cette hypertonie périphérique associée à des troubles de la conscience et une hypotonie axiale majeure doivent faire évoquer immédiatement une maladie d'intoxication par les protéines et faire débuter dans l'heure un traitement diététique visant à stopper le processus d'intoxication. Cette symptomatologie neurologique s'accompagne d'une déshydratation par refus de boire, parfois des vomissements et une intolérance digestive. Elle débute entre deux et quinze jours de vie pour les déficits profonds, les déficits du cycle de l'urée étant de révélation la plus précoce. Cependant, un déficit partiel peut se révéler à tout âge de la vie par n'importe quelle manifestation neurologique ou psychiatrique, comme un retard mental ou un trouble du comportement.

• Intolérances au sucre : galactosémie, fructosémie et tyrosinémie de type I : intoxications hépatiques

L'atteinte hépatique se traduit par une insuffisance hépatique progressive, précédée parfois par une cholestase, une intolérance digestive avec des vomissements, des diarrhées et une déshydratation. Elle débute entre le premier mois et le deuxième mois de vie, rarement avant quinze jours. L'insuffisance hépatique de la tyrosinémie de type I s'accompagne d'une tubulopathie qui peut être le symptôme révélateur. La fructosémie peut également être révélée par des hypoglycémies.

• Phénylcétonurie

La phénylcétonurie liée à un déficit en phénylalanine hydroxylase, enzyme impliquée dans la dégradation de la phénylalanine, provoque, si elle n'est pas traitée, un retard psychomoteur qui se détecte à l'âge scolaire. Il n'y a pas d'épisode d'intoxication aiguë néonatal comme dans les autres aminoacidopathies, ce qui retardait le diagnostic avant que le dépistage systématique dans les maternités ne soit instauré. Les mères phénylcétonuriques donnent également naissance à des enfants ayant un risque important d'embryofoetopathie si elles ne suivent pas de régime avant et pendant la grossesse : retard mental, microcéphalie, malformations cardiaques, retard de croissance intra-utérin.

• Homocystinurie, anomalies des folates et des cobalamines

L'homocystinurie doit toujours être évoquée devant un tableau marfanoïde, une ectopie du cristallin et des accidents vasculaires thrombotiques, d'autant plus que le régime diététique prévient les accidents vasculaires. De même, une anémie macrocytaire arégénérative doit faire rechercher, outre une cytopathie mitochondriale et une anémie thiamine-sensible, une anomalie des folates et/ou des cobalamines (vitamine B12), en particulier les déficits en méthionine synthétase, dihydrofolate réductase et adénosylcobalamine (coenzyme de la méthylmalonyl-CoA impliquée dans l'acidémie méthylmalonique). Le tableau clinique de l'ensemble de ces déficits est hématologique (anémie macrocytaire mégaloblastique), neurologique et digestif (diarrhée avec atrophie de la muqueuse digestive). Le tableau neurologique peut se compliquer de thromboses vasculaires liées à l'homocystinurie et d'une rétinite pigmentaire, et l'observation d'un hématome sous-dural ou d'une hydrocéphalie associés à une anémie macrocytaire doit faire évoquer le diagnostic de déficit en cobalamine.

• Intolérance aux protéines dibasiques

L'intolérance aux protéines dibasiques est une maladie rare mais probablement sous-diagnostiquée car de symptomatologie le plus souvent fruste dans les premières années de vie et de diagnostic biochimique difficile. Elle est liée à un défaut de transport intestinal des acides aminés dibasiques (lysine, arginine et ornithine) et à un défaut de réabsorption de ces acides aminés par le tubule rénal. La symptomatologie clinique de l'intolérance aux protéines dibasiques peut être métabolique avec l'apparition de troubles neurologiques liés à l'hyperammoniémie, immuno-hématologique avec la répétition d'infections associées à une hépatosplénomégalie, ou viscérale avec une diarrhée chronique ou une pneumopathie interstitielle. Les symptômes hématologiques associent une anémie arégénérative le plus souvent associée à une neutropénie et une thrombopénie. L'interrogatoire doit rechercher une aversion des protides ou des troubles alimentaires.

Bilan métabolique

Le diagnostic des maladies d'intoxication protéique se fait par la mise en évidence de composés accumulés en amont du déficit enzymatique [5]. Lorsque l'enzyme est cytosolique, la chromatographie des acides aminés plasmatique révèle l'accumulation d'un ou plusieurs acides aminés dépendant de la voie métabolique déficiente. Lorsque l'enzyme est mitochondriale, on ne verra pas d'accumulation d'acides aminés dans le plasma, mais une accumulation anormale de composés issus de ce métabolisme, les acides organiques, éliminés dans les urines (chromatographie des acides organiques urinaires). Certains composés accumulés entraînent une acidose métabolique. Outre la chromatographie des acides aminés plasmatique et urinaire et la chromatographie des acides organique urinaire, le bilan comporte un ionogramme sanguin pour la recherche d'une acidose métabolique et le calcul du trou anionique (par un acide accumulé), le dosage de l'ammoniémie, l'oroticurie, la carnitine, la recherche d'acylcarnitine, un point redox (lactate, pyruvate, corps cétoniques), l'homocystéine plasmatique dans des cas précis. Ce bilan peut être normal et n'élimine pas une maladie métabolique. Il faut savoir le répéter, surtout en période de décompensation (plasma et urines congelés à – 20 °C).

De façon schématique, un tableau clinique d'intoxication protéique avec coma néonatal associé à :

- une hyperammoniémie majeure sans acidose métabolique évoque une anomalie du cycle de l'urée. Le cycle de l'urée permettant l'élimination de l'ammoniac issu des protéines en urée et leur excrétion dans les urines, son déficit s'accompagne d'une hyperammoniémie. La chromatographie des acides aminés (CAA) plasmatique et l'oroticurie guident le diagnostic enzymatique ;
- une acidose métabolique avec une hyperammoniémie modérée, un acétest positif révélant des corps cétoniques, parfois une acidose lactique, évoque une acidurie organique. Les aciduries organiques correspondent à des déficits d'enzymes mitochondriales siégeant sur la voie de catabolisme de différents acides aminés. Les aciduries organiques les plus fréquentes sont l'acidémie méthylmalonique, l'acidémie propionique et l'acidurie isovalérique qui concernent une anomalie de dégradation de la leucine, l'isoleucine, la méthionine et la thréonine. La chromatographie des acides organiques (CAO) urinaire guide le diagnostic en révélant les acides organiques anormalement élevés. Ces acides organiques permettent la synthèse d'acyl-CoA expliquant l'acidose. Ils sont captés par la carnitine, d'où une carnitine plasmatique libre abaissée ;
- un bilan biochimique (ionogramme sanguin, ammoniémie) normal et un test de DNPH positif (révélant la présence de leucine) font évoquer une leucinose. La leucinose correspond à un déficit enzymatique siégeant sur la voie de dégradation de la leucine. La

CAA plasmatique guide le diagnostic en montrant un excès anormal de leucine dans le plasma. La leucine étant un acide aminé neutre, il n'y a pas d'acidose métabolique.

La recherche de l'homocystéine libre et totale (devant un tableau marfanoïde, une ectopie du cristallin ou des accidents vasculaires, ou bien devant une anémie macrocytaire) doit être explicitement demandée au laboratoire.

L'intolérance aux protéines dibasiques est évoquée devant une hyperammoniémie avec hyperoroticurie et diminution des taux d'arginine et d'ornithine (entraînant un défaut fonctionnel du cycle de l'urée) dans le plasma. L'hypoaminoacidémie contraste avec une augmentation de ces acides aminés dans les urines.

Diagnostic

Si le bilan métabolique évoque facilement le diagnostic, celui-ci doit être confirmé par le dosage enzymatique de l'enzyme incriminée dans le tissu de choix, qui peut être les lymphocytes ou les fibroblastes, ou le foie pour certaines enzymes du cycle de l'urée ou l'hyperglycinémie sans cétose.

Le diagnostic des maladies des sucres se fait par la recherche spécifique de produits accumulés : galactose et galactose-1-phosphate érythrocytaire et activité enzymatique de la galactose-1-phosphate uridyltransferase à partir d'un simple papier buvard pour la galactosémie, fructose-1-phosphate et surtout test thérapeutique (éviction du fructose alimentaire) pour le déficit en aldolase B (fructosémie). Les activités enzymatiques sont dosées dans le foie, le tube digestif ou le rein. Enfin, une insuffisance hépatique doit faire rechercher la présence de succinylacétone et fumarylacetoacétate dans le plasma et les urines pour éliminer une tyrosinémie de type I.

Le diagnostic d'une phénylcétonurie doit obligatoirement faire rechercher un déficit en cofacteurs de la phénylcétonurie (bioptérines) car ces derniers participent au métabolisme de la phénylalanine mais aussi à la synthèse de neurotransmetteurs, la dopamine et la sérotonine.

Traitement

• Maladies d'intoxication protéique

La mise en œuvre du traitement des maladies d'intoxication aiguë est une urgence thérapeutique. Si les maladies d'intoxication protéique nécessitent l'arrêt d'apport des acides aminés concernés par la voie métabolique déficiente, le traitement essentiel consiste en la reprise de l'anabolisme par un apport massif de glucose et lipide. Le nouveau-né est en effet en situation de catabolisme du fait du sevrage maternel à la naissance, de l'arrêt des apports alimentaires du fait du coma neurologique et d'une perfusion souvent trop insuffisante en calories. La reprise de l'anabolisme est le moyen privilégié pour épurer les acides aminés ou organiques accumulés car ces acides seront réutilisés pour synthétiser des protides. La voie entérale est à préférer à la voie parentérale car elle permet un plus grand apport de calories. Des épurateurs sont prescrits pour certains déficits : benzoate de sodium ou phénylbutyrate de sodium pour les hyperammoniémies, carnitine pour les aciduries organiques, mixture d'acides aminés essentiels (excepté leucine, valine, isoleucine) pour permettre la synthèse protidique dans la leucinose, ainsi que tout médicament permettant de lutter contre le catabolisme (antibiotiques pour les infections.). Une hémodiafiltration doit être envisagée si la situation clinique et métabolique ne s'améliore pas dans les heures qui suivent le début de la prise en charge calorique.

En phase chronique, le traitement est fondé sur un régime de restriction protéique spécifique. Cependant, ces traitements ne sont que palliatifs et laissent les enfants exposés aux décompensations sources de séquelles neurologiques et de décès tardifs, en particulier pour les aminoacidopathies. La plupart des enzymes ayant une activité essentiellement hépatique, certains patients ont pu bénéficier d'une transplantation hépatique. La difficulté d'obtenir des greffons hépatiques, la morbidité de cette technique et son coût vont conduire à rechercher d'autres voies thérapeutiques comme la thérapie génique ou la thérapie enzymatique. Seule la tyrosinémie de type I peut être traitée efficacement par le NTBC, médicament administré par voie orale, qui a remplacé la transplantation hépatique. Son but est d'inhiber la voie métabolique de la tyrosine en amont du déficit en fumarylacétoacétase, afin de diminuer les toxiques du foie que sont les métabolites de cette voie métabolique. Son coût important et le faible recul du suivi médical (risque d'hépatocarcinomes du foie) en sont les principales limites.

La galactosémie et la fructosémie nécessitent l'éradication de tout composé avec l'un de ces sucres.

Le traitement de l'intolérance aux protéines dibasiques est diététique avec un apport contrôlé en protides et l'administration orale d'arginine et de citrulline.

Conseil génétique

Ces maladies enzymatiques sont le plus souvent transmises sur le mode autosomique récessif, excepté le déficit en ornithine transcarbamylase (OTC, déficit du cycle de l'urée le plus fréquent) dont le gène est porté par le chromosome X. Si le conseil génétique et la possibilité d'un diagnostic anténatal ne posent pas de grandes difficultés pour la plupart de ces maladies autosomiques récessives, il n'en est pas de même pour le déficit en OTC. Les mères de garçons décédés en période néonatale de déficit en OTC sont toutes des conductrices obligatoires. En revanche, les mères de filles atteintes d'un déficit en OTC ou de garçons porteurs d'un déficit partiel et dont le déficit s'est révélé tardivement (après la période néonatale) ne sont pas toutes conductrices, et la probabilité de mutation *de novo* n'est pas nulle. Seule l'étude moléculaire du gène permet de répondre à cette question. Si l'étude moléculaire n'est pas réalisée, le conseil génétique et le diagnostic prénatal sont difficiles, et seul le dosage enzymatique sur biopsie de foie fœtal à 32 SA pour un garçon pourrait révéler un déficit enzymatique. Le diagnostic prénatal nécessite de faire un diagnostic précis chez le cas-index. C'est, par exemple, le cas de l'hyperglycinémie sans cétose dont le dosage enzymatique ne peut être réalisé que sur biopsie de foie. Il est donc indispensable de prévoir les biopsies qui seront nécessaires au diagnostic.

MALADIES ÉNERGÉTIQUES

Les maladies énergétiques correspondent aux erreurs innées du métabolisme intermédiaire qui entraînent un déficit de la production ou de l'utilisation énergétique. Il s'agit des glycogénoses hépatiques et des déficits de la néoglucogenèse, d'expression hépatique, et des acidoses lactiques congénitales par déficit en pyruvate carboxylase (PC), pyruvate déshydrogénase (PDH), enzymes de la chaîne respiratoire mitochondriale, enzymes du cycle de Krebs et, enfin, des déficits de l'oxydation mitochondriale des acides gras, entraînant un déficit de la chaîne respiratoire mitochondriale [6].

Présentations cliniques

• Déficits en pyruvate carboxylase, pyruvate déshydrogénase et cycle de Krebs

Les déficits de la chaîne respiratoire mitochondriale peuvent s'exprimer dans de nombreux tissus et donner lieu à des présentations cliniques diverses [7]. Ils font l'objet d'un chapitre à part entière (chapitre 26).

Les déficits en PC, PDH et enzymes du cycle de Krebs sont des maladies essentiellement neurologiques : encéphalopathie d'apparition précoce dans la première année de vie et/ou syndrome de Leigh. Une hypoglycémie et une atteinte hépatique sont fréquemment observées dans les déficits en PC car cette enzyme participe à la synthèse de glucose par la voie de la néoglucogenèse. En revanche, l'encéphalopathie des déficits en PDH et enzymes du cycle de Krebs est le plus souvent isolée. Le déficit en PC s'accompagne d'une grande acidose lactique avec des rapports lactate/pyruvate élevés (> 15) et des corps cétoniques ou élevés avec des rapports 3-hydrobutyrate/acétoacétate bas (< 1). Une hypoglutaminémie et une hypercitrullinémie sont évocatrices de ce diagnostic. Le déficit en PDH s'accompagne d'une hyperpyruvicémie avec des rapports lactate/pyruvate < 10 et des corps cétoniques bas. La présence de composés du cycle de Krebs, en particulier d'α-cétoglutarate, oriente vers la sous-unité E3 de ce complexe multiprotéique tandis que son absence oriente vers la sous-unité E1, la plus fréquemment incriminée. Les déficits du cycle de Krebs s'accompagnent d'une accumulation de substrats du cycle de Krebs en amont du déficit.

• Déficits de l'oxydation des acides gras

La β-oxydation des acides gras (OAG) permet la synthèse d'acétyl-CoA dont l'utilisation directe ou indirecte par le biais des corps cétoniques (CC) permet la fourniture de l'ATP mitochondrial. Toutes les cellules de l'organisme nécessitent un ou plusieurs substrats énergétiques pour assurer leur intégrité fonctionnelle. À côté du glucose, indispensable aux organes strictement glycolytiques, certains organes utilisent préférentiellement les acides gras (AG). Mis en réserve sous la forme de triglycérides (TG), les AG constituent la principale source d'énergie utilisée par le cœur et par le muscle au repos ou à l'effort prolongé. Le foie constitue également un site majeur d'utilisation des AG. L'ATP nécessaire aux cellules hépatiques lors de la gluconéogenèse est fourni par l'oxydation des AG (OAG). D'autre part, l'acétyl-CoA, produit de l'OAG, est le point de départ de la synthèse des CC dans le foie. Les CC déversés dans la circulation sont alors utilisés à des fins énergétiques par de nombreux tissus périphériques (cerveau, muscle, rein...) qui les dégradent en acétyl-CoA. L'OAG, la cétogenèse hépatique et la cétolyse augmentent considérablement dans toutes les situations qui imposent une épargne de la consommation de glucose par l'organisme (exercice physique, jeûne, fièvre, infection...).

L'OAG fait intervenir un ensemble d'enzymes et de protéines, dont un grand nombre a été identifié au cours de ces dernières années. Schématiquement, les AG entrent dans les cellules grâce à une ou plusieurs protéines spécifiques. Ils sont ensuite transportés vers les mitochondries par des protéines de liaison FABP (*Fatty Acid Binding Protein*). L'OAG se fait en deux phases métaboliques majeures qui sont chacune le siège de déficits spécifiques. La première concerne le transport mitochondrial des AG à chaîne longue. La deuxième concerne la β-oxydation intramitochondriale. Le transfert des acyl-CoA à chaîne longue (12 à 20 carbones) débute, dans le cytoplasme, par l'activation en acyl-CoA, catalysée par l'acyl-CoA synthétase. Le transfert dans la mitochondrie met en jeu l'action concertée de la carnitine, de la carnitine-palmitoyl transférase 1 (CPT1), de l'acylcarnitine translocase, et de la carnitine-palmitoyl transférase 2 (CPT2). En revanche, les acides gras à chaîne moyenne (6 à 10 carbones) et à chaîne courte (2 à 4 carbones) pénètrent dans la mitochondrie par simple diffusion. Dans la matrice, les acyl-CoA sont oxydés en acétyl-CoA par une séquence de quatre réactions enzymatiques (hélice de Lynen). À chaque tour d'hélice un résidu acétyl-CoA est libéré. Les réactions font intervenir un système de transport d'électrons (ETF) et il existe plusieurs isoenzymes selon la longueur des chaînes de carbone des AG.

Depuis la première démonstration d'un déficit de l'OAG mitochondriale en 1973, une quinzaine de déficits sont actuellement connus. Chaque étape de ces voies de transport ou d'oxydation peut être le siège d'un déficit [8].

Quel que soit le site du déficit, une anomalie de l'OAG est responsable d'une carence énergétique dont l'expression clinique peut être aiguë ou chronique, mono- ou multiviscérale. Cependant, du fait du rôle primordial des acides gras dans le métabolisme énergétique du muscle, les atteintes musculaires et myocardiques sont fréquentes.

Les quatre tableaux principaux que l'on peut rencontrer sont les accidents aigus de rhabdomyolyse ou de défaillance cardiaque, les tableaux de faiblesse musculaire généralisée avec hypotonie, les cardiomyopathies chroniques hypertrophiques ou dilatées, et les défaillances multiviscérales avec atteintes hépatiques, collapsus, trouble du rythme cardiaque, hyperammoniémie, hypoglycémie, s'intégrant ou non dans un syndrome de Reye [9, 10]. Tout syndrome de Reye doit ainsi faire suspecter une anomalie de l'OAG et un déficit du cycle de l'urée. Ces révélations peuvent être brutales, mettant en jeu le pronostic vital immédiat, et peuvent faire évoquer le diagnostic de mort subite. Elles surviennent lors de stress importants, naissance, jeûne prolongé, infection intercurrente dont l'allure est parfois banale. Une myocardiopathie, hypertrophique ou dilatée, installée à bas bruit est aussi un mode d'expression de certains déficits notamment, les déficits primitifs et secondaires en carnitine.

Les présentations cliniques aiguës surviennent le plus souvent au décours d'efforts prolongés et sont favorisées par la coexistence d'un état de jeûne et/ou d'une infection intercurrente. Elles surviennent également préférentiellement au cours du froid. On recherche ainsi, en cas de suspicion d'anomalie de l'OAG, la notion d'intolérance à l'effort prolongé, au jeûne et/ou au froid. L'intolérance au jeûne est parfois suspectée chez des nourrissons qui ont eu des hypoglycémies mal interprétées soit en période néonatale soit au cours d'infections intercurrentes. Ces situations sont des urgences qui nécessitent la mise en place immédiate d'un apport de glucose suffisant pour faire face à la demande énergétique, la surveillance et la prévention de l'insuffisance rénale en cas de myoglobinurie associée. L'évolution peut se faire vers le décès, la récupération totale ou partielle peut faire place à un tableau de myopathie chronique.

Quel que soit le mode de révélation, la recherche de signes associés est un élément majeur pour le diagnostic. Atteintes hépatique, cardiaque, neurologique ou sensorielle permettront d'orienter le diagnostic. Chez le nourrisson, la notion d'un syndrome HELLP ou AFLP durant la grossesse peut orienter vers un déficit LCHAD (3-hydroxy-acyl-CoA déshydrogénase) ou en protéine trifonctionnelle.

- **Glycogénoses et déficits de la néoglucogenèse**

La glycogénose de type Ia, la plus fréquente, se présente par des hypoglycémies de jeûne court associées à une hépatomégalie qui se constitue progressivement dans le premier mois de vie et une acidose lactique. Une hypertriglycéridémie, une hyperuricémie et l'absence de réponse de l'hypoglycémie à l'injection de glucagon guident le diagnostic. Une neutropénie oriente vers le type Ib. Les autres types de glycogénoses associent des symptômes hépatiques et/ou musculaires avec myopathie chronique ou aiguë et enzymes musculaires élevées. La glycogénose de type II ou maladie de Pompe est purement cardiologique et musculaire. Son diagnostic est clinique et le tracé électrocardiographique est caractéristique.

Les déficits de la néoglucogenèse sont révélés par des hypoglycémies isolées survenant au jeûne long (après 6 heures de jeûne) et associées à une hyperlactacidémie et une hyperalaninémie, car ni le lactate ni certains acides aminés normalement utilisés pour faire du glucose au cours du jeûne ne peuvent être métabolisés. Un gros foie peut être observé au moment des hypoglycémies. Les activités enzymatiques se dosent pour la plupart dans le foie.

Diagnostic

Des dosages de l'acide lactique, du pyruvate, des corps cétoniques, avant et après trois repas, et une chromatographie des acides aminés plasmatiques et des acides organiques urinaires guident le diagnostic d'une maladie énergétique (déficit de la chaîne respiratoire mitochondriale, PC, PDH, cycle de Krebs). Une hyperlactatorrachie peut conforter le diagnostic de déficit énergétique en l'absence d'hyperlactacidémie.

Le diagnostic de glycogénose et anomalie de la néoglucogenèse reste clinique. Les hypoglycémies de la glycogénose de type I et des déficits de la néoglucogenèse s'accompagnent d'une hyperlactacidémie. Les autres types de glycogénose s'accompagnent d'une diminution des lactates en hypoglycémie. Les biopsies tissulaires révèlent la présence d'une surcharge en glycogène dans les cas de glycogénose.

Les différents déficits enzymatiques sont confirmés par étude enzymologique sur lymphocytes ou fibroblastes pour les déficits en PC, PDH ou enzymes du cycle de Krebs, lymphocytes ou foie pour les glycogénoses et les enzymes de la néoglucogenèse [11]. Le diagnostic de glycogénose de type Ia et Ib (clinique) est confirmé par la biologie moléculaire (à préférer au dosage enzymatique hépatique).

Le diagnostic de déficit de l'oxydation mitochondriale des AG est orienté par l'étude des concentrations plasmatiques de glucose, lactate, pyruvate, CC, AG libres, carnitine totale et libre complétée par une chromatographie des acides organiques (CAO) urinaires à la recherche d'une acidurie dicarboxylique. Le diagnostic définitif repose sur l'analyse sanguine des acylcarnitines dosés à partir de quelques gouttes de sang sur un papier buvard prélevées au moment de l'accès aigu et par l'étude de l'oxydation des AG dans les lymphocytes à partir de l'incorporation d'AG à chaîne courte, moyenne et longue marqués au carbone 14. Les dosages enzymatiques sur fibroblastes et la recherche des mutations dépendent de la longueur des AG mis en cause puisque la plupart des enzymes sont spécifiques d'une longueur de chaîne. La biopsie musculaire est, en règle, inutile, bien qu'un aspect de lipidose massive puisse orienter le diagnostic lorsque celui-ci n'a pas été évoqué auparavant.

Les indications d'épreuves de jeûne à visée diagnostique sont très rares et ne doivent être envisagées et effectuées qu'en milieu très spécialisé car elles sont potentiellement très dangereuses.

Traitement

Si l'on excepte les glycogénoses et les déficits de la néoglucogenèse, facilement accessibles au traitement limitant le jeune, et les anomalies de l'OAG, la plupart de ces maladies demeurent intraitables à ce jour et sont de pronostic très sévère.

Les glycogénoses de type I, les plus fréquentes et exposant au risque d'hypoglycémie de jeûne court, nécessitent l'apport régulier de glucose, toutes les 2 à 3 heures dans la journée dans les premières années de vie, et par sonde entérale nocturne la nuit. La maïzena (amidon) crue peut être proposée à partir de l'âge de 9 mois et permet de prolonger le jeûne.

Les déficits de l'oxydation mitochondriale des acides gras nécessitent un apport massif et continu en glucose afin de limiter la lipolyse. Un apport d'acides gras à chaîne moyenne est autorisé pour les déficits touchant les acides gras à chaîne courte et à chaîne longue. Le déficit en carnitine est le seul déficit traitable par l'apport oral de carnitine. La grande majorité de ces déficits est accessible au traitement à condition que le diagnostic soit rapidement orienté. En situation aiguë, l'urgence est de fournir en quantité suffisante le seul substrat énergétique disponible c'est-à-dire le glucose : 12-15 mg/kg/min chez le nourrisson et l'enfant, 8-10 mg/kg/min chez le grand enfant et l'adolescent. Les glycémies doivent être maintenues au-dessus de 6-8 mmoles/l. L'inhibition de la lipolyse est vérifiée par l'abaissement des AG libres circulants. En cas d'hyperglycémie, il est préférable de recourir à l'insulinothérapie plutôt que de baisser les apports de glucose. La supplémentation par 50-100 mg/kg/min de L-carnitine permet de compenser la carence qui accompagne la majorité de ces troubles. Le traitement de base repose sur la prévention des situations de jeûne prolongé notamment au cours des infections intercurrentes. Le régime contrôlé en graisses enrichi en glucides et, dans certains cas, supplémenté avec des triglycérides à chaîne moyenne, est généralement proposé. La supplémentation en carnitine (50-100 mg/kg/j) est proposée. En revanche, la L-carnitine à fortes doses (100 à 300 mg/kg/j) est salvatrice au cours des déficits primitifs en carnitine et donc indispensable. Un traitement par trihéptanoïde est en cours d'essai et semble prometteur.

Pour les déficits de la chaîne respiratoire mitochondriale, les déficits en PC, PDH et enzymes du cycle de Krebs, certains préconisent de ne pas vacciner les enfants de moins de trois ans, car les réactions vaccinales favorisent les épisodes de décompensation, et de ne pas laisser les enfants jeûner. On assimile cette pathologie à une fuite dans le réservoir d'une voiture. Apporter en continu un peu de carburant, plutôt sous forme de graisses, permet d'éviter la panne sèche. Seuls les déficits en biotinidase sont traités par l'apport de biotine (*cf. infra* « Vitaminopathies »), les déficits en quinone et l'ataxie de Friedrich par l'administration de quinones.

La maladie de Pompe est actuellement en cours de protocole d'essai par enzymothérapie.

Conseil génétique

Les glycogénoses hépatiques, les déficits de la néoglucogenèse, les déficits de l'oxydation mitochondriale des acides gras et les déficits en PC sont de transmission autosomique récessive. Leur diagnostic anténatal ne pose pas de problème technique.

Les déficits en PDH peuvent avoir plusieurs transmissions, récessive ou le plus souvent liée à l'X. En effet, la PDH consiste en un large complexe enzymatique. L'une de ces sous-unités est codée par un gène localisé sur le chromosome X qui rend compte de la plupart des déficits en PDH chez le garçon.

Les déficits de la chaîne respiratoire mitochondriale peuvent avoir tous les modes de transmission possibles : transmission maternelle pour 10 à 20 % d'entre eux, transmission autosomique dominante, liée à l'X ou le plus souvent autosomique récessive. Dans tous les cas, un prélèvement de fibroblastes cultivés en présence d'uridine et pyruvate est indispensable pour envisager un diagnostic anténatal. Celui-ci ne sera possible que si le déficit s'exprime dans les fibroblastes ou si les bases moléculaires sont connues.

VITAMINOPATHIES

Les vitaminopathies responsables de maladies métaboliques les plus connues sont les déficits en vitamine B1 (thiamine), B6 (pyridoxine), B8 (biotine), B12 (cobalamine).

Déficit en thiamine (B1)

L'anémie mégaloblastique thiamine-dépendante apparaît dans la première décade de vie et associe une surdité, un diabète sucré et une anémie macrocytaire. Son tableau clinique s'apparente à celui d'une cytopathie mitochondriale liée à une délétion ou une mutation de l'ADN mitochondrial. L'aspect de la moelle osseuse avec l'observation d'une dysérythropoïèse avec mégaloblastose et sidéroblastes en couronne (inconstants) s'apparente aussi à celui d'un syndrome de Pearson, mais l'absence de vacuolisation des précurseurs érythropoïétiques et myéloïdes permet d'orienter le diagnostic. Cette entité est liée au défaut d'un transporteur de la thiamine dont le gène a été récemment cloné (gène *SLC19A2*, 1q23.2-q23.3). La vitamine B1 étant un cofacteur de la pyruvate déshydrogénase, son déficit peut entraîner un défaut énergétique secondaire. Le dosage de la thiamine sérique est normal car la vitamine B1 possède d'autres systèmes de transport. Un traitement par la vitamine B1 (100 mg/jour) permet de corriger et prévenir les symptômes hématologiques et le diabète.

Déficit en biotine (B8)

La biotinidase assurant la régénération de la biotine liée aux protéines alimentaires et aux carboxylases (acétyl-, propionyl-, 3-méthylcrotonyl-coenzymes A et pyruvate carboxylases), son déficit entraîne un tableau de carence en biotine et de déficit de ces carboxylases biotine-dépendantes. Le déficit en biotinidase se révèle dans la première ou la deuxième année de vie. Les signes sont neurologiques : convulsions, hypotonie, ataxie récidivante, surdité de perception, retard psychomoteur, épisodes aigus de syndrome de Leigh et coma ; et dermatologiques : dermatose à type de rash autour des yeux, les paupières et la bouche, une conjonctivite et une alopécie des cheveux et des sourcils.

Sur le plan biologique, il existe une acidose métabolique, une cétose, une hyperlactacidémie et une acidurie organique caractéristiques du déficit multiple des carboxylases. Le diagnostic repose sur le dosage simple de l'activité de la biotinidase plasmatique. Ce déficit très grave est parfaitement traitable par l'apport oral de biotine, 10 mg par jour. Il doit par conséquent toujours être évoqué.

Déficit en vitamine B12 et folates

Cf. supra « Homocystinurie, anomalies des folates et des cobalamines ».

Déficit en vitamine B6 (pyridoxine)

Le tableau clinique est celui de crises épileptiques généralisées ou focalisées débutant dès les premiers jours de vie, voire en anténatal. Entre les crises, les enfants sont irritables, trémulants, hyperactifs aux stimuli sonores. L'électroencéphalogramme est désorganisé, comportant un rythme thêta ample et diffus et des images de suppression-*burst*. Le seul critère diagnostic est la disparition des crises et des anomalies EEG après administration de vitamine B6 orale, 300 mg par jour pendant trois jours.

- **Déficit en bioptérines**

Cf. supra « Phénylcétonurie »

ANOMALIES DE SYNTHÈSE ET DU CATABOLISME DE MOLÉCULES COMPLEXES

Ce groupe regroupe les maladies héréditaires du métabolisme qui perturbent la synthèse ou le catabolisme des molécules complexes, incluant les maladies lysosomales, les maladies peroxysomales, le déficit en α_1-antitrypsine, les syndromes d'hypoglycosylation des protéines (CDG) et, enfin, les déficits héréditaires sur la voie de synthèse endogène du cholestérol tels que le syndrome de Smith-Lemli-Opitz et le déficit en mévalonate kinase. On peut rattacher à ce groupe les déficits du métabolisme des neurotransmetteurs et d'autres déficits nouvellement impliqués dans des encéphalopathies comme les déficits en créatine ou en leucotriènes. Tous ne sont pas traités ici.

Maladies lysosomales

• Présentations cliniques

Les maladies lysosomales sont liées à l'accumulation de molécules complexes non hydrolysées, glycolipides, glycoprotéines et mucopolysaccharides, par déficit d'enzymes lysosomales ou anomalies interférant avec l'enzyme. Cette accumulation se fait dans des tissus spécifiques comme le système nerveux central, les cellules à renouvellement rapides (cellules sanguines) et les macrophages. Les manifestations sont principalement neurologiques, hépatospléniques et osseuses.

Les principaux déficits donnant lieu à une hépatosplénomégalie et des anomalies hématologiques chez l'enfant (pancytopénie) sont la maladie de Gaucher [12], de loin la plus fréquente (déficit en glucocérébrosidase, surcharge en glucocérébroside) et la maladie de Niemann-Pick (déficit en sphingomyélinase dans les types A et B et en cholestérol libre dans le type C, surcharge en sphingomyéline). La présence d'une ophtalmoplégie oriente le diagnostic de ces deux maladies dans leur forme neurologique chez des enfants présentant une hépatosplénomégalie et une atteinte hématologique [13]. De la même façon, l'observation d'un ictère néonatal oriente vers une maladie de Niemann-Pick. La maladie de Volman, qui entraîne une hépatosplénomégalie beaucoup plus volumineuse associée à un tableau digestif sévère, est beaucoup plus rare (déficit en lipase acide, accumulation de cholestérol et triglycérides) et peut être suspectée par la présence de calcifications surrénaliennes.

Une anémie hémolytique néonatale avec anasarque mimant un tableau d'incompatibilité fœtomaternelle doit également faire évoquer une maladie lysosomale (maladie de Gaucher, Niemann-Pick, mucopolysaccharidose de type VII, gangliosidose de type I, maladie de Landing).

Les atteintes osseuses sont observées dans les mucopolysaccharidoses, à l'exception du type III. On observe également une dysmorphie faciale avec des traits grossiers d'apparition progressive, une hypertrichose, une hépatosplénomégalie de surcharge, une cyphose lombaire, des doigts en griffe et une anomalie de croissance. Les radiographies de squelette recherchent des rostres au niveau des vertèbres lombaires.

Dans les autres oligosaccharidoses et neurolipidoses [14], l'atteinte neurologique est prédominante avec une dégradation neurologique, un retard psychomoteur, une épilepsie, une ataxie, une dystonie, des troubles psychiatriques, une démence, une leucodystrophie, une rétinite pigmentaire, une tache rouge cerise au fond d'œil, et un syndrome de surcharge : hépatosplénomégalie, envahissement médullaire avec anémie, thrombopénie, leucopénie.

• Bilan cellulaire et biologique

Les cellules de surcharge peuvent être présentes dans le sang et dans la moelle. La coloration noir Soudan des cellules de la moelle révèle la présence de lipides mais ne permet pas d'orienter vers l'une ou l'autre des substances accumulées. Dans le sang, les lymphocytes vacuolés sont retrouvés dans un grand nombre de maladies lysosomales mais leur présence est inconstante, absente dans la maladie de Gaucher, et leur recherche doit être explicitement demandée au laboratoire. Des lymphocytes de Gasser peuvent également être reconnus dans le sang mais orientent vers une mucopolysaccharidose. Dans la moelle, les histiocytes anormaux prennent des aspects variables en fonction de la substance accumulée et leur aspect est plus ou moins spécifique, orientant le diagnostic. Les cellules de Gaucher sont en effet des histiocytes caractérisés par l'aspect en « pelure d'oignon » de leur cytoplasme. La maladie de Niemann-Pick (type A) comporte des histiocytes vacuolés, dans le type B on retrouve des histiocytes bleus visualisés par la coloration de May-Grünwald-Giemsa (MGG). Les histiocytes surchargés en mucopolysaccharides sont appelés histiocytes de Gasser et ont le cytoplasme rempli de nombreuses granulations de couleur violet-noir à la coloration de MGG.

Le bilan biologique doit comporter la recherche de sulfatidurie, sialilurie, étude des glycosaminoglycanes (mucopolysaccharides et oligosaccharides urinaires). L'étude biologique se fait sur un échantillon des urines de 24 heures (10 à 15 cm^3) ou urines de la nuit (première miction du matin) ; elles se conservent à + 4 °C si le temps d'attente est inférieur à 48 heures, sinon congelées à – 20 °C et envoyées dans de la carboglace. Une anomalie biologique doit conduire à l'étude enzymatique sur lymphocytes ou fibroblastes. Les différents déficits enzymatiques sont classés en glycolipidoses (GM1, Tay-Sachs, GM2, Sandhoff, Fabry, Gaucher), mucopolysaccharidoses (Hurler, Hunter, Sanfilippo, Morquio, Maroteaux-Lamy, Sly), oligosaccharidoses par anomalies des glycoprotéines (mannosidoses, fucosidose, asparylglucosaminurie, sialidose, galactosialidose, Schindler), anomalies du transport des enzymes lysosomales (mucolipidose II ou I-*cell*, mucolipidose III), anomalies du transport intramembranaire au niveau des lysosomes (cystinose, Salla, transport de l'acide sialique).

• **Génétique**

La transmission des maladies lysosomale est le plus souvent autosomique récessive octroyant un risque de récidive de 25 % à l'exception de la maladie de Hunter de transmission récessive liée à l'X et de certaines céroïde-lipofuschinoses de transmission dominante.

• **Traitement**

Très peu de déficits lysosomaux sont accessibles à un traitement curatif. Ces maladies sont pourtant aujourd'hui un modèle pour la thérapie enzymatique, comme la maladie de Gaucher et la maladie de Fabry.

Maladies peroxysomales

Les peroxysomes sont des organelles cellulaires impliqués dans le métabolisme des lipides avec l'oxydation des acides gras à très longue chaîne, la synthèse des glycérolipides, des plasmalogènes (myéline, PAF...) et des acides biliaires à partir du cholestérol [15]. Ils permettent également l'oxydation de l'acide urique, des acides aminés et de divers composés.

Les présentations cliniques des maladies peroxysomales sont neurologiques, hépatiques, osseuses et dysmorphiques. La dysmorphie révèle une large fontanelle, un front haut, un épicanthus, et le bilan malformatif peut montrer des kystes rénaux, des anomalies de la giration et de la migration neurale. L'atteinte neurologique repose sur une encéphalopathie évolutive avec démyélinisation, une neuropathie périphérique, une rétinite pigmentaire et une surdité. L'atteinte hépatique repose sur une cytolyse hépatique, une insuffisance hépatique et/ou une cholestase. L'atteinte osseuse montre tout particulièrement des épiphyses ponctuées.

La sévérité du tableau clinique dépend de l'âge d'apparition des premiers symptômes et du type de déficit. Il peut s'agir d'un déficit généralisé des fonctions peroxysomales par anomalie d'assemblage peroxysomal, d'un déficit enzymatique unique ou d'un déficit plurienzymatique avec ou sans anomalie de structure du peroxysome. Le diagnostic biologique repose sur le dosage des acides gras à très longue chaîne, l'acide phytanique et l'acide pipécolique, les acides biliaires, l'étude de la synthèse des plasmalogènes, et l'étude en microscopie électronique des peroxysomes à partir d'une biopsie de foie.

La transmission est *a priori* autosomique récessive avec une grande hétérogénéité génétique.

Anomalies de glycosylation des glycoprotéines

• **Physiopathologie**

Les CDG (*Congenital Disorders of Glycosylation*) ou anomalies congénitales de glycosylation sont liées à un défaut de la synthèse des chaînes glycannes des glycoprotéines. Les glycoprotéines ayant de multiples fonctions dans l'organisme, un défaut de synthèse peut entraîner des perturbations qui peuvent sembler aussi variées que dans les défauts de la chaîne respiratoire mitochondriale [16, 17].

Les glycannes sont composées d'oses, principalement de mannoses, galactoses, fucoses, N-acétylglucosamines et acides sialiques. Le mannose est un élément essentiel de ces glycannes, fourni par le GDP-mannose dans le cytosol à partir de mannose intracellulaire, du glucose et du fructose alimentaire. Ainsi, la synthèse du précurseur de la chaîne glycanne débute dans le cytosol et se poursuit dans le réticulum endoplasmique. Une fois attachée à la partie protéique, la chaîne subit une maturation dans l'appareil de Golgi.

Les différents groupes de CDG sont répartis en fonction de la localisation de l'étape bloquante. Deux types de CDG sont décrits : les CDG I, dont le défaut concerne la synthèse du précurseur de la chaîne glycanne dans le cytosol ou le réticulum endoplasmique, et le CDG II, dont l'anomalie concerne la maturation de cette chaîne dans l'appareil de Golgi (CDG IIa) ou le réticulum endoplasmique (CDG IIb). Dans les CDG I, une ou plusieurs chaînes glycanes peuvent manquer par défaut de production de GDP-mannose. Le CDG Ia, le plus fréquent, correspond à un déficit en phosphomannomutase (PMM) avec absence de synthèse de mannose-1-phosphate, tandis que le CDG Ib correspond à un déficit en phosphomannose isomérase (PMI) avec absence de synthèse de mannose-6-phosphate à partir du fructose. Seul le CDG Ib est traitable par l'apport extérieur en mannose libre qui permet de supplémenter la cellule en mannose-6-P.

Les autres déficits responsables de CDG I sont localisés dans le réticulum endoplasmique. La chaîne glycanne s'agrandit normalement à partir de son précurseur oligosaccharidique sur la face externe du réticulum endoplasmique par addition de mannoses. Elle est ensuite internalisée dans le réticulum endoplasmique avec addition de mannoses et glucoses. Plusieurs types de CDG I ont été décrits, correspondant au défaut de l'addition de mannose et glucose dans le réticulum endoplasmique. La glycoprotéine est ensuite transportée et modifiée dans l'appareil de Golgi avec le remplacement de mannoses par un résidu N-acétylglucosaminyle, un galactose et un acide sialique par antenne. Les CDG II correspondent à l'absence de modifications de ces chaînes glyquées.

• **Présentation clinique**

Les CDG de type Ia associent des manifestations neurologiques à des atteintes multiviscérales. Si certains symptômes sont évocateurs d'un CDG type Ia, comme l'hypoplasie cérébelleuse, le strabisme et des mamelons inversés, ceux-ci peuvent manquer. Deux présentations cliniques peuvent être reconnues : une forme principalement neurologique, ne mettant pas en cause le pronostic vital, et une forme multiviscérale, de pronostic sévère, associant une atteinte neurologique à des atteintes variées d'organes. Quelle que soit la présentation clinique, les premiers symptômes sont précoces et les symptômes neurologiques toujours présents. Parmi les signes neurologiques, l'hypotonie généralisée, contrastant souvent avec un bon contact, le strabisme d'abduction et l'hypoplasie cérébelleuse sont notés dès les premiers mois de vie, tandis que l'aréflexie ostéotendineuse, la rétinopathie et les convulsions sont de survenue plus tardive, après la première année de vie. Le retard psychomoteur est constant, souvent sévère. Plusieurs cas d'accidents vasculaires cérébraux par saignement ou thrombose ont été décrits, ainsi que des lésions de leucodystrophie, des malformations cérébrales et des cataractes. Les anomalies cutanées à type de bourrelets graisseux sus-pubiens ou des hanches et l'aspect de sclérème des cuisses et l'inversion des mamelons, évocateurs du diagnostic, peuvent manquer. Enfin, des déformations squelettiques, en particulier une cyphoscoliose, une projection du thorax en avant et une ankylose articulaire sont décrites chez le plus grand enfant. L'adolescente se caractérise habituellement par une absence de puberté liée à une dysplasie ovarienne. Les caractères sexuels secondaires sont en revanche présents chez l'adolescent mais les testicules sont atrophiques. Enfin, les adultes présentent un vieillissement prématuré.

Les manifestations multisystémiques sont de révélation précoce, dans le premier mois de vie. Aux signes neurologiques s'associe une atteinte multiviscérale qui entraîne le décès dans la moitié des cas. Le symptôme révélateur de la maladie est très variable d'un patient à l'autre, ce qui explique que ces enfants peuvent être hospitalisés dans des services pédiatriques très spécialisés comme la cardiologie (péricardite, myocardiopathie), la néphrologie (tubulopathie proximale, syndrome néphrotique), l'hépatologie (insuffisance hépatique) ou l'endocrinologie. Une hyperéchogénicité rénale révélatrice de microkystes rénaux est fréquente.

Le tableau clinique du CDG type Ib associe une hépatopathie (hépatomégalie, parfois insuffisance hépatique, fibrose, stéatose, cirrhose), une entéropathie (vomissements, diarrhée, stéatorrée, atrophie microvillositaire, entéropathie exsudative) et des hypoglycémies hyperinsulinémiques. Des accidents thromboemboliques ont été rapportés dans la moitié des observations (une dizaine au total dans la littérature) et aucune manifestation neurologique n'a été notée en dehors d'une hypotonie liée au retard staturo-pondéral. Une hyperéchogénicité rénale semble également fréquente au cours du CDG type Ib. Plusieurs patients sont décédés d'une insuffisance hépatique ou d'un épisode infectieux, avant que l'on ne connaisse le déficit enzymatique de PMI responsable du CDG type Ib. Celui-ci peut être pallié par l'apport exogène de mannose. Le mannose administré par voie orale doit être donné à des doses progressivement croissantes afin d'obtenir des valeurs de mannosémie au-dessus de 100 mmol/L, idéalement autour de 150 mmol/L. Les doses sont de l'ordre de 0,17 g/kg/prise toutes les 4 heures en début de traitement. Les effets secondaires possibles sont des diarrhées osmotiques, des ballonnements abdominaux, éventuellement une torpeur, qui apparaissent à des concentrations de 200 mmol/L et plus. Le pic sanguin de mannose est obtenu une à deux heures après l'ingestion orale. Au total, un tableau de diarrhée, hépatopathie, hypoglycémies et/ou thromboses vasculaires sans atteinte neurologique doit faire impérativement évoquer le diagnostic.

Les autres types de CDG se présentent comme une maladie neurologique associant un retard psychomoteur et des convulsions. Une microcéphalie, un strabisme, une hypsarythmie, une atrophie optique, un colobome irien, une rétinopathie, un défaut de myélinisation et une ichtiose ont été également décrits mais sont inconstants. De même un syndrome dysmorphique modéré a été décrit. Les signes caractéristiques du CDG de type Ia sont absents, en particulier l'hypoplasie cérébelleuse. Le phénotype est encore mal connu du fait du petit nombre de patients décrits.

- **Présentation biologique et diagnostic biologique**

Les anomalies biologiques sont quasi constantes : atteinte hépatique, troubles de la coagulation et anomalies hormonales. L'association d'une cytolyse hépatique à un allongement du TCA par diminution du facteur de coagulation XI permet d'évoquer rapidement le diagnostic de CDG.

Le diagnostic biologique des CDG I et II repose sur la mise en évidence des anomalies de glycosylation, selon deux approches différentes : l'isoélectrofocalisation de la transferrine sérique qui fait appel à la mise en évidence des différences de charge électrique portées essentiellement par l'acide sialique terminal des chaînes glycanniques, et le *western blot* qui consiste à mettre directement en évidence l'absence des chaînes glycanniques par la diminution de masse moléculaire. Il peut être réalisé à partir d'un simple papier buvard sanguin.

Le dépistage est suivi en cas de résultat positif, par la mesure des activités enzymatiques précédemment citées, sur fibroblastes en culture ou leucocytes circulants et par la recherche des mutations sur le gène de l'enzyme déficitaire.

• Génétique et diagnostic anténatal

Les différents types de CDG ont une transmission autosomique récessive. Les études génétiques familiales de patients CDG Ia ont permis de localiser puis d'identifier le gène *PMM2*, codant une activité phosphomannomutase, en 16p13. La grande majorité des patients CDG Ia (forme neurologique ou multiviscérale) est hétérozygote composite pour la mutation R141H. La mutation R141H n'ayant jamais été observée à l'état homozygote malgré sa fréquence (1/60-1/80), l'homozygotie pour cette mutation est considérée comme léthale. De même, chez les patients CDG type Ib, le déficit enzymatique en PMI est associé à des mutations sur le gène *PMI*, localisé en 15q22. Les gènes des autres CDG identifiés chez les patients sont également connus.

Le diagnostic anténatal se fait d'une part, par dosage enzymatique de l'enzyme en cause sur biopsie de trophoblastes et culture de cellules amniotiques et d'autre part, par la recherche des mutations observées chez le proposant. Il n'est donc envisageable que dans les CDG où le déficit enzymatique est connu.

Syndrome de Smith-Lemli-Opitz

Le syndrome de Smith-Lemli-Opitz (SLO) est un syndrome polymalformatif transmis selon le mode autosomique récessif résultant d'un déficit en 7-déhydrocholestérol réductase (7-DHCR), enzyme impliquée dans la synthèse du cholestérol [18, 19].

• Présentation clinique

Ce syndrome associe un retard psychomoteur sévère, une dysmorphie faciale (narines antéversées, front étroit, nez court à la racine large, microrétrognatisme, ptosis, épicanthus, cou court parfois avec ptérygium coli, oreilles bas implantées, anomalies du palais), des anomalies des extrémités dont la plus typique est la syndactylie des deuxième et troisième orteils, sinon des polydactylies, des anomalies des organes génitaux chez le garçon (cryptorchidie, hypospadias, micropénis, hypoplasie scrotale) et parfois chez la fille (utérus bicorne, hypertrophie ou hypoplasie des petites lèvres, sinus urogénital) et un retard staturo-pondéral pré- et postnatal avec microcéphalie. Les malformations associées sont fréquentes, particulièrement cérébrales (agénésie du corps calleux, hydrocéphalie, anomalies de la giration), cardiaques (de tout type), rénales (agénésie ou hypoplasie rénale, anomalies pyélo-urétérales, dysplasie rénale, rein en fer à cheval), pulmonaires (hypoplasie pulmonaire ou anomalie de la segmentation), digestives et ophtalmologiques (glaucomes, cataractes, microphtalmie, opacités cornéennes). Le retard de croissance intra-utérin est fréquent, le plus souvent isolé, suivi d'une hypotrophie notée à la naissance dans environ 70 % des cas, et associée à une microcéphalie. Le retard staturopondéral postnatal (– 2 à – 4 DS) et des difficultés alimentaires sont constants. Le pronostic est sombre, avec un nombre de décès important dans les premiers mois de vie (cause cardiorespiratoire, neurologique ou digestive).

• Explorations biochimiques et moléculaires

Les taux plasmatiques de cholestérol sont bas (en aval du déficit) tandis que les taux de déhydrocholestérol sont élevés (en amont du déficit). La 7-DHCR est une protéine du réticulum endoplasmique. Le gène de la 7-DHCR est connu et l'étude moléculaire possible. En période anténatale, le diagnostic de SLO doit être évoqué devant l'association d'un retard de croissance intra-utérin à une anomalie morphologique quelle qu'elle soit (polydactylie, nuque épaisse, malformation viscérale), et doit conduire à faire pratiquer un dosage de déhydrocholestérol si le caryotype est normal. La mise en évidence par spectrométrie de masse des 7- et 8-déhydrocholestérol (les deux isomères produits par le fœtus atteint) est un critère fiable.

VOIES MÉTABOLIQUES NOUVELLEMENT DÉCRITES IMPLIQUÉES DANS DES RETARDS MENTAUX

Déficit de synthèse de la créatine

La créatine est synthétisée par le foie et le pancréas à partir de l'arginine. Elle est phosphorylée par la créatine kinase et donne aux cellules cérébrales et musculaires leurs phosphates pour la synthèse de l'ATP. Un déficit en guanidinoacétate méthyltransférase (GAMT), arginine-glycine transamidinase (AGAT) et récepteur (R) de la créatine (Xq28) est responsable de retard mental [20]. Le retard mental peut être isolé, ou associé à un autisme, un syndrome extrapyramidal ou des convulsions. L'imagerie cérébrale est normale ou montre une hyperdensité du pallidum (T2). La créatinine plasmatique dosée avec le ionogramme sanguin peut être diminuée ou normale selon la méthode biochimique utilisée (tableau 34-I.). L'IRM spectroscopique montre l'absence de pic de créatine, même en cas de défaut du récepteur. Les dosages de guanidinoacétate et de créatine orientent le diagnostic :

Tableau 34-I. Dosages dans le cadre des déficits en créatine

	GAMT	AGAT	R
Créatine	dim	dim	aug
Guanidinoacétate	aug	dim	n

Les dosages enzymatiques se font à partir de lymphocytes, tissu hépatique ou fibroblastes. Une amélioration de l'état neurologique est observée avec l'administration orale de créatine, 350 mg/kg/jour-2 g/kg/jour, dans les déficits en GAMT et AGAT. Un régime pauvre en arginine et riche en ornithine est également prescrit dans le déficit en GAMT du fait d'une toxicité cérébrale du guanidinoacétate.

Hypoglycorachie par mutation de GLUT1 (SLC2A1)

Une vingtaine de patients ont été récemment décrits avec un retard psychomoteur précoce et sévère, des convulsions, une microcéphalie acquise et une hypoglycorachie contrastant avec une glycémie normale. Plusieurs transporteurs du glucose existent dans les différents tissus et organes. *GLUT1* (1p35-p31) est particulièrement exprimé dans les érythrocytes et le cerveau. Un défaut de transport du glucose dans les érythrocytes de ces patients est observé. Plusieurs mutations hétérozygotes du gène codant GLUT1 ont été retrouvées. Une amélioration de l'état neurologique est observée sous régime cétogène [21].

Anomalie des neurotransmetteurs

Les patients se présentent avec un retard mental, plus ou moins associé à un syndrome dystonique, des convulsions, des mouvements anormaux, des mouvements oculaires anormaux [22]. Un défaut sur la voie du GABA peut être dépisté par une chromatographie des acides organiques urinaires qui met en évidence les défauts en succinyl-semi-aldéhyde déshydrogénase. En revanche, les défauts du métabolisme des monoamines (tyrosine hydroxylase, L-dopa décarboxylase, monoamine oxidase-A, -B) ne sont pas repérés par les méthodes de routine habituelles et demandent une investigation par HPLC : HVA, MHPG, 5-HIAA, L-dopa, VMA, 5-$HTP_{LCR,\ urine,\ plasma.}$ Les prélèvements doivent être conservés à – 80 °C. Deux de ces déficits sont traitables par la L-dopa : tyrosine hydroxylase et guanosine triphosphate-cyclohydrolase-I.

Acidurie mévalonique

L'acidurie mévalonique est la conséquence d'un déficit en mévalonate kinase, une des premières enzymes mitochondriales impliquée dans la synthèse du cholestérol et des quinones. Le tableau clinique peut être très varié. Le symptôme caractéristique est la fièvre et le syndrome inflammatoire. Un déficit complet a pour conséquence un tableau multisystémique associant, outre le syndrome inflammatoire, un retard psychomoteur, une diarrhée et un retard staturo-pondéral, une hépatosplénomégalie, des ganglions, une cataracte, une dysmorphie faciale et une pancytopénie variable avec dysérythropoïèse, thrombopénie et neutropénie. Un déficit partiel mime une fièvre périodique ou un syndrome d'hyperimmunoglobulines D avec hépatosplénomégalie, ganglions, et épisodes cycliques de fièvre, arthralgies, éruption morbilliforme, parfois hyper-IgD. Les traitements sont anti-inflammatoires.

Défaut de synthèse des purines et pyrimidines

Un défaut de synthèse des acides nucléiques peut être responsable de tableaux cliniques variés, en particulier de retards mentaux. Seul le déficit en adénylosuccinate lyase est habituellement recherché par le dosage des AICAR et SAICAR dans les urines. Le dosage de l'uricémie (maladie de Lesh-Nyhan) et les chromatographies peuvent également révéler certains substrats accumulés. Cependant un crible par HPLC des deux voies métaboliques (thymine, uracile, autres métabolites) pourrait être justifié devant un retard mental.

Défaut du métabolisme des leucotriènes

Les leucotriènes sont des composés lipidiques synthétisés dans peu de tissus, dont le système nerveux central, et impliquées dans les maladies allergiques. Un défaut sur leur voie métabolique a été retrouvé chez deux patients présentant un retard psychomoteur sévère, une hypotonie centrale et musculaire, une microcéphalie, une diminution des réflexes ostéotendineux, une diminution des mouvements et des VCN diminuées. Les deux patients sont décédés à l'âge de 6 mois. Le crible de cette voie métabolique se fait par HPLC.

Déficit en sérine

D'autres encéphalopathies ont été rapportées comme étant liées à un déficit en sérine dans le LCR. Le bilan d'une encéphalopathie doit donc comporter une chromatographie des acides aminés (CAA) dans le LCR, d'autant plus que ce déficit peut être pallié par l'apport de sérine.

Hyperinsulinisme-hyperammoniémie

L'hyperinsulinisme-hyperammoniémie peut se présenter par un discret retard mental et des convulsions alors que les hypoglycémies passent inaperçues. Une hyperammoniémie modérée autour de 100 µmol/l non expliquée doit faire rechercher des hypoglycémies responsables du retard mental.

RÉFÉRENCES BIBLIOGRAPHIQUES

[1] SCRIVER CR, BEAUDET AL, SLY WS, VALLE D *et al.* *The metabolic and molecular bases of inherited disease*, 8th ed (4 volumes), McGraw-Hill Inc, 2001.

[2] FERNANDES J, SAUDUBRAY JM, VAN DEN BERGHE G. *In Inborn metabolic diseases*, 3th ed, 2001.

[3] SAUDUBRAY JM, OGIER H, BONNEFONT JP. Clinical approach to inherited metabolic diseases in the neonatal period : a 20-year survey. *J Inher Metab Dis,* 1989 ; 12 : 25-41.

[4] CHALMERS RA, LAWSON AM. Disorders of propionate and methylmalonate metabolism. In : *Organic acids in man.* Chapman and Hall, London, 1983 : pp296-331.

[5] BEAUDET AL, SLY WS, VALLE D. *The metabolic basis of inherited disease*, 7th ed (3 volumes), New York, McGraw-Hill Inc, 1994.

[6] MUNNICH A, RUSTIN P. Clinical spectrum and diagnosis of mitochondrial disorders. *Am J Med Genet,* 2001 ; 106 : 4-17.

[7] MUNNICH A, RUSTIN P, RÖTIG A. Clinical aspects of mitochondrial disorders. *J Inher Metab Dis,* 1992 ; 15 : 448-455.

[8] ROE CR, DING J. Mitochondrial fatty acid oxidation disorders. *In : In* : SCRIVER CR, BEAUDET AL, SLY WS, VALLE D (eds) : *The metabolic and molecular bases of inherited disease. The Metabolic and Molecular Bases of Inherited Diseases.* Vol II, 8th ed, McGraw-Hill Inc, 2001, p. 2297-2326.

[9] SAUDUBRAY J-M MARTIN D, DE LONLAY P *et al.* Recognition and management of fatty acid oxidation defects : a series of 107 patients. *J Inher Metab Dis,* 1999 ; 22 : 488-502.

[10] WANDERS RJA, VREKEN P, DEN BOER MEJ *et al.* Disorders of mitochondrial fatty acylCoA β-oxidation. *J Inher Metab Dis,* 1999 ; 22 : 442-487.

[11] RUSTIN P, CHRETIEN D, BOURGERON T *et al.* Biochemical and molecular investigations in respiratory chain deficiencies. *Clin Chim Acta,* 1994 ; 228 : 35-51.

[12] BEUTLER E. Gaucher's diseases. *N Engl J Med,* 1991 ; 325 : 1354-1360.

[13] BOHLEGA S, KAMBOURIS M, SHAHID M *et al.* Gaucher disease with oculomotor apraxia and cardiovascular calcification (Gaucher type IIIC). *Neurology,* 2000 ; 54 : 261-263.

[14] VANIER MT, SUZUK K. Niemann-Pick diseases. *In* : MOSER HW (ed) *Neurodystrophies and Neurolipidoses. In* : VINKEN PJ, BRUYN GW (eds). *Handbook of clinical neurology,* vol 66. Revised series, vol 22. Elsevier Science, Amsterdam, 133-162.

[15] BAUMGARTNER MR, POLL-THE BT, VERHOEVEN NM *et al.* Clinical approach to inherited peroxysomal disorders. A series of 27 patients. *Hum Mol Genet,* 2000 ; 9 : 2853-2858.

[16] JAEKEN J, CARCHON H, STIBLER H. The carbohydrate-deficient glycoprotein syndromes : pre-Golgi and Golgi disorders ? *Glycobiology,* 1993 ; 3 : 423-428.

[17] JAEKEN J, MATTHIJS G, BARONE R *et al.* Carbohydrate-deficient glycoprotein (CDG) syndrome type I. *J Med Genet,* 1997b ; 34 : 73-76.

[18] CUNNIFF C, KRATZ LE, MOSER A *et al.* Clinical and biochemical spectrum of patients with RSH/Smith-Lemli-Opitz syndrome and abnormal cholesterol metabolism. *Am J Med Genet,* 1997 ; 68 : 263-269.

[19] TINT GS, IRONS M, ELIAS ER *et al.* Defective cholesterol biosynthesis associated with the Smith-Lemli-Opitz syndrome. *N Engl J Med,* 1994 ; 330 : 107-113.

[20] SALOMONS GS, VAN DOOREN SJ, VERHOEVEN NM *et al.* X-linked creatine-transporter gene (SLC6A8) defect : a new creatine-deficiency syndrome. *Am J Hum Genet,* 2001 ; 68 : 1497-1500.

[21] SEIDNER G, ALVAREZ MG, YEH JI *et al.* GLUT-1 deficiency syndrome caused by haploinsufficiency of the blood-brain barrier hexose carrier. *Nat Genet,* 1998 ; 18 : 188-191.

[22] DE LONLAY P, NASSOGNE MC, VAN GENNIP AH *et al.* Tyrosine Hydroxylase deficiency unresponsive to L-DOPA treatment with unusual clinical and biochemical presentation. *J Inher Metab Dis,* 2000 ; 23 : 819-825.

35
Surdités génétiques [1]

- Surdités syndromiques
- Surdités isolées
- Surdités monogéniques
- Hétérogénéité génétique

La surdité est le déficit sensoriel le plus fréquent. Elle peut apparaître à tout âge. Les conséquences sociales de la surdité dépendent du moment d'apparition et de sa sévérité et touchent principalement la communication et l'acquisition du langage. Les surdités peuvent être classées selon le lieu du déficit : une anomalie de l'oreille externe et/ou moyenne, conduisant à une surdité de transmission, et une pathologie de l'oreille interne, de voies nerveuses ou des centres auditifs centraux ayant, pour conséquence une surdité de perception ou neurosensorielle. La très grande majorité des atteintes neurosensorielles sont en fait des déficits cochléaires. On classe également les déficits auditifs en fonction de leur sévérité : une perte de 20 à 39 décibels (dB) est considérée comme légère, une perte de 40 à 69 dB comme moyenne, une perte de 70 à 89 dB comme sévère et une perte supérieure à 90 dB comme profonde.

Dans les pays industrialisés, la prévalence de la surdité dans la période prélinguale est estimée à un pour 1 000 naissances. Un enfant sur 1 000 développera un déficit auditif dans la période postlinguale. La survenue d'une surdité à l'âge adulte est fréquente. On considère que 2,3 % de la population âgée de 60 à 70 ans souffrent d'une surdité sévère ou profonde.

La cause de la surdité (hors pathologie infectieuse de l'oreille moyenne) peut être extrinsèque (embryofœtopathie, méningite, traumatisme, ototoxicité médicamenteuse, traumatisme sonore...), génétique, ou les deux. Les surdités d'origine génétique sont classées selon deux grandes catégories : les surdités isolées estimées à deux tiers et les surdités syndromiques à un tiers. Dans les pays industrialisés, on estime actuellement la part des surdités neurosensorielles génétiques à deux tiers des surdités de perception. La plupart des surdités héréditaires sont des maladies monogéniques, mais il existe une grande hétérogénéité génétique.

STRUCTURE ET FONCTION DE L'APPAREIL AUDITIF

L'oreille comprend trois compartiments : l'oreille externe, l'oreille moyenne et l'oreille interne (fig. 35-1). Le son est la conséquence de la propagation d'une onde acoustique, variation de pression dans l'air.

L'oreille externe est constituée du pavillon et du conduit auditif externe. Elle protège l'oreille moyenne et interne des agressions extérieures, dirige le son vers le tympan, l'amplifie et contribue à sa localisation.

L'oreille moyenne est formée des cavités mastoïdiennes, du tympan et des trois osselets : le marteau, l'enclume et l'étrier. Ils sont logés dans une cavité, dénommée caisse tympanique, qui est fermée vers l'extérieur par la membrane tympanique. Vers l'intérieur, la fenêtre ovale est une membrane communicant avec l'oreille interne, dans laquelle est insérée la base de l'étrier : la platine. Les vibrations aériennes sont transmises au tympan puis aux osselets qui, à leur tour, les transmettent à la fenêtre ovale. La membrane tympanique étant dix-huit fois plus grande que la membrane de la fenêtre ovale, la vibration s'amplifie lors de son pas-

1. Le nombre de gènes découverts évoluant de façon exponentielle dans le domaine des surdités, ce chapitre rédigé en début d'année 2003 ne peut être considéré comme exhaustif.

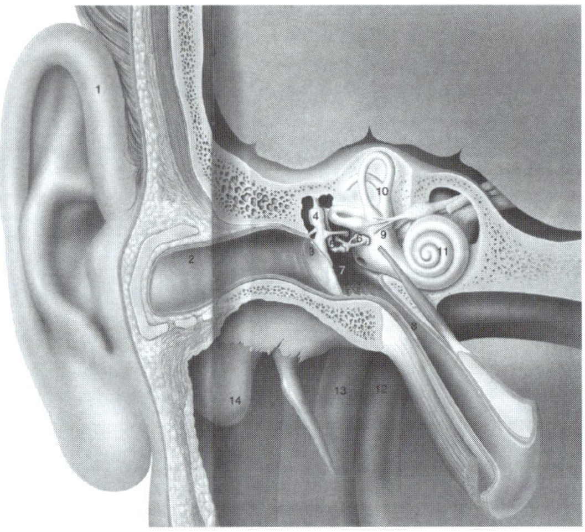

Fig. 35-1. Coupe anatomique de l'oreille.
1 : pavillon, 2 : conduit auditif externe, 3 : tympan, 4 : marteau, 5 : enclume, 6 : étrier, 7 : caisse du tympan, 8 : trompe d'Eustache, 9 : vestibule, 10 : canaux semi-circulaires, 11 : limaçon osseux. Illustration selon J-P Ladril, *Atlas raisonné d'anatomie*, 1986.

sage dans l'oreille moyenne. Celle-ci protège également l'oreille interne des stimulations sonores trop intenses. La cavité tympanique est aérée et en communication avec le rhino-pharynx grâce à la trompe d'Eustache.

L'oreille interne comprend l'appareil vestibulaire, organe périphérique de l'équilibre sensible aux accélérations de la tête, et la cochlée, organe sensoriel de l'audition (fig. 35-2). Ces deux organes sont formés des labyrinthes membraneux (les trois canaux semi-circulaires, l'utricule, le saccule et le canal cochléaire) localisés dans des cavités osseuses creusées au sein du rocher : les labyrinthes osseux (les canaux semi-circulaires, le vestibule et la cochlée). Les labyrinthes membraneux sont constitués d'un canal liquidien et d'un épithélium sensoriel linéaire.

Le liquide contenu dans la cavité labyrinthique membraneuse est l'endolymphe, dont la concentration faible en sodium et riche en potassium est maintenue par des mécanismes de recyclage interne et des liaisons avec le liquide céphalorachidien, et qui est chargée électriquement. L'espace existant entre les labyrinthes osseux et membraneux (rampes vestibulaire et tympanique pour la cochlée) est rempli par la périlymphe, liquide dont la composition est similaire à celle des fluides extracellulaires du reste du corps. L'épithélium sensoriel de ces deux organes (dénommé organe de Corti dans la cochlée, macules dans le saccule et l'utricule, et crêtes ampullaires dans les canaux semi-circulaires) possède à sa surface apicale des stéréocils, microvillosités constituées de filaments d'actine et reliées par des ponts de fibrine. Celles-ci sont recouvertes par une membrane pseudo-gélatineuse : la membrane tectoriale au niveau du canal cochléaire, la membrane otoconiale dans le saccule et l'utricule, et les cupules dans les ampoules des canaux semi-circulaires. De plus, sur les membranes otoconiales, reposent des cristaux, dénommés otoconies, dont le rôle est d'augmenter la masse de la structure gélatineuse. L'organe de Corti repose sur la membrane basilaire qui délimite le labyrinthe membraneux vers le bas. Il est constitué de deux types de cellules sensorielles : les cellules ciliées externes (CCE) contractiles et les cellules ciliées internes (CCI) assurant la transduction mécanoélectrique (fig. 35-3). Les cellules ciliées sont innervées par des nerfs afférents (nerf cochléaire) et efférents (fibres bulbocochléaires) et sont entourées de cellules de soutien. Lors de la mise en mouvement de la platine de l'étrier par une stimulation sonore, la membrane basilaire vibre. La mise en mouvement relatif de l'épithélium par rapport à la membrane basilaire permet de mettre en tension les stéréocils. Leur déflexion entraîne l'ouverture de canaux mécanosensibles et l'entrée massive du potassium endolymphati-

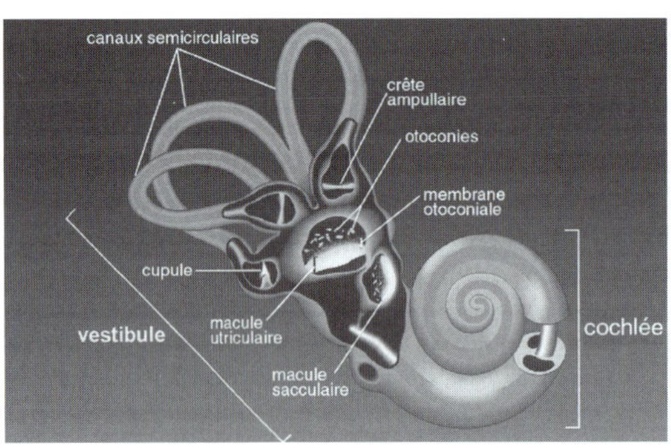

Fig. 35-2. Structure de l'oreille interne.
Schéma de P. Kussel.

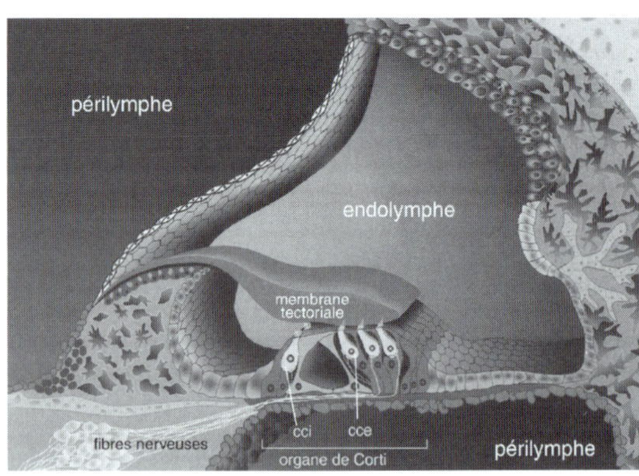

Fig. 35-3. Représentation du canal cochléaire.
Schéma de P. Kussel.

que créant une dépolarisation cellulaire. Au niveau des CCI, cette dernière permet l'entrée de calcium et la fusion des vésicules synaptiques à la membrane plasmique, aboutissant à la transmission d'un influx nerveux vers les organes centraux de l'audition. Dans les CCE, la dépolarisation est suivie d'une contraction rapide de la cellule. Grâce à ces contractions, les CCE amplifient et concentrent la vibration au niveau d'une ou quelques CCI, assurant ainsi l'amplification du signal et la sélectivité fréquentielle. Un phénomène identique de déflexion des stéréocils des cellules sensorielles se produit au niveau du vestibule, en réponse soit à une accélération linéaire au niveau de l'utricule et du saccule, soit à une accélération angulaire au niveau des canaux semi-circulaires.

SURDITÉS SYNDROMIQUES

Hormis les embryofœtopathies dues, par exemple, à la rubéole, à la toxoplasmose ou à une infection prénatale par le cytomégalovirus, les surdités syndromiques ont une origine génétique. Plusieurs centaines d'associations syndromiques ont été décrites pour lesquelles la surdité peut être associée à des anomalies de tous les organes. La fréquence des surdités syndromiques parmi l'ensemble des déficiences auditives d'origine génétique est estimée à un 1/3, soit à peu près 10 % de la totalité des surdités de l'enfant. La surdité peut être due à un défaut de transmission et/ou de perception du son. Le développement et le fonctionnement de l'oreille dépendent de centaines de gènes, mais l'altération d'un seul peut être responsable de l'atteinte de toutes les structures auditives.

Durant les dix dernières années, les gènes responsables de plusieurs centaines de surdités syndromiques ont été localisés sur les chromosomes humains et plus de cent ont été identifiés. Nous évoquerons quelques syndromes classés selon la localisation anatomique du déficit auditif. Certains de ces syndromes sont génétiquement hétérogènes (syndrome de Usher, syndrome d'Alport…). À l'inverse, des formes cliniquement distinctes peuvent être l'expression de mutations du même gène. À l'extrême, un gène peut être responsable à la fois d'une forme isolée et d'une forme syndromique de surdité (*CX26*, *CX30*, *CX31*, *PDS*, *MYO7A*, *COL11A2*, *WFS1* et plusieurs mutations mitochondriales).

Surdités syndromiques avec malformation de l'oreille externe

Le tableau 35-I réunit les principales données concernant les surdités touchant l'oreille externe pour lesquelles le gène responsable est actuellement connu. On remarque tout d'abord que tous ces syndromes associent des malformations de l'oreille externe et de l'oreille moyenne, ce qui n'est pas surprenant étant donné l'origine embryologique commune de ces deux régions.

Le *syndrome branchio-oto-rénal* (BOR) (MIM 113650) et le *syndrome de Townes-Brocks* sont responsables de malformations des deux premiers arcs et fentes branchiaux (malformations du pavillon, enchondromes, fistules préauriculaires, kystes branchiaux, malformations des osselets) associées à d'éventuelles anomalies de l'oreille interne : surdité neurosensorielle, malformations de l'oreille interne, troubles vestibulaires. Des anomalies rénales et urogénitales, de nature identique dans les deux syndromes, accompagnent les malformations de l'oreille. À l'inverse du syndrome de Townes-Brocks, le syndrome BOR ne touche aucun autre organe. Ces deux pathologies se transmettent selon un mode autosomique dominant. Les gènes responsables, *EYA1* pour le syndrome BOR et *SALL1* pour le syndrome de Townes-Brocks, sont impliqués dans l'embryogenèse précoce et sont les homologues de gènes conservés dans différentes espèces. Les mutations décrites dans ces deux gènes aboutiraient toutes à une terminaison prématurée de la protéine. Le niveau d'expression du gène serait critique pour que le déroulement embryologique prenne place ; ceci pourrait expliquer la variabilité de l'expressivité intra- et interfamiliale rencontrée dans ces deux syndromes. Les protéines pour lesquelles codent ces deux gènes jouent un rôle dans la régulation de la transcription ; *EYA1* serait un coactivateur de la transcription de gènes, qui restent encore inconnus à ce jour, alors que *SALL1* agirait en tant que facteur de transcription dans la cascade *Sonic Hedgehog*. Un autre membre de la famille EYA : le gène *EYA4* est, lui, impliqué dans une forme de surdité isolée dominante : DFNA10. Cette forme de surdité apparaît lors de la deuxième ou troisième décennie et s'aggrave progressivement pour aboutir à une atteinte auditive sévère-profonde.

Des anomalies des arcs branchiaux (malformations du pavillon, des osselets et de la mandibule, enchondrome, fistule préauriculaire) sont retrouvées associées à des malformations de l'étage moyen de la face (hypoplasie malaire, fente palatine) et de l'œil (colobome irien) dans le *syndrome de Treacher-Collins-Franceschetti* (MIM 154500). La surdité est quasi constante et fait suite à une atrésie du CAE et à l'absence ou à la malformation de la chaîne ossiculaire. L'oreille interne est morphologiquement normale et très peu de cas de surdités mixtes, pour lesquels la part neurosensorielle du déficit auditif était légère, ont été rapportés. Les malformations de ce syndrome sont similaires, chez l'animal et l'homme, aux

Tableau 35-I. Surdités syndromiques avec anomalies de l'oreille externe*

Syndrome	Anomalie oreille moyenne	Surdité neurosensorielle (SNS)	Gène	Fonction protéique	Mode de transmission	Localisation chromosomique	Autres organes touchés
Branchio-oto-rénal	+	+	EYA1	Coactivateur transcription	AD	8q13.3	ap urogénital
Townes-Brocks	+	+	SALL1	Facteur transcription	AD	16q12.1	cœur, membres, ap urogénital
Treacher-Collins	+	–	TCOF1	Transporteur nucléocytoplasmique	AD	5q32	face, œil

* Pour les anomalies associées à la surdité, sont rapportés soit les organes touchés quand plusieurs pathologies du même organe sont possibles, soit un signe clinique précis quand il est spécifique de l'atteinte organique. ap : appareil.

effets tératogènes de la vitamine A qui agit au niveau des crêtes neurales. Bien que la fonction de cette protéine reste encore inconnue, ses homologies avec d'autres protéines et sa localisation nucléolaire sont des arguments pour un rôle dans le transport nucléocytoplasmique. La majorité des mutations retrouvées du gène *TCOF1* sont en faveur d'un mécanisme d'haplo-insuffisance.

Surdités syndromiques avec anomalie de l'oreille moyenne sans malformation de l'oreille externe

Le tableau 35-II réunit quelques données concernant les surdités dues à une anomalie de l'oreille moyenne pour lesquelles le gène responsable est actuellement connu.

Les collagènes de types II et XI, composants de la matrice extracellulaire, sont impliqués dans plusieurs surdités syndromiques ayant comme signe commun l'existence d'une chondrodysplasie, pouvant toucher les épiphyses, les métaphyses ou les vertèbres, d'une hyperlaxité ligamentaire, d'une fente palatine, d'une dysmorphie faciale, d'une pathologie cardiaque et d'une pathologie vitrorétinienne. La surdité est fréquente, 80 % dans le cas du syndrome de Stickler (MIM 108300), congénitale ou plus tardive et progressive. Elle peut être de nature neurosensorielle ou mixte. En raison des malformations vélopalatines, les otites récurrentes ou chroniques sont fréquemment décrites. Il n'a pas été noté de malformations de l'oreille moyenne. Un dysfonctionnement vestibulaire associé a été identifié chez plusieurs patients. Les mutations du collagène XIA2 (*syndrome de Nance-Isley MIM, de Weissenbacher-Zweymuller* MIM 277610 et *syndrome de Stickler type 3* MIM 215150) n'entraîneraient pas de signes oculaires. Le collagène est une protéine structurale de la matrice extracellulaire dont une grande partie est formée par une triple hélice de trois chaînes polypeptidiques entrelacées qui ont une structure primaire répétitive, dénommée « domaine collagénique », comportant une glycine tous les trois acides aminés. Ce motif protéique est nécessaire à l'enroulement en hélice de trois chaînes α de collagène. Les anomalies géniques retrouvées dans les syndromes sus-cités sont soit des mutations entraînant une terminaison prématurée de la protéine, soit un changement d'acide aminé au niveau du « domaine collagénique ». Ces dernières conduiraient à un phénotype d'autant plus sévère qu'elles siègent dans la partie carboxyterminale de la protéine. Récemment, une mutation du collagène XIA2 a été identifiée dans une forme isolée de surdité de transmission autosomique dominante (DFNA13) ; elle agirait par un mécanisme dominant négatif (*cf. infra* « Surdités isolées »).

Le *syndrome facio-audiosymphalangisme* touche à la fois les extrémités, la face et l'oreille moyenne. La surdité de transmission survient progressivement et est la conséquence d'une ankylose ou d'une malformation des osselets. Un cas de surdité mixte dont la part neurosensorielle était mineure a été décrit. Au niveau des extrémités, l'anomalie caractéristique est la fusion des phalanges, un bloc vertébral peut également être associé. Le gène responsable de ce syndrome, *NOG*, est impliqué dans la croissance osseuse, la protéine codée est sécrétée et se fixe de façon compétitive sur les récepteurs de certains facteurs impliqués dans la morphogenèse de l'os (BMP). Toutes les mutations actuellement individualisées aboutissent à des substitutions d'un acide aminé par un autre.

Les *mucopolysaccharidoses* (MPS) sont un groupe de pathologies caractérisées par le dépôt anormal de mucopolysaccharides au niveau du système nerveux central et/ou d'autres organes. Ce phénomène est la conséquence d'un défaut enzymatique lysosomal

Tableau 35-II. Principales surdités syndromiques avec anomalies de l'oreille moyenne sans malformation de l'oreille externe*

Syndrome	SNS	Gène	Fonction protéique	Mode de transmission	Localisation chromosomique	Autres organes touchés
Stickler	+	COL2A1 COL11A1 COL11A2	Collagène types II et XI	AD	12q13. 11,1p21 6p21.3	+/-RC, +/-myopie, +/-cataracte, DY, cœur, palais, épiphyse-métaphyse
Facio-audio-symphalangisme	?	NOG	Inactivation TGF β	AD	17q22	extrémités, DF, vertèbres
Hunter MPS II	+	IDS	Iduronate 2-sulfatase	XR	Xq27.3	RM, RC, DY, hernies, membres, mortalité précoce
Hurler MPS I/H	+	IDUA	α-L-iduronidase	AR	4p16.3	RM, RC, DY, HSM, dysostose multiple, cornée, hernies, mortalité enfance

* D'autres syndromes sont évoqués dans le texte. +/- = existence de deux formes cliniques distinctes selon la présence ou l'absence d'un signe clinique ; RM, retard mental ; RC, retard de croissance ; DF, dysmorphie faciale ; HSM, hépatosplénomégalie ; AD, autosomique dominant ; AR, autosomique récessif ; RX, récessif lié au chromosome X.

nécessaire au catabolisme des mucopolysaccharides (glycosaminoglycanes). Sept variants de MPS ont été identifiés, se distinguant les uns des autres par le type de mucopolysaccharide impliqué, le pronostic vital et mental, le phénotype et le mode de transmission. Même si les manifestations cliniques de ces syndromes sont hétérogènes, certains signes cliniques sont fréquemment retrouvés, par exemple : une dysostose multiple, symptôme commun à toutes les MPS à l'exception du *syndrome de Morquio* (MPS IV, MIM 253000 et 253010) et sous une forme légère dans le *syndrome de Sanfilipo* (MPS III, MIM 252900 et 252920). Hormis les patients porteurs d'un *syndrome de Scheie* (MIM 252800), une petite taille et des ankyloses articulaires font partie de tous ces tableaux cliniques. Des anomalies des phanères, des opacités cornéennes, une hépatosplénomégalie, une rigidité thoracique, une artériosclérose sont des signes fréquemment retrouvés dans l'ensemble de ces syndromes. Cependant, il existe une variabilité quant aux organes touchés et à la sévérité (atteintes congénitales ou progressives) au sein même de chaque entité clinique. Le diagnostic peut être confirmé par la mise en évidence du déficit enzymatique dans les leucocytes ou les fibroblastes en culture et par l'accumulation du dérivé correspondant dans les urines. La fréquence des anomalies auditives est difficilement estimable de par l'existence d'un retard mental et d'une mortalité précoce. Une surdité d'origine neurosensorielle a été identifiée dans 20 à 50 % des cas selon les études. Les atteintes transmissionnelles seraient encore plus fréquentes. Quelle que soit l'origine de la surdité, son apparition est le plus souvent progressive. Une étude vestibulaire a été uniquement rapportée pour un patient porteur d'un *syndrome de Hunter* (MIM 309900) qui a montré une hyporéflexie bilatérale. L'accumulation pathologique de glycoaminoglycannes au niveau de l'oreille moyenne et de structures neurovasculaires de l'oreille interne aboutit à la création d'otites chroniques favorisées par l'obstruction des voies aériennes supérieures et à la destruction de l'organe de Corti, du ganglion spiral et de la strie vasculaire. L'examen anatomopathologique des rochers d'un sujet porteur d'un *syndrome de Hurler* évoquerait un arrêt de développement de l'oreille interne avec une pneumatisation incomplète. La quasi-totalité des mutations responsables des formes sévères de MPS type I et VI (syndrome de Hurler et de *Maroteau-Lamy type A*) (MIM 252800 et 253200) crée un codon de terminaison de la traduction prématuré à l'état homozygote, alors que les formes intermédiaires ou modérées (*syndrome de Hurler-Scheie*, de Scheie et de *Maroteau-Lamy type B*) (MIM 252800 et 253200) sont liées à une hétérozygotie composite entre soit une transition changeant un acide aminé en un autre, soit une création d'un site d'épissage et une mutation stop. Les porteurs hétérozygotes d'une mutation « sévère » présenteraient des signes cliniques variés. Les mutations les plus fréquemment retrouvées dans les syndromes de Morquio A et B sont des transitions homozygotes ; un phénotype sévère a été associé à l'existence, à l'état homozygote, soit d'une mutation stop soit d'une transition. Le syndrome de Sanfilippo recouvre au moins quatre formes, non alléliques, non cliniquement distinguables, conduisant toutes à une excrétion urinaire d'héparane sulfate.

Surdités neurosensorielles syndromiques

L'origine cochléaire et/ou rétrocochléaire du déficit a rarement été recherchée chez les patients porteurs d'une surdité syndromique ; les oto-émissions acoustiques et l'électrocochléographie sont peu pratiquées. Cependant, même dans les pathologies neurologiques, il semble que l'atteinte exclusivement rétrocochléaire soit exceptionnelle et ne serait pas, à elle seule, responsable d'une surdité neurosensorielle sévère ou profonde. Les lésions cérébrales ne se traduiraient pas par une véritable surdité, mais par un défaut de compréhension (épreuves tonales normales). Le tableau 35-III rapportent les principales surdités neurosensorielles pour lesquelles le gène responsable est actuellement connu.

Les anomalies de l'ADN mitochondrial ont pour conséquence l'absence ou la diminution des enzymes nécessaires à la production de l'énergie cellulaire. Certaines mutations du génome mitochondrial sont responsables de surdités isolées (*cf. infra* « Surdités isolées ») ou syndromiques. Parmi cette dernière catégorie, on distingue les encéphalopathies mitochondriales (*MELAS*, *Mitochondrial Encephalomyopathy with Lactic Acidosis and Stroke-like Episodes*, MIM 540000, *MERRF*, *Myoclonic Epilepsy with Ragged Red Fibres* MIM 545000, *le syndrome de Kearns-Sayre* MIM 530000, *MNGIE*, *Mitochondrial Neurogastrointestinal Encephalomyopathy Syndrome* MIM 550900, *cataracte-ataxie-diabète* MIM 590085 et *ataxie-myoclonie-surdité* MIM 590080) qui se caractérisent par une atteinte progressive des systèmes nerveux périphérique et central. Certaines formes de diabète associées à une surdité sont dues à des mutations ponctuelles, à des délétions-duplications ou à des délétions de l'ADN mitochondrial (*Ballinger-Wallace* MIM 520000, *surdité-cardiomyopathie-diabète-insuffisance rénale* MIM 590050, *cataracte-ataxie-diabète* et de *Wolfram* MIM 598500). Récemment, une mutation mitochondriale a été identifiée dans plusieurs pedigrees du syndrome kératodermie palmoplantaire-surdité (MIM 590080). L'association d'une myopathie à une surdité est retrouvée dans plusieurs syndromes : *surdité-cardiomyopathie* (MIM 590060, 590045), surdité-cardiomyopathie-diabète-insuffisance rénale et de Kearns-Sayre. La surdité est fréquente (68 % des cas de DIDMOAD, 80 % des syndromes de Kearns-Sayre, 67 % des syndromes de Ballinger-Wallace), le plus souvent progressive, parfois révélatrice de la maladie ; les signes peuvent débuter dans l'enfance (kératodermie palmoplantaire-surdité, syndrome de Kearns-Sayre) ou à l'âge adulte (ataxie-myoclonie-surdité, surdité-cardiomyopathie, MNGIE). Le phénotype est variable à l'intérieur d'une même famille, la surdité restant isolée chez certains patients. Des atteintes cochléaires (DIDMOAD, MELAS, kératodermie palmoplantaire-surdité, ataxie-myoclonie-surdité, syndrome de Kearns-Sayre) et rétrocochléaires (DIDMOAD, MELAS, MERRF, ataxie-myoclonie-surdité, MNGIE) ont été rapportées ainsi que des anomalies vestibulaires (85 % des cas du syndrome de Kearns-Sayre). Le changement d'un même acide aminé a pu être mis en évidence dans des phénotypes différents ou recouvrant des signes de plusieurs syndromes ; la mutation d'un même gène peut correspondre à des pathologies différentes (avec ou sans surdité, surdité isolée ou syndromique) et le même phénotype peut être la conséquence d'une mutation dans des gènes différents. À l'inverse des polymorphismes mitochondriaux, les mutations pathogènes sont retrouvées à l'état hétéroplasmique. Dans le cas de l'insertion identifiée chez deux familles présentant une ataxie-myoclonie-surdité, le taux d'hétéroplasmie ne semble pas corrélé à la sévérité des signes cliniques. Les syndromes de Wolfram et MNGIE pourraient être la conséquence soit de mutations ou de délétions de l'ADN mitochondrial soit de mutations dans des gènes nucléaires, respectivement *WFS1* (MIM 222300) qui code une protéine transmembranaire et *ECGF1* (MIM 131222) qui est un facteur de croissance des cellules endothéliales, limite la prolifération des cellules gliales et a une activité thymidine phosphorylase. Les relations entre les mutations nucléaires et mitochondriales restent à déterminer. Le rôle exact du gène *DDP* (ou *DFN1*), localisé sur le chromosome X, n'est pas connu, mais récemment des arguments en faveur de son implication dans l'importation de protéines mitochondriales ont été rapportés. Ce gène est responsable de quatre atteintes neurologiques : une forme d'ataxie isolée, une association ataxie-démence et deux surdités syndromiques : les *syndromes de Jensen* (MIM 311150) et *de Morh-Tranejaerb* (MIM 304700). La surdité est souvent le premier signe clinique (raison pour laquelle elle fut tout d'abord classifiée comme isolée) et survient en période prélinguale ou postlinguale précoce, puis elle s'aggrave jusqu'à devenir profonde lors de l'adolescence.

Une hyperkératodermie palmoplantaire est également associée à une surdité de perception dans le *syndrome de Vohwinkel*. La surdité est d'origine cochléaire congénitale sévère-profonde, stable, touchant principalement les fréquences aiguës. Les atteintes cutanées sont, elles, évolutives, débutant dans les premières années de vie. Deux gènes ont été incriminés dans cette pathologie : le gène de la loricrine qui est un composant majeur de la couche cornée de l'épiderme et le gène de la connexine 26 qui joue un rôle dans les jonctions intercellulaires. Les mutations mises en évidence dans ces deux gènes auraient un effet dominant négatif par défaut d'interaction entre molécules de loricrine ou de connexine. Une mutation de la loricrine, similaire à celle retrouvée dans une famille touchée par le syndrome de Vohwinkel, a été identifiée chez les membres d'une famille souffrant d'une érythrokératodermie symétrique progressive (MIM 602036), maladie exclusivement dermatologique. Le gène de la connexine 26 est responsable de la moitié des surdités isolées prélinguales qui se transmettent très majoritairement sur le mode autosomique récessif (*cf. infra* « Surdités isolées »), et d'une pathologie associant des anomalies de la peau et une surdité : le syndrome KID.

Le syndrome de Waardenburg (SW) associe également des signes cutanés et une surdité neurosensorielle dus à une absence de mélanocytes au niveau de plusieurs organes. Les troubles de la pigmentation touchent la peau, les phanères (cheveux, sourcils), l'iris et la rétine. Ce syndrome est hétérogène sur le plan clinique, puisqu'on distingue quatre formes différentes, et sur le plan génétique, car quatre gènes au moins sont impliqués. Waardenburg estimait la prévalence de ce syndrome à 1/42 000 et à 1,43 % des surdités congénitales. Contrairement au SW type 1, pour lequel on retrouve des anomalies de *PAX3* dans trois quarts des cas, une mutation est identifiée uniquement dans un quart des cas de type 2. Les signes cliniques du SW type 2 passant souvent inaperçus et, le diagnostic moléculaire ayant un faible rendement, la fréquence de ce syndrome est probablement sous-estimée. Il est actuellement impossible de savoir si les nombreuses familles, pour lesquelles aucun patient ne réunit l'ensemble des critères diagnostiques et aucune mutation de *MITF* n'a pu être mise en évidence, sont des formes particulières du SW type 2. Tous les mélanocytes, exceptés ceux de la rétine, dérivent des cellules embryonnaires de la crête neurale. Le SW type 2 semble être une pathologie spécifique des mélanocytes contrairement aux autres formes qui sont des neurocristopathies touchant d'autres dérivés des crêtes neurales. Quelle que soit la forme clinique, la surdité est congénitale, d'origine cochléaire, le plus souvent bilatérale, symétrique ou asymétrique. La pénétrance (70-80 %) de la surdité ne semble pas être différente dans les types 1 et 2. Toutes les formes de courbes audiométriques ont été retrouvées. La surdité est profonde dans 35 % des cas, mais il existe une variabilité intrafamiliale de la sévérité. Le déficit auditif peut être progressif. Les tests vestibulaires caloriques peuvent être perturbés d'une façon uni- ou bilatérale. Des malformations cochléovestibulaires visualisées par un scanner du rocher ont été rapportées en association au SW : il s'agissait principalement de dysplasie des canaux semi-circulaires, le plus souvent chez des patients porteurs d'un type 2 de SW. Le rôle exact des mélanocytes au niveau de la strie vasculaire cochléaire n'a pas été élucidé à ce jour. Il ne semble pas que la mélanine soit indispensable à une audition normale ; en revanche, en absence de mélanocytes, la strie vasculaire est anormalement fine, aucun potentiel endocochléaire n'est généré et, à long terme, la membrane de Reissner se collapse, aboutissant à la destruction de l'organe de Corti. Cinquante mutations différentes de *PAX3* ont été rapportées (différentes dans chaque famille) : certaines d'entre elles aboutissent à une terminaison prématurée de la protéine, d'autres changent un des acides aminés très conservés (homéodomaine et domaine *paired*) de *PAX3*. Ces constatations suggèrent que le mécanisme mutationnel est une perte de fonction et que la pathogénie du SW1 dépend d'un mécanisme d'haplo-insuffisance. L'existence d'une variabilité phénotypique est en accord avec ces hypothèses. Une atteinte structurale et fonctionnelle de l'oreille interne est uniquement retrouvée pour les mutants *Splotch*, homologue murin de *PAX3*, homozygotes ; les mutants (Sp/+) ont une oreille interne normale. Le type 3 du SW est, avec une hypoplasie ou des contractures des membres supérieurs, une forme particulière du type 1 pour laquelle plusieurs mutations de *PAX3*, une à l'état homozygote et les autres à l'état hétérozygote, ont été identifiées. L'une d'entre elles semble être associée à des phénotypes plus sévères que celui du SW1 : SW3 et le *syndrome craniofacial-mains-surdité* (MIM 122880) qui ne touchent pas la pigmentation. Le SW2 et le *syndrome de Tietz-Smith* (MIM 103500) sont dus à l'haplo-insuffisance du gène *MITF* qui activerait une enzyme impliquée dans la mélanogenèse, la tyrosinase, et régulerait la différenciation des mélanocytes. Une étude récente a permis de montrer que PAX3 active le promoteur de MITF et que les protéines PAX3 anormales dans le SW1 ne peuvent ni reconnaître ni réguler celui-ci. Une maladie de Hirshprung est associée aux signes du SW2 dans sa forme type 4 (MIM 277580) qui est due à des mutations homozygotes du gène de l'endothéline 3 ou de son récepteur, ou à des mutations hétérozygotes d'un facteur de transcription SOX10. La protéine SOX10 est constituée d'un domaine de liaison à l'ADN analogue à celui du facteur de détermination du sexe SRY. Elle module l'expression de *PAX3* et est impliquée dans le développement de la crête neurale. L'interaction entre

Tableau 35-III. Principales surdités neurosensorielles syndromiques*

Syndrome	Localisation déficit	Gène	Fonction	Mode de transmission	Localisation chromosomique	Autres organes touchés
MELAS	C, RC	*MTTL1*	$ARNt^{leu\ (UUR)}$	TM	ADN mitochondrial	myopathie, SNC, RC tardive, acidose lactique
Kearns-Sayre	C	*MTTL1* *MTTL2*	$ARNt^{leu\ (UUR)}$ $ARNt^{leu\ (CUN)}$	TM	ADN mitochondrial	ophtalmoplégie, rétinite pigmentaire, myopathie, SNC, cœur, RC, hyperprotéinorachie
Surdité-diabète (Ballinger-Wallace)	C	*MTTL1* *MTTK*	$ARNt^{leu\ (UUR)}$ $ARNt^{lys}$	TM	ADN mitochondrial	diabète
MERRF	RC	*MTTL1,* *MTTK*	$ARNt^{leu\ (UUR)}$ $ARNt^{lys}$	TM	ADN mitochondrial	SNC acidose lactique et pyruvique
MNGIE	RC	*MTTK* *ECGF1*	$ARNt^{lys}$ Thymine phosphorylase	TM AR	ADN mitochondrial 22q13.32-qter	gastro-intestinal, RM, SNC, SNP
Kératodermie palmopaltaire-surdité	C	*MTTS1*	$ARNt^{ser\ (UCN)}$	TM	ADN mitochondrial	peau
Wolfram/ DIDMOAD	C, RC	*del ADN mito* *ND4* *WFS1*	$ARNt^{leu}$ NADH déshydrogénase wolframine	TM AR	ADN mitochondrial idem 4p16.1	diabète, diabète insipide, atrophie optique, urogénital
Jensen	C	*DDP*	Importation protéines mitochondriales	XR	Xq22	démence, atrophie optique
Mohr-Tranebjaerg	C	*DDP*	Importation protéines mitochondriales	XR	Xq22	RM, paraplégie, dystonie, œil
Vohwinkel	C	*LOR* *CX26*	Loricrine Jonctions intercellulaires	AD	1q21 13q11	kératopachidermie, constriction extrémités
Waardenburg I	C	*PAX3*	Facteur de transcription	AD	2q35	dystopie canthique, peau, phanères, œil
Waardenburg III (Klein-Waardenburg)	C	*PAX3*	Facteur de transcription	AD	2q35	dystopie canthique, peau, phanères, œil, membres sup.
Waardenburg II	C	*MITF*	Facteur de transcription	AD	3p12-14	peau, phanères, œil

▼

Tableau 35-III. *(suite)*

Waardenburg IV (Shah-Waardenburg)	C	*EDN3*	Endothéline 3	AR	20q13.2-q13.3	Hirshprung, peau, phanères, œil
		EDNRB	Récepteur à l'endothéline 3		13q22	
		SOX10	Facteur de transcription		22q13	
Norrie	C	*NDP*	Facteur de croissance	RX	Xp11.4	ophtalmo, +/- RM
Neurofibromatose Type 2	*RC*	*NF2*	Liaison cytosquelette-protéines membranaires	AD	22q12.2	schwannomes, neurofibromes, cornée
Alport	C	*COL4A5*	Collagène type IV	XD	Xq22	glomérulopathie, lenticone antérieur, rétine, leiomyomatose œsophagienne, thrombopathie
		COL4A3		AR, AD	2q36-37	
		COL4A4		AR, AD	2q36-37	
Pendred	C	*PDS*	Transporteur d'une forme d'iode et de chlore	AR	7q22-31.1	goitre, +/- hypothyroïdie
Usher 1B	C	*MYO7A*	Myosine non conventionnelle	AR	11q13.5	rétinite pigmentaire
Usher 1C	C	*USH1C*	Protéine domaine PDZ	AR	11p15.1	rétinite pigmentaire
Usher 1D	C	*CDH23*	Adhésion cellulaire	AR	10p	rétinite pigmentaire
Usher 1F	C	*PCDH15*	Adhésion cellulaire	AR		rétinite pigmentaire
Usher 2A	C	*USH2A*	?	AR	1q41	rétinite pigmentaire
Usher 3	C	*USH3*	?	AR	3q21-q25	rétinite pigmentaire
Jervell Lange-Nielsen	C	*KVLQT1* *KCNE1*	Canal potassique voltage-dépendant Sous-unité associée	AR	11p15.5 21 q22.1-q22.2	QT long, mort subite

*D'autres syndromes sont évoqués dans le texte. C, cochléaire ; RC, rétrocochléaire ; ?, origine du déficit non déterminé ; RPM, retard psychomoteur ; endoc, pathologie endocrinienne ; NS , neuropathie sensitive ; ?, les patients porteurs de mutation des gènes responsable de ce syndrome n'étaient pas atteints de trouble auditif.

l'endothéline 3 et son récepteur semble essentielle pour le développement des mélanocytes et des neurones entériques. Les patients hétérozygotes pour l'un des deux gènes *EDN3* et *EDRNB* sont soit asymptomatiques soit porteurs d'une maladie de Hirshsprung isolée ou d'une maladie d'Ondine (MIM 209880), qui se traduit par un trouble du contrôle de la respiration et fait également partie des neurocristopathies. Un examen anatomopathologique de l'oreille interne d'un patient porteur d'un SW4 a montré une atrophie bilatérale de l'organe de Corti et une dégénérescence du vestibule.

Dans le *syndrome de Norrie* (MIM 310600) (*cf.* chapitre 32), les signes neuropsychiatriques (retard mental, psychose, épilepsie) et la surdité sont fréquents mais inconstants. L'atteinte auditive est d'origine cochléaire, progressive, et est souvent diagnostiquée pendant la première décennie. Les courbes audiométriques sont préférentiellement plates ou fortement descendantes, parfois asymétriques. Des études histopathologiques ont retrouvé une atrophie de la strie vasculaire, une dégénérescence des cellules ciliées et des neurones cochléaires. Le gène incriminé, *NDP*, code un facteur de croissance ; il n'existe pas de relation génotype-phénotype hormis pour les délétions submicroscopiques qui s'accompagnent d'un phénotype neurologique plus sévère. Les mutations de ce même gène ont été mises en évidence dans une dégénérescence vitréorétinienne isolée (MIM 305390).

Une surdité rétrochochléaire est également retrouvée dans la *neurofibromatose de type 2*. Un schwannome de la branche vestibulaire de la 8e paire de nerfs crâniens se développe chez 90 % des patients porteurs d'une neurofibromatose de type 2 (NF2). Il apparaît vers l'âge de 20 ans mais peut ne se manifester cliniquement que plus tardivement et n'est pas toujours bilatéral d'emblée mais parfois asymétrique. Trois types de complications neurologiques peuvent être retrouvés : des compressions des nerfs crâniens par le schwannome vestibulaire ou par une hyperpression intracrânienne et des signes en rapport avec le développement d'autres tumeurs du système nerveux central ou périphérique. La surdité est uni- ou bilatérale, d'apparition progressive et peut être précédée d'acouphènes (30 % des cas) ou de signes vestibulaires (10 %) ; une cophose survient après cinq à dix ans d'évolution. Le diagnostic de NF2 est confirmé par la pratique de potentiels évoqués auditifs et l'imagerie de la fosse postérieure. L'expansion tumorale étant inexorable, le traitement consiste en l'ablation de la tumeur et se complique le plus souvent d'une cophose et parfois d'une paralysie faciale. Une part transmissionnelle à la surdité peut exister lors d'une sténose du conduit auditif externe par une masse parotidienne. La NF2 doit être distinguée du syndrome de Recklinghausen, NF1, dans lequel les taches et les tumeurs cutanées sont fréquentes et les neurinomes de l'acoustique exceptionnels (2 % des cas). Des mutations germinales et somatiques d'un gène codant la schwannomine ont été identifiées dans les formes familiales de NF2 et de neurilemmomatose (MIM 162091). La schwannomine, ou merline, présente des homologies avec une famille de protéines jouant un rôle dans les liaisons entre le cytosquelette et les protéines. Le gène codant la neurofibromine, protéine lésée dans la NF1, appartient à la famille des suppresseurs de tumeur. Des anomalies somatiques de NF2 ont également été retrouvées dans des formes sporadiques de NF2 et dans des méningiomes isolés. Les substitutions d'un acide aminé de la schwannomine seraient responsables de formes moins sévères que les mutations conduisant à la synthèse d'une protéine tronquée, qui sont les plus fréquentes.

Comme pour les anomalies touchant l'oreille externe et/ou moyenne, une surdité neurosensorielle syndromique peut être due à des anomalies d'un collagène : le *syndrome d'Alport*. Le collagène de type IV est localisé au niveau des membranes basales des glomérules rénaux, de l'œil, de l'oreille interne et des plexus choroïdiens et du poumon. La forme dominante liée au chromosome X (MIM 301050) représente 85 % des syndromes d'Alport. La fréquence de l'anomalie génique est estimée à un pour 5 000. On en distingue deux sous-types en fonction de la précocité des signes cliniques et, en particulier, de la surdité, dénommés forme juvénile (le syndrome d'Alport serait responsable de 1 % des surdités congénitales) et forme adulte. La surdité d'origine cochléaire évolutive touche en premier lieu les fréquences aiguës et s'accompagne souvent d'un recrutement et d'une hyporéflexivité vestibulaire. La forme juvénile associe des anomalies glomérulaires, conduisant parfois à une insuffisance rénale (ce syndrome représente 2 % des insuffisances rénales terminales), cochléaires et ophtalmologiques, évoluant parallèlement. Elle s'associe à tous les types de mutations du gène *COL4A5* mais on retrouve, dans 38 % des cas, une mutation faux-sens touchant la glycine du motif collagénique (se traduisant par un défaut d'enroulement de la triple hélice et par des modifications post-traductionnelles) et, dans 10 % des cas, des remaniements plus importants impliquant une partie plus ou moins étendue de ce gène. Les formes adultes sont plus volontiers associées à des mutations faux-sens ou à des anomalies du site d'épissage. Aucune mutation du gène *COL4A5* n'a pu être identifiée chez 40 % des garçons atteints, alors que les examens anatomopathologiques retrouvent une absence de chaînes collagéniques α5 (IV), α3-4 (IV) et α6 (IV) au niveau des membranes basales rénales. La forme autosomique récessive (MIM 203780) est de type juvénile ; les porteurs hétérozygotes présentent parfois une hématurie microscopique. La forme autosomique dominante est mal connue ; on peut y rencontrer une thrombopathie dont la pathogénie est inconnue. Les cas de léiomyomatoses œsophagiennes seraient la conséquence de délétions de la partie 5' des gènes *COL4A5* et *COL4A6*.

L'existence d'une surdité profonde associée au goitre endémique et à l'hypothyroïdie congénitale avait fait supposer un lien entre thyroïde et cochlée bien avant l'identification des gènes responsables de syndromes touchant ces deux organes. Le *syndrome de Pendred* (MIM 274600) est dû à un trouble de l'organification de l'iode. Sa prévalence est estimée à 7-10 cas pour 100 000 naissances et il représenterait 5-10 % des surdités d'origine génétique. La surdité est cochléaire, congénitale ou postlinguale précoce, modérée à profonde, souvent fluctuante et/ou évolutive. Les tests vestibulaires sont anormaux, hypo- ou aréflexie dans la moitié des cas. Les anomalies morphologiques bilatérales de l'oreille interne, dilatation de l'aqueduc du vestibule (DVA) ou cochlée incomplète de type « Mondini », sont quasi constantes. Les anomalies d'organification de l'iode sont mises en évidence par le test au perchlorate qui montre un relargage excessif de l'iode non incorporé dans la thyroïde lors d'une scintigraphie. La date d'apparition du goitre étant variable et les hormones thyroïdiennes périphériques pouvant rester normales, ce test est un élément important du diagnostic, même s'il n'est pas pathognomonique et s'il peut être négatif dans d'authentiques cas de syndrome de Pendred. La variabilité phénotypique concerne tous les signes cliniques même à l'intérieur d'une même famille. Le gène *PDS*, localisé en 7q31, code une protéine de 780 acides aminés. Différentes mutations de ce gène ont été identifiées, quatre d'entre elles seraient particulièrement fréquentes, présentes sur 74 % des chromosomes mutés. Au niveau de l'oreille interne, le gène s'exprime précocement dans le sac et le canal endolymphatique (localisation des malformations observées dans le syndrome de Pendred), et dans les cellules non sensorielles de l'utricule, du saccule et de la cochlée. Dans la thyroïde, cette protéine est retrouvée dans la membrane apicale des thyrocytes. La pendrine est impliquée dans le transport d'une forme d'iode et de chlore et jouerait un rôle dans l'homéostasie ionique des fluides de l'oreille interne. Le gène *PDS* est également responsable d'une forme isolée de surdité, DFNB4 (*cf. infra* « Surdités isolées »).

Une myosine non conventionnelle, la myosine 7A, est impliquée dans une surdité isolée de transmission autosomique récessive, DFNB2, et dominante, DFNA11, et une surdité syndromique : le *syndrome de Usher (SU) de type 1B*. Le syndrome de Usher (3 à 4 pour 100 000) est une pathologie hétérogène sur le plan clinique puisque trois formes sont distinguées, et sur le plan génétique, puisque six gènes ont été clonés et treize localisés sur les chromosomes humains (toutes formes cliniques confondues). On retrouve l'association d'une surdité neurosensorielle d'origine cochléaire et d'une rétinite pigmentaire évolutive dans toutes les formes de ce syndrome. La précocité et la sévérité des atteintes auditives et rétiniennes ainsi que l'existence d'une anomalie vestibulaire associée permettent de les différencier. Le type 1 de SU (MIM 276900) est le plus fréquent et le plus sévère puisqu'il se traduit par une surdité profonde bilatérale congénitale, une aréflexie vestibulaire congénitale bilatérale se manifestant par un retard des acquisitions motrices pendant les premières années de vie et une rétinite pigmentaire apparaissant cliniquement vers l'âge de l'adolescence et évoluant vers la cécité pendant l'âge adulte. Il n'existe pas de malformation de l'oreille interne. La myosine 7A, impliquée dans 75 % des SU1 (*USH1B*), fait partie de la famille des myosines non conventionnelles qui sont des molécules motrices comprenant une structure conservée (« tête ») qui se déplace le long des filaments d'actine. Le gène *MOY7A* est constitué de 48 exons et code une protéine de 2 215 acides aminés. Au niveau de la vésicule otique, l'expression de la myosine 7A est restreinte au neuroépithélium. Cette expression est retrouvée au niveau de l'épithélium pigmentaire et des photorécepteurs de la rétine embryonnaire. Les mutations identifiées dans ce gène sont très hétérogènes et il n'existe pas de relation génotype-phénotype claire (US *versus* surdité isolée : DFNB2 correspondant à une surdité congénitale profonde avec atteinte vestibulaire et DFNA11 à une surdité postlinguale progressive avec anomalies vestibulaires). La moitié des mutations retrouvées sont des délétions, des insertions ou des créations de codon stop. Dans l'épithélium sensoriel cochléaire, la myosine VIIA semble avoir un rôle dans l'arrangement, la polarité et la stabilisation de la touffe cilaire et dans le transport des vésicules synaptiques. Dans l'épithélium pigmentaire rétinien, elle est impliquée dans la distribution des mélanosomes. La cadhérine 23, responsable du SU1D, pourrait interagir avec la myosine VIIA au niveau des cellules ciliées. En effet, les lésions observées chez les souris mutantes pour ces deux gènes sont proches. Le gène *CDH23*, codant la cadhérine 23, est également responsable d'une forme isolée de surdité : DFNB12. L'harmonine, codée par le gène *USH1C*, est impliquée dans une forme de SU de type 1 et une forme isolée DFNB18 (X-Z Liu, *personnal communication*). Il s'agit d'une protéine, exclusivement exprimée dans les cellules ciliées, qui contient des domaines PDZ. Les protéines à domaines PDZ forment des structures homo- ou hétéromériques, se liant à des protéines transmembranaires. La protocadhérine 15, codée par le gène *PCDH15*, est responsable du SU type 1F. Son rôle dans la cochlée reste à élucide.

La surdité retrouvée dans le *syndrome de Usher de type 2* (MIM 276901) est également congénitale et stable mais de gravité moyenne à sévère avec des restes auditifs dans les fréquences graves. Les épreuves vestibulaires et le scanner du rocher sont normaux. La rétinite pigmentaire est cliniquement symptomatique vers l'âge de 20 à 30 ans et son évolution est généralement moins sévère que dans le SU1. Le gène incriminé dans ce syndrome, *USH2A*, coderait pour une protéine ayant des similitudes avec des composants de la matrice extracellulaire, mais son rôle exact reste à déterminer. Seules des délétions de ce gène ont été actuellement mises en évidence chez les patients.

Le *syndrome de Usher de type 3* (MIM 276902) se caractérise principalement par une atteinte auditive évolutive plus ou moins associée à une atteinte vestibulaire. La rétinite pigmentaire apparaît plus tardivement que dans le type 1 et est moins sévère. Cette forme clinique de SU semble particulièrement fréquente dans les pays nordiques. Trois mutations du gène *USH3* ont été identifiées dans des familles finlandaises et italiennes. Une de ces mutations, créant un codon stop, a été retrouvée à l'état homozygote chez 52 patients finlandais. La protéine correspondante contient deux domaines transmembranaires, sans homologie avec d'autres protéines connues, et s'exprime de façon ubiquitaire. Son rôle dans l'oreille interne et la rétine reste à déterminer.

Le *syndrome de Jervell-Lange-Nielsen* (MIM 220400) associe une surdité congénitale cochléaire bilatérale sévère-profonde prédominante dans les fréquences aiguës et un allongement de l'espace QT à l'électrocardiogramme. Cette anomalie de la repolarisation myocardique peut entraîner des troubles du rythme cardiaque (torsade de pointe, fibrillation ventriculaire) se traduisant par des syncopes ou une mort subite spontanée ou à l'occasion d'un stress. Les symptômes cardiaques peuvent apparaître pendant la vie *in utero* ou à l'âge adulte. La prévalence de ce syndrome est variable d'un pays à l'autre puisqu'en Grande-Bretagne, elle est estimée à 1,6 pour 1 000 000 et à 1 pour 55 000 en Norvège, où 0,25 % des enfants sourds profonds auraient un élargissement de l'espace QT. Cette pathologie est due à des mutations homozygotes, aboutissant généralement à la création d'un codon de terminaison de la traduction, de gènes codant les deux sous-unités associées d'un canal potassique voltage-dépendant. Ces mêmes mutations à l'état hétérozygote sont le plus généralement paucisymptomatiques. Dans la cochlée, ce canal est localisé au niveau des cellules marginales de la strie vasculaire et joue un rôle dans la sécrétion du potassium dans l'endolymphe. Les mutations faux-sens hétérozygotes de ces deux gènes entraînent uniquement un allongement de l'espace QT (syndrome de Ward-Romano, MIM 192500) par un effet dominant négatif.

SURDITÉS ISOLÉES

Les différentes formes génétiques sont classées selon leur mode de transmission : DFNA quand le mode de transmission est autosomique dominant, DFNB quand il est récessif et DFN lors d'une transmission liée au chromosome X. La localisation des gènes impliqués dans les surdités non syndromiques a été retardée principalement par une importante hétérogénéité génétique et l'impossibilité clinique d'individualiser des formes génétiques distinctes. Depuis 1994, une soixante de gènes responsables de surdités neurosensorielles isolées ont été localisés sur les chromosomes humains et 24 d'entre eux ont été clonés (tableau 35-IV).

Cette section rapporte le phénotype, le rôle supposé de la protéine et les hypothèses physiopathogéniques à l'origine de certaines de ces formes de surdités neurosensorielles isolées.

Protéines exprimées dans les cellules ciliées

• Myosine VIIA, harmonine, cadhérine 23

Cf. supra « Surdités syndromiques », syndrome de Usher.

• Otoferline

Des mutations non-sens du gène *OTOF* ont été retrouvées dans quelques familles de surdités profondes congénitales isolées de transmission récessive (DFNB9). L'expression majoritaire de l'otoferline est mise en évidence au niveau de l'oreille interne, en particulier au niveau des cellules ciliées internes et du cerveau. De par ses homologies de structure, on suppose qu'elle pourrait être impliquée dans la fusion calcium-dépendante des vésicules synaptiques à la membrane plasmatique des cellules sensorielles de la cochlée et du vestibule (*ribbon* synapses). Elle est responsable d'une surdité profonde congénitale avec conservation (du moinsdans les premières années) des oto-émissions acoustiques provoquées (DEA). La DEA est le

Tableau 35-IV. Gènes responsables de surdités neurosensorielles

Localisation déficit	Gène	Protéine	Surdité	Molécule
Cellules Ciliées	*MYO7A*	myosine VIIA	DFNB2/DFNA11/Usher1B	protéine motrice
	MYO15	myosine XV	DFNB3	protéine motrice
	MYO6	myosine VI	DFNA22	protéine motrice
	USH1C	harmonine	DFNB18/Usher 1C	protéine domaine PDZ
	CDH23	cadhérine-23	DFNB12/Usher1D	adhésion cellulaire
	STRC	stéréociline	DFNB16	stérocils
	KCNQ4	KNCQ4	DFNA2	canal potassique
	OTOF	otoferline	DFNB9	trafic vésiculaire
	POU4F3	POU4F3	DFNB15	facteur transcription
Cellules non sensorielles	*CX26*	connexine 26	DFNB1/DFNA3/Kératodermie	jonction intercellulaire
	CX30	connexine 30	DFNA3'/Kératodermie	jonction intercellulaire
	CX31	connexine 31	DFNA2'/DFNBi/Neuropathie	jonction intercellulaire
	CX43	connexine 43	?	jonction intercellulaire
	PDS	pendrine	DFNB4/Pendred	transporteur iodide/chloride
	CLDN14	claudine-14	DFNB29	jonction serrée
	COCH	cochline	DFNA9	matrice extracellulaire
	EYA4	EYA4	DFNA10	coactivateur transcriptionel
	POU3F4	POU3F4	DFN3	facteur transcription
Membrane tectoriale	*COLL11A2*	collagène XI	DFNA13/Stickler	matrice extracellulaire
	TECTA	alpha-tectorine	DFNA8-12/DFNB21	matrice extracellulaire
Inconnue	*TMPRSS3*	TMPRSS3	DFNB8-10	protéase
	PCDH15	protocadhérine-15	DFNB23/Usher 1F	adhésion cellulaire
	HDIA1	diaphanous-1	DFNA1	régulateur actine
	DFNA5		DFNA5	?
	MYH9	myosine IIA	DFNA17	protéine motrice
	WFS1	wolframine	DFNA6/14/38/Wolfram	traffic membranaire
	MTRNR1			12S rRNA
	MTTS1			tRNAser(UCN)

reflet de l'activité des CCE et est la technique de dépistage néonatal utilisée dans certains pays européens. Cette forme de surdité isolée représenterait 3 % des surdités congénitales en Espagne.

• KNCQ4

KNCQ4 fait partie de la famille des protéines KNCQ formant des canaux potassiques voltage-dépendant. Cette famille protéique est également impliquée dans une forme syndromique de surdité : le syndrome de Jervell-lange Nielsen (*cf. supra* « Surdités syndromiques »). Le gène *KNCQ4*, qui est constitué de 14 exons codant, code une protéine de 695 acides aminés se complexant en canaux hétéro- ou homomultimériques. La surdité neurosensorielle résultant des mutations de ce gène (DFNA2) s'aggrave progressivement avec le temps, débutant par une atteinte préférentielle des fréquences aiguës, elle aboutit à un déficit touchant l'ensemble des fréquences. La variabilité phénotypique inter et intrafamiliale est grande tant sur l'âge de début des troubles auditifs (congénitale à plus de trente ans) que sur leur sévérité. Des acouphènes sont souvent retrouvés. Les mutations identifiées touchent principalement les exons impliqués dans la formation du canal potassique. Chez l'animal, la protéine s'exprime dans les cellules ciliées externes cochléaires et les cellules ciliées de type 1 vestibulaires, elle est curieusement également retrouvée dans les structures auditives centrales alors que chez l'homme l'atteinte semble exclusivement cochléaire.

Protéines exprimées dans des cellules cochléaires non sensorielles

• Connexine 26

Le premier locus de surdité isolée de transmission autosomique récessive, DFNB1, fut rapporté en 1994 grâce à l'étude de deux familles tunisiennes consanguines touchées par une surdité prélinguale profonde. En 1997, des mutations du gène codant la connexine 26 (*GJB2*) ont été détectées dans la forme de surdité isolée de transmission autosomique récessive DFNB1, puis dans la forme de surdité non syndromique de transmission autosomique dominante DFNA3. L'ADN complémentaire du gène *CX26* ne comporte qu'un seul exon codant (exon 2). La portion codante de cet exon comprend 681 paires de base et code une protéine de 226 acides aminés. Il existe également un exon non codant (exon 1) de 160 paires de base, situé en 5' de l'exon codant. Les connexines sont des protéines transmembranaires. Elles s'assemblent par six pour former un connexon, hémicanal qui constituera un canal jonctionnel complet grâce à son union avec un connexon d'une cellule adjacente (fig. 35-4). C'est à travers ces canaux que s'effectue un passage intercellulaire de certains ions et molécules. Dans la cochlée de rat, la connexine 26 est présente dans toutes les plaques jonctionnelles. Les jonctions communicantes relient les cellules de soutien de l'organe de Corti, les fibrocytes du limbus spiral et du ligament spiral, les cellules intermédiaires et basales de la strie vasculaire et les cellules mésenchymateuses bordant la rampe vestibulaire. À l'inverse, elles sont absentes dans les cellules ciliées sensorielles, dans les cellules épithéliales de la proéminence spirale et dans les cellules marginales de la strie vasculaire. Le rôle exact de la connexine 26 dans la cochlée reste encore très mal

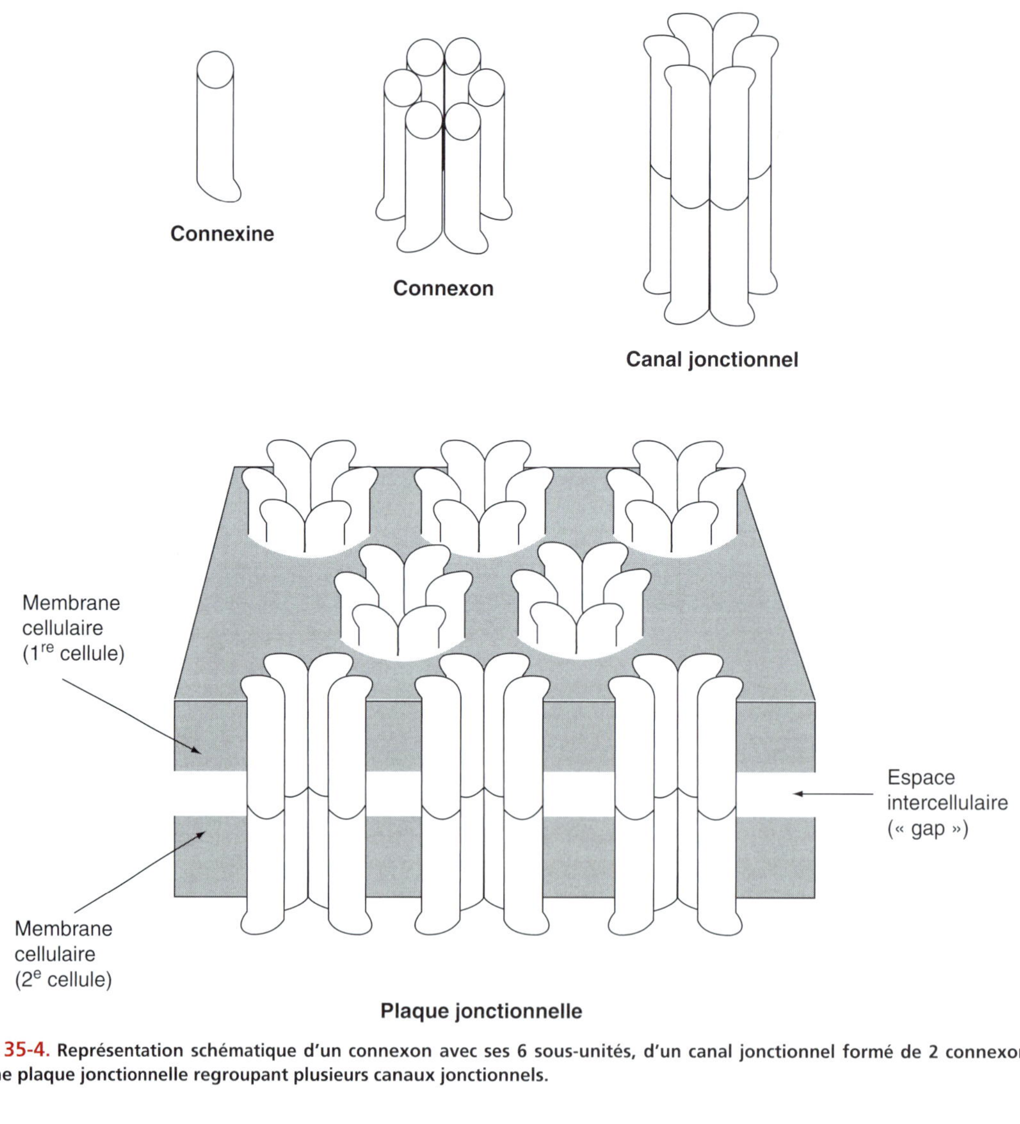

Fig. 35-4. **Représentation schématique d'un connexon avec ses 6 sous-unités, d'un canal jonctionnel formé de 2 connexons et d'une plaque jonctionnelle regroupant plusieurs canaux jonctionnels.**

connu, il serait en rapport avec le recyclage du potassium issu des cellules ciliées après dépolarisation vers les cellules de la strie vasculaire et l'endolymphe.

La surdité DFNB1 se caractérise par sa survenue dans la période prélinguale, son atteinte cochléaire exclusive sans atteinte vestibulaire associée et sa relative stabilité dans le temps (dans au moins les deux tiers des cas). La sévérité de l'atteinte est variable même à l'intérieur d'une même famille, rendant le conseil génétique pour une grossesse ultérieure difficile. La courbe audiométrique est le plus souvent fortement descendante dans les fréquences aiguës ou plate touchant toutes les fréquences avec la même sévérité. Le scanner des rochers ne met jamais en évidence de malformation cochléovestibulaire. Cette forme de surdité représente 30 à 60 % des formes DFNB en Europe et aux États-Unis, 20 % au Japon et 35 % à 40 % des formes de surdités isolées congénitales sporadiques dans les pays du Sud de l'Europe et aux États-Unis. Plus de cinquante mutations supposées délétères de gène *CX26* et de nombreux polymorphismes ont été décrits. Cependant certaines mutations apparaissent comme majoritaires : 35delG en Europe (jusqu'à 85 % des mutations), 167delT dans la population juive ashkénaze et 265delC en Asie. Il existe également de nombreux polymorphismes rendant parfois l'interprétation du diagnostic moléculaire délicat. La prévalence de la mutation 35delG à l'état hétérozygote dans la population entendante est estimée à 2 à 4 % ; elle peut donc être considérée comme une des mutations pathogènes humaines les plus fréquentes, avec la mutation ΔF508 du gène *CFTR* responsable de la mucoviscidose. La délétion 35delG se situe dans une répétition de six guanines localisée entre les positions 30 et 35 de l'ADNc, cette localisation a initialement fait supposer que sa forte prévalence résultait d'un dérapage de l'ADN polymérase dans cette région instable aboutissant à la création d'un « point chaud » de mutations. Des données récentes semblent indiquer qu'il s'agirait plutôt de la transmission d'une mutation ancestrale du pourtour méditerranéen.

De nombreux auteurs ont constaté une proportion de mutations hétérozygotes du gène *CX26* dans la population sourde plus importante que ne le voudrait le hasard. Dernièrement, une délétion en amont du gène *CX26* touchant en partie du gène *CX30* (GJB6) a été identifiée chez un nombre important de ces patients. On peut donc évoquer soit un cas de digénisme qui pourrait entraîner des anomalies dans la création de connexons hétéromériques entre les connexines 26 et 30, soit de la délétion d'un élément régulateur du gène *CX26*.

- **Connexine 30**

Le gène codant la connexine 30 (*GJB6*) est localisé en 13q12, proche du gène *CX26*. Dans la cochlée de rat, on observe une colocalisation des gènes *CX26* et *CX30*. Une mutation faux-sens de ce gène a été retrouvée dans une famille présentant une surdité isolée de transmission dominante : DFNA3'. Ce gène est également responsable du syndrome de Clouston (OMIM 129500), dysplasie ectodermique anhydrotique dominante rarement associée à une surdité.

Aucune mutation du gène *CX26* n'a pu être mise en évidence dans plusieurs familles pour lesquelles le gène incriminé était localisé en 13q12. Une large proportion de ces surdités pourrait être due à la délétion touchant le gène *CX30* à l'état homozygote (*cf. supra*). Cette délétion homozygote a été récemment retrouvée dans quatre familles d'origine juive ashkénaze et dans une famille espagnole.

- **Connexine 31**

Le gène *CX31* (*GJB3*) est localisé dans le même intervalle chromosomique que le gène *KCNQ4*. Une mutation faux-sens et une mutation stop ont tout d'abord été identifiées dans deux familles chinoises touchées par une surdité isolée dominante (DFNA2') survenant chez l'adulte jeune touchant uniquement les fréquences aiguës dont la pénétrance était incomplète. Puis la même double mutation composite (une délétion de trois paires de bases et une substitution) a été identifiée dans deux familles indépendantes également d'origine chinoise souffrant d'une forme de surdité précoce modérée récessive (DFNBi). Enfin, une délétion a été mise en évidence dans une forme de surdité syndromique cochléaire et rétrocochléaire s'associant à des signes de neuropathie périphérique.

Comme les connexines 26 et 30, la connexine 31 est également impliquée dans une pathologie dermatologique, forme de kératodermie.

Le rôle de la connexine 31 dans le développement et le fonctionnement de l'oreille interne est encore incertain. Si le transcrit était présent au niveau de l'oreille interne, on le retrouverait également dans les structures nerveuses auditives.

- **Connexine 43**

Le gène *CX43* (*GJB1*) a été tout récemment impliqué dans une forme de surdité récessive. Cet auteur retrouve deux mutations faux-sens dans deux familles non apparentées africano-américaines touchées par une surdité isolée neurosensorielle prélinguale profonde. L'implication de ce gène dans une forme de surdité isolée reste à confirmer.

- **POU3F4**

Ce facteur de transcription est responsable de la plus fréquente des surdités neurosensorielles de transmission récessive liée au chromosome X (DFN3). La prévalence des anomalies de ce gène représenterait 0,8 % des surdités profondes prélinguales. Chez les garçons, la surdité est tout d'abord mixte puis, après une évolution souvent rapide, la courbe audiologique est en faveur d'une atteinte neurosensorielle pure, sévère ou profonde. Des troubles vestibulaires sont souvent associés. On retrouve constamment des anomalies évocatrices au scanner des rochers correspondant à une importante dilatation du conduit auditif interne qui se jette à plein canal dans la cochlée. Cette malformation serait à l'origine de la part transmissionnelle de l'atteinte auditive par des mécanismes de pression des liquides de l'oreille interne sur les osselets. Par le passé, la surdité était parfois attribuée à un blocage de la platine de l'étrier par « otospogiose juvénile », l'indication d'une stapédectomie (remplacement de l'étrier par une prothèse ossiculaire) était alors portée. Lors de la stapédectomie, une fuite de périlymphe en « geyser » entraînait une cophose définitive, d'où le nom de « Gusher syndrome ». Les mères porteuses peuvent présenter une surdité mixte sans malformation de l'oreille interne.

Le gène *POU3F4*, localisé en Xq21, est constitué d'un exon unique et code un facteur de transcription de la famille POU. Seule la moitié des patients présente une mutation intragénique alors que, chez l'autre moitié, on met en évidence des anomalies à 900 kb en amont du gène dans une zone conservée semblant contenir des éléments régulateurs de la transcription.

• PDS

Le gène *PDS* est responsable à la fois d'une forme syndromique de surdité, le syndrome de Pendred (*cf. supra* « Surdités syndromiques »), et d'une forme isolée de surdité de transmission autosomique récessive, DFNB4, localisée en 7q31. La surdité est bilatérale prélinguale ou postlinguale précoce de sévérité variable, fréquemment évolutive ou fluctuante, avec malformations de l'oreille interne. Ces malformations sont visualisables sur un scanner des rochers et comparables à celles retrouvées dans le syndrome de Pendred. Il s'agit le plus souvent d'une dilatation bilatérale des aqueducs de vestibule (DAV), éléments anatomiques qui contiennent les sacs endolymphatiques. Les sujets atteints ne présentent ni goitre ni hypothyroïdie et le test au perchlorate (*cf. supra* « Surdités syndromiques ») est normal. D'une façon globale, le gène *PDS* est fréquemment impliqué dans les formes familiales de surdité avec malformations de l'oreille interne : 4/5 familles avec cochlée incomplète et 5/6 avec DAV. La prévalence des mutations de ce gène semble moins importante dans les formes sporadiques associées à ces mêmes malformations (14/47 sujets) suggérant soit l'existence de causes extrinsèques, soit, plus vraisemblablement, la méconnaissance de formes syndromiques (autres que le syndrome de Pendred, par exemple des sujets atteints de syndrome de Waardenburg ou de syndrome BOR, ou l'existence d'une hétérogénéité génétique associée au même phénotype). Même si des études d'expression de mutations de *PDS* dans un modèle d'ovocytes plaident en faveur d'une relation génotype-phénotype, il est parfois difficile de définir une frontière entre la forme isolée et la forme syndromique d'atteinte de ce gène puisqu'au sein de familles atteintes d'un syndrome de Pendred, un ou plusieurs individus peuvent ne pas développer d'atteinte thyroïdienne. À ce jour, une cinquantaine de mutations dans le gène *PDS* ont été décrites. Ces mutations sont réparties dans les 21 exons du gène.

• COCH

Le gène codant la cochline est responsable d'une forme de déficit auditif isolée neurosensorielle de transmission dominante, DFNA9, localisée sur le chromosome 14q12-13. Plusieurs familles présentant des mutations substitutrices dans le gène *COCH* ont été actuellement rapportées. L'ensemble de ces patients présente un phénotype similaire : au premier plan, des troubles vestibulaires se manifestent par des crises violentes de vertiges rotatoires associées à une aréflexie ou à une hyporéflexie vestibulaire retrouvée aux épreuves caloriques, ressemblant aux signes retrouvés dans la maladie de Ménière (pathologie fréquente due à un hydrops endolymphatique) ; une surdité neurosensorielle apparaît au moment ou après l'adolescence, évolutive, associée à des acouphènes persistant et touchant principalement les fréquences aiguës. Classiquement, la surdité retrouvée de maladie de Ménière est fluctuante et touche les fréquences graves mais certains patients porteurs de cette affectation pourraient en fait avoir une mutation du gène *COCH*. Une mutation fondatrice a été retrouvée dans plusieurs familles belges et néerlandaises. La présence de domaines de type von Willebrand dans cette protéine suggère un rôle dans la composition de la matrice extracellulaire de l'oreille interne. L'histopathologie des rochers de patients DFNA13 a permis de mettre en évidence des dépôts acidophiles dans les territoires d'expression du gène *COCH* suggérant que la cochline serait un des composants de ces dépôts.

Protéines exprimées dans la membrane tectoriale

• α-Tectorine

L'α-tectorine est un composant de la membrane tectoriale, gel acellulaire recouvrant les stéréocils des cellules neurosensorielles de l'organe de Corti. Cette protéine est synthétisée sous forme d'un précurseur ancré dans la membrane plasmique qui est ensuite relargué par clivage protéolytique. Des mutations à effet dominant négatif ont été retrouvées dans des formes de surdités dominantes initialement localisées sur deux loci distincts de la région 11q22-24 : DFNA8 et DFNA12. L'expressivité phénotypique intra- et interfamiliale est variable quant à la sévérité, au délai d'apparition et à l'évolutivité du déficit sensoriel. Aucune relation génotype-phénotype n'a été jusqu'à présent retrouvée. Une mutation homozygote d'un site d'épissage du gène *TECTA* a également été mise en évidence dans une famille consanguine d'origine libanaise présentant une forme de surdité neurosensorielle isolée prélinguale récessive : DFNB21.

• Collagène XI, chaîne α2

Le gène *COL11A2* avait tout d'abord été incriminé dans deux formes de surdités syndromiques : le syndrome de Stickler type 3 et le syndrome de Weissenbacher-Zweymuller (*cf. supra* « Surdités syndromiques » avec atteinte de l'oreille moyenne et interne). Des mutations faux-sens siégeant dans la chaîne α2 ont été retrouvées dans une forme de surdité isolée dominante : DFNA13. Ces mutations touchent la glycine d'un motif GXY et elles empêcheraient la trimérisation des chaînes de collagène XI. La surdité de perception est congénitale, stable, de sévérité variable, touchant principalement les fréquences moyennes (courbe audiométrique en « U »). Aucun trouble vestibulaire fonctionnel n'a été retrouvé chez ces patients. Le collagène XI est un composant de la membrane tectoriale, celle-ci est désorganisée chez les mutants murins homozygotes.

Protéines de rôle inconnu

• Diaphanous-1

Le gène *DIAPH1*, ou *HDIA1*, est impliqué dans la forme DFNA1 qui fut la première surdité dominante isolée à être localisée sur les chromosomes humains, en 5q31, grâce à l'étude d'une grande famille costaricaine touchée par un déficit auditif sur huit générations. La surdité apparaît dans la période postlinguale, touche d'abord les fréquences graves puis s'aggrave jusqu'à un déficit profond de toutes les fréquences. La protéine impliquée est homologue à la protéine *diaphanous* de la Drosophile, elle est retrouvée de façon majoritaire dans les cellules ciliées internes et externes de l'organe de Corti et elle jouerait un rôle dans la polymérisation de l'actine, principal composant du cytosquelette des stéréocils et participerait à la contractilité des cellules ciliées externes.

• Wolframine

Les mutations bialléliques du gène *WSF1* sont responsables du syndrome de Wolfram de type 1, ou DIDMAO, qui est caractérisé par l'association d'un diabète, d'une atrophie optique et souvent d'une surdité (*cf. supra* « Surdités syndromiques »). Une prévalence accrue d'une surdité avait été observée chez les porteurs hétérozygotes dans les familles touchées par ce syndrome. Récemment deux équipes ont retrouvé des mutations faux-sens dans une forme de surdité isolée de transmission dominante : DFNA6/14/38 localisée en 4p16. La particularité de cette surdité est qu'elle atteint préférentiellement les fréquences graves. Le déficit est dépisté lors de la seconde décennie et évolue jusqu'à une surdité profonde parfois associée à des acouphènes sans signe vestibulaire apparent. Le gène *WSF1* est exprimé de façon ubiquitaire mais, dans le cerveau, son expression est principalement retrouvée dans certaines populations de neurones. Son rôle reste à déterminer : par sa localisation dans le réticulum endoplasmique, elle pourrait être impliquée dans le trafic protéique. Son expression dans l'oreille interne est inconnue.

Surdités isolées d'origine mitochondriale

L'ADN mitochondrial code treize protéines, deux ARN ribosomaux et vingt-deux ARN de transfert qui sont utilisés lors de l'assemblage du système de synthèse protéique de la mitochondrie. Les protéines codées interagissent avec une soixantaine de gènes nucléaires dans la formation des cinq complexes enzymatiques de la phosphorylation oxydative impliqués dans la synthèse d'ATP et le transport d'électrons.

Les pathologies mitochondriales touchent donc les deux sexes mais ne sont transmises que par les mères. Le taux d'ADN mitochondrial muté peut être hétérogène à l'intérieur d'un même organe (ce phénomène est appelé hétéroplasmie). La sévérité des signes cliniques n'est pas toujours corrélée au taux d'ADN muté.

De nombreuses mutations mitochondriales ont été retrouvées dans de nombreuses formes de surdités syndromiques (*cf. supra* « Surdités syndromiques »).

En 1992, la description par Jaber d'une famille arabe d'origine israélienne, dans laquelle se transmettait une surdité isolée, a permis d'évoquer pour la première fois la possible implication d'une mutation mitochondriale. Ultérieurement, une mutation 1555A→G dans le gène mitochondrial codant l'ARNr 12 S fut identifiée dans cette famille. Actuellement huit mutations mitochondriales responsables de surdités isolées ont été décrites (tableau 35-V).

La mutation 1555A → G est la plus fréquemment rapportée. Alors qu'elle est présente chez les patients le

Tableau 35-V. Mutations mitochondriales associées à une surdité isolée

Mutation	Gène	Homo- ou hétéroplasmie
A1555G	*12 S rRNA*	Homoplasmie
A7445G	*ARNt$^{Ser\ (UCN)}$*	Homo-/Hétéroplasmie
7472insC	*ARNt$^{Ser\ (UCN)}$*	Homo-/Hétéroplasmie
ΔT961Cn	*12 S rRNA*	Homo-/Multiplasmie
T7510C	*ARNt$^{Ser\ (UCN)}$*	Hétéroplasmie
T7511C	*ARNt$^{Ser\ (UCN)}$*	Homo-/Hétéroplasmie
T1095C	*12 S rRNA*	

plus souvent à l'état homoplasmique, le phénotype correspondant est extrêmement hétérogène d'une famille à l'autre et même au sein d'une même famille. La surdité est isolée, d'origine cochléaire. La date de survenue du trouble auditif est très variable ; parfois congénital, il peut n'apparaître que plus tardivement. Le degré de sévérité est également variable, un sujet porteur de la mutation peut être soit sourd profond soit asymptomatique. La surdité peut survenir spontanément ou après un traitement par des aminosides. Des atteintes vestibulaires en l'absence de traitement par aminosides et des acouphènes ont été décrits. Le scanner du rocher était normal chez cinq patients. Une équipe espagnole a recherché la mutation 1555A → G dans dix-neuf familles dans lesquelles la surdité se transmettait selon un mode maternel. La mutation a été retrouvée dans 27 % de l'ensemble de ces familles et dans 56 % lorsque la surdité était d'apparition progressive. Dans cette étude, la prise d'aminosides (retrouvée chez 30 % des sujets sourds) rend la pénétrance du trouble auditif complète, augmente sa sévérité et sa précocité. La prévalence de cette mutation est très variable d'une population à l'autre allant de 10 % à 27 % des surdités familiales. Peu d'études ont été effectuées sur les formes sporadiques.

La toxicité cochléaire et vestibulaire des aminosides est connue depuis que ces antibiotiques sont utilisés et rapidement une susceptibilité familiale à ce traitement a été notée. La mutation 1555A → G a été identifiée aux États-Unis dans 15 % des cas sporadiques présentant une surdité survenue après un traitement par les aminosides, 5 % au Japon, 2,78 % en Chine. La prévalence de cette mutation et ses conséquences cliniques incitent à rechercher des antécédents familiaux de surdité avant toute administration d'aminosides et à effectuer une analyse moléculaire devant toute surdité apparue après ce traitement à la recherche de la mutation 1555A→G, en particulier lorsqu'il existe des antécédents familiaux de surdité.

La mutation 1555A → G touche une région très conservée du gène *12 S rRNA* qui est impliquée, dans d'autres espèces, dans la liaison aux aminosides et dans laquelle des mutations entraînent une résistance à ces antibiotiques. La liaison des aminosides avec les ribosomes mitochondriaux bactériens stabilise les mésappariements, provoquant des anomalies de lecture lors de la traduction. La mutation 1555A→G entraîne des modifications structurales augmentant la liaison aux aminosides. Dans des lignées lymphoblastoïdes, cette mutation à l'état homoplasmique provoque une diminution de la synthèse des protéines mitochondriales, de l'activité des complexes oxydatifs I, III et IV, et de la croissance en présence de glucose.

Une autre mutation, 961delTΔCn, a été rapportée dans un cas sporadique et une forme familiale de surdité apparue après l'administration d'aminosides. Cette insertion siège également dans le gène *12 S rRNA*, mais à distance de la région de liaison aux aminosides.

Les mutations 7472insC, 7445A → G et T7511C, situées dans le gène mitochondrial *MTTS1*, ont été décrites dans des formes isolées et syndromiques.

La description dans une autre famille d'une surdité isolée de transmission exclusivement maternelle en l'absence des mutations sus-décrites est en faveur de l'existence d'autres mutations mitochondriales.

La pathogénie de ces différentes mutations mitochondriales reste encore à déterminer. Deux points sont particulièrement intéressants : l'existence d'une grande variabilité phénotypique même pour des mutations à l'état homoplasmique et la spécificité tissulaire des signes cliniques. La variabilité de l'expressivité pourrait être due à l'existence de facteurs environnementaux, tels que l'administration d'aminosides pour la mutation 1555A → G. Des facteurs nucléaires ont également été envisagés ; l'existence de différences biochimiques entre les sujets sourds et les sujets entendants à risque d'une même famille était en faveur de cette hypothèse et des arguments expérimentaux récents plaident en faveur de l'existence de facteurs nucléaires. Enfin, un premier locus chromosomique possible a été identifié dans deux familles. La spécificité tissulaire du phénotype pourrait être due à l'existence d'isoformes ou de transcrits alternatifs spécifiques de la cochlée comme cela a déjà été démontré pour d'autres gènes mitochondriaux.

L'étude des causes mitochondriales des surdités isolées a, d'ores et déjà, des conséquences cliniques importantes en permettant le dépistage des patients porteurs de la mutation 1555A → G lors d'une surdité survenant après une administration d'aminosides afin de donner un conseil génétique et de mettre en place des méthodes préventives chez l'ensemble des sujets à risque. D'autres mutations mitochondriales pourraient être responsables d'une susceptibilité cochléaire accrue à d'autres médicaments ou à d'autres types d'agression (le bruit, le vieillissement se traduisant au niveau cochléaire par la presbyacousie). Deux études ont retrouvé une quantité d'anomalies mitochondriales plus élevée dans les cellules issues de sections de rochers de sujets presbyacousiques que dans celles issues de rochers de sujets contrôles normo-entendants. L'interprétation de ces résultats est délicate de par la difficulté de disposer de sujets contrôles fiables et de par l'impossibilité actuelle d'établir un lien de cause à effet entre les anomalies moléculaires et le phénotype. La physiopathologie de ces mutations devrait être approchée par l'étude d'animaux mutants et par la compréhension des mécanismes responsables de la variabilité phénotypique et de la tissu-spécificité.

BIBLIOGRAPHIE GÉNÉRALE

Faute de place, seules 13 références générales concernant les surdités génétiques ont été intégrées à ce chapitre.

DENOYELLE F, MARLIN S, WEIL D, MOATTI L, CHAUVIN P, GARABÉDIAN E-N, PETIT C. Clinical features of the prevalent form of childhood deafness, *DFNB1*, due to a connexin26 gene defect : implications for geneticcounsellinf. *Lancet*, 1999 ; 353 : 1298-1303.

FISCHEL-GODHSIAN N. Mitochondrial deafness mutations reviewed. *Hum Mutat*, 1999 ; 13 : 261-270.

MARLIN S, GARABÉDIAN E-N, ROGER G, MOATTI L, MATHA N, *et al.* Connexin 26 gene mutations in congenitally deaf children : pitfalls for genetic counseling. *Arch Otolaryngol Head Neck Surg*, 2001 ; 127 : 927-933.

PETIT C, LEVILLIERS J, MARLIN S, HARDELIN J-P. Hereditary hearing loss. *In* : SCRIVER CR, BEAUDET AL, SLY WS, VALLE D (eds) : *The metabolic and molecular bases of inherited disease.* Vol IV, 8th edition, McGraw-Hill Inc, Montreal, 2001, p. 6281-6328.

PETIT C. Usher syndrome : from genetics to pathogenesis. *Annu Rev Genomics Hum Genet.* 2001 ; 2 : 271-297.

Kalatzis V, Petit C. The fundamental and medical impacts of recent progress in research on hereditary hearing loss. *Hum Mol Genet*, 1998 ; 7 (10) : 1589-1597.

KEATS BJ, BERLIN CI. Genomics and hearing impairment. *Genome Res*, 1999 ; 9 (1) : 7-16.

STEEL KP, BUSSOLI TJ. Deafness genes : expressions of surprise. *Trends Genet*, 1999 ; 15 (6) : 207-211.

LALWANI AK, CASTELEIN CM. Cracking the auditory genetic code : nonsyndromic hereditary hearing impairment. *Am J Otol*, 1999 ; 20 (1) : 115-132.

RESENDES BL, WILLIAMSON RE, MORTON CC. At the speed of sound : gene discovery in the auditory system. *Am J Hum Genet*, 2001 ; 69 (5) : 923-935.

Bom SJ, Kunst HP, Huygen PL, Cremers FP, Cremers CW. Non-syndromal autosomal dominant hearing impairment : ongoing phenotypical characterization of genotypes. *Br J Audiol*, 1999 ; 33 (5) : 335-348.

www.iro.es/deafness/cx26freq.htm Connexins and deafness.

www.uia.ac.be/dnalab/hhh/Hereditary hearing loss homepage.

36
Neurogénétique

- Maladies neurodégénératives
- Maladie de Huntington
- Expansions de polyglutamines
- Diagnostic présymptomatique
- Ataxie de Friedreich
- Amyotrophies spinales
- Maladie de Charcot-Marie-Tooth
- Démences séniles
- Épilepsies
- Sclérose latérale amyotrophique
- Maladie de Parkinson

Ce chapitre est dédié à la neurogénétique. Ce domaine de la génétique correspond par définition à l'étude des maladies qui touchent le systèmes nerveux central (SNC) et/ou périphérique (SNP), du cortex aux muscles. Les maladies concernées sont multiples et d'expression clinique très variable en fonction des structures du SNC et du SNP qui sont touchées. On considère en effet que 40 % des maladies monogéniques provoquent des atteintes neurologiques. Nous ne nous intéresserons qu'aux pathologies pour lesquelles l'atteinte du système nerveux est au premier plan. Les myopathies et le retard mental sont traités ailleurs (chapitres 38 et 27, respectivement). Le peu de pages dévolues à ce domaine si vaste a imposé de restreindre le nombre de pathologies traitées. Le choix a été difficile. Nous n'avons conservé que les plus fréquentes et/ou les plus représentatives des maladies neurologiques de transmission mendélienne et les formes familiales des pathologies neurologiques les plus communes.

MALADIES NEUROLOGIQUES HÉRÉDITAIRES

Maladies à polyglutamines, exemple de la maladie de Huntington

Au cours de la dernière décennie, un nouveau type de mutation a été identifié dans des maladies touchant le système nerveux. Ces mutations sont le résultat d'une instabilité de l'ADN et sont, pour cette raison, dénommées mutations dynamiques ou instables (*cf.* chapitre 19). Il s'agit de répétitions de trinucléotides dont le nombre d'unités héritées d'une génération à l'autre est stable dans la population normale mais instable chez les sujets atteints. Leur nombre varie de quelques répétitions à plusieurs centaines.

Deux classes de mutations dynamiques ont été mises en évidence : les expansions de grande taille dans des régions non codantes des gènes, associées aux trinucléotides CGG, CTG ou GAA (par exemple, dans l'ataxie de Friedreich, *cf. infra*) et les expansions de taille modérée dans des régions codantes des gènes, associées aux trinucléotides CAG ou GCG (tableau 36-I). Dans ce chapitre, nous nous intéresserons à ces dernières.

Les expansions de trinucléotides CAG ou GCG répétés, situées dans des régions codantes, comportent le plus souvent quelques de dizaines de répétitions (moins d'une centaine), qui sont traduites soit en homopolymères de glutamine, pour les CAG, soit d'alanine, pour les séquences GCG, dans les produits des gènes correspondants.

Tableau 36-I. Maladies associées à des expansions modérées de trinucléotides codants

Maladie	Gène	Hérédité	Triplet	Position
Syndrome de Kennedy (SBMA)	*AR*	XR	CAG	5′ codant
Spinocerebellar ataxia 1 (SCA1)	*SCA1*	AD	CAG	5′ codant
Spinocerebellar ataxia 2 (SCA2)	*SCA2*	AD	CAG	5′ codant
SCA3/MJD (maladie de Machado-Joseph)	*MJD1*	AD	CAG	3′ codant
Spinocerebellar ataxia 6 (SCA6)	*CACNL1A4*	AD	CAG	3′ codant
Spinocerebellar ataxia 7 (SCA7)	*SCA7*	AD	CAG	5′ codant
Ataxie avec démence (SCA17)	*TBP*	AD	CAG	Codant
Maladie de Huntington (MH)	*IT15 (HD)*	AD	CAG	5′ codant
Atrophie dentatorubropallidoluysienne (DRPLA)	*B37 (DRPLA)*	AD	CAG	Centrale
Dystrophie musculaire oculo-pharyngée (OPMD)	*PABP2*	AD	GCG	5′ codant

Gènes ; *IT15* : *Important transcript 15* ; *HD* : *Huntington's disease gene*, *PABP2* : *Poly(A) binding protein 2* ; *AR* : récepteur aux androgènes ; *TBP* : *TATA-Binding Protein*. Modes de transmission ; XR : récessif lié au chromosome X ; AD : autosomique dominant ; AR : autosomique récessif.

La maladie de Huntington (MH) est l'exemple type des affections neurodégénératives à expansion de triplets CAG. Comme toutes ces pathologies, elle est de transmission autosomique dominante. Sa prévalence est relativement élevée en Europe de l'Ouest, proche de 2 pour 10 000. La maladie débute généralement entre 40 et 50 ans. Le début de la maladie est souvent insidieux et difficile à dater *a posteriori*. Dans la plupart des cas, ce sont des troubles du comportement ou une modification du caractère qui alertent l'entourage, quelquefois des années avant qu'apparaissent les mouvements anormaux. Ensuite, vont s'installer des mouvements brusques et incontrôlés de la face et des membres qui se généralisent en chorée (d'où le nom souvent utilisé de chorée de Huntington). L'altération des fonctions intellectuelles est précoce, marquée dès le début par des troubles de l'attention et de la concentration. Plus tard, un tableau de démence, dite sous-corticale, est réalisé. Les cas juvéniles dont le début se situe avant l'âge de 20 ans, se caractérisent par une rigidité au premier plan, la discrétion des mouvements choréiques et une progression rapide de la maladie jusqu'au décès après environ 8 à 10 ans d'évolution. Dans tous les cas, la perte neuronale touche de manière prépondérante les neurones GABAergiques efférents du striatum. Plus tard, le cortex, l'hypothalamus et le cervelet sont aussi touchés, ce qui conduit à une réduction pouvant aller jusqu'à 20 % du volume cérébral.

• Gène *IT15* et mutations responsables

Le gène responsable a été localisé sur le bras court du chromosome 4 par analyse de liaison génétique. Après dix ans d'une stratégie classique de clonage positionnel, le gène *IT15* (*Important Transcript 15*) a été identifié : il est constitué de 67 exons et son expression est ubiquitaire.

La découverte la plus importante a été la mise en évidence d'une expansion de trinucléotides CAG instable dans le premier exon de ce gène chez les patients avec MH. Sur les allèles normaux, la taille de la répétition varie de 6 à 35 CAG, alors que les chromosomes pathologiques portent de 36 à 180 CAG. Les allèles normaux et pathologiques sont transcrits et traduits. La protéine anormale contient un homopolymère de glutamines de grande taille.

Dans le cas de la MH, la définition du seuil est difficile. Trois groupes d'allèles sont à considérer selon le nombre de répétitions. Les allèles normaux portent de 6 à 35 répétitions. Les allèles porteurs de 41 à 180 CAG sont toujours associés à la maladie de Huntington. Les allèles de tailles intermédiaires porteurs de 36 à 40 CAG sont le plus souvent associés au phénotype HD mais sont parfois retrouvés chez des individus asymptomatiques à des âges avancés. Pour cette raison, on dit que ces allèles appartiennent à la zone de pénétrance réduite.

• Diagnostic génotypique

Il est fondé sur l'amplification spécifique par PCR (*Polymerase Chain Reaction*) de l'exon contenant l'expansion CAG. Le produit d'amplification est ensuite soumis à une électrophorèse dans un gel très résolutif (gel de polyacrylamide). La co-migration d'un marqueur de taille avec les amplicons des sujets à tester permet de connaître le nombre de répétitions CAG dans chacun des deux gènes *IT15*. Chez les patients, deux allèles sont visibles dont l'un, de grande taille, correspond à l'allèle pathologique. Chez les sujets témoins, le nombre de CAG est souvent différent sur chacun des deux gènes *IT15* mais reste toujours inférieur à 35.

• Conséquences cliniques de la dynamique des mutations instables

Dès l'identification de la mutation MH, les cliniciens ont cherché à savoir si la taille de l'expansion CAG pouvait expliquer la variabilité d'expression de la maladie, en particulier la différence de l'âge de début des symptômes chez les patients d'une même famille. Une corrélation inverse entre l'âge de début de la maladie et le nombre de répétitions CAG a en effet été établie. Le nombre de répétitions CAG influence aussi le profil clinique des patients, comme cela a pu être montré dans la MH, l'amyotrophie bulbo-spinale (SBMA) et, surtout, dans les ataxies cérébelleuses autosomiques dominantes (ADCA). Toutefois, les grandes variations individuelles de l'âge de début des patients, observées pour un nombre de répétitions donné, rendent l'utilisation de cette corrélation inadaptée pour la prédiction de l'âge de début, en particulier lors d'un diagnostic présymptomatique. Pour un même nombre de triplets, des patients peuvent développer les premiers signes de la maladie avec jusqu'à quatre décennies de différence. En effet, le nombre de répétitions ne rend compte que de 50 à 75 % de la variabilité de l'âge de début, suggérant que d'autres facteurs, génétiques ou environnementaux, sont également impliqués.

Depuis longtemps, les cliniciens avaient observé pour certaines maladies neurologiques, dont la MH, un phénomène qu'ils avaient nommé l'anticipation : l'âge de début de la maladie décroît dans les générations successives et, souvent, des formes juvéniles (avant 20 ans) vont apparaître lors de transmissions paternelles. Les propriétés des mutations instables permettent maintenant d'expliquer cette observation clinique. En moyenne, la longueur de l'expansion augmente d'une génération à l'autre. De plus, les allèles pathologiques présentent une instabilité méiotique plus importante lors des transmissions paternelles que maternelles. En effet, quand on compare les allèles pathologiques dans le sperme des hommes atteints par rapport à ceux de leurs lymphocytes, on observe une distribution beaucoup plus large de leur taille et une taille moyenne beaucoup plus élevée dans le sperme. Il y a donc une plus grande instabilité et une propension à l'expansion des allèles pathologiques pendant la spermatogenèse. Cette tendance à l'augmentation de la répétition au cours des générations associée à la corrélation inverse entre l'âge de début et le nombre de CAG, explique ainsi le phénomène d'anticipation observé dans la MH et les autres affections à polyglutamines.

• Applications médicales : le diagnostic présymptomatique

L'identification des mutations associées à une maladie neurodégénérative permet, grâce à un test moléculaire, non seulement de confirmer un diagnostic chez un sujet qui présente des signes de la maladie mais aussi de déterminer le statut d'un sujet asymptomatique mais à risque vis-à-vis de la maladie qui touche un de ses apparentés. Cette dernière situation, qui correspond au diagnostic présymptomatique, résulte de la révélation habituellement tardive de la maladie de Huntington comme des autres maladies à polyglutamines. Le test présymptomatique soulève des questions éthiques quand la pathologie est grave et qu'aucun traitement préventif ou curatif ne peut être proposé en cas de résultat défavorable, ce qui est le cas de la MH. Avant son application, le test présymptomatique pour la MH a fait l'objet d'une réflexion approfondie au plan international. Des recommandations ont été édictées qui encadrent la réalisation du test présymptomatique : bénéfice, consentement éclairé, autonomie du sujet, droit de ne pas savoir, confidentialité et égalité d'accès au test. Un protocole de prise en charge et de suivi des demandeurs du test a été aussi élaboré qui s'inscrit dans la durée. Il fait appel à une équipe multidisciplinaire qui comprend, entre autres, généticien, neurologue, psychiatre, psychologue et assistante sociale.

Le diagnostic prénatal est rarement demandé de première intention dans les maladies à expansion de polyglutamine. En effet, il revient à pratiquer de façon indirecte un diagnostic présymptomatique chez le parent à risque si le résultat est défavorable. Ainsi, il est proposé au parent à risque de pratiquer un test présymptomatique avant d'envisager un diagnostic prénatal. S'il n'est pas porteur de la mutation, le diagnostic prénatal ne se justifie plus. S'il est porteur, la survenue ultérieure de cette maladie neurodégénérative peut remettre en question les projets de procréation.

• Physiopathologie : les inclusions nucléaires

La découverte du gène responsable représente une étape majeure pour relever le défi que constitue la mise au point d'un traitement préventif ou curatif. Il est maintenant établi que la mutation responsable confère un gain de fonction toxique à la protéine huntingtine mutée. Celle-ci forme des agrégats dans le noyau des neurones, qui captent de nombreuses protéines (composants de la voie ubiquitine/protéasome, protéine chaperones, facteurs de transcription…). La première étape du processus pathologique semble être le changement de conformation de la protéine dû à l'expansion qui induit probablement sa multimérisation. Des observations similaires ont été faites dans les modèles cellulaires et animaux de la maladie, mais il reste à établir le mécanisme exact de la toxicité de la protéine anormale. Les inclusions intraneuronales constituent un marqueur histopathologique des maladies à expansion de polyglutamines mais leur intervention directe dans la mort cellulaire n'est pas encore établie. L'analyse de ces modèles apparaît comme une voie de recherche prometteuse dans une perspective de traitement étiologique de ces pathologies.

Ataxie de Friedreich

L'ataxie de Friedreich est la plus fréquente des ataxies cérébelleuses de début précoce avec une prévalence d'environ deux cas pour 100 000. Elle débute en général dans l'enfance ou l'adolescence, mais un début après l'âge de 25 ans n'est pas rare. Un début dans la sixième décennie a même été rapporté. Le mode d'entrée dans la maladie est une ataxie progressive à la marche et des membres, accompagnée d'une aréflexie affectant au moins les membres inférieurs. Une dysarthrie (troubles de l'articulation), une aréflexie complète, un syndrome pyramidal limité à un signe de Babinski, une diminution de la pallesthésie et une neuropathie sensitive axonale viennent ensuite compléter le tableau. La scoliose, qui peut être sévère, est aussi un mode de présentation de la maladie. La présence de pieds creux est fréquente, celle d'une atrophie optique ou d'une surdité rare. Dans 80 % des cas, l'échographie cardiaque et l'électrocardiogramme sont anormaux, en raison d'une cardiomyopathie hypertrophique qui peut être révélatrice chez le jeune enfant. Dans 10 % des cas, un diabète est présent. Il convient de dépister ces complications car elles sont accessibles à un traitement spécifique. La maladie est d'évolution progressive. Les patients perdent la marche en moyenne 15 ans après le début de la maladie. Ils décèdent le plus souvent après l'âge de 40 ans, en raison des complications cardio-pulmonaires de la maladie. Anatomiquement, la maladie est caractérisée par une dégénérescence des faisceaux spinocérébelleux, des cordons postérieurs et des faisceaux pyramidaux. Il y a aussi une perte des neurones des ganglions postérieurs de la moelle épinière et des fibres myélinisées des nerfs périphériques.

Il s'agit d'une affection dont le mode de transmission est autosomique récessif. La fréquence des hétérozygotes est de l'ordre de 1 %, ce qui explique la possibilité rare, mais documentée, d'un mode de transmission pseudo-dominant lors d'un mariage entre un homozygote et un sujet hétérozygote issu de la population générale. Le gène responsable, qui code la frataxine, présente, dans plus de 95 % des cas, une altération particulière. Il s'agit de l'expansion d'un trinucléotide GAA répété, de 70 à plus de 1 000 fois, dans le premier intron du gène. Cette mutation est instable lors des transmissions. Dans les autres cas, des mutations ponctuelles du gène de la frataxine sont en cause. Il existe une corrélation inverse significative entre la taille du plus petit des deux allèles avec expansion GAA d'une part, et l'âge de début et la vitesse de progression de la maladie, d'autre part. L'identification du gène en cause, dont l'analyse permet maintenant d'obtenir un diagnostic de certitude, a contribué à élargir le spectre phénotypique de la maladie. Par rapport aux critères de diagnostic habituels, certains signes peuvent manquer : abolition des réflexes, signe de Babinski ou début avant 25 ans. Dans certains cas, particulièrement les formes à début tardif et celles associées à certaines mutations ponctuelles, un syndrome pyramidal avec spasticité peut même être au premier plan devant l'ataxie cérébelleuse.

La découverte du gène responsable a conduit à des progrès majeurs concernant la compréhension des mécanismes fondamentaux de la maladie. L'expansion de trinucléotide GAA, dans le gène de la frataxine, diminue considérablement son expression, conduisant à une perte de fonction. La frataxine est une protéine mitochondriale. En son absence, différentes anomalies sont observées : diminution de l'activité de la chaîne respiratoire mitochondriale par déstabilisation des protéines fer-soufre, augmentation du stress oxydant et accumulation de fer dans les mitochondries. Ainsi, l'ataxie de Friedreich est une authentique maladie mitochondriale. Cette découverte a été à l'origine d'une nouvelle approche thérapeutique qui tire parti du rôle antioxydant des analogues du coenzyme Q10. L'idébénone, à la dose de 5 mg/kg/jour, diminue l'hypertrophie cardiaque chez les patients mais semble peu ou pas efficace sur les signes neurologiques.

Cliniquement très proche de l'ataxie de Friedreich, l'ataxie par déficit en vitamine E est due à des mutations dans le gène d'un transporteur de la vitamine E. Le diagnostic de cette forme repose sur la mise en évidence d'un taux effondré de vitamine E et son traitement, qui empêche la progression de la maladie, sur la prise de fortes doses de vitamine E.

De nombreuses autres formes d'ataxies cérébelleuses autosomiques récessives sont connues, telles que l'ataxie télangiectasie, due à des mutations du gène *ATM*. Cependant, de nouvelles entités cliniques et génétiques ont été récemment individualisées telles que les ataxies avec apraxie oculomotrice, dont le gène responsable d'une des formes, dénommé aprataxine, vient d'être identifié.

Amyotrophie spinale

L'amyotrophie spinale (AS), ou *Spinal Muscular Atrophy* des Anglo-Saxons (SMA), est une maladie héréditaire du motoneurone, souvent fatale dès la petite enfance. Le tableau clinique est dominé par une amyotrophie et un déficit musculaire des quatre membres, à la fois proximal (surtout) et distal. L'AS est traditionnellement classée en fonction du début des signes et de l'évolution du handicap fonctionnel. Dans la forme infantile, dite de Wernig-Hoffmann ou AS de type 1, les symptômes apparaissent avant l'âge de deux mois et les enfants n'acquièrent jamais la station assise ; le pronostic est rapidement fatal. Ainsi, 80 % des enfants avec AS1 meurent dans la première année de vie et leur survie après deux ans est exceptionnelle. Dans certains cas de début très précoce, une diminution des mouvements fœtaux et une asphyxie postnatale sont observés. Le tableau clinique ressemble alors à certaines neuropathies axonales congénitales. Les enfants avec une amyotrophie spinale intermédiaire ou de type 2, vont apprendre à s'asseoir mais ils ne pourront jamais marcher, alors que ceux qui vont présenter une amyotrophie spinale de type 3, ou forme de Kugerlberg-Welander, vont acquérir la marche. La probabilité de la conserver après respectivement 10 et 40 ans d'évolution est de 70 et 22 % chez les patients avec une AS3, quand la maladie a débuté avant l'âge de trois ans, et cette probabilité atteint 97 et 59 % quand la maladie a débuté après l'âge de trois ans.

Au plan moléculaire, c'est en 1990 qu'une liaison a été trouvée pour la SMA de type 1 et 3 avec le chromosome 5q11.2-q13.3. La construction d'une carte physique a montré que cette région contenait une duplication inversée de plus de 500 kb avec des séquences répétées spécifiques, rétrotransposons et pseudogènes, qui vont conférer à cette région une propension aux larges délétions. Quatre gènes ont été identifiés dans cette région : le gène *Survival Motor Neuron* (SMN), le gène *Neural Apoptosis Inhibitory Protein* (NAIP), le gène p44, qui code une sous-unité du facteur de transcription TFIIH, et le gène H4F5, de fonction inconnue. Ces quatre gènes sont dupliqués et possèdent une copie télomérique et une copie centromérique. Alors que des délétions emportant plusieurs de ces gènes ont été identifiées chez des patients avec amyotrophie spinale, il est maintenant clair que la version télomérique du gène *SMN*, appelée *SMN1*, est le gène responsable du phénotype dans l'amyotrophie spinale. Le gène *SMN1* couvre à peu près 20 kb. Il contient neuf exons et présente une homologie de 99 % avec sa copie centromérique *SMN2* (*SMNc*). *SMN1* diffère de *SMN2* par la longueur d'un dinucléotide *repeat* CA dans la séquence 5', par une substitution de trois nucléotides dans les introns et par la substitution de deux nucléotides dans les exon 7 et 8. En pratique diagnostique, les gènes *SMN1* et *SMN2* sont distingués au niveau des exons 7 et 8 soit par SSCP (*Single-Strand Confirmation Polymorphism*) ou par digestion enzymatique des produits de PCR. Aujourd'hui, l'analyse du gène *SMN1* a été pratiquée chez plusieurs centaines de patients avec une amyotrophie spinale de type 1 ou 3, provenant de différentes zones géographiques. Des délétions homozygotes du gène *SMN1* sont retrouvées dans 96 à 97 % des cas alors que des mutations intragéniques rendent compte de 3 à 4 % des cas. Les mécanismes mutationnels sont alors très variés : mutations ponctuelles, microdélétions, insertions ou petites duplications, qui sont distribuées de l'exon 1 à 7. Dans les populations contrôles, le gène *SMN1* est toujours présent alors que la copie *SMN2* est absente dans environ 5 % des cas, sans aucune conséquence pathologique. L'expression du gène *SMN1* est ubiquitaire. La fonction des protéines SMN est encore débattue. Elles sont associées à des structures nucléaires, les *gems*, dont le nombre varie entre deux et huit par noyau, et interagissent avec des protéines de liaison aux ARN. Ces résultats font suspecter un rôle des protéines SMN dans le métabolisme des ARN messagers.

Certaines observations suggèrent l'existence de gènes modificateurs dans l'amyotrophie spinale :

- la délétion du gène *SMN1* ne peut pas rendre compte seule de la sévérité clinique car plus de 90 % des patients avec une SMA présentent une délétion de l'exon 7 quel que soit le type de la maladie ;
- de rares familles ont été rapportées avec des individus asymptomatiques présentant le même haplotype de la région *SMN1* que leurs apparentés atteints ;
- l'analyse de marqueurs moléculaires dans la région SMA a montré une corrélation étroite entre la longueur de la délétion et la sévérité de l'atteinte. En effet, près de 70 % des patients avec une amyotrophie spinale de type 1 présentent des délétions très larges qui emportent les gènes *SMN1*, *NAIPt* et *p44t*, ce qui contraste avec un pourcentage de 5 % chez des patients avec une amyotrophie spinale de type 2 ou 3.

NAIP a été un gène candidat intéressant comme gène modificateur en raison de son homologie avec deux inhibiteurs de l'apoptose du baculovirus. Plusieurs études ont montré que la surexpression de *NAIP* peut atténuer l'apoptose des neurones *in vitro* et même *in vivo* quand celle-ci a été induite soit par ischémie soit par atteinte axonale. Ainsi, certaines études complémentaires suggèrent que *NAIP* est un gène modificateur dans la SLA. Il a été aussi proposé que le gène *SMN2* puisse agir comme un gène modificateur dans la SMA. Des arguments génétiques sont en effet en faveur de l'influence de *SMN2* sur le phénotype de l'amyotrophie spinale. Ainsi, par des techniques de PCR compétitives ou de PFGE (*Pulse Field Gel Electrophoresis*), il a été montré que le nombre de copies *SMN2* dans l'AS de type 2 ou 3 était plus élevé que dans l'AS de type 1. Ces résultats ne fournissaient pas seulement une corrélation phénotype-génotype dans la SMA mais suggéraient aussi l'existence de différents mécanismes génétiques responsables des formes sévères et intermédiaires d'amyotrophie spinale. Il est probable que les délétions géniques prédominent dans l'AS de type 1 alors que les conversions géniques, c'est-à-dire la conversion de *SMN1* en *SMN2*, pourraient prévaloir dans l'AS de type 2 ou 3.

L'analyse du gène *SMN* a permis de tracer les limites entre la forme classique d'amyotrophie spinale et les amyotrophies spinales associées avec d'autres atteintes neurologiques (SMA^+), d'une part, et certaines maladies neuromusculaires, d'autre part. Des délétions à l'état homozygote du gène *SMN1* ont, en effet, été retrouvées chez des patients avec des myopathies congénitales avec corps cytoplasmiques, dans des arthrogryposes multiplexes congénitales et dans l'arthrogrypose multiplexe congénitale avec atteinte cardiaque chez des patients qui n'étaient pas suspects de SMA. En revanche, des délétions du gène *SMN* n'ont pas été détectées dans la forme spinale de Charcot-Marie-Tooth (*cf. infra*).

Maladie de Charcot-Marie-Tooth

La maladie de Charcot-Marie-Tooth (CMT) permet d'illustrer une caractéristique fréquente des maladies neurologiques héréditaires : l'hétérogénéité génétique. En effet, la maladie de Charcot-Marie-Tooth correspond en fait à un groupe de neuropathies héréditaires sensitives et motrices fréquentes (prévalence entre 50 et 100 cas pour 100 000) qui diffèrent aux plans électrophysiologique, anatomopathologique et génétique. Cependant, leur similitude clinique explique pourquoi ces neuropathies héréditaires sont désignées par le même éponyme. La maladie débute en général avant l'âge de 20 ans, le plus souvent aux membres inférieurs, d'où son nom initial d'atrophie péronière neurogène. Elle se manifeste par une amyotrophie et une faiblesse musculaire de topographie distale (pieds et mollets aux membres inférieurs, mains et avant-bras aux membres supérieurs). Des troubles sensitifs de même topographie sont observés. Associés aux signes neurologiques, on peut trouver des déformations, fréquemment des pieds creux et, plus rarement, une scoliose. À l'examen clinique, on note généralement une diminution, parfois une abolition, des réflexes ostéotendineux. L'évolution est chronique et lentement progressive. La gêne fonctionnelle est très variable d'un individu à l'autre, même au sein d'une famille. Trente pour cent des patients sont asymptomatiques et ce n'est qu'un examen attentif qui permet de mettre en évidence des signes discrets de la maladie. Le CMT ne modifie pas l'espérance de vie.

L'examen électrophysiologique est indispensable au diagnostic puisqu'il permet de détecter, dans certaines formes, les individus porteurs de mutation et encore asymptomatiques, et de distinguer différentes formes de la maladie. Cet examen permet d'enregistrer les potentiels d'action musculaires après stimulation d'un nerf. On peut ainsi mesurer la vitesse de propagation de l'influx nerveux (vitesse de conduction), qui explore la composante myélinique du nerf, et l'amplitude du signal, qui quantifie le nombre de fibres nerveuses (axones-dendrites) fonctionnelles. Dans certains cas, la biopsie nerveuse est nécessaire pour confirmer la nature du processus pathologique. Ainsi, on peut classer le CMT de la façon suivante :

- le CMT *démyélinisant*. À cause de l'atteinte de la myéline, les vitesses de conduction motrice et sensitive sont uniformément diminuées. En particulier, la vitesse de conduction du nerf médian (VCM) est de moins de 35 m/s (normale supérieure à 48 m/s). Le CMT démyélinisant est le plus fréquent des CMT. En Europe, il est majoritairement de transmission autosomique dominante. On le dénomme alors CMT1. Dans 50 % des cas, l'âge de début est inférieur à 10 ans. Sa pénétrance « clinique » est incomplète et âge-dépendante. En revanche, la pénétrance « électrophysiologique » est complète dès l'enfance. L'étude anatomopathologique met en évidence une diminution du nombre des axones, particulièrement ceux de gros calibre, une myéline d'épaisseur diminuée et des images en « bulbe d'oignon » dues à une prolifération des cellules de Schwann. Il peut aussi se transmettre selon un mode autosomique récessif, surtout dans les pays du Maghreb et du Proche et Moyen-Orient. Les aspects cliniques, électrophysiologiques et anatomopathologiques sont alors très variés ;
- le CMT *neuronal*. Ce sont les neurones qui sont primitivement atteints, la myéline restant longtemps normale. Les vitesses de conduction sont, ainsi, normales ou subnormales. La vitesse de conduction du nerf médian est le plus souvent supérieure à 40 m/s. La fréquence du CMT neuronal est difficile à estimer car son diagnostic est souvent délicat. Selon les études, il représente de 20 à 30 % des CMT. Le CMT neuronal est hétérogène au plan clinique et électrophysiologique. On distingue la forme *axonale*, avec atteinte motrice et sensitive, de la forme *spinale* sans altération des voies sensitives. En effet, les neuronopathies motrices *distales* héréditaires sont classique-

ment intégrées dans le cadre nosologique du CMT en raison de l'atteinte distale des membres et, en particulier, de leur présentation clinique fréquente à type d'atrophie péronière. Le terme de CMT spinal est alors utilisé. La transmission du CMT neuronal est principalement autosomique dominante en Europe, c'est le CMT2. Comme pour le CMT1, sa pénétrance est âge-dépendante. La biopsie nerveuse met en évidence, dans le CMT2, une perte axonale qui touche aussi bien les axones de grand que de petit calibre et l'absence d'atteinte du nerf dans le CMT spinal, puisque la biopsie est effectuée au niveau du musculocutané qui est purement sensitif ;

- le CMT *intermédiaire*. Certains patients avec un CMT présentent des VCM comprises entre 30 et 40 m/s. Quand on observe la ségrégation de l'affection dans la famille correspondante, le mode de transmission est souvent compatible avec une hérédité dominante liée à l'X (absence de transmission père-fils). Néanmoins, dans certains pedigrees, une transmission autosomique dominante peut être affirmée (présence d'au moins une transmission père-fils).

À l'intérieur de chaque type de CMT, différents modes de transmission sont rencontrés : autosomique dominant, autosomique récessif ou lié à l'X. La transmission dominante est prépondérante en Europe alors que le mode autosomique récessif est fréquent au Maghreb.

La classification actuelle de la maladie de Charcot-Marie-Tooth repose essentiellement sur le mode de transmission et les résultats de l'examen électrophysiologique, qui distinguent les formes neuronales et les formes démyélinisantes. Les études moléculaires ont montré qu'il existe une hétérogénéité génétique considérable. En effet, plus de 25 gènes ont été localisés sur le génome dont 12 ont été identifiés (fig. 36-1). En Europe, dans la plupart des cas familiaux avec un CMT démyélinisant (CMT1), c'est le gène *PMP22*, situé sur le bras court du chromosome 17, qui est en cause (CMT1A). Il code la protéine PMP22 qui est un constituant de la myéline compacte. Deux mécanismes moléculaires différents peuvent affecter ce gène. Dans près de 90 % des cas, une microduplication du bras court du chromosome 17 (17p11.2) conduit à la présence d'un second gène *PMP22* sur le chromosome pathologique. Comme des mutations ponctuelles de ce gène provoquent aussi un phénotype CMT1, il est admis qu'un effet de dose (trois copies de PMP22 au lieu de deux) est responsable du phénotype chez les patients CMT1 avec duplication. Ce modèle est renforcé par l'existence de la neuropathie héréditaire avec hypersensibilité à la pression (NHHP), qui est associée majoritairement à une délétion de la même région 17p11.2. Il a été montré que la région délétée associée à la NHHP était strictement identique à la région dupliquée chez les patients CMT1A. Au plan du mécanisme responsable de ces remaniements, il a été postulé que la duplication et la délétion associées respectivement au CMT1A et à la NHHP étaient les conséquences en miroir d'un même événement chromosomique : une recombinaison inégale survenant dans les gamètes d'un ancêtre entre les deux homologues 17, qui produit

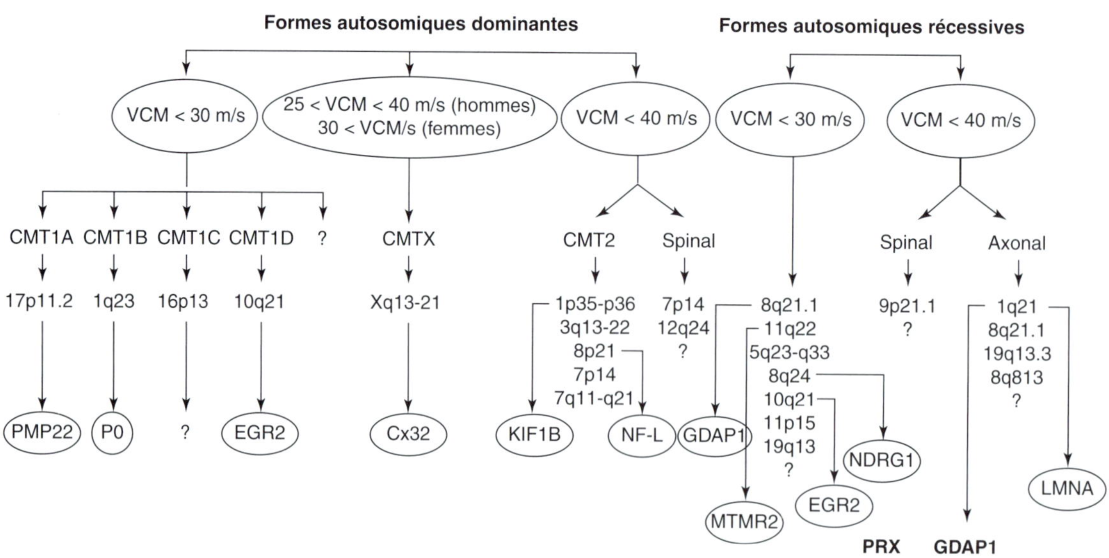

Fig. 36-1. Maladie de Charcot-Marie-Tooth.

un gamète porteur d'un chromosome 17 dupliqué, et un autre porteur d'un chromosome délété pour la région 17p11.2 (fig. 36-2). Ce mécanisme est expliqué par l'existence de deux séquences de 30 kb, hautement homologues, qui flanquent la région 17p11.2, les CMT1A-REPs proximal et distal, dont le mauvais appariement permet la recombinaison inégale. L'étude des CMT1A-REPs chimériques issues de ces remaniements chez des patients CMT1A et NHHP a montré qu'il existait dans les CMT1A-REPs un point chaud de recombinaisons où se retrouvent 75 % des points de recombinaisons. Les 25 % restants se distribuent dans trois autres zones des CMT1A-REPs.

Dans 5 à 10 % des cas, l'anomalie moléculaire ne concerne plus le chromosome 17 mais est localisée sur le bras court du chromosome 1 (CMT1B). Une mutation du gène *P0* est alors responsable de la maladie.

Si des duplications ou des mutations *de novo* de *PMP22* et *P0* ont été rapportées, on peut penser qu'une fraction importante des cas isolés correspond à des formes autosomiques récessives pour lesquelles on connaît maintenant cinq gènes (*cf.* fig. 36-2).

Enfin, c'est le gène de la connexine 32 qui est responsable de la forme dominante liée à l'X, dans laquelle la sévérité de l'atteinte est plus prononcée et les VCM plus abaissées chez l'homme que chez la femme. La Cx32 n'est pas un constituant de la myéline compacte, comme PMP22 et P0, mais elle est exprimée dans les cellules de Schwann où elle va former des connexons intracellulaires au niveau des boucles paranodales et des incisures de Schmidt-Lanterman.

Des possibilités de diagnostic moléculaire direct découlent de ces recherches, en particulier les études de corrélations phénotype-génotype. Pour des patients avec VCM inférieure à 35 m/s (CMT1), il s'agit en première intention de la mise en évidence de la duplication en 17p11.2 : sa présence permet d'affirmer qu'un patient est atteint d'une forme autosomique dominante de CMT1A. Dans un deuxième temps, une mutation de la Cx32 est recherchée si le mode de transmission de la maladie dans la famille est compatible avec une forme liée à l'X (forme familiale avec absence de transmission père-fils). Pour des patients avec des VCM intermédiaires ou normales, le gène de la Cx32 est exploré en première intention. Quand ces deux gènes ont été exclus, la faible fréquence des mutations dans les autres gènes connus nécessite souvent l'exploration d'autres sujets à risque de la famille pour préciser le mode de transmission, pour confronter les tableaux cliniques et, parfois, la réalisation d'examens complémentaires comme la biopsie de nerf chez certains patients isolés qui peuvent être atteints de formes autosomiques récessives. Le diagnostic moléculaire est particulièrement utile dans les formes isolées de CMT démyélinisant. Certains cas correspondent à des duplications survenues *de novo* et représentent donc des néomutations de transmission autosomique dominante. Il est donc

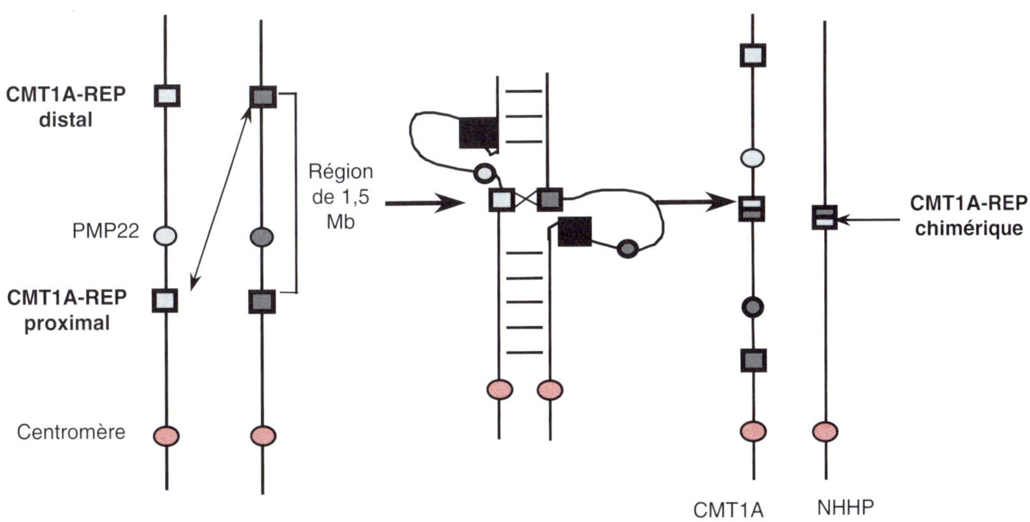

Fig. 36-2. Recombinaison inégale entre les deux chromosomes 17 homologues
Une duplication et une délétion de la région 17p11.2 sont provoquées par une recombinaison inégale après un mauvais alignement, entre un CMT1A-REP proximal d'un chromosome 17 et un CMT1A-REP distal du chromosome 17 homologue lors de la prophase de première division de méiose. Seule une chromatide par chromosome est représentée pour une meilleure lisibilité. Après la recombinaison, on obtient un gamète porteur d'un chromosome avec une duplication de la région 17p11.2 et un gamète porteur d'un chromosome 17 avec la délétion.

essentiel dans ces formes que le conseil génétique puisse s'appuyer sur l'examen moléculaire à la recherche d'une duplication en 17p11.2. Ce qui est possible dans le CMT démyélinisant ne l'est pas encore dans le CMT neuronal car les connaissances moléculaires sont moins avancées pour cette forme.

GÉNÉTIQUE DES MALADIES NEUROLOGIQUES COMMUNES

Dans les affections neurologiques fréquentes, comme les maladies d'Alzheimer et de Parkinson ou l'épilepsie, l'intervention de facteurs génétiques est établie. Néanmoins, il convient de distinguer deux cadres : les formes monogéniques de ces maladies qui représentent une petite fraction, de quelques pour cent à 20 % des cas en fonction de la pathologie et des populations, et les facteurs de risques génétiques qui interviennent dans la survenue des cas isolés qui sont nettement majoritaires. Il est à souligner que c'est dans les formes monogéniques que les progrès de la génétique moléculaire ont été les plus spectaculaires. Pour l'instant, très peu de facteurs de risque génétique ont été identifiés.

Maladie d'Alzheimer

La maladie d'Alzheimer (MA) est une démence qui se manifeste par une réduction des capacités cognitives préexistantes, ayant des répercussions sur l'autonomie du patient dans les actes de la vie quotidienne. L'élément indispensable pour poser le diagnostic est l'existence de troubles de la mémoire qui doivent être associés à au moins l'une des atteintes cognitives suivantes : aphasie (troubles du langage), apraxie (troubles des gestes), agnosie (troubles de la reconnaissance des objets) et troubles des fonctions exécutives (troubles d'adaptation du comportement à des situations nouvelles). Ces troubles sont authentifiés par des échelles de type *Mini-Mental-Status* ou *Blessed Dementia Scale* et sont quantifiés par des tests neuropsychologiques. Au début de la maladie, l'examen neurologique est généralement normal. En revanche, à un stade avancé de la maladie, on observe fréquemment des signes tels qu'une diminution des mouvements spontanés, une raideur et des myoclonies (contractions musculaires involontaires brèves) et, chez 50 % des patients, des crises épileptiques qui sont peu nombreuses et qui disparaissent avec le traitement. En moyenne, après une dizaine d'années d'évolution, les patients ont perdu toute autonomie et sont confinés au fauteuil ou au lit.

À l'examen anatomopathologique, la MA se caractérise par une atrophie cérébrale due à une perte neuronale qui affecte principalement le cortex cérébral, associée à la présence de fibrilles dans les cellules nerveuses, dénommées dégénérescence neuro-fibrillaire, et de dépôts extracellulaires, les plaques séniles.

Si la majorité des cas d'Alzheimer n'a pas d'histoire familiale de la maladie, les sujets avec au moins un apparenté atteint ont un risque relatif (RR) augmenté d'un facteur de 3,5 (pour un intervalle de confiance à 95 % de 2,6 à 4,6) de développer une MA. Ce RR est plus faible pour les sujets n'ayant qu'un seul apparenté atteint (2,6 ; [2,0-3,5]) que pour ceux qui ont deux apparentés atteints (7,5 [3,3-16,7]). La plus grande concordance du phénotype entre les paires de jumeaux monozygotes par rapport aux paires dizygotes confirme l'implication de facteurs génétiques dans la survenue de la MA. Dans certaines familles touchées par cette maladie, des études de ségrégation ont démontré l'existence de formes monogéniques, surtout autosomiques dominantes en Europe. C'est l'étude de ces formes familiales qui a permis l'identification des premiers gènes responsables de MA.

• APP, gène du précurseur de l'amyloïde

Le chromosome 21 a été l'un des premiers à avoir été étudié dans le cadre des formes familiales de MA. L'intérêt pour ce chromosome venait de l'observation très fréquente de stigmates histopathologiques de MA chez des sujets de plus de 40 ans atteints de trisomie 21. Or, le gène codant la protéine précurseur de l'amyloïde (APP, *Amyloid Precursor Protein*) fut localisé sur ce chromosome. Ce gène constituait un excellent candidat puisque le principal constituant des plaques séniles, le peptide Aβ, était un produit du catabolisme de cette protéine. Cette protéine, qui est retrouvée dans la plupart des cellules de l'organisme, est constituée d'un domaine intracellulaire court, d'un petit domaine transmembranaire et d'un large domaine extracellulaire. Le peptide Aβ correspond au fragment de la protéine qui est à cheval entre le domaine intramembranaire et le domaine extracellulaire (fig. 36-3). Par séquençage systématique, des mutations du gène *APP* ont été identifiées chez des patients appartenant à des familles avec MA. La responsabilité du gène de l'APP était ainsi démontrée dans certaines formes autosomiques dominantes de MA.

Bien que la fonction de l'APP ne soit pas complètement déterminée, on sait qu'elle est impliquée dans les phénomènes de croissance des neurones et de plasticité des terminaisons nerveuses. La protéine APP suit deux voies de maturation différentes. La première, dite non amyloïdergique, correspond au clivage de l'APP dans la séquence du peptide Aβ, sous l'action d'une α-sécrétase. Cette voie produit un grand fragment soluble, nommé APPα, qui est libéré de la surface de la cellule, et un petit fragment résiduel, qui reste enchâssé dans la membrane et qui sera ensuite

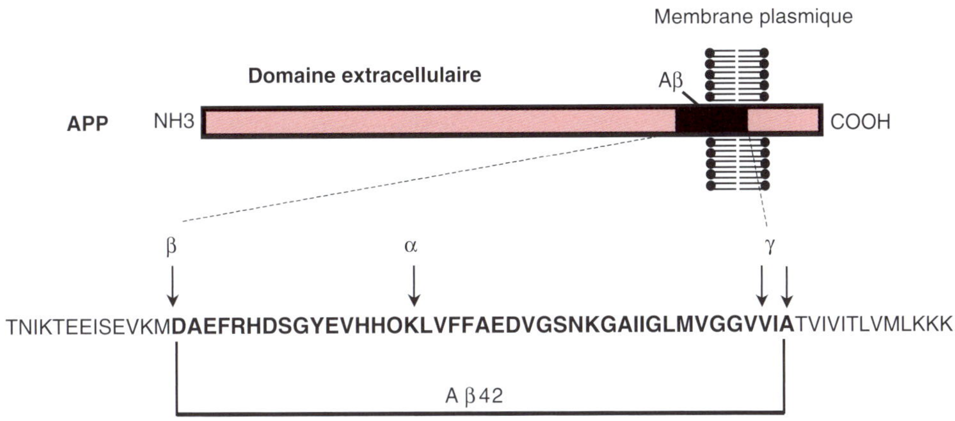

Fig. 36-3. Représentation de la protéine précurseur de la β-amyloïde (APP).
Les sites de clivage des sécrétases α, β et γ sont (indiqués par des flèches. La séquence protéique du peptide Aβ42 est indiqué en gras.

dégradé. La seconde voie de maturation, qui est dite amyloïdergique, fait intervenir deux enzymes différentes, la β- et la γ-sécrétases, qui coupent l'APP aux deux extrémités du peptide Aβ. Ce clivage libère d'une part un peptide APPα, mais aussi un fragment soluble, l'Aβ. Les mutations du gène *APP* produisent des changements d'acides aminés au niveau des sites de clivage des enzymes α-, β- et γ-sécrétases (*cf.* fig. 36-3). Les conséquences de ces mutations peuvent être de deux types : certaines entraînent *in vitro* une production de peptide Aβ huit à dix fois supérieure à la normale, d'autres provoquent une production accrue de peptide Aβ de plus grande taille (42 acides aminés au lieu de 39). Ce peptide Aβ42 a une propension plus grande qu'Aβ40 à s'agréger et donc à favoriser la constitution de plaques séniles.

Ces résultats ont permis aussi d'éclairer les mécanismes qui sous-tendent la survenue d'une démence précoce chez les personnes avec trisomie 21, qui est associée avec une forte densité de plaques séniles. On peut en effet penser que chez ces patients, il y a surproduction du fragment Aβ non pas par mutation du gène APP, mais par effet de dosage génique (trois copies du gène au lieu de deux).

Au plan épidémiologique, les mutations de l'APP sont rares : elles représenteraient moins de 15 % des formes autosomiques dominantes et moins de 0,1 % de l'ensemble des cas de MA.

Ces données démontrent donc qu'il existe une hétérogénéité génétique pour les formes familiales à début précoce.

- **Gènes des préséniIines**

Deux loci associés à des formes autosomiques dominantes à début précoce de MA (parfois avec un âge de survenue inférieur à 30 ans), ont été identifiés respectivement sur les chromosomes 14 et 1. Les deux gènes responsables codent des protéines très homologues qui ont été dénommées présénilines 1 (PS1) et 2 (PS2). *PS1* fut localisé et cloné le premier. La recherche *in silico* de gènes homologues à *PS1* a permis l'identification de *PS2*. Des mutations ont été ensuite recherchées dans des familles avec MA à début précoce qui présentaient une liaison avec le locus de *PS2* en 1q42.3. Une mutation du gène *PS2* (Asn141Ile) a été décrite principalement dans un isolat constitué des descendants d'une colonie allemande ayant émigré il y a trois siècles sur les bords de la Volga, et dans lequel la prévalence de la MA est très élevée. En dehors de cette population, quelques rares familles ont été rapportées dans la littérature. Les mutations de la PS1 sont, en revanche, plus fréquentes. *PS1* est en effet impliqué dans 70 % des formes autosomiques dominantes de MA précoce. De plus, si la moyenne d'âge de début de la MA chez les patients porteurs d'une mutation de *PS1* est de 45 ans (de 32 à 56 ans), l'âge de début associé à une mutation de *PS2* est plus tardif, en moyenne 52 ans (de 40 à 85 ans).

Les fonctions de ces protéines sont encore peu connues. Les présénilines sont des protéines membranaires à huit domaines trans-membranaires qui sont localisées dans les membranes du reticulum endoplasmique et de l'appareil de Golgi. On a pu ainsi émettre l'hypothèse que ces présénilines intervenaient dans la maturation de l'APP. Cette hypothèse est confortée par le fait que toutes les mutations des présénilines provoquent une surproduction du peptide Aβ, et plus particulièrement de la forme Aβ42 qui est la plus prompte à former des fibrilles insolubles. Il a été montré que ces présénilines interagissaient avec beaucoup de protéines différentes, dont l'APP. Aujourd'hui, deux hypothèses sont d'actualité :

- les présénilines correspondent à l'enzyme γ-sécrétase, qui clive l'APP au sein des membranes dans la voie amyloïdergique ;
- les présénilines font partie d'un complexe protéique interagissant avec cette enzyme.

• *Gène* ApoE, *facteur de risque génétique*

Nous venons de voir que l'étude génétique de formes familiales de MA a permis d'incriminer les gènes *APP* et *PS*. Ces formes rares ont ainsi permis d'identifier des voies biologiques dont la dérégulation provoque la surproduction du peptide Aβ. Nous allons voir que ces découvertes permettent de comprendre aussi les processus pathologiques en cause chez la majorité des malades qui ne présentent pourtant pas de mutations dans ces gènes. En effet, chez ces malades, la perturbation de ces mêmes voies biologiques peut être expliquée par l'existence de facteurs de risque génétiques. Ils correspondent à des polymorphismes génétiques qui créent un « terrain » favorable au développement de la maladie. Les allèles de susceptibilité (ou de protection) sont souvent fréquents dans la population. Le premier polymorphisme de susceptibilité pour la MA a été identifié dans le gène codant l'apolipoprotéine E (ApoE). Des analyses de liaison pratiquées dans des familles avec une MA à début tardif avaient en effet permis d'identifier un nouveau locus sur le chromosome 19. Comme le gène de l'ApoE était localisé dans la même région et que la protéine correspondante était détectée dans les plaques séniles, ce gène représentait un excellent gène candidat pour la MA.

Ce gène présente un polymorphisme protéique à trois variants, dénommés ApoE2, E3 et E4, qui existent dans la population générale. L'implication du gène *ApoE* comme gène de susceptibilité à l'Alzheimer a été démontrée par l'observation d'une répartition différente de la fréquence de ces variants dans une population de patients avec MA, par rapport à une population de témoins du même âge, du même sexe et de même origine géographique. En effet, dans la population occidentale, l'*ApoE3* est majoritaire (78 %), suivi de l'allèle *E4* (15 %) et de l'allèle *E2* (7 %). Dans une population de patients avec MA, on observe une surreprésentation de l'allèle *E4* (35 à 40 %), qui est associée à une baisse de la fréquence des deux autres allèles. De plus, il existe un effet du dosage génique de l'allèle *E4*. En effet, alors que le risque relatif de MA pour les individus porteurs d'un allèle *E4* est trois fois plus important par rapport à celui des patients qui ne portent pas cet allèle, ce risque est environ de 15 pour les sujets homozygotes pour *E4*. Il a aussi été montré que les sujets qui sont porteurs de l'allèle E2 sont relativement protégés contre la maladie d'Alzheimer. Il faut souligner que le risque conféré par l'allèle *E4* est plus élevé entre 60 et 80 ans, même si le risque relatif pour les porteurs d'au moins un allèle *E4* est globalement augmenté entre 50 et 90 ans ; de même, l'âge de début de la maladie décroît avec l'augmentation du nombre de doses de l'allèle *ApoE4*.

Cette notion de gènes de susceptibilité est difficile à manipuler car la présence de l'allèle *E4* n'est ni nécessaire ni suffisante pour la survenue d'une MA. En effet, dans la population française, il existe plusieurs millions de sujets qui sont porteurs de l'allèle *E4*, mais la grande majorité d'entre eux ne développera pas de maladie d'Alzheimer, alors qu'à l'inverse, des non-porteurs d'*ApoE4* seront atteints par cette maladie. L'allèle *E4* est pourtant un facteur de risque qui est loin d'être négligeable. En effet, le risque morbide parmi les apparentés au premier degré d'un sujet homozygote pour l'allèle *E4* est de 50 % à l'âge de 85 ans.

Au plan biologique, il est important de comprendre à quel niveau l'ApoE intervient dans le processus pathologique. La fonction principale de l'ApoE est le transport sanguin du cholestérol. Un lien direct avec la MA est *a priori* difficile à établir. Pourtant, il a été montré que, dans les cerveaux de patients décédés de MA, il existait une corrélation entre le génotype vis-à-vis de l'ApoE et la quantité totale du peptide Aβ, ainsi que le nombre de plaques séniles observées. Il semble que les différentes formes d'ApoE soient susceptibles d'interférer à un moment ou à un autre, avec le dépôt d'Aβ dans le cerveau. Des expériences récentes ont montré que des souris transgéniques surexprimant l'APP humain sur un fond génétique ApoE nul (souris *knock-out* pour l'ApoE) présentaient dans le cerveau des quantités de peptide Aβ et un nombre de plaques séniles plus faibles que les souris porteuses du même transgène mais sur un fond génétique sauvage *ApoE/ApoE* (les souris ne présentent pas le polymorphisme *E2/E3/E4*). De plus, chez les souris transgéniques qui surexpriment l'APP et qui présentent une invalidation du gène de l'ApoE, l'introduction de l'allèle humain *ApoE4* favorise plus les dépôts fibrillaires d'Aβ que celle de l'allèle *ApoE3*.

Maladie de Parkinson

La maladie de Parkinson est une affection dégénérative du système nerveux central dont la prévalence dépasse 2 % après 65 ans. La classique triade parkinsonienne (bradykinésie, hypertonie plastique et tremblement de repos) apparaît aux alentours de 60 ans, souvent unilatérale et sans autre signe neurologique au début de la maladie. La maladie de Parkinson idiopathique répond, au moins au début, de façon nette au traitement par la levodopa. Cependant, avec le temps apparaissent des fluctuations des capacités motrices et des mouvements anormaux induits par le traitement. L'épuisement de la réponse au traitement et les difficultés d'équilibration conduisent progressivement à une perte d'autonomie puis au décès après 10 à 20 ans d'évolution. Le diagnostic de certitude repose, comme beaucoup de maladies neurodégénératives, sur l'examen anatomopathologique. La maladie de Parkinson se caractérise par une perte neuronale qui affecte préférentiellement les neurones dopaminergiques du mésencéphale, essentiellement dans la *pars compacta* de la *substantia nigra*. Toutefois, la perte neuronale touche également d'autres structures cérébrales. Des inclusions cytoplasmiques, dénommées corps de Lewy, présentes dans les neurones dopaminergiques restants, constituent le stigmate histopathologique de la maladie. Ces structures intracytoplasmiques sont constituées d'un noyau central dense et éosinophile entouré d'un halo plus clair. Cette inclusion, qui contient des neurofilaments et d'autres protéines, n'est pas cependant pathognomonique de la maladie de Parkinson.

La cause de la mort cellulaire sélective des neurones dopaminergiques dans la maladie de Parkinson reste inconnue, mais l'intervention de facteurs de susceptibilité génétique est suspectée depuis que Gowers a observé, à la fin du siècle dernier, l'existence d'une histoire familiale chez 15 % de ses patients. Cette hypothèse a été renforcée par des études épidémiologiques, des études de jumeaux couplées à la tomographie par émission de positrons et l'existence de familles dans laquelle la transmission est compatible avec une affection monogénique. Ces dix dernières années, l'étude de familles a permis la localisation de huit gènes et l'identification de trois d'entre eux (tableau 36-II).

Tableau 36-II. Formes monogéniques de maladie de Parkinson

Locus	Chromosome	Hérédité	Gène
PARK 1	4q21-q22	AD	*Synucléine α*
PARK 2	6q25-q27	AR	Parkine
PARK 3	2p13	AD	?
PARK 4	4p14-p16	AD	?
PARK 5	4p14	AD	*UCH-L1*
PARK 6	1p35-p36	AR	?
PARK 7	1p36	AR	?
PARK 8	12p11.2-q13	AD	?

Modes de transmission : AD : autosomique dominant ; AR : autosomique récessif. *UCH-L1* : ubiquitine carboxyterminale hydrolase.

• Formes autosomiques dominantes

De nombreuses familles avec un syndrome parkinsonien ont été rapportées dont les plus vastes ont permis de localiser des gènes impliqués dans cette pathologie. À ce jour, cinq loci situés en 2p13, 4p14-16, 1p35-36, 1p36, 12p112-q13 ainsi que deux gènes codant la synucléine α et l'ubiquitine carboxyterminale hydroxylase ont été identifiés (*cf.* tableau 36-II). Nous insisterons sur la synucléine α dont l'étude s'est révélée instructive.

À ce jour, les mutations de ce gène touchent un tout petit nombre de familles. La mutation Ala53Thr a été mise en évidence dans quelques familles du Péloponèse et du Sud de l'Italie, qui descendent probablement d'un ancêtre atteint commun. L'autre mutation, Ala30Pro, a été décrite dans une seule famille allemande. Dans les familles avec la mutation Ala53Thr, la présentation clinique est sensiblement différente de celle de la maladie de Parkinson idiopathique, en raison d'un âge de début moyen plus précoce (46 ans) et d'une évolution rapide vers le décès (en moyenne 9 ans). De plus, la détérioration intellectuelle est fréquente ainsi que des troubles de l'oculomotricité. Cependant, l'examen neuropathologique révèle des anomalies évocatrices de maladie de Parkinson idiopathique, en particulier la présence de corps de Lewy dans la *substantia nigra*. Des études réalisées depuis l'identification de ce gène démontrent que la synucléine α est un locus mineur en termes de fréquence. Plusieurs centaines de cas isolés ou familiaux ont été testés, soit à la recherche des deux mutations décrites, soit par séquençage de l'ensemble de la séquence codante de la synucléine α : aucune mutation nouvelle n'a été identifiée.

Malgré la rareté de son implication, l'étude de la synucléine α s'est révélée fructueuse. Des résultats concordants montrent que la synucléine α est le composant fibrillaire prépondérant des corps de Lewy dans la maladie de Parkinson et la démence avec corps de Lewy. La protéine est également présente dans les inclusions cytoplasmiques gliales de l'atrophie multisystématisée, autre maladie neurodégénérative. Des études *in vitro* ont montré que les formes mutantes de synucléine α présentent une tendance accrue à s'agréger pour former des fibrilles formés de feuillets β antiparallèles. D'autres résultats suggèrent que les conséquences des mutations de la synucléine α sont la formation accélérée d'oligomères non fibrillaires qui seraient neurotoxiques. Il apparaît clairement que les mutations de la synucléine α modifient ses propriétés biochimiques mais les mécanismes exacts de sa toxicité restent à établir. En tout état de cause, la surexpression de la synucléine α chez des souris et des drosophiles transgéniques s'est révélée toxique pour les neurones, particulièrement les neurones dopaminergiques.

• Formes autosomiques récessives

Des formes autosomiques récessives de maladie de Parkinson ont été décrites et individualisées au Japon dans les années soixante-dix sous le terme de parkinsonisme juvénile autosomique récessif (*Autosomal Recessive Juvenile Parkinsonism*, ARJP). Le terme de parkinsonisme a été utilisé en raison de différences cliniques notables avec la maladie de Parkinson idiopathique. La triade parkinsonienne était certes présente mais de nombreuses particularités étaient notées : début précoce souvent avant l'âge de 20 ans, présence d'une dystonie des membres inférieurs, de réflexes vifs, amélioration nette par sommeil, excellente réactivité à la levodopa associée à la survenue précoce de dyskinésies sévères. Le gène responsable fut d'abord localisé sur le bras long du chromosome 6 dans un groupe de familles japonaises puis identifié en 1998 par une équipe japonaise qui le désigna sous le nom de *Parkine*. Une particularité de ce gène nouveau est sa longueur. Bien qu'il code une protéine de taille moyenne (465 acides aminés), ce gène s'étend sur une distance de plus d'un million de paires de bases.

L'analyse de ce gène dans de nombreuses familles a révélé l'extrême diversité des mutations. Dans l'étude la plus vaste qui concernait 73 cas familiaux et 100 cas isolés, le séquençage de l'ensemble des exons codants couplé à une PCR multiplexe semi-quantitative a permis de mettre en évidence 19 réarrangements et 23 mutations ponctuelles du gène de la parkine. Les réarrangements sont constitués de combinaisons variables de délétions d'exons et de cinq multiplications d'exons. De façon intéressante, non seulement des duplications mais aussi des triplications d'exons furent détectées. L'existence de délétions et de multiplications des mêmes exons fait suspecter qu'un mécanisme de recombinaison inégale soit à l'origine de ces réarrangements (*cf. supra* « Maladie de Charcot-Marie-Tooth »). La majorité des mutations ponctuelles sont de type faux-sens. Elles touchent préférentiellement la moitié carboxyterminale de la protéine. Les mutations de la parkine sont non seulement variées mais fréquentes. Elles sont mises en évidence dans près de 50 % des formes familiales autosomiques récessives de début précoce (avant l'âge de 45 ans) et dans des cas isolés de début précoce mais avec une fréquence moindre (18 %). Cependant, la fréquence des anomalies du gène de la parkine décroît rapidement lorsque l'âge de début des cas isolés augmente. L'âge de début est beaucoup plus variable qu'il n'avait été envisagé auparavant lorsque la maladie avait été qualifiée de juvénile, c'est-à-dire avec un début avant l'âge de 20 ans. L'âge moyen de début est de 32 ans mais il varie entre 7 et 64 ans.

Une particularité des patients porteurs d'une mutation de la parkine est qu'ils ne présentent pas le stigmate histopathologique de la maladie de Parkinson. Seuls trois cas neuropathologiques ont été décrits. Les patients présentent bien une perte massive des neurones dopaminergiques de la *substantia nigra pars compacta* mais la différence majeure avec la maladie idiopathique est l'absence de corps de Lewy dans la *substantia nigra* et d'autres régions du cerveau. Cette observation suggère que le mécanisme de la mort neuronale des neurones dopaminergiques est différent.

Deux motifs sont identifiés dans la séquence de la parkine. Le premier, situé à l'extrémité aminoterminale, présente une homologie modérée avec l'ubiquitine ; le second, dans la moitié carboxyterminale, est un domaine RING-IBR-RING (IBR, *In Between Ring*) dont l'importance fonctionnelle peut être suspectée par sa conservation entre les espèces et le fait qu'il est la cible préférentielle des mutations ponctuelles de type faux-sens. De façon intéressante, les domaines RING-IBR-RING ont été identifiés dans de nombreuses protéines qui interviennent dans le processus d'ubiquitinylation, comme l'ubiquitine ligase. Il a été récemment montré que la parkine est bien une ubiquitine protéine ligase. La parkine intervient donc dans l'ubiquitinylation de certaines protéines qui précède leur dégradation par le protéasome. On peut donc penser qu'au cours de la maladie, la perte de fonction de la parkine s'accompagne d'une accumulation de protéines destinées à être ubiquitinylées par la parkine avant d'être dégradées.

Plus récemment, deux nouveaux loci, désignés Park 6 et Park 7, ont été identifiés dans des familles avec un Parkinson autosomique récessif pour lesquelles le gène de la parkine avait été préalablement exclu (*cf.* tableau 36-II). Ces deux loci sont dans la même région chromosomique en 1q, mais la comparaison des deux régions candidates permet de les séparer d'un intervalle génétique de 25 cM. L'âge de début dans ces familles est aussi précoce. Une liaison à l'un ou l'autre de ces deux loci a été retrouvée dans très peu de familles.

Épilepsies

L'épilepsie est une affection fréquente qui recouvre un ensemble hétérogène de pathologies. Globalement, on estime que la part des facteurs génétiques dans l'étiologie des épilepsies humaines est de 40 à 60 %. En fait, la participation des facteurs environnementaux et génétiques dans le déterminisme d'une épilepsie varie selon l'épilepsie considérée. Depuis longtemps, la prépondérance des facteurs génétiques a été suspectée (prévalence augmentée d'épilepsie par rapport à la population générale chez les apparentés des malades, taux de concordance plus élevé chez les jumeaux monozygotes que chez les jumeaux dizygotes) dans les épilepsies idiopathiques pour lesquelles aucune cause organique n'a été identifiée (traumatisme, lésion vasculaire, tumeur, désordres métaboliques, syndrome complexe, maladies neurodégénératives...). On suspecte que la plupart d'entre elles répondent à une hérédité complexe. Celles qui ont une hérédité mendélienne sont rares mais particulièrement intéressantes de part les mécanismes fondamentaux qui les sous-tendent.

Nous présenterons les formes monogéniques pour lesquelles des gènes sont identifiés.

• Épilepsie frontale nocturne autosomique dominante

Ce syndrome familial (*Autosomal dominant nocturnal frontal lobe epilepsy* ou ADNFLE) est rare. Il débute le plus souvent dans l'enfance et est caractérisé par des crises partielles brèves, fréquentes, survenant surtout pendant le sommeil, le plus souvent en salves avec une composante motrice prédominante : postures dystoniques, pédalage, déambulations... Les crises persistent souvent à l'âge adulte mais tendent à se raréfier, et la sensibilité à la carbamazépine est généralement bonne.

L'ADNFLE est autosomique dominant et de pénétrance incomplète. Il est génétiquement hétérogène. Le premier locus a été rapporté dans une grande famille australienne sur le chromosome 20q13.2. Une mutation a ensuite été identifiée dans le gène *CHRNA4* qui code la sous-unité α_4 du récepteur cholinergique nicotinique neuronal. Cette mutation touche le deuxième domaine transmembranaire de cette sous-unité. Des mutations différentes de cette même sous-unité α_4 ont été ensuite retrouvées dans d'autres familles.

Les récepteurs cholinergiques nicotiniques sont formés de cinq sous unités qui forment un canal perméable au calcium. Huit gènes codant des sous-unités différentes ont été localisés chez l'homme. Au plan fonctionnel, le second domaine transmembranaire de la sous-unité α_4 joue un rôle clef dans la perméabilité ionique du canal. Il a été démontré *in vitro* que les mutations décrites affectaient les propriétés du récepteur en réduisant son affinité pour l'acétylcholine et sa perméabilité au calcium. Il semble que les récepteurs cholinergiques nicotiniques neuronaux soient presque exclusivement présynaptiques. Ils pourraient intervenir dans la régulation de la libération de neuromédiateurs notamment le glutamate (neurotransmetteur excitateur du cerveau).

Un second gène a été localisé sur le chromosome 15q24. Bien que cette région chevauche celle où sont localisés des gènes codant d'autres sous-unités du récepteur cholinergique nicotinique (*CHRNA3*, *CHRNA5*, *CHRNB4*), aucune mutation dans ces gènes n'a été identifiée à ce jour.

Un troisième locus a été identifié dans la région péricentromérique du chromosome 1, puis une mutation dans le gène de la sous-unité β_2 du récepteur cholinergique nicotinique (*CHRNB2*). Il a été aussi démontré que cette mutation altérait la fonction du récepteur.

• Convulsions néonatales familiales bénignes

Ce syndrome (*Benign familial neonatal convulsions* ou BFNC) est caractérisé par la survenue de crises cloniques uni- ou bilatérales, souvent à bascule, de crises apnéiques, ou éventuellement toniques au cours du deuxième ou troisième jour de vie d'un nouveau né normal par ailleurs. L'évolution est généralement favorable, cependant certains enfants présenteront ultérieurement des convulsions fébriles ou développeront une épilepsie.

Au plan génétique, des mutations dans des gènes codant des canaux potassium voltage-dépendants, *KCNQ2* en 20q (gène majoritairement impliqué) et *KCNQ3* en 8q (rarement impliqué) ont été identifiés. Les canaux potassium codés par ces deux gènes présentent une forte homologie de séquences, et sont tous deux exprimés de façon prépondérante dans le cerveau. Les canaux codés par *KCNQ2* et *KCNQ3* sont fonctionnellement liés ce qui permet de comprendre pourquoi des mutations dans chacun d'eux peuvent produire le même tableau clinique. Ils interviennent dans la repolarisation de la membrane neuronale après une dépolarisation. Les mutations décrites entraînent une perte de fonction du canal. L'âge-dépendance de ce syndrome pourrait être expliquée par les variations d'expression des canaux potassium au cours de la vie.

• Syndrome « GEFS + »

Dans certaines familles, des convulsions fébriles sont associées à des crises afébriles. C'est le cas dans un syndrome familial décrit en 1997 : le syndrome « GEFS + » (*Generalized Epilepsy with Febrile Seizures Plus*). Ce syndrome est caractérisé par la grande variabilité intrafamiliale du phénotype : les patients vont en effet présenter l'association variable de convulsions fébriles (CF) dans l'enfance à des crises afébriles ultérieures, le plus souvent *généralisées* mais aussi *partielles*. Certains individus atteints présentent aussi des convulsions fébriles particulières (dites « convulsions fébriles plus ») car elles persistent tardivement au-delà de l'âge de six ans (limite supérieure d'âge du syndrome des convulsions fébriles classiques). Le début des crises afébriles est très variable, dans l'enfance sans ou avec intervalle libre par rapport à la période de convulsions fébriles, ou plus tard à l'âge adulte. Un déficit intellectuel est parfois observé. L'évolution et la pharmacosensibilité sont très variables d'un individu à l'autre au sein de la même famille. L'imagerie cérébrale est normale.

Ce syndrome est autosomique dominant et de pénétrance incomplète. Il est génétiquement hétérogène. Une mutation dans le gène *SCN1B* qui code la sous-unité β1 du canal sodium voltage-dépendant neuronal a été rapportée dans une famille. Des mutations, qui semblent plus fréquentes, ont été ensuite identifiées dans le gène *SCN1A* qui code la sous-unité α_1 du même canal sodium voltage-dépendant. Ces mutations semblent altérer les propriétés de ce canal qui intervient dans la stabilisation de la membrane neuronale et qui est, déjà depuis longtemps, une cible pour différentes molécules antiépileptiques.

Enfin, récemment, des mutations dans la sous-unité γ_2 du récepteur au $GABA_A$ ont été rapportées dans deux familles avec épilepsie associée à des convulsions fébriles. Dans la première d'origine française, le phénotype est proche des GEFS +. En revanche, dans la seconde famille, d'origine australienne, les auteurs ont qualifié le tableau clinique « d'absence associée à des convulsions fébriles ». Le GABA (acide γ-aminobutyrique) est le principal neurotransmetteur inhibiteur du cerveau. Une mutation dans son récepteur est en accord avec certaines théories physiologiques de l'épileptogenèse qui soulignent depuis longtemps l'importance du rôle de la balance excitation (neurotransmission glutamatergique)/inhibition (neurotransmission gabaergique). Il est intéressant de noter que les deux mutations ne sont pas localisées dans les mêmes domaines de la sous-unité γ_2. La première (Lys289Met) est située dans une boucle extracellulaire entre deux segments transmembranaires qui forment le pore ionique, alors que la seconde se trouve dans le site de fixation des benzodiazépines. Ceci pourrait expliquer la différence de phénotype entre les deux familles.

En conclusion, les données précédentes montrent les progrès importants réalisés dans certaines formes monogéniques d'épilepsie idiopathique. Ils ont permis d'incriminer des canaux et des récepteurs dont le rôle dans l'épilepsie était soupçonné depuis longtemps. Pourtant, la plupart des épilepsies généralisées idiopathiques (incluant l'épilepsie myoclonique juvénile, l'épilepsie « absence de l'enfant », l'épilepsie « absence de l'adolescent » et l'épilepsie à crises de type « grand mal du réveil ») ont une hérédité complexe. Les difficultés méthodologiques rencontrées dans l'étude génétique de ces épilepsies expliquent probablement en partie les résultats contradictoires publiés jusqu'ici. Mais une hétérogénéité génétique liée à l'origine géographique des familles étudiées peut également expliquer que des loci soient tantôt identifiés tantôt exclus ultérieurement par d'autres équipes. Enfin, dans certaines études, des familles avec des épilepsies généralisées idiopathiques de nature différente sont mélangées.

Des liaisons en 8q, 3p et 1p ont été rapportées dans des groupes de familles de petite taille avec une épilepsie généralisée idiopathique (sans précision syndromique). Ces liaisons n'ont pas été confirmées par la suite.

Parmi les épilepsies généralisées idiopathiques, l'épilepsie myoclonique juvénile a été la plus étudiée au plan génétique. Des résultats contradictoires ont été publiés concernant une liaison au chromosome 6p. Un deuxième locus en 15q14 (région comportant notamment le gène codant la sous-unité α_7 du récepteur cholinergique nicotinique) a été aussi rapporté.

Dans les formes d'épilepsie à hérédité complexe, une alternative à la cartographie sur le génome (études précédemment citées) est l'approche gène-candidat qui consiste à rechercher dans une série de patients épileptiques des polymorphismes de susceptibilité dans des gènes candidats par la fonction. Bien évidemment, les gènes candidats incontournables sont ceux codant des sous-unités de canaux et de récepteurs canaux, dont ceux responsables de formes monogéniques.

Sclérose latérale amyotrophique

La sclérose latérale amyotrophique est une maladie dégénérative du motoneurone dont l'incidence est d'environ deux pour 100 000. On compte 1 000 nouveaux cas par an de SLA. Cette maladie est graduellement invalidante et provoque le décès du malade généralement en moins de 5 ans.

La SLA est une maladie neurologique reconnue pour sa gravité et son pronostic très péjoratif. Le pic de l'âge de survenue de la SLA est entre 55 et 75 ans. La SLA semble atteindre plus souvent les hommes que les femmes (sexe ratio 2/1). La maladie commence insidieusement, le plus souvent dans la sixième décennie. Elle est due à une perte des neurones moteurs de la corne antérieure, du bulbe et du cortex cérébral. La SLA est donc cliniquement caractérisée par l'association de signes qui reflètent l'atteinte combinée des motoneurones périphériques et centraux. Les signes classiques de la SLA sont une amyotrophie, un déficit musculaire et des fasciculations qui touchent différents territoires, l'atteinte des nerfs crâniens se traduisant par des signes d'atteinte bulbaire. Dans certaines formes, ils peuvent être précédés ou accompagnés par des troubles du comportement, de la cognition, de la parole et du langage. La topographie de l'atteinte musculaire et la vitesse de progression des déficits sont très variables d'un patient à l'autre. La mort survient généralement par détresse respiratoire.

Bien que la majorité des patients avec SLA soient des cas sporadiques, il existe un nombre non négligeable de cas familiaux bien documentés. La proportion des formes familiales est encore sujette à débat. On peut néanmoins citer l'étude de Williams et Windebank qui estiment que 5 à 10 % des cas de SLA sont familiaux, la plupart répondant à une transmission autosomique dominante. Dans des familles avec une SLA autosomique dominante, une liaison avec des marqueurs du chromosome 11 a été identifiée. Cette région chromosomique contient le gène codant la superoxyde dismutase de type 1 (SOD1). Aujourd'hui, plus de 80 mutations de ce gène composé de cinq exons ont été rapportées dans des familles avec SLA. Il est intéressant de noter que le type de la mutation et sa localisation dans le gène semblent influencer la sévérité des paramètres cliniques et électrophysiologiques, en particulier la vitesse de progression de la maladie et la prévalence des signes bulbaires par rapport aux signes pyramidaux. La communauté scientifique s'accorde aujourd'hui pour penser que les effets délétères des mutations de la SOD1 sont probablement dus à un gain de fonction (toxicité), plutôt qu'à une perte de fonction. En effet, les souris *knock-out* pour le gène *SOD1* ou celles qui surexpriment le gène normal ne développent pas de maladie dégénérative des motoneurones alors que les souris surexprimant les gènes mutés de la SOD1 sont atteintes. Le(s) mécanisme(s) par le(s) quel(s) les mutations provoquent la maladie reste (nt) encore inconnu(s) : augmentation de la nitrosylation des protéines, de l'activité peroxidase de la SOD1 muté, toxicité du cuivre du site actif de la SOD1, accumulation et agrégation de protéines anormales dont la SOD1 mutée, qui constitue 1 % des protéines totales du cerveau...

Des mutations dans le gène *SOD1* ont été rapportées dans 20 % des familles avec un SLA autosomique dominant et dans 2 % des cas isolés. La SLA est donc génétiquement hétérogène. Une approche gène-candidat a été pratiquée pour identifier de nouveaux gènes responsables de SLA. Elle était fondée sur l'observation suivante : dans la SLA, de nombreuses études pathologiques avaient montré l'accumulation de neurofilaments (NF), en particulier dans la portion proximale de l'axone et dans le corps cellulaire du motoneurone périphérique ; de plus, les modèles animaux qui surexprimaient les gènes normal ou mutés codant la chaîne lourde des NF (NFH) développaient une pathologie du neurone moteur proche de la SLA. Ainsi, des défauts moléculaires du gène *NFH* ont été recherchés dans une population de 356 cas sporadiques de SLA et dans 306 sujets témoins. Cinq délétions de deux types différents ont été trouvées dans la série de SLA et aucune dans le groupe contrôle. Quatre sujets apparemment non apparentés avaient une délétion d'un codon valine qui détruisait le site de reconnaissance d'une kinase de neurofilament, le CDK5. Le dernier patient présentait une délétion plus large de 33 acides aminés qui emportaient quatre répétitions d'un motif répété qui correspond à l'oligopeptide X-Lys-Ser-Pro-Y-Lys, où X est un acide aminé quelconque et Y est constitué de 1 à 3 acide(s) aminé(s). Ce motif répété est d'ailleurs polymorphe dans la population générale avec deux allèles fréquents de 44 (allèle court « S ») et 45 motifs (allèle long « L »). Comme des études ultérieures n'ont pas retrouvé ces réarrangements du gène NFH dans d'autres séries de patients SLA, il a été suggéré que les délétions précédemment identifiées n'étaient pas responsables de la maladie. Pourtant en 1999, Al-Chalabi et collaborateurs ont détecté des délétions dans cette même région des motifs répétés de NFH chez trois nouveaux cas isolés mais aussi dans une forme autosomique dominante de SLA. Dans tous les cas, ces délétions étaient associées à la maladie quand elles étaient accompagnées de l'allèle L du motif répété sur l'autre gène, laissant supposer que l'altération de l'organisation des domaines répétés des NHF puisse être à l'origine de la maladie.

Un troisième gène a été récemment localisé sur le chromosome 18q pour une forme autosomique dominante de SLA à début tardif. D'autres loci, tous rares, ont été aussi rapportés : une forme autosomique dominante de SLA juvénile en 9q34 (*ALS4*), et deux types de SLA autosomique récessive en 2q33-q35 (*ALS2*) et 15q12-q21 (*ALS5*). Le gène localisé en 2q33-q35 a été récemment identifié. Il code l'alsine qui présente des homologies avec des protéines régulatrices des GTPases.

RÉFÉRENCES BIBLIOGRAPHIQUES

Maladie de Huntington

[1] Lebre AS, Brice A. Aspects génétiques et physiopathologiques des affections causées par une expansion de polyglutamine. *Med Sci*, 2001 ; 17 : 1148-1157.

[2] Trottier Y, Mandel JL. Biomedicine. Huntingtin-profit and loss. *Science*, 2001 Jul 20 ; 293 (5529) : 445-446.

Amyotrophie spinale

[3] Saugier-Veber P, Drouot N, Lefebvre S, Charbonnier F *et al.* Detection of heterozygous SMN1 deletions in SMA families using a simple fluorescent multiplex PCR method. *J Med Genet, 2001* Apr ; 38 (4) : 240-243.

[4] Cifuentes-Diaz C, Nicole S, Velasco ME, Borra-Cebrian C *et al.* Neurofilament accumulation at the motor endplate and lack of axonal sprouting in a spinal muscular atrophy mouse model. *Hum Mol Genet,* 2002 Jun 1 ; 11 (12) : 1439-1447.

Ataxie de Friedreich

[5] Rustin P, von Kleist-Retzow JC, Chantrel-Groussard K, Sidi D *et al.* Effect of idebenone on cardiomyopathy in Friedreich's ataxia : a preliminary study. *Lancet*, 1999 Aug 7 ; 354 (9177) : 477-479.

[6] Durr A, Cossee M, Agid Y, Campuzano V *et al.* Clinical and genetic abnormalities in patients with Friedreich's ataxia. *N Engl J Med,* 1996 Oct 17 ; 335 (16) : 1169-1175.

Charcot-Marie-Tooth

[7] Dubourg O, Tardieu S, Birouk N, Gouider R *et al.* The frequency of 17p11.2 duplication and Connexin 32 mutations in 282 Charcot-Marie-Tooth families in relation to the mode of inheritance and motor nerve conduction velocity. *Neuromuscul Disord*, 2001 ; 11 : 458-463.

[8] Reilly MM. Classification of the hereditary motor and sensory neuropathies. *Curr Opin Neurol*, 2000 ; 13 : 561-564.

Maladie d'Alzheimer

[9] Hannequin D, Campion D. Les formes autosomiques dominantes de la maladie d'Alzheimer : du génotype au phénotype. *Rev Neurol* (Paris), 2001 Apr ; 157 (4) : 384-392.

[10] Sisodia SS, St George-Hyslop PH. gamma-Secretase, Notch, Abeta and Alzheimer's disease : where do the presenilins fit in ? *Nat Rev Neurosci*, 2002 Apr ; 3 (4) : 281-290.

Maladie de Parkinson

[11] Periquet M, Lucking C, Vaughan J, Bonifati V *et al.* French Parkinson's Disease Genetics Study Group. The European Consortium on Genetic Susceptibility in Parkinson's Disease. Origin of the mutations in the parkin gene in Europe : exon rearrangements are independent recurrent events, whereas point mutations may result from Founder effects. *Am J Hum Genet,* 2001 Mar ; 68 (3) : 617-626.

[12] Gasser T. Genetics of Parkinson's disease (ENS teaching course). *J Neurol*, 2001 oct ; 248 (10) : 833-840.

Épilepsie

[13] Baulac S, An-Gourfinkel I, Brice A, LeGuern E. Épilepsies, convulsions fébriles et canaux ioniques : le début d'une longue histoire. *Méd Sci*, 2001 ; 17 (10) : 999-1007.

[14] Moulard B, Malafosse A. Situation et perspectives de la génétique des épilepsies. *Rev Neurol*, 2002 ; 158 (3) : 283-291.

SLA

[15] Salachas F, Meininger V. Les maladies neurodégénératives du motoneurone. *Rev Prat*, 2001 ; 51 : 1197-1201.

[16] Orrell RW, Figlewicz DA. Clinical implications of the genetics of ALS and other motor neuron diseases. *Neurology*, 2001 ; 57 : 9-17.

Remerciements

Les auteurs tiennent à vivement remercier :

- A. Durr (maladie de Huntington, maladie de Parkinson, ataxie de Friedreich) département de génétique, cytogénétique et embryologie, U289, hôpital Pitié-Salpêtrière, Paris ;
- M. Cossée et M. Schmidt (maladie de Friedreich), laboratoire de diagnostic génétique, faculté de médecine, Strasbourg ;
- D. Campion (maladie d'Alzheimer), EMI9906, faculté de médecine, Rouen ;
- O. Dubourg (maladie de Charcot-Marie-Tooth), laboratoire de neuropathologie et U289, hôpital Pitié-Salpêtrière, Paris ;
- Patrice Verpillat (maladie d'Alzheimer) U289, hôpital Pitié-Salpêtrière, Paris ;
- Stéphanie Baulac (épilepsie) U289, hôpital Pitié-Salpêtrière, Paris ;

dont les commentaires et les corrections ont été indispensables pour réaliser ce chapitre.

Ils tiennent aussi à remercier Lydia Guennec pour son assistance technique.

37
Génétique dermatologique

- Épidermolyses bulbeuses héréditaires
- Anomalies de différenciation épidermique (ichtyoses congénitales, kératodermies)
- Dysplasies ectodermiques
- Anomalies de pigmentation
- Pathologies du tissu conjonctif (Ehlers-Danlos, Cutis Caxa)
- Maladies neuroectodermiques (neurofibromatoses, maladie de Bourneville)
- Tumeurs et prédispositions tumorales cutanées

Le propos de ce chapitre n'est pas de traiter l'ensemble des maladies génétiques s'exprimant par des signes dermatologiques mais de faire une brève revue des affections cutanéo-phanériennes pour lesquelles les gènes responsables ont été identifiés.

ÉPIDERMOLYSES BULLEUSES HÉRÉDITAIRES

Définition

Le groupe des épidermolyses bulleuses (EB) héréditaires se caractérise par une fragilité des téguments responsable d'un décollement bulleux cutané et parfois muqueux, ainsi que d'autres conséquences au long cours (alopécie, perte des ongles...). La gravité de chacun des types d'EB est extrêmement variable rendant indispensable un diagnostic précis avant d'envisager le pronostic et la prise en charge.

Éléments clés du diagnostic et classification

La caractérisation des EB repose sur l'examen ultrastructural et immuno-histochimique de la biopsie cutanée [1]. Ces techniques permettent un diagnostic précoce chez le nouveau-né. La microscopie électronique permet de préciser le niveau exact du clivage. Les études par immuno-marquage recherchent une anomalie ou une absence d'expression de certaines protéines de la jonction dermo-épidermique (fig. 37-1). On distingue ainsi trois grands groupes anatomo-cliniques d'EB, en fonction du niveau de clivage dermo-épidermique :

- clivage superficiel, au niveau des kératinocytes de l'assise basale : épidermolyses bulleuses simples (EBS) ;
- clivage intermédiaire, au niveau de la *lamina lucida*, avec anomalies des hémi-desmosomes : épidermolyses bulleuses jonctionnelles (EBJ) ;
- clivage profond, sous la *lamina densa*, par anomalie des fibrilles d'ancrage : épidermolyses bulleuses dystrophiques (EBD). Les cicatrices des bulles sont atrophiques et s'accompagnent de grains de milium.

Au sein de chacun des groupes, il existe différentes formes dont la présentation clinique, la gravité, le mode de transmission et les gènes impliqués sont variables (tableau 37-I).

ANOMALIES DE LA DIFFÉRENCIATION ÉPIDERMIQUE

Cette section traite des affections suivantes :

- ichtyoses congénitales ;
- kératodermies palmo-plantaires (KPP) ;
- maladie de Darrier.

Ichtyoses congénitales

• Définition

Les ichtyoses sont des maladies hétérogènes sur le plan clinique et génétique caractérisées par une desquamation anormale de l'épiderme [2].

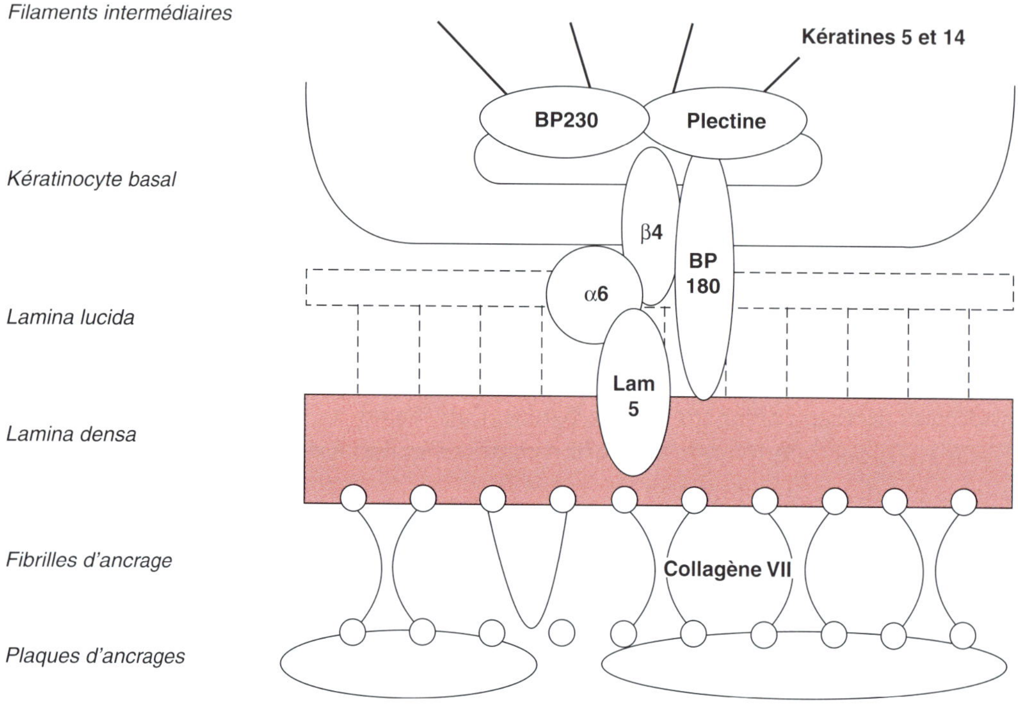

Fig. 37-1. **Structure et composants de la jonction dermo-épidermique.**
Lam 5 : Laminine 5 ; α_6, β_4 : intégrine α_6, β_4, BP180 : antigène de 180 kDa de la pemphigoïde bulleuse (collagène XVII), BP230 : antigène de 230 kDa de la pemphigoïde bulleuse.

Tableau 37-I. **Principaux types d'épidermolyses bulleuses héréditaires**

Type d'EB	Dénomination	Transmission	Gène
EB simples	EBS herpétiforme de Dowling-Meara	AD	Kératine (K5 ou K14)
	EBS de Weber-Cockayne	AD	K5 ou K14
	EBS de Köbner	AD	K5 ou K14
EB Jonctionnelles	EBJ létale de Herlitz	AR	Laminine 5 (chaîne α, β ou γ)
	EBJ létale avec sténose du pylore	AR	Intégrine (chaîne α6 ou β4)
	EBJ bénignes atrophiques généralisées	AR	Laminine 5 (chaîne α, β ou γ) ou collagène XVII
EB dystrophiques	EBD d'Hallopeau-Siemens	AR	Chaîne α1 du collagène VII (COL7A1)
	EBD de Cockayne-Touraine	AD	COL7A1
	EBD albo-papuloïde de Pasini	AD	COL7A1

- **Éléments clés du diagnostic, classification et génétique**

Le tableau 37-II résume les principales caractéristiques des ichtyoses congénitales.

Tableau 37-II. Principaux types d'ichtyoses congénitales

Type d'ichtyoses	Clinique	Transmission	Gènes
Ichtyose « vulgaire »	Squames fines, xérose cutanée	AD	
Ichtyoses congénitales autosomiques récessives :			
Ichtyose lamellaire	Bébé collodion puis ichtyose à larges squames et KPP	AR	Transglutaminase kératocytaire et autres gènes non identifiés
Érytrodermie ichtyosiforme congénitale sèche	Bébé collodion puis ichtyose, KPP + érythème diffus	AR	*idem*
Érythrodermie ichtyosiforme congénitale bulleuse (hyperkératose épidermolytique)	Érythrodermie néonatale bulleuse (« bébé ébouillanté ») puis hyperkératose généralisée avec des poussées bulleuses et KPP	AD (50 % de néomutations)	Kératine K10 (type Brocq) Kératine K1 (type Brocq) Kératine K2e (type Siemens, plus superficiel s'atténuant à l'âge adulte)
Ichtyose récessive liée à l'X	Ichtyose à fines squames, opacités cornéennes	RLX	Stéroïde sulfatase
Syndrome de Netherton	Ichtyose, hyper-IgE, eczéma, cheveux « bambou »	AR	Inhibiteur de la sérine protéase, type Kazal (SPINK5)

Kératodermies palmoplantaires héréditaires

- **Définition**

Les kératodermies palmo-plantaires (KPP) sont caractérisées par un épaississement de l'épiderme des paumes et des plantes [3].

- **Éléments clés du diagnostic et classification**

Les kératodermies palmo-plantaires héréditaires se séparent en KPP diffuses (touchant toute la surface des paumes et des plantes) et KPP localisées (callosités en îlots). Il existe souvent des atteintes cutanées ou extra-cutanées associées. Une KPP peut ainsi être observée dans diverses génodermatoses (épidermolyses bulleuses, ichtyoses, dysplasies ectodermiques) ou dans certaines maladies métaboliques : tyrosinose oculo-cutanée (autosomique récessive), syndrome ichtyose-surdité d'origine mitochondriale. Les kératodermies palmo-plantaires diffuses comprennent la maladie de Meleda, la KPP de Thost-Unna, la KPP épidermolytique de Vörner, la maladie de Papillon-Lefèvre qui associe à une KPP psoriasiforme une parodontopathie responsable d'une perte des dents, le syndrome de Vohwinkel, où s'observent des constrictions des orteils aboutissant à leur amputation, l'érythrokératodermie variable, où la KPP est associée à une ichtyose figurée migratrice. Les kératodermies palmo-plantaires localisées comprennent la pachyonychie congénitale (type Jadassohn-Lawandowsky principalement, qui associe à la KPP une leucoplasie buccale et un épaississement unguéal), La KPP striée type Brunauer-Fuhs et la KPP type Buschke-Fischer-Brauer.

- **Génétique**

Les principaux gènes impliqués dans les KPP sont réunis dans le tableau 37-III.

Maladie de Darier

- **Définition**

La maladie de Darier se caractérise par une anomalie de cohésion des kératinocytes du corps muqueux, avec une image histologique d'acantholyse, se traduisant par une hyperkératose et une fragilité de l'épiderme [4].

- **Éléments clés du diagnostic**

Elle début chez l'adulte jeune (deuxième ou troisième décennie).

Tableau 37-III. Principaux gènes impliqués dans les KPP

Type de KPP	Transmission	Gène
Pachyonychie congénitale Autres KPP localisées	AD	Kératine 6 Kératine 16 Kératine 17
KPP diffuse épidermolytique de Vörner	AD	Kératine 9
KPP non épidermolytique de Thost-Unna	AD	Kératine 1
KPP type Vohwinkel + surdité	AD	Connexine 26
KPP type Vohwinkel + ichtyose	AD	Loricrine
Erythrokératodermie variable	AD	Connexine 31
Dysplasie ectodermique de Clouston	AD	Connexine 30
KPP striée	AD	Desmoplakine 1 Desmogléine 1
Maladie de Papillon-Lefèvre	AR	Cathepsine C

Des papules kératosiques du tronc et des grands plis de flexion (cou, aisselles, périnée) sont associées à des érosions linéaires (raghades), suintantes, malodorantes, aggravées par la chaleur ou l'exposition solaire et souvent surinfectées.

L'atteinte des extrémités est caractéristique, associant une hyperkératose punctiforme translucide des paumes et des plantes, une hyperkératose papuleuse du dos des mains, et une dystrophie unguéale particulière avec onychoschizis et alternance de bandes longitudinales rouges et blanches.

Des manifestations psychiatriques sont souvent associées.

L'histologie cutanée montre une image caractéristique de dissociation des kératinocytes suprabasaux : l'acantholyse.

Une affection héréditaire voisine, la maladie de Hailey-Hailey, partage la même image histologique d'acantholyse. L'atteinte cutanée est limitée aux grands plis de flexion, respectant les extrémités, en particulier les ongles.

- **Génétique**

La maladie de Darier est autosomique dominante. Elle est due à des mutations du gène *ATP2A2* (12q). La maladie de Hailey-Hailey, également autosomique dominante, n'est pas allélique mais est due à des mutations du gène *ATP2C1* (3q21) dont la fonction est voisine.

DYSPLASIES ECTODERMIQUES

Incontinentia pigmenti

- **Définition**

L'incontinentia pigmenti (IP) touche quasi exclusivement les filles et associe des manifestations cutanées inflammatoires en période néonatale à des anomalies de développement des dérivés ectodermiques [5].

- **Éléments clés du diagnostic**

Les lésions dermatologiques évoluent en plusieurs phases :

- éruption néonatale vésiculo-pustuleuse ;
- stade verruco-lichénoïde ;
- stade pigmentaire : pigmentation en éclaboussures qui disparaissent en quelques années ;
- stade atrophique.

Les lésions ont une topographie linéaire selon les lignes de Blaschko.

Elles peuvent s'associer à une alopécie du vertex, ainsi qu'à des anomalies dentaires de forme et de nombre. Ces anomalies sont utiles pour le diagnostic des conductrices. Le pronostic est lié aux éventuelles lésions neurologiques et oculaires associées.

- **Génétique**

L'IP est une maladie dominante liée à l'X avec une létalité pour les fœtus de sexe masculin. Elle est due à des mutations du gène *NEMO*, localisé sur le chromosome Xq28 et impliqué dans la voie de régulation NFκB. La topographie linéaire de l'éruption reflète le mosaïcisme fonctionnel dû à l'inactivation du chromosome X. Les femmes atteintes d'IP ont un profil biaisé de l'inactivation de l'X.

Dysplasie ectodermique anhidrotique

• Définition

La dysplasie ectodermique anhidrotique (DEA), type Christ-Siemens-Touraine, est une anomalie de développement de certains dérivés ectodermiques (annexes épidermiques pilo-sébacées et sudorales, bourgeons dentaires) [6].

• Éléments clés du diagnostic

La DEA associe une hypotrichose diffuse, une hypohidrose parfois majeure entraînant des troubles de la thermorégulation, une xérose cutanée, une oligo- ou anodontie avec anomalies de forme (incisives coniques) et un morphotype particulier (bosse frontale, ensellure nasale, hypoplasie des ailes du nez).

• Génétique

Le mode de transmission de la DEA est le plus souvent récessif lié au chromosome X en relation avec des mutations du gène *EDA* en Xq13. L'affection touche essentiellement les garçons avec parfois des manifestations mineures chez les conductrices. D'autres DEA, cliniquement identiques, sont transmises sur le mode autosomique récessif ou dominant et sont dues, entre autres, à des mutations du gène *EDAR* sur le chromosome 2.

ANOMALIES DE LA PIGMENTATION

Albinismes oculocutanés

• Définition

Les albinismes oculo-cutanés (AOC) sont des affections hétérogènes sur les plans clinique et génétique se caractérisant par un défaut de production de mélanine dans les mélanocytes de l'épiderme, des cheveux et de l'œil (iris, choroïde, rétine). On distingue, en fonction de l'activité de la tyrosinase, les AOC tyrosinase négative (AOC de type 1) et les AOC tyrosinase positive (AOC de type 2 et 3).

• Éléments clés du diagnostic

Ce sont l'hypopigmentation de la peau, des phanères et l'éventuelle transillumination de l'iris. Les signes ophtalmologiques sont le nystagmus congénital, la photophobie et la réduction de l'acuité visuelle. L'activité tyrosinase peut être étudiée sur le bulbe pileux.

L'absence de pigmentation est incomplète dans les AOC de type 2 et 3.

• Génétique

Tous les AOC sont transmis sur le mode autosomique récessif. L'OAC de type 1 est dû à des mutations dans le gène de la tyrosinase (11q14.2). L'OAC de type 2 est dû à des mutations dans le gène *P* (15q11-13) et l'AOC de type 3 est dû à des mutations dans le gène de la *Tyrosine-related Protein 1* (TRP1) (9p23).

Hypomélanose d'Ito

• Définition

L'hypomélanose d'Ito est une hypopigmentation en bandes qui suivent les lignes de Blaschko (nævus ou hamartome achromique) [7].

• Éléments clés du diagnostic

Le diagnostic est exclusivement clinique et repose sur la disposition de l'hypochromie : bandes en « S » sur les membres, en « V » dans le dos, en tourbillons sur les flancs. Les manifestations extracutanées associées (malformatives, neurologiques) sont inconstantes et variables. Une hyperpigmentation suivant la même topographie a la même signification. L'hyperpigmentation et l'hypopigmentation sont parfois associées.

• Génétique

L'hypomélanose d'Ito est une affection sporadique en rapport avec un mosaïcisme somatique, inconstamment détecté par le caryotype des fibroblastes. Les patients peuvent également être porteurs de translocations X-autosome sans mosaïcisme et avoir un profil anormal de l'inactivation du chromosome X.

PATHOLOGIES DU TISSU CONJONCTIF

Syndromes d'Ehlers-Danlos

• Définition

On dénomme sous le terme de syndromes d'Ehlers-Danlos (SED) un groupe hétérogène de maladies héréditaires du tissu conjonctif. La nouvelle classification des SED reconnaît six formes cliniques (tableau 37-IV).

• Éléments clés du diagnostic

▶ SED classique

Les critères majeurs du diagnostic du SED classique sont l'hyperextensibilité cutanée, les cicatrices cutanées atrophiques et l'hyperlaxité articulaire. Les critères mineurs de la maladie sont la texture fine de la peau avec des ecchymoses qui apparaissent facilement, les tumeurs molluscoïdes, les sphéroïdes sous-cutanés, les

Tableau 37-IV. Classification et génétique des SED

Nouvelle classification	Ancienne classification	Transmission	Gènes
Classique	Types I et II	AD	15 % des cas : collagènes de type V (*COL5A1* et *COL5A2*) 85 % des cas : gène non identifié
Hypermobile	Type III	AD	Non identifié
Vasculaire	Type IV	AD	Collagène de type III (*COL3A1*)
Cypho-scoliotique	Type VI	AD	*PLOD* (lysyl-hydroxylase)
Arthrochalasis	Types VIIa et VIIb	AD	Collagène de type I (*COL1A1* et *COL1A2*)
Dermatosparaxis	Type VIIc	AR	Procollagène I aminoterminale peptidase (*ADAMTS2*)

complications articulaires de l'hyperlaxité ligamentaire, l'hypotonie musculaire ainsi qu'une histoire familiale positive.

Dans les familles où il existe des anomalies du collagène de type V, le diagnostic clinique peut être confirmé par l'étude des profils de sécrétion du collagène par les fibroblastes dermiques et éventuellement par la biologie moléculaire.

▶ SED vasculaire

Les critères majeurs de diagnostic du SED vasculaire sont un aspect particulier du visage, une peau fine translucide à travers laquelle on voit le réseau veineux sous-cutané, une tendance marquée aux hématomes et la survenue de ruptures artérielles ou viscérales (intestinales ou utérines) qui peuvent mettre en jeu le pronostic vital. Les autres signes sont l'acrogeria, l'hypermobilité des petites articulations, les ruptures tendineuses, les varices des membres inférieurs et une histoire familiale positive. Le diagnostic clinique peut être confirmé par l'étude de la sécrétion du collagène III par les fibroblastes cutanés et éventuellement par la mise en évidence de la mutation du gène *COL3A1*.

• Génétique

Les modes de transmission et les gènes en cause dans les différents types de SED sont résumés sur le tableau 37-IV.

Cutis laxa

• Définition

Les cutis laxa (CL) congénitales généralisées se caractérisent par une perte de l'élasticité de la peau, responsable d'un pli cutané excessif et anormalement persistant [8].

• Éléments clés du diagnostic

Le diagnostic est uniquement clinique, sur l'atteinte cutanée et le morphotype de vieillissement prématuré qui en résulte. L'examen histologique ou ultrastructural de la peau ne fait que confirmer le caractère anormal du réseau élastique. Les manifestations associées, viscérales, malformatives ou dysmorphiques sont diverses mais inconstantes ; elles conditionnent le pronostic et ont permis de définir diverses formes cliniques ou associations (tableau 37-V).

Tableau 37-V. Classification des cutis laxa

Type de CL	Manifestations associées	Gène
CL autosomique dominante	Pas d'atteinte viscérale, hernies, bon pronostic	Élastine
CL autosomique récessive (Type I d'Agha)	Emphysème (pronostic vital), hypotrophie	Fibuline, autres
CL autosomique récessive (Type II d'Agha)	Retard global de développement (psychomoteur et staturo-pondéral), dysmorphie craniofaciale	?
CL liée à l'X	Déficit en transport du cuivre (allélique à la maladie de Menkès), corne occipitale	ATP7A
CL marfanoïde	Arachnodactylie, avance staturo-pondérale, atteinte pulmonaire et cardiaque létales	Délétion 7q13-1
Syndrome de Costello	Retard psychomoteur, macrocéphalie, cardiomyopathie, papillomatose périorificielle, plis palmaires capitonnés	?
Syndrome de de Barsy (AR)	Retard psychomoteur, athétose, opacité cornéenne, hypotrichose	?

• **Génétique**

Les bases moléculaires de la plupart des formes de cutis laxa sont inconnues. Le plus souvent, les cas observés sont sporadiques. Il existe parfois un contexte familial, mais le mode de transmission est variable. Les formes dominantes semblent moins graves que les formes récessives (tableau 37-V).

Pseudoxanthome élastique

• **Définition**

Le pseudoxanthome élastique (PXE) est une affection systémique héréditaire du tissu conjonctif caractérisée par une fragmentation et une calcification progressive des structures élastiques de la peau, de la rétine et des parois artérielles [9].

• **Éléments clés du diagnostic**

Le PXE est caractérisé par l'association de lésions cutanées et ophtalmologiques.

Les lésions cutanées sont des papules jaunâtres ou de couleur chair pouvant confluer en un infiltrat dermique en peau d'orange. Ces lésions apparaissent entre 10 et 20 ans au niveau du cou, des aisselles, des coudes et de l'aine.

Au niveau de l'œil, il existe des déchirures de la membrane élastique de la rétine, visibles au fond d'œil et en angiographie sous la forme de stries angioïdes. La vision peut être sévèrement altérée par une atteinte de la macula ou par des hémorragies rétiniennes.

Le PXE peut également entraîner des atteintes artérielles précoces et des hémorragies gastro-intestinales.

• **Génétique**

Le PXE est causé par de mutations dans le gène *ABCC3* (16p13). Le mode de transmission de la maladie est le plus probablement autosomique récessif avec une grande variabilité phénotypique intrafamiliale de la maladie.

PATHOLOGIES NEUROECTODERMIQUES

Neurofibromatose de type 1

• **Définition**

La neurofibromatose de type 1 (NF1), ou maladie de von Recklinghausen, est une maladie associant des signes cutanés et de proliférations tumorales nerveuses dont l'incidence est estimée à un pour 3 000 naissances [10].

• **Éléments clés du diagnostic**

Le diagnostic de NF1 est porté quand deux des sept éléments cliniques suivants sont présents chez le même individu :

1. Au moins six taches café au lait :
   - > 15 mm après la puberté ;
   - > 5 mm avant la puberté.
2. Au moins deux neurofibromes, quel que soit le type, ou un neurofibrome plexiforme.
3. Lentigines (taches de rousseur) axillaires ou inguinales.
4. Gliome des voies optiques.
5. Au moins deux nodules de Lisch (hamartomes de l'iris).
6. Une lésion osseuse caractéristique : dysplasie du sphénoïde, amincissement de la corticale des os longs avec ou sans pseudarthrose.
7. Un apparenté du premier degré atteint.

• **Génétique**

La NF1 est une maladie autosomique dominante dont le gène, localisé en 17q11, code la neurofibromine. Cette protéine intervient dans le contrôle de la différenciation et de la prolifération cellulaire en régulant la voie Ras/Raf/MAP kinase. Les principales caractéristiques génétiques de NF1 sont :

- la grande pénétrance du gène NF1 (complète après 5 ans) ;
- le taux important de néomutations (50 %), ;
- la grande variabilité d'expression ;
- la grande diversité des mutations qui rend difficile les études directes du gène.

Neurofibromatose de type 2

• **Définition**

La neurofibromatose de type 2 (NF2) est une maladie génétique dix fois moins fréquente que la NF1 (un pour 30 000 à un pour 50 000) caractérisée par l'apparition de tumeurs du système nerveux central, en particulier de schwannomes vestibulaires bilatéraux [11].

• **Éléments clés du diagnostic**

Un individu est considéré comme atteint de NF2 dans l'une ou l'autre des situations suivantes :

- présence de schwannomes vestibulaires bilatéraux visualisés à l'IRM ;
- ou un parent du premier degré atteint de NF2 et présence chez le sujet soit d'un schwannome vestibulaire unilatéral, soit de deux des éléments suivants : méningiome, gliome, schwannome ou cataracte juvénile sous-capsulaire postérieure.

Les signes de la NF2 n'apparaissent que vers 15-25 ans. Sur le plan cutané, il peut exister des taches café-au-lait, bien moins nombreuses et moins fréquentes que dans la NF1, et des schwannomes sous-cutanés douloureux.

• Génétique

NF2 est une maladie autosomique dominante dont le gène, localisé sur le chromosome 22q12, code une protéine ayant un rôle de suppresseur de tumeur appelée merline ou schwannomine.

Sclérose tubéreuse de Bourneville

• Définition, fréquence

La sclérose tubéreuse de Bourneville (STB) est une maladie neuroectodermique dont la fréquence est estimée entre un pour 6 000 et un pour 10 000 [12].

• Éléments clés du diagnostic

Les critères majeurs et mineurs pour le diagnostic de la STB ont été fixés lors d'une conférence de consensus en 1998 parmi les signes suivants :

- les angiofibromes faciaux ou frontaux ;
- les fibromes unguéaux ou péri-ungéaux (tumeurs de Könen) ;
- les macules dépigmentées lancéolées (« feuilles de sorbier ») (trois ou plus) ;
- les plaques cutanées « peau de chagrin » ;
- les tubers du cortex cérébral ;
- les nodules sous-épendymaires ;
- les astrocytomes sous-épendymaires à cellules géantes ;
- les rhabdomyomes cardiaques, uniques ou multiples ;
- la lymphangiomyomatose pulmonaire ;
- les angiomyolipomes rénaux ;
- les fibromes gingivaux ;
- les lésions confetti ;
- les anomalies de migration de substance blanche.

• Génétique

La STB est une maladie autosomique dominante pour laquelle deux gènes (*TSC1* et *TSC2*) ont été identifiés. *TSC1*, localisé sur le chromosome 9q34, code l'hamartine et *TSC2*, localisé sur le chromosome 16p13, code la tubérine. Les deux tiers des cas de STB sont dus à des mutations *de novo* qui semblent impliquer plus souvent le gène *TSC2* (80 %). Le diagnostic de la maladie est avant tout clinique et ne nécessite pas d'étude moléculaire.

PATHOLOGIES TUMORALES

Mélanome familial

• Définition

Le mélanome cutané est une prolifération maligne de mélanocytes dont l'incidence est en constante augmentation dans les pays occidentaux. Ses facteurs étiologiques sont environnementaux (exposition solaire) et génétiques puisqu'une susceptibilité familiale est retrouvée dans près de 10 % des cas [13].

• Éléments clés du diagnostic

Le diagnostic de mélanome, suspecté cliniquement devant une tumeur cutanée pigmentée ou non, ne peut être affirmé que sur l'examen histologique de la tumeur. Le risque de mélanome est multiplié par 2 à 3 en cas d'antécédent familial, et par 35 à 70 en cas d'antécédents familiaux multiples ; ceci incite à une enquête familiale devant tout cas sporadique pour permettre une prévention chez les apparentés.

• Génétique

Les anomalies génétiques le plus souvent mises en évidence sont des mutations hétérozygotes au locus *CDKN2A* localisé sur le chromosome 9p21. Le gène situé à ce niveau code deux protéines (p16INK4A et p14ARF) qui agissent comme des suppresseurs de tumeur. Le mode de transmission est autosomique dominant, mais la pénétrance est variable. Dans quelques familles des mutations du gène *CDK4* (12q) ont également été identifiées. Ce gène code une kinase du cycle cellulaire dont l'action est normalement inhibée par p16. Enfin, dans de nombreuses familles de mélanome, le gène responsable demeure inconnu. D'autre part, des mélanomes s'observent avec une plus grande fréquence dans d'autres syndromes héréditaires de prédisposition aux tumeurs, *xeroderma pigmentosum*, syndrome de Li-Fraumeni, et dans divers albinismes.

Syndrome de Gorlin

• Définition

Le syndrome de Gorlin ou nævomatose basocellulaire (NBC) est une maladie génétique caractérisée par des anomalies du développement et par une susceptibilité à différents cancers [14].

• Éléments clés du diagnostic

Les manifestations majeures de la maladie sont :

- les kératokystes odontogéniques ;
- des ponctuations palmoplantaires (petites dépressions punctiformes ou *pits*) ;

– les carcinomes basocellulaires (plus de trois ou début avant 20 ans) ;
– les calcifications de la faux du cerveau.

Les autres signes fréquents de la NBC sont la macrocéphalie, les anomalies dysmorphiques et les anomalies osseuses. Les sujets atteints de NBC sont également susceptibles de développer d'autres tumeurs, notamment des fibromes ovariens et des tumeurs cérébrales comme le médulloblastome.

- **Génétique**

La NBC est une affection autosomique dominante dont le responsable est le gène *Patched* (*PTC*) localisé en 9q22.3. La protéine transmembraire PTC intervient dans la transduction du signal médié par *Sonic Hedgehog*.

Le diagnostic anténatal est possible si la mutation causale a été identifiée dans la famille.

Syndrome de Cowden

- **Définition**

Syndrome de Cowden ou syndrome des hamartomes multiples est une affection prédisposant au cancer [15].

- **Éléments clés du diagnostic**

Les éléments majeurs du diagnostic de cette maladie sont :
– cancer du sein ;
– cancer non médullaire de la thyroïde (folliculaire +++) ;
– macrocéphalie ;
– syndrome de Lhermitte-Duclos (LD) (gangliocytome cérébelleux) ;
– hamartomes de la peau (trichilemmomes, papillomes muco-cutanés).

- **Génétique**

Le syndrome de Cowden est autosomique dominante et est due à des mutations du gène suppresseur de tumeur *PTEN* (10q23). Elle est allélique au syndrome de Bannayan qui se manifeste dans l'enfance par une macrocéphalie, des lipomes, des angiomes et une prédisposition aux polypes intestinaux.

Xeroderma pigmentosum

- **Définition**

Le xeroderma pigmentosum se caractérise par une anomalie de la réparation de l'ADN par excision de nucléotides, responsable de tumeurs cutanées multiples et précoces, induites par l'exposition solaire [16]. Le syndrome de Cockayne et la trichothiodystrophie sont des maladies voisines sans prédisposition aux tumeurs.

- **Éléments clés du diagnostic**

Les tumeurs cutanées, multiples et récidivantes, débutent dès l'enfance sur les régions photoexposées : carcinomes spinocellulaires et basocellulaires, mélanomes. Elles s'associent à une photosensibilité, des éphélides profuses (pigmentation maculeuse) des zones photoexposées et, parfois, une atteinte neurologique. On peut mettre en évidence une anomalie de réparation de l'ADN dans les cellules irradiées aux UV.

- **Génétique**

Le XP est une affection autosomique récessive très hétérogène sur le plan génétique. L'étude de la réparation de l'ADN sur les cellules permet de définir sept groupes de complémentation (XPA à XPG), ainsi qu'un groupe variant où la réparation par excision est normale. Les gènes *XPC* et *XPA* sont impliqués dans la reconnaissance des lésions de l'ADN et le recrutement des facteurs de réparation de l'ADN. Les gènes *XPB* et *XPD* codent des hélicases appartenant au complexe transcriptionnel TFIIH, et les gènes *XPF* et *XPG* codent des endonucléases impliquées dans l'excision proprement dite des nucléotides.

RÉFÉRENCES BIBLIOGRAPHIQUES

[1] UITTO J, PULKKINEN L. Molecular genetics of heritable blistering disorders. *Arch Dermatol*, 2001 ; 137 : 1458-1461.

[2] ISHIDA-YAMAMOTO A *et al.* Inherited disorders of epidermal keratinization. *J Dermatol Sci*, 1998 ; 18 : 139-154.

[3] LUCKER GP *et al.* The hereditary palmoplantar keratoses : an updated review and classification. *Br J Dermatol*, 1994 ; 131 : 1-14.

[4] BURGE SM. The management of Darier's disease. *J Eur Acad Dermatol Venereol*, 1993 ; 2 : 4-10.

[5] LANDY SJ, DONNAI D. Incontinentia pigmenti (Bloch-Sulzberger syndrome). *J Med Genet*, 1993 ; 30 : 53-59.

[6] DURAN-MCKINSTER C. Ectodermal dysplasia. Online : http://www.emedicine.com.

[7] SYBERT VP. Hypomelanosis of Ito : a description, not a diagnosis. *J Invest Dermatol*, 1994 ; 10 : 141S-143S.

[8] VABRES P *et al.* Cutis laxa. *In :* DUBERTRET *et al.* ed. *Thérapeutique Dermatologique*. Paris, Flammarion Médecine-Sciences, 2001. p. 157-158.

[9] TERRY S. Pseudoxanthoma elasticum. Online : http://www.geneclinics.org.

[10] FRIEDMAN JM. Neurofibromatosis 1. Online : http://www.geneclinics.org.

[11] EVANS DG *et al.* Neurofibromatosis type 2. *J Med Genet*, 2000 ; 37 : 897-904.

[12] NORTHRUP H *et al.* Tuberous sclerosis complex. Online : http://www.geneclinics.org.

[13] KEFFORD RF *et al.* Counseling and DNA testing for individuals perceived to be genetically predisposed to melanoma : A consensus statement of the Melanoma Genetics Consortium. *J Clin Oncol*, 1999 ; 17 : 3245-3251.

[14] WALTER AW. Gorlin syndrome. Online : http://www.emedicine.com.

[15] PILARSKI RT. PTEN Hamartoma Tumor Syndrome (PHTS). Online : http://www.geneclinics.org.

[16] DE BOER J *et al.* Nucleotide excision repair and human syndromes. *Carcinogenesis*, 2000 ; 21 : 453-460.

38 Génétique des affections musculaires

- Myopathies des ceintures
- Dystrophie musculaire de Duchenne
- Dystrophies musculaires congénitales
- Myopathie facio-scapulo-humérale
- Myopathie oculopharyngée
- Myopathie métabolique

La majorité des dystrophies musculaires (DM) résultent de mutations de gènes codant des protéines du cytosquelette reliant le sarcomère à la membrane musculaire et permettant un couplage mécanique entre les fibres contractiles, la membrane et la matrice extracellulaire. Cette fragilité membranaire se traduit par la libération massive d'enzymes musculaires et explique l'aspect histologique du muscle dystrophique caractérisé par la présence de fibres nécrosées ou en régénération. Les mutations de la dystrophine sont responsables de la myopathie de Duchenne dont le gène, situé sur le chromosome X, possède un certain nombre de caractères propres : c'est avec 2,22 millions de paires de bases le plus grand gène connu, les délétions d'au moins un exon sont particulièrement fréquentes et les nouvelles mutations sont souvent en mosaïque. Les dystrophies musculaires congénitales sont causées par la mutation de gènes de la matrice extracellulaire et l'atteinte musculaire est parfois associée à une atteinte cérébrale. La myopathie facio-scapulo-humérale est l'une des myopathies les plus fréquentes et son mécanisme physiopathologique est unique : l'anomalie responsable de la maladie est un allèle particulier d'un locus polymorphe à proximité immédiate du télomère du chromosome 4q. Les DM de Duchenne et Becker sont par leur fréquence les myopathies de référence, mais il existe bien d'autres affections musculaires dont l'évolution est identique ou voisine et que l'on regroupe sous le nom collectif de DM des ceintures car, au début de l'évolution, le déficit musculaire porte surtout sur les muscles proximaux. La différence entre DM de Duchenne et DM des ceintures tient plus au mode de transmission (lié au chromosome X ou autosomique récessif) qu'au phénotype. Les premières difficultés musculaires des myopathies des ceintures s'observent chez des enfants qui marchent déjà et qui semblaient normaux jusqu'alors. Un autre grand groupe de myopathies est connu sous le nom de myopathies congénitales car les problèmes musculaires se présentent dès les premiers jours de vie par une faiblesse et une hypotonie musculaire.

La sévérité de chaque myopathie est une fonction de la nature de la mutation ; les myopathies de Duchenne et Becker sont ainsi causées par des mutations du même gène. Dans le cas des gènes du collagène VI ou de la myopathie oculopharyngée, la nature de la mutation peut même déterminer le mode de transmission (dominant ou récessif).

QUELLE EST LA CAUSE DE CETTE MYOPATHIE ?

Les affections du muscle sont particulièrement hétérogènes. Les conséquences des mutations peuvent être regroupées en un petit nombre de mécanismes pathologiques. La compréhension de la maladie aide à définir une stratégie raisonnée de diagnostic.

Dystrophine et myopathies des ceintures

La cellule musculaire n'est pratiquement constituée que du système contractile actine-myosine (sarcomère) et, pourtant, il n'existe pratiquement pas de myopathies causées par la mutation de l'un des composants des fibres contractiles (mais toute anomalie musculaire sévère affectant les muscles respiratoires comme le diaphragme sera létale précocement et impossible à identifier rétrospectivement). Paradoxalement, les mutations des protéines intrinsèques au sarcomère (isoforme cardiaque de la chaîne lourde de la myosine, a-tropomyosine, troponine T cardiaque…) sont responsables de la presque totalité des cardiomyopathies hypertrophiques.

Les myopathies des ceintures résultent de mutations de protéines du cytosquelette reliant le sarcomère au sarcolemme (la membrane musculaire) et permettant un couplage mécanique entre les fibres contractiles, la membrane et la matrice extracellulaire. Cette *fragilité membranaire* se traduit par la libération massive d'enzymes musculaires, caractéristique de ce type de myopathies, et explique l'aspect histologique du muscle dystrophique caractérisé par la présence de fibres nécrosées ou en régénération. Cette régénération est insuffisante pour empêcher le remplacement progressif du muscle par un tissu fibreux. Tous les muscles ne sont pas atteints avec la même intensité : les muscles d'origine céphalique (muscles de la tête et du cou, diaphragme) sont remarquablement épargnés dans les myopathies des ceintures.

La dystrophine est un élément du réseau de protéines nécessaire au maintien de l'intégrité de la membrane musculaire. La dystrophine est associée au cytosquelette cellulaire par son extrémité proximale, contenant un domaine de fixation des filaments d'actine, et au sarcolemme dans sa région distale par un site de fixation au complexe dystroglycane (fig. 38-1). Ce complexe dystroglycane est un élément important des membranes cellulaires qui est associé, outre à la dystrophine, à la laminine (*cf. infra* « DM congénitales ») et au complexe sarcoglycane. Les mutations de l'un des gènes codant une protéine de ce complexe sont la cause de myopathies.

Le complexe sarcoglycane est un ensemble d'au moins quatre protéines (α-, β-, γ- et δ-sarcoglycane) très étroitement associées (fig. 38-1). Le déficit de l'une de ces protéines déstabilise le complexe et se traduit par une très forte réduction ou une absence des autres. Ce trait constant permet au sein des dystrophies musculaires d'individualiser les sarcoglycanopathies comme entité pathologique, facilement identifiable après biopsie.

Il existe une forme de myopathie des ceintures causée par la mutation d'une protéase contrôlée par le calcium intracellulaire, la calpaïne 3 (il existe quatorze gènes de calpaïne dans le génome humain) dont le rôle serait de prévenir la nécrose musculaire.

Dystrophies musculaires congénitales

Les myopathies congénitales sont caractérisées par une faiblesse musculaire et une hypotonie présente dès la naissance. Le groupe des DM congénitales est cliniquement et génétiquement hétérogène. Les DM congénitales peuvent être cliniquement individualisées en fonction de l'éventuelle atteinte d'autres fonctions (malformations cérébrales, parfois sévères, contractures ou hyperlaxité ligamentaire). Il est cependant logique de continuer à regrouper les DM congénitales qui, au-delà de la précocité de l'atteinte musculaire, ont en commun un déficit des protéines de la matrice extracellulaire, soit directement (mutation du gène d'une protéine de la matrice extracellulaire comme une laminine ou du collagène), soit indirectement (mutation de l'une des glycosylases dont l'action est nécessaire à la cohérence du réseau fibrillaire extracellulaire).

Environ 40 % des dystrophies musculaires congénitales sont des déficits en mérosine (chaîne α_2 de la laminine).

Le collagène est formé de trois longues chaînes polypeptidiques habituellement différentes (hétérotrimères). Il en existe plus de vingt types différents (*cf.* chapitre 31 : pathologie du collagène et maladies osseuses). Le collagène VI forme un réseau microfibrillaire dans la matrice extracellulaire de nombreux tissus par l'assemblage d'unités constituées par les trois chaînes, stabilisé par des liaisons covalentes et étroitement associée aux différentes autres protéines de la matrice extracellulaire, permettant la liaison des cellules au réseau fibrillaire extracellulaire. Selon la nature de la mutation du collagène VI, la myopathie apparaîtra transmise sur le mode récessif ou dominant. Dans la myopathie de Bethlem (autosomique dominant), les malades présentent des anomalies du cartilage (déformation des mains) et une myopathie très lentement évolutive. Dans chaque famille, les malades sont hétérozygotes pour une mutation faux-sens de l'une des trois chaînes du collagène de type VI. Deux

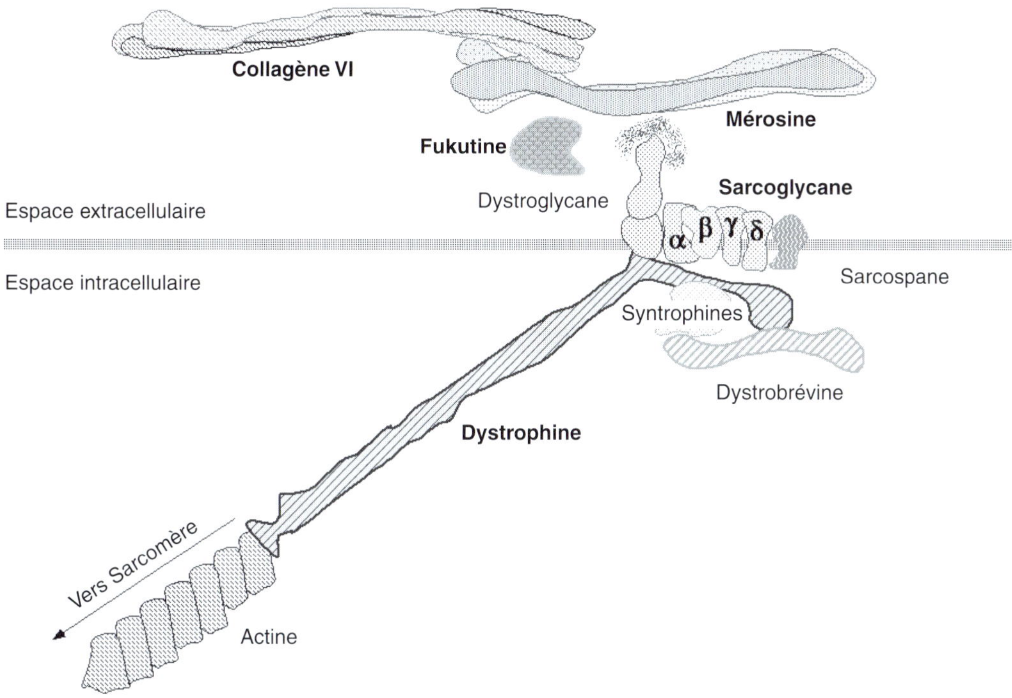

Fig. 38-1. Structure du sarcolemme et des protéines associées.
La dystrophine, qui est intracellulaire, est absente ou en quantité réduite dans les myopathies de Duchenne et Becker. Les quatre composants du complexe sarcoglycane intramembranaire sont déficients dans des myopathies autosomiques récessives de sévérité variable selon le type de mutation. La laminine 2 (mérosine) est absente dans 40 % des myopathies congénitales. Les mutations de l'une des trois chaînes du collagène de type VI, autre composant de la matrice extracellulaire, sont responsables de la myopathie de Bethlem et de la DM d'Ullrich.

des trois gènes (*COL6A1* et *COL6A2*) codant les trois chaînes du collagène VI, sont situés sur le chromosome 21 et le troisième (*COL6A3*) en 2q37. La myopathie d'Ullrich est une myopathie récessive congénitale associant une hyperlaxité distale, des contractures proximales et une faiblesse musculaire généralisée. Les mutations de l'une des trois chaînes du collagène VI (le plus souvent des mutations non-sens) sont la cause de la maladie comme pour la myopathie de Bethlem. Selon le type de mutation, un même gène peut donc être responsable d'une maladie génétique transmise sur le mode dominant ou récessif.

À côté des protéines de la matrice extracellulaire, il existe plusieurs enzymes dont le rôle est de glycosyler la dystroglycane qui est une protéine clé de la jonction entre la matrice extracellulaire et le cytosquelette, tant dans le muscle que le cerveau. Les mutations de ces glycosylases sont la cause de myopathies congénitales associées à une anomalie du développement cérébral. La plus connue de ces myopathies congénitales est la maladie de Fukuyama, déficit en fukutine, qui est aussi fréquente que la myopathie de Duchenne au Japon. La grande fréquence de cette maladie chez les Japonais s'explique par un *effet fondateur* (la même mutation est retrouvée chez presque tous les malades). Cette mutation existe dans la population dont sont issus les Japonais depuis plusieurs milliers d'années. On peut connaître l'âge d'une mutation en étudiant la taille de l'haplotype ancestral associé : plus cet haplotype est petit, plus la mutation est ancienne. La longueur *moyenne* de l'haplotype ancestral subsistant de chaque côté de la mutation après n générations est $1/(n + 1)$. Après 5 000 ans (200 générations), il ne reste plus en moyenne que 1 centimorgan soit environ 1 million de paires de bases.

Akinésie et pathologie du développement musculaire

Les anomalies précoces du développement musculaire se présentent comme une absence ou une diminution des mouvements fœtaux. Il est difficile de distinguer *in utero* une pathologie musculaire d'une atteinte neuronale expliquant la réduction de mobilité fœtale.

Certaines anomalies du développement musculaire se traduisent par une extrême hypotonie néonatale. La myopathie myotubulaire est une anomalie de la maturation des myoblastes dont le gène est sur le chromosome X.

Le groupe des myopathies à némaline est très hétérogène (plus de 5 gènes identifiés). Des mutations faux-sens de protéines essentielles du sarcomère telles que l'alpha-actine peuvent être responsables de certaines formes graves de myopathies congénitales. Lorsqu'un gène a un rôle essentiel et n'a pas d'homologue fonctionnel, les seules mutations observées sont celles qui inactivent partiellement le produit du gène (mutations hypomorphes).

Dystrophie musculaire d'Emery-Dreyfuss

Il existe deux formes de myopathie d'Emery-Dreyfuss, myopathie avec contractures précoces et trouble de la conduction cardiaque, distinguées par le mode de transmission : l'une liée au chromosome X et l'autre autosomique dominante. Le produit du gène de la forme liée à l'X est l'émerine, le gène de la forme autosomique est la lamine A/C. Les produits des deux gènes sont des protéines de l'enveloppe nucléaire ce qui permet d'individualiser les dystrophies musculaires nucléaires (DMN) par leur évolution clinique et leur physiopathologie propre (protéines de la matrice nucléaire).

L'émerine, comme la lamine A/C, est exprimée dans toutes les cellules de l'organisme ce qui explique que les mutations de la lamine A/C puissent être également responsables de nombreuses affections (troubles de la conduction nerveuse de type CMT, lipodystrophies, syndromes de vieillissement précoce,...). Un gène d'expression très large ou ubiquitaire peut être associé à une pathologie limitée à un tissu particulier. On explique habituellement ce paradoxe par l'existence d'une redondance partielle de protéines ayant les mêmes fonctions mais non exactement la même distribution. La moitié environ des gènes humains sont redondants ou appartiennent à une famille de gènes partiellement redondants.

Myopathie oculopharyngée

La myopathie oculopharyngée est une myopathie débutant à l'âge adulte et dont la gravité tient aux troubles de la déglutition qui caractérisent cliniquement la maladie. Cette maladie est rare sauf dans certaines populations, comme au Québec où elle est 100 fois plus fréquente qu'en France (1/1 000). Cet effet fondateur est relié à l'immigration en 1624 de 3 sœurs d'origine française. La mutation est une expansion d'une série d'alanines (codon GCG) située au début du gène codant une protéine associée aux ARNm. L'allèle normal est une série de six alanines. Les malades sont le plus souvent hétérozygotes pour un allèle de 8 à 13 alanines. Les allèles de sept alanines sont observés dans 2 % de la population et n'ont pas d'effet sur le phénotype lorsqu'ils sont associés à un allèle normal de six alanines. Les allèles de sept alanines à l'état homozygote sont cependant retrouvés dans les myopathies oculopharyngées. La même maladie peut donc être transmise sur le mode dominant (8-13 Ala) ou récessif (7 Ala) selon la sévérité de la mutation. Lorsque l'allèle de sept alanines est associé à un allèle de huit alanines ou plus, le phénotype est plus sévère que si l'allèle pathologique est associé à un allèle de six alanines : l'allèle de sept alanines peut donc être également considéré comme un polymorphisme modificateur du phénotype. Les expansions d'alanines sont observées dans d'autres maladies génétiques comme certaines formes familiales de polysyndactylie (gène *HoxD13*) ou du syndrome HFG (gène *HoxA13*).

Myopathies métaboliques

Les myopathies métaboliques sont associées à des crampes et des douleurs musculaires fortement aggravées par l'effort qui peut entraîner une lyse musculaire (rhabdomyolyse) et une myoglobinurie. L'anomalie concerne tout gène dont le produit est nécessaire à la production d'énergie dans le muscle et certaines pathologies mitochondriales sont logiquement rattachées par leur évolution clinique et la nature du déficit aux myopathies métaboliques. Les enzymes déficients concernent surtout les voies de dégradation du glycogène et la glycolyse : myophosphorylase déficient dans la maladie de Mac-Ardle, enzymes de la glycolyse comme la phosphofructokinase (PFK), pyruvate kinase (PK), l'énolase (ENO), la phosphoglycérate mutase (PGAM). Il s'agit le plus souvent du déficit de l'isozyme principal du muscle (isoforme M1 de la PK, gène *ENO3* de l'énolase, aldolase A, PFK-M, PGAM-M). Lorsque l'isozyme musculaire a un rôle majeur dans un autre tissu, la myopathie sera associée à d'autres symptômes comme une hémolyse lorsque l'isozyme musculaire est nécessaire à la production d'énergie des hématies.

Les myopathies métaboliques illustrent bien la fréquente redondance des enzymes du métabolisme qui sont codées par plusieurs gènes et les bases moléculaires de la spécificité tissulaire.

LE GÈNE DE LA DYSTROPHINE COMME MALADIE LIÉE À L'X

Le gène de la dystrophine est, avec le gène de l'hémophilie A, le prototype de gène d'une maladie liée au chromosome X. Le gène de la dystrophine a des particularités propres qui justifient une analyse particulière : c'est le plus grand gène (2,22 millions de paires de bases), principalement altéré par des délétions d'au moins un exon (deux tiers des malades) mais aussi par des duplications intragéniques. Le tiers des malades a une mutation *de novo*, non observée chez leurs mères qui sont cependant souvent des mosaïques (essentiellement germinales) pour la délétion.

Évolution clinique

La myopathie de Duchenne est une affection musculaire caractérisée :

- cliniquement, par un début entre 2 et 4 ans, une perte de la marche avant 15 ans et un décès quelques années plus tard ;
- histologiquement, par l'association de nécrose et de régénération, et le remplacement progressif des cellules musculaires par un tissu fibreux ;
- biologiquement, par un déficit complet ou quasi complet en dystrophine. La dystrophine est une protéine de grande taille (427 kDa) associée à la membrane musculaire par un complexe glycoprotéique (*cf.* fig. 38-1). Elle est nécessaire au maintien du sarcolemme au cours de la contraction musculaire.

La myopathie de Becker est une forme moins sévère définie par une perte de la marche après 15 ans et associée à une quantité réduite mais non nulle de dystrophine (entre 5 et 20 %). Contrairement à la myopathie de Duchenne, dont l'évolution varie peu d'un malade à l'autre, la sévérité de la myopathie de Becker dépend de la nature de la mutation. La myopathie de Duchenne est le plus souvent causée par une délétion ou duplication décalant le cadre de lecture de l'ARN de la dystrophine ou une mutation non-sens (mutation stop) alors que la myopathie de Becker résulte d'une mutation faux-sens ou d'une mutation d'épissage ne bloquant pas totalement la production d'ARN messagers.

Problèmes de diagnostic

Sachant qu'une myopathie grave transmise sous le mode récessif lié au chromosome X est presque certainement une myopathie de Duchenne, le problème du diagnostic devrait *a priori* être rarement posé.

Ce n'est en pratique pas le cas car les nouveaux cas sont, par définition, isolés et le mode de transmission n'est donc pas connu ; le gène de la myopathie d'Emery-Dreifuss bien que cliniquement différent de la myopathie de Duchenne est aussi situé sur le chromosome X.

Une myopathie chez une fille n'est *a priori* pas une dystrophinopathie. Il existe cependant au moins trois exceptions :

- syndrome de Turner (il n'y a qu'un chromosome X) ;
- translocation chromosomique entre le chromosome X et un autosome (le chromosome X normal est à chaque fois obligatoirement inactivé) ;
- autre asymétrie majeure d'inactivation du chromosome X. Il faut distinguer les « conductrices symptomatiques » qui ont de petits problèmes musculaires (et plus rarement une altération du myocarde) mais ne sont pas malades comme le serait un garçon des asymétries extrêmes d'inactivation du chromosome X responsables de formes aussi graves que le serait un Duchenne chez un garçon. Les conductrices symptomatiques ne sont pas rares car un certain degré d'asymétrie d'inactivation du chromosome X est fréquent. Une asymétrie extrême est exceptionnelle et s'explique soit par la présence d'un gène embryonairement létal sur l'autre chromosome (qui ne peut donc être inactivé dans l'embryon précoce), soit par une division asymétrique de l'embryon (aucune asymétrie d'inactivation) entraînant la formation de jumelles monozygotes inactivées en miroir (chacune a totalement inactivé l'X paternel ou maternel). Il y a plus de jumelles monozygotes que de jumeaux monozygotes ce qui suggère un lien entre inactivation de l'X et gémellité et l'inactivation en miroir s'observe approximativement dans la moitié des jumelles monozygotes.

La présence de porteuses symptomatiques de mutation étant commune dans les maladies liées à l'X (*cf.*, par exemple, au chapitre 27, le retard mental lié à l'X fragile ou, au chapitre 34, le déficit en OTC), il a été suggéré de ne pas distinguer un mode de transmission « récessif » lié à l'X de « dominant » lié à l'X mais simplement lié au chromosome X sans autres précisions.

Les formes autosomiques récessives de myopathies sévères dont le phénotype est identique à la myopathie de Duchenne sont rares dans nos régions (5 % des formes de type Duchenne) mais beaucoup plus fréquentes dans certaines populations, en particulier celles où les unions consanguines sont fréquentes. Dans certaines régions d'Afrique du Nord (Algérie, Tunisie) les formes autosomiques récessives (mutation de la γ-sarcoglycane située sur le chromosome 13), peuvent être aussi fréquentes que les formes liées au chromosome X. Cette grande fréquence s'explique par un effet fondateur d'une mutation particulière (del521T) de la γ-sarcoglycane.

La biopsie musculaire est particulièrement utile pour identifier la protéine déficiente et distinguer un déficit en dystrophine d'un déficit en sarcoglycane. Le diagnostic de myopathie de type Becker est plus difficile que la myopathie de Duchenne car la quantité de dystrophine est seulement réduite et non absente.

Gène de la dystrophine

Avec 2 220 381 bases (1,5 % du chromosome X) le gène de la dystrophine est le plus grand gène connu. Certains introns sont exceptionnellement grands, plusieurs dépassant 50 000 bases, alors que la taille moyenne des exons de la dystrophine est de 130 bases. Il existe trois promoteurs en amont (cérébral, cardiaque/musculaire et cérébelleux) et au moins cinq promoteurs intragéniques (rétinien, rénal, des cellules de Schawnn du nerf périphérique et « ubiquitaire »). Le gène est donc multifonctionnel même si les conséquences des mutations sont limitées au muscle et, dans une moindre mesure, au cerveau (il existe un déficit cognitif propre aux dystrophinopathies sévères).

Une délétion du gène de la dystrophine est observée dans les deux tiers des formes de Duchenne et les trois quarts des formes de Becker. Certaines délétions associées à la myopathie de Becker peuvent être de grande taille alors que de petites délétions entraînent la myopathie de Duchenne. Ce paradoxe apparent s'explique aisément si l'on tient compte du cadre de lecture de l'ARN messager : une délétion (ou une duplication) même petite qui décale le cadre de lecture ne permettra pas la production d'une protéine fonctionnelle alors qu'une délétion (ou une duplication) qui conserve le cadre de lecture permettra la production d'une protéine plus courte (délétion) ou allongée (duplication) ayant conservé une certaine fonctionnalité. Dans de rares cas, les mutations sont pratiquement asymptomatiques.

Délétions et duplications ne sont pas aussi faciles à mettre en évidence au laboratoire : une délétion est une anomalie *qualitative* (un ou plusieurs exons sont absents chez un garçon), alors que la duplication est une anomalie *quantitative* visualisée par dosage génique (deux copies au lieu d'une pour un ou plusieurs exons).

La fréquence des recombinaisons intragéniques est singulièrement élevée (plus de 10 % des méioses). Cette fréquence de recombinaison n'est expliquée qu'en partie par la grande taille puisqu'un million de paires de bases correspond approximativement à 1 % de recombinaison. Les recombinaisons intragéniques sont inégalement réparties, avec des points chauds là où les délétions sont fréquentes (exons 3-8 et 44-48).

Mosaïcisme germinal

Le mosaïcisme est défini par la présence de deux populations cellulaires dont l'une est caractérisée par une mutation survenue au cours du développement. Selon le moment de survenue de la mutation, on parlera de mosaïcisme somatique (origine au début de l'embryogenèse) ou de mosaïcisme germinal (origine lors de la formation des gonades).

Dans la pratique, le mosaïcisme se manifeste par la récurrence d'une mutation dans la descendance d'une femme apparemment non conductrice après étude de l'ADN (fig. 38-2A). La mutation est présente dans une partie des cellules germinales mais non dans les leucocytes qui sont la source d'ADN habituelle (prélèvement sanguin). La proportion de cellules mutées varie selon le moment de survenue de la mutation et sera différente dans chaque cas. On peut connaître la probabilité moyenne de récurrence d'une mutation chez les mères d'enfants atteints apparemment non conductrices (risque proche de 20 % pour un garçon ayant reçu le même haplotype que l'enfant atteint). Le risque moyen reflète à la fois les mutations précoces, peu nombreuses mais au risque élevé, et les mutations tardives, plus nombreuses mais associées à un risque faible (fig. 38-2B). À cause de cette hétérogénéité, le risque moyen de récurrence est toujours moins élevé que la proportion de mutation en mosaïque.

MYOPATHIE FACIO-SCAPULO-HUMÉRALE

La myopathie facio-scapulo-humérale (FSH) est l'une des principales maladies musculaires. Elle est habituellement transmise sur le mode dominant. La maladie présente de nombreux caractères propres tant pour l'évolution clinique (elle n'affecte que certains muscles, le plus souvent de manière asymétrique) que pour la nature de la mutation (variation du nombre de répétitions d'une séquence sous-télomérique). La mutation qui est connue depuis plus de dix ans n'est pas située dans un gène. Il s'agit probablement d'un effet de position sur un ou plusieurs gènes distants. L'expression de nombreux gènes étant altéré dans cette maladie (sur- ou sous-expression), il n'est pas facile de mesurer l'importance de chacun d'eux dans le développement de la maladie.

Évolution clinique

La sévérité de la maladie est très variable et dépend de la nature de la mutation (les formes les plus graves sont associées aux allèles les plus courts). Dans la forme classique de myopathie FSH (décrite en 1885 par Landouzy et Déjerine), la maladie commence à l'adolescence ou chez le jeune adulte et son évolution est lente. Les muscles atteints ne sont pas obligatoirement les muscles de la face, de l'épaule et du bras (atteinte « facio-scapulo-humérale ») : les muscles des loges postérieures des jambes sont souvent atteints et l'atteinte faciale peut manquer. Un caractère remarquable est la très fréquente

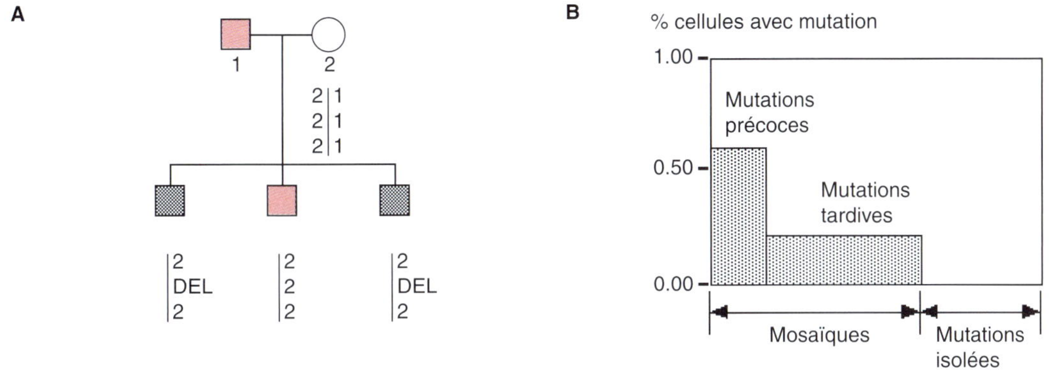

Fig. 38-2. Mosaïcisme germinal dans la myopathie de Duchenne.
Le tiers des délétions du gène de la dystrophine apparaissent comme une nouvelle mutation car l'anomalie n'est pas retrouvée chez la mère de l'enfant atteint. Une fraction importante de ces mutations survient au cours du développement embryonnaire et elles apparaissent en mosaïque, le plus souvent comme mosaïque germinale.
A. La démonstration d'une mutation récente (non retrouvée dans le sang de la mère) peut être faussement rassurante, comme le montre cet exemple de trois frères qui ont reçu le même haplotype de leur mère, cet haplotype n'étant associé que deux fois sur trois à une délétion du gène de la dystrophine.
B. Hétérogénéité du risque de récurrence. La proportion de cellules mutées varie selon le moment de survenue de la mutation et sera différente dans chaque cas, élevée pour les mutations précoces, faible pour les mutations tardives. Cette proportion de cellules mutées représente le risque d'être porteur de la mutation pour chaque enfant ayant le même haplotype que l'enfant atteint.

asymétrie de l'atteinte musculaire qui n'est pas observée dans les autres myopathies. Cela traduit une variabilité de la maladie dans les muscles homologues du même individu. Deux jumeaux monozygotes porteurs d'une mutation de la FSH peuvent ne pas être atteints avec la même sévérité alors qu'ils ont le même génotype (le phénotype n'est donc pas entièrement déterminé par le génotype). Il existe de ce fait une grande variabilité intrafamiliale (dans la même famille coexistent des formes sévères et des formes bénignes ou asymptomatiques). Le caractère familial est très souvent absent soit parce qu'il s'agit d'une nouvelle mutation (les formes sévères sont très souvent des nouvelles mutations) soit parce que la pénétrance de l'allèle est incomplète.

Il existe de très rares formes de FSH congénitales (moins de 1 % des familles), toujours la conséquence d'une mutation particulière formée d'une seule répétition. Une surdité partielle est souvent retrouvée dans formes les plus graves (une ou deux répétitions). Par contraste, les formes à début tardif et évolution lente sont beaucoup plus fréquentes et habituellement associées aux allèles de taille intermédiaire entre les allèles pathologiques (moins de sept répétitions) et les allèles communément rencontrés dans la population (plus de dix répétitions). Dans ces formes tardives, le déficit peut être limité à quelques muscles seulement et l'atteinte faciale manque souvent. Il est vraisemblable que les allèles à faible pénétrance puissent avoir un effet additif et être plus proches d'une transmission récessive que dominante (analogue aux allèles intermédiaires de la myopathie oculopharyngée).

La mutation

La mutation responsable de la maladie est une délétion partielle d'une séquence polymorphe à proximité immédiate du télomère du bras long du chromosome 4 (locus D4Z4). Cette région est formée par la répétition en tandem d'une séquence de 3,3 kb. La proportion de malades qui portent de nouvelles mutations est d'autant plus importante que la maladie est grave (100 % des allèles de une et deux répétitions sont des allèles récents). Les deux tiers des nouvelles mutations sont des mosaïques somatiques, attestant de leur origine au début de l'embryogenèse, probablement à cause d'une fragilité intrinsèque de la région à cette étape du développement.

CONSEIL GÉNÉTIQUE ET DIAGNOSTIC PRÉNATAL

Le conseil génétique est construit autour du diagnostic précis de la maladie présente dans la famille, car le risque est fonction du mode de transmission.

Il n'est pas toujours possible d'avoir une étude moléculaire permettant de confirmer le diagnostic. Lorsque le mode de transmission est clairement lié au chromosome X, il y a peu d'ambiguïté à choisir entre dystrophinopathie, Emery-Dreyfuss et myopathie myotubulaire à partir des éléments cliniques. Lorsque le malade est le seul cas de la famille, il est seulement plus probable, par argument de fréquence, qu'il s'agisse d'une affection liée à l'X s'il est un garçon.

L'examen de référence permettant de confirmer l'origine de la maladie est la biopsie musculaire du malade. Les différentes protéines et leurs variations sont mises en évidence à l'aide d'anticorps spécifiques (en immunofluorescence ou *western blot*). La quantité de protéine résiduelle est souvent le meilleur indicateur de la sévérité de la maladie.

La recherche de délétion dans les myopathies de Duchenne et Becker par étude directe de l'ADN est sans ambiguïté car les garçons n'ont qu'un chromosome X. Les duplications (un malade sur douze environ dans la myopathie de Duchenne) sont identifiées par des méthodes quantitatives. Lorsque la mutation de la dystrophine n'est pas connue (la recherche de mutation ponctuelle est difficile), un diagnostic indirect à l'aide de marqueurs polymorphes permettant d'identifier le « bon » chromosome X (la copie non mutée du gène) est possible. Une particularité du gène de la dystrophine est l'exceptionnelle fréquence des recombinaisons intragéniques ce qui impose d'utiliser un grand nombre de marqueurs répartis le long de la région.

La fréquence élevée de certaines mutations responsables de forme autosomiques peut servir à un dépistage préférentiel dans la population concernée. Lorsque la mutation retrouvée est une mutation faux-sens en apparence « privée », c'est-à-dire retrouvée dans une seule famille, il n'est pas toujours facile de savoir si elle a un rôle causal ou s'il s'agit d'un variant neutre (« polymorphisme »).

Le diagnostic prénatal par étude de la dystrophine sur biopsie musculaire *in utero* est envisageable mais n'est utilisé qu'en l'absence de diagnostic moléculaire possible. La quantité de dystrophine est réduite dans le muscle fœtal. Cette réduction n'est pas gênante pour le diagnostic prénatal de la myopathie de Duchenne puisqu'aucune dystrophine n'est attendue si l'enfant est atteint alors que le diagnostic de myopathie de Becker est beaucoup plus difficile car il faut distinguer une réduction liée à la maladie d'une réduction liée à l'âge fœtal et au prélèvement.

La mérosine (dystrophie musculaire congénitale) étant présente dans les villosités choriales, un diagnostic prénatal de myopathie congénitale est possible par l'étude directe de la mérosine dans les villosités.

CONCLUSION

La majorité des mutations responsables de dystrophies musculaires concernent des protéines du cytosquelette et de la matrice extracellulaire associée (dystrophine, sarcoglycanes, mérosine, glycosylases...). La fréquence de chaque maladie dans une population dépend du taux de mutation (pour les myopathies liées à l'X et dominantes) ou d'un éventuel effet fondateur (γ-sarcoglycane, myopathie de Fukuyama, myopathie oculopharyngée). Chaque gène a une distribution particulière de mutation : les délétions qui représentent les deux tiers des mutations de la dystrophine sont exceptionnelles dans les autres gènes de myopathie ; certaines maladies ont un mécanisme de mutation unique, comme la FSH ou la myopathie oculopharyngée.

La spécificité de l'atteinte musculaire n'est pas toujours bien expliquée car certains muscles sont toujours atteints préférentiellement et, parfois, de manière

Tableau 38-I. Principales maladies génétiques du muscle

Dystrophies musculaires	DM progressives : DM facio-scapulo-humérale DM de Duchenne et Becker Sarcoglycanopathies Calpaïnopathies DM nucléaires (Emery-Dreyfuss) DM oculo-pharyngée DM congénitales DMC avec déficit en mérosine Maladie de Fukuyama
Myopathies congénitales	Myopathie à némaline Myopathies de Bethlem Myopathie myotubulaire
Myopathies métaboliques	Déficit en myophosphorylase (glycogénose type V) Déficit en carnitine palmityl transférase
Dystrophies myotoniques	DM de Steinert (DM1) DM proximale ou PROMM (DM2)
Paralysies périodiques	Myotonies de Thomsen et Becker (CLCN1) Déficit canal sodium (SCN4A) Syndrome d'Andersen (KCNJ2)

Remarques : Le terme « myopathie » désigne usuellement l'ensemble des maladies musculaires mais, du point de vue de la neurohistologie, ce terme est habituellement restreint aux maladies du développement et du métabolisme musculaire.

On distingue usuellement les affections musculaires congénitales des autres maladies du muscle mais certaines maladies progressives, comme les formes sévères de myotonie de Steinert, peuvent être à début congénital lorsque l'amplification du triplet CTG est importante et, inversement certaines myopathies congénitales peuvent débuter à l'âge adulte lorsque la mutation est bénigne (hypomorphe).

Ce tableau n'est pas exhaustif car, pour les maladies du muscle comme pour les autres maladies génétiques, il existe un grand nombre de gènes responsables de formes rares ou très rares de maladies héréditaires.

exclusive dans certaines myopathies, même si l'explication la plus probable est une redondance partielle de gènes nécessaires au bon fonctionnement de la cellule musculaire. La redondance d'une partie des gènes de la glycolyse est cependant bien établie dans les myopathies métaboliques (différents isozymes remplissent les mêmes fonctions dans des cellules différentes) et peut servir de modèle pour expliquer les variabilités topographiques des autres myopathies.

RÉFÉRENCES BIBLIOGRAPHIQUES

[1] Barois A. *Maladies neuromusculaires.* Paris : Doin, 1998.

[2] Emery AEH. *Neuromuscular Disorders : Clinical and Molecular Genetics.* John Wiley & Sons, Inc., 1998.

39
Génétique des ambiguïtés sexuelles

- Différenciation sexuelle et déterminisme gonadique
- Embryogenèse des organes génitaux
- Bilan clinique et biologique des états intersexués
- Causes des ambiguïtés sexuelles
- Virilisation d'un fœtus 46,XX
- Défauts de masculinisation d'un fœtus 46,XY
- Prise en charge d'un enfant intersexué

La découverte d'un état intersexué chez un nouveau-né, et de plus en plus chez un fœtus, soulève de nombreux problèmes d'ordre diagnostique, de prise en charge psychologique de l'enfant et ses parents, d'éthique et de conduite à tenir durant la grossesse et à la naissance.

RAPPEL SUR LA DIFFÉRENCIATION SEXUELLE [1-3]

Chaque année, les invalidations (ko) de nouveaux gènes et l'explication génétique de nouveaux cas d'ambiguïtés sexuelles chez l'homme enrichissent nos connaissances sur la cascade des facteurs impliqués dans la détermination gonadique.

La différenciation sexuelle fœtale dépend d'un ensemble de signaux cellulaires et hormonaux qui interagissent entre eux dans un ordre précis, encore mal défini, pour contribuer à la mise en place de l'appareil génital et à l'établissement d'un phénotype masculin ou féminin. Elle se déroule chronologiquement en quatre étapes séquentielles majeures.

- Établissement du *sexe génétique :* au moment de la fécondation, l'association d'un ovocyte maternel (22,X) et d'un spermatozoïde paternel soit (22,X) soit (22,Y) va donner un œuf homogamétique (46,XX) de sexe génétique féminin ou hétérogamétique (46,XY) de sexe génétique masculin.
- Mise en place du *sexe gonadique :* représente la voie de différenciation des gonades. Elle englobe la détermination puis la différenciation de la gonade fœtale bipotentielle en testicule ou ovaire. Ensuite, suivra la mise en place des structures internes à partir de deux systèmes de canaux parallèles présents chez l'embryon : les canaux de Wolff et de Müller.
- Différenciation par production hormonale : la production hormonale par le testicule différencié de deux hormones capitales pour la virilisation du fœtus masculin, l'hormone antimüllérienne (AMH) et la testostérone. L'AMH va permettre la régression des canaux de Müller, alors que la testostérone est responsable du développement des canaux de Wolff. En l'absence de cette production, la différenciation se fait par défaut en direction d'organes génitaux féminins.
- Développement du sexe phénotypique : il résulte de la différenciation des organes génitaux externes et du sinus urogénital. Cette dernière étape de la différenciation sexuelle dépend chez l'homme de l'action de la testostérone et de la dihydrotestostérone (DHT) via le récepteur aux androgènes.

Formation de la gonade indifférenciée

Les glandes génitales commencent à se développer chez l'homme à la cinquième semaine de gestation à partir des deux crêtes génitales qui sont des excroissances situées en position ventrale des mésonéphros (reins transitoires de l'embryon). Embryologiquement, les cellules participant à la formation de la gonade indifférenciée proviennent de la région du mésoderme qui donnera également la surrénale, le rein et le squelette axial. Les facteurs impliqués dans la formation de la gonade indifférenciée jouent également un rôle dans l'organogenèse des autres tissus provenant de la même origine embryologique. En parallèle, cette gonade indifférenciée est colonisée par des cellules germinales d'origine extragonadique qui proviennent de la région du futur intestin postérieur. Cette différenciation peut se dérouler même en l'absence de cellules germinales. Les signaux permettant la différenciation de cellules mésenchymateuses en tissu gonadique proviennent des cellules somatiques, précurseurs des cellules de Sertoli, de Leydig, des cellules thécales et de celles de la granulosa. Les deux principaux facteurs sont SF1 (*Steroidogenic Factor*) et WT1.

Déterminisme génétique de la différenciation testiculaire (fig. 39-1)

Chez l'homme, l'orientation de la gonade en testicule débute à la sixième-septième semaine de gestation par la différenciation, au sein du blastème gonadique, des cellules de Sertoli primitives. Celles-ci vont d'abord former des cordons puis s'agglomérer en tubules englobant les cellules germinales, constituant ainsi les premières ébauches des cordons séminifères. Les premiers îlots de cellules de Leydig s'individualisent entre les cordons séminifères à partir de la huitième et neuvième semaine de gestation. La différenciation des testicules est terminée à la douzième semaine. Les testicules vont ensuite descendre progressivement pour quitter l'abdomen et atteindre l'entrée du canal inguinal puis se loger dans le scrotum au cours des deux derniers mois de la gestation. L'orientation de la gonade bipotentielle, ou indifférenciée, en testicule nécessite la présence de deux facteurs indispensables, SRY et SOX9, suivant une chronologie précise. La différenciation testiculaire se situe dans une fenêtre précise d'environ trois ou quatre semaines précédant la formation de l'ovaire.

Chez la souris, les premiers signes de différenciation de la gonade indifférenciée en testicule débutent à 11,5 jours de développement, quelques heures après l'apparition de SRY. L'origine des cellules somatiques qui donneront les cellules de Sertoli et les cellules de Leydig n'est toujours pas claire mais la prolifération de l'épithélium cœlomique en serait le premier événement. Cette prolifération entraîne la rupture de la membrane basale et la formation des premiers cordons sexuels, qui vont s'individualiser en tubule. La membrane basale va s'épaissir et former la *tunica albuginea*. Puis, successivement, deux types de cellules vont proliférer sous l'influence de SRY : les cellules exprimant SF1 qui se différencieront en cellules de Sertoli et d'autres n'exprimant pas SF1.

Tous les gènes responsables de la différenciation testiculaire sont loin d'être connus. Actuellement on distingue deux groupes en plus de ceux déjà connus (*SRY*, *SOX9* et *SF1*) :

- les gènes dont les produits inhiberaient l'action de SRY soit directement (*DAX1*) soit indirectement (*Wnt4*) ;
- un ensemble d'autres gènes impliqués dans la différenciation sexuelle d'autres espèces dont le rôle chez l'homme reste à préciser : *DMRT*-1 et 2, *M33*, *Desert Hedgehog* (*Dhh*), *FGF* de type 9, *GATA*-4, le récepteur c-kit et le facteur Steel. D'autres loci sont soupçonnées contenir d'autres gènes : 5p13-q13, 10q26, 13q33.2 et le bras court du chromosome 9...

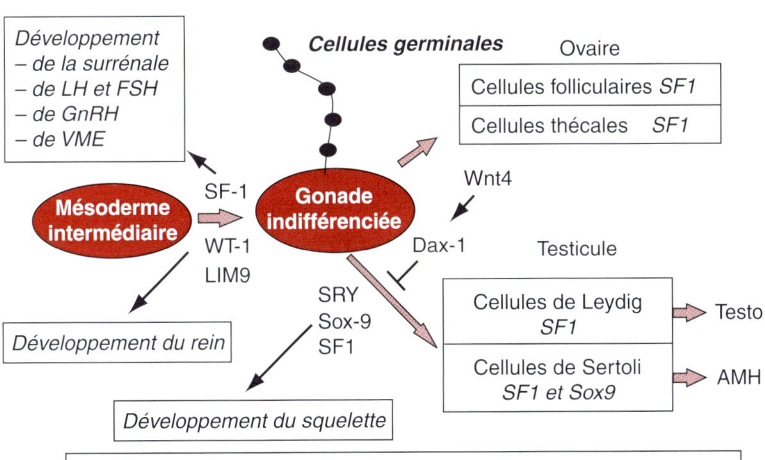

Homme	(Semaine)	6-7	8-9	12
Souris	(dpc)	9-9,5	12	14

Fig. 39-1. Contrôle génétique de la détermination gonadique chez l'homme et la souris.

Déterminisme génétique de la différenciation ovarienne

Chez la femme, la différenciation en ovaire de la gonade apparaît trois à quatre semaines après le début du développement testiculaire chez l'homme. Cette différenciation nécessite une répression de *SOX9* et une activation de *Wnt4*. Le gène *Dax* n'est pas impliqué dans son développement. L'activité du gène *SF1*, qui est fortement exprimée durant le développement testiculaire, diminue chez la femme lors du développement de l'ovaire. Actuellement, l'existence de facteurs spécifiques qui stimuleraient activement le développement de l'ovaire reste à démontrer.

Sexe phénotypique : développement des organes génitaux internes et externes

Ce sexe phénotypique résulte de la production par le testicule, dès la huitième semaine de gestation, de deux hormones capitales pour la masculinisation du fœtus masculin : l'hormone antimüllerienne (AMH) et la testostérone. L'AMH va permettre la régression des canaux de Müller et la testostérone va permettre la masculinisation des canaux de Wolff. La différenciation des organes génitaux internes et externes et du sinus urogénital dépend de l'action de la testostérone et de la dihydrotestostérone (DHT) via le récepteur aux androgènes. Enfin, l'organogenèse pénienne se déroule entre la onzième et la seizième semaines de la gestation. La croissance du pénis s'accentue à partir de la vingtième semaine de gestation.

En l'absence de gonades ou chez le fœtus féminin ayant un ovaire, l'évolution des organes génitaux internes et externes se fera vers un phénotype féminin.

CONDUITE À TENIR LORS DE LA DÉCOUVERTE D'UN ÉTAT INTERSEXUÉ LORS D'UNE GROSSESSE [4]

La découverte d'une anomalie des organes génitaux externes (OGE) chez un fœtus est de plus en plus fréquente et soulève de nombreux problèmes d'ordre diagnostique, de prise en charge psychologique du couple, d'éthique et de conduite à tenir durant la grossesse et à la naissance.

Circonstances de découverte d'un état intersexué

• La notion d'un état intersexué est déjà connue avant le début de la grossesse

Deux situations différentes se présentent :

- le diagnostic étiologique de l'anomalie est connu. Dans ce cas, la conduite à tenir est plus simple si plusieurs questions ont été abordées lors d'un conseil génétique précédant la grossesse. Quel est le diagnostic ? S'agit-il d'une maladie génétique ? Une étude moléculaire a-t-elle été faite ? Un diagnostic prénatal est-il possible ? Peut-on proposer un traitement prénatal ?
- le diagnostic n'a pas été fait soit par négligence, soit par refus de la famille dans laquelle l'anomalie s'accompagne de non-dit. Cependant, l'existence d'un antécédent familial facilitera la démarche diagnostique chez l'enfant présentant une ambiguïté sexuelle.

• Aucun antécédent d'état intersexué n'est connu

Le plus souvent, l'anomalie des OGE est mise en évidence lors d'une discordance entre le sexe chromosomique (caryotype) et l'échographie de la 22e SA.

Dans d'autres circonstances, l'échographie de la 22e SA ou de la 32e SA montre une anomalie ou une malformation des OGE [5].

Dans tous les cas, l'attitude lors du conseil génétique reste délicate, soulève des problèmes éthiques et doit tenir compte des risques de retentissements psychologiques pour le couple.

Échographie des OGE et des gonades durant la grossesse

• Lors du premier trimestre

La détermination de sexe est difficile car le bourgeon génital est alors développé de façon quasiment identique dans les deux sexes. Bien qu'entre la onzième et treizième semaine, le testicule soit bien différencié et sécrète des quantités non négligeables de testostérone, la croissance du pénis ne commence pas avant la quatorzième semaine de grossesse et est maximale vers la vingtième semaine [3]. Néanmoins, l'échographie par voie transabdominale, parfois complémentée par un abord vaginal, permet de faire un diagnostic de sexe plus précoce, grâce à l'apparition d'appareils de plus en plus résolutifs. Trois études [6-8] le démontrent.

Comme illustré dans le tableau 39-I, l'exactitude de la détermination du sexe varie selon la date de l'étude (onzième à treizième semaine) et selon l'opérateur. Le principe repose sur l'orientation du bourgeon génital et l'angle qu'il forme avec l'axe de la colonne vertébrale en coupe sagittale. Une orientation verticale et crânienne est en faveur d'un sexe masculin, une orientation caudale, parallèle et créant un angle convergent est en faveur d'un sexe féminin.

Tableau 39-I. Détermination correcte du sexe par échographie

	Fœtus 46, XY				Fœtus 46, XX			
Âge de la grossesse (semaines)	11ᵉ	12ᵉ	13ᵉ	14ᵉ	11ᵉ	12ᵉ	13ᵉ	14ᵉ
Benoit [6]		97,5 %	100 %			100 %	100 %	
Whitlow *et al.* [7]	67 %	89 %	90 %	89 %	83 %	83 %	82 %	95 %
Efrat *et al.* [8]	44,4 %	97,1 %	100 %		94,7 %	100 %	100 %	

- **Lors du deuxième trimestre**

L'échographie du deuxième trimestre est réalisée à visée morphologique entre la 20ᵉ et 22ᵉ SA. La détermination du sexe masculin se fait grâce à la visualisation du pénis et du scrotum. Le scrotum apparaît comme deux formations échogènes denses et de petites tailles. À ce stade, les testicules ne sont généralement pas identifiables. Chez le fœtus féminin, deux zones échogènes périphériques correspondent aux grandes lèvres séparées par un trait central dû à l'accolement des petites lèvres. En revanche, il est difficile de faire le diagnostic d'un hypospade ou d'un micropénis.

- **Lors du troisième trimestre**

L'échographie est en général pratiquée vers la 32ᵉ semaine. Les gonades peuvent être visibles dans le scrotum et se traduisent par deux formations échogènes entourées par la paroi scrotale. Les ambiguïtés ou malformations, telles qu'un hypospade et un micropénis, peuvent être mieux visualisées.

Amniocentèse

Elle sera faite en général à deux moments très différents de la grossesse.

Vers la 16ᵉ SA, elle est demandée pour réaliser, le plus souvent, un caryotype dans le cadre :

- soit d'un âge maternel élevé ;
- soit pour une élévation des marqueurs sériques (α-fœtoprotéine, β-hCG, œstriol) ;
- soit pour des antécédents d'anomalies chromosomiques ou de chimiothérapie.

Parfois, un caryotype est effectué en complément d'un diagnostic prénatal pour une maladie génétique connue après ponction des villosités choriales ou amniocentèse.

Si le caryotype est normal, il serait souhaitable de prendre l'habitude de garder un échantillon de liquide amniotique pour dosages hormonaux ultérieurs en cas d'ambiguïté sexuelle. Cette conservation systématique de liquide éviterait alors souvent de nouvelles amniocentèses.

L'amniocentèse pratiquée après l'échographie du troisième trimestre est plus délicate car il est souvent très difficile d'obtenir une culture rapide d'amniocytes.

Sur le liquide, plusieurs stéroïdes seront dosés : 17-hydroxyprogestérone (17OHP), Δ4-androstènedione (Δ4-A) et testostérone (T). Selon le résultat du caryotype, le 11-désoxycortisol et la 17-hydroxyprégnènolone seront demandés respectivement devant un caryotype 46,XX et 46,XY. Les précurseurs du cholestérol, en particulier le 7-déhydrocholestérol, sont assez largement demandés même s'il n'existe pas de signes échographiques d'appel d'un syndrome de Smith-Lemli-Opitz (microcéphalie, syndactylie et autres anomalies des extrémités, retard de croissance intra-utérin...). Les normes actuellement disponibles pour les concentrations des stéroïdes dans le liquide amniotique sont celles établies entre la 14ᵉ et 18ᵉ SA. Des études sont en cours pour savoir si les mêmes normes peuvent être utilisées plus tard, en particulier lors de la fin de deuxième trimestre et du début du troisième trimestre.

Prise en charge durant la période prénatale

Elle doit être multidisciplinaire, associant gynécologues, généticiens, cytogénéticiens, endocrinologues pédiatres et biologistes spécialisés. Une prise en charge psychologique du couple est nécessaire, de même qu'une large concertation entre les différents acteurs afin d'avoir un langage unique vis-à-vis de ce couple. En effet, la conduite à tenir est difficile et source de troubles psychologiques.

Le problème est de savoir jusqu'où il faut pousser les investigations. Faut-il étudier les parents ? La mise en route d'un traitement est-elle utile si tard ? Faut-il séquencer des gènes ? Lesquels ? Dans quel but ?

Enfin, il faut ne jamais oublier le risque d'une erreur, le plus souvent dans l'interprétation de l'échographie, même si elle est réalisée par le plus grand spécialiste.

Le but des investigations est le plus souvent de prévoir une prise en charge rapide du nouveau-né à la naissance tant sur le plan thérapeutique qu'étiologique et permettre une déclaration du sexe plus rapidement.

• Caryotype 46,XX et état intersexué découvert le plus souvent à la 22 SA

L'ambiguïté des OGE se résume le plus souvent à une hypertrophie clitoridienne, mais peut s'accompagner d'anomalies évoquant un scrotum. Ces anomalies doivent être confirmées par un spécialiste.

On recherche (tableau 39-II) :

- des antécédents familiaux (déficit en 21-hydroxylase ou 11-hydroxylase) ;
- une virilisation du fœtus et de la mère lors de grossesses antérieures ;
- une virilisation actuelle de la femme enceinte ;
- une prise de médicaments pouvant potentiellement viriliser le fœtus.

On pratique :

- une prise de sang chez la mère pour le dosage de stéroïdes (DHAS, testostérone, œstradiol) ;
- le dosage des stéroïdes dans le liquide amniotique (LA). Il sera facile si du liquide, provenant de l'amniocentèse initiale ayant permis de faire le caryotype a été gardé.

Par ordre de fréquence, la première cause est représentée par des pseudohermaphrodismes féminins (PHF) c'est-à-dire un enfant de sexe chromosomique féminin 46,XX avec des ovaires et des OGI normaux :

- L'anomalie des OGE est secondaire à une hyperproduction d'androgènes survenant dès le premier trimestre de la vie fœtale. Cette hyperproduction est le plus souvent d'origine fœtale et surrénalienne. La cause la plus fréquente est, de loin, l'hyperplasie congénitale des surrénales par déficit en 21-hydroxylase, dont on peut aisément faire le diagnostic par le dosage de la 17OHP dans le liquide amniotique (revues récentes : [9-12]) ; parfois, il s'agit d'un déficit en 11-hydroxylase diagnostiqué par le dosage du 11-désoxycortisol (composé S) dans le liquide amniotique [13]. Le déficit en 3β-hydroxystéroïde déshydrogénase (HSD), contrairement à ce qui est régulièrement écrit dans la littérature, ne virilise pratiquement pas le fœtus féminin sauf dans un cas où une simple hypertrophie clitoridienne a été observée à la naissance [14, 15]. Dans les autres cas, la recherche d'une virilisation et le dosage des androgènes et des œstrogènes chez la mère aideront à faire le diagnostic de causes rares. Le déficit en aromatase est dû à une diminution importante des capacités de l'unité fœtoplacentaire d'aromatiser les androgènes en œstrogènes. Le diagnostic se fait par la mise en évidence de taux très élevés de Δ4-androstènedione et de testostérone, et des taux effondrés d'œstrogènes chez la mère pendant la grossesse.
- L'hyperproduction d'androgènes est d'origine maternelle. Le plus souvent, elle résulte d'une tumeur ovarienne ou d'un lutéome hCG-dépendant. Rarement il s'agit d'une hyperplasie congénitale des surrénales maternelle mal traitée, Les causes iatrogènes dues à un traitement de la mère par des substances androgéniques, en particulier les 19-nortestostérones ont actuellement presque disparu.

En dehors des PHF, il ne faut pas oublier les hommes 46,XX, qui sont stériles mais qui ont un testicule endocrine fonctionnel.

Tableau 39-II. Principales étiologies de virilisation d'un fœtus 46,XX

Origine fœtale	Hyperproduction de testostérone Déficit en 21-hydroxylase (17-OHP élevée dans LA) Déficit en 11-hydroxylase (11-désoxycortisol élevée dans LA) Déficit en aromatase (œstrogènes bas, T et Δ4-A élevées chez la mère et dans LA)
	Sécrétion de testostérone par du tissu testiculaire Homme 46, XX (testostérone dans les normes d'un fœtus masculin) Présence de SRY (hybridation in situ ou ADN des amniocytes) Mutation de gènes répresseurs ? Hermaphrodisme vrai à caryotype 46,XX (60 % des cas de l'ensemble)
Origine maternelle	Production anormale d'androgènes Lutéome de la grossesse Tumeurs de l'ovaire ou de la surrénale Syndrome de Cushing
	Cause iatrogène : prise d'androgènes, de progestatifs (19 nortestostérone) ou... Anomalies du fœtus
Causes inconnues	Dans un contexte malformatif
	Idiopathique ?

Enfin, si les investigations relativement simples, essentiellement constituées de dosages de stéroïdes dans le sang maternel et le liquide amniotique, s'avèrent négatives, le couple doit être rassuré. Il s'agit souvent d'erreurs échographiques.

• Caryotype 46,XY et anomalies des organes génitaux externes

La conduite à tenir devant une anomalie des OGE chez un fœtus, dont le caryotype 46,XY a été trouvé, reste difficile. Si l'échographie montre un phénotype féminin, le risque d'erreur est minime et la démarche diagnostique consiste à essayer de trancher entre une dysgénésie gonadique et un pseudohermaphrodisme masculin (PHM) (tableau 39-III). En revanche, si le sexe reste incertain lors de l'échographie de la 22e SA, d'autres échographies ultérieures seront nécessaires et préciseront l'aspect du pénis et du scrotum. La présence de gonades, visibles dès la 32e SA, aidera au diagnostic, mais leur absence n'est d'aucune aide. De plus, l'échographie ne permet pas une étude fine des organes génitaux internes. Néanmoins la présence de

Tableau 39-III. **Principales étiologies de défaut de masculinisation d'un fœtus 46,XY [1, 16, 17]**

Dysgénésies gonadiques	Pures – Mutation de *SRY* (15 %) – Duplication de *Dax*-1 (région chromosomique Xp21) – Duplication de *Wnt4* (région chromosomique 1p35) – Mutation du gène *DMRT1* et *2* (région chromosomique 9p24.3) – Délétions chromosomiques (2q32.1-35 et 10 qter) – Autres (???)
	Associées à d'autres anomalies – Mutation du gène *SF1* (associé à une absence de surrénales, œstriol maternel effondré) – Mutation du gène *WT1* (anomalies rénales morphologiques et fonctionelles) : • syndrome de Denys-Drash (tumeur de Wilms et sclérose mésangiale) • syndrome de WAGR (tumeur de Wilms, aniridie, retard mental) • syndrome de Frasier (phénotype féminin) – Mutation du gène *SOX9* (malformations osseuses, RCIU) – Autres (?)
	Mixtes avec caryotype 46,XY/45,X (recherche d'une mosaïque)
Pseudohermaphrodismes masculins (PHM)	Anomalies de la régulation de la biosynthèse de la testostérone (très rare) – Mutation du récepteur de LH (aplasie des cellules de Leydig) – Mutation de LH (seulement micropénis)
	Anomalies de la biosynthèse du cholestérol – Déficit en 7-déhydrocholestérol réductase (syndrome SLO)
	Anomalies de la biosynthèse de la testostérone (testostérone basse) – Hyperplasie lipoïde des surrénales (mutation du gène StAR, œstriol maternel effondré) – Déficit en 3β-HSD déshydrogénase (17-OHprégnenolone élevée dans LA) – Déficit en 17α-hydroxylase/17-20 desmolase (mutation de CYP17) – Déficit en 17β-HSD déshydrogénase de type 3 (α4-A élevée dans LA)
	Anomalies du métabolisme de la testostérone (déficit en 5α-réductase de type 2)
	Anomalies de l'action des androgènes (testostérone normale ou élevée dans LA) – avec mutation du récepteur aux androgènes : • insensibilité totale aux androgènes (CAIS) : phénotype féminin • insensibilité partielle aux androgènes (PAIS) : OGE ambigus, micropénis – sans mutation du récepteur aux androgènes (OGE ambigus, micropénis) : • isolées • associées à des malformations • associées à un retard de croissance intra-utérin

malformations associées (rénales, osseuses...) et d'un retard de croissance intra-utérin orientera le diagnostic.

Le but des explorations complémentaires est de trancher entre une dysgénésie gonadique et un PHM et d'aider à l'orientation du sexe à la naissance.

On recherchera des antécédents familiaux, en faveur d'une maladie génétique à transmission récessive autosomique ou liée au chromosome X (tante stérile...). Ils seront retrouvés surtout dans les PHM, rarement dans les dysgénésies gonadiques.

On dosera dans le liquide amniotique :

- le 7-déhydrocholestérol pour éliminer un syndrome SLO en cas de malformations osseuses et crâniennes ;
- trois stéroïdes : 17OHP, Δ4-A et T. Le tableau 39-IV résume leur valeur diagnostique.

Deux grands groupes se distinguent :

- les *dysgénésies gonadiques :* leur diagnostic est important car la décision de l'orientation du sexe peut se faire rapidement à la naissance ;
- les *PHM*. Ils sont dus à une masculinisation insuffisante d'un fœtus de sexe masculin 46,XY ayant une détermination normale du testicule. Les étiologies sont soit une insuffisance de sécrétion testiculaire de testostérone secondaire à un déficit de sa biosynthèse soit une action insuffisante des androgènes au niveau des tissus cibles. L'étiologie des autres PHM reste inconnue : certains sont associés à des malformations, d'autres, dénommés idiopathiques (aucune anomalie endocrinienne trouvée), sont le plus souvent sporadiques mais peuvent être familiaux. Les anomalies de la biosynthèse de la testostérone sont soit associées à une hyperplasie des surrénales (déficit en 3β-HSD, en 17-hydroxylase ou en enzyme coupant la chaîne latérale du cholestérol), soit isolées (déficit en 17β-hydroxystéroide déshydrogénase) [16, 18, 19]. Les anomalies au niveau des tissus cibles sont surtout dues à une anomalie du gène du récepteur aux androgènes [16, 18, 20, 21] et, très rarement, à un déficit de métabolisme de la testostérone secondaire à une mutation de gène de la 5α-réductase de type 2 [22, 23]. Toutes les anomalies enzymatiques responsables de PHM sont des maladies héréditaires à transmission autosomique récessive, sauf l'insensibilité aux androgènes qui est une maladie récessive liée au chromosome X. Il est possible de proposer un diagnostic prénatal précoce pour les PHM. En revanche, aucun traitement prénatal n'est possible. L'indication d'un diagnostic prénatal est difficile, en particulier pour une insensibilité aux androgènes. À titre d'exemple, elle se justifie plus dans l'insensibilité partielle aux androgènes car le choix d'une orientation dans le sexe masculin peut se révéler désastreux [21]. En effet, l'inefficacité du traitement par les androgènes peut rendre la génitoplastie masculinisante problématique.

La prise en charge de ces nouveau-nés dès le premier jour de vie justifie en soi le diagnostic prénatal des ambiguïtés type PHM.

• Anomalies des OGE découvertes tardivement lors de la grossesse

La découverte d'un état intersexué lors d'une échographie réalisée à la 32e SA rend la conduite à tenir très difficile. Malgré le traumatisme psychologique très important de ce couple, cette découverte permettra au mieux la prise en charge de l'enfant lors de la naissance par une équipe multidisciplinaire.

En revanche, le diagnostic étiologique à ce stade est difficile : faut-il faire un caryotype, sachant que les cellules amniotiques poussent mal ? Cependant, la détermination du sexe pourra être faite par hybridation *in situ* au locus SRY. Le risque de contamination maternelle sur des cellules qui poussent mal est élevé s'il s'agit d'un caryotype 46,XX. Enfin, les normes des stéroïdes dans le liquide amniotique sont peu connues.

Tableau 39-IV. Valeur diagnostique des stéroïdes dosés dans le liquide amniotique

17OHP	Δ4-A	T	Diagnostic à éliminer	Gène à séquencer
N	N	N ou ↑	Insensibilité aux androgènes	Récepteurs aux androgènes
↓↓↓	↓↓↓	↓↓↓	Insuffisance surrénalienne et gonadique	*SF1**
↓↓↓	↓↓↓	↓↓↓		*StAR**
↓↓	↓↓	↓↓		*CYP17*†*
N	↑↑	↓	Déficit en 17β-HSD	*17β-HSD III*
N	N	↓	Dysgénésie gonadique	*SRY*
↑	N	N ou ↓	Déficit en 3β-HSD	*3β-HSD II*

* diagnostic plus fiable sur le dosage de l'œstriol maternel au deuxième semestre.

† diagnostic du déficit en 17-20 desmolase sur l'augmentation du rapport 17OHP/Δ4-A

CONDUITE À TENIR LORS DE LA DÉCOUVERTE D'UN ÉTAT INTERSEXUÉ À LA NAISSANCE

C'est une urgence médicale, devant s'accompagner d'une prise en charge multidisciplinaire. La concertation entre obstétriciens, pédiatres endocrinologues, néonatologues, chirurgiens, biologistes spécialisés et infirmiers est obligatoire et doit déboucher sur une démarche unique vis-à-vis de la famille de l'enfant ambigu. Il faut dédramatiser la situation, expliquer simplement la différenciation sexuelle en soulignant les trois étapes : sexe génétique, détermination gonadique et sexe phénotype.

Les problèmes urgents sont de deux ordres (*cf.* Déclaration du prénom de l'enfant et du sexe, p XXXXX:

- le choix du sexe et les délais impartis pour l'établir.
- l'élimination des étiologies pouvant entraîner une perte de sel (déficits en 21-hydroxylase, en 3β-HSD, hyperplasie lipoïde des surrénales).

Si l'état intersexué a été découvert lors de la grossesse, une meilleure prise en charge à la naissance sera possible

La prise en charge postnatale d'anomalies des OGE découvertes en période prénatale ne diffère pas de celle découverte à la naissance (*cf. infra*). Néanmoins elle est plus facile à gérer. La prise en charge prénatale des parents leur a permis de mieux planifier la naissance (communication plus restreinte aux membres des familles et aux proches, acceptation de retarder la déclaration du sexe et donc du prénom, meilleure acceptation des explorations). Toutefois, il ne faut pas oublier de faire les prélèvements sanguins avant la mise en route d'un traitement préventif d'une perte de sel (rénine, précurseurs des stéroïdes, ACTH). Si le caryotype est 46,XY, une exploration rapide à la naissance permet d'avoir l'ensemble des résultats dans les dix jours et d'aider les parents à prendre, dans des délais plus brefs, la décision d'orientation du sexe de leur enfant sur des bases scientifiques. L'importance d'une bonne coordination multidisciplinaire doit être encore soulignée [24].

En pratique

Dans les 24 premières heures, une prise de sang sur EDTA pour dosage de la testostérone et de ses précurseurs doit être faite chez le nouveau-né 46,XY (exclusion du sang du cordon, précision de l'heure). En effet, dans les heures qui suivent la naissance, le testicule du nouveau-né est encore sous l'influence de l'hCG placentaire. Ce prélèvement correspond à une prise de sang en fin de test hCG. De l'ADN sera extrait pour des études moléculaires sur le même prélèvement. Le dosage de l'AMH se fera plus volontiers vers le cinquième jour. Le caryotype devra être vérifié.

En bref, la combinaison des résultats permettra rapidement d'orienter le diagnostic :

- *testostérone et AMH basses sont en faveur d'une dysgénésie ;*
- *testostérone et AMH normales ou élevées sont en faveur d'une insensibilité aux androgènes ;*
- *testostérone basse et AMH normale sont en faveur d'une anomalie de la biosynthèse des stéroïdes.*

Le diagnostic étiologique précis requiert dans un deuxième temps des investigations complémentaires (test à l'hCG, génitographie et imagerie abdomino-pelvienne...) qui seront détaillées plus loin.

La découverte de l'état intersexué se fait à la naissance

Comme nous l'avons vu dans l'introduction de cette partie, la démarche à la naissance est guidée principalement par deux buts : éviter une perte de sel et choisir le sexe de l'enfant.

• Recherche des étiologies entraînant une perte de sel

La cause la plus fréquente (presque 100 % des cas) est le déficit en 21-hydroxylase. Le diagnostic est facile grâce au dépistage néonatal (tache de sang au troisième jour). Le tableau clinique est une virilisation des OGE sans gonades dans les bourses qui sont souvent pigmentés. Souvent, les résultats biologiques (élévation de la 17-OHP et le caryotype 46,XX, ou l'absence de *SRY*) sont disponibles avant les premiers signes de perte de sels objectivés par une absence de prise de poids et des troubles ioniques.

Très rarement, il faut éliminer les deux autres déficits de biosynthèse des stéroïdes. L'existence d'une consanguinité peut nous orienter. Devant un PHM, le dosage de la 17-hydroxyprégnénolone (> 90 nmol/L ou 30 ng/mL) permettra de confirmer le diagnostic de déficit en 3β-HSD. Devant un phénotype féminin, avec ou sans présence de gonade dans les bourrelets génitaux, un taux très élevé d'ACTH contrastant avec des stéroïdes effondrés évoquera le diagnostic d'hyperplasie lipoïde des surrénales.

• Choix du sexe

Il est fonction du diagnostic, des conditions anatomiques et de la sensibilité aux androgènes dont l'importance sera variable selon les cas.

▶ Diagnostic

Le sexe féminin sera choisi dans tous les cas de PHF. Dans les cas rares d'hermaphrodismes vrais, la tendance sera d'orienter l'enfant vers le sexe féminin car souvent la présence d'un utérus et de trompes laisse espérer une reproduction possible si, chirurgicalement, la partie ovarienne de l'ovotestis peut être gardée. En recherche dans les cas de PHM, la discussion dépend de l'aspect anatomique, de la sensibilité aux androgènes et, parfois, de l'influence de l'origine éthnique. Dans le cas d'une insensibilité aux androgènes, le choix le plus fréquent se fera vers le sexe féminin.

▶ Conditions anatomiques

Le choix nécessite une bonne description des anomalies des organes génitaux. Une iconographie, après accord des parents, paraît de plus en plus utile lors de discussion collégiale ultérieure.

■ *Aspect du bourgeon génital*

La mesure de la longueur et de la circonférence du bourgeon génital peut être sous-évaluée par l'existence d'une coudure. Les anomalies du méat urinaire sont classées en hypospade glandulaire, pénien, péno-scrotal ou périnéal. Certains urologues pédiatres jugent l'importance de l'hypospade par l'étude de l'hypoplasie des tissus formant la face ventrale de la verge hypospade. Cette anomalie détermine un triangle dont le sommet est la division du corps spongieux, les côtés sont représentés par les deux piliers de corps spongieux atrétique et la base par le gland hypoplasique. Plus il est situé bas, plus l'hypospade est considéré comme sévère.

Enfin, il est parfois difficile de distinguer une importante hypertrophie clitoridienne d'un hypospade périnéal.

■ *Aspect des bourrelets génitaux et du sinus génital*

Le scrotum peut être normal, anormalement implanté comme en bi-sac, asymétrique, hypoplasique.

Les grandes lèvres peuvent être hypoplasiques. La fusion postérieure des grandes lèvres doit être recherchée soigneusement. La distance anogénitale peut-être mesurée.

L'orifice vaginal est-il en place et distinct du méat urinaire ? S'il persiste un sinus urogénital, c'est-à-dire un orifice unique situé à la base du bourgeon génital, l'abouchement d'un vagin doit être recherché. Une uréthrographie est alors nécessaire.

■ *Nature et fonction des gonades*

Les testicules sont-ils en place, ectopiques, facilement abaissables ? Leurs tailles et volumes sont évalués. Le dosage de l'AMH permet d'évaluer la fonction sertolienne. Après un test de stimulation à l'hCG, la réponse de la testostérone permet d'évaluer la fonction leydigienne. L'étude des précurseurs de la testostérone permet d'éliminer un trouble de la biosynthèse des stéroïdes (*cf.* tableau 39-III).

▶ Sensibilité des tissus cibles aux androgènes

Un test aux androgènes n'est réalisé que si le sexe masculin est envisagé. Il consiste en quatre injections, une tous les quinze jours, de *Testostérone Retard* (100 mg/m^2/injection).

• Examens à faire [25]

La présentation clinique est rarement pathognomonique du défaut moléculaire responsable de l'état intersexué. C'est pourquoi, après l'indispensable étape clinique, un certain nombre d'examens paracliniques devront être réalisés.

▶ Caryotype et recherche du gène SRY par FISH

Dans les cas inexpliqués, un nouveau caryotype avec les nouvelles technologies (haute résolution, *banding*...) doit être demandé.

▶ Dosages hormonaux (stéroïdes et gonadotrophines)

En dehors des examens qui ont pu être faits à la naissance (17OH-P), il faut se rappeler que, chez le garçon, les valeurs basales des gonadotrophines et de la testostérone sont basses après la naissance, s'élèvent dès le 15ᵉ jour de vie et restent élevées entre le 15ᵉ jour et deux mois de vie. Donc, le plus souvent, l'évaluation de la fonction leydigienne nécessite une stimulation par l'hCG. Donc un prélèvement de base pour : testostérone, Δ4 et gonadotrophines entre J15 et 2 mois. Dans les autres cas, études de la testostérone et ses précurseurs sous stimulation par hCG.

▶ Dosage de l'AMH

Elle permet de préciser l'existence de tissu testiculaire lorsque les gonades ne sont pas palpables. Comme l'AMH est sécrétée par les cellules de Sertoli, son dosage permet d'évaluer la fonction exocrine du testicule.

▶ Recherche de malformations

Un bilan malformatif peut être entrepris 'échographies rénale et cardiaque, radiographie de squelette, examen ophtalmologique et ETF. Ces examens sont orientés par l'examen clinique.

▶ Recherche d'une cavité vaginale et étude des organes génitaux internes

L'échographie pelvienne est souvent difficile en période postnatale, contrairement à la période prénatale. L'examen de choix est la génitographie.

• Déclaration ou rectification du prénom et du sexe

Deux situations se présentent selon la déclaration ou non du prénom et du sexe à l'état civil.

Les délais impartis pour établir le choix du sexe sont trop courts pour que la décision puisse se fonder sur l'exploration fonctionnelle complète, dans certains cas ; d'où la nécessité de dialoguer avec le secrétaire de mairie et d'écrire au procureur de la République pour différer cette déclaration obligatoire.

L'attribution d'un prénom ambigu recommandé par les textes légaux (*cf.* encadré) et la déclaration du sexe « indéterminé » contribuent à entretenir l'ambiguïté dans l'esprit des parents. La rectification secondaire d'un sexe et d'un prénom est longue et coûteuse. Il faut écrire une lettre au procureur de la République qui indique la nécessité de changer le sexe de l'enfant à la suite des examens pratiqués et les nouveaux prénoms à attribuer à l'enfant. La procédure sera assez longue, nécessite une expertise et l'intervention d'un avocat. Une modification des textes en vigueur serait nécessaire.

Extrait du *Journal officiel* du mercredi 28 juillet 1999, Annexe au n° 172

Sous-section 4 – Enfant de sexe indéterminé

Lorsque le sexe d'un nouveau-né est incertain, il convient d'éviter de porter l'indication « de sexe indéterminé » dans son acte de naissance. Il y a lieu de conseiller aux parents de se renseigner auprès de leur médecin pour savoir quel est le sexe qui apparaît le plus probable compte tenu, le cas échéant, des résultats prévisibles d'un traitement médical. C'est ce sexe qui sera indiqué dans l'acte, sauf à le faire rectifier judiciairement par la suite en cas d'erreur. Si dans certains cas exceptionnels, le médecin estime ne pouvoir immédiatement donner aucune indication sur le sexe probable d'un nouveau-né, mais si ce sexe peut être déterminé définitivement dans un délai d'un ou deux ans, à la suite de traitements appropriés, il pourrait être admis, avec l'accord du procureur de la République, qu'aucune mention sur le sexe de l'enfant ne soit initialement inscrite dans l'acte de naissance. Dans une telle hypothèse, il convient de prendre toutes mesures utiles pour que, par la suite, l'acte de naissance puisse être effectivement complété par décision judiciaire. Dans tous les cas d'ambiguïté sexuelle, il doit être conseillé aux parents de choisir pour l'enfant un prénom pouvant être porté par une fille ou par un garçon.

CONDUITE À TENIR LORS DE LA DÉCOUVERTE D'UN ÉTAT INTERSEXUÉ À LA PUBERTÉ

La découverte d'un état intersexué à la puberté se pose essentiellement chez une jeune fille dans trois circonstances : apparition d'une virilisation importante, impubérisme ou aménorrhée primaire. Dans tous ces cas, la demande d'un caryotype confirme l'état intersexué. Devant une aménorrhée avec développement normal des seins et une pilosité modérée, le diagnostic le plus fréquent est une insensibilité complète aux androgènes. L'apparition d'une virilisation précoce en début de puberté chez une jeune fille avec un caryotype 46,XY doit évoquer, par ordre de fréquence, un déficit en 17β-HSD puis un déficit en 5α-réductase. Enfin, le diagnostic de déficit en 17-hydroxylase/17-20 lyase doit être évoqué devant un impubérisme.

CONCLUSION

Le diagnostic d'une ambiguïté sexuelle reste très délicat et nécessite une collaboration multidisciplinaire. L'étiologie précise n'est pas toujours retrouvée. Le suivi à long terme de tous ces patients est nécessaire, mais, malheureusement, insuffisamment fait pour de nombreuses raisons en particulier d'ordre psychologique. En effet, le patient veut oublier et s'éloigne de l'équipe pluridisciplinaire qui l'avait pris en charge. En dehors des causes étiologiques, de nombreux problèmes restent en suspens : le risque de cancérisation des gonades, le retentissement psychologique des décisions prises à la naissance (orientation du sexe, date des interventions chirurgicales, errances diagnostiques, révélation ou non du sexe génétique) et l'intégration de ces patients dans notre société liée souvent à leur identification sexuelle.

RÉFÉRENCES BIBLIOGRAPHIQUES

[1] MOREL Y, TARDY V, CALEMARD-MICHEL L. Contrôle génétique de la détermination gonadique. *In : Endocrinologie pédiatrique en l'an 2000.* J-L CHAUSSAIN, M ROGER, P BOUGNÈRES, J-C CAREL editors. Paris, Publi fusion, 2000 : 57-75.

[2] CAPEL B. The battle of the sexes. *Mech Dev,* 2000 ; 92 : 89-103.

[3] JOSSO N. Anatomy and endocrinology of fetal sex differentiation. *In : Endocrinology.* LJ DEGROOT, JL JAMESON editors. Philadelphia, Saunders, 2001 : 1947-1963.

[4] MOREL Y, TARDY V, MICHEL-CALEMARD L, GUIBAUD L *et al.* Conduite à tenir devant la découverte d'un état intersexué lors d'une grossesse. *J Pédiatr Puériculture,* 2002 ; 15 : 90-96.

[5] STEPHENS MB, MONTEFALCON R, LANE DA. The maternal perspective on prenatal ultrasound. *J Fam Pract,* 2000 ; 49 : 601-604.

[6] BENOIT B. Early fetal gender determination. *Ultrasound Obstet Gynecol,* 1999 ; 13 : 299-300.

[7] WHITLOW BJ, LAZANAKIS MS, ECONOMIDES DL. The sonographic identification of fetal gender from 11 to

14 weeks of gestation [see comments]. *Ultrasound Obstet Gynecol,* 1999 ; 13 : 301-304.

[8] EFRAT Z, AKINFENWA OO, NICOLAIDES KH. First-trimester determination of fetal gender by ultrasound. *Ultrasound Obstet Gynecol,* 1999 ; 13 : 305-307.

[9] MOREL Y, TARDY V, NICOLINO M, FOREST MG, DAVID M. Diagnostic prénatal du déficit en 21-hydroxylase. *In : Diagnostics prénatals et biologie moléculaire.* F FORESTIER, D SCHORDERET editors. Paris, Lavoisier, EM inter. 1997 : 171-190.

[10] MOREL Y, TARDY V. Molecular genetics of 21-hydroxylase deficient adrenal hyperplasia. *In : Androgen Excess Disorders in Women.* R AZZIZ, JE NESTLER, D DEWAILLY editors. Lippincott-Raven, 1997 : 159-172.

[11] MOREL Y, FOREST M. G, NICOLINO M, DAVID M. Diagnostic prénatal du déficit en 21-hydroxylase. *In : Journées Parisiennes de Pédiatrie.* Paris, Flammarion, 1994 : 71-86.

[12] FOREST MG, MOREL Y, DAVID M. Prenatal treatment of congenital hyperplasia. *TEM,* 1998 ; 9 : 284-289.

[13] PORTRAT S, DAVID M, CHAUSSAIN J-L, FOREST MG *et al.* Les formes classiques et non classiques du déficit en 11β-hydroxylase sont-elles dues à des anomalies du gène CYP11B1 : étude de 20 familles non apparentées. *Ann Endocrinol,* 1995 ; 56 : 273-274.

[14] MOREL Y, MÉBARKI F, RHEAUME E, SANCHEZ R *et al.* Structure-function relationship of the 3β-hydroxysteroid dehydrogenase : contribution made by the 3β-HSD deficiency. *Steroids,* 1997 ; 62 : 176-184.

[15] MOISAN AM, RICKETTS ML, TARDY V, DESROCHERS M *et al.* New insight into the molecular basis of 3beta-hydroxysteroid dehydrogenase deficiency : identification of eight mutations in the HSD3B2 gene eleven patients from seven new families and comparison of the functional properties of twenty-five mutant enzymes. *J Clin Endocrinol Metab,* 1999 ; 84 : 4410-4425.

[16] MOREL Y, MÉBARKI F, PORTRAT S. Génétique des pseudo-hermaphrodismes masculins par anomalie de la synthèse de la testostérone. *In : Les ambiguïtés sexuelles.* J-L CHAUSSAIN, M ROGER editors. Paris, SEPE. 1995 : 53-77.

[17] FOREST MG. Diagnosis and treatment of disorders of sexual development. *In : Endocrinology.* LJ DEGROOT, JL JAMESON editors. Philadelphia, Saunders, 1995 : 1974-2010.

[18] MOREL Y, CALEMARD-MICHEL L, PORTRAT S, MÉBARKI F. Génétique des pseudo-hermaphrodismes masculins par anomalie de la synthèse de la testostérone. *Anales Esp Pediatr,* 1996 ; Supl 79 : 14-26.

[19] QUIGLEY CA, DEBELLIS A, MARSCHKE KB, ELAWADY MK *et al.* Androgen receptor defects : historical, clinical, and molecular perspectives. *Endocrine Rev,* 1995 ; 16 : 271-321.

[20] MOREL Y, MÉBARKI F. Le récepteur aux androgènes. *Rev. Prat,* 1992 ; 42 : 1527-1533.

[21] MOREL Y, MEBARKI F, FOREST M. What are the indications for prenatal diagnosis in the androgen insensitivity syndrome-facing clinical heterogeneity of phenotypes for the same genotype. *Eur J Endocrinol,* 1994 ; 130 : 325-326.

[22] WILSON JD, GRIFFIN JE, RUSSELL DW. Steroid 5 α-reductase-2 deficiency. *Endocrine Rev,* 1993 ; 14 (5) : 577-593.

[23] BOUDON C, LUMBROSO S, LOBACCARO JM, SZARRAS-CZAPNIK M *et al.* Molecular study of the 5 α-reductase type 2 gene in three European families with 5 α-reductase deficiency. *J Clin Endocrinol Metab,* 1995 ; 80 : 2149-2153.

[24] FOREST MG, SIZONENKO PC, CATHIARD AM, BERTRAND J. Hypophyso-gonadal function in humans during the first year of life. 1. Evidence for testicular activity in early infancy. *J Clin Invest,* 1974 ; 53 : 819-828.

[25] MOREL Y, REY R, TEINTURIER C, NICOLINO M *et al.* Aetiological diagnosis of male sex ambiguity : a collaborative study. *Eur J Pediatr,* 2002 ; 161 : 49-59.

V

PRÉVENTION, DÉPISTAGE, ACCOMPAGNEMENT

40

Conseil génétique

- Construction d'un arbre généalogique
- Demande d'informations sur la maladie génétique familiale dans le respect des lois sur le droit des patients
- Calcul de risque
- Apport actuel de la génétique moléculaire
- Perception du risque selon les familles

Le développement de la génétique médicale au cours des trente dernières années et son implantation dans la pratique médicale ont précédé l'explosion récente de la génétique moléculaire. Deux facteurs ont principalement contribué à la naissance de cette nouvelle discipline médicale : l'augmentation relative de la pathologie malformative comme cause de morbidité et mortalité infantiles, consécutive à la maîtrise de la pathologie infectieuse, et la possibilité de contrôle des naissances qui s'accompagne d'une exigence de qualité des couples envers ces enfants désirés et programmés.

Le conseil génétique a pour but d'évaluer le risque de survenue ou de récurrence d'une maladie ou d'une malformation dans la descendance d'un couple, de proposer à celui-ci les différentes solutions qui s'offrent à lui pour avoir des enfants normaux et de l'aider dans sa décision. C'est une démarche médicale originale dans le sens où elle s'adresse le plus souvent à un couple et non à un individu, qu'elle concerne une tierce personne, l'enfant à venir, qu'elle n'aboutit le plus souvent à aucune thérapeutique et que la prévention repose sur l'interruption de grossesse.

La cartographie du génome humain et l'identification des gènes à l'origine de la plupart des maladies génétiques fréquentes ont considérablement modifié la pratique du conseil génétique. Il faut actuellement tenir compte non seulement de la disponibilité des tests moléculaires mais aussi des contraintes imposées par la législation entourant la pratique de ces tests.

PRINCIPES DU CONSEIL GÉNÉTIQUE

La chronologie du conseil génétique par rapport à la révélation du handicap est difficile à déterminer. Trop précoce, la consultation risque d'être mal acceptée par un couple uniquement préoccupé par l'avenir de l'enfant. Trop retardée, elle risque d'être négligée par le médecin traitant et la famille, et seulement sollicitée lorsqu'une grossesse ultérieure est déjà en cours, ce qui complique singulièrement le conseil génétique.

Le recours à un médecin spécialisé en génétique médicale est toujours souhaitable. En effet, celui-ci est rompu aux problèmes spécifiques du conseil génétique et est souvent plus disponible pour une longue consultation. En outre, il est préférable que le médecin chargé d'envisager avec le couple les solutions qui permettent d'éviter une récidive du handicap soit différent de celui qui aide quotidiennement ce même couple à assumer la prise en charge de l'enfant malade. Ceci est particulièrement vrai pour les handicaps physiques évolutifs sans atteinte mentale (mucoviscidose, myopathie de Duchenne). Néanmoins, une parfaite connaissance de la pathologie en cause, de son pronostic et des éventuelles perspectives thérapeutiques est indispensable pour donner les informations les plus appropriées. Dans l'idéal, une étroite collaboration entre le médecin traitant et le généticien permet d'optimiser le conseil génétique.

L'enquête génétique constitue la première mais aussi la plus importante des étapes du conseil génétique. Pour la construction de l'arbre généalogique, il existe des symboles internationaux et non ambigus (*cf.* fig. 6-

1, p. 48). Un bon arbre généalogique constitue un véritable dossier permanent de l'information génétique d'une famille qui peut être transmis et interprété sans difficultés.

L'identification formelle de la maladie est l'un des impératifs du conseil génétique, surtout en cas de recours à des études moléculaires. Il est donc indispensable que le généticien puisse vérifier le diagnostic. Lorsque le cas-index est vivant et que le diagnostic relève de la compétence directe du généticien (syndrome malformatif, dysmorphie), celui-ci peut demander à procéder lui-même à un nouvel examen. Lorsque la pathologie concerne une autre spécialité, le diagnostic doit être communiqué par un spécialiste informé du fait que sa conclusion servira de base à un conseil génétique. Lorsque le lien de parenté entre le ou les individus atteints et le couple demandeur est plus ou moins lointain (oncle, neveu, cousin...), peut se poser le problème de la confidentialité des informations requises. Le recueil de ces informations par le biais d'un médecin ou l'examen direct du dossier médical sans l'accord du patient ou de sa famille sont en contradiction avec la notion de secret médical. Il est donc indispensable d'impliquer les consultants eux-mêmes dans la cette démarche. Dans certains cas, le généticien peut être amené à donner un conseil génétique sans révéler le diagnostic du cas-index.

CALCUL DU RISQUE

Il repose sur la détermination exacte du diagnostic ou, à défaut, sur des arguments généalogiques (récessivité probable en cas de consanguinité, hérédité clairement dominante ou liée au chromosome X). La notion d'une consanguinité ou d'un âge paternel avancé peuvent orienter respectivement vers une hérédité autosomique récessive ou une mutation dominante *de novo*.

On parle de risque empirique lorsque l'estimation repose sur l'observation de données et non sur un modèle théorique. On utilise ce type d'estimation pour les anomalies chromosomiques et les affections non mendéliennes dites polyfactorielles (malformations communes : cardiopathies, fentes labiales, dysraphies du système nerveux central). L'information n'est cependant valable que si la population où a été effectué le recueil de données est superposable à celle dont est issu l'individu ou la famille à qui s'applique le conseil génétique. Ainsi, les tables de récurrence des dysraphies du système nerveux centrale établies dans des régions à haute prévalence sont appliquées dans des régions à faible prévalence, ce qui conduit certainement à une surestimation des risques. Ce type de raisonnement s'applique aussi aux situations dans lesquelles il existe une hétérogénéité génétique (surdités, retard mental) en l'absence d'étiologie évidente ou d'histoire familiale.

Le risque mendélien est le plus facile à calculer sous réserve d'un diagnostic sans ambiguïté.

Les descendants d'un individu atteint d'une affection dominante autosomique ont un risque sur deux d'être atteints de la maladie. Si l'affection est à pénétrance complète et à révélation précoce, les apparentés sains peuvent être rassurés. Lorsque l'expressivité est variable, il n'est pas possible de prédire la gravité de l'atteinte. Lorsqu'il s'agit d'une mutation survenue *de novo*, il ne faut pas négliger le risque de mosaïque germinale. Depuis quelques années, est apparue la notion d'empreinte génomique parentale qui permet d'expliquer que, dans certaines affections, la maladie s'exprime différemment selon qu'elle est transmise par le père ou la mère.

Dans une affection récessive autosomique, le risque est de 25 % pour chaque grossesse d'un couple d'hétérozygotes. Les apparentés (germains, oncle et tantes, cousins de l'individu atteint) ont un risque d'être hétérozygote, mais ne peuvent avoir un enfant atteint que si leur conjoint est lui-même porteur de la mutation. En l'absence de consanguinité, ce risque est très faible pour les affections rares, mais il est loin d'être négligeable pour la mucoviscidose puisque la fréquence des hétérozygotes pour cette affection est estimée à un sur vingt dans la population générale.

Toutes les femmes apparentées par la lignée maternelle à un enfant atteint d'une maladie liée au chromosome X (hémophilie, myopathie de Duchenne) ont un risque d'être porteuse du gène à l'état hétérozygote et donc de transmettre la maladie. Ce risque est divisé par deux à chaque génération. Dans certaines maladies mendéliennes, le risque *a priori* peut être modifié en y intégrant des informations conditionnelles, génétiques (nombre de garçons normaux d'une femme potentiellement conductrice de myopathie de Duchenne) ou non génétiques (normalité des dosages de créatine kinase). Les calculs font appel à des formules mathématiques simples, mais dont l'utilisation demande une certaine expérience (théorème de Bayes). Cette méthode, particulièrement applicable aux maladies dominantes à expression tardive (polykystose rénale de type adulte) et au dépistage des conductrices de maladies liées au chromosome X, permet parfois de modifier significativement le conseil génétique.

CONSEIL GÉNÉTIQUE ET BIOLOGIE MOLÉCULAIRE

L'identification des gènes et la découverte des mutations délétères responsables des maladies génétiques ont modifié le conseil génétique. Dans les maladies liées au chromosome X, si la mutation est identifiée, il est possible de déterminer avec précision le statut des apparentées, par recherche directe de la mutation. Dans les maladies récessives autosomiques, la situation est différente selon que le dépistage des hétérozygotes en population générale est possible ou non. Lorsqu'il n'est pas possible, il n'est pas utile de rechercher l'hétérozygotie chez les apparentés. En revanche, ce dépistage est possible pour un certain nombre de maladies fréquentes (mucoviscidose, amyotrophie spinale infantile, hémoglobinopathies). Il est alors indispensable de faire une enquête familiale la plus complète possible pour identifier les couples à risque. Dans les études familiales utilisant des marqueurs génétiques liés à un gène, les variations du marqueur (allèles polymorphiques) sont indépendantes des variations du gène (mutations). Une erreur de diagnostic (dystrophie musculaire récessive ou myopathie de Duchenne) peut conduire à une prédiction erronée et à la naissance d'enfants handicapés ou à l'élimination de fœtus sains.

Malgré le développement des laboratoires de diagnostic génétique, il existe une très grande disparité dans la disponibilité des tests génétiques. Celle-ci dépend de la prévalence de la maladie, de la complexité plus ou moins grande du gène en cause (une mutation unique, quelques mutations prédominantes, ou bien une infinité de mutations privées, rendant impossible la réalisation d'un diagnostic de routine).

Il est souhaitable qu'une consultation de génétique préalable ait lieu avant toute étude moléculaire afin :

- de donner l'information la plus complète possible ;
- de recueillir le consentement des intéressés ;
- d'éviter la réalisation d'examens inutiles ou non souhaitables.

Le décret 2000-570 de juin 2000, en fixant les modalités de prescription des tests génétiques, a permis de répondre à ces exigences. Selon les modalités de ce décret, la prescription de tests génétiques chez des personnes asymptomatiques doit être effectuée par un médecin œuvrant au sein d'une équipe pluridisciplinaire comportant des compétences cliniques et génétiques. Ces textes ont avant tout été conçus pour encadrer la pratique du diagnostic présymptomatique qui sera abordé au chapitre 43. Cependant, ils concernent aussi toutes les analyses cytogénétiques et moléculaires réalisées dans le cadre d'enquêtes familiales. La prescription doit être effectuée lors d'une consultation individuelle, au cours de laquelle le médecin prescripteur signe une attestation signifiant qu'il a donné les informations nécessaires sur les caractéristiques de la maladie recherchée, les moyens de la détecter et les éventuelles possibilités de prévention et de traitement, et a recueilli le consentement du patient. La prescription de ces tests ne peut être faite chez un mineur que si celui-ci peut personnellement en bénéficier dans sa prise en charge ou si des mesures préventives ou curatives peuvent être prises pour sa famille.

PERCEPTION DU RISQUE

Que ce risque soit exprimé en pourcentage ou en risque relatif, le couple va traduire cette précision chiffrée en une notion qualitative, celle de risque acceptable ou inacceptable. Tous les médecins ayant une certaine expérience du conseil génétique savent que, dans une situation identique, deux couples n'ont pas la même perception.

Au-delà des données chiffrées et indépendamment du niveau intellectuel et culturel des patients, certains facteurs modifient la perception du risque. Ce sont :

- la gravité de la maladie et la façon dont elle est perçue par l'entourage ;
- les éventuelles perspectives thérapeutiques et l'espoir que la famille y place ;
- le nombre d'enfants sains du couple ;
- la possibilité d'un diagnostic prénatal ;
- l'expérience personnelle de la maladie. Les couples d'hétérozygotes pour une maladie récessive autosomique révélée par un dépistage systématique (hémoglobinopathies dans les populations méditerranéennes, maladie de Tay-Sachs chez les Juifs ashkénazes) n'ont pas la même attitude que les couples ayant un enfant atteint de la maladie.

En fonction de ce vécu, qui lui est personnel, et de sa propre perception du risque, le couple va devoir prendre une décision, celle d'avoir ou non un enfant. Il est fréquent que les couples sollicitent de la part du médecin une attitude directive, un véritable avis. Or, le conseiller génétique se doit de fournir l'information la plus complète et la plus actualisée, sans influencer la décision. Il ne faut cependant pas résumer son rôle à celui d'informateur passif. Il doit, en relation avec le médecin traitant qui connaît mieux la famille, s'assurer que le conseil génétique a été compris, aider le couple à assumer la révélation du risque, l'accompagner dans sa décision de recourir à un diagnostic prénatal s'il est disponible, voire proposer des solutions alternatives (insémination artificielle, adoption).

BIBLIOGRAPHIE GÉNÉRALE

DE COSTA CM. Consanguineous marriage and its relevance to obstetric practice. *Obstet Gynecol Surv*, 2002 Aug ; 57 (8) : 530-536.

MICHIE S, MARTEAU TM, BOBROW M. Genetic counselling : the psychological impact of meeting patients'expectations. *J Med Genet*, 1997 Mar ; 34 (3) : 237-241.

REIF M, BAITSCH H. Psychological issues in genetic counselling. *Hum Genet*, 1985 : 70 : 193-199.

HARPER PS. *Practical genetic Counseling*. J. Wright & Sons Ltd. Bristol, 1981.

41

Diagnostic prénatal des affections génétiques

- Nécessité d'une consultation de génétique préalable au diagnostic prénatal
- Diagnostic prénatal devant des signes d'appel cliniques, écographiques ou biochimiques
- Importance des comités multidisciplinaires de diagnostic prénatal
- Indication sur antécédents familiaux et nécessité d'une étude génétique antérieure
- Proposition d'interruption médicale de grossesse en cas de fœtus atteint d'une pathologie d'une particulière gravité et inaccessible au traitement au jour du diagnostic

Le diagnostic prénatal (DPN) vise à prévoir ou diagnostiquer, en cours de grossesse, une pathologie qui se manifestera soit dès la période fœtale soit au cours de la vie du sujet à naître. Ce chapitre ne traite que des affections d'origine génétique ou susceptibles de se révéler telles.

CIRCONSTANCES DU DIAGNOSTIC PRÉNATAL

La réalisation d'un DPN est entreprise :

- soit prospectivement, pour chercher une pathologie précise dont on peut craindre la survenue en raison d'antécédents familiaux ou de l'appartenance du couple à une population à haut risque ;
- soit devant des signes d'appel cliniques, échographiques ou biochimiques, pour chercher une cause génétique éventuelle.

IMPLICATIONS DU DIAGNOSTIC PRÉNATAL

Indications prospectives

Lorsque la pratique d'un DPN révèle que le fœtus est jugé atteint « *d'une pathologie d'une particulière gravité* » et « *inaccessible au traitement au jour du diagnostic* » :

- il est souvent proposé d'interrompre la grossesse (IMG) faute d'une meilleure solution ;
- beaucoup plus rarement, d'aménager le cours de la grossesse ou les conditions de l'accouchement ;
- enfin, la pratique d'un traitement intra-utérin n'est possible de nos jours que dans des situations exceptionnelles.

• Interruption médicale de grossesse

L'interruption médicale de la grossesse (IMG) est très différente de l'IVG et de l'ITG, dans ses objectifs, ses indications et ses modalités. Elle peut être justifiée, aux yeux de la famille, par l'un ou plusieurs des critères suivants, dont chacun peut être discuté :

- la pathologie prive le sujet d'autonomie (retard mental ou lourde pathologie neurologique par exemple) ;
- la qualité de vie du sujet handicapé sera médiocre (malformations graves des extrémités, nécessité de port de prothèses ou d'utilisation d'un fauteuil roulant, soins lourds répétés) ;
- le handicap est socialement difficilement tolérable (nanisme sévère ou déformant, malformation très visible, dysmorphie du visage) ;
- la maladie occasionne une dégradation progressive, plus ou moins rapide (pathologie dégénérative neurologique ou musculaire, par exemple).

• Aménagement de la grossesse

Dans certaines circonstances, à vrai dire assez rares, la pratique d'un DPN permet d'aménager la suite de la grossesse ou l'accouchement au bénéfice de l'enfant :

- hémophilie sévère ou modérée : la connaissance de la mutation chez le fœtus permettra de prendre, lors de l'accouchement, les précautions nécessaires pour éviter une hémorragie intracrânienne ;

– malformation viscérale découverte par échographie : la connaissance d'une omphalocèle et de son caractère isolé permet de prévoir l'accouchement près d'un centre de pédiatrie spécialisé ;
– immunodéficit : naissance axène, si nécessaire.

D'autre part, certains couples demandent un diagnostic prénatal en cas de pathologie familiale, afin de se préparer psychologiquement à l'état de l'enfant à naître, quel qu'il soit.

• Traitement intra-utérin

L'administration d'un traitement intra-utérin n'est qu'exceptionnellement possible dans les suites d'un DPN, par exemple dans :

– l'hyperplasie congénitale des surrénales : freinage par des glucocorticoïdes administrés à la mère, pour éviter l'ambiguïté sexuelle chez les embryons 46,XX ;
– thalassémie ou incompatibilité érythrocytaire fœto-maternelle : exsanguino-transfusion fœtale intra-utérine pour corriger l'anémie fœtale chronique et éviter l'anasarque qui en résulterait inéluctablement.

Indications fondées sur des signes d'appel échographiques : les comités multidisciplinaires de diagnostic prénatal

Des manifestations fœtales inexpliquées (hypoactivité fœtale, hydramnios, retard de croissance intra-utérin) ou l'observation échographique d'une ou plusieurs malformations conduisent à développer une stratégie permettant de connaître aussi précisément que possible l'avenir physique et mental du fœtus, en cherchant, en particulier, l'existence d'une pathologie génétique causale.

Les difficultés de prise de décision rencontrées devant ces signes d'appel échographiques, mais aussi dans des situations de DPN prospectif, ont justifié la mise en place réglementée de comités multidisciplinaires de DPN, au nombre d'un ou deux par CHU, qui se réunissent périodiquement (habituellement une fois par semaine) afin de statuer, en particulier, sur la nature et l'opportunité de pratiquer des explorations complémentaires (biologiques ou d'imagerie, invasives ou non), et sur les indications proposées d'IMG. Ils comprennent au moins un obstétricien, un échographiste, un généticien, un fœtopathologiste, ainsi que des spécialistes des domaines pédiatriques impliqués (neurologue et neurochirurgien pédiatres, chirurgien pédiatre, néonatalogiste, etc.).

OUTILS DU DIAGNOSTIC PRÉNATAL

Le DPN s'appuie schématiquement sur deux types d'outils, l'imagerie et le prélèvement de fragments de tissus ou liquides ovulaires aux fins d'analyses biologiques : la connaissance préalable de leurs caractéristiques est indispensable à l'établissement des stratégies.

Imagerie

L'imagerie, qui permet de révéler des anomalies de la morphologie et de la croissance, ainsi que de guider certains prélèvements, fait surtout appel à l'échographie, parfois à la radiographie squelettique ou à l'IRM, exceptionnellement à la fœtoscopie ou à l'embryoscopie.

• Échographie

L'échographie est particulièrement anodine. Elle permet d'effectuer des mesures, ainsi que d'apprécier l'activité et la morphologie fœtales.

Elle peut être pratiquée par voie transpariétale mais la voie vaginale donne des résultats plus précoces au cours du premier trimestre.

Quatre échographies sont habituellement réalisées au cours d'une grossesse normale : l'une de datation à 7-8 SA, une deuxième pour évaluer l'épaisseur du revêtement cutané de la nuque à 12,5 SA, une troisième à visée morphologique à 22 SA, une dernière au cours du troisième trimestre.

La qualité et l'exhaustivité des résultats obtenus dépendent de la qualité de l'appareil, de l'âge de la grossesse pour un organe et une anomalie donnée, de la compétence et de l'acharnement déployés par le praticien (une heure est parfois nécessaire pour affirmer que le fœtus n'ouvre pas ses mains, un signe neurologique péjoratif), et de la position du fœtus lors de l'examen.

• Autres méthodes d'imagerie

▶ Radiographies squelettiques

Les radiographies du squelette (« contenu utérin »), réalisées à partir de 22-24 SA, permettent de caractériser un nanisme sévère en cherchant des signes de pathologie osseuse génétique : anomalies de la trame, fractures, signes de chondrodysplasie. Leur lecture est difficile : orientation du fœtus, paroi maternelle épaisse.

▶ Imagerie par résonance magnétique

L'IRM cérébrale, pratiquée avec un appareillage performant sur un fœtus endormi par un sédatif administré à la mère, permet de caractériser, après 28 SA, une microcéphalie découverte inopinément et de chercher des anomalies de la morphologie et/ou de la gyration encéphaliques.

▶ Fœtoscopie

La fœtoscopie est pratiquée, à partir de 22 SA, pour prélever de la peau. Le risque d'avortement est de l'ordre de 3-5 % selon l'expérience du praticien.

▶ Embryoscopie

L'embryoscopie transpariétale n'est plus guère utilisée même pour diagnostiquer, au premier trimestre, certains syndromes polymalformatifs mendéliens comportant des anomalies très franches des extrémités. En effet, le risque d'avortement est élevé : cette méthode est habituellement remplacée par l'échographie vaginale précoce.

Tissus

• Sang maternel

Sur le sang maternel, il est possible d'étudier le sexe fœtal à partir de 6 SA en cherchant, par PCR, la présence de séquences spécifiques de l'Y dans l'ADN dilué dans le plasma ; on ne pratique pas encore en routine l'isolement de cellules fœtales (érythroblastes, par exemple) afin de chercher une anomalie chromosomique, mais on peut doser l'α-fœtoprotéine dont la concentration est un reflet plus ou moins fidèle de celle du liquide amniotique.

• Tissus fœtaux

On prélève habituellement du liquide amniotique (LA) ou du trophoblaste, moins souvent du sang fœtal, parfois de la peau, des liquides d'épanchement, de l'urine ou du foie.

▶ Liquide amniotique

Pratiquée stérilement sous échographie par voie transpariétale, l'amniocentèse peut être réalisée de 12,5 à 38 SA. Il est possible de ramener 1mL de LA/semaine d'aménorrhée. Le risque d'avortement, après 14 SA est de l'ordre de 0,5 à 1 %, si l'équipe est entraînée.

Il est possible d'étudier :

- soit les cellules, directement (7 à 10 cellules vivantes par mm^3) ou après culture : activité enzymatique, caryotype, ADN ;
- soit la composition chimique du liquide surnageant après centrifugation.

▶ Trophoblaste

La ponction de trophoblaste ou choriocentèse est pratiquée entre 12 et 38 SA, par voie transpariétale, sous contrôle échographique ; elle expose à un risque d'avortement de 2 à 3 % selon les équipes (plus élevé en cas de prélèvement plus précoce) et à des lésions importantes des membres.

Les villosités choriales prélevées peuvent être utilisées :

- pour des dosages d'activité enzymatique (expression fréquente dans ce tissu) ;
- pour l'étude de l'ADN (c'est la méthode de choix car la quantité disponible est importante) ;
- pour obtenir un caryotype en urgence en 48 heures : anomalies numériques, remaniements de structure intéressant des grands fragments, diagnostic cytogénétique de sexe.

Des anomalies plus fines ne sont détectées que sur la culture des axes villositaires. En outre, en cytogénétique, le trophoblaste expose à des situations de pseudomosaïques qui peuvent être difficiles à distinguer d'une mosaïque vraie, et dont le pronostic est parfois impossible à fixer avec précision malgré l'étude de différents tissus ovulaires.

▶ Sang fœtal

Du sang fœtal peut être prélevé à partir de 21 SA, sous contrôle échographique, par ponction du cordon près de son insertion sur le placenta. Le risque d'avortement est de 1-3 % ou plus, selon les indications (retard de croissance intra-utérin).

L'étude du caryotype est possible avec une résolution et un délai de réponses analogues à ceux du sang prélevé en postnatal. Le sang fœtal est aussi utilisé soit pour des études immunologiques, soit pour chercher une anomalie de l'hémoglobine ou des hématies, soit pour doser des enzymes leucocytaires, ou pour explorer la fonction rénale.

▶ Autres tissus

Le prélèvement de pastilles de peau est pratiqué par fœtoscopie, en vue d'études histologiques de la peau fœtale, afin de diagnostiquer certaines génodermatoses dont le gène n'est pas encore caractérisé. Le prélèvement ne peut être effectué avant 22 SA car l'épiderme ne contient, auparavant, qu'un nombre limité de couches cellulaires. Des prélèvements doivent être pratiqués en plusieurs territoires. Le champ de vision est médiocre.

On peut étudier le caryotype du liquide d'un hygroma, notamment si l'on suspecte une formule 45,X ou chercher si un épanchement est particulièrement riche en lymphocytes.

Le prélèvement d'urines dans les cavités pyélocalicielles ou la vessie permet d'effectuer des dosages destinés à analyser la fonction rénale, en cas d'obstacle bas avec rétention en amont.

Une ponction de foie fœtal est pratiquée, exceptionnellement, sous guidage échographique, pour doser une activité enzymatique dans une situation de génopathie métabolique dont le gène ou la mutation ne sont pas caractérisés pour la famille en cause, et dont l'enzyme n'est pas exprimée dans les villosités choriales.

SITUATIONS ET STRATÉGIES

La réalisation d'un DPN est entreprise soit pour chercher une pathologie précise soit pour chercher une cause génétique éventuelle devant un signe d'appel échographique ou biologique.

Chercher une pathologie précise

Ce sont soit les antécédents familiaux du couple soit son appartenance à une population à risque qui motivent le diagnostic prénatal.

• Indications sur antécédents familiaux

Lorsque des antécédents familiaux ont révélé un risque de récurrence, les raisonnements diffèrent selon qu'il s'agit d'une génopathie mendélienne ou d'une anomalie chromosomique.

▶ Génopathies mendéliennes

La stratégie adoptée dépend de l'état de connaissance du gène et de sa (ses) mutation(s) dans la famille concernée.

■ *Si le gène en cause n'est pas caractérisé*

L'ADN ne peut être utilisé et c'est la nature de la pathologie qui guide le choix des autres outils auxquels l'on doit recourir :

- dans une pathologie *malformative* (Meckel), on recourra préférentiellement à l'échographie, avec le risque d'un diagnostic tardif ou d'une sensibilité incomplète inhérente à la nature et à la fréquence du symptôme malformatif cherché dans la pathologie considérée ;
- lorsqu'il s'agit d'une *enzymopathie,* le dosage de l'activité est souvent possible dans le trophoblaste, mais il faut impérativement connaître les valeurs d'activité des hétérozygotes *et* des sujets atteints dans la famille considérée. Le déficit en OTC et celui de la PCU ne s'expriment que dans le foie ;
- dans les pathologies *dermatologiques,* la biopsie cutanée sous fœtoscopie est utile. Une équipe entraînée échographiste-préleveur-dermatologue-anatomopathologiste est indispensable ;
- dans les pathologies *immunologiques,* le sang du cordon permet de caractériser de nombreuses fonctions leucocytaires et de doser les Ig ;
- la plupart des *facteurs de l'hémostase* peuvent être dosés sur le sang fœtal prélevé à 22 SA ; des normes sont disponibles ;
- en outre, l'étude du LA permet de *doser ou repérer différents produits* tels la βHCG (rein, etc.) et d'objectiver la présence d'ACHase.

• CAS PARTICULIER : LE DPN DE SEXE

Le DPN de sexe, sur ADN ou caryotype, peut être proposé à partir du trophoblaste ou du liquide amniotique dans certaines génopathies récessives liées au sexe sans gène caractérisé. Cependant, il peut actuellement être aussi effectué sur le sérum maternel.

■ *Lorsque le gène en cause dans la famille a été caractérisé*

L'ADN peut être utilisé pour le DPN. Cependant, la situation est très différente selon que le gène est isolé ou seulement localisé.

• GÈNE ISOLÉ ET MUTATION(S) DE LA FAMILLE CONNUE(S)

Une méthode directe peut être utilisée qui ne nécessite pas d'étude familiale complémentaire. C'est le cas, en particulier, des mutations universelles (Steinert) ou préférentielles (ΔF508 homozygote ou ΔF508/mutation fréquente dans la mucoviscidose), ou d'un type préférentiel (délétion caractérisée dans une famille de dystrophie musculaire (DM) de Duchenne).

Cependant, des difficultés peuvent gêner la mise en route d'un DPN : par exemple, l'impossibilité de prévoir *in utero* le phénotype d'une fille porteuse d'une mutation complète méthylée pour FRAXA, ou l'ignorance possible de la deuxième mutation d'un enfant atteint de mucoviscidose.

• GÈNE ISOLÉ MAIS MUTATION(S) DE LA FAMILLE NON CONNUE(S) OU GÈNE LOCALISÉ, MAIS PAS ISOLÉ

Ici, on doit recourir à une méthode indirecte reposant sur l'étude de marqueurs polymorphes. Cette situation expose, on le sait, à plusieurs *difficultés* :

- décès éventuel ou non-accessibilité de sujets-index nécessaires à la connaissance de la phase ;
- manque d'informativité des marqueurs utilisés chez certains sujets clés de la famille étudiée ;
- fausses paternités ;
- risque de recombinaisons (imposant de disposer de marqueurs flanquants, voire de plusieurs marqueurs intragéniques quand le gène est grand et/ou hautement recombinant : DM de Duchenne et de Becker) ;
- hétérogénéité génétique de la pathologie considérée (rétinites pigmentaires, sclérose tubéreuse de Bourneville).

S'y ajoute, pour les pathologies liées au sexe avec un cas unique dans la famille, le risque de ne pouvoir connaître parfois le statut de la mère.

• SITUATIONS PARTICULIÈRES : LES MOSAÏQUES GONADIQUES

Pour certaines génopathies autosomiques dominantes, la connaissance de situations de récurrence intrafratrie alors que les deux parents sont sains suggère l'existence de mosaïques gonadiques, ce qui justifie la pratique d'un DPN de prudence, par exemple dans l'ostéogenèse imparfaite létale ou le syndrome de Williams. Il en est de même pour certaines génopathies liées au sexe, dont la DM de Duchenne.

▶ **Anomalie chromosomique**

Lorsqu'il existe un antécédent d'anomalie chromosomique, le risque de récurrence diffère considérablement selon la nature de l'anomalie en cause chez le cas-index, et la situation familiale.

■ *Trisomie libre complète homogène chez un enfant du couple*

Le risque de récurrence est faible chez les femmes jeunes, ce qui justifie l'emploi préférentiel de l'amniocentèse en raison de son faible risque d'avortement. Ce risque de récurrence doit cependant être pondéré par l'âge de la femme au prélèvement ; en outre, on sait qu'il existe des mosaïques gonadiques maternelles non décelables de trisomie 21 libre complète et homogène.

■ *Translocation ou inversion équilibrée portée par l'un des parents*

L'étude du diagramme du pachytène et l'histoire familiale désignent les situations sans risque franc de conception d'un enfant viable de caryotype déséquilibré. Le mode de prélèvement est choisi en fonction de ce risque. Dans certains cas, la FISH peut être nécessaire, notamment si les fragments impliqués sont très petits, et elle doit alors être préparée *avant* la grossesse pour la famille étudiée.

Rappelons, enfin, que dans une situation de translocation X-autosome portée par une mère non retardée et fertile, le pronostic mental de l'enfant transloqué à naître dépendra de l'extension éventuelle de l'inactivation à l'autosome, ce qu'il est illusoire de chercher à déceler *in utero*, même à partir de plusieurs tissus ovulaires.

• Populations à haut risque pour causes épidémiologiques ou pathologie maternelle

L'appartenance de la femme ou du couple à une population à haut risque, âge maternel élevé, épilepsie maternelle traitée par certains produits, marqueurs sériques maternels de trisomie 21, amène à utiliser des stratégies adaptées.

Concernant l'*âge maternel élevé : cf.* chapitre 8.

La *fréquence du spina bifida en Bretagne* justifie une étude conjointe de la morphologie fœtale en échographie et de la composition du LA en α-fœtoprotéine (dosage) et en acétylcholinestérase (électrophorèse : o/n). Un traitement préventif par l'acide folique a souvent été administré dès avant la conception.

Le *traitement d'une mère épileptique par le valproate de sodium* induit différents risques dont celui de *spina bifida aperta* (de l'ordre de 5 %). Si la nature du produit administré ne peut être modifiée, cette situation justifie un DPN systématique de *spina bifida*.

La *consanguinité* double le risque de handicap chez les enfants nés de cousins germains, mais la nature de l'affection autosomique récessive qui risque de survenir ne peut être devinée *a priori* : un DPN ne peut donc être proposé, sauf dans les cas exceptionnels d'antécédents familiaux. Seule l'échographie peut être employée, et sans savoir si elle sera efficace.

Dans certaines populations, l'*endogamie* engendre une fréquence élevée de génopathies autosomiques récessives. Ceci justifie le dépistage systématique des hétérozygotes et, le cas échéant, l'identification des mutations en cause, en vue du DPN : c'est le cas de la maladie de Tay-Sachs chez les Juifs ashkénazes, des hémoglobinopathies en Méditerranée, de la drépanocytose chez les noirs, de la thrombasthénie de Glanzmann chez des gitans.

Enfin, l'*âge paternel élevé* expose à la survenue de mutations autosomiques dominantes dont la nature et le risque chiffré ne peuvent être connus à l'avance.

Dépistage des anomalies chromosomiques et signes d'appel échographiques et biologiques

• Nuque épaisse

Une stratégie récente de dépistage conjoint de la trisomie 21 et du syndrome de Turner fait appel à une mesure échographique de l'épaisseur du revêtement cutané de la nuque (clarté nucale) pratiquée sur des images réalisées à un âge gestationnel de 12,5 SA selon une incidence très précise. Cette méthode a une sensibilité élevée, avoisinant 90 %, si elle est pratiquée dans des conditions strictes.

• Signes d'appel échographiques (*cf.* chapitre 15)

Rappelons qu'un retard de croissance intra-utérin inexpliqué à caryotype normal peut résulter d'un microremaniement chromosomique décelable seulement par l'emploi d'une FISH adaptée (4p–, par exemple) ou d'une génopathie, souvent impossible à diagnostiquer avant la naissance (on connaît quelques exceptions dont le syndrome de Smith-Lemli-Opitz : dosage des précurseurs du cholestérol).

D'autre part, la constatation conjointe d'une microcéphalie sur un fœtus *et* chez l'un des deux parents est très difficile à interpréter : microcéphalie autosomique dominante bénigne ou non, ou microcéphalie vera du fœtus dont le parent est un hétérozygote symptomatique, ou peu probable coïncidence.

Par ailleurs, des signes évocateurs de trisomie 21 ont été recensés, chacun n'ayant de valeur qu'à un âge gestationnel donné, souvent tardif si l'on fait exception de la mesure de la clarté nucale :

- longueur du fémur : diminuée ;
- longueur de l'arête nasale : diminuée ;

- écartement du premier orteil : accru ;
- image des quatre cavités cardiaques : mauvaise visibilité évoquant un canal atrioventriculaire ;
- duodénum : image de bulle évoquant une sténose du second duodénum ;
- auriculaire : brachyclinodactylie.

Un syndrome de Turner est évoqué devant un hygroma cervical débutant ou établi.

La trisomie 18 et la trisomie 13 sont suggérées devant l'association d'un retard de croissance intra-utérin, d'une arthrogrypose des pieds et/ou des mains (qui ne s'ouvrent pas), d'une microcéphalie avec ou sans malformation cérébrale (holoprosencéphalie dans la trisomie 13), et d'une malformation cardiaque. La trisomie 13 comporte en outre souvent une polydactylie postaxiale des pieds et/ou des mains ; la trisomie 18 s'accompagne volontiers, en outre, d'une omphalocèle, d'une *spina bifida*, d'une hypoplasie du rayon radial, associées ou non.

• Marqueurs sériques maternels de trisomie 21

L'utilisation des marqueurs sériques maternels vise à isoler des situations de risque de trisomie 21 qui ne sont pas liées à un âge maternel élevé. On associe habituellement le dosage, à 18 SA, de deux ou trois marqueurs, qui manifestent préférentiellement un décalage par rapport à la médiane, dans la population des femmes portant un enfant trisomique 21, définissant ainsi une population à haut risque *a posteriori* : α-fœtoprotéine qui est abaissée, ßHCG qui est élevée, œstriol non conjugué qui est abaissé. Une amniocentèse est proposée aux femmes dont le risque de trisomie 21 est supérieur ou égal à 1/250. Cependant, deux tiers seulement des trisomies 21 sont dépistés par cette méthode, ce qui justifie une information préalable des femmes auxquelles elle est proposée.

L'utilisation de marqueurs sériques précoces, dosés en fin de premier trimestre, est pratiquement opérationnelle ; elle permettra de coupler cet examen à la mesure de la clarté nucale pour fournir un test de dépistage de trisomie 21 performant, de haute sensibilité, disponible avant la 13e semaine d'aménorrhée.

SITUATIONS PARTICULIÈRES ENGENDRANT DES DIFFICULTÉS D'INTERPRÉTATION ET/OU DE CONDUITE

Diagnostic anténatal prospectif

• Nature et pronostic de la pathologie

L'indication d'un DPN suivi d'IMG est l'objet de controverses pour diverses affections, géniques ou chromosomiques.

▶ Génopathie

Dans le domaine des génopathies, c'est le cas de certaines pathologies pour lesquelles la notion de « réelle gravité » est discutée, par exemple :

- l'insensibilité aux androgènes dans sa forme sans ambiguïté sexuelle, qui n'est, globalement, que source d'une stérilité féminine ;
- l'achondroplasie, qui s'accompagne de facultés intellectuelles normales ;
- la phénylcétonurie dont la déficience mentale peut être prévenue par le régime ;
- la chorée de Huntington et plusieurs hérédodégénérescences spinocérébelleuses autosomiques dominantes dont l'âge de début est souvent assez tardif au cours de la vie adulte ;
- certaines pathologies autosomiques dominantes manifestant une grande variabilité phénotypique intra- et interfamiliale telles que la polykystose rénale de type adulte qui est compatible avec une durée de vie prolongée grâce à la dialyse et à la greffe.

D'autre part une stratégie de DPN peut se révéler impossible à proposer :

- soit quand le diagnostic concernant le sujet-index est impossible à poser, en raison de la clinique ou de son décès ;
- soit si l'on manque de données familiales pour affirmer le mode de transmission et/ou pour effectuer une étude de liaison ;
- soit, enfin, quand on ne peut conclure avec certitude sur le statut d'une femme potentiellement conductrice d'une affection liée au sexe.

▶ Anomalie chromosomique

Dans les translocations X-autosomes, le pronostic concernant un sujet à naître dépend de l'extension de l'inactivation à l'autosome, qu'il est difficile à juger sur du matériel de LA ou de trophoblaste, non représentatif de l'ensemble des tissus du sujet.

• Mode du diagnostic anténatal

Le choix du mode de diagnostic anténatal peut être source de préoccupation :

- si l'on ne peut proposer qu'un diagnostic de sexe chez une conductrice certaine ou possible de génopathie liée à l'X ;
- s'il existe des risques notables de recombinaison lorsque le diagnostic anténatal ne peut faire appel qu'à l'étude des haplotypes ;
- lorsque l'échographie est le seul moyen de diagnostic anténatal dans une situation de cardiopathie ou de microcéphalie, dont on sait qu'elles risquent de n'être ainsi diagnostiquées que tardivement voire pas du tout, ou dans une pathologie dont une polydactylie, par exemple, est le seul signe accessible,

mais est inconstante chez les différents sujets atteints au sein d'une même famille (manque de sensibilité).

Diagnostic anténatal chromosomique sur indication générale, découverte fortuite

Le diagnostic anténatal chromosomique pratiqué sur des indications générales, notamment l'âge maternel, est susceptible de révéler des particularités chromosomiques fœtales dont le pronostic est difficile à établir :

- dysgonosomies 47,XXY, 47,XXX, 47,XYY (*cf.* chapitre 39), dont les facultés intellectuelles varient d'un sujet à l'autre, peut-être en relation avec le degré d'inactivation, l'origine du chromosome surnuméraire, l'existence éventuelle de mutations au niveau des gènes non inactivables de l'X ;
- petit marqueur surnuméraire, hérité ou non, dont le chromosome d'origine doit être identifié (15, ou 18p en particulier) et le caryotype des parents étudié ;
- mosaïques et pseudomosaïques, particulières au trophoblaste, et entre lesquelles la distinction peut être difficile ;
- trisomie 22, toujours observée en mosaïque, sur le liquide amniotique, et dont le pronostic chez l'enfant né est habituellement mais inconstamment bon.

Diagnostic anténatal sur signes d'appel

Dans les situations de signes d'appel échographiques, rappelons :

- qu'un caryotype normal n'autorise pas à exclure une génopathie ;
- qu'une microcéphalie fœtale impose de mesurer le périmètre crânien des deux parents.

Diagnostic anténatal sur marqueurs sériques maternels

Les marqueurs sériques maternels de trisomie 21 :

- ont une sensibilité à peine supérieure à deux tiers si on s'impose de ne pas pratiquer d'amniocentèse à un nombre trop important de femmes ;
- et, pour cette raison, ne permettent paradoxalement de rassurer que les femmes auxquelles une amniocentèse est proposée en raison de leur risque élevé.

CONSULTATION DE GÉNÉTIQUE ET DIAGNOSTIC PRÉNATAL

Une consultation spécialisée en milieu de génétique médicale est indispensable à différentes étapes du DPN :

- avant tout DPN fondé sur des antécédents familiaux, afin de définir la pathologie en cause, de dépister une éventuelle hétérogénéité étiologique, d'apprécier le risque de récurrence éventuelle, de définir la stratégie de DPN, de préparer les outils propres à la famille concernée, de préciser auprès du couple les limites et les risques de la méthode utilisée et de convenir des attitudes selon les résultats qui seront obtenus ;
- avant tout DPN motivé par un âge maternel élevé ou par l'appartenance à une autre situation à haut risque, pour les mêmes raisons que ci-dessus, mais aussi pour bien faire comprendre que la méthode ne décèlera que la maladie cherchée ;
- lorsqu'un signe d'appel échographique a été décelé, pour cerner la situation familiale et définir la stratégie avec le couple ;
- lorsqu'une anomalie chromosomique particulière (marqueur, dysgonosomie) a été décelée sur une indication de signe d'appel échographique ou de toute autre nature, afin d'expliquer le mode d'appréciation du pronostic ;
- lorsqu'un dosage de facteurs sériques maternels de trisomie 21 a fourni des résultats de « risque élevé ».

PROSPECTIVE : VERS LE DIAGNOSTIC PRÉIMPLANTATOIRE

Le diagnostic préimplantatoire (DPI) reconnaît actuellement trois groupes d'indications intéressantes, outre celles où il existe un chevauchement avec le DPN :

- soit que le couple, qui n'a toujours pas d'enfant vivant sain, rapporte des antécédents d'IMG multiples pratiquées en raison d'une anomalie chromosomique familiale ou d'une génopathie récessive autosomique ou récessive liée à l'X ;
- soit que le DPN de sexe est seul possible dans cette famille, car la pathologie familiale est une génopathie liée au sexe dont le gène n'est ni identifié ni même localisé,
- soit que la pathologie de la famille est une génopathie dominante autosomique qui est caractérisée :
  - par une expression intrafamiliale très variable ;
  - ou par un âge de révélation tardif ;
  - ou par des caractères de gravité jugés discutables mais qui retiennent souvent les personnes intéressées à la fois de concevoir des enfants sans DAN et de pratiquer un DAN suivi d'IMG, car ils s'identifient tout naturellement au produit de grossesse expulsé.

RÉFÉRENCES BIBLIOGRAPHIQUES

[1] Milunsky A. *Genetic disorders and the fetus.* The Johns Hopkins University press ed. 1 vol. 4th édition, 1998.

42 Dépistage néonatal

- Le dépistage néonatal concerne 5 maladies en France en 2003 dont 4 à titre systématique : la phénylcétonurie, l'hypothyroïdie congénitale, l'hypoplasie congénitale des surrénales, la mucoviscidose et la drépanocytose sur une population ciblée.
- Les résultats globaux du dépistage néonatal en France sont actuellement satisfaisants en terme de prise en charge médicale à visée thérapeutique, mais la vigilance doit rester permanente en regard de l'organisation et de l'évaluation de cette pratique.
- L'intérêt actuel du dépistage néonatal de la mucoviscidose est justifié par le bénéfice attendu pour les nouveau-nés dépistés, mais reste débattu en l'absence de traitement curatif et devra être rigoureusement évalué.

Le dépistage néonatal a pour principe de rechercher de façon systématique, chez tous les nouveau-nés de la population générale ou d'une population à risque, une pathologie de révélation précoce, avant que celle-ci n'entraîne des séquelles irréversibles. Plus simplement, l'enfant dépisté doit en tirer un bénéfice personnel immédiat.

La mise en place d'un dépistage néonatal implique que la pathologie considérée et son dépistage obéissent à différents critères. Ces critères ont été définis dès 1968 [15] et confirmés par la suite en 1982 puis en 1998. La maladie doit ainsi être difficile à identifier cliniquement, sévère, avec notamment la survenue de séquelles irréversibles en l'absence de dépistage et de traitement préventif, non exceptionnelle (fréquence de la maladie dans la population considérée : d'au moins un pour 10 000 à un pour 20 000 naissances), et doit disposer d'une thérapeutique efficace lorsqu'elle est précocement appliquée. De plus, elle doit pouvoir être découverte grâce à un procédé de dépistage simple, fiable, facilement reproductible sur de grandes séries, adapté à un prélèvement aisé chez l'enfant et peu coûteux.

En France, quatre affections, la phénylcétonurie, l'hypothyroïdie congénitale, l'hyperplasie congénitale des surrénales et la mucoviscidose bénéficient d'un dépistage néonatal systématique. Une cinquième, la drépanocytose est dépistée sur une population ciblée en métropole (enfants d'origine antillaise et africaine) et systématiquement dans les DOM-TOM. Le dépistage de la mucoviscidose, dont le financement a été récemment décidé, s'est mis progressivement en place bien qu'il ne réponde pas complètement à l'ensemble des critères définis [4]. En effet, aucun traitement curatif n'est disponible, même si une prise en charge précoce et adaptée est bénéfique à la qualité de vie des enfants atteints, et le test de dépistage n'est pas spécifique.

Le dépistage néonatal de ces affections est réalisé en même temps par prélèvement sanguin au troisième jour après la naissance. Le prélèvement se fait par scarification du talon du nourrisson et recueil de gouttes de sang qui coagulent sur un papier buvard adapté. Pour toutes ces maladies, le taux de couverture du dépistage est de plus de 99 %. Ce dépistage est financé à 100 % par la caisse nationale d'assurance maladie.

PHÉNYLCÉTONURIE

Clinique

La phénylcétonurie (PCU) classique correspond au déficit en phénylalanine hydroxylase (PAH). Il s'agit d'une maladie héréditaire du métabolisme de transmission récessive autosomique. Son incidence est de un pour 17 000 naissances en France [1].

La phénylalanine est un acide aminé essentiel, hydroxylée en tyrosine dans le foie par la PAH (fig. 42-1). Cette réaction métabolique utilise un

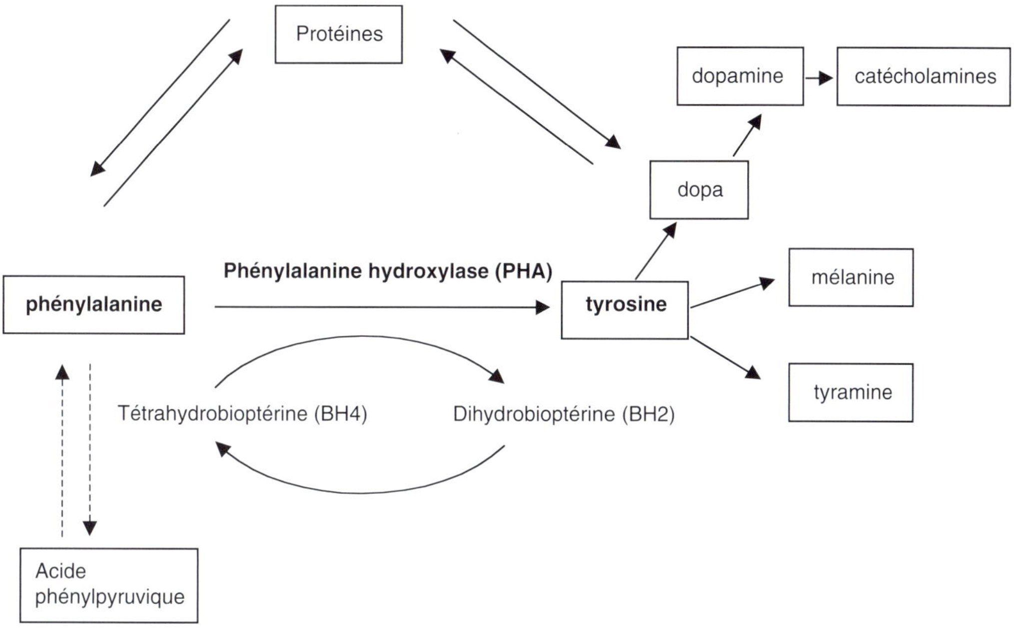

Fig. 42-1. **Métabolisme de la phénylalanine.**

cofacteur de la famille des bioptérines : la tétrahydrobioptérine. On préfère actuellement substituer le terme plus général d'hyperphénylalaninémie à celui de phénylcétonurie. L'hyperphénylalaninémie entraîne chez l'enfant non dépisté, et donc non traité dans la période néonatale, une encéphalopathie progressive sévère peu spécifique, bien qu'associée à une hypopigmentation (enfants blonds aux yeux bleus) et à des signes digestifs dans les premiers mois. Le retard psychomoteur est présent dès l'âge de six mois, associé à une microcéphalie, des convulsions, un eczéma et une odeur caractéristique de « nichée de souris ».

Biologie

Dans la PCU classique (82 % des hyperphénylalaninémies), l'activité de la PAH est très diminuée, inférieure à 1 % de l'activité normale. L'hyperphénylalaninémie est supérieure à 20 mg/dl (1,2 mmol/l) en régime normoprotidique. Il existe une excrétion urinaire anormale d'acide phénylpyruvique (mise en évidence par le virage du réactif *Phénistix*), et une absence d'élévation du taux sérique de tyrosine lors d'une charge en phénylalanine. Le gène de la PAH, situé sur le chromosome 12 en q22-q24, s'étend sur 90 kb avec treize petits exons et de très grands introns. Les mutations identifiées dans le gène *PAH* chez les sujets atteints de PCU ne sont en général pas des remaniements importants, mais plutôt des mutations ponctuelles faux-sens. Une mutation fréquente en Europe du Nord est la mutation G→A au début de l'intron 12 qui bloque l'épissage. Le diagnostic anténatal de la PCU est éthiquement discutable.

Il existe des formes atypiques d'hyperphénylalaninémie. Les déficits partiels en PAH (17 % des hyperphénylalaninémies) sont caractérisés par une activité résiduelle de la PAH (1 à 5 %) et par une hyperphénylalaninémie modérée (généralement entre 10 et 20 mg/dl). Les anomalies du système des bioptérines sont dues à un déficit en cofacteurs ptéridiniques (1 % des hyperphénylalaninémies) qui engendrent le plus souvent une hyperphénylalaninémie maligne insensible au régime pauvre en phénylalanine. Le diagnostic se fait par un test de charge en protides avec prise de bioptérines. Les formes transitoires sont des hyperphénylalaninémies néonatales qui régressent spontanément et sont dues en général à un régime hyperprotidique ou à une immaturité transitoire en PAH.

Traitement préventif des enfants dépistés

Le traitement de la PCU repose sur un régime hypoprotidique pauvre en phénylalanine (en général inférieur à 350 mg/j) durant toute la période de maturation cérébrale (5 à 10 ans) [8]. L'efficacité est contrôlée par des dosages réguliers de phénylalaninémie (< 5 mg/dl). Le régime est ensuite progressivement libéré, en conservant cependant un apport contrôlé de phénylalanine, notamment chez la jeune fille. Dans la descendance des femmes phénylcétonuriques qui ont cessé tout régime, il existe un risque majeur d'embryofœtopathie (retard mental, microcéphalie, cardiopathie congénitale) lié à l'effet tératogène de l'hyperphénylalaninémie. Cela impose la reprise du régime restrictif avant la conception chez la femme atteinte de PCU.

Méthode du dépistage

Deux méthodes sont utilisées dans le cadre du dépistage néonatal des hyperphénylalaninémies : le test bactériologique de Guthrie [7], simple et peu coûteux, et le test fluorimétrique actuellement le plus utilisé en France, très sensible mais plus coûteux. Le taux sérique de phénylalanine normal est inférieur à 4 mg/dl (24,2 mmol/l). Une hyperphénylalaninémie au-dessus de ce taux nécessite une confirmation par un dosage plasmatique de phénylalanine et de tyrosine sur la chromatographie des acides aminés sanguins, sous régime normoprotidique. Le classement d'une hyperphénylalaninémie atypique nécessite un dosage sérique et urinaire des bioptérines, la réalisation d'un test dynamique et, parfois, une mesure de l'activité de la PAH.

HYPOTHYROÏDIE CONGÉNITALE

Clinique

L'hypothyroïdie congénitale est la plus fréquente des maladies endocriniennes de l'enfant avec une incidence de un pour 3 500 naissances en France. La sévérité des répercussions cliniques de cette maladie s'explique par la double action métabolique des hormones thyroïdiennes : au niveau du système nerveux central, lors du développement axonal et sur la myélinisation des fibres nerveuses du cinquième mois de grossesse jusqu'à la fin de la deuxième année de vie ; et sur la croissance somatique, en synergie avec l'hormone de croissance, afin de maturer les cartilages et d'accélérer la vitesse d'ossification des épiphyses et des os de membranes.

Des signes discrets peuvent être évocateurs en période néonatale (postmaturité, retard d'élimination du méconium, ictère néonatal prolongé...) mais il est très difficile de porter cliniquement le diagnostic d'hypothyroïdie congénitale avant l'âge de trois mois [11]. Le principal signe d'appel clinique est la cassure de la courbe de taille qui survient en général après la période néonatale. La majorité des signes cliniques sont d'apparition tardive : hypotonie, macroglossie, raucité de la voix, constipation et marbrures. En l'absence de traitement précoce, l'évolution se fait vers un retard mental sévère irréversible.

Étiologie

L'étiologie des hypothyroïdies congénitales obéit à des mécanismes variables :

- dysgénésies thyroïdiennes (85 %) : ectopie thyroïdienne (anomalie de la migration embryonnaire qui aboutit à une glande atrophique en position anormale et de valeur fonctionnelle réduite) dans deux tiers des cas, athyréose (agénésie thyroïdienne totale) dans un tiers des cas ou, exceptionnellement, hypoplasie de la thyroïde. Elles sont deux fois plus fréquentes chez la fille que chez le garçon. Des mutations des gènes *PAX8* et *TTF-2* (*Thyroid Transcription Factor* 2) ont été identifiées chez plusieurs patients porteurs de dysgénésies thyroïdiennes [9, 5] ;
- troubles de l'hormonosynthèse (15 %) à l'origine d'enzymopathies héréditaires touchant le métabolisme des hormones thyroïdiennes et transmises selon un mode autosomique récessif. La plus fréquente concerne les troubles de l'organification de l'iode par déficit en peroxydase. Il existe quelques formes syndromiques rares comme le syndrome de Pendred, dont le gène est connu, qui associe surdité et troubles de l'organification de l'iode [12] ;
- hypothyroïdie transitoire, en général d'origine maternelle (carence en iode ou traitement par antithyroïdiens de synthèse durant la grossesse) ;
- causes exceptionnelles : déficit en TSH, d'origine hypophysaire ou hypothalamique (rarement isolé, il s'observe le plus souvent dans le cadre d'un panhypopituitarime) ; résistance périphérique aux hormones thyroïdiennes ; déficit en TBG.

Traitement préventif des enfants dépistés

La mise en route d'un traitement efficace précoce est une nécessité (actuellement entre 7 et 15 jours de vie). On utilise la L-thyroxine à une posologie initiale de 8 à 10 µg/kg/jour avec une adaptation ultérieure des doses en fonction des résultats de T4 et de TSH [14]. Le traitement substitutif sera poursuivi à vie.

Méthode du dépistage

Le dépistage de l'hypothyroïdie congénitale repose sur le dosage de la TSH par radio-immunologie au compteur gamma. L'idéal serait d'y associer le dosage de FT4 pour dépister les très rares hypothyroïdies d'origine centrale. Le taux normal de TSH est inférieur à 20 µU/ml. Un taux supérieur à 50 µU/ml signe une hypothyroïdie. Entre 20 et 50 µU/ml, un deuxième prélèvement est nécessaire, en associant systématiquement le dosage de FT4. En cas de valeur anormalement élevée de la TSH et de suspicion d'hypothyroïdie, il convient de réaliser des investigations complémentaires (FT3, FT4, scintigraphie thyroïdienne, âge osseux…), afin de confirmer le diagnostic et de caractériser le mécanisme du déficit hormonal.

HYPERPLASIE CONGÉNITALE DES SURRÉNALES

Clinique

L'hyperplasie des surrénales est secondaire à un déficit enzymatique touchant la biosynthèse stéroïdienne [10]. En France, l'incidence de cette affection autosomique récessive est de un pour 15 000 avec une grande variabilité régionale. *In utero*, l'accumulation de 17OH progestérone et de testostérone entraîne une virilisation plus ou moins importante chez la fille, alors que seule une hyperpigmentation scrotale est visible chez le garçon. À la naissance, le risque majeur est dû au déficit combiné en aldostérone et en cortisol, pouvant entraîner une déshydratation par syndrome de perte de sel, avec risque de collapsus et de décès. En l'absence de dépistage néonatal, ce sont les garçons les plus exposés car l'ambiguïté sexuelle des filles conduit rapidement au diagnostic. La forme classique se manifeste par une virilisation et la perte de sel. Plus rarement, la maladie peut revêtir deux présentations atypiques : virilisante pure et révélation tardive.

Biologie

Plusieurs blocs enzymatiques sont connus, le plus fréquent étant dû au déficit en 21ß-hydroxylase (fig. 42-2). Ce bloc est à l'origine de la forme classique dans

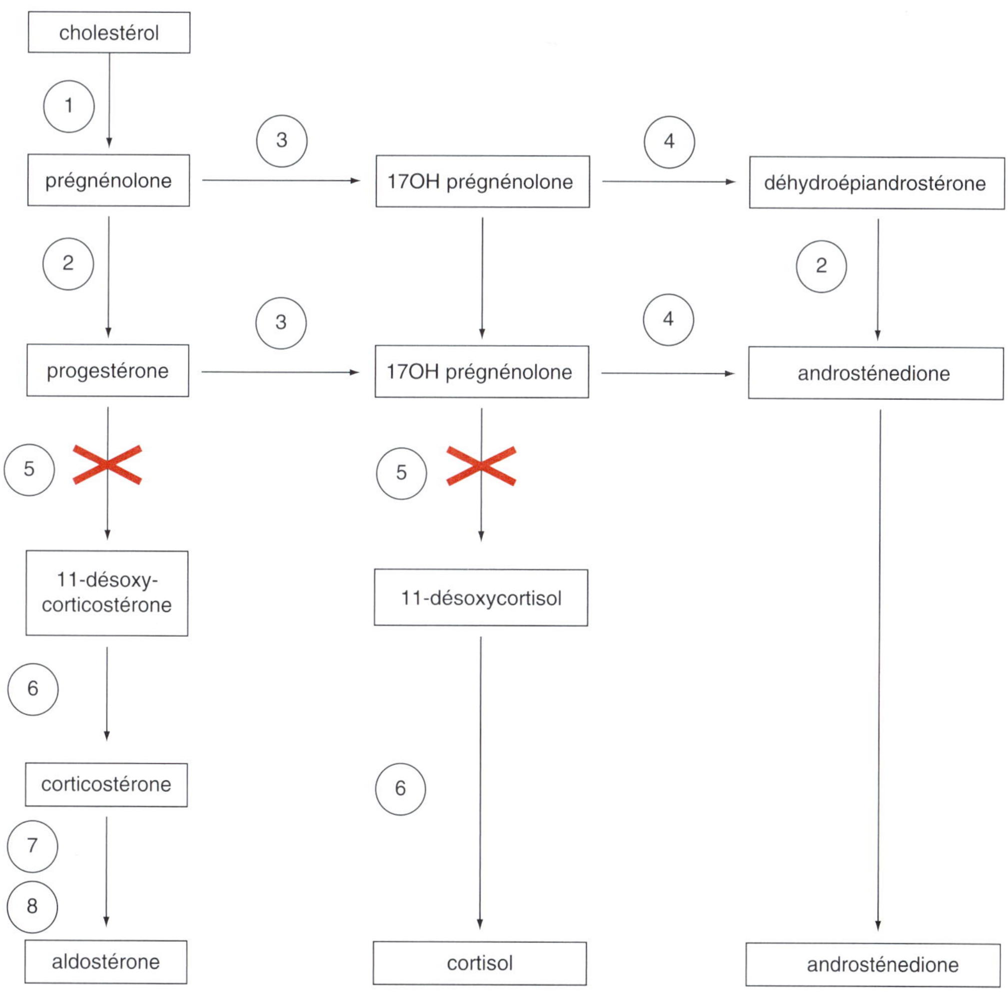

Fig. 42-2. Niveaux des blocs enzymatiques sur la surrénale.
1. CYPscc (StAr protéine) ; 2. 3βol-déshydrogénase, Δ4/Δ5 isomérase ; 3. 17α-hydroxylase CYP17α ; 4. 17-20 lyase CYP17α ; 5. 21-hydroxylase CYP21 ; 6. 11-hydroxylase CYP11B1 ; 7. 18-hydroxylase CYP11B1 ; 8. 18-déshydrogénase CYP11B2.

laquelle des mutations du gène *CYP21B* sont retrouvées dans 97 % des cas [13].

Traitement préventif des enfants dépistés

Le traitement médical vise à substituer le déficit en aldostérone par du 9α-fluorocortisol et le déficit en cortisol par de l'hydrocortisone [10]. Ce traitement sera institué à vie, mais adapté, notamment à la puberté. Une prise en charge chirurgicale des organes génitaux externes est possible chez les filles virilisées.

Méthode du dépistage

Le dosage de la 17OH progestérone est la technique utilisée pour le dépistage de l'hyperplasie congénitale des surrénales. Elle est réalisée soit par radio-immunologie, soit par immunofluorimétrie. La valeur normale est inférieure à 60 nmol/l. Si le taux est supérieur ou égal à 60, un bilan ionique en urgence est indiqué. La prématurité induit des faux positifs par immaturité enzymatique.

DRÉPANOCYTOSE

Clinique

La drépanocytose est une hémoglobinopathie de transmission récessive autosomique se manifestant par une anémie hémolytique chronique et la survenue de complications de fréquence et de sévérité variables [2]. Elle est particulièrement répandue dans les Antilles et en Afrique noire et du Nord. Le principal mécanisme physiopathologique de la maladie correspond à la polymérisation, en situation désoxygénée, de la désoxyhémoglobine S, à l'origine de la falciformation des hématies. Les enfants sont généralement asymptomatiques dans les six premiers mois de vie, protégés par l'hémoglobine fœtale (HbF) encore présente dans une proportion élevée. Par la suite, des signes d'anémie hémolytique sont présents en période stable : pâleur, ictère, hépatosplénomégalie. Les principales complications sont les infections (surtout à pneumocoque), les crises douloureuses (localisées préférentiellement aux membres), les déglobulisations aiguës et les complications vaso-occlusives (les plus graves de la maladie).

Biologie

Le gène *HBB* est localisé sur le chromosome 11p15.5. La mutation préférentielle est une mutation faux-sens (Q6V) conduisant à la production d'hémoglobine S (HbS). Une autre mutation en même position est à l'origine de l'hémoglobine C (HbC) (Q6L). Les syndromes drépanocytaires majeurs regroupent trois génotypes : S/S, S/C, S/β-thalassémie, représentant respectivement 80, 15 et 5 % des cas en France. Le diagnostic se fait sur l'électrophorèse de l'hémoglobine (Hb) qui permet de séparer les chaînes α et β de l'Hb.

Traitement préventif des enfants dépistés

La prise en charge doit se faire dans le cadre d'une équipe pluridisciplinaire spécialisée. Le traitement repose sur la prévention des facteurs déclenchant des complications et des infections (vaccinations larges, antibiothérapie quotidienne par oracilline dans l'enfance) et le traitement symptomatique des complications (antibiotiques, antalgiques, hydratation, transfusion). L'objectif du dépistage est de mettre en place cette prise en charge le plus précocement possible.

Méthode du dépistage

Comme pour le diagnostic, le test de dépistage fait appel à l'électrophorèse de l'Hb qui permet d'identifier les enfant homozygotes S/S, hétérozygotes composites S/C, doubles hétérozygotes S/β-thalassémie, mais également les simples hétérozygotes A/S, A/C ce qui doit motiver un conseil génétique adapté.

MUCOVISCIDOSE

Clinique

La mucoviscidose, ou fibrose kystique du pancréas, est une des maladies héréditaires les plus fréquentes dans la population caucasienne (incidence moyenne en France : un pour 3 500). Son mode de transmission est récessif autosomique. La mucoviscidose est une maladie des canaux ioniques entraînant des anomalies de la sécrétion muqueuse touchant divers organes, mais plus particulièrement les poumons et le pancréas. Cette sécrétion anormale est responsable de l'accumulation d'un mucus abondant et visqueux dans les voies respiratoires à l'origine de toux sèche et d'épisodes répétés de surinfection bronchopulmonaire avec une sensibilité particulière vis-à-vis du pyocianique et du staphylocoque [3]. La sécrétion exocrine du pancréas peut être bloquée, entraînant une diarrhée chronique avec dénutrition et hypotrophie. Les autres signes digestifs sont relatifs à l'atteinte du foie, des voies biliaires ou des intestins (iléus méconial à la naissance, prolapsus rectal, ictère, cirrhose biliaire). Enfin, il existe une atteinte des glandes sudoripares et du tractus génital pouvant expliquer une stérilité masculine par absence des canaux déférents et une hypofertilité chez la femme.

Biologie

Le test de la sueur est l'examen de référence pour poser le diagnostic après l'âge d'un mois. Une concentration de chlorure supérieure ou égale à 60 mmol/l, contrôlée plusieurs fois, signe la maladie. Avant l'âge d'un mois, le test diagnostique repose sur le dosage de la trypsine immunoréactive. Le gène responsable de la mucoviscidose, *CFTR*, est localisé sur le chromosome 7q31. Plus de 1 000 mutations sont décrites. La mutation de loin la plus fréquente est ΔF508 qui représente environ 70 % de l'ensemble des mutations en France.

Traitement préventif des enfants dépistés

La mucoviscidose ne bénéficie pas aujourd'hui d'une thérapeutique préventive ou curative efficace. Elle demeure une maladie grave avec un âge moyen de survie aux alentours de 35 ans. Cette espérance de vie s'est cependant considérablement accrue lors de la décennie écoulée en raison de la généralisation de la prise en charge des enfants atteints dans des centres multidisciplinaires spécialisés. De même, la qualité de vie de ces enfants est incontestablement améliorée par cette prise en charge, d'où l'intérêt de sa précocité. Le traitement traditionnel repose sur la kinésithérapie respiratoire quotidienne, l'antibiothérapie nécessaire en cas d'infection, l'oxygénothérapie, les mesures d'ordre diététique et la prise d'extraits pancréatiques. Une greffe pulmonaire voire hépatique peut s'avérer nécessaire.

Méthode du dépistage

Le dépistage néonatal de la mucoviscidose est réalisé dans un premier temps par le dosage de la trypsine immunoréactive (TIR). Les TIR élevées sont contrôlées et les nouveau-nés ayant une hypertrypsinémie bénéficient d'une analyse génotypique du gène *CFTR* si le consentement signé des parents a été recueilli. En effet, l'approche génotypique du dépistage néonatal de la mucoviscidose impose de recueillir par écrit le consentement des parents comme l'exige la loi (article L.145-15 du code de la santé publique, introduit par la loi n° 94-654 du 29 juillet 1994). L'étude moléculaire comprend la recherche de vingt mutations parmi les plus fréquentes impliquées dans la mucoviscidose, dont la mutation ΔF508. Les enfants porteurs de deux mutations du gène *CFTR* subissent un test de la sueur et sont pris en charge par les centres de ressources et de compétences pour la mucoviscidose (CRCM). Les enfants porteurs d'une seule mutation sont envoyés au CRCM afin de contrôler le test de la sueur. Si celui-ci est normal, la famille est prise en charge par le généticien pour le conseil génétique suite à l'identification du caractère hétérozygote. Si aucune mutation n'est détectée, la TIR est contrôlée à J21.

CONCLUSION

Pour toutes ces maladies, l'organigramme du dépistage, avec sa faisabilité et son utilité, ont été précisément définis *a priori* et surtout la prise en charge du malade dépisté a été organisée de façon à ce que le dépistage néonatal ne reste pas un travail épidémiologique mais bien une approche médicale à des fins de traitement et de guérison. En France, le dépistage néonatal est une réussite incontestable. Mais cette réussite ne doit pas éluder la nécessité d'une vigilance permanente dans son organisation et d'une évaluation régulière de la prise en charge des malades. D'ores et déjà, des améliorations sont souhaitables en ce qui concerne le régime et le suivi des adultes atteints de phénylcétonurie. Pour la drépanocytose, la mise en route d'un traitement par hydroxyurée chez l'enfant dépisté sera probablement discutée prochainement [6]. Enfin, l'intérêt du dépistage de la mucoviscidose reste largement débattu en raison de l'absence de traitement curatif, même si les différentes études initiales ont clairement démontré un bénéfice pour les nouveau-nés dépistés [16].

RÉFÉRENCES BIBLIOGRAPHIQUES

[1] Abadie V, Berthelot J, Feillet F, Maurin N *et al.* Neonatal screening and long-term follow-up of phenylketonuria : the French database. *Early Hum Dve,* 2001 ; 65 : 149-158.

[2] Ballas SK, Lewis CN, Noone AM, Krasnow SH *et al.* Clinical, hematological, and biochemical features of Hb SC disease. *Am J Hematol*, 1982 ; 13: 37-51.

[3] Brennan AL, Geddes DM. Cystic fibrosis. *Curr Opin Infect Dis*, 2002 ; 15 : 175-182.

[4] Briard M-L. Dépistage néonatal de masse : lois et bonne pratique. *Médecine Thérapeutique Pédiatrie*, 2001 ; 4 : 401-407.

[5] Clifton-Bligh RJ, Wentworth JM, Heinz P, Crisp MS *et al.* Mutation of the gene encoding human TTF-2 associated with thyroid agenesis, cleft palate and choanal atresia. *Nat Genet*, 1998 ; 19 : 399-401.

[6] Ferster A, Tahriri P, Vermylen C, Sturbois G *et al.* Five years of experience with hydroxyurea in

children and young adults with sickle cell disease. *Blood*, 2001 ; 97 : 3628-3632.

[7] GUTHRIE R, SUSI A. A simple phenylalanine method for detecting phenylketonuria in large populations of newborn infants. *Pediatrics*, 1963 ; 32 : 338.

[8] LEVY HL. Phenylketonuria : old disease, new approach of treatment. *Proc Natl Acad Sci USA*, 1999 ; 96 : 1811-1813.

[9] MACCHIA PE, LAPI P, KRUDE H, PIRRO MT *et al.* PAX8 mutations associated with congenital hypothyroidism caused by thyroid dysgenesis. *Nat Genet*, 1998 ; 19 : 83-86.

[10] MERKE DP, BORNSTEIN SR, AVILA NA, CHROUSOS GP. NIH conference. Future directions in the study and management of congenital adrenal hyperplasia due to 21-hydroxylase deficiency. *Ann InternMed*, 2002 ; 136 : 320-334.

[11] PHAROAH PO, CONNOLY KJ. Congenital hypothyroidism. *Dev Med Child Neurol*, 1985 ; 27 : 686-687.

[12] SCOTT DA, WANG R, KREMAN TM, SHEFFIELD VC, KARNISKI LP. The Pendred syndrome gene encodes a chloride-iodide transport protein. *Nat Genet*, 1999 ; 21 : 440-443.

[13] TARDY V, TOUBLANC J-E, NIVELON J-L, DORCHE C, MOREL Y. Genotyping of 150 patients detected by French neonatal screening of 21 hydroxylase deficiency (1985-1997) : more than 97 % have a classic form. *Horm Res*, 2000 ; 53 (supplt 2) : 77.

[14] TOUATI G, LEGER J, TOUBLANC JE, FARRIAUX JP *et al.* A thyroxine dosage of 8 micrograms/kg per day is appropriate for the initial treatment of the majority of infants with congenital hypothyroidism. *Eur J Pediatr*, 1997 ; 56 : 94-98.

[15] WILSON JMG, JUNGNER G. Principles and practice of screening for diseases. Public health paper n° 34. Geneva : WHO, 1968. *Health Technol Assess*, 1997 ; 1 : 11.

[16] YOUNG SS, KHARRAZI M, PEARL M, CUNNINGHAM G. Cystic fibrosis in newborns : results from existing programs. *Curr Opin Pulm Med*, 2001 ; 7 : 427-133.

43

Test génétique chez la personne asymptomatique

- Encadrement législatif du test génétique s'appuyant sur les règles de bonne pratique médicale
- Test génétique : acte volontaire de la personne qui s'y soumet et qui peut le refuser
- Tests génétiques avec des valeurs prédictives différentes selon les maladies dont il faut tenir compte
- Importance et difficultés de l'information des personnes à risque dans une famille
- Prise en charge multidisciplinaire fondamentale dans la pratique du test présymptomatique
- Test génétique chez le mineur uniquement si bénéfice direct

Le test génétique permet d'analyser une caractéristique génétique afin de dire si une personne est porteuse d'une anomalie d'un gène délétère ou non. Cette caractéristique peut être l'altération d'un gène, un remaniement chromosomique, la protéine anormale à l'origine d'une maladie génétique, mais aussi un polymorphisme génétique ayant des conséquences pharmacotoxicologiques c'est-à-dire entraînant une variation individuelle de l'efficacité et de la toxicité d'un médicament. Le test permet aussi d'étudier des marqueurs génétiques pouvant identifier une personne sans s'intéresser à son état de santé (dans ce cas, on parle d'empreintes génétiques).

Qu'il soit le moyen de confirmer un diagnostic évoqué sur des signes cliniques ou de tenter de prévoir l'avenir, le test génétique ne se résume pas à un simple examen de laboratoire. Il est un acte clinicobiologique qui demande l'intervention de généticiens cliniciens et biologistes. Il pose des problèmes à la fois techniques et éthiques.

Dans les lois dites de bioéthique du 29 juillet 1994 (lois n° 94-654 et n° 94-653), le terme de test génétique n'a pas été retenu, mais y figure celui de « caractéristique d'une personne » avec toutefois une dénomination différente dans le code de la santé publique (« examen des caractéristiques génétiques d'une personne ») et dans le code civil (« étude génétique des caractéristiques d'une personne ») ; il y a tout lieu de penser que, lors de la révision de ces lois, le terme retenu dans le code de la santé publique (CSP) sera retrouvé dans le code civil (CC). Le législateur oriente de façon très précise la pratique du test génétique à des fins médicales et l'encadre par les articles L. 145-15 et L. 145-15-1 (CSP) : le test génétique ne peut être prescrit que « dans l'intérêt du patient » dont le consentement doit être recueilli par écrit. Toutefois, l'intérêt d'un test génétique ne se limite pas à la seule personne malade. Ce test peut aussi concerner les personnes asymptomatiques de la famille, mais à risque de développer la maladie ou l'enfant à risque qui n'est pas encore né ou même n'a pas encore été conçu. L'intérêt du test génétique peut donc s'étendre à la famille du patient.

Schématiquement, un test génétique peut être proposé dans un triple objectif. Le premier est de confirmer le diagnostic d'une maladie génétique chez une personne ayant des symptômes ; le test peut alors être considéré comme un moyen de porter avec certitude un diagnostic évoqué cliniquement. Le second est d'améliorer le conseil génétique, en permettant de mieux préciser la probabilité d'être atteint pour un enfant à naître (ou déjà né) et de réaliser un diagnostic prénatal. Le dernier objectif est de dire si une personne, asymptomatique à risque pour une maladie, peut ou non la développer, en déterminant si le gène impliqué est ou non altéré ; si elle s'avère porteuse, des mesures peuvent être prises pour certaines maladies afin de tenter de faire échec à leur apparition ou d'en limiter les conséquences. Ce troisième objectif qualifié souvent de diagnostic présymptomatique est développé dans ce chapitre.

DES TESTS GÉNÉTIQUES AU POUVOIR PRÉDICTIF TRÈS VARIABLE

Annoncer l'origine génétique d'une maladie est souvent une mauvaise nouvelle pour la famille de la personne atteinte. En raison de leur lien de parenté avec celle-ci, certains de ses membres sont à risque car ils peuvent être porteurs du gène altéré. Informer ces personnes apparaît souhaitable quand cette nouvelle présente un intérêt soit pour elles-mêmes soit pour leurs enfants nés ou à naître. Selon la maladie, le pouvoir prédictif du test est très différent.

Une valeur prédictive relativement bonne pour les maladies monogéniques

La valeur prédictive est *a priori* bonne pour les maladies mendéliennes. Mais, en raison de la pénétrance du gène plus ou moins grande et de l'expressivité clinique de la maladie extrêmement variable, même pour les personnes ayant la même mutation délétère, le test génétique ne permet pas de prévoir avec précision l'atteinte clinique individuelle. Le test génétique détermine un génotype mais non un phénotype. Quand un test génétique présymptomatique est disponible, il convient de tenir compte des particularités propres de la maladie et de les expliquer à la personne qui peut en bénéficier. Ainsi, il y a tout lieu de penser qu'une personne à risque va développer la maladie de Huntington quand il est trouvé chez elle un nombre excessif de triplets CAG ; cependant, on ne peut prédire l'âge auquel apparaîtront les premiers signes de la maladie ni son mode de début.

Un gène majeur pour des maladies communes dans certaines familles

Pour quelques pathologies fréquentes, l'altération d'un gène peut jouer un rôle majeur dans l'apparition de la maladie dans quelques familles, mais beaucoup plus limité dans d'autres. Parmi les premières, on peut citer deux maladies liées à l'altération d'un gène majeur chez 20 % des personnes dont la maladie débute plus précocement : avant 60 ans pour la maladie d'Alzheimer, avant 50 ans pour le cancer du sein. Si la probabilité de voir apparaître la maladie chez une personne porteuse de l'anomalie génétique est proche de 100 % pour la première affection, elle n'est que de l'ordre de 60 à 80 % pour la seconde. L'âge de début et l'histoire familiale peuvent orienter vers une forme héréditaire d'une de ces deux maladies. L'existence d'au moins trois gènes différents pour la maladie d'Alzheimer (*APP* situé sur le chromosome 21, *préséniline 1* sur le chromosome 14, *préséniline 2* sur le chromosome 1) et d'au moins deux gènes différents pour le cancer du sein (*BRCA1* et *BRCA2* respectivement localisés sur les chromosomes 17 et 13 mais ne rendant compte toutefois que de 65 % des formes héréditaires), la présence d'altérations très nombreuses de ces gènes et l'incapacité de dépister la totalité de leurs mutations ne permettent pas toujours de réaliser un test présymptomatique. Les personnes à risque d'une famille ne peuvent bénéficier du test génétique que si le gène impliqué a été déterminé et la mutation caractérisée au moins chez une des personnes atteintes de la famille. Si mettre en évidence la mutation permet de confirmer l'origine génétique de la maladie dans la famille et de proposer un test présymptomatique, un test négatif chez un malade suspecté d'avoir une forme génétique ne permet pas d'en éliminer la possibilité.

Un pouvoir prédictif très limité pour les maladies multifactorielles

Celles-ci relèvent tout à la fois de facteurs génétiques et de facteurs environnementaux. Cependant, les facteurs génétiques impliqués sont souvent largement répandus dans la population générale et bon nombre de personnes porteuses d'un de ces facteurs ne développeront jamais la maladie. Même chez les apparentés du premier degré, l'étude d'un seul facteur génétique est d'un intérêt très limité. Ainsi, *ApoE4* est un facteur de risque pour la maladie d'Alzheimer non monogénique ; cependant, une personne porteuse de l'allèle *APOE4* n'a qu'une probabilité trois fois plus élevée de développer la maladie qu'une personne ne possédant pas cet allèle. Ce pouvoir prédictif limité est difficile à appréhender par les personnes chez lesquelles cette caractéristique est recherchée. Découvrir cet allèle, même chez un patient ayant des signes évocateurs de maladie d'Alzheimer, ne permet pas de confirmer le diagnostic. Le génotypage de l'ApoE n'est pas un bon moyen de porter ce diagnostic et ne peut être utilisé dans la pratique clinique courante.

DES TESTS GÉNÉTIQUES AUX CONSÉQUENCES DIFFÉRENTES

Réaliser un test chez une personne asymptomatique, mais à risque, permet uniquement de dire si elle a hérité de la mutation recherchée ou non, mais ne permet pas de porter un diagnostic avec certitude. Qui plus est, en raison de la valeur prédictive différente selon les maladies, il ne semble pas approprié de parler indifféremment de test génétique présymptomatique, quelle que soit la maladie. Ce terme devrait être réservé avant tout aux maladies monogéniques à manifestation tardive pour lesquelles le pouvoir prédictif du test est élevé. Pour les maladies multifactorielles, cette terminologie ne s'applique pas nécessairement et, selon les cas, on parle plus volontiers soit de test de prédisposition génétique soit de test de susceptibilité génétique.

Test génétique présymptomatique

Il permet de dire si une personne asymptomatique est, ou non, exposée à développer avec une grande probabilité une maladie monogénique qui a déjà affecté d'autres personnes de la famille : le père ou la mère de cette personne (ou un apparenté plus éloigné) est atteint d'une maladie autosomique dominante (polypose adénomateuse familiale, maladie de Huntington, maladies neurologiques diverses, maladie de Steinert, myopathie facio-scapulo-humérale, cardiomyopathies génétiques, mais aussi maladie d'Alzheimer monogénique…) ; un de ses germains est atteint d'une maladie récessive autosomique (hémochromatose).

Ce sont les possibilités de prévention et d'intervention thérapeutiques qui apportent une justification médicale au test génétique : faire un diagnostic présymptomatique permet de ne suivre que la personne réellement exposée à développer la maladie, de mieux la prendre en charge dès l'apparition des premiers signes, parfois de la traiter réellement. Mais, dans bien des cas (maladies neurologiques ou neuromusculaires…), aucun traitement curatif ou préventif n'est disponible. Porter un diagnostic chez une personne asymptomatique ne se conçoit alors que chez un adulte souhaitant réellement connaître son statut, sans en tirer un bénéfice médical personnel, ou s'interrogeant pour sa descendance.

Test de prédisposition génétique

Ce terme est mieux adapté aux maladies relevant d'origines diverses mais pouvant, dans certaines familles, être liées à l'altération d'un gène et se transmettre comme une maladie monogénique. Un ou plusieurs gènes différents ont été localisés et identifiés (cancer du sein, cancer du côlon, diabète insulinodépendant, maladie d'Alzheimer, sclérose latérale amyotrophique, par exemple). Quand la mutation d'un de ces gènes est identifiée dans une famille, il est possible de reconnaître les personnes exposées à développer l'affection. Ainsi, trouver une mutation du gène *BRCA1* ou *BRCA2* conduit à surveiller plus précocement et de façon plus rigoureuse les seules personnes réellement exposées à développer un cancer du sein et/ou de l'ovaire. Toutefois, la personne qui n'est pas reconnue porteuse de la mutation familiale peut développer un cancer du sein comme n'importe quelle autre femme ; elle ne peut être complètement rassurée sur son avenir contrairement à une personne à risque reconnue non porteuse de la mutation spécifique de la maladie de Huntington.

Test de susceptibilité génétique

Il est plus approprié de parler de test de susceptibilité génétique pour les maladies dites communes, qui sont sous la dépendance conjointe de plusieurs gènes et de facteurs d'environnement. L'anomalie d'un seul gène n'est pas suffisante pour entraîner un processus pathologique mais dans un contexte environnemental particulier, l'anomalie de plusieurs gènes peut le déclencher. L'ensemble de ces facteurs constitue un terrain de susceptibilité génétique que peuvent partager des membres d'une même famille. Être porteur d'un marqueur (ou même de plusieurs) n'augmente que de peu la probabilité de développer la maladie. Un résultat défavorable pouvant être à la source d'une inquiétude non justifiée, mieux vaut s'abstenir de prescrire le test génétique dans une telle situation.

INFORMER LES PERSONNES À RISQUE DANS UNE FAMILLE

Les maladies génétiques sont des histoires de famille. Le praticien qui vient de poser le diagnostic d'une maladie génétique ne peut donc se limiter à la classique relation médecin-malade. Son attention doit s'étendre à la famille de son patient, ou à certains de ses membres à risque réel. En effet, tous ses apparentés ne sont pas exposés de la même façon. Logiquement, le médecin ne devrait s'intéresser qu'à ceux qui peuvent en tirer un réel bénéfice. Mais ce bénéfice n'est pas toujours facile à déterminer.

Quand le test a un intérêt réel directement pour la personne qui s'y soumet ou pour des membres de sa famille, la situation est *a priori* assez simple en apparence. Mais qu'en est-il quand l'intérêt du test apparaît plus limité ? Quand il a un pouvoir prédictif restreint ? Quand le diagnostic prénatal soulève des problèmes éthiques en raison de l'apparition tardive de la maladie et/ou de son expression variable ? Si l'information n'avait pas été délivrée, la demande de conseil génétique n'aurait pas été faite ; le test génétique n'aurait pas été réalisé ; le diagnostic prénatal dont la justification n'est pas évidente n'aurait pas été demandé.

Les enjeux, les avantages à en attendre, les inconvénients qui peuvent en découler doivent être analysés au mieux avant d'engager le patient à proposer un test génétique à ses apparentés, ce que le médecin ne peut faire lui-même. Certes, les faire informer du risque qui les concerne et/ou qui concerne leur descendance, leur permet de faire le test génétique ou de ne pas le faire. Mais, porter à leur connaissance leur statut de sujet à risque est inconfortable pour le messager chargé de cette mission, car il est possible qu'ils ne soient pas porteurs du gène altéré. Cependant, les conduire à passer du statut d'incertitude du sujet à risque, dont il n'a pas conscience, à celui de personne reconnue porteuse d'une altération génétique peut avoir des conséquences non négligeables. La procréation sera envisagée sous un angle nouveau. Une surveillance médicale sera amplifiée ou pourra ne pas être mise place (voire être arrêtée) si la personne à risque s'avère non porteuse.

Certaines personnes peuvent ne pas souhaiter transmettre le message qu'il leur est demandé de porter pour des raisons diverses : rupture des liens familiaux, difficultés à faire comprendre les enjeux du test et son intérêt, refus d'être le messager d'une mauvaise nouvelle, sentiment de culpabilité vis-à-vis des apparentés, incapacité de parler de leur maladie jugée être une affaire privée.

L'EXPÉRIENCE DU TEST PRÉSYMPTOMATIQUE POUR LA MALADIE DE HUNTINGTON

Bases pour comprendre l'enjeu du test présymptomatique

La pratique du test présymptomatique dans la maladie de Huntington reste un modèle pour les tests prédictifs de maladies à révélation tardive.

Cette maladie fait partie du groupe des maladies à polyglutamines ayant pour origine une mutation instable par expansion de triplets. La découverte du mécanisme a permis de comprendre en partie les particularités de la transmission et de la variabilité clinique. Même si la maladie de Huntington a été considérée comme la maladie monogénique par excellence (un locus, un gène, une mutation causant la maladie), au moins deux autres gènes ont été récemment impliqués dans un phénotype similaire, *HDL*-1 (ou *PrP*) et *HDL*-2.

La maladie de Huntington, dont la prévalence est estimée à un pour 10 000, touche presque toutes les ethnies. Le début est habituellement situé entre 30 et 50 ans et les symptômes s'installent très progressivement. Le tableau caractéristique est évocateur quand les mouvements choréiques et la démence sont présents, ce qui n'est pas toujours le cas au début de la maladie ; les changements de la personnalité et la dépression sont souvent les premières manifestations de la maladie.

La base moléculaire de la maladie de Huntington est l'expansion d'un trinucléotide CAG répété dans le gène *IT15* situé sur le bras court du chromosome 4. Normalement inférieur à 30, le nombre de répétitions est supérieur à 36 chez les patients. Dans la majorité des cas, la longueur de l'expansion se situe entre 40 et 48 CAG. Statistiquement, le nombre de CAG est corrélé de façon inverse à l'âge de début, la sévérité clinique et l'intensité des lésions neuropathologiques. Plus le nombre de répétitions CAG est grand, plus la maladie débute tôt. Néanmoins, il existe d'importantes variations individuelles et le nombre de répétitions CAG ne permet en aucun cas de prédire l'âge de début, ni les premières manifestations pour une personne donnée.

Expérience internationale et règles de bonne conduite

Le diagnostic présymptomatique des personnes à risque pour la maladie de Huntington a donné lieu à une réflexion très approfondie et bénéficie du plus grand recul dans la pratique des tests. La réflexion menée a conduit à l'élaboration d'un texte qui définit les bonnes pratiques du diagnostic présymptomatique.

Six principes sont mis en avant : bénéfice, autonomie, consentement éclairé, confidentialité, droit de ne pas savoir et égalité. Dans ce cadre, le bénéfice n'est pas thérapeutique et dépend de la demande individuelle du candidat au test. Le principe d'autonomie requiert que le test ne soit demandé qu'à titre individuel et par une personne majeure. Le consentement éclairé nécessite de délivrer une information aussi complète que possible sur la maladie et ses caractéristiques génétiques ainsi que les différentes options en matière de test. La confidentialité est capitale pour l'avenir du candidat, surtout si la réponse est défavorable. Le droit de ne pas savoir doit être respecté en toutes circonstances. Enfin, le principe d'égalité s'applique aux possibilités d'accès du candidat aux centres qui pratiquent le test présymptomatique sans discrimination de nature financière. Outre ces principes, le déroulement du test dans le temps et la prise en charge du candidat par une équipe multidisciplinaire est particulièrement important (fig. 43-1).

Cette prise en charge pluridisciplinaire, spécifiée avec précision dans le décret n° 2000-570 (23 juin 2000), ne vise pas à évaluer ou à déclarer l'aptitude ou la non-aptitude d'une personne à avoir un test, mais vise à lui permettre de prendre une décision personnelle, tout en lui donnant la possibilité d'un « vrai choix éclairé ».

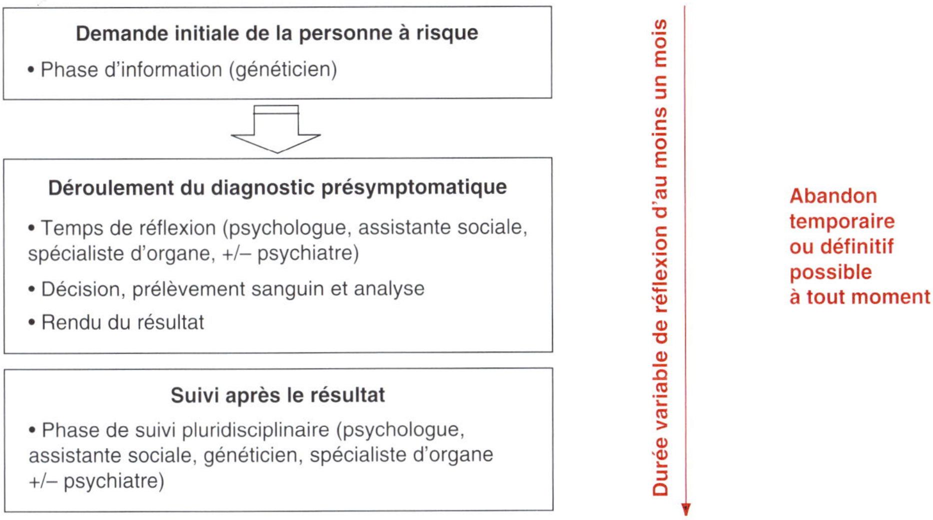

Fig. 43-1. Prise en charge du diagnostic présymptomatique : articulation dans le temps.

L'expérience acquise en France depuis dix ans a permis de mieux comprendre certains points déterminants pour le conseil génétique :

- la demande par les personnes à risque reste faible : 18 % en Grande-Bretagne et environ 15 % en France. Les personnes demandeuses représentent un groupe particulier et largement minoritaire, notion dont il faut tenir compte ;
- la motivation la plus fréquente est la connaissance de son risque réel et non pas un questionnement concernant sa descendance ;
- environ la moitié des personnes qui demande un diagnostic présymptomatique ne va pas aller jusqu'à la prise de sang, ce qui souligne l'importance de laisser mûrir la décision et de ne pas accéder à une demande tout de suite. Sans ces précautions, près d'un demandeur sur deux serait en possession d'un résultat qu'il n'a pas voulu connaître ;
- le déroulement de la consultation en plusieurs étapes et avec plusieurs intervenants demande le respect d'un cadre indispensable pour rassurer les candidats au test. En même temps, il faut laisser de la souplesse pour s'adapter à chaque individu et assurer une disponibilité de l'équipe malgré la contrainte des entretiens multiples. Une bonne organisation est donc nécessaire. Les intervenants doivent se garder de toute attitude paternaliste, afin de laisser l'entière responsabilité de son choix au demandeur ;
- pour certaines personnes à risque, le rôle du conjoint dans la décision est capital et son implication doit être prise en compte ;
- les événements catastrophiques, comme tentative de suicide, dépression traitée ou nécessitant une hospitalisation en psychiatrie sont rares, mais concernent aussi bien les porteurs que les non-porteurs. Heureusement, le suicide à la suite d'un résultat défavorable reste une exception comme le montre une étude multicentrique ;
- le suivi des personnes ayant eu un résultat, favorable ou défavorable, est très important. Il demande une grande disponibilité de la part de l'équipe ; il faut tenir compte de cet élément dans l'organisation des centres prenant en charge les tests présymptomatiques.

Importance de la prise en charge multidisciplinaire

L'intervention de plusieurs interlocuteurs va permettre une réflexion variée, en raison de leur approche différente de la maladie. De même, les différentes facettes des motivations conduisant à demander un test nécessitent d'aborder la maladie sous des angles divers.

Ainsi, sera prise en compte la spécificité de chaque demande. Chaque personne (ou couple) se présente à la consultation pour des raisons individuelles propres, reflétant son histoire unique du vécu de la maladie et ses motivations personnelles pour faire ou ne pas faire le test. La motivation la plus fréquente est de savoir, en levant le doute sur son statut génétique, suivie par le souhait de préparer l'avenir, le besoin d'informer des descendants du risque réel et le souhait d'un diagnostic prénatal.

Pour une personne à risque, le désir d'avoir un enfant n'est pas conditionné par le risque génétique de la maladie mais répond aux mêmes motivations que tout désir de grossesse.

Quel impact du résultat ?

Une étude multicentrique montre que la proportion d'événements indésirables graves en rapport avec le test présymptomatique reste limitée dans ces structures, que le résultat soit défavorable ou non. *A priori*, le rendu du résultat, quelle que soit sa nature, représente un moment crucial car il précède des changements de vie à court et à long terme.

En fait, avant le test, les personnes à risque formulent leur souhait de voyager, de profiter de la vie au maximum et soulignent le bonheur qu'elles auraient de quitter le statut de personne à risque ; après le résultat, un quart ne manifeste aucune réaction et ne signale aucun changement de vie : seulement trois personnes sur cinq ayant reçu un résultat favorable se disent heureuses. Quelle est la raison de l'absence de réaction et de changement de vie après le résultat ? Que signifie cette immobilité émotionnelle face à un résultat d'une telle importance ? Malgré la connaissance du risque réel, la personne à risque se croit, en fait, soit « pas du tout » ou « très peu » à risque, soit au contraire déjà malade. Ce risque « subjectif » est en partie fondé sur le vécu familial de la maladie ou la ressemblance avec le parent atteint et correspond à un sentiment profond. Si le résultat et le risque subjectif ne sont pas identiques, le temps d'adaptation à la nouvelle situation sera plus long que s'il y a concordance.

Quel que soit le résultat, l'équipe pluridisciplinaire doit aider la personne à risque à « guérir » d'être à risque. Les choix de vie qui ont été faits dans une situation « de risque » ne sont plus adaptés à celle de certitude après le résultat.

Le test prédictif, un acte médical loin d'être neutre

A priori, le résultat peut apparaître être soit une condamnation soit une libération. Il est donc important de ne pas nuire avec le test : les personnes qui ont connaissance d'un résultat ne doivent pas regretter de l'avoir demandé. Les conséquences en ce qui a trait aux assurances et à l'emploi des personnes porteuses sont encore difficilement évaluables, mais la loi empêche toute discrimination sur une caractéristique génétique.

L'équipe multidisciplinaire progresse dans sa réflexion avec l'expérience car chaque personne à risque est un cas particulier. L'expérience acquise permet de mieux évaluer les motivations personnelles du candidat et de l'aider à anticiper ses réactions. Le fait que le test présymptomatique existe ne suffit pas à justifier sa pratique et le candidat doit avoir la possibilité d'en évaluer au mieux le pour et le contre, grâce à une réflexion menée avec l'aide des participants d'une structure pluridisciplinaire.

Il a été montré que le comportement des personnes à risque pour d'autres maladies neurodégénératives monogéniques est semblable à celui des personnes ayant un risque de maladie de Huntington. Il n'est donc pas nécessaire d'établir des règles de conduite adaptées à chaque maladie pour laquelle un diagnostic présymptomatique est disponible.

NON-DISCRIMINATION DE NATURE GÉNÉTIQUE

L'étude d'une caractéristique génétique d'une personne ne peut conduire à sa discrimination. La protection de la personne porteuse d'une anomalie génétique est renforcée par l'article 4 de la loi n° 2000-303 du 4 mars 2002 relative aux droits des malades et à la qualité du système de santé ; il ajoute, dans le code civil, la phrase : « *Nul ne peut faire l'objet de discrimination en raison de ses caractéristiques génétiques* » (art. 16-13). De même, à l'article 225-1 du code pénal, le même article insère après les mots « *de leur santé, de leur handicap,* » les mots « *de leurs caractéristiques génétiques* ».

Des tiers, qu'ils soient assureurs ou employeurs, pourraient être tentés d'utiliser les tests génétiques dans certaines circonstances. Le code civil comme le code de la santé publique fixent les conditions de l'utilisation des tests génétiques, qui ne peuvent être réalisés qu'à des fins médicales ou scientifiques. Le fait de détourner de leur finalité les informations recueillies est condamnable pénalement. La loi n° 2002-303 (4 mars 2002) complète l'article 225-3 du code pénal par la phrase : « *Toutefois, ces discriminations sont punies des peines prévues à l'article précédent lorsqu'elles se fondent sur la prise en compte de tests génétiques prédictifs ayant pour objet une maladie qui ne s'est pas encore déclarée ou une prédisposition génétique à une maladie.* » Le même article de cette loi vient renforcer, dans le code du travail, le principe de la non discrimination en ajoutant après « (...) *de sa situation familiale,* » les mots « *de ses caractéristiques génétiques* ». Si les tests génétiques ne peuvent être réalisés à la demande des assureurs, les médecins des assurances ne peuvent demander à connaître les résultats d'un test qui a déjà été réalisé ! Un médecin du travail ne peut demander à un employé (ou un futur employé) d'une entreprise de réaliser un test génétique qui permettrait de mieux juger de son aptitude à un emploi !

Encadrement législatif du test génétique

La prescription et la réalisation du test génétique, notamment chez une personne asymptomatique sont encadrées avec précision par la loi, en France.

La loi n° 94-654 du 29 juillet 1994 crée un nouveau chapitre dans le code de la santé publique « *médecine prédictive et identification* » qui deviendra par la suite « *médecine prédictive, identification génétique et recherche* ». L'article L. 145-15 précise que « *l'examen de caractéristiques génétiques d'une personne, ou son identification par empreintes génétiques, lorsqu'elle n'est pas réalisée dans le cadre d'une procédure judiciaire, ne peut être entrepris qu'à des fins médicales ou de recherche scientifique et qu'après avoir recueilli son consentement* ». En outre, « *lorsque cet examen ou cette identification est effectué à des fins médicales, le consentement est recueilli par écrit* ». Les examens ou identifications à des fins de recherche scientifique sont régis par d'autres dispositions législatives.

Aucun décret d'application n'est prévu en 1994 pour les tests génétiques ; cet oubli sera réparé par la loi n° 95-116 du 4 février 1995 introduisant l'article L. 145-15-1 (CSP) : « *un décret en Conseil d'État fixe les conditions dans lesquelles pourront être réalisées dans l'intérêt des patients la prescription et la réalisation de l'examen des caractéristiques génétiques d'une personne à des fins médicales* ». Il faudra attendre plus de cinq ans la parution du décret n° 2000-570 (23 juin 2000) qui encadre les tests génétiques en « *fixant les conditions de prescription et de réalisation des examens des caractéristiques génétiques d'une personne et de son identification par empreintes génétiques à des fins médicales* » (art. R. 145-1 à R. 145-15-20 du CSP). En revanche, aucun texte n'est paru à ce jour pour préciser les règles de bonnes pratiques prévues à l'article L. 145-15-1 : « *Le ministère chargé de la Santé peut, par arrêté, soumettre à des bonnes pratiques ainsi qu'à des règles techniques et sanitaires la prescription et la réalisation de l'examen des caractéristiques génétiques d'une personne à des fins médicales et, le cas échéant, les modalités de son suivi médical.* ».

Les différents points de ce décret peuvent être résumés succinctement :

- la prescription du test chez une personne symptomatique ou asymptomatique a pour objet « *soit de confirmer ou d'infirmer le diagnostic de maladie génétique chez une personne qui en présente les symptômes ; soit de rechercher chez une personne asymptomatique, les caractéristiques d'un ou plusieurs gènes susceptibles d'entraîner à terme le développement d'une maladie chez la personne elle-même ou sa descendance* » (art. R. 145-15-1 CSP) ;
- la prescription chez le mineur, même symptomatique, ne peut être faite « *que si celui-ci peut personnellement en bénéficier dans sa prise en charge ou si des mesures préventives ou curatives peuvent être prises pour sa famille* » (art. R. 145-15-5 CSP) ;
- les analyses de biologie médicale visées sont définies : analyses de cytogénétique incluant la cytogénétique moléculaire, analyses de génétique moléculaire, certains dosages biochimiques pouvant être considérés par arrêté ministériel comme des tests génétiques chez une personne asymptomatique (art. R. 145-15-2) ;
- une consultation médicale individuelle est nécessaire dans tous les cas. Que la personne présente un ou plusieurs symptômes ou soit asymptomatique tout en ayant des antécédents familiaux, la prescription du test « *ne peut avoir lieu que dans le cadre d'une consultation médicale individuelle* ». Afin de conserver l'autonomie individuelle, il est donc exclu de prescrire un test génétique lors d'une consultation demandée par plusieurs personnes d'une famille (art. R. 145-15-5 CSP) ;
- une prise en charge pluridisciplinaire du test présymptomatique est indispensable. Si la personne est asymptomatique, « *cette consultation doit avoir été effectuée par un médecin œuvrant au sein d'une équipe pluridisciplinaire rassemblant des compétences cliniques et génétiques. Cette équipe doit se doter d'un protocole type et être déclarée au ministère chargé de la Santé.* » (art. R. 145-15-5 CSP) ; l'arrêté du 9 mai 2001 fixe les modalités de déclaration des équipes ;
- les informations à donner lors de la consultation y sont précisées ; la personne asymptomatique « *doit être informée des caractéristiques de la maladie recherchée, des moyens de la détecter, des possibilités de prévention et de traitement* » (art. R. 145-15-5 CSP) ;
- un consentement éclairé écrit doit être recueilli selon l'article L. 145-15 (CSP) dans les conditions prévues à l'article R. 145-15-4 ;
- une attestation du médecin prescripteur doit être rédigée. Après avoir recueilli le consentement écrit, « *le médecin consulté délivre une attestation certifiant qu'il a apporté à la personne concernée les informations définies* » (art. R. 145-15-5 CSP). L'attestation est remise au praticien agréé réalisant l'examen et est également versée au dossier médical de la personne concernée ;

– seuls des praticiens agréés travaillant dans des structures autorisées peuvent réaliser les tests génétiques. Les articles R. 145-15-6 à R. 145-15-13 (CSP) précisent les conditions d'agrément des praticiens qui peuvent prétendre à faire des tests génétiques, ainsi que les conditions d'autorisation des laboratoires et établissements publics de santé, des centres de lutte contre le cancer et des laboratoires d'analyses de biologie médicale ;
– le résultat du test « *doit être adressé exclusivement au praticien prescripteur des examens génétiques* ». Ce dernier « *ne doit communiquer les résultats de l'examen des caractéristiques génétiques qu'à la personne concernée, ou à celle titulaire de l'autorité parentale s'il s'agit d'un mineur et à son représentant légal s'il s'agit d'un majeur sous tutelle* » (art. R. 145-15-14 CSP). Le praticien ne peut donc communiquer ce résultat à un tiers, même si celui-ci est un médecin. Le même article précise que le compte rendu d'analyse doit être « *commenté et signé par un médecin agréé* » et que « *la communication des résultats doit se faire dans le cadre d'une consultation médicale individuelle, sous une forme claire et appropriée* ». Cependant, la personne concernée peut refuser de connaître les résultats du test qu'elle avait préalablement souhaité réaliser ;
– la conservation des résultats doit être faite en toute sécurité et confidentialité pendant une durée de trente ans, d'une part, par le généticien clinicien, d'autre part, par le laboratoire ayant effectué l'analyse. La question se pose de savoir où le médecin prescripteur d'un test doit conserver tous les documents y ayant trait. Dans le dossier médical ordinaire où sont réunis l'ensemble des autres examens ? Mais dans ce cas, il doit prendre toutes les précautions pour que ces documents ne soient pas divulgués par inadvertance à des tiers. Doit-il les conserver dans un dossier spécifique pour éviter toute fuite ?
– des sanctions pénales et administratives sont prévues par la loi depuis 1994. Elles figurent tant dans le code de la santé publique (art. L. 145-17 du CSP) que dans le code pénal (art. 226-25 à 226-28 du CP).

SAVOIR OU NE PAS SAVOIR, UN PRINCIPE À RESPECTER

À partir de l'expérience des professionnels, conformément aux souhaits des associations de malades, et en accord avec la loi, des recommandations générales peuvent être formulées.

La personne qui souhaite avoir un test génétique présymptomatique ou à laquelle un test est proposé doit conserver son autonomie. Pour cela, elle doit recevoir une information complète sur la maladie à laquelle elle est exposée (caractéristiques cliniques, expressivité plus ou moins variable, évolution), sur les moyens de la détecter, sur les possibilités de prévention et de traitement. Informée correctement sur l'intérêt du test, sur ses limites et ses conséquences, elle peut choisir de recourir ou non au test. Elle conserve le droit de savoir ou de ne pas savoir jusqu'au moment du résultat.

La prescription d'un test génétique requiert accompagnement et soutien de la personne qui s'y soumet et de sa famille. Chez une personne asymptomatique, les enjeux d'un résultat défavorable du test réalisé varient selon la maladie, sa gravité, la pénétrance du gène, la possibilité de traitement préventif et/ou curatif. En l'absence de traitement et donc de bénéfice médical patent, des questionnements d'ordre éthique sont nombreux.

Il est donc important de respecter certains principes : le droit de savoir ou de ne pas savoir, l'autonomie de la personne, le recueil d'un consentement éclairé, le bénéfice qui peut être tiré du test, la confidentialité et l'égalité d'accès. S'y ajoutent deux principes essentiels : prendre en charge le candidat au test par une équipe pluridisciplinaire et disposer de temps.

L'équipe pluridisciplinaire qui met en œuvre le test génétique comprend habituellement un généticien clinicien, un spécialiste de l'organe, un psychologue, un psychiatre si besoin, une assistante sociale ; cette équipe doit être adaptée à la pathologie afin de respecter le vécu et la spécificité de la maladie. Ayant un rôle d'accompagnant, chacun de ses membres pourra aider le candidat à prendre conscience de ses propres motivations, et à anticiper ses réactions face au résultat. Ainsi, le résultat du test pourra être mieux vécu, quel qu'il soit.

Le facteur temps est aussi un élément capital dans la prise de décision. Le candidat doit pouvoir, s'il ne se sent pas prêt, abandonner à tout moment la procédure, de façon temporaire ou définitive. La période préalable au prélèvement est un temps essentiel ; celle qui suit le résultat également. Une aide doit être apportée à la personne reconnue porteuse du gène altéré afin de lui permettre d'accepter un résultat défavorable. La personne qui s'avère non porteuse se doit de quitter définitivement son statut de sujet à risque avec lequel elle a longtemps vécu, d'où l'importance de l'accompagnement à lui apporter.

TEST GÉNÉTIQUE CHEZ LE MINEUR

Avant de prescrire un test génétique chez un enfant ou un adolescent, il est essentiel de définir le bénéfice direct qu'il peut en tirer, seule justification acceptable.

Faire un test pour asseoir un diagnostic chez un enfant symptomatique ne soulève évidemment aucune interrogation d'ordre éthique. Il n'en va pas de même si le test est envisagé pour une affection à manifestation tardive, qui touche un parent, voire un proche ayant un lien de parenté plus éloigné, et qu'il pourra éventuellement développer à son tour.

A priori, tout dépend de l'âge de début de la maladie. La réalisation d'un test génétique ne se pose chez un enfant asymptomatique que si la maladie à laquelle il est exposé survient dans l'enfance ou à l'adolescence, voire peu après la naissance : connaître précocement son statut génétique peut permettre d'améliorer le soin, la prévention et l'accompagnement. Pouvoir dire qu'un enfant n'est pas porteur de l'anomalie moléculaire permet aussi de lui éviter une surveillance souvent contraignante devenue inutile : suivi ophtalmologique répété et fréquent dès la naissance (rétinoblastome), coloscopies fréquentes en cas de risque de cancer colique (polypose adénomateuse familiale), examens multiples répétés (maladie de von Hippel-Lindau).

On peut comprendre la demande de parents anxieux qui ont l'espoir d'obtenir un résultat négatif. Cependant, quelles que soient leurs motivations, elles ne sauraient l'emporter sur l'intérêt de l'enfant qui doit toujours prévaloir. Ils doivent comprendre que si un résultat favorable du test peut leur permettre d'envisager plus sereinement l'avenir de leur enfant, un résultat défavorable peut aussi l'assombrir. Or, la probabilité d'être dans la seconde situation est loin d'être négligeable : une fois sur deux pour l'enfant d'un homme ou d'une femme ayant une maladie dominante autosomique ou liée à l'X, une fois sur deux pour le fils d'une femme porteuse d'un gène muté récessif situé sur le chromosome X, une fois sur quatre quand un frère ou une sœur a une maladie récessive autosomique. Un test génétique peut aussi être inutile, au regard des lois de l'hérédité mendélienne : tel est le cas pour les enfants d'un homme ayant une maladie liée à l'X, toutes ses filles héritant nécessairement du gène muté (la maladie pouvant s'exprimer chez elles quand le gène est dominant) et tous ses fils indemnes. Quand l'enfant n'est pas exposé à développer lui-même une maladie génétique, le risque peut concerner uniquement sa descendance. Il n'y a alors aucune justification à connaître son statut avant qu'il ait lui-même un projet procréatif. Ainsi en va-t-il pour le germain asymptomatique d'un enfant atteint d'une maladie récessive autosomique à début précoce, pour la sœur d'un garçon atteint d'une maladie récessive liée à l'X, même quand leur mère est conductrice, pour l'enfant dont le parent a un remaniement chromosomique équilibré.

Quand la maladie se révèle dans l'enfance, les parents peuvent souhaiter savoir si la maladie qui touche l'aîné peut aussi frapper leurs enfants plus jeunes, même si aucune mesure ne peut être prise. Si leur demande a comme motivation première d'être rassurés, elle peut aussi être fondée sur le désir de mieux organiser la vie familiale si un autre enfant est exposé à développer également la maladie : activité professionnelle des parents, lieu de vie. Il faut comprendre l'anxiété des parents et entendre les arguments avancés ; leurs souhaits sont souvent très réfléchis et mûris. L'accompagnement et le soutien psychologiques de la famille nucléaire sont indispensables dans de telles circonstances. Quand la maladie génétique apparaît tardivement, alors même qu'il n'y a aucune mesure thérapeutique, un test génétique précoce ne se justifie pas chez l'enfant, pour une maladie qui ne se manifestera que dans vingt, trente ans ou plus. Cependant, il est important de prendre le temps de répondre aux questions posées par un enfant ou un adolescent à risque en cas de maladie à révélation tardive. Une étroite collaboration entre le généticien clinicien et le psychologue de l'équipe permettra au mineur de poser les questions qui le préoccupent et de recevoir les réponses appropriées pour pallier un traumatisme éventuel.

Ces considérations devraient conduire les parents et les professionnels à s'interroger sur la justification du test chaque fois qu'il est question d'en réaliser un chez un mineur. Les circonstances de la prescription d'un test génétique dépendent de la maladie elle-même, de sa transmission génétique et de la fiabilité de l'examen. Après discussion avec les parents sur les bénéfices et les conséquences pour l'enfant, sa prescription relève d'un médecin. Cependant, des parents peuvent réclamer ce test pour leur enfant.

La réalisation d'un test génétique chez un mineur est une affaire de bon sens, tant des parents que des professionnels. Dans de nombreuses situations, il n'a pas de réelle indication sauf s'il vient confirmer le diagnostic d'une maladie génétique évoqué sur la clinique ou quand il permet de mener à bien la prévention d'une maladie se manifestant dans l'enfance ou à l'adolescence. Dans tous les autres cas, il est permis de s'interroger sur sa justification. Un principe doit prévaloir : ne pas nuire à l'enfant, tout en lui laissant la possibilité de choisir lorsqu'il arrivera à l'âge adulte.

LÉGITIMITÉ DU DIAGNOSTIC PRÉNATAL POUR LES MALADIES À DÉBUT TARDIF ?

Répondre à la demande d'un diagnostic prénatal d'une maladie à début tardif pose, à n'en pas douter, des questions d'ordre éthique, tant aux professionnels qu'aux personnes concernées. Les sentiments de la personne (ou le couple) concernée qui fait le choix d'un diagnostic prénatal sont très ambivalents. Ne pas laisser naître son enfant, c'est en quelque sorte rejeter sa propre naissance, de ne pas s'accorder le droit de vivre à soi-même. À l'inverse, le faire naître c'est accepter qu'il puisse, dans quelques années, faire le reproche de sa naissance au parent qui l'a consciemment exposé à avoir une maladie, alors qu'il pouvait savoir et éviter de le faire naître. Décider d'avoir recours à un diagnostic prénatal, accepter une interruption de grossesse, sont des actes violents, d'un traumatisme extrême, pour la personne concernée elle-même par une maladie génétique.

Les professionnels doivent entendre la demande faite, même quand ils ne la comprennent pas. Chaque cas est particulier. Chaque demande s'inscrit dans une histoire familiale qu'il faut appréhender au mieux. Si l'avis des professionnels et le souhait des personnes concernées sont discordants, les premiers doivent savoir écouter les secondes. Cependant, répondre positivement à la demande et aider à la concrétiser n'est pas toujours possible, surtout quand l'affection n'est pas considérée au premier abord comme étant d'une particulière gravité. La demande est encore plus délicate à prendre en compte si elle est formulée par une personne asymptomatique n'ayant qu'une probabilité de développer la maladie, même si elle est élevée.

Le diagnostic préimplantatoire est présenté habituellement comme étant l'alternative au diagnostic prénatal qui évitera à un couple de devoir vivre des interruptions de grossesses successives quand il ne souhaite pas donner naissance à un enfant pouvant être malade. La lourdeur de la technique est souvent laissée dans l'ombre.

Il faut laisser les familles choisir et entendre leur demande. Il faut les aider au mieux à concrétiser leurs souhaits, les accompagner tout au long de cette démarche. Mais il faut aussi leur faire entendre les raisons que peuvent avoir les professionnels à ne pas suivre la décision qu'elles ont prise.

CONCLUSION

Le test génétique présymptomatique ne peut être réalisé qu'à la suite d'une démarche individuelle. Il requiert que le candidat au test dispose du temps pour mûrir sa décision et soit pris en charge par une équipe pluridisciplinaire.

L'information préalable au test génétique, sa prescription au cours d'une consultation médicale personnelle et individualisée, la réalisation du test par une équipe compétente (et autorisée), le rendu du résultat par le médecin prescripteur, uniquement à l'intéressé dans le respect du secret médical, sont des étapes indispensables qui ne sauraient être franchies sans un accompagnement approprié à chacun, en respectant la dimension du temps.

Il faut être attentif à ne pas détourner l'utilisation d'un test génétique de son intérêt strictement individuel. Des tiers (assureurs, employeurs) ne peuvent chercher à utiliser les tests génétiques, même dans une intention pouvant être jugée comme louable. De même, la société doit être vigilante si elle est tentée d'utiliser les tests disponibles pour mener une action de santé publique en proposant, voire en recommandant, le dépistage des personnes porteuses d'un gène muté responsable d'une pathologie ce qui pourrait conduire à proposer un diagnostic prénatal à des couples reconnus à risque. Malgré les raisons diverses qui peuvent être évoquées pour justifier l'action envisagée, celle-ci a souvent plus un intérêt collectif qu'un intérêt individuel.

Quand il s'agit de prescrire un test génétique, l'intérêt individuel doit toujours primer sur tout autre intérêt.

BIBLIOGRAPHIE GÉNÉRALE

BRIARD M-L. Un test génétique prédictif, pour quel objectif ? *La Lettre de l'Espace-Éthique*, 2000. Hors-série n° 2. Automne-Hiver.

BRIARD M-L. Réflexions à propos du rapport « Les consentements en faveur d'un tiers ». *Les Cahiers du Comité Consultatif National d'Éthique*, 2002 ; n° 31 ; 15-17.

International Huntington Association and World Federation of Neurology. Guidelines for the molecular genetics predictive tests in Huntington disease. *Neurology*, 1994 ; 44 : 1533-9.

HARPER PS, LIM C, CRAUFURD D. Ten Years of presymptomatic testing for Huntington's disease : the experience of the UK Huntington's Disease Prediction Consortium. *J Med Genet*, 2000 ; 37 : 567-571.

GOIZET C, LESCA G, DÜRR A, on behalf of the French Group for Presymptomatic Testing in Neurogenetics Disorders. Presymptomatic testing in Huntington disease and Autosomal Dominant Cerebellar Ataxias. *Neurology*, 2002 ; 59 : 1330-1336.

LESCA G, GOIZET C, DÜRR A, on behalf of the French Group for Presymptomatic Testing in Neurogenetic Disorders. Predictive testing in the context of pregnancy : Experience in Huntington disease and Autosomal Dominant Cerebellar Ataxia. *J Med Genet*, 2002 ; 39 : 522-525.

ALMQUIST EW, BLOCH M, BRINKMAN R, CRAUFURD D, HAYDEN MR. A worldwide assessment of the frequency of suicide, suicide attempts, or psychiatric hospitalization after predictive testing for Huntington disease. *Am J Hum Genet*, 1999 ; 64 : 1293-1304.

BRIARD M-L. Encadrement juridique de la génétique en France. *ADPS*, 2001. n° 34. Mars, 2001 ; 38-44.

BRIARD M-L. Les tests génétiques chez l'enfant. *Arch Pédiatr*, 2002 ; 9. supplément 1 : 3-7.

À LIRE

Les tests génétiques, Grandeur et Servitude. *Dossier de la Lettre de l'Espace-Éthique de l'AP-HP*. Hors-série n° 2. Automne-Hiver, 2000.

Médecine prédictive, mythe et réalité. Dossier de ADPS (Actualité et dossier en santé publique). n° 34. Mars, 2001.

Loi n° 94-654 du 29 juillet 1994, relative au don et à l'utilisation des éléments et produits du corps humain, à l'assistance médicale à la procréation et au diagnostic prénatal.

Loi n° 94-653 du 29 juillet 1994, relative au respect du corps humain.

Décret n° 2000-570 du 23 juin 2000, fixant les conditions de prescription et de réalisation des examens des caractéristiques génétiques d'une personne et de son identification par empreinte génétique à des fins médicales.

Loi n° 2002-303 du 4 mars 2002, relative aux droits des malades et à la qualité du système de santé.

Les consentements en faveur d'un tiers. Avis n° 70. Comité consultatif national d'éthique pour les sciences de la vie et de la santé. 13 décembre, 2001. *Les Cahiers du Comité Consultatif National d'Éthique* n° 31. Avril, 2002 ; 4-12.

44

Détection des hétérozygotes dans les maladies récessives autosomiques

Exemple des amyotrophies spinales infantiles

- Importance de la détection des hétérozygotes dans les maladies autosomiques récessives fréquentes pour le conseil génétique
- Calcul du risque *a posteriori* basé sur la recherche de l'altération génique dans les familles concernées
- Optimisation des indications du diagnostic prénatal

Dans les maladies autosomiques récessives (MAR), qui résultent de l'altération de chacun des deux allèles parentaux d'un gène situé sur un autosome, le risque de récurrence pour un couple de parents porteurs de la mutation, chacun à l'état hétérozygote, est de 1/4. Le conseil génétique, dont une des finalités essentielles est de déterminer le risque de survenue de la maladie au sein de la famille, dépendra en grande partie de la fréquence de la maladie et donc de la fréquence de l'allèle mutant dans la population générale. En effet, dans les MAR rares, la faible fréquence des allèles mutants dans la population générale explique, qu'en dehors des grossesses issues de parents consanguins (ayant un ancêtre commun proche, la situation la plus fréquemment rencontrée étant celle des unions entre des cousins germains), le risque pour les apparentés de chacun des deux parents porteurs d'avoir eux mêmes un enfant atteint, sera très faible. En revanche, dans les MAR fréquentes, la fréquence élevée de l'allèle mutant dans la population générale impose que le conseil génétique soit étendu aux apparentés de chacun des parents. L'identification des gènes impliqués dans les MAR et la caractérisation des allèles mutants a radicalement changé le conseil génétique des MAR : dans les MAR fréquentes, ce conseil génétique est fondé sur le calcul d'un risque théorique *a priori* puis sur le calcul d'un risque *a posteriori* fondé sur la recherche des mutations à l'état hétérozygote chez chacun des deux parents. Les trois MAR les plus fréquentes sont, en France, l'hémochromatose (un pour 1 000 à un pour 300), la mucoviscidose (un pour 2 500) et les amyotrophies spinales infantiles (un pour 6 000). Dans l'hémochromatose, la détection des hétérozygotes et le conseil génétique sont simples puisqu'il existe une seule mutation du gène *HFE* clairement associée à cette maladie. Dans la mucoviscidose, l'hétérogénéité allélique, c'est-à-dire l'existence de nombreux allèles mutants du gène *CFTR*, complique la détection des mutations hétérozygotes et cette détection est le plus souvent restreinte à la recherche des mutations les plus fréquentes. Si la détection des hétérozygotes dans la mucoviscidose est opérationnelle en France depuis plusieurs années et est optimisée régulièrement grâce aux progrès technologiques facilitant la détection des principales mutations, la situation est tout à faire différente pour les amyotrophies spinales infantiles. En effet, la nature de l'altération du gène *SMN* impliqué dans ces maladies et l'organisation génomique de ce locus ont rendu complexe la détection des hétérozygotes qui n'est réalisée que depuis 2000.

BASES MOLÉCULAIRES DES AMYOTROPHIES SPINALES INFANTILES

Avec une incidence de un pour 6 000, soit environ 124 nouveaux cas par an en France, et une fréquence des allèles mutants dans la population générale de 1/40, les amyotrophies spinales infantiles (SMA) représentent les maladies autosomiques récessives sévères les plus fréquentes après la mucoviscidose. Ces maladies neuromusculaires se caractérisent par une dégénérescence des neurones moteurs de la corne antérieure de la moelle épinière responsables de paralysies flasques avec amyotrophie, abolition des réflexes ostéotendineux et d'une atteinte proximale de la musculature, à l'exception des muscles faciaux. Les SMA ont été classées en trois types en fonction de l'âge de début de la maladie et de l'évolution clinique [8] : type I ou maladie de Werdnig-Hoffmann (MIM 253300), type II ou forme intermédiaire (MIM 253550), et type III ou maladie de Kügelberg-Welander (MIM 253400).

Le locus *SMA* a été localisé en 5q11.2-q13.3 (pour revue voir [6]) au sein d'une région caractérisée par la duplication d'un segment génomique de 500 kb [5, 11]. Le gène *SMN* (*Survival Motor Neuron*) est dupliqué dans cette région, et les deux copies télomérique (*SMNt* ou *SMN1*) et centromérique (*SMNc* ou *SMN2*) de ce gène diffèrent par cinq nucléotides seulement, dont un dans l'exon 7. Les SMA résultent dans 95 % des cas d'une délétion homozygote du gène *SMN1*. Les 5 % restants sont dus à l'existence d'une délétion hétérozygote du gène *SMN1* sur un allèle et l'existence d'une mutation ponctuelle sur l'autre allèle [5, 9, 16]. La fréquence de cette affection s'explique par le fait que les séquences répétées de la région 5q11-q13 favorisent les défauts d'alignements des chromatides lors de la prophase de la méiose, ce qui est à l'origine de *crossing-over* inégaux et donc de délétions et de duplications [6].

Lorsque le diagnostic de SMA est suspecté devant le tableau clinique et que l'électromyogramme et les vitesses de conduction nerveuse sont compatibles avec ce diagnostic, la confirmation diagnostique repose désormais sur la mise en évidence de la délétion homozygote du gène *SMN1* et ce, avant la réalisation d'une biopsie musculaire.

DÉTECTION DES DÉLÉTIONS HÉTÉROZYGOTES DU GÈNE SMN1

Si la détection d'une délétion du gène *SMN1* à l'état homozygote chez le cas-index ne pose pas de problème technique particulier, en revanche, la détection d'une délétion à l'état hétérozygote dans cette région dupliquée est considérablement plus complexe en raison du nombre variable de copies des gènes *SMN1* et *SMN2*, de une à quatre copies par chromosome.

Plusieurs techniques de quantification des copies des gènes *SMN1* et *SMN2* ont été décrites ces dernières années, reposant sur des principes différents [7, 16, 2, 4, 12, 3]. La méthode que nous avons développée est dénommée QMPSF (*Quantitative Multiplex PCR of short Fluorescent fragments*) ou PCR multiplex quantitative de courts fragments fluorescents. Dans cette méthode, nous amplifions, simultanément dans le même tube :

- les exons 7 de *SMN1* et de *SMN2* en utilisant une amorce qui introduit sélectivement un site de restriction *Dra*I dans le fragment amplifié dérivé de l'exon 7 de *SMN2* [14] ;
- un exon d'un autre gène (*BRCA1*) utilisé comme contrôle d'amplification ;
- l'exon 18 du gène *MLH1* qui contient un site interne *Dra*I et utilisé comme contrôle de digestion enzymatique.

L'amplification est réalisée avec des amorces sens marquées avec un fluorochrome et en utilisant un nombre limité de cycles (vingt), afin de maintenir l'amplification en phase exponentielle. Après digestion par l'enzyme *Dra*I, les amplicons fluorescents sont alors migrés sur un séquenceur automatique, et le chromatogramme du prélèvement analysé est superposé à celui d'un prélèvement contrôle contenant deux copies de *SMN1* et deux copies de *SMN2*. La délétion hétérozygote du gène *SMN1* sera facilement détectée par une réduction de 50 % de la hauteur du pic correspondant par rapport à celui dérivé du témoin (fig. 44-1).

RISQUE RÉSIDUEL

Dans le cadre des SMA, aucune des méthodes développées n'est capable de dépister la totalité des allèles morbides et il existe donc un risque résiduel. Ce risque résiduel est relatif à l'existence de mutations ponctuelles dans le gène *SMN1* qui ne peuvent pas être décelées par les méthodes citées ci-dessus qui ne détectent que les délétions, à une duplication en *cis* du gène *SMN1* masquant une délétion sur l'autre allèle et à la survenue d'une délétion *de novo*. Plusieurs travaux ont montré qu'environ 5 % des patients atteints de SMA sont hétérozygotes composites avec une délétion et une mutation ponctuelle du gène *SMN1* [16]. De même, les délétions *de novo* ont été documentées, approximativement, dans 2 % des cas de SMA [15, 10, 2]. Enfin, après compilation de l'ensemble des données de la littérature, il apparaît que 3 à 4,8 % des sujets hétérozygotes présentent une

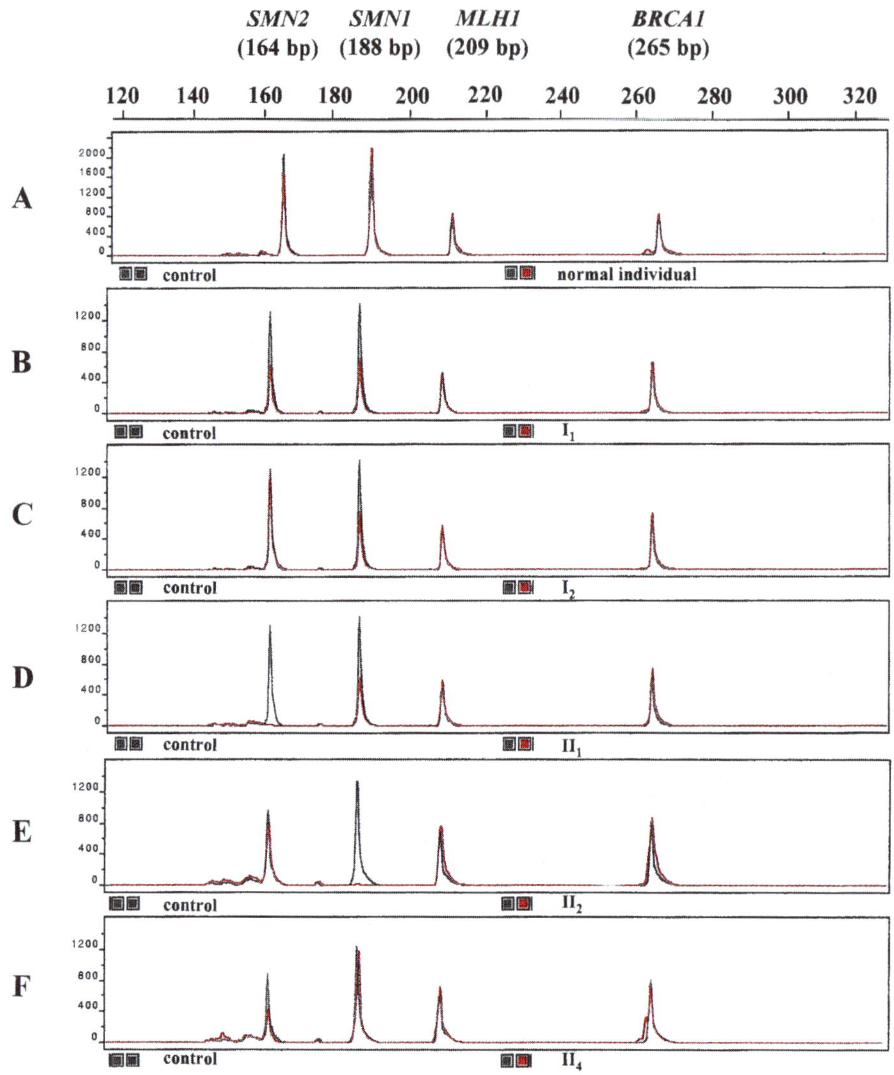

Fig. 44-1. Quantification du nombre de copies de *SMN1* et *SMN2* par QMPSF.

Pour chaque électrophérogramme, l'axe des *y* indique l'intensité de la fluorescence et l'axe des *x* la taille des amplicons en paires de bases. Le profil obtenu à partir du sujet analysé (en rouge) est superposé à celui d'un sujet contrôle présentant deux copies de *SMN1* et deux copies de *SMN2* (en noir).

A. Sujet avec deux copies de *SMN1* et deux copies de *SMN2*. B. Sujet avec une copie de *SMN1* et une copie de *SMN2*. C. Sujet avec une copie de *SMN1* et deux copies de *SMN2*. D. Sujet avec une copie de *SMN1* et aucune copie de *SMN2*. E. Sujet avec aucune copie de *SMN1* et deux copies de *SMN2*. F. Sujet avec deux copies de *SMN1* et une copie de *SMN2*. Les profils B, C, et D correspondent à des sujets présentant une délétion hétérozygote de *SMN1* et le profil E à un patient atteint de SMA.

duplication en *cis* du gène *SMN1* masquant une délétion sur le second allèle [7, 16, 12, 3]. Enfin, le risque de mosaïque germinale doit être considéré [1]. Au total, le risque résiduel, défini comme la somme des allèles morbides non détectés et des délétions *de novo* sur la somme des allèles morbides, peut être estimé globalement à moins de 10 %.

De manière à minimiser le risque d'erreur résultant de ce risque résiduel, trois précautions doivent être prises :

- confirmer systématiquement l'existence d'une délétion à l'état homozygote du gène *SMN1* chez le cas-index, ce qui éliminera ainsi la possibilité de mutation ponctuelle chez le cas-index ;
- vérifier systématiquement l'existence d'une délétion à l'état hétérozygote du gène *SMN1* chez les parents du cas-index. En effet, l'existence de deux copies du gène *SMN1* chez l'un des parents peut correspondre à deux situations dont le conseil génétique est radi-

calement différent. Il peut aussi s'agir d'une duplication en *cis* masquant une délétion sur le second allèle. Dans ces conditions, le conseil génétique des frères et sœurs de ce parent doit être très prudent puisqu'ils peuvent être également hétérozygotes et porteurs de cette duplication en *cis*. Il peut s'agir d'une délétion *de novo*, le risque de récurrence est alors extrêmement faible ;

– étudier les deux conjoints simultanément.

À ces conditions, la détection des délétions hétérozygotes du gène *SMN1* facilite considérablement le conseil génétique au sein des familles de SMA et réduit le nombre de diagnostics prénatals proposés pour un risque faible.

INTÉRÊT DE LA DÉTECTION DE LA DÉLÉTION HÉTÉROZYGOTE DU GÈNE *SMN1* POUR LE CONSEIL GÉNÉTIQUE

Le conseil génétique dans la SMA est fondé en premier lieu sur le calcul d'un risque théorique *a priori*. Un risque *a priori* faible de l'ordre de un pour 1 000 doit conduire à rassurer les couples sans étude complémentaire tandis qu'un risque plus élevé doit conduire à la recherche d'une délétion hétérozygote du gène *SMN1* chez chacun des deux parents. L'objectif est de parvenir à détecter les couples d'hétérozygotes qui ont un risque de 1/4 d'avoir un enfant atteint et à rassurer les autres couples en effondrant leur risque après étude de génétique moléculaire à moins de un pour 1 000.

Il est important de rappeler que, comme pour toute prescription d'analyses chez les sujets asymptomatiques, la recherche de la délétion hétérozygote du gène *SMN1* chez les apparentés ne peut s'effectuer que dans des centres de génétique agréés (arrêté du 2 mai 2001 complétant l'article R. 145-15-5 du code de la santé publique).

Les frères et sœurs indemnes d'un sujet atteint ont un risque *a priori* de 2/3 (probabilité d'être hétérozygote pour un enfant non atteint de parents porteurs) × 1/40 (fréquence des allèles mutants dans la population générale) × 1/4 = 1/240 d'avoir un enfant atteint de SMA (fig. 44-2). La mise en évidence d'une délétion hétérozygote chez l'apparenté et de deux copies du gène *SMN1* chez son conjoint conduira à la réduction du risque de 1/240 à 1 × (1/40 × 1/10) × 1/4 = 1/1 600. Ce risque doit permettre en lui-même de rassurer le couple et de le dissuader d'avoir recours à un diagnostic prénatal car le risque de fausse couche dû au geste obstétrical est alors très supérieur au risque que le fœtus soit atteint (environ 1/200 à 1/100). De même, l'identification de deux copies du gène *SMN1* chez les deux conjoints fera chuter le risque à (2/3 × 1/10) × (1/40 × 1/10) × 1/4 = 1/24 000, risque qui devient alors inférieur au risque de la population générale.

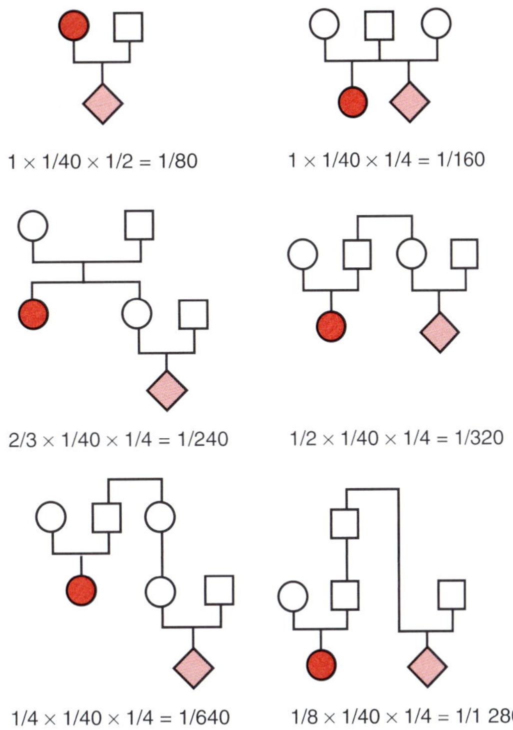

Fig. 44-2. Calcul du risque a priori pour un couple d'avoir un enfant atteint de SMA en fonction du degré de parenté du propositus vis-à-vis du cas-index.

Pour les oncles et tantes d'un enfant atteint, le calcul est similaire : le risque *a priori* étant de 1/2 × 1/40 × 1/4 = 1/320, l'identification d'une délétion hétérozygote chez l'apparenté et de deux copies du gène *SMN1* chez son conjoint conduira à la réduction du risque de 1/240 (fig. 44-2) à 1 × (1/40 × 1/10) × 1/4 = 1/1 600 alors que la mise en évidence de deux copies du gène *SMN1* chez les deux conjoints permettra de réduire le risque à (1/2 × 1/10) × (1/40 × 1/10) × 1/4 = 1/32 000.

Les risques *a priori* les plus importants sont rencontrés dans la situation d'un sujet atteint de SMA de type III qui s'inquiète du risque de SMA pour sa descendance (risque de 1 × 1/40 × 1/2 = 1/80) ou celle d'un parent d'enfant atteint de SMA à l'occasion d'un remariage (risque de 1 × 1/40 × 1/4 = 1/160).

La recherche de délétions hétérozygotes est également particulièrement indiquée dans les familles de SMA avec de multiples unions consanguines qui rendent très aléatoire le calcul de risque *a priori*.

L'identification d'une délétion hétérozygote dans une famille pourra permettre des études familiales plus poussées, notamment à la génération précédente, de manière à déterminer dans quelle branche familiale le conseil génétique doit être poursuivi. Autant la recherche d'une délétion hétérozygote chez des adultes jeunes pour définir le risque de SMA dans leur descendance impose le prélèvement des deux conjoints et leur étude simultanée, autant la recherche de cette délétion chez des sujets plus âgés pour poursuivre le conseil génétique de la famille ne requiert que le prélèvement du sujet concerné.

INTÉRÊT DE LA DÉTECTION DE LA DÉLÉTION HÉTÉROZYGOTE DU GÈNE *SMN1* POUR LE DIAGNOSTIC POSITIF

La détection des délétions hétérozygotes du gène *SMN1* peut également apporter une aide au diagnostic positif d'amyotrophie spinale infantile :

- lorsque le cas-index est décédé il y a longtemps dans un tableau de SMA sans qu'aucun matériel n'ait pu être conservé, l'identification d'une délétion hétérozygote du gène *SMN1* chez chacun des parents permet indirectement d'affirmer le diagnostic et d'ouvrir des perspectives de conseil génétique fiable pour les frères et sœurs, cousins et cousines ;
- environ 5 % des patients atteints de SMA présentent une mutation ponctuelle du gène *SMN1* sur un allèle et une délétion hétérozygote du gène *SMN1* sur le second allèle. Aussi, chez un sujet présentant cliniquement une SMA typique sans délétion homozygote du gène *SMN1*, il convient de pratiquer une biopsie musculaire. Si l'aspect de dénervation est compatible avec une SMA, la recherche de délétion hétérozygote du gène *SMN1* sera effectuée. L'identification d'une telle délétion renforcera la présomption du diagnostic et conduira à la recherche de mutation ponctuelle dans le gène *SMN1*.

CONSEIL GÉNÉTIQUE DES COUPLES D'HÉTÉROZYGOTES

L'identification d'une délétion à l'état hétérozygote chez deux conjoints au cours du conseil génétique permet de définir leur risque de 1/4 d'avoir un enfant atteint de SMA. À ces couples d'hétérozygotes, le généticien propose un diagnostic prénatal, le plus souvent sur biopsie de trophoblaste à onze semaines d'aménorrhée. Si, techniquement, ce diagnostic prénatal est souvent possible et d'une grande fiabilité, en revanche, il comporte certains risques liés au geste obstétrical. La prise en charge de ces couples à risque est ainsi multidisciplinaire.

Le diagnostic prénatal a pour objectif de répondre à la question posée par les parents : l'enfant à naître est-il atteint de SMA ? Par conséquent, le diagnostic prénatal doit utiliser une méthode détectant uniquement la délétion homozygote du gène *SMN1* et non la délétion à l'état hétérozygote.

CONCLUSION

Dans le cadre des MAR, la consultation de génétique doit pouvoir répondre à une question bien légitime des apparentés : quel est le risque que nous ayons un enfant atteint de cette affection ? De manière à évaluer au mieux le risque de récurrence, le généticien sera amené à calculer le risque *a priori* d'avoir un enfant atteint qui dépend, d'une part, de l'incidence de l'affection et, d'autre part, du degré de parenté avec le sujet atteint. Si le risque *a priori* est élevé, des investigations complémentaires pourront être proposées de manière à préciser ce risque. Lorsque les deux conjoints sont hétérozygotes, un diagnostic prénatal pourra être proposé au couple. C'est dire l'importance que la détection des hétérozygotes et le conseil génétique soient entrepris avant toute grossesse.

RÉFÉRENCES BIBLIOGRAPHIQUES

[1] Campbell L, Daniels RJ, Dubowitz V, Davies KE. Maternal mosaicism for a second mutational event in a type I spinal muscular atrophy family. *Am J Hum Genet*, 1998 ; 63 : 37-44.

[2] Chen KL, Wang YL, Rennert H, Joshi I *et al.* Duplications and *de novo* deletions of the SMNt gene demonstrated by fluorescence-based carrier testing for spinal muscular atrophy. *Am J Med Genet*, 1999 ; 85 : 463-469.

[3] Feldkötter M, Schwarzer V, Wirth R, Wienker TF, Wirth B. Quantitative analyses of SMN1 and SMN2 based on real-time LightCycler PCR : fast and high reliable carrier testing and prediction of severity of spinal muscular atrophy. *Am J Hum Genet*, 2002 ; 70 : 358-368.

[4] Gérard B, Ginet N, Matthijs G, Evrard P *et al.* Genotype determination at survival motor neuron locus in a normal population and SMA carriers using competitive PCR and primer extension. *Hum Mut*, 2000 ; 16 : 253-263.

[5] Lefebvre S, Bürglen L, Reboullet S, Clermont O *et al.* Identification and characterization of a spinal muscular atrophy-determining gene. *Cell*, 1995 ; 80 : 1-20.

[6] LEFEBVRE S, BURGLEN L, FREZAL J, MUNNICH A, MELKI J. The role of the SMN gene in proximal spinal muscular atrophy. *Hum Mol Genet*, 1998 ; 7 : 1531-1536.

[7] MCANDREW PE, PARSONS DW, SIMARD LR, ROCHETTE C *et al.* Identification of proximal spinal muscular atrophy carriers and patients by analysis of SMNT and SMNC gene copy number. *Am J Hum Genet*, 1997 ; 60 : 1411-1422.

[8] MUNSAT TL. Workshop report : international SMA collaboration. *Neuromusc Disord,* 1991 ; 1 : 81.

[9] PARSONS DW, MCANDREW PE, IANNACCONE ST, MENDELL JR *et al.* Intragenic telSMN mutations : frequency, distribution, evidence of a founder effect, and modification of the spinal muscular atrophy phenotype by cenSMN copy number. *Am J Hum Genet*, 1998 ; 63 : 1712-1723.

[10] RACLIN V, SAUGIER-VEBER P, BÜRGLEN L, MUNNICH A, MELKI J. *De novo* deletions in spinal muscular atrophy : implications for genetic counselling. *J Med Genet,* 1997 ; 34 : 86-87.

[11] ROY N, MAHADEVAN MS, MCLEAN M, SHUTLER G *et al.* The gene for neuronal apoptosis inhibitory protein is partially deleted in individuals with spinal muscular atrophy. *Cell*, 1995 ; 80 : 167-178.

[12] SAUGIER-VEBER P, DROUOT N, LEFEBVRE S, CHARBONNIER F *et al.* Detection of heterozygous *SMN1* deletions in SMA families using a simple fluorescent multiplex PCR method. *J Med Genet,* 2001 ; 38 : 240-243.

[13] SCHEFFER H, COBBEN JM, MATTHIJS G, WIRTH B. Best practice guidelines for molecular analysis in spinal muscular atrophy. *Eur J Hum Genet*, 2001 ; 9 : 484-491.

[14] VAN DER STEEGE G, GROOTSCHOLTEN PM, VAN DER VLIES P, DRAAIJERS TG *et al.* PCR-based DNA test to confirm clinical diagnosis of autosomal recessive spinal muscular atrophy. *Lancet*, 1995 ; 345 : 985-986.

[15] WIRTH B, SCHMIDT T, HAHNEN E, RUDNIK-SCHONEBORN S *et al. De novo* rearrangements found in 2 % of index patients with spinal muscular atrophy : mutational mechanisms, parental origin, mutation rate, and implications for genetic counseling. *Am J Hum Genet*, 1997 ; 61 : 1102-1111.

[16] WIRTH B, HERZ M, WETTER A, MOSKAU S *et al.* Quantitative analysis of survival motor neuron copies : identification of subtle SMN1 mutations in patients with spinal muscular atrophy, genotype-phenotype correlation, and implications for genetic counseling. *Am J Hum Genet,* 1999 ; 64 : 1340-1356.

45
Thérapies des maladies génétiques

- Thérapie substitutive
- Transplantation de tissus ou organes
- Thérapie génique
- Cellules souches

Les avancées récentes dans le domaine de la génétique permettant, dans de nombreuses maladies héréditaires, la découverte des gènes responsables et la compréhension des mécanismes pathogéniques impliqués, ont facilité le développement de stratégies thérapeutiques, dont certaines ont déjà démontré leur efficacité. Longtemps confinées à une finalité symptomatique, les thérapies se sont maintenant largement diversifiées (tableau 45-I). Parmi les maladies génétiques, les erreurs innées du métabolisme ont été les premières à bénéficier de thérapeutiques innovantes, ceci du fait que certaines d'entre elles ont été bien caractérisées sur le plan biochimique, génétique et physiopathologique. Elles seront donc fréquemment choisies ici comme exemple pour illustrer les différentes approches actuellement disponibles ou en développement.

CORRIGER LES CONSÉQUENCES D'UNE ANOMALIE GÉNÉTIQUE

Thérapeutiques symptomatiques

Pendant de nombreuses années, le traitement des maladies génétiques n'a été que symptomatique, c'est-à-dire consistant dans la prise en charge des complications multiviscérales habituelles dans la plupart de ces affections. Ces traitements constituent encore aujourd'hui un élément essentiel pour l'amélioration de la vie quotidienne des patients. Chaque maladie doit faire l'objet de mesures thérapeutiques adaptées, en fonction des atteintes viscérales éventuelles (neurologiques, cardiaques, rénales, digestives, ORL...). Dans certains cas, les actions envisagées seront simples à mettre en œuvre : kinésithérapie, utilisation d'appareillages adaptés, traitements pharmacologiques... Parfois, des actes chirurgicaux seront nécessaires (gastrostomie, interventions orthopédiques correctrices...). Leurs indications devront tenir compte du caractère évolutif de la maladie et se faire dans un souci de confort du patient. Il est à noter qu'une prise en charge médicale précoce, dès le diagnostic posé, est souhaitable, afin d'améliorer le pronostic fonctionnel et/ou vital des malades.

Tableau 45-I. Stratégies thérapeutiques pour les maladies génétiques

Correction des conséquences phénotypiques d'une anomalie génétique Traitements symptomatiques : chirurgie, pharmacologie... Traitements palliatifs : remplacement des tissus non fonctionnels, greffe de moelle osseuse, greffe d'organes, transfusions, dialyse...
Limitation des effets délétères d'un produit toxique accumulé Régime restrictif Élimination d'un produit accumulé Inhibiteurs métaboliques
Induction de l'activité d'une protéine Supplémentation en cofacteur Stabilisateur d'enzyme
Apport de la protéine manquante Direct : thérapie substitutive Indirect : greffe de moelle osseuse
Action au niveau du génome Direct : correction de l'anomalie génique Indirect : thérapie génique
Utilisation des cellules souches Cellules souches embryonnaires (?) Cellules souches adultes

Traitements palliatifs

Certains traitements seront mis en œuvre pour compenser les effets délétères de la maladie, ceci en l'absence de solution thérapeutique définitive. Ainsi, pendant de nombreuses années, la splénectomie a été la seule possibilité pour améliorer la vie des patients atteints de maladie de Gaucher présentant un hypersplénisme sévère. Cette méthode est d'ailleurs encore utilisée dans les pays où la thérapie substitutive n'est pas accessible pour des raisons de coût. La splénectomie est également une méthode de choix dans la sphérocytose héréditaire, où elle peut améliorer considérablement la vie des patients, lorsque l'indication a été bien posée et le suivi post-opératoire rigoureux.

Dans d'autres maladies génétiques affectant avec prédilection certains tissus, la transplantation spécifique de l'organe détruit sera la seule méthode permettant la survie du patient en l'absence de traitement plus définitif. Il peut s'agir de greffe de poumon chez les enfants atteints de mucoviscidose, mais aussi de greffes de foie, de rein…

LIMITER LES EFFETS DÉLÉTÈRES D'UN PRODUIT TOXIQUE ACCUMULÉ

Régime restrictif

Le régime restrictif est la méthode la plus anciennement utilisée pour le traitement de certaines maladies métaboliques, concernant, notamment, le métabolisme des acides aminés. Elle est très efficace, mais a l'inconvénient d'être assez contraignante au quotidien et très coûteuse, du fait de la nécessité d'une alimentation artificielle.

Une des maladies dont le pronostic a été complètement transformé par le régime alimentaire est la phénylcétonurie [1]. En effet, cette affection due au déficit de la phénylalanine hydroxylase, enzyme qui convertit la phénylalanine en tyrosine, se caractérise par une accumulation de phénylalanine, notamment au niveau du système nerveux central, responsable autrefois d'un retard mental sévère chez les enfants atteints. La mise en place d'un dépistage néonatal systématique de la maladie, associée à l'instauration immédiate d'un régime dépourvu en phénylalanine dès le diagnostic posé, permet de prévenir les conséquences neuropsychologiques de l'hyperphénylalaninémie. Ce traitement préventif, qui permet de maintenir le taux de phénylalanine plasmatique dans les valeurs normales, a pour but d'éviter les effets toxiques de la phénylalanine en excès au niveau du cerveau, tout en maintenant une croissance normale. Il devra être poursuivi pendant l'enfance, voire l'adolescence et devra être également instauré pendant la conception et la grossesse chez les femmes atteintes de phénylcétonurie, afin d'éviter l'hyperphénylalaninémie maternelle, cause d'embryo-fœtopathies graves.

Élimination d'un produit accumulé

Une stratégie possible dans certaines maladies métaboliques est de favoriser l'élimination du produit en excès. Un exemple est celui du traitement de la cystinose néphropathique. Cette affection est une maladie génétique rare (un pour 200 000 naissances) qui se caractérise par une accumulation de cystine dans les lysosomes des cellules de l'organisme. Dans sa forme infantile, la plus sévère, elle se traduit notamment par une insuffisance rénale dès les premiers mois de la vie, conduisant rapidement à l'insuffisance rénale terminale. Cette affection a bénéficié du premier médicament orphelin avec AMM européenne, le bitartrate de cystéamine ou *Cystagon*. Ce produit administré par voie orale entraîne une déplétion en cystine et permet une amélioration notable de la fonction rénale, ainsi qu'une meilleure croissance des enfants atteints de cystinose.

Inhibiteurs métaboliques

Cette stratégie thérapeutique a été utilisée avec succès dans la tyrosinémie héréditaire de type I (hépatorénale), affection due au déficit de la fumarylacetoacetate hydrolase, enzyme impliquée dans les dernières étapes de dégradation de la tyrosine. Les patients atteints de tyrosinémie sont traités par un composé appelé 2- (2-nitro-4-trifluorométhylbenzoyl)-1,3-cyclohexanedione ou NTBC, ayant la propriété d'inhiber la 4-hydroxyphénylpyruvate dioxygénase. Le blocage de cette voie métabolique permet d'éviter l'accumulation du succinylacétoacétate et de la succinylacétone, composés hépato- et néphrotoxiques. Ce traitement est utilisé cependant sous surveillance étroite, des effets secondaires à long terme n'étant pas complètement exclus.

Plus récemment, d'autres types d'inhibiteurs ont été développés, visant à inhiber la biosynthèse d'un substrat accumulé. Ce type de thérapie a été utilisé dans les sphingolipidoses, maladies lysosomales impliquant les enzymes de la voie de dégradation des glycosphingolipides (GSL) [2]. Certains inhibiteurs de la glucosyltransférase, enzyme clé de la biosynthèse du glucosylcéramide (GlcCer), précurseur des GSL ont été décrits. Il s'agit de composés tels que le N-butyldéoxynojirimycine (NB-DNJ) ou le N-butyldéoxygalactonojirimycine (NB-DGJ). Le NB-DNJ a démontré son efficacité dans le modèle animal de la maladie de Sandhoff, permettant une réduction de la surcharge en GSL dans les tissus et une survie prolongée de l'animal. Un essai clinique a été réalisé chez des patients atteints de maladie de Gaucher avec la même molécule dénommée OGT-918. Le traitement administré par voie orale, trois fois par jour, a démontré une efficacité sur la surcharge viscérale, habituelle dans cette affection. Les inhibiteurs de la biosynthèse des substrats pourraient être utilisés efficacement dans les maladies de surcharge. Leur avantage est qu'ils sont susceptibles de passer la barrière hématoencéphalique, ce qui les rend utilisables dans des maladies avec atteinte neurologique. Cependant, les premières molécules utilisées semblent présenter des effets secondaires non négligeables : perte de poids, diarrhée sévère… La limitation de ces inconvénients pourrait passer par la sélection de nouveaux composés pouvant avoir une action plus ciblée. Ceci fait actuellement l'objet d'une recherche très active de la part des entreprises de biotechnologie impliquées dans le domaine.

INDUIRE L'ACTIVITÉ D'UNE PROTÉINE

Supplémentation en cofacteurs

Certaines maladies métaboliques peuvent être corrigées par l'administration de cofacteurs vitaminiques de l'enzyme mutée. Ceci est le cas de l'homocystinurie, maladie liée au déficit de la cystathionine synthétase, enzyme du catabolisme de la méthionine. Dans cette affection, l'homocystéine et la méthionine s'accumulent dans l'organisme entraînant des signes cliniques oculaires, neuropsychiques, osseux et vasculaires. La vitamine B6 ou pyridoxine, qui est le cofacteur de l'enzyme déficiente, génère une amélioration clinique substantielle lorsqu'elle est utilisée à fortes doses, chez les patients sensibles à cette thérapie.

Thérapies médiées par des molécules chaperonnes

Il a été décrit que des concentrations suffisantes d'un ligand qui se fixe au site actif d'une enzyme pourraient maintenir cette enzyme dans une conformation qui la rendrait résistante à la dégradation. Ainsi, des enzymes actives mais instables pourraient être stabilisées par des molécules chaperonnes qui faciliteraient leur transport vers le site intracellulaire où elles exercent leur activité.

Cette stratégie thérapeutique a démontré son efficacité dans certaines maladies métaboliques, grâce à l'utilisation d'inhibiteurs compétitifs réversibles ou d'analogues de substrat. Ainsi, récemment, chez un patient atteint d'un variant cardiaque de maladie de Fabry, due à une mutation faux-sens générant une activité résiduelle de l'α-galactosidase, l'administration de galactose a permis une amélioration de la fonction cardiaque du patient [3]. Le mécanisme proposé est que le galactose jouerait le rôle de chaperonne en se fixant au site actif et en stabilisant l'enzyme mutante. L'enzyme pourrait atteindre le lysosome dans lequel les substrats accumulés déplaceraient le galactose et seraient hydrolysés par l'enzyme. Une même approche a été utilisée avec un inhibiteur de substrat, le NB-DGJ, sur des cellules déficientes en α-galactosidase, montrant une accélération du transport et de la maturation de l'enzyme mutante. Cette alternative thérapeutique pourrait être utilisée chez l'homme, une fois déterminée son innocuité.

APPORTER DIRECTEMENT UNE SUBSTANCE DONT L'ABSENCE EST À L'ORIGINE DES SYMPTÔMES

Thérapie substitutive

Ces traitements consistent dans l'apport de la protéine manquante, le plus souvent par voie intraveineuse. Ainsi, le nanisme par déficit en hormone de croissance bénéficie depuis de nombreuses années d'un tel traitement. Cette thérapie substitutive, autrefois réalisée à l'aide d'une molécule extractive, a malheureusement été responsable de cas mortels de maladie de Creutzfeld-Jakob, du fait d'une contamination de certaines préparations obtenues à partir d'hypophyses humaines. Le traitement actuel réalisé à base d'hormone recombinante, qui offre *a priori* toutes les garanties de sécurité sanitaire, facilite la croissance des enfants atteints de cette maladie.

L'hémophilie est également l'une des maladies pouvant bénéficier d'une thérapie de substitution. Les épisodes hémorragiques répétés faisant la gravité de cette affection peuvent être traités par apport des facteurs de coagulation correspondants (facteur VIII dans l'hémophilie A et IX dans l'hémophilie B). Les molécules utilisées actuellement sont obtenues par génie génétique ce qui permet d'éviter les risques de contamination virale liés à l'utilisation de molécules extractives.

Des thérapies substitutives se sont développées pour certaines maladies lysosomales, notamment la maladie de Gaucher, due au déficit de la glucocérébrosidase. Cette affection se caractérise dans sa forme chronique (type 1) par une hépatosplénomégalie parfois volumineuse, une pancytopénie, des anomalies osseuses de type ostéopénie, ostéonécrose, fractures, dont le pronostic fonctionnel peut être sévère. Une thérapie substitutive a été mise au point et utilisée avec succès chez l'homme dès 1990 [4]. Il s'agissait initialement d'une enzyme extraite de placenta humain. L'originalité de la molécule était qu'elle avait été modifiée chimiquement (après extraction et purification) afin d'exposer des résidus mannose, permettant un ciblage spécifique vers les macrophages, cellules cibles de la maladie et connus pour être riches en récepteurs mannose.

Les patients atteints de maladie de Gaucher sont actuellement traités par une glucocérébrosidase recombinante (*Cerezyme*) utilisant le même principe de ciblage. La thérapie est administrée à vie, sous forme de perfusion tous les quinze jours. L'efficacité du traitement est remarquable dans le type 1 : diminution de taille du foie et de la rate, correction de la pancytopénie, régression cependant plus lente des lésions osseuses. Les effets secondaires sont mineurs, l'inconvénient majeur du traitement étant son coût.

Des essais ont été réalisés dans le type 2 de la maladie, dit aigu neurologique, atteignant les enfants dès les premiers mois de la vie et rapidement mortel. Dans cette forme très rare, le traitement s'est révélé totalement inefficace, l'enzyme ne pouvant pas passer la barrière hématoencéphalique. Il existe enfin un type 3, dit subaigu neurologique, ayant une évolution plus progressive. Les enfants suspects de type 3, notamment sur les données du génotypage pronostique, sont actuellement mis sous thérapie substitutive dès le diagnostic posé. Le recul est encore insuffisant pour savoir si la thérapie permettra d'éviter totalement l'apparition des signes neurologiques à long terme.

Le succès spectaculaire de ce traitement dans la forme non neurologique de la maladie a favorisé le développement de thérapies similaires pour d'autres maladies lysosomales à atteinte principalement viscérale. Ainsi, depuis peu, les patients atteints de maladie de Fabry peuvent bénéficier également d'un traitement substitutif par α-galactosidase recombinante (*Fabrazyme* ou *Replagal*). Cette maladie, à transmission récessive liée à l'X, atteint principalement les garçons. Elle se traduit cliniquement par des signes liés à une accumulation de substrat dans différents organes ou tissus (rein, cœur, cerveau, œil, peau, nerfs périphériques...). L'apport de l'enzyme manquante permet une réduction notable des dépôts pathologiques et améliore la vie des malades [5]. Cette thérapie ayant été mise en place depuis peu, son efficacité définitive ne pourra être jugée que dans quelques années.

D'autres maladies lysosomales sont prévues pour bénéficier prochainement d'une thérapie substitutive [6]. Il s'agit notamment de la glycogénose de type II, maladie qui, dans sa forme infantile (maladie de Pompe), se caractérise par une cardiomyopathie hypertrophique associée à une hypotonie majeure. Elle débute dès les premiers mois de la vie et est habituellement mortelle en moins d'un an. Un premier essai réalisé chez des enfants a montré une efficacité sur l'atteinte cardiaque et a permis la survie des patients traités au-delà d'un an [7]. Une forme adulte de glycogénose de type II, à type de myopathie progressive, existe également et devrait pouvoir bénéficier de la même thérapie.

Des thérapies enzymatiques substitutives ont aussi été développées pour certaines mucopolysaccharidoses (MPS). Il s'agit en premier lieu des maladies de Hurler (MPS I), de Hunter (MPS II) et de Maroteaux-Lamy (MPS VI), pour lesquelles des essais cliniques sont en cours avec des résultats très encourageants [8]. Il faut cependant noter que les candidats à la thérapie seront plutôt les patients atteints de formes tardives de ces maladies, présentant une intelligence normale (cette forme est nommée maladie de Scheie pour la MPS I). Les enzymes sont, en effet, incapables de passer la barrière hématoencéphalique, ce qui rend improbable une correction du système nerveux central.

Transplantation de moelle osseuse

La transplantation de moelle osseuse est une méthode thérapeutique de choix pour de nombreuses maladies, notamment hématologiques et immunologiques. Cette technique consiste à administrer par voie intraveineuse la moelle histocompatible d'un donneur à des patients qui ont été préalablement soumis à une chimiothérapie avec ou sans irradiation totale. Les cellules injectées vont s'implanter dans la moelle osseuse et deviennent une source de production de la protéine manquante. Il s'agit ici de greffes allogéniques, les greffes autologues étant plutôt utilisées dans le domaine de la thérapie génique (réimplantation après correction des cellules déficientes).

Les premières maladies à avoir bénéficié de ce type de thérapie sont les déficits immunitaires combinés sévères (SCID). Leur symptomatologie, directement liée à l'atteinte du système hématopoïétique, peut avoir des causes diverses. Le déficit en adénosine désaminase (ADA) est le prototype des maladies affectant les cellules lymphoïdes. Les enfants atteints de cette maladie présentent une absence de lymphocytes T circulants et meurent rapidement d'infections en l'absence de traitement. La transplantation de moelle osseuse permet une restauration de la lignée lymphocytaire, ceci à long terme.

De très bons résultats ont aussi été obtenus chez des patients atteints de β-thalassémie, mais l'indication de ce type de traitement doit être discutée en termes de rapport bénéfice-risque. Cette technique est utilisée principalement chez les sujets jeunes atteints de formes sévères, où elle permet habituellement une excellente correction des anomalies hématologiques.

La greffe de moelle osseuse a été également utilisée pour le traitement de certaines maladies métaboliques. Dans le cas des maladies lysosomales, les résultats les plus significatifs ont été obtenus avec les mucopolysaccharidoses (MPS), notamment les maladies de Hurler (MPS I) et de Hunter (MPS II) [9]. Dans une majorité des cas, la surcharge viscérale régresse de façon notable et les lésions osseuses sont stabilisées, de même que l'atteinte cardiaque. Des effets bénéfiques ont été obtenus également dans la maladie de Gaucher non neurologique. Cependant, cette technique n'est plus utilisée en France depuis l'avènement de la thérapie substitutive (compte tenu des risques éventuels de la transplantation).

Dans des maladies neurologiques, telle que la leucodystrophie métachromatique, due au déficit de l'arylsulfatase A, le succès de la greffe est variable et fonction du degré d'atteinte du système nerveux central au moment de la transplantation. Il en est de même pour l'adrénoleucodystrophie, maladie peroxysomale due à un déficit de la β-oxydation des acides gras à longue chaîne. Dans les deux cas, une amélioration des patients n'est possible que lorsque la transplantation est réalisée à un stade précoce de la maladie. La greffe n'apporte généralement aucun bénéfice lorsque des signes neurologiques sévères sont présents lors de la transplantation.

Même si de nombreuses maladies génétiques sont potentiellement candidates à la transplantation de moelle osseuse, ce traitement a des limites. Il s'agit tout d'abord de l'absence de donneur HLA-compatible, soit à l'intérieur de la famille, soit au sein du fichier national. D'autre part, les risques de rejet et de réaction du greffon contre l'hôte constituent des causes potentielles d'insuccès. Enfin, le choix de l'indication doit être fait avec prudence, sachant que cette technique fait l'objet d'une mortalité non négligeable (10-15 %).

AGIR AU NIVEAU DU GÉNOME

Action directe sur le gène

Réparer un gène altéré par une modification précise au niveau du génome serait le traitement de choix pour les maladies génétiques. Cependant, les stratégies de ciblage génique sont limitées par l'inefficacité de la recombinaison homologue dans les cellules de mammifères. Différents types de techniques sont actuellement testés, utilisant par exemple des oligonucléotides chimères ARN/ADN ou bien pouvant former des structures en triple hélice ou de courtes séquences oligonucléotidiques monobrin. Ces techniques sont encore expérimentales, mais pourraient constituer un espoir thérapeutique pour le futur [10].

Une autre stratégie de correction génique d'utilisation plus aisée a été développée récemment. En effet, il a été montré sur des cellules en culture que la gentamycine, antibiotique de type aminoglycoside, était capable de supprimer des mutations non sens et de restaurer un minimum de synthèse de protéine fonctionnelle. Cet effet serait lié à une diminution de la fidélité de la traduction, des insertions erronées au codon stop supprimant le signal de terminaison. Au vu des résultats encourageants des études précliniques et cliniques préliminaires, cette molécule est actuellement à l'essai chez des patients atteints de mucoviscidose, de myopathie de Duchenne et d'hémophilie. Ce traitement a l'avantage d'être simple et d'utiliser une molécule déjà sur le marché. Cependant, il ne s'adresse qu'aux sujets dont l'anomalie génique est une mutation non sens, ce qui représente une faible proportion des patients pour la plupart des maladies. D'autre part, la gentamycine n'est pas exempte d'effets secondaires. La recherche d'autres composés moins délétères est actuellement en cours.

Thérapie génique

La thérapie génique consiste à apporter dans l'organisme du sujet malade un nouveau gène destiné à pallier l'insuffisance qualitative ou quantitative du gène résident altéré. Cette technique ne permet pas une correction du génotype, qui nécessiterait de réparer directement l'anomalie génétique. En revanche, elle a pour but de corriger le phénotype en apportant une version normale du gène qui va produire la molécule manquante. D'autre part, il s'agit d'une thérapie essentiellement somatique, la thérapie germinale n'étant pas envisageable chez l'homme sur le plan technique et éthique.

Les méthodes de transfert de gènes utilisent divers types de vecteurs. Il s'agit en premier lieu de vecteurs viraux recombinants, délétés de la majeure partie de leurs séquences virales et contenant le gène d'intérêt. Les rétrovirus, dérivés du virus murin de Moloney (MoMLV) ont été les premiers utilisés. Ils ont l'avantage de s'intégrer dans le génome de l'hôte, permettant une expression à long terme. Leur limite est qu'ils n'infectent que les cellules en division.

Les adénovirus ont été aussi largement étudiés au cours des dernières années. Ces vecteurs ont la capacité d'intégrer de grandes séquences d'ADN exogène, notamment dans leurs versions récentes, dites *gutless*. Ils peuvent infecter tous les types cellulaires, y compris les cellules post-mitotiques, telles que les cellules du système nerveux central. Cependant, leur inconvénient est de rester en position épisomique et d'avoir ainsi une expression transitoire. De plus, ils se sont révélés assez immunogènes, empêchant d'éventuelles réadministrations. Des vecteurs dérivés du virus *herpes simplex* ont également démontré leur efficacité dans le transfert de gènes dans les cellules nerveuses.

Plus récemment, d'autres vecteurs, tels que les AAV (*Adeno-associated Virus*) ont montré une excellente efficacité de transduction de divers types cellulaires, ainsi qu'une expression à long terme, en l'absence d'immunogénicité. Leur inconvénient reste leur faible capacité d'intégration, restreinte à des séquences de petite taille (4-5 kb). Enfin, les lentivirus dérivés du virus de l'immunodéficience humaine (VIH) ou simienne (SIV) ont montré des caractères assez proches des AAV en termes d'expression à long terme, mais avec une meilleure capacité d'intégration.

En dehors des vecteurs viraux, d'autres méthodes de transfert de gènes sont également testées, utilisant soit des structures de type liposome, soit de l'ADN nu. Ces techniques ont une efficacité encore limitée, mais suscitent un intérêt lié à leur innocuité, comparée aux éventuels effets délétères des vecteurs viraux.

Deux méthodes de transfert de gènes peuvent être distinguées (fig. 45-1). Il s'agit tout d'abord de la greffe de cellules génétiquement modifiées. Cette technique consiste à prélever des cellules chez un patient, à les corriger à l'aide d'un vecteur à l'extérieur de l'organisme, puis à les réinjecter. Les vecteurs rétroviraux sont les plus utilisés dans ce cas. La condition essentielle pour l'utilisation de cette méthode est que les cellules à corriger soient prélevables, cultivables *ex vivo* et réimplantables facilement. Ceci est le cas des lymphocytes, des cellules de la moelle osseuse, des fibroblastes, des hépatocytes…

La seconde méthode pour le transfert de gènes est l'administration directe d'un vecteur contenant le gène d'intérêt. Les vecteurs adénoviraux, AAV ou lentiviraux peuvent être injectés dans l'organisme malade, ceci par différentes voies : intraveineuse, intramusculaire, intracérébrale…

La plupart des maladies génétiques sont des candidats potentiels pour un transfert de gènes (tableau 45-II). Des maladies acquises telles que les cancers, le sida, les maladies cardiovasculaires… sont également susceptibles de bénéficier de ce type de technique [11].

De nombreux essais sont actuellement réalisés chez l'animal. Ce travail a été facilité par la création au cours des dernières années de modèles animaux de nombreuses maladies génétiques. Il s'agit essentiellement de souris dont un gène est invalidé (*knock-out*), afin de créer un équivalent animal d'une maladie humaine. Ces modèles sont particulièrement intéressants lorsqu'ils miment le phénotype humain. Il faut cependant noter que, dans certains cas, l'animal peut ne présenter que peu ou pas de symptômes par comparaison avec ce que l'on observe chez les patients atteints des maladies correspondantes. L'absence de phénotype murin peut être due soit à l'utilisation de voies compensatrices chez l'animal, soit à la survenue tardive de symptômes chez un animal dont la durée de vie est limitée (environ deux ans).

De nombreux essais de transfert de gènes ont également été réalisés chez l'homme au cours des dernières années. Un succès remarquable a été obtenu par une équipe française au cours de l'année 2000 [12]. Il s'agit d'un trans-

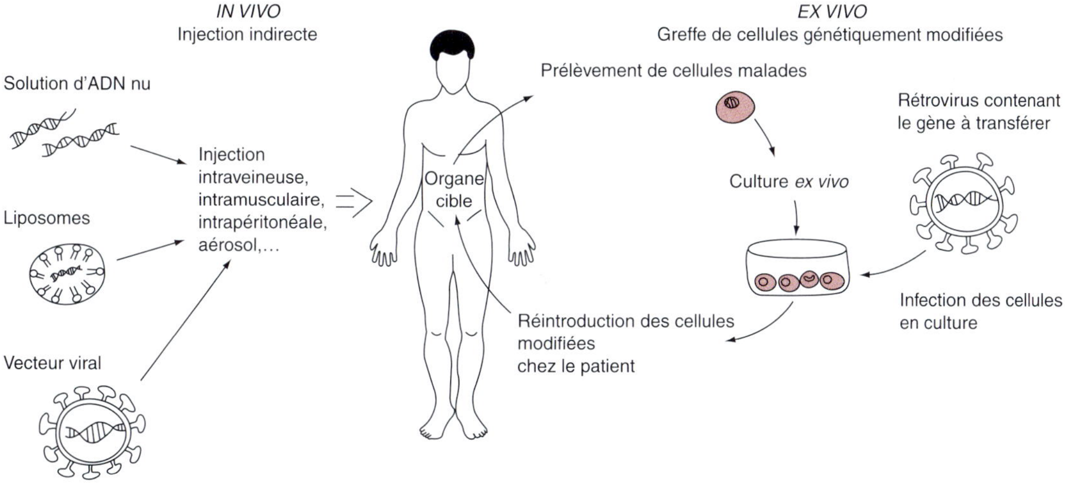

Fig. 45-1. Thérapie génique.

Tableau 45-II. Exemples de maladies génétiques candidates à la thérapie génique*

Maladie	Protéine déficiente	Cellules cibles
Hémophilie A/B	Facteur VIII/IX	Foie
Déficit immunitaire combiné sévère (ADA)	Adénosine désaminase	Moelle osseuse
Thalassémies	α- ou β-globine	Moelle osseuse
Maladie de Gaucher	Glucocérébrosidase	Moelle osseuse
Maladie de Tay-Sachs	Hexosaminidase A	Système nerveux central
Hyperammoniémie néonatale	Ornithine transcarbamylase	Foie
Hypercholestérolémie familiale	Récepteur des LDL	Foie
Phénylcétonurie	Phénylalanine hydroxylase	Foie
Mucoviscidose	CFTR	Épithélium des voies aériennes
Myopathie de Duchenne/Becker	Dystrophine	Muscles squelettiques et cœur

* Certaines des maladies citées ont plusieurs étiologies possibles. Une seule est indiquée, correspondant à la forme actuellement la plus accessible au transfert de gènes.

fert de gènes dans un déficit immunitaire combiné sévère lié au chromosome X (SCID-X1). Cette affection est liée au déficit d'une sous-unité dite γc commune aux récepteurs de différentes interleukines. Les enfants qui en sont atteints sont dépourvus de lymphocytes T et NK et ne peuvent se défendre contre les infections (enfants-bulles). Dans l'essai réalisé, la moelle osseuse des enfants a été prélevée, corrigée *ex vivo* à l'aide d'un rétrovirus, puis réimplantée. Une restauration des lignées T et NK a été obtenue, permettant aux enfants de recouvrer une vie normale à domicile. La réussite de cet essai est directement liée à un avantage sélectif des cellules corrigées, ce qui malheureusement ne le rend pas applicable à toutes les maladies génétiques. Par ailleurs, il faut signaler que certains patients impliqués dans cette étude ont développé ultérieurement une prolifération monoclonale de cellules T, conséquence d'un phénomène de mutagenèse insertionnelle et ayant nécessité la mise en place d'une chimiothérapie.

La mise au point de méthodes de thérapie génique efficaces reste l'un des défis thérapeutiques des années à venir. De nombreuses questions restent encore ouvertes, nécessitant la mise en place d'essais cliniques dont l'efficacité, la reproductibilité et la sécurité devront être clairement analysées.

UTILISER LES POTENTIALITÉS DES CELLULES SOUCHES

Cellules souches embryonnaires

Une autre voie qui suscite actuellement un engouement énorme est l'utilisation des cellules souches pluripotentes. Il s'agit de cellules indifférenciées, provenant de la masse cellulaire interne du blastocyste, et qui possèdent deux propriétés essentielles. Tout d'abord, elles sont capables de se répliquer indéfiniment en culture, dans des conditions appropriées, tout en conservant leur caractère indifférencié et pluripotent. D'autre part, elles peuvent se différencier en culture en plus de deux-cents types cellulaires différents (cellules sanguines, nerveuses…). Elles peuvent ainsi être utilisées pour la thérapie cellulaire des maladies génétiques. Dans ce cas, elles sont introduites sous une forme différenciée spécifique dans des organes dont les cellules sont déficientes.

Il a été montré dès 1998 que des cellules issues de blastocystes humains, dites cellules ES (*Embryonic Stem Cells*), pouvaient être mises en culture, puis implantées, donnant divers types tissulaires (fig. 45-2). Ces cellules souches pluripotentes peuvent être obtenues notamment à partir d'embryons créés *in vitro* ou de fœtus avortés. Si l'utilisation de cellules provenant de fœtus avortés est admise, à la condition d'un encadrement strict, celle des cellules issues d'embryons créés *in vitro* pose un problème éthique majeur. Dans le cadre de la révision des lois de bioéthique de 1994, on pourrait s'acheminer vers une utilisation restreinte au cas des embryons surnuméraires ne faisant plus l'objet d'un projet parental et avec l'accord du couple. En revanche, la création d'embryons destinés à une éventuelle thérapie cellulaire ne devrait pas être acceptée.

Un autre moyen d'obtention de cellules souches pluripotentes pourrait être la création d'embryons par transfert de noyau dans un ovocyte énucléé (fig. 45-2), comme il a été montré par la naissance de la brebis Dolly en 1997 [13]. Chez l'homme, il s'agirait de faire un clonage thérapeutique, c'est-à-dire se limitant à la production de cellules embryonnaires par opposition

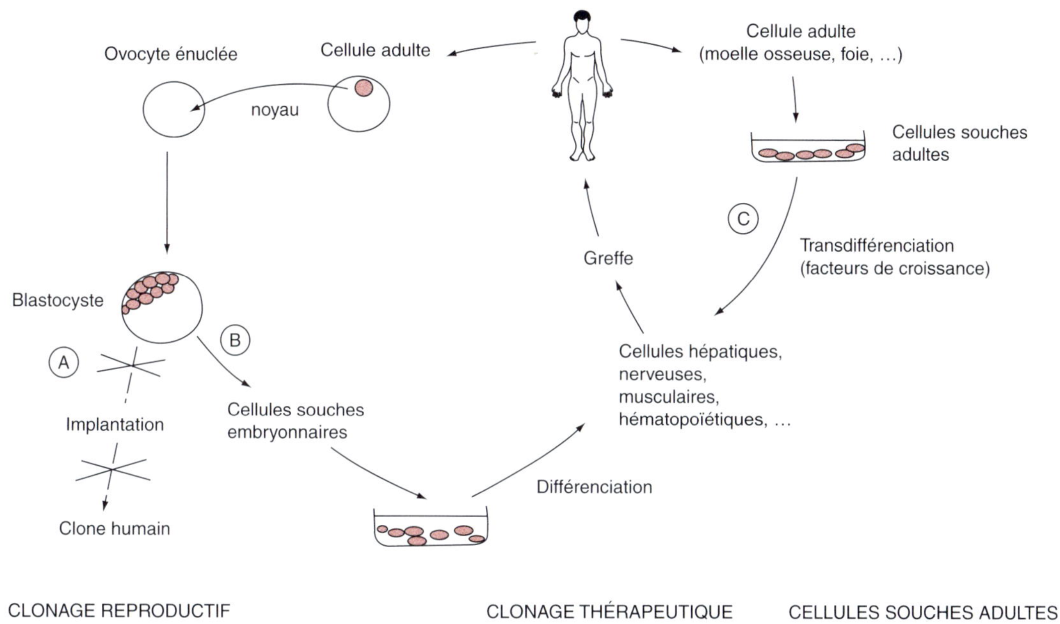

A. Interdit par la loi
B. Non autorisé dans la révision des lois de bioéthique (sauf embryons surnuméraires)
C. Voie ne posant pas de problème éthique, mais techniquement difficile

Fig. 45-2. Cellules souches embryonnaires et adultes.

au clonage reproductif qui aboutirait à la naissance d'un être complet. Cette méthode reste encore très difficile techniquement et elle n'est peut-être pas sans risque, des anomalies ayant été mises en évidence chez des animaux ainsi créés. D'autre part, la loi française ne devrait pas autoriser le clonage thérapeutique pour le moment, de même que le clonage reproductif qui fait d'ailleurs l'objet d'une désapprobation quasi unanime dans le monde. Au total, de nombreux problèmes restent encore à résoudre concernant une éventuelle utilisation thérapeutique des cellules souches embryonnaires : mode d'obtention, contrôle de la différenciation des cellules vers un type cellulaire donné par les combinaisons appropriées de facteurs de croissance (différenciation cellulaire dirigée), élimination des risques (tumorigène...) auxquels pourraient être exposés les sujets traités, sans compter les aspects éthiques et juridiques qui devront être réglés.

Cellules souches adultes

Des perspectives nouvelles sont apparues grâce à la découverte de l'existence de cellules souches dans l'organisme adulte. Ces cellules seraient capables de se multiplier et de donner naissance soit à des cellules identiques, soit à d'autres types cellulaires. Elles seraient présentes dans tous les tissus, y compris le système nerveux central (cellules souches neurales) et auraient d'étonnantes capacités de transdifférenciation [14] (*cf.* fig. 45-2).

La plasticité des cellules souches adultes a été démontrée chez l'animal en premier lieu au niveau des cellules de la lignée hématopoïétique. Ces cellules peuvent en effet se comporter comme des cellules musculaires ou des hépatocytes lorsqu'elles sont injectées dans les organes correspondants, mais elles peuvent aussi se différencier en divers types de cellules épithéliales, notamment du tube digestif, du poumon ou de la peau. De même, des cellules souches nerveuses peuvent se transformer en précurseurs hématopoïétiques ou en myocytes.

La potentialité de ces cellules commence à être étudiée chez l'homme. Ainsi, une équipe française a montré que la transplantation intramyocardique de cellules souches musculaires permettait une amélioration de la fonction cardiaque chez un patient souffrant d'une insuffisance cardiaque sévère suite à une ischémie myocardique. Les cellules prélevées au niveau de la cuisse du patient, ont été cultivées, puis réinjectées, colonisant la zone infarcie et restaurant une activité cardiaque normale [15].

On perçoit aisément l'intérêt que pourraient offrir ces cellules souches en thérapeutique humaine. L'un des avantages serait la possibilité de greffes autologues permettant de résoudre les problèmes d'histocompatibilité. D'autre part, on échapperait à la nécessité du clonage thérapeutique avec les problèmes éthiques qui lui sont liés. Cependant, les cellules souches adultes sont encore au stade de développement expérimental et de nombreuses interrogations persistent concernant leur éventuelle utilisation future chez l'homme.

CONCLUSION

Le développement de thérapies potentielles des maladies génétiques n'en est encore qu'à ses débuts. Cependant, de nouvelles voies se font jour, dont certaines très prometteuses, bien qu'encore balbutiantes. Les choix thérapeutiques devront se faire maladie par maladie, en fonction des connaissances sur le mécanisme physiopathogénique de chacune d'elles. D'autre part, la stratégie thérapeutique sera certainement de nature individuelle, c'est-à-dire malade par malade, en fonction de la sévérité de la forme clinique, des anomalies géniques causales, du rapport bénéfice-risque pour le patient. Des combinaisons de thérapies seront peut-être nécessaires dans certains cas et devront être sélectionnées au sein d'un arsenal qui va progressivement s'élargir avec l'avancée des connaissances sur les maladies. Les décisions thérapeutiques se feront de plus en plus dans un cadre pluridisciplinaire, en étroite collaboration entre les différents cliniciens en charge des patients, mais aussi les biologistes et les généticiens. Avec le séquençage du génome humain et l'intensification des recherches sur les gènes des maladies génétiques, un champ thérapeutique nouveau va s'ouvrir dans les années à venir. L'estimation actuelle d'environ 30 000 gènes, dont serait constitué notre génome, laisse augurer de l'étendue des questions encore non résolues. La prise en charge devra concerner non seulement des maladies génétiques communes, comme la mucoviscidose ou la myopathie de Duchenne, mais aussi de nombreuses maladies rares, dont les patients souhaiteront avec justesse bénéficier des mêmes avancées thérapeutiques. Ces perspectives devraient stimuler la recherche thérapeutique tant publique que privée pour les années à venir.

RÉFÉRENCES BIBLIOGRAPHIQUES

[1] Scriver CR, Kaufman S, Eisensmith RC, Woo SLC. The hyperphenylalaninemias. *In : The metabolic and molecular bases of inherited disease.* Scriver CR, Beaudet AL, Sly WS, Valle D (Eds), Mc Graw-Hill, New-York, 1995 : 1015-1075.

[2] Lachmann RH, Platt FM. Substrate reduction therapy for glycosphingolipid storage disorders. *Expert Opin Investig Drugs*, 2001 ; 10 : 455-466.

[3] Frustaci A, Chimenti C, Ricci R, Natale L *et al.* Improvement in cardiac function in the cardiac variant of fabry's disease with galactose-infusion therapy. *N Engl J Med*, 2001 ; 345 : 25-32.

[4] Barton NW, Furbish FS, Murray GJ, Garfield M, Brady RO. Therapeutic response to intravenous infusions of glucocerebrosidase in a patient with Gaucher disease. *Proc Natl Acad Sci USA*, 1990 ; 87 : 1913-1916.

[5] Eng CM, Guffon N, Wilcox WR, Germain DP *et al.* Safety and efficacy of recombinant human-galactosidase A replacement therapy in Fabry's disease. *N Engl J Med*, 2001 ; 345 : 9-16.

[6] Desnick RJ, Schuchman EH. Enzyme replacement and enhancement therapies : lessons from lysosomal disorders. *Nat Rev Genet*, 2002 ; 3 ; 954-966.

[7] Van Den Hout H, Reuser AJJ, Vulto AG, Loonen MCB *et al.* Recombinant human α-glucosidase from rabbit milk in Pompe patients. *Lancet*, 2000 ; 356 : 397-398.

[8] Kakkis ED, Muenzer J, Tiller GE, Waber L *et al.* Enzyme-replacement therapy in mucopolysaccharidosis I. *N Engl J Med*, 2001 ; 344 : 182-188.

[9] Hoogerbrugge PM, Brouwer OF, Bordigoni P, Ringden O *et al.* Allogeneic bone marrow transplantation for lysosomal storage diseases. *Lancet*, 1995 ; 345 : 1398-1402.

[10] Richardson PD, Kren BT, Steer CJ. Targeted gene correction strategies. *Curr Opin Mol Ther*, 2001 ; 3 : 327-337.

[11] Balicki D, Beutler E. Gene therapy of human disease. *Medicine*, 2002 ; 81 : 69-86.

[12] Cavazzana-Calvo M, Hacein-Bey S, de Saint Basile G, Gross F *et al.* Gene therapy of human severe combined immunodeficiency (SCID)-X1 disease. *Science*, 2000 ; 288 : 669-672.

[13] Wilmut I, Schnieke AE, Mcwhir J, Kind AJ, Campbell KHS. Viable offspring derived from fetal and adult mammalian cells. *Nature,* 1997 ; 385 : 810-813.

[14] Clarke D, Frisen J. Differenciation potential of adult stem cells. *Curr Opin Genet Dev*, 2001 ; 11 ; 575-580.

[15] Menasche P, Hagege AA, Scorsin M, Pouzet B *et al.* Myoblast transplantation for heart failure. *Lancet*, 2001 ; 357 : 279-280.

46

Éthique et génétique : réflexions sur les lois dites de « bioéthique »

- Protection de l'être humain
- Protection de l'espèce humaine
- Régulation de la science
- Humanisme thérapeutique

L'homme du siècle demande des lois... qui le brident sans le briser,
qui le conduisent sans l'écraser.
A. Camus

Un rêve, parmi tant d'autres, habite l'homme depuis la nuit des temps : connaître son avenir ! Mages, astrologues, voyants, oracles, pythies et autres devins ont tous cherché à lever le voile du futur. Et pourquoi tant d'acharnement à lire son destin ? Probablement, comme le montre Sophocle dans sa tragédie *Œdipe Roi*, pour tenter d'une manière ou d'une autre d'échapper à la fatalité. Que nous montre ce mythe qui, comme tous les mythes d'ailleurs, met en scène les interrogations fondamentales de l'homme ?

Laïos, roi de Thèbes, ayant consulté le célèbre oracle de Delphes, apprend qu'il engendrera un fils qui tuera son père et épousera sa mère. Pour empêcher ce malheur, il transperce les pieds du fils qui lui est né de Jocaste sa femme et expose l'enfant sur le mont Cithéron. Tout le monde connaît la suite ! Des bergers trouvent le garçon et le confient au roi de Corinthe, Polybe, et à son épouse qui, précisément, désespèrent de ne pas avoir d'enfants. Œdipe ayant grandi, consulte lui aussi l'oracle de Delphes qui lui révèle son tragique destin ! Ignorant tout de son passé et ne voulant pas nuire à ses parents, il fuit Corinthe, et c'est ainsi que quelques années plus tard il croise son vrai père Laïos et qu'une stupide querelle l'amène à le tuer. Arrivé à l'entrée de Thèbes, il résout l'énigme du Sphinx. Pour avoir délivré la ville de ce monstre, il reçoit la royauté et, de surcroît, la main de la reine, la veuve de Laïos, sa mère Jocaste — accomplissant ainsi la totalité du destin que lui réservaient les dieux !

Abandonnons volontairement l'interprétation de ce mythe, largement exploité par la psychanalyse au travers du complexe d'Œdipe. Un autre message est au moins tout aussi clair : les hommes, malgré tous leurs efforts ne peuvent échapper à la fatalité ; ils ne sont pas maîtres de leur avenir. D'ailleurs, pour éviter toute ambiguïté, la tragédie se termine par cette dernière réplique de Créon à Œdipe : « Tu voudras donc toujours être le maître ? Ce que tu as obtenu ne t'a pourtant pas réussi. »

Aujourd'hui ce vieux rêve — connaître son avenir et, d'une certaine manière, infléchir le destin — semble devenir réalité. La génétique lève en partie le voile de notre avenir biologique. Cette maîtrise qui nous est ainsi donnée ne manque pas de réveiller les vieilles craintes qui torturent l'homme lorsqu'il défie la fatalité ! Parmi les multiples avancées de la science, ce sont les progrès en génétique qui ont le plus bouleversé les repères classiques de la personne ; de la personne en tant que telle, de la personne dans la société et même de la personne considérée dans son environnement : la nature...

La technoscience apportera-t-elle une solution à tous nos maux ? La maîtrise du vivant et ses applications, à la limite de la transgression, alimentent une réflexion que nous dénommons éthique des sciences médicales et biologiques ou, plus couramment mais avec moins de pertinence, « bioéthique ». L'éthique médicale en appelle à la tradition, à la culture, aux religions, à la philosophie, à toutes les sciences humaines et à toutes les sciences en général, afin d'éclairer par la raison ces choix qui engagent notre responsabilité. Noble mais difficile tâche qui est la rançon de ce nouveau pouvoir et de cette nouvelle liberté dont nous sommes détenteurs.

La société doit répondre à ce questionnement, et ne peut donc éviter de passer par un questionnement des « éthiques sociales disponibles » [1].

Le droit se trouve nécessairement interpellé par les avancées scientifiques et, plus précisément, en ce qui concerne les progrès de la génétique qui amènent à revivifier la réflexion juridique à propos de ce qui est humainement acceptable et de ce qui ne l'est pas.

En témoigne exemplairement l'intervention du législateur en 1994 lors de l'adoption du corpus des lois dites de bioéthique et du fait de l'adoption d'un nouveau projet de loi relatif à la « bioéthique » [1] voté en première lecture à l'assemblée nationale le 22 janvier 2002 et modifié par le sénat le 30 janvier 2003.

Dépassant le fantasme souvent invoqué d'un droit tiraillé entre la compassion face aux avancées scientifiques d'un côté et la résistance conservatrice de l'autre, le droit positif intervient dans la régulation de l'activité scientifique et médicale, comme il intervient dans les autres domaines de la vie sociale avec, toutefois, quelques spécificités remarquables.

Prenant une distance nécessaire avec les faits auxquels il adhère, l'adoption du corpus des lois de bioéthique en juillet 1994 illustre l'importance de la réflexion dans le processus décisionnel du législateur. Faisant suite à un nombre impressionnant de rapports [2] et d'avis émanant de nombreux groupements et instances, en 1994, trois lois relatives à l'éthique biomédicale furent adoptées : la loi n° 94-548 du 1er juillet 1994 « *relative au traitement des données nominatives ayant pour fin la recherche dans le domaine de la santé* (...) »; la loi n° 94-653 du 29 juillet 1994 relative « au respect du corps humain » et la loi n° 94-654 du 29 juillet 1994 « relative au don et à l'utilisation des éléments et produits du corps humain, à l'assistance médicale à la procréation et au diagnostic prénatal ». Cette dernière loi contenait en germe un processus de révision à l'issue de cinq ans. Il a fallu attendre deux années supplémentaires pour que le projet de loi « bioéthique » puisse enfin voir le jour. De façon plus préoccupante, à la lenteur de la révision initialement prévue en 1999 s'ajoutent les retards pour l'entrée en vigueur des dispositions légales due à l'adoption souvent tardive des décrets d'application.

Si la réflexion et les lenteurs dans l'adoption du projet de loi bioéthique ne sont pas inhérentes au domaine concerné, l'émergence de la bioéthique dans le droit positif offre à l'analyse certaines particularités au niveau de ses sources, au niveau de ses modalités d'application et au niveau des difficultés sans précédent quant aux questions de fond qu'elle pose :

- spécificité au niveau de ses sources, tout d'abord, du fait de la multiplicité des forces d'inflexion sur le droit. On en veut pour preuve la production foisonnante d'avis ou de recommandations émanant d'institutions légales comme le Comité consultatif national d'éthique [3], ou encore de comités d'origine extralégale comme, par exemple, les avis du Groupement français des personnes handicapées [4]. Indiscutablement, s'il ne s'agit pas de sources normatives à proprement parler, l'ensemble de ces réflexions influent assez largement sur l'adoption du processus législatif comme l'illustre l'intitulé de l'un des avis du Comité consultatif national d'éthique en 1998 : *Réexamen des lois de bioéthique* [5] ;
- spécificité au niveau des modalités d'application de la règle légale, ensuite. De façon pour le moins inédite dans la tradition juridique française [6], un processus de révision a été prévu initialement dès l'adoption de la loi du 29 juillet 1994 relative « au don et à

1. Projet de loi relatif à la bioéthique, n° 763, 22 janvier 2002.
2. Peuvent être notamment cités le rapport de G. Braibant, *De l'éthique au droit*, étude du Conseil d'État, La Documentation Française, 1988 ; le rapport de N. Lenoir, *Aux frontières de la vie : une éthique biomédicale à la française,* La Documentation Française, 1991 ; le rapport de J-F. Mattei, *La vie en questions : pour une éthique biomédicale*, La Documentation Française, 1994 ; le rapport du Conseil d'État : Les lois de bioéthique : cinq ans après, La Documentation Française, 1999 ; le rapport de B. Charles et A. Clayes, *Réviser les lois de bioéthiques : quel encadrement pour une recherche et des pratiques médicales maîtrisées ?*, Assemblée nationale, n° 3208 ; le rapport d'Yvette Roudy, *Bioéthique*, Assemblée nationale, n° 3525.

3. *Cf.* notamment la proposition de « Réexamen des lois de bioéthique » du 25 juin 1998.
4. *Cf.* notamment l'avis sur la biomédecine et les Droits de l'Homme, 2002.
5. Précit.
6. Il existe toutefois un précédent dans la loi du 17 janvier 1975 sur l'interruption volontaire de grossesse qui prévoyait initialement que la loi ne s'appliquerait que pendant une période de cinq ans. Cette évaluation n'a pas eu lieu, la loi est devenue définitive.

l'utilisation des éléments et produits du corps humain, à l'assistance médicale à la procréation et au diagnostic prénatal ». Au travers de cette législation dite « expérimentale », il s'agit moins d'un processus de révision que d'un outil d'évaluation législative. Les dés sont jetés dès la mise en vigueur de la loi car il est en effet pratiquement impossible de revenir sur une loi dont les effets moraux sont à peu près irréversibles[7]. L'évaluation ainsi en germe dans la loi permet tantôt de réajuster certaines dispositions, tantôt d'en créer de nouvelles sans pour autant revenir sur l'architecture centrale du dispositif ;

- spécificité enfin quant à la difficulté et à l'ampleur des questions posées sur lequel le droit doit intervenir en se positionnant franchement. L'essentiel des interrogations tourne autour d'une question centrale qui est celle de la responsabilité de l'individu face à lui même et face à son espèce.

Les réflexions sur les lois de bioéthique dans le domaine de la génétique porteront d'abord sur une étude des spécificités de cette nouvelle médecine qu'est la génétique, puis sur une analyse des lois de bioéthique dans ce domaine.

LES QUATRE SPÉCIFICITÉS DE LA GÉNÉTIQUE

« *Abraham et Moïse ont établi la croyance d'un seul Dieu, source de tout bien, auteur de toutes choses. Les Hébreux en parlent d'une manière très digne de la souveraine substance, et on est surpris de voir les habitants d'un petit canton de la terre plus éclairés que le reste du genre humain. Les sages d'autres nations en ont peut-être dit autant quelquefois, mais ils n'ont pas eu le bonheur de se faire suivre assez et de faire passer le dogme en Loi.* »

Essais de Théodicée, Leibniz.

La génétique, la société et l'eugénisme

Psychiatrie et génétique sont les spécialités médicales les plus en contact avec les réalités sociales et politiques. Pour la première, les internements abusifs dans les pays de l'Est et ailleurs ont été une déviation qui ont rendu tristement célèbre cette spécialité qui touche de si près à l'esprit de l'homme. La génétique n'est pas en reste et, dès les premières découvertes des lois de l'hérédité, des vagues d'eugénisme traversent l'Europe du Nord, l'Angleterre et les États-Unis. « *En juillet 1912, dans l'Imperial Institute de l'Université de Londres, se tient le premier Congrès international d'eugénique. L'eugénique anglaise a ses lettres de noblesse ; il n'est pas indifférent que le discours inaugural du Congrès soit prononcé par un homme d'État important, Lord Balfour ; il déplore que la civilisation fausse la sélection naturelle et il place ses espoirs dans les heureux effets de la sélection artificielle chez les humains* »... [2]. Ces pratiques culminent pendant la Seconde Guerre mondiale, en Allemagne, sous le régime nazi. « *Dès la fin du siècle dernier, des voix autorisées, anthropologues, médecins, juristes, s'inquiétaient de régénérer une société occidentale qu'elles jugeaient gangrenée, souillée par des éléments inutiles, voire nuisibles. Dans divers pays d'Europe, y compris en Angleterre, certains auteurs tels Francis Galton réclamaient une politique d'eugénisme, sans que fût proposée, à l'époque, de solution pratique. Mais, dans les années vingt de ce siècle, des milieux universitaires allemands développèrent ces théories dans de nombreux cours et publications et commencèrent à proposer l'élimination hygiénique et médicale des « vies indignes d'être vécues ». Si bien que lorsque Hitler obtint enfin le pouvoir, l'argumentation et le vocabulaire étaient déjà à sa disposition pour le passage à l'acte, qu'il accomplit sans tarder : la loi sur la prévention de la transmission des maladies héréditaires (stérilisation forcée) fut votée le 14 juillet 1933. Rares furent ceux qui, à l'époque, virent là une porte qui s'ouvrait sur des possibilités criminelles sans limites* » [3].

Cette notion de vie indigne d'être vécue est le point précis où commence le dérapage moral. Elle se fonde sur la prémisse qu'il y aurait une définition possible de ce qu'est une « vie humaine ». Or, la définition globale de la personne humaine reste de l'ordre de l'indécidable.

Aujourd'hui, grâce aux progrès de la génétique, la prévention des maladies héréditaires est possible par les différentes techniques du diagnostic prénatal. « *Pourtant, sous le prétexte un peu court de prévention, l'opinion publique se laisse, dans sa grande majorité, abuser. La question devient alors celle-ci : comment faut-il appeler une stratégie qui consiste à repérer systématiquement une catégorie de malades afin de les éliminer ? N'est-ce pas de l'eugénisme ?* » [4]. La limite est très difficile à tracer entre ce qui est du ressort de la compassion pour un couple ou toute une famille qui ne se sent pas la force et le courage de s'occuper d'un enfant handicapé et un eugénisme qui serait condamnable. Là où l'eugénisme devient barbare c'est précisément, comme le faisait remarquer Paul Ricœur, lorsqu'un État décide par la loi de celui qui a le droit de vivre et de celui qui devra mourir. « *La sagesse pratique consiste à inventer les conduites qui satisferont le plus à l'exception que demande la sollicitude en tra-*

7. Ph. Malaurie, « L'effet pervers des lois », *in : Écrits en hommage à G. Cornu*, PUF, 1994, p. 314.

hissant le moins possible la règle » écrit Paul Ricœur dans *Soi-même comme un autre* [5]. C'est pourquoi la loi du 29 juillet 1994 accepte un certain eugénisme au niveau individuel mais refuse un eugénisme d'État (art. 511-1) [6].

Où se situe au juste l'inhumain ? Se situe-t-il dans l'élimination d'un embryon de quelques semaines, « *au motif qu'il existe une forte probabilité que l'enfant à naître soit atteint d'une affection d'une particulière gravité reconnue comme incurable au moment du diagnostic* » (art. 13 de la loi n° 94-654) [6], ou dans l'obligation, pour le couple, au nom du respect d'une certaine morale ou d'une norme référée à la notion de loi naturelle, d'assumer ce que beaucoup de ceux qui l'ont vécu appellent un calvaire. Lorsque l'annonce est faite aux parents, croyants ou non croyants, que leur enfant sera « différent », la réaction est toujours la même : le ciel leur tombe sur la tête ! Soyons clairs, il n'est pas question de normaliser tous les nouveau-nés. Le mythe de l'enfant parfait est une absurdité. Il y aura toujours des grands, des petits, des plus ou moins beaux, la nature est pleine de ressources, et les possibilités d'inégalités dans le domaine de la morphologie sont infinies. De plus, il y aura toujours des personnes de tous âges porteuses d'un handicap quelconque. Un chirurgien pour enfant spécialisé dans la chirurgie faciale de notre hôpital répète inlassablement que les blessures dues aux morsures des chiens sur les enfants laissent infiniment plus de traces que les fentes labio-palatines ! Parallèlement à l'acception de l'interruption dite « médicale de grossesse », il faudra développer une politique d'éducation du respect de la différence. Il faudra surtout sensibiliser l'enfant, l'adolescent et même l'adulte si c'est encore possible, à l'importance et au poids du regard que l'on porte sur l'autre. Dans les dernières années de ce siècle, le « paraître » a pris une ampleur déraisonnable qui traduit une démission de la culture. L'apparence prend une extrême importance. Le moindre défaut est de l'ordre de la catastrophe. Toute vie comporte un risque et, à plus forte raison, toute « mise au monde ». Laisser la liberté totale à chaque couple d'éliminer un embryon qui ne lui paraît pas « conforme » est de l'ordre de l'intolérable. Chaque décision dans ce domaine engage l'humanité dans son ensemble, « *tout homme est tout l'homme* » selon l'expression de Sartre.

La génétique en levant le voile du destin biologique de l'enfant à naître, met le couple et la société devant des choix difficiles. Laisser faire tout et n'importe quoi, c'est ouvrir la porte à toutes sortes de dérives. Et l'histoire, hélas !, nous enseigne bien qu'elles ne sont pas de l'ordre de l'utopie. L'éthique ou la morale peuvent bien sûr donner des pistes utilisables dans la pratique. Mais, dans ce cas précis, il fallait passer de l'éthique au droit, car seule la loi a la force nécessaire pour s'opposer aux désirs toujours plus hallucinants de nos contemporains. Les avis et les codes de déontologie n'ont aucun pouvoir contraignant, seule la Loi peut prétendre à une certaine efficacité. Cette efficacité est d'autant plus nécessaire que la génétique, autre spécificité, n'engage jamais une seule personne, elle concerne au minimum un couple, souvent une famille entière, voire toute une lignée.

La génétique hors du « colloque singulier »

La pratique de la médecine se fonde sur la qualité de la relation malade-médecin. Ce « colloque singulier » est compromis dans le cas de la génétique, car tout zygote — et par la suite tout être humain — demeure le produit de l'union d'un ovule et d'un spermatozoïde. Deux personnes sont donc d'emblée en jeu lorsqu'il s'agit de conseil génétique. Le premier geste d'un généticien est d'établir un arbre généalogique, de deux personnes, le nombre d'individus concernés se multiplie aussitôt, ce qui n'est pas pour faciliter la tâche au niveau des relations. Lorsque vous fréquentez un département de génétique, il n'est pas rare de croiser un groupe de personnes de tous âges sortant ensemble d'un cabinet de consultation. Dans ce domaine aussi, il n'est pas inutile de préciser par la Loi ce qu'il convient de faire et dans quelle mesure il est souhaitable de faire (ou de ne pas faire) irruption dans la vie de personnes qui n'avaient rien demandé et auxquelles on annonce abruptement qu'elles sont porteuses de telle ou telle maladie qui peut se déclarer à tel ou tel âge et aboutir à un état grabataire ou autre état de dégénérescence généralisée.

Il faut respecter la notion « du droit de ne pas savoir ». Chaque individu réagit différemment face à l'avenir. Telle personne sera stimulée par le fait que sa vie sera de courte durée. C'est le « choix d'Achille », il a préféré une destinée courte et glorieuse à une vie longue et monotone. D'autres personnes peuvent tomber dans un état dépressif grave, à l'annonce du tableau clinique qui les attend. Aussi faut-il aujourd'hui un consentement du patient à la pratique d'un test génétique. La loi est très claire à cet égard (art. 16-10) [6]. Dans le même contexte, la notion de secret médical est d'une importance capitale. La situation, souvent déjà assez difficile à vivre au regard des responsabilités qui peuvent peser sur l'un ou l'autre membre du couple, impose un strict respect de ce secret.

Là aussi, il fallait passer de l'éthique au droit, réglementer le conseil génétique, créer des centres agréés et donc fiables et compétents.

La génétique au cœur du « sanctuaire » de la cellule

Deux transgressions majeures caractérisent notre siècle, la fission de l'atome, avec les conséquences négatives et positives que l'on connaît, et la pénétration dans le « sanctuaire » (selon l'expression du philosophe positiviste, François Dagognet) de la cellule. Le développement du génie génétique n'en est qu'à ses débuts, il faut veiller à ne pas nous laisser surprendre par un excès de technique et un défaut de sagesse. Que l'histoire encore si récente nous rende attentifs à tout risque de déshumanisation. La contraception orale, par son efficacité, a ouvert le chemin à une nouvelle approche de la « constitution » d'une famille. Nous vivons une période passionnante de mutations en ce qui concerne les « mœurs », c'est-à-dire si l'on se réfère à la seule étymologie : l'éthique. Or l'éthique est, selon notre sémantique actuelle, une remise en question de tous nos comportements, à la lumière de la raison, ainsi qu'à la lumière de toutes les sciences humaines nous apprenant à relativiser nos certitudes. Claude Lévi-Strauss a largement démontré tout au long de son œuvre que les liens de filiations sont à la base des structures de toute société. Nos techniques d'assistance à la procréation couplées au diagnostic génétique inaugurent d'autres conditions d'engendrement des enfants. Tout ceci est bien nouveau mais n'est pas obligatoirement toujours mauvais, encore faut-il être conscient que se noue ici un lien fondamental de notre civilisation dont dépend aussi ce fameux « tissu social » dont on n'arrête pas de regretter le délitement. Là encore, il faut passer de l'éthique au droit afin de fonder les valeurs qui sont les nôtres. Chaque époque est confrontée à un certain questionnement, la révolution ne se fait pas en un seul jour, et il y a bien eu des retours en arrière. Prenons l'exemple de l'esclavage. Malgré près de deux millénaires de christianisme, seuls les excès de l'esclavagisme provoquèrent à la fin du XVIIIe siècle un mouvement abolitionniste, dont le champion fut l'abbé Raynal. Il a fallu tout de même attendre 1848 en France (1833 en Angleterre) pour que, sur l'initiative de Victor Schoelcher, l'esclavage soit enfin aboli... par une loi ! Seule la Loi a pu s'opposer aux puissances d'argent qui continuaient à faire perdurer cette situation inique, pour leur plus grand profit !

La génétique et les « problèmes d'argent »

Nous verrons que les rapports de la génétique et de l'argent sont de deux ordres, ceux ayant trait à la recherche en génétique et ceux concernant l'application des découvertes de la génétique dans la vie de tous les jours.

• Brevetabilité et recherche

La médecine en général et la génétique en particulier, voudraient bien ne pas avoir à se préoccuper des « problèmes d'argent ». Mais, actuellement, il est impossible de faire de la recherche sans se soucier un tant soit peu de son financement. De cette situation est issue la bataille pour la brevétisation des découvertes, aussi bien au niveau du génome lui-même que des nouvelles techniques facilitant les expérimentations ou le repérage des fonctions ou des dysfonctionnements de tel ou tel gène. La position actuelle de la France, telle qu'elle découle des lois du 29 juillet 1994 est très nette : le génome humain en tant que tel n'est pas brevetable. Seules sont brevetables les techniques inventées par l'homme qui permettent de faire progresser les connaissances. Cette prise de position repose sur l'option suivante : « *Que soit consacré le principe selon lequel le corps humain, ses éléments et ses produits ne peuvent faire l'objet d'un droit patrimonial.* » art. 16-1 [6]. Dès le départ, la position des États-Unis était très claire, le NIH américain (*National Institute of Health*) avait déposé des demandes de brevets sur des centaines de séquences partielles de gènes humains... « *Les scientifiques et administratifs du NIH ont donc demandé que leur soit concédée la propriété intellectuelle et industrielle de cette connaissance brute... de nous-même* ! » [7]. Depuis ils sont revenus à des positions plus raisonnables, surtout face à l'Europe qui, dans sa grande majorité, oppose une forte résistance. Le projet de convention européenne sur les Droits de l'homme et de la biomédecine a été adopté le 21 novembre 1996, par le Conseil de l'Europe. Trois pays se sont abstenus : l'Allemagne, la Belgique et la Pologne. La France, en revanche, est totalement en accord avec le texte qui est dans le droit-fil de sa législation nationale [8].

• La génétique et les dangers de la « carte génétique »

La génétique peut être un des moyens le plus sûr de discrimination entre les êtres humains. Jusque là, il est vrai, un employeur ou un assureur demandaient déjà un certain nombre de renseignements sur l'état de santé de leur futur assuré ou employé. Le moindre handicap ou même une santé fragile diminue de beaucoup les chances de trouver rapidement un travail, surtout dans le contexte actuel. Aujourd'hui, un assureur peut refuser d'assumer le risque d'assurer le demandeur d'un emprunt bancaire, s'il trouve sa santé trop fragile. Mais lorsque le risque se mesure à l'aune de la carte génétique, cette catégorisation repose sur une pathologie encore asymptomatique, et en conséquence sur une *présomption*.

De cette situation peut naître une nouvelle sorte de racisme fondé sur une discrimination par les anomalies génétiques dont un individu est porteur. La bataille de l'inné et de l'acquis n'a pas fini de renouveler son argumentation, dans un sens comme dans l'autre. Axel Kahn commente ainsi la propension actuelle de réduire l'homme à son génome et précise ses réserves à l'encontre des techniques de l'ICSI (*Intra-Cytoplamic Sperm Injection*). C'est, dit-il parce qu'on assiste à l'émergence d'une exigence de filiation biologique, que les gens sont prêts à toutes les manipulations pour avoir un enfant à eux, à croire que l'homme n'est plus qu'un animal, qui ne peut pas avoir d'enfant s'il ne transmet pas ses gènes ! Axel Kahn [9] décèle là une idéologie potentiellement dangereuse, portée par la montée en puissance des fondamentalismes religieux qui privilégie le retour à un ordre naturel. Le vrai problème, selon lui, ne provient pas tant de la rupture introduite par le recours à l'artifice dans la procréation que de cette quête obstinée de repères naturels, donc inattaquable, avec tout ce que cela sous-tend. Nous revenons toujours à ce vieux problème : tout ce qui est naturel ou de l'ordre de la nature serait bon et ce qui est artificiel ou même culturel serait quelque part contestable !

Les lois de bioéthique en génétique

Au niveau des dispositions seront principalement étudiées en droit national : le dispositif des lois du 29 juillet 1994 et le projet de révision des lois de bioéthique adopté par l'Assemblée nationale le 22 janvier 2002 et modifié par le sénat le 30 janvier 2003 qui n'est pas pour l'heure encore entré en vigueur [10].

Avant de prendre quelques exemples emblématiques des problèmes soulevés par les avancées de la génétique, les principes fondateurs du dispositif dit de bioéthique méritent d'être évoqués en ce qu'ils tissent la toile de fond de l'encadrement existant.

De façon pour le moins magistrale, le dispositif de 1994 commence par proclamer : « *La loi assure la primauté de la personne, interdit toute atteinte à la dignité de celle-ci et garantit le respect de l'être humain dès le commencement de sa vie* » (article 16 du code civil). Corollaires de ce principe de dignité, ayant du reste reçu l'onction du Conseil constitutionnel en 1994, se déclinent plusieurs principes fondateurs de l'éthique biomédicale : le principe d'inviolabilité du corps humain qui interdit que soit porté atteinte au corps humain sauf en cas de nécessité médicale (article 16-1 et 16-3 du code civil) et le principe de non-patrimonialité du corps humain qui proscrit toute commercialisation au sujet du corps et de ses éléments qu'ils soient ou non consubstantiels à la personne (article 16-1 alinéa 2 ; article 16-5 et 16-6 du code civil).

Si, au sein du dispositif relatif à la bioéthique, un très grand nombre de questions sont abordées, que l'on songe par exemple au régime juridique ayant trait au don et à l'utilisation des éléments du corps humain, à l'assistance médicale à la procréation ou au diagnostic prénatal, seuls quelques points seront ici développés en ce qui concerne les problèmes relatifs aux avancées de la génétique. Peuvent être cités, à titre d'exemple, la question du diagnostic prénatal, le problème du clonage et de la recherche sur l'embryon ainsi que celui ayant trait aux empreintes génétiques.

Sur la question du diagnostic prénatal

« *Le diagnostic prénatal s'entend des pratiques médicales ayant pour but de détecter* in utero *chez l'embryon ou le fœtus une affection d'une particulière gravité.* » (Article L. 2131-1 du code de la santé publique). Si ce type de diagnostic concerne un grand nombre de techniques allant de l'échographie jusqu'à la biopsie des villosités choriales, seuls les diagnostics utilisant les progrès de la génétique seront étudiés. L'utilisation des diagnostics prénataux et notamment ceux faisant intervenir la génétique suscite un grand nombre de difficultés au regard du lien qui peut exister avec l'interruption de grossesse. Ce lien s'explique en effet par le contraste entre l'évolution des techniques de diagnostics toujours plus performantes et le retard patent des techniques curatives et préventives des maladies dont souffre le fœtus. Ce lien implique un risque de dérive majeur qui est l'eugénisme. C'est pour cette raison que le législateur a souhaité, dès 1994, encadrer le recours à cette technique.

L'encadrement réside dans le fait d'avoir posé certaines conditions que doit impérativement remplir le diagnostic à visée génétique. Le diagnostic doit être réalisé dans le cadre d'une finalité médicale dans le but de détecter une maladie d'une particulière gravité. Cette notion de maladie d'une particulière gravité ouvre la voie à une appréciation délicate et nécessairement subjective du médecin. Il faut, en outre, le consentement de la mère puisqu'il s'agit d'une atteinte même minime au corps de celle-ci, sauf exception de l'urgence médicale, ce qui suppose que celle-ci ait préalablement reçu l'information nécessaire. À ces deux conditions, s'ajoutent des conditions spécifiques tenant notamment aux conditions de réalisation des diagnostics étudiés. Il faut notamment que le diagnostic soit réalisé dans un centre spécialement agréé à cet effet par l'Agence de la biomédecine et qu'il soit précédé d'une consultation médicale adaptée à l'affection recherchée.

Nonobstant cet encadrement, la réalisation de ces diagnostics a soulevé d'importantes questions quant à la responsabilité des médecins les pratiquant. La question s'est posée dans l'arrêt fort médiatisé rendu par la Cour de cassation le 17 novembre 2000, connu sous le nom « affaire Perruche ». Les juges ont décidé d'indemniser un enfant dès lors qu'à la suite d'une faute de diagnostic, sa mère n'avait pu recourir à l'interruption de la grossesse. Rarement un arrêt aura déclenché autant de controverses et de débats jusqu'à susciter l'intervention du législateur sur proposition du Professeur Jean-François Mattéi. Le dispositif précédent concernant l'encadrement du diagnostic prénatal est désormais complété. La loi du 4 mars 2002 relative aux droits des malades et à la qualité du système de santé dispose que « *nul ne peut se prévaloir d'un préjudice du fait de sa naissance* ». Toutefois, « *la personne née avec un handicap dû à une faute médicale peut obtenir réparation de son préjudice lorsque l'acte fautif a provoqué directement le handicap ou l'a aggravé, ou n'a pas permis de prendre les mesures susceptibles de l'atténuer* ». Il est également précisé que « *toute personne handicapée a droit, quelle que soit la cause de sa déficience, à la solidarité de l'ensemble de la collectivité nationale* » (article 1 de la loi du 4 mars 2002). On saurait gré au législateur d'avoir reconnu que l'enfant ne saurait se prévaloir d'un préjudice lié à un handicap congénital extérieur à l'activité médicale, ce qui était précisément le cas dans l'arrêt Perruche s'agissant de la maladie de la rubéole contractée par la mère durant le premier trimestre de grossesse et d'avoir suscité une prise de conscience quant à la nécessité d'une réelle prise en charge des personnes handicapées.

Sur le clonage reproductif humain

Le clonage reproductif humain est généralement entendu comme l'intervention qui consisterait à créer un être humain identique à un autre être humain vivant ou mort. Dans ce cas, le noyau d'une cellule prélevée sur une personne, c'est-à-dire l'ensemble de son patrimoine génétique, serait transféré dans un ovule préalablement énucléé. La cellule embryonnaire ainsi obtenue, si elle était réimplantée dans un utérus maternel, donnerait naissance à un individu génétiquement identique à la personne dont aurait été issu le noyau cellulaire. Il existe sur cette question un consensus international[8] et européen[9] en faveur de l'interdiction absolue et définitive de cette technique manifestement attentatoire au libre déterminisme génétique et à la singularité de l'être humain qui porte atteinte aux valeurs les plus profondes de l'humanité ancrées dans le respect du principe de dignité.

Paradoxalement, pour l'heure aucune disposition légale nationale ne condamne expressément le clonage reproductif[10]. Le projet de loi bioéthique prévoit désormais une interdiction claire. L'article 16-4 du code civil et, corrélativement, l'article L. 2151-1 du code de la santé publique seraient modifiés en ce sens : « *Est interdite toute intervention ayant pour but de faire naître un enfant génétiquement identique à une autre personne humaine vivante ou décédée* ». Cette interdiction est assortie de sanctions. L'article 214-2 du code pénal disposerait ainsi : « *le fait de procéder à une intervention en vue de faire naître un enfant génétiquement identique à une autre personne vivante ou décédée est puni de trente ans de réclusion criminelle et de 7 500 000* » Le principe de cette interdiction méritait d'être clairement posé dans le code civil afin de confirmer la protection de l'espèce humaine. On a également envisagé de faire rentrer cette pratique dans le giron de la notion de crime contre l'humanité consacrée en droit national[11] et international[12].

En effet, la notion de crime contre l'humanité exprime le primat des valeurs humaines contre tout ce qui révulse la conscience même de l'humanité, dont le clonage pourrait faire partie. Il peut être défini comme des crimes commis de façon massive et systématique qui représentent une violation des droits essentiels de la personne humaine[13]. S'il est certain que cette technique représente une violation essentielle des droits de la personne humaine, il n'est pas sûr qu'elle soit toujours mise en œuvre de façon massive et systématique, notamment si elle le fait de quelques chercheurs isolés utilisant cette technique à titre expérimental. Au regard du principe de l'interprétation stricte des dispositions pénales, cette seconde condition pourrait poser problème.

8. La *Déclaration sur le génome humain et les droits de l'homme* adoptée le 4 avril 1997 pose dans son article 11 le principe de son interdiction.

9. Cf. le protocole additionnel à la Convention européenne pour la protection des droits de l'homme et de la dignité de l'être humain à l'égard des applications de la biologie et de la médecine du 12 janvier 1998.

10. Le législateur, en 1994, semble l'avoir implicitement condamné dans l'article 16-4 du code civil alinéas 1 et 2. En effet, le premier alinéa dispose : « *nul ne peut porter atteinte à l'intégrité de l'espèce humaine* », ce qui peut parfaitement concerner le clonage reproductif en ce que l'atteinte à l'espèce humaine est caractérisée. De même, le second alinéa, qui dispose que : « *toute pratique eugénique tendant à l'organisation de la sélection des personnes est interdite* » peut également viser le clonage qui par nature sélectionne les êtres humains.

11. Articles 211-1 et 212-2 du code pénal.

12. Sur l'historique de cette notion *cf.* A. Huet et R. Koering-Joulin, *Droit pénal international*, 2e éd. Thémis, 2001, p. 88 et s.

13. F. Sudre, *Droit international et européen des Droits de l'Homme*, PUF, 1989, p. 61 et s.

Pour limiter cet obstacle, une voie internationale serait peut-être envisageable. Une convention internationale pourrait élargir le champ d'application de l'incrimination existante et ce afin de prendre en compte « *toute technique susceptible de porter atteinte à ce qui représente l'humanité de l'homme* ». Cette approche qui aurait le mérite d'homogénéiser les sanctions applicables sur le plan international trouverait peut-être à s'appliquer à toutes les techniques attentatoires à l'humanité de notre espèce et pas seulement au clonage reproductif.

Sur la recherche sur l'embryon et les cellules embryonnaires

La recherche sur l'embryon pose l'une des questions les plus délicates à traiter en raison de la polémique sur le statut de l'embryon qu'elle attise nécessairement. Cela étant, d'innombrables espoirs médicaux sont induits des recherches sur l'embryon et sur ses cellules et, notamment, sur les cellules souches embryonnaires. Les cellules d'un embryon sont en effet totipotentes, c'est-à-dire qu'elles sont capables de se différencier et de se multiplier pour donner des lignées cellulaires de n'importe quels tissus ou organes.

Cette phase de recherche est indispensable pour étudier les mécanismes de la différenciation cellulaire qui peut apporter des informations essentielles sur le développement des cancers. C'est une voie ouverte vers ce que l'on peut appeler la médecine régénératrice qui ouvre d'immenses opportunités.

Le projet précise l'encadrement de la recherche sur l'embryon déjà esquissé dans le dispositif de 1994. Est réaffirmé le principe de l'interdiction de concevoir *in vitro* des embryons à des fins de recherche (article L.2151-2 du code de la santé publique). Ce principe de l'interdiction est alors tempéré par des exceptions strictement délimitées dans le projet de loi. A titre exceptionnel il est en effet prévu que des études ne portant pas atteinte à l'embryon peuvent être autorisées à condition qu'elles soient susceptibles de permettre des progrès thérapeutiques majeurs à la condition de ne pouvoir être poursuivies par une méthode alternative d'efficacité comparable en l'état des connaissances scientifiques (article 19 du projet de loi modifiant l'article L.2151-3 du code de la santé publique). Cette recherche ne peut être accomplie que sur les embryons conçus *in vitro* dans le cadre d'une assistance médicale à la procréation et qui ne font plus l'objet d'un projet parental. Cette recherche ne peut être effectuée qu'avec le consentement écrit préalable du couple dont ils sont issus et après l'expiration d'un délai de réflexion de trois mois.

Le principe est ainsi clairement admis : la recherche sur l'embryon est licite à condition que plusieurs conditions strictement posées soient remplies. Le vecteur de l'humanisme thérapeutique y est sans doute pour beaucoup face aux enjeux thérapeutiques qui se profilent.

Cela étant, grâce aux progrès réalisés dans ce domaine, on s'achemine peu à peu vers la réalisation de ces recherches sur des cellules souches adultes facilement accessibles par la voie sanguine traditionnelle. Même, si cette possibilité n'est pas pour demain, elle permettrait de trouver une issue naturelle aux tensions importantes induites par ce type de recherche.

Sur la réalisation des empreintes génétiques

Les empreintes génétiques se présentent comme une méthode comparative permettant de confirmer ou d'infirmer l'apparentement génétique entre deux personnes. Cette méthode trouve un terrain d'application important en droit civil et en droit pénal. En droit civil, elles concernent les litiges ayant trait au lien de filiation. En droit pénal, elles s'attaquent au problème de la détermination de l'imputabilité d'un fait délictueux.

L'utilisation des empreintes génétiques est déjà encadrée par le dispositif de 1994 : il faut que l'utilisation des empreintes génétiques s'inscrive dans le cadre d'une finalité médicale, scientifique ou judiciaire et il faut ensuite le consentement préalable de l'intéressé. Or, cette seconde condition a posé à plusieurs reprises le problème important de l'utilisation des empreintes génétiques à titre *post mortem*.

Suite à l'affaire Montand [14], la question de l'utilisation des empreintes génétiques à titre *post mortem* est envisagée dans le projet de loi. Dans le cadre d'une action en recherche de paternité naturelle, les juges avaient en effet décidé en 1997 de recourir aux empreintes génétiques sur le cadavre d'Yves Montand et, de ce fait, ordonné son exhumation. Cette décision a mis en exergue une carence dans l'encadrement du recours à cette technique concernant la condition du consentement de l'intéressé [15] qui s'avère en l'occurrence une condition impossible.

Le projet présenté y remedie.

Suite à un amendement déposé par Jean-François Mattéi [16], il est désormais prévu dans le projet de loi que l'article 16-11 du Code civil serait rédigé comme suit : « *sauf accord exprès de la personne manifesté de son*

14. CA 6 novembre 1997, Juris-data n° 023051.
15. Article 16-11 al. 2 *in fine* du code civil.
16. Amendement 188, *JO*, *AN*, 2e séance 16 janvier 2002, p. 13 et s.

vivant, aucune identification par empreintes génétiques ne peut être réalisée après sa mort ».

Est ainsi clairement posé le principe de l'interdiction du recours aux empreintes génétiques à titre *post mortem*, tempéré d'une exception lorsque la personne de son vivant a donné son accord exprès. Cette exception pourrait entre autre concerner le cas où la personne a donné son accord à une expertise génétique ordonnée dans le cadre d'un litige ayant trait au lien de filiation et décède entre temps.

Cette modification rédactionnelle protège la personne des atteintes fondamentales induites de l'utilisation de cette technique dans pareil contexte. La première atteinte concerne le respect du principe de dignité de la personne qui se prolonge après sa mort. Le respect de la dignité du cadavre est affirmé notamment au travers de l'inviolabilité des concessions funéraires pénalement sanctionnable [17]. En effet, le respect dû aux morts correspond à l'une des valeurs les plus fondamentales et les plus anciennes de l'humanité [18]. La seconde atteinte concerne le principe de l'autonomie de la volonté. Si la personne de son vivant n'a pas donné son consentement à cette pratique, voire l'a expressément refusé comme c'est le cas dans l'affaire Montand, comment peut-on admettre faire fi du respect de la volonté du défunt exprimée de son vivant ? Enfin, si l'on permet le recours aux empreintes génétiques à titre *post mortem*, on s'expose à voir se multiplier les incinérations au détriment des enterrements et à créer de ce fait une rupture d'égalité entre les demandeurs, suivant que la personne est incinérée ou enterrée... C'est un débat qu'il convient d'éluder même s'il ne saurait être question de remettre en cause la légitimité du droit à la connaissance des origines de l'enfant [19].

17. L'article 225-17 du Code pénal dispose : « *Toute atteinte à l'intégrité du cadavre, par quel que moyen que ce soit, est punie d'un an d'emprisonnement et de 15 000 d'amende* ».

18. *TGI*, 26 novembre 1998, jp. p. 423.

En conséquence, la nouvelle rédaction permet de renforcer la protection de la personne au travers du respect dû au repos éternel et à l'autonomie de sa volonté de son vivant.

En somme, le droit voit sa réflexion fondamentale renouvelée autour des questions relatives à l'éthique biomédicale ainsi que le démontrent les singularités remarquables qui le caractérisent lorsqu'il se trouve saisi de ces questions. Pour l'heure, le projet de loi « bioéthique » n'est pas encore entré en vigueur, il faudra attendre encore quelques mois pour être définitivement fixé sur l'ensemble de ces questions. Néanmoins, il convient de se féliciter de l'effort d'encadrement réalisé par la France qui fut la première en Europe à se doter d'une législation aussi globale. Il existe d'autres projets importants d'encadrement de la matière sur le terrain international. Est actuellement en projet une Déclaration internationale sur les données génétiques ainsi qu'à l'étude l'élaboration d'un instrument universel sur la bioéthique.

Si la confrontation entre le droit et la science a souvent été évoquée, moins que d'une confrontation, il est question d'une interaction. Le droit et la science sont désormais noués dans un destin commun, le droit étant destiné à assurer la régulation de la science et des produits de celle-ci. Par régulation, il faut entendre non seulement le fait que le droit va tenter d'édicter des gardes fous mais également qu'il va permettre, dans certains cas, un meilleur exercice de l'activité scientifique entendue au sens large.

L'objectif du législateur est alors d'assurer la délicate régulation de l'activité scientifique et médicale dans le domaine de la biomédecine afin que soit conciliée d'un côté la nécessaire protection de l'être humain et de son espèce et de l'autre les progrès scientifiques activement véhiculés par l'humanisme thérapeutique.

19. Loi n° 2002-93 du 22 janvier 2002, « relative à l'accès aux origines des personnes adoptées et pupilles de l'Etat ».

RÉFÉRENCES BIBLIOGRAPHIQUES

[1] VENTURA M. La laïcité de l'état face au défi bioéthique. *Journal International de Bioéthique*, 1995 ; 6 (1) : 50.

[2] LEONARD J. Le premier congrès international d'eugénique, (Londres, 1912) et ses conséquences françaises. In : *Histoire des Sciences médicales*, 1984.

[3] HAUVAL A. *Médecins et crimes contre l'humanité*. Actes Sud, 1991 (p. 93).

[4] MATTEI J-F. *Les droits de la vie*. Paris, Odile Jacob, 1996 p. 66.

[5] RICŒUR P. *Soi-même comme un autre*. Paris, Le Seuil, 1990: p. 312.

[6] Loi du 29 juillet, 1994 (*JO* 30 juillet, 1994).

[7] KAHN A. La chose, le vivant et l'humain. *Libération*, 13 déc., 1991.

[8] *La Croix*, 21 Nov, 1996.

[9] KAHN A. *La médecine du XXIe siècle*. Paris, Bayard, 1996.

[10] MALAUZAT M. I « Le projet de révision des lois de bioéthique », Chronique, Dalloz 2003.

Index alphabétique

C

D

E

N

O

P

Q

R

400812-(I)-(4)-CSBM90°-NOR

Photocomposition : Nord Compo
59650 Villeneuve-d'Ascq

MASSON Éditeur
21, rue Camille-Desmoulins
92789 Issy-les-Moulineaux cedex 9
Dépôt légal : janvier 2004

Imprimé en France par I.M.E.
25110 Baume-les-Dames
N° imprimeur : 16934